Inhalt

Notfallwegweiser

Anja Kraemer (Hrsg.)

Klinikleitfaden Nachtdienst

Klinikleitfaden Nachtdienst

6. Auflage

Herausgeberin:
Dr. med. Anja Kraemer, Siegburg

Weitere Autoren:
Dr. med. Wolfgang Beyer, Essen; Dr. med. Stephan Brosch, Köln;
Dr. med. Cordula Franz, Aachen; Dr. med. Kirsten Heidbrink, Köln;
Dr. med. Hanna Högenauer, Bonn; Prof. Dr. Dr. med. René Hurlemann, Bonn;
Elvin Huseynov, Siegburg; Dr. med. Sebastian Kalverkamp, Aachen;
Dr. med. Barbara Kiehn, Köln; Dr. med. Rudolf Moritz, Gronau;
Dr. med. Norbert Neißkenwirth genannt Schroeder, Eitorf;
Dr. med. Annika Paulun, St. Augustin; Dr. med. Marieke Pilars de Pilar, Bornheim;
Dr. med. Nermin Rüdiger, Köln; Dr. med. Christoph Schmitz-Rode, Hamburg;
Dr. med. Kathrin Starke, Siegburg; Ioannis Tsoukakis, Aachen;
Dr. med. Beatrix Wiebe, St. Augustin

ELSEVIER

ELSEVIER
Hackerbrücke 6, 80335 München, Deutschland
Wir freuen uns über Ihr Feedback und Ihre Anregungen an books.cs.muc@elsevier.com

ISBN 978-3-437-22273-3
eISBN 978-3-437-18197-9

6. Auflage 2018

Wichtiger Hinweis für den Benutzer
Ärzte/Praktiker und Forscher müssen sich bei der Bewertung und Anwendung aller hier beschriebenen Informationen, Methoden, Wirkstoffe oder Experimente stets auf ihre eigenen Erfahrungen und Kenntnisse verlassen. Bedingt durch den schnellen Wissenszuwachs insbesondere in den medizinischen Wissenschaften sollte eine unabhängige Überprüfung von Diagnosen und Arzneimitteldosierungen erfolgen. Im größtmöglichen Umfang des Gesetzes wird von Elsevier, den Autoren, Redakteuren oder Beitragenden keinerlei Haftung in Bezug auf jegliche Verletzung und/oder Schäden an Personen oder Eigentum, im Rahmen von Produkthaftung, Fahrlässigkeit oder anderweitig, übernommen. Dies gilt gleichermaßen für jegliche Anwendung oder Bedienung der in diesem Werk aufgeführten Methoden, Produkte, Anweisungen oder Konzepte.

Für die Vollständigkeit und Auswahl der aufgeführten Medikamente übernimmt der Verlag keine Gewähr.
Geschützte Warennamen (Warenzeichen) werden in der Regel besonders kenntlich gemacht (®). Aus dem Fehlen eines solchen Hinweises kann jedoch nicht automatisch geschlossen werden, dass es sich um einen freien Warennamen handelt.

Bibliografische Information der Deutschen Nationalbibliothek
Die Deutsche Nationalbibliothek verzeichnet diese Publikation in der Deutschen Nationalbibliografie; detaillierte bibliografische Daten sind im Internet über http://www.d-nb.de/ abrufbar.

19 20 21 22 5 4 3 2

Um den Textfluss nicht zu stören, wurde bei Patienten und Berufsbezeichnungen die grammatikalisch maskuline Form gewählt. Selbstverständlich sind in diesen Fällen immer Frauen und Männer gemeint.

Begründer der Reihe: Dr. Arne Schäffler, Ulrich Renz
Planung: Petra Schwarz, München
Projektmanagement: Marion Kraus, München
Redaktion: Karin Beifuss, Ohmden
Satz: abavo GmbH, Buchloe
Druck und Bindung: CPI books GmbH, Leck
Umschlaggestaltung: SpieszDesign, Neu-Ulm
Titelfotografie: Sterne © stock.adobe.com/kentauros, Stethoskop © stock.adobe.com/Nikolai Titov

Aktuelle Informationen finden Sie im Internet unter **www.elsevier.de**.

Vorwort

Die aktuelle 6. Neuauflage des Klinikleitfadens ist geprägt durch den Wunsch, den Assistenzärzten in den Nachtdiensten Sicherheit und Wissen an die Hand zu geben und dabei nicht in spezifisches Facharztwissen zu verfallen.
Mit einem Team vieler neuer junger Autoren haben wir versucht, einen Leitfaden zu erstellen, welcher der Hektik in den Ambulanzen, auf den Stationen sowie den großen Patientenzahlen die Stirn bietet und den jungen Kollegen in diesen Diensten zur Seite steht.
In der Nacht fühlt man sich oft allein und unsicher in seinen Entscheidungen, vor allem zu Beginn seiner Arbeit als Assistenzarzt, aber auch in jeder Situation, in der man mit einem unvertrauten Krankheitsbild konfrontiert wird. Sicherheit im ärztlichen Handeln kommt mit zunehmender Erfahrung. Der Weg dahin ist zunächst geprägt von eigener Unter- oder Überschätzung, von Angst, den Hintergrund zu stören, und zwischenzeitlich auch von Ratlosigkeit – doch letztlich nehmen im Verlauf das praktische Wissen und die Erfahrung zu.
In diesem Punkt möchten wir mit dem KLF Nachtdienst eine Basis und Rückfallebene bilden, an der man sich orientieren und mit der man seine Patienten kompetent versorgen kann. Er soll Halt und Sicherheit bieten, um in der immer schneller werdenden Medizin der sich nicht verändernden Komplexität „Mensch" gerecht zu werden. Hierbei sind die Routine in den Erstuntersuchungen und das Entwickeln einer eigenen Strategie, wie man einem Patienten in der Ambulanz oder der Station begegnet, essenziell. Dementsprechend folgt der Aufbau der einzelnen Kapitel einer Systematik, wie sie sich auch im klinischen Alltag wiederfindet.
Die Konfrontation mit dem kritisch kranken Patienten hat in dieser Auflage einen herausgehobenen Stellenwert erhalten. Notfallsituationen erfordern meist eine schnelle Strategie und einen kühlen Kopf. Aus diesem Grund sind in die aktuelle Auflage Neuerungen wie die Notfalltabelle und die Checkliste zu Beginn eines jeden Kapitels aufgenommen worden, um diesen teils lebensbedrohlichen Situationen möglichst rasch und kompetent begegnen zu können.
Wir möchten mit dem Klinikleitfaden Nachtdienst den Weg junger Ärzte begleiten und ihnen dabei helfen, sicher und kompetent nicht allein durch die Nacht, sondern durchs Berufsleben zu kommen.
Ich hoffe, dass wir dem einen oder anderen von Ihnen die Angst vor den Diensten mit dem Klinikleitfaden Nachtdienst ein Stück nehmen können.

Siegburg, im August 2017
Dr. med. Anja Kraemer

Adressen

Herausgeberin

Dr. med. Anja Kraemer, Helios Klinikum Siegburg, Ringstr. 49, 53721 Siegburg

Weitere Autoren

Dr. med. Wolfgang Beyer, Karlstr. 1–3, 45329 Essen
Dr. med. Stephan Brosch, Kliniken der Stadt Köln gGmbH, Krankenhaus Merheim, Neurologische Klinik und Poliklinik, Ostmerheimer Str. 200, 51109 Köln
Dr. med. Cordula Franz, Uniklinik RWTH Aachen, Klinik für Gynäkologie und Geburtsmedizin, Pauwelsstr. 30, 52074 Aachen
Dr. med. Kirsten Heidbrink, Städtisches Krankenhaus Köln-Holweide, Medizinische Klinik, Neufelder Straße 32, 51067 Köln
Dr. med. Hanna Högenauer, Klinik und Poliklinik für Psychiatrie und Psychotherapie, Universitätsklinikum Bonn, Sigmund-Freud-Str. 25, 53127 Bonn
Prof. Dr. Dr. med. René Hurlemann, Klinik und Poliklinik für Psychiatrie und Psychotherapie, Universitätsklinikum Bonn, Sigmund-Freud-Str. 25, 53127 Bonn
Elvin Huseynov, Helios Klinikum Siegburg, Medizinische Klinik – Gastroenterologie, Hepatologie, Allgemeine Innere Medizin, Ringstr. 49, 53721 Siegburg
Dr. med. Sebastian Kalverkamp, Uniklinik RWTH Aachen, Klinik für Thorax-, Herz- und Gefäßchirurgie, Pauwelsstr. 30, 52074 Aachen
Dr. med. Barbara Kiehn, Eduardus-Krankenhaus gGmbH, Custodisstr. 3–17, 50679 Köln
Dr. med. Rudolf Moritz, St. Antonius-Hospital Gronau GmbH, Klinik für Urologie, Kinderurologie und urologische Onkologie, Prostatazentrum Nordwest, Möllenweg 22, 48599 Gronau
Dr. med. Norbert Neißkenwirth genannt Schroeder, Brückenstr. 7, 53783 Eitorf
Dr. med. Annika Paulun, Asklepios Kinderklinik St. Augustin, Abt. Neonatologie & Pädiatrische Intensivmedizin, Arnold-Janssen-Str. 29, 53757 St. Augustin
Dr. med. Marieke Pilars de Pilar, Krankenhaus Zur Heiligen Familie, Zentrum für Altersmedizin, Klosterstr. 2, 53332 Bornheim
Dr. med. Nermin Rüdiger, Kliniken der Stadt Köln, Klinik für HNO-Heilkunde, Kopf- und Halschirurgie, Krankenhaus Köln-Holweide, Neufelder Str. 32, 51067 Köln
Dr. med. Christoph Schmitz-Rode, Evangelisches Krankenhaus, Köln-Kalk, Buchforststraße 2, 51103 Köln
Dr. med. Kathrin Starke, Helios Klinikum Siegburg, Klinik für Innere Medizin – Pneumologie, Schlaf- und Beatmungsmedizin, Ringstr. 49, 53721 Siegburg
Ioannis Tsoukakis, Klinik für Hämatologie und Onkologie, Uniklinik Aachen, Pauwelsstr. 30, 52074 Aachen
Dr. med. Beatrix Wiebe, Asklepios Kinderklinik St. Augustin, Abt. Neonatologie & Pädiatrische Intensivmedizin, Arnold-Janssen-Str. 29, 53757 St. Augustin

Nach der 5. Auflage ausgeschiedene Autoren:

Dr. med. Claudia Benecke, Lübeck
PD Dr. med. habil. Peter Benecke, Ratzeburg
Dr. med. Luis Calero, Köln
Dr. med. Ulrich Liebetrau, Köln
Dr. med. Klaudia Manista, Köln

Dr. med. Anja Miese, Köln
Dr. med. Thilo Mohns, Veldhoven/Niederlande
Dr. med. Barbara Nehring, Euskirchen
Dr. med. Martin Sielk, Kloetinge/Niederlande
Dr. med. Susanne Theile-Ochel, Köln

Abbildungsnachweis

Der Verweis auf die jeweilige Abbildungsquelle befindet sich bei allen Abbildungen im Werk am Ende des Legendentextes in eckigen Klammern.

A300 Reihe Klinik- und Praxisleitfaden.

F542-003 Munnecom THC, van Kraaij DJW, van Westreenen JC. Arrhythmia à deux: a poisonous salad for two. Int J Cardiol 152(2): e27–e44, 155–284; Elsevier.

F740-003 Klein M. Bakterielle Meningitis bei Erwachsenen im Notfall- und Rettungswesen. Medizinische Klinik – Intensivmedizin und Notfallmedizin 2016; 111(7): 647–659; Springer.

F781-005 Maconochie IK, Bingham B, Eich C, et al. Lebensrettende Maßnahmen bei Kindern („paediatric life support"): Notfall Rettungsmed 2015; 18(8): 932–963; Springer.

F858-002 Gupta AK, Thakur RK. Wide QRS Complex Tachycardias. Med Clin North Am 2001; 85(2): 245–266; Elsevier.

F988-002 Pollak P, Brady W. Electrocardiographic patterns mimicking ST segment elevation myocardial infarction. Cardiology Clinics 2012; 30(4): 601–615.

F989-001 Raimondi F, et al. Lung Ultrasound for diagnosing pneumothorax in the critically ill neonate. Journal of Pediatrics 2016; 175: 74–78; Elsevier.

G693 Aehlert BJ. RAPID ACLS – Revised Reprint. 2nd ed. Phoenix, AZ: Elsevier Mosby/JEMS 2012.

G694 Wesley K. Huszar's Basic Dysrhythmias and Acute Coronary Syndromes: Interpretation and Management. 4th ed. Elsevier/Mosby JEMS 2011.

G695 Das MK, Zipes DP. Electrocardiography of Arrhythmias. A Comprehensive Review. 1st ed. Philadelphia: Elsevier Saunders 2012.

G696 Reiser M, Kuhn F-P, Debus J. Radiologie. 3. A. Stuttgart: Thieme 2011.

L106 Henriette Rintelen, Velbert

L115 R. Dunkel, Berlin

L138 Martha Kosthorst, Borken

L139 Dieter Brokate, Hamburg

L157 Susanne Adler, Lübeck

L190 Gerda Raichle, Ulm

L255 Irina Kart, Berlin

M418 Dr. med. Ute Jachmann-Jahn, Eitorf

R381 Hampton JR. EKG auf einen Blick. 9. A. München: Elsevier Urban & Fischer 2004.

T942 Philipp Becker, Projekt STORM, Universitätsklinikum Münster

T943 Prof. Dr. med. R. Firsching, Magdeburg

V492 Abavo GmbH, Buchloe

V763 Albrecht GmbH, Funktionelle Rehabilitation

Benutzerhinweise

Der Klinikleitfaden ist ein Kitteltaschenbuch. Das Motto lautet: kurz, präzise und praxisnah. Medizinisches Wissen wird komprimiert dargestellt. Im Zentrum stehen die Probleme des klinischen Alltags. Auf theoretische Grundlagen wie Pathophysiologie oder allgemeine Pharmakologie wird daher weitgehend verzichtet.

- Vorangestellt: Tipps für die tägliche Arbeit und Arbeitstechniken
- Im Zentrum: Fachwissen nach Krankheitsbildern bzw. Organsystemen geordnet – wie es dem klinischen Alltag entspricht
- Im Anhang: Praktische Zusatzinformationen

Wie in einem medizinischen Lexikon werden gebräuchliche Abkürzungen verwendet, die im Abkürzungsverzeichnis erklärt werden.
Um Wiederholungen zu vermeiden, wurden viele Querverweise eingefügt. Sie sind mit einem ▶ Pfeil gekennzeichnet.

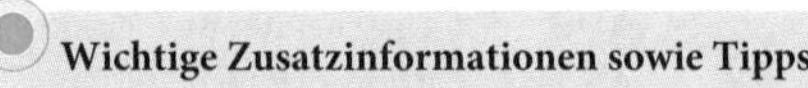

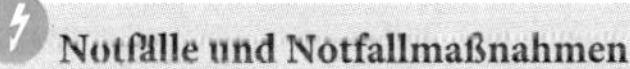

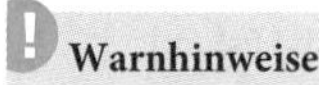

Internetadressen: Alle Websites wurden vor Redaktionsschluss im Februar 2018 geprüft. Das Internet unterliegt einem stetigen Wandel – sollte eine Adresse nicht mehr aktuell sein, empfiehlt sich der Versuch über eine übergeordnete Adresse (Anhänge nach dem „/" weglassen) oder eine Suchmaschine. Der Verlag übernimmt für Aktualität und Inhalt der angegebenen Websites keine Gewähr.
Die angegebenen Arbeitsanweisungen ersetzen weder Anleitung noch Supervision durch erfahrene Kollegen. Insbesondere sollten Arzneimitteldosierungen und andere Therapierichtlinien überprüft werden – klinische Erfahrung kann durch keine noch so sorgfältig verfasste Publikation ersetzt werden.

Abkürzungen

Symbole

®	Handelsname
↑	hoch, erhöht
↓	tief, erniedrigt
→	daraus folgt
▶ **Abb.**	siehe Abbildung (Verweis)
▶ **Tab.**	siehe Tabelle (Verweis)
▶ **3.3.2**	siehe Kapitel (Verweis)

A

A./Aa.	Arteria, Arteriae
a.-a.	anterior-anterior
a.-p.	anterior-posterior
abdom.	abdominal
Abt.	Abteilung
ACE	Angiotensin-Converting Enzyme
ACS	akutes Koronarsyndrom
ACT	aktivierte Gerinnungszeit
ACTH	adrenokortikotropes Hormon
ADB	Anti-Desoxyribonuklease B
ADH	antidiuretisches Hormon
ADP	Adenosindiphosphat
Af	Atemfrequenz
AK	Antikörper
allg.	Allgemein
amb.	ambulant
Amp.	Ampulle
AMS	Arteria mesenterica superior
Angio	Angiografie
ANP	atriales natriuretisches Peptid
ant.	anterior
ANV	akutes Nierenversagen
AP	Angina pectoris, alkalische Phosphatase
aPTT	aktivierte partielle Thromboplastinzeit
ARDS	Acute Respiratory Distress Syndrome
art.	arteriell
art.-ven.	arteriovenös
AS	Aminosäure
ASB	acute spontaneous breathing
ASL	Antistreptolysin
ASR	Achillessehnenreflex
ASS	Acetylsalicylsäure
AT	Angiotensin
AT III	Antithrombin III
Ätiol.	Ätiologie
AUG	Ausscheidungsurografie
AV	atrioventrikulär
AVK	arterielle Verschlusskrankheit
AVNRT	AV-Knoten-Reentry-Tachykardien
AZ	Allgemeinzustand
AZV	Atemzugvolumen

B

bakt.	bakteriell
BAL	bronchoalveoläre Lavage
BB	Blutbild
bds.	beidseits, beidseitig
BE	Base Excess
bek.	bekannt
bes.	besonders, besondere
BG	Berufsgenossenschaft
BGA	Blutgasanalyse
BHR	Bauchhautreflex
Bili	Bilirubin
BIPAP	Biphasic Positive Airway Pressure
Bsp.	Beispiel
BSG	Blutkörperchensenkungsgeschwindigkeit
BSR	Bizepssehnenreflex
BtM(G)	Betäubungsmittel(gesetz)
BWS	Brustwirbelsäule
BZ	Blutzucker
bzgl.	bezüglich
bzw.	beziehungsweise

C

C1–8	Zervikalsegmente 1–8
Ca	Karzinom
Ca^{2+}	Kalzium
CABG	coronary artery bypass graft
CAP	community-acquired pneumonia (ambulant erworbene Pneumonie)
CCP-AK	zyklische Citrullin-Peptid-Antikörper
cCT	kranielle(s) Computertomografie/-gramm
CED	chronisch-entzündliche Darmerkrankung
Ch.	Charrière
CHE	Cholinesterase
chir.	chirurgisch
chron.	chronisch
CK	Kreatinkinase
Cl	Chlorid
CML	chronisch myeloische Leukämie
CMV	Zytomegalievirus
CNI	chronische Niereninsuffizienz
CO	Kohlenmonoxid
CO_2	Kohlendioxid
COPD	chronisch-obstruktive Lungenerkrankung
CPAP	continuous positive airway pressure
CPR	kardiopulmonale Reanimation
CRP	C-reaktives Protein
CT	Computertomografie/-gramm
Cu^{2+}	Kupfer
CVVH	kontinuierliche veno-venöse Hämofiltration

D

d	Tag
D-Arzt	Durchgangsarzt
DD	Differenzialdiagnose
Defi	Defibrillator
d. F.	der Fälle
d. h.	das heißt
Diab. mell.	Diabetes mellitus
diagn./Diagn.	diagnostisch; Diagnose
diast.	diastolisch
DIC	disseminierte intravasale Koagulopathie
Diff-BB	Differenzialblutbild
dir.	direkt
DK	Dauerkatheter
DMS	Durchblutung, Motorik, Sensorik
Drg.	Dragee(s)
DMSO	Dimethylsulfoxid
DRU	digitale rektale Untersuchung

E

E	Exspiration
EBV	Epstein-Barr-Virus
ECF	Epiphyseolysis capitis femoris
Echo	Echokardiografie, Echokardiogramm
ECR	Extrazellulärraum
ED	Einzeldosis
EEG	Elektroenzephalogramm
EF	Ejektionsfraktion
EK	Erythrozytenkonzentrat
EKG	Elektrokardiografie/-gramm
Elpho	Eiweißelektrophorese
E'lyte	Elektrolyte
EMG	Elektromyogramm
Epid.	Epidemiologie
ERCP	endoskopisch retrograde Cholangiopankreatikografie
Erkr.	Erkrankung
Erw.	Erwachsener
Ery(s)	Erythrozyt(en)
ES	Extrasystole
$EtCO_2$	endexspiratorischer Kohlendioxidgehalt in der Ausatemluft

EUG	Extrauteringravidität
evtl.	eventuell
ext.	exterior
EZ	Ernährungszustand
F	
F	Frauen
FAST	Focused Assessment with Sonography in Trauma
$Fe^{2+/3+}$	Eisen
FFP	Fresh Frozen Plasma (gefrorenes Frischplasma)
F_iO_2	inspiratorische Sauerstofffraktion
FRC	funktionelle Residualkapazität
FSH	follikelstimulierendes Hormon
FSME	Frühsommermeningoenzephalitis
fT_3	Trijodthyronin
fT_4	Thyroxin
G	
G	Gauge
G5 %/ 10 %/50 %	Glukose 5 %/10 %/50 %
G-CSF	Granulocyte colony-stimulating factor (Granulozyten-Kolonie stimulierender Faktor)
GCS	Glasgow Coma Scale/Score
GFR	glomeruläre Filtrationsrate
ggf.	gegebenenfalls
GGT	Gamma-Glutamyl-Transferase
GI(T)	Gastrointestinal(trakt)
GM-CSF	granulocyte macrophages colony-stimulating factor
GN	Glomerulonephritis
GOT	Glutamat-Oxalacetat-Transaminase
GPIIb-/-IIIa	Glykoprotein-IIb-/-IIIa
GPT	Glutamat-Pyruvat-Transaminase
Grav.	Gravidität
gyn.	gynäkologisch
H	
h	Stunde
HA	Hausarzt
Hb	Hämoglobin
HCG	humanes Choriongonadotropin
HCO^3	Bikarbonat
HE	hepatische Enzephalopathie
Hf	Herzfrequenz
Hkt	Hämatokrit
Hg	Quecksilber
HHV	humanes Herpesvirus
HIT	heparininduzierte Thrombozytopenie
HIV	humanes Immundefizienzvirus
Hkt	Hämatokrit
HOPS	hirnorganisches Psychosyndrom
Hp	Haptoglobin
HRST	Herzrhythmusstörungen
HUS	hämolytisch-urämisches Syndrom
HWI	Harnwegsinfektion
HWS	Halswirbelsäule
HWZ	Halbwertszeit
HZV	Herzzeitvolumen
I	
I	Inspiration
i. a.	intraarteriell
IABP	intraaortale Ballongegenpulsation
ICB	intrakranielle Blutung
ICD	International Classification of Diseases; implantierbarer Converter-Defibrillator
ICR	Interkostalraum
IDDM	insulinpflichtiger Diabetes mellitus
i. d. R.	in der Regel
IE	internationale Einheiten
IgA, IgG, IgM	Immunglobulin A, G, M
i. m.	intramuskulär

Ind. Indikation
indir. indirekt
inf. inferior
Inf. Infektion
INH Isoniazid
insb. insbesondere
Insuff. Insuffizienz
int. interna
intraop. intraoperativ
i. o. intraossär
IPAP inspiratory positive airway pressure
IPPV intermittent positive pressure ventilation
i. R. im Rahmen
i. S. im Serum
ISA intrinsische sympathomimetische Aktivität
int. interior
ITP idiopathische thrombozytopenische Purpura
ITS Intensivstation
i. U. im Urin
IUP Intrauterinpessar
i. v. intravenös
IVIG intravenöse Immunglobuline

J

J Joule
J. Jahr(e)
Jgl. Jugendliche(r)

K

K^+ Kalium
kcal Kilokalorie(n)
KCl Kaliumchlorid
KG Krankengymnastik, Körpergewicht
KH Krankenhaus
KHK koronare Herzkrankheit
KI Kontraindikation
KLF Klinikleitfaden
klin. klinisch
KM Knochenmark, Kontrastmittel
KNS koagulasenegative Staphylokokken
KO Komplikation(en)
KOF Körperoberfläche
Komb./komb. Kombination/kombiniert
Konz. Konzentration
Kps. Kapsel(n)
Krea Kreatinin
KTW Krankentransportwagen

L

L1–5 Lumbalsegmente 1–5
LAD Left Anterior Descending Coronary Artery
LAHB linksanteriorer Hemiblock
LDH Laktatdehydrogenase
LDL Low-Density-Lipoprotein
LE Lungenembolie
Leuko(s) Leukozyt(en)
li links
Lig. Ligamentum
Lj. Lebensjahr
Lk Lymphknoten
LP Lumbalpunktion
LPHB linksposteriorer Hemiblock
LSB Linksschenkelblock
Lsg. Lösung
LVEF linksventrikuläre Ejektionsfraktion
LWS Lendenwirbelsäule
LZ Langzeit

M

M Männer
M. Morbus
M., Mm. Musculus, Musculi
MAD mittlerer arterieller Druck
max. maximal
MCH mittleres korpuskuläres Hämoglobin
MCHC mittlere korpuskuläre Hämoglobinkonzentration
MCL Medioklavikularlinie
MCP Metoclopramid
MER Muskeleigenreflex

MCV	mittleres korpuskuläres Volumen
med.	medialis
MER	Muskeleigenreflexe
metab.	metabolisch
Met-Hb	Methämoglobin
Mg^{2+}	Magnesium
MI	Myokardinfarkt
MRE	multiresistente Erreger
min	Minute
mind.	mindestens
Mon.	Monat
MRSA	methicillinresistente Staphylokokken
MRT	Magnetresonanztomografie
MS	multiple Sklerose
MTX	Methotrexat

N

N., Nn.	Nervus, Nervi
Na^+	Natrium
NaCl	Natriumchlorid (Kochsalz)
$NaHCO_3$	Natriumhydrogenkarbonat
NAW	Notarztwagen
NBKS	Nierenbeckenkelchsystem
NEC	nekrotisierende Enterokolitis
neg.	negativ
NG	Neugeborenes
NH_3	Ammoniak
NHL	Non-Hodgkin-Lymphom
NIDDM	nicht insulinpflichtiger Diabetes mellitus
Nitro	Nitroglyzerin
NIV	nichtinvasive Beatmung
NMH	niedermolekulares Heparin
NNH	Nasennebenhöhlen
NNR	Nebennierenrinde
NOAK	neue orale Antikoagulanzien
NPP	Nucleus-pulposus-Prolaps
NSAR	nichtsteroidale Antirheumatika/-phlogistika
NSTEMI	Non-ST-Elevations-Myokardinfarkt
nsVT	nicht anhaltende ventrikuläre Tachykardie
NW	Nebenwirkungen

O

O_2	Sauerstoff
OA	Oberarzt
o. B.	ohne (pathologischen) Befund
ÖGD	Ösophagogastroduodenoskopie
o. n. A.	ohne nähere Angabe
OP/op.	Operation/operativ
OSG	oberes Sprunggelenk

P

p.-a.	posterior-anterior
$paCO_2$	arterieller Kohlendioxidpartialdruck
päd.	pädiatrisch
paO_2	arterieller Sauerstoffpartialdruck
p. o.	per os
Pat.	Patient
path.	pathologisch
pAVK	periphere arterielle Verschlusskrankheit
PCI	perkutane koronare Intervention
pCO_2	Kohlendioxidpartialdruck
PCO	polyzystische Ovarien
PCT	perkutane transhepatische Cholangiografie; Procalcitonin
PCWP	Pulmonary Capillary Wedge Pressure
PDK	Periduralkatheter
pDMS	periphere Durchblutung, Motorik, Sensorik
PEEP	positive endexpiratory pressure
PEG	perkutane endoskopische Gastrostomie
PEP	Postexpositionsprophylaxe
periop.	perioperativ

PET Positronenemissionstomografie
PgE Prostaglandin E
PHS Periarthropathia humeroscapularis
PiCCO pulse contour cardiac output (Pulskontur-Herzzeitvolumen)
PID Pelvic Inflammatory Disease
P. m. Punctum maximum
p. o. per os
pO_2 Sauerstoffpartialdruck
pos. positiv
post. posterior
postop. postoperativ
PPI Protonenpumpeninhibitor
PPSB Prothrombinkomplex
präop. präoperativ
Progn. Prognose
PSR Patellarsehnenreflex
PsychKG Psychisch-Kranken-Gesetz
PTBS posttraumatische Belastungsstörung
PTT partielle Thromboplastinzeit
PV Patientenverfügung

Q

QF Querfinger

R

RAAS Renin-Angiotensin-Aldosteron-System
re rechts
respir. respiratorischer
rezid. rezidivierend
RF Rheumafaktor
RG Rasselgeräusche
Rh Rhesus
Rö Röntgen
ROSC return of spontaneus circulation
RPR Radius-Periost-Reflex
RR Blutdruck nach Riva-Rocci
RS Rücksprache
RSB Rechtsschenkelblock
rtPA recombinant tissue plasminogen activator (rekombinanter Gewebeplasminogenaktivator)
RTW Rettungstransportwagen

S

S1–5 Sakralsegmente 1–5
SA sinoatrial
SAB Subarachnoidalblutung
SBP spontane bakterielle Peritonitis
s. c. subkutan
$S_{CV}O_2$ zentralvenöse Sauerstoffsättigung
SD Schilddrüse
sek. sekundär
Sgl. Säugling
SHT Schädel-Hirn-Trauma
SIADH Syndrom der inadäquaten ADH-Sekretion
SIH schwangerschaftsinduzierte Hypertonie
SIRS Systemic Inflammatory Response Syndrome
s. l. sublingual
SM Schrittmacher
sog. sogenannt
Sono Sonografie
SPDK suprapubischer Dauerkatheter
SPECT Single-Photon Emission Computed Tomography
spez. spezifisch
SpO_2 periphere Sauerstoffsättigung
SR Sinusrhythmus
SSRI selektive Serotonin-Wiederaufnahmehemmer
SSW Schwangerschaftswoche
Staph. Staphylococcus
stat.; Stat. stationär, Station
stdl. stündlich
STEMI ST-Elevations-Myokardinfarkt
sup. superior
Supp. Suppositorien

SVES	supraventrikuläre Extrasystole
sVT	anhaltende ventrikuläre Tachykardie
SVT	supraventrikuläre Tachykardie
Sy.	Syndrom
sympt.	symptomatisch
Syn.	Synonym
syst.	systolisch

T

T_3, T_4	Trijodthyronin, Thyroxin
TAVI	Transkatheter-Aortenklappenimplantation
Tbc	Tuberkulose
Tbl.	Tablette(n)
TBVT	tiefe Beinvenenthrombose
TEE	transösophageale Echokardiografie
Temp.	Temperatur
TgAK	Thyreoglobulin-Antikörper
tgl.	täglich
Th1–13	Thorakalsegmente 1–13
ther.; Ther.	therapeutisch; Therapie
Thrombo(s)	Thrombozyt(en)
TIA	transitorische ischämische Attacke
TK	Thrombozytenkonzentrat
TPHA	Treponema-pallidum-Hämagglutinationstest
TPO	Thyreoperoxidase
TPR	Tibialis-posterior-Reflex
Tr.	Tropfen
TRAK	Thyreotropin-Rezeptor-Autoantikörper, TSH-Rezeptor-Autoantikörper
TSH	thyreoideastimulierendes Hormon
TSI	thyreoideastimulierende Immunglobuline
TSR	Trizepssehnenreflex
TTP	thrombotisch-thrombozytopenische Purpura
TUR	transurethrale Resektion
TVT	tiefe Venenthrombose
TZ	Thrombinzeit

U

u. a.	unter anderem, und andere
UFH	unfraktioniertes Heparin
u./o.	und/oder
u. U.	unter Umständen

V

V., Vv.	Vena, Venae
v. a.	vor allem
V. a.	Verdacht auf
VDRL	Veneral Disease Research Laboratory
VEP	visuell evozierte Potenziale
VES	ventrikuläre Extrasystolen
VHF	Vorhofflimmern
Vit.	Vitamin
VKA	Vitamin-K-Antagonisten
VRE	vancomycinresistente Enterokokken
VSD	Ventrikelseptumdefekt
VT	ventrikuläre Tachykardie

W

wdh., Wdh.	wiederholen, Wiederholung
WK	Wirbelkörper
Wo.	Woche(n)
WPW	Wolff-Parkinson-White (-Syndrom)
WS	Wirbelsäule
WW	Wechselwirkung

Z

z. A.	zum Ausschluss
z. B.	zum Beispiel
Z. n.	Zustand nach
z. N.	zur Nacht
ZNS	Zentralnervensystem
z. T.	zum Teil
ZVD	zentraler Venendruck
ZVK	zentraler Venenkatheter

Inhaltsverzeichnis

1 Tipps für den Nachtdienst

Marieke Pilars de Pilar

1.1 Die Nacht organisieren

1.1.1 Allgemeine Vorbereitung auf den Nachtdienst

Anforderungen an den Diensthabenden

In größeren Abteilungen ist man in den ersten Nachtdiensten oft nur als zweiter Dienst eingeteilt u. hat einen erfahrenen Kollegen als Ansprechpartner. Aber auch hier kann man sich nicht auf eine ständig schützende Hand verlassen. Wenn viel los ist, steht man ggf. allein da u. muss selbst Entscheidungen treffen. Oft wird gerade der „Jüngste" vorgeschickt, um die Lage zu sondieren u. den Pat. zu untersuchen.

In kleineren Abteilungen ist der Diensthabende oft allein. Daher sollte man häufige Notfälle u. Krankheitsbilder, die rasches Erkennen u. ther. Eingreifen erfordern (z. B. Herzinfarkt, LE), kennen. Hilfreich vor dem Nachtdienst: im Lehrbuch/KLF die wichtigsten Krankheitsbilder u. ihre DD, prim. Diagn. u. Ther. durchlesen.

Das Stellen der genauen Diagnose ist im Bereitschaftsdienst oft nicht möglich u. z. T. auch **nicht** nötig. Aufgaben im Dienst sind die Untersuchung u. Überwachung neu aufgenommener Pat., das Stellen einer Verdachtsdiagnose, ggf. die Einleitung der Ther. sowie die Versorgung akuter KO der stat. Pat.

Tipps zur Vorbereitung

▶ Tab. 1.1.

Tab. 1.1 Tipps zur Vorbereitung auf den Nachtdienst	
KLF	Sich mit dem Buch vertraut machen, um sich im Notfall schnell zurechtzufinden
Hausübliche Ther.-Schemata	Bei erfahrenen Kollegen hausübliche Ther.-Schemata u. Vorgehensweisen erfragen (z. B. wann Verständigung des Hintergrunds, wann Verlegung auf ITS) Evtl. eigene Checkliste mit hausüblichen „Kochrezepten" anlegen (z. B. Ther. einer nosokomialen Pneumonie, Vorgehen bei erhöhten BZ-Werten; ▶ Tab. 1.2)
Ernstfall durchdenken u. vorher in Ruhe üben	Häufige Notfälle/Situationen beispielhaft durchdenken, z. B. Einlieferung eines Pat. mit Thoraxschmerzen, akutem Abdomen o. eines bewusstlosen Pat. Wie ist die Vorgehensweise? Auch hier bei Wissenslücken erfahrenen Kollegen fragen Bestimmte Untersuchungs- o. Behandlungsmethoden, bei denen man sich nicht sicher fühlt, vorher üben (z. B. Intubieren im OP, Defibrillieren, EKG schreiben)
Probedienst	Mit einem Kollegen gemeinsam einen Dienst probeweise mitmachen, um „live" mitzubekommen, was anfällt, was zu beachten ist
Lokale Infrastruktur	Sich genau erkundigen, welche Abteilungen nachts besetzt sind, welche Untersuchungen (v. a. Labor u. Rö, CT?) nachts routinemäßig durchgeführt werden können Sich genau informieren, welche ggf. routinemäßigen Aufgaben dem Diensthabenden zufallen (z. B. präop. EKG-Auswertung)

Tab. 1.1 Tipps zur Vorbereitung auf den Nachtdienst *(Forts.)*

Hintergrund	Klären, wer Hintergrund hat. Ruhig den Hintergrund vor dem Dienst ansprechen: „Ich habe heute meinen ersten Nachtdienst, kann sein, dass ich Sie bei Problemen stören muss." Das nächtliche Telefonat fällt dann i. d. R. leichter Sich erkundigen, ob der Hintergrund routinemäßig am Abend noch einmal anruft, um nach Besonderheiten zu fragen (was häufig der Fall ist). Nicht ganz akute Probleme evtl. „sammeln" u. dann besprechen. Falls der Hintergrund nicht automatisch anruft, vielleicht mit ihm vereinbaren, dass man sich zu einer zivilen Zeit bei Fragen noch meldet. Manchmal bieten ältere Kollegen auch an, während des ersten Dienstes erreichbar zu sein. Bei kleineren Problemen hat man weniger Skrupel, einen erfahrenen Assistenten zu fragen als den OA o. Chefarzt

Tab. 1.2 Auf Notfälle vorbereitet sein: Checkliste

Notfall	Vorbereitung
Reanimation	• Wie wird reanimiert? • Wie wird der Reanimationsalarm ausgelöst? Wer kommt? • Wer ist dafür zuständig, Defi u. Notfallkoffer mitzubringen?
Notfallkoffer	• Wo steht er? • Wie ist er ausgestattet? Welche Medikamente sind vorhanden? • Wie sind die Standarddosierungen?
Defibrillator	• Wo steht er? • Wie funktioniert er?
Intubation	• Wo ist das Intubationsbesteck untergebracht? • Wie wird die Sauerstoffflasche angeschlossen? • Wie funktioniert das mobile Beatmungsgerät?
EKG	• Wo steht das EKG-Gerät? • Wie funktioniert es? • Wie u. wo werden die Ableitungen angelegt?
BGA	• Wo steht das Analysegerät? • Wie funktioniert es?
Betäubungsmittel	• Wo sind sie untergebracht? • Wie erfolgt der Eintrag ins BtM-Buch?
Telefonnummern	• Wie erreiche ich den Hintergrund? • Abteilungen o. Kollegen, die in der Nacht evtl. benötigt werden, z. B. Labor, Radiologie, Blutbank • Rettungsleitstelle, z. B. für akute Verlegungen • Krankenhäuser u. Abt., in die Verlegungen stattfinden (z. B. Neurochirurgie, kardiol. ITS, Gefäßchirurgie)

1.1.2 Tipps zum Nachtdienst

Übergabe

- Bei der tgl. Besprechung nach **Problempat.** fragen. Namen u. Station stichwortartig notieren. Mit welchen Schwierigkeiten ist zu rechnen? Bestehen Behandlungsvorschläge? Soll Pat. reanimiert werden?
- Welche Pat. liegen auf der **ITS,** worauf muss bes. geachtet werden? Sind alle Anweisungen für die Nacht bereits getroffen?
- Wie sieht die **Bettensituation** aus? Ist zumindest ein Bett auf der ITS frei für einen akuten Notfall? Gibt es Verlegungsoptionen: Welcher Pat. kann auf Normalstation verlegt werden, wenn es eng wird? Wo sind Betten auf Normalstationen frei?
- Über **Neuzugänge** u. Probleme kleines Stichwortverzeichnis anlegen, damit man selbst beim Berichterstatten am nächsten Tag nichts vergisst.
- Sich den **Kollegen,** die in anderen Abteilungen Dienst haben, und der **Nachtschwester** vorstellen. Ruhig eigene Unerfahrenheit u. Unsicherheiten zugeben. Gerade nachts ist man auf die Unterstützung u. Mithilfe erfahrener Kollegen u. Pflegekräfte angewiesen. Die Schwestern merken die Schwächen sowieso, reagieren auf vorgespielte Überlegenheit aber zu Recht „allergisch".

Hintergrund

- Bei Unsicherheiten o. Schwierigkeiten keine falschen Hemmungen haben, den **Hintergrund** zu verständigen. Lieber ein paarmal zu früh den Hintergrund verständigen als einmal zu spät. Gerade am Anfang muss man die eigenen Grenzen erkennen. Nicht auf Biegen u. Brechen versuchen, alles allein zu bewältigen.
- Vor dem Anruf des Hintergrunds sich selbst ein Bild vom fraglichen Pat. machen. Die **Akte mit zum Telefon nehmen,** um etwaige Nachfragen direkt beantworten zu können. Überlegen, wie man selbst vorgehen würde, und dies mit dem Hintergrund besprechen. Das hilft für die nächsten Male!
- Sich bei Unklarheiten auch **rechtlich** absichern. Bei Nichtinformation des Hintergrunds ist der Diensthabende allein verantwortlich. In der Pat.-Akte **dokumentieren,** wann mit dem Hintergrund welche Entscheidung getroffen wurde.

Praktisches

- **Nicht zu viele Routineaufgaben** (Briefe diktieren, Fachliteratur wälzen) im Nachtdienst erledigen. Gerade am Anfang die Energie besser für „echte" Dienstaufgaben einsetzen
- **Laufarbeit reduzieren,** indem die Arbeit „stationsweise" erledigt wird
- Neben dem üblichen Untersuchungswerkzeug Folgendes in die Tasche stecken:
  - Pflasterrolle
  - Ersatzviggo
  - Ersatznadel für Blutabnahme, evtl. Butterfly
  - Stauschlauch
  - Mandrin, um i. v. Zugang abzustöpseln

> Vor dem Hinlegen noch mal die **Nachtschwestern** kontaktieren. Besprechen, ab welchen Werten man verständigt werden will (z. B. Temp. > 39 °C, RR > …, BZ > …). Bei Problempat. evtl. noch mal persönlich vorbeischauen. Bei Mitbetreuung der ITS auch dort noch einmal vorbeigehen.

1.2 Notfälle im Nachtdienst

1.2.1 Notfall von außen: Patientenaufnahme

Patient stellt sich selbstständig vor

- **Formales:** Vorher abklären, unter welchen Voraussetzungen eine amb. Behandlung im jeweiligen Haus möglich ist. Welche Untersuchungen können amb. durchgeführt werden? (von Haus zu Haus verschieden) Muss Pat. zur Diagn. stat. (o. prästat.) aufgenommen werden? Braucht er eine Überweisung/Einweisung?
- Auch wenn die Beschwerden zunächst harmlos erscheinen, in jedem Fall genaue körperl. Untersuchung u. gründliche Anamnese durchführen. **Bei unklarem Krankheitsbild stat. Aufnahme.** Nur in eindeutigen Fällen amb. Behandlung u. Entlassung nach Hause.
- Oft stellen sich Pat. amb. vor, die auf keinen Fall stat. bleiben wollen (z. B. „nur mal schnell ein EKG machen, um einen Herzinfarkt auszuschließen"). Ist eine sichere Klärung in der Kürze der Zeit nicht möglich, Pat. über Gefahren u. Konsequenzen aufklären. Dies auch zur eigenen Absicherung **schriftlich fixieren**. Vorhandene Vordrucke („Verlassen des Krankenhauses gegen ausdrücklichen ärztl. Rat") sind meist zu „dürr" formuliert, sodass es sich empfiehlt, diese durch lesbare Zusätze zu erweitern. Manchmal hat ein solches Formular den Effekt, dass der Pat. doch bleibt. Der Pat. ist jedoch nicht verpflichtet, diese Aufklärung zu unterschreiben. Ggf. in Anwesenheit von Zeugen Aufklärung wiederholen u. Wiedervorstellung für den Fall einer Verschlechterung des Befindens vereinbaren.

Tipp für den Nachtdienst

In der Nacht besteht i. d. R. nur Bereitschaftsdienst. Elektive Untersuchungen u. Krankheitsbilder gehören in den regulären Tagdienst! Besprechen Sie das mit dem Pat. u. ggf. auch mit Hintergrund (z. B.: „Herr Doktor, ich habe da eine Warze und dachte, die müsste ich mal nachsehen lassen").

Einweisung durch niedergelassenen Arzt oder ärztlichen Notdienst

Wird meist durch Telefongespräch angekündigt.

- Bestehen am Haus die Möglichkeiten, das geschilderte Krankheitsbild ausreichend zu behandeln o. abzuklären (z. B. Durchführung eines cCT bei V. a. ICB)? Ist bei stabilem Zustand des Pat. ein dir. Transport in ein größeres Zentrum sinnvoller? Hat man noch Intensivkapazität?
- Bei Einweisung durch HA kurze Anamnese u. **Vorgeschichte** sowie **Medikation** erfragen. Vor der Einweisung bitten, dem Pat. alte Unterlagen u. Medikamente mitzugeben
- Erfragen, ob Pat. bereits stat. im Haus war, um Vorbefunde zu organisieren

Patient wird durch den Notarzt gebracht

Meist erfolgt eine kurze Vorabinformation durch die Leitstelle o. den Rettungsdienst. Bei ernstem Krankheitsbild (Pat. wird reanimiert, Pat. bewusstlos) dir. Aufnahme auf ITS vorbereiten. Notarzt mit entsprechender Ausrüstung (z. B. Reanimationseinheit, Notfallkoffer) u. Pflegepersonal erwarten, Hintergrund (z. B. bei Polytrauma) evtl. im Voraus verständigen. Bei Übergabe werden durch den Notarzt die wichtigsten Informationen mündlich weitergegeben u. das bisherige Rettungsprotokoll (z. B. Verlauf von RR, HF, verabreichte Medikamente) übergeben.

Erstmaßnahmen bei Aufnahme

Größte Schwierigkeit bei Neuzugängen ist häufig die Einschätzung der Schwere des Krankheitsbildes. Oft ist nach dem ersten Eindruck sofort zu entscheiden, ob ein Pat. direkt auf die ITS verlegt werden muss. Um rasch zu einer Entscheidung zu kommen, hat sich ein standardisiertes Vorgehen bewährt (▶ Abb. 1.1).

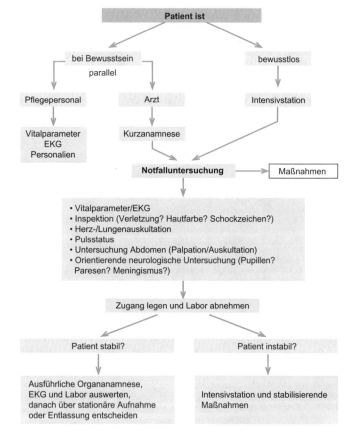

- Sich bei Pat. u. Angehörigen vorstellen
- Erstuntersuchung u. Versorgung von Notfallpat. sind Teamarbeit! Falls das Team noch nicht eingespielt ist, in ruhigem Ton klare Anweisungen geben

Patient ist

bei Bewusstsein (parallel):
- Pflegepersonal → Vitalparameter, EKG, Personalien
- Arzt → Kurzanamnese → Notfalluntersuchung

bewusstlos → Intensivstation → Notfalluntersuchung

Notfalluntersuchung → Maßnahmen

- Vitalparameter/EKG
- Inspektion (Verletzung? Hautfarbe? Schockzeichen?)
- Herz-/Lungenauskultation
- Pulsstatus
- Untersuchung Abdomen (Palpation/Auskultation)
- Orientierende neurologische Untersuchung (Pupillen? Paresen? Meningismus?)

Zugang legen und Labor abnehmen

Patient stabil? → Ausführliche Organanamnese, EKG und Labor auswerten, danach über stationäre Aufnahme oder Entlassung entscheiden

Patient instabil? → Intensivstation und stabilisierende Maßnahmen

Abb. 1.1 Erstmaßnahmen bei der Aufnahme [L139]

- Für jeden Pat. die erhobenen Befunde dokumentieren. Meist gibt es in jeder Abteilung einen vorgedruckten Anamnesebogen.
- Bei Aufnahme von Notfällen zunächst gezielte Anamnese erheben, im Verlauf dann ausführliche Organanamnese. Bei Untersuchung alle wichtigen Organsysteme orientierend beurteilen.
- Nach Anamnese, Untersuchung, Befundung von Labor, EKG u. evtl. weiteren Untersuchungen möglichst Verdachtsdiagnose formulieren u. Prozedere festlegen.

Bei Unsicherheiten auf jeden Fall stat. Aufnahme u. Information des Hintergrunds!

Patient wird stationär aufgenommen

Aufgaben des Diensthabenden

Bei stat. Aufnahme des Pat. sofortige Therapieanweisungen, allg. Anordnungen für die Pflege sowie weiterführende Diagnostik für den nächsten Tag planen.
In vielen Häusern gibt es hauseigene Aufnahme- u. Verordnungsbögen. Checkliste ▶ Tab. 1.3

Tab. 1.3 Stationäre Aufnahme: Checkliste

Anordnungen für die Nacht	• Häufigkeit u. Art der **Vitalparameterkontrolle** (RR 4-stdl., Schädelbogen anlegen) • Ist **Bettruhe** indiziert? Absolute Bettruhe z. B. bei V.a. Herzinfarkt, „gelockerte" Bettruhe = Aufstehen in Begleitung z. B. bei Synkopen, Gleichgewichtsstörungen • Medikamente für die Nacht
Anordnungen für den nächsten Tag	Untersuchungen für den **nächsten Tag** bahnen u. ggf. aufklären, z. B. Endoskopie (Verweis), ggf. ausführliches Labor
Ernährung/Kostform/ Trinkmenge	• Absolute Nahrungskarenz bei akutem Abdomen u. solange OP (z. B. Laparotomie) o. invasive diagn. Verfahren anstehen • Nüchtern-Untersuchung am nächsten Tag? • Spezielle **Diät** erforderlich (z. B. bei Diab. mell., Gicht, Fettstoffwechselstörungen, Leber- u. Niereninsuff.)? • Menge der p. o. Flüssigkeitszufuhr (z. B. restriktiv bei schwerer kardialer Dekompensation)
Medikamente	• Dauermedikation des Pat. überdenken u. ggf. anordnen • Hauspräparate beachten! • Medikamentöse Ther. der aktuellen Arbeitsdiagnose • I. v. Gabe erforderlich? Dann Pat. mit i. v. Zugang versehen • Thromboseprophylaxe ▶ 20.2 • Schmerzbehandlung ▶ 1.3.2 • Schlafmittel ▶ 1.3.1
Unterbringung des Pat.	Ist z. B. **Isolierung** notwendig (z. B. bei akuter Gastroenteritis/ vorbek. Problemkeimen)?
Besonderheiten des Pat.	Pflegepersonal über **bestehende Einschränkungen** (Pat. blind, schwerhörig, stark gehbehindert, Schluckstörungen) informieren
Verwaltungsaufgaben	Ist durch den aufnehmenden Arzt z. B. eine Verschlüsselung der Aufnahmediagnose erforderlich?

1

Patient wird nach Notfallbehandlung entlassen

Nicht jeder Pat., der sich nachts vorstellt, muss stat. aufgenommen werden. Viele Krankheitsbilder lassen sich amb. behandeln. Man kann den Pat. auch ggf. für den nächsten Tag einbestellen, um z. B. den erhobenen Untersuchungsbefund von einem OA kontrollieren zu lassen. Auch hier gilt: Bei Unsicherheiten Pat. aufnehmen!

Aufgaben des Diensthabenden

Vor Aufnahme des Ambulanzdienstes erfragen, wie im jeweiligen Haus mit amb. Pat. in der Notfallaufnahme verfahren wird: Hintergrundinfo?, Facharztbeurteilung des Pat. vor Entlassung? Bei Entlassung o. Verlegung unbedingt folgende Gesichtspunkte beachten:

- **Dokumentation:**
  - Untersuchungsbefunde u. Diagn. genau dokumentieren (Kurzarztbrief u./o. Ambulanzkarte). Dem Pat. auch einen Kurzbrief für weiterbehandelnden Arzt mitgeben; ggf. Ambulanzkarte nach hausüblichem Schema ausfüllen.
  - Vorstellungs- u. Entlassungszeitpunkt dokumentieren (ggf. automatische elektronische Erfassung).
- **Rezepte:** Krankenkassenrezepte dürfen i. d. R. vom Krankenhaus nur ausgestellt werden, wenn der jeweilige Chef für seine Ambulanz eine Kassenzulassung besitzt (vorher abklären); z. B. amb. Pat. mit Medikamenten versorgen. Sonst gibt es folgende Möglichkeiten:
  - Ausstellung eines Privatrezepts. Kassenpat. kann sich die verschriebenen Präparate vom Hausarzt nachrezeptieren lassen.
  - Versorgung des Pat. mit Ärztemustern: so viel geben, wie für die Nacht notwendig ist. Am Folgetag Vorstellung beim Hausarzt für die Weiterverordnung.
- **Häusliche Versorgung:** Ind. zur stat. Aufnahme ist nicht allein die Diagnose, sondern auch das Umfeld des Pat. So wird ein älterer Pat. mit Phlebothrombose aufgenommen werden müssen, bis z. B. ein Pflegedienst zur Gabe der s. c. Spritzen organisiert ist. Deshalb Umfeld abklären u. ggf. mit begleitenden Angehörigen sprechen, um Hilfe zu organisieren.

Patient wird verlegt

Organisation der Verlegung

Eine Verlegung wird z. B. erforderlich, wenn die Ther. im eigenen Haus nicht möglich ist. Immer mit dem Hintergrund absprechen.

Als Berufsanfänger wird man von überlasteten Kollegen in überfüllten Häusern gern abgewimmelt. Nicht verunsichern lassen, auch hier geht das Wohl des Pat. vor! Vorher genau informieren, welche Häuser für welche Pat. zuständig sind, im Notfall darauf beharren!

- Vor der Verlegung mit dem Diensthabenden der entsprechenden Abt. Kontakt aufnehmen, um Probleme bei der Übernahme des Pat. zu verhindern u. eine schnelle Versorgung zu gewährleisten (z. B. Vorbereitung des Herzkatheterlabors bei akutem MI).

- Falls Übernahme aus Kapazitätsgründen abgelehnt wird, kann man sich vom dortigen Fachkollegen evtl. das weitere Ther.-Schema mitteilen lassen. Außerdem Namen u. Funktion des Kollegen notieren (für evtl. Nachfragen einerseits u. zur forensischen Absicherung andererseits), zusätzlich Uhrzeit, Datum u. Unterschrift.
- Prinzipiell besteht Versorgungspflicht der entsprechenden Fachabt.; ggf. Rückübernahme nach Versorgung anbieten (RS mit dem Hintergrund).
- Für die Verlegung alle relevanten Untersuchungsergebnisse u. Vorbefunde als Kopie, bei sehr großer Eile im Original, zusammenstellen. Ggf. Einzelbefunde vorab faxen (EKG bei MI).

! Unbedingt auch an Rö-Bilder u. EKG denken.

- Kurzen Begleitbrief erstellen mit aktueller Symptomatik, Verlegungsgrund, aktueller Medikation. Alle bereits erfolgten diagn. **und** ther. Maßnahmen mitteilen, um Gefahren für den Pat. durch Zweifachgabe bzw. Überdosierungen zu vermeiden.

Krankentransport

Transportart richtet sich nach dem **Schweregrad der Erkr.** (▶ Tab. 1.4). Im Zweifelsfall erst nach Rücksprache (RS) mit dem Hintergrund organisieren. Falls ärztl. Begleitung notwendig ist, klären, wer mitfährt (Notarzt, Diensthabender nach Ablösung durch den Hintergrund?).

Tab. 1.4 Übersicht Transportmöglichkeiten

Taxi	Routineuntersuchungen o. Fahrt nach Hause bei stabilen, nicht akut erkrankten Pat., die keine Begleitung u. Unterstützung brauchen. Pat. muss i. d. R. Eigenanteil zahlen
Private Krankentransportfirmen	Sitzend- u. Liegendtransporte. Pat. wird im KH abgeholt u. zum Bestimmungsort begleitet. Da meist kein med. geschultes Personal mitfährt, nur Pat. in stabilem Zustand transportieren lassen
Krankenwagen (KTW)	Sitzen/Liegendtransport Hilfsbedürftige Personen (z. B. Unterstützung bei Treppe erforderlich) Pat. mit ansteckenden Krankheiten Nur Pat. in stabilem Zustand transportieren lassen
Rettungswagen (RTW)	Notfallpat., bei denen Maßnahmen zum Erhalt vitaler Funktionen durchgeführt werden müssen (bei Anforderung direkt mitteilen, ob z. B. Monitor etc. verfügbar). Anforderung über Leitstelle
Notarztwagen (NAW)	Notfallpat., die ärztl. Begleitung erfordern (z. B. medikamentöse Ther.). Anforderung immer über die Rettungsleitstelle bei sofortiger Verlegung
Hubschrauber	v. a. bei größeren Entfernungen, jedoch abhängig von Wetter- u. Sichtverhältnissen! **Cave:** Aufgrund räumlicher Enge u. Erschütterungen sind Maßnahmen wie Intubation o. Legen von zentralvenösen Zugängen in der Luft kaum möglich. RS mit Hintergrund

1.2.2 Notfall auf der Normalstation

Notfall auf einer Station der eigenen Klinik

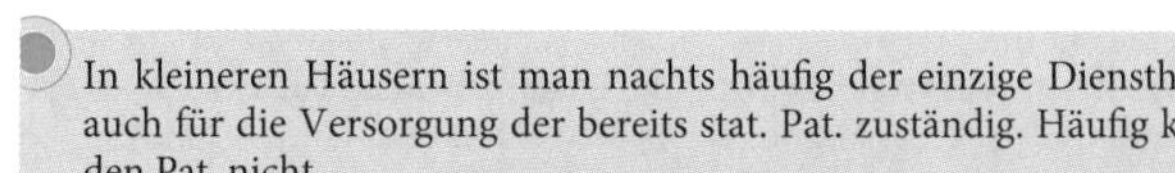

In kleineren Häusern ist man nachts häufig der einzige Diensthabende u. auch für die Versorgung der bereits stat. Pat. zuständig. Häufig kennt man den Pat. nicht.

- In der Krankenakte mit Angabe der Uhrzeit vermerken, von **wem** u. **weshalb** man gerufen wurde (z. B. durch Nachtschwester bei thorakalem Druck).
- Dabei wie bei der orientierenden Untersuchung in der Ambulanz vorgehen. Zu untersuchen u. zu dokumentieren:
  - **Vitalzeichen** bei Eintreffen: RR, Puls, Atmung; AZ des Pat.
  - **Körperl. Untersuchung.**
  - Durchgeführte **Diagn.** (z. B. EKG geschrieben, Infarktenzyme abgenommen) u. Ergebnisse.
  - **Verdachtsdiagnose.**
  - Im Notfall verabreichte Medikamente werden vom Arzt o. Pflegepersonal direkt in die entsprechenden Verordnungsbögen eingetragen.
  - Evtl. Vorschläge für weitere Diagn. (z. B. neurol. Konsil nach Krampfanfall).
  - Leserliche Unterschrift.
- Am nächsten Morgen betreuenden Kollegen über Vorfall informieren.

Notfall auf fachfremder Station und Konsiltätigkeit

Häufig wird der Diensthabende in der Nacht auch zu Pat. anderer Fachrichtungen gebeten (z. B. Thoraxschmerzen bei urol. Pat.). Auch hier gibt es in jedem Haus unterschiedliche Regelungen; meist wird hier eine fachärztl. Stellungnahme erwartet.

Notfallsituation

- Vorgehen ▶ Tab. 1.5.
- Die betreuende Abteilung sollte **rasch und komprimiert** die Vorgeschichte berichten.
- Ob ein Pat. reanimiert werden soll, bleibt Entscheidung der betreuenden Abteilung.
- Alle Maßnahmen in der Pat.-Akte dokumentieren.

Allgemeine Stellungnahme

- Eine klare Fragestellung des ärztl. Kollegen erwarten. Der durchaus beliebte Anruf einer Nachtschwester: „Ich glaube, der Pat. hat Angina-pectoris-Beschwerden, da müssen Sie doch sowieso kommen …" ist keine Indikation. Auch in diesem Fall ist zuerst die betreuende Abteilung verantwortlich.
- Klären, ob die Fragestellung wirklich dringend ist. So ist z. B. die Einschätzung des OP-Risikos vor elektiver OP **nicht** Aufgabe des Dienstarztes.
- Vorher klären, ob Hintergrund routinemäßig über Tätigkeit bei Pat. fachfremder Kliniken informiert werden möchte.

Tab. 1.5 Konsil auf einer fachfremden Station

Fragestellung	Es muss eine klare Fragestellung formuliert sein (z. B. „unklare Dyspnoe") Nicht verleiten lassen, in der Nacht ein „Gesamt"-Problem beurteilen zu müssen
Stichworte zu Anamnese, aktueller Situation u. Medikation	Pat. muss am nächsten Tag ggf. in der Frühbesprechung vorgestellt werden
Besonderheiten der körperl. Untersuchung	Was war pathologisch?
Besonderheiten der bereits vorliegenden Diagn. (EKG, Labor etc.)	Dient der eigenen Diagn., aber auch ggf. dem Hinweis, dass z. B. eine Pneumonie schon am Tag hätte behandelt werden können
Verdachtsdiagnose	Immer eine Verdachtsdiagnose stellen
Vorschläge zur Diagn. u. Ther.	Klar trennen, was die fachfremde Abt. noch in der Nacht o. erst am nächsten Tag durchführen muss
Lesbare Unterschrift/Datum	Sofern Hintergrund für den Pat. kontaktiert wurde, auch dies vermerken

1.3 Klassische Nachtdienstprobleme

1.3.1 Schlafstörungen

Häufige Ursachen

- Ungewohnte Umstände u. Umgebung im KH
- Pat. ist nicht müde (z. B. fehlende Bewegung)
- Ruhestörung durch Mitpat. (evtl. Zimmerwechsel)
- Medikamenten-NW (z. B. Schlafstörungen unter Theophyllin o. β-Sympathomimetika)
- Organische Ursachen: Reizhusten? Hinweise auf Schlafapnoe-Sy.? Nykturie o. Diuretikagabe am Abend bei Herzinsuff.?
- Anpassungsstörung? Depression?

Indikationen zur medikamentösen Therapie

Über 50 % aller stat. Pat. leiden unter Schlafstörungen. Das allein stellt jedoch nicht die Ind. zur medikamentösen Ther.

Ind. zur medikamentösen Ther.:

- Vorübergehende Schlafstörungen durch äußere Belastung (Hospitalisierung, präop. bei belastenden Eingriffen, ITS)
- Akute Belastungssituationen wie krankheitsbedingte seelische Krisen
- Chron. Schlafstörungen, die auf andere Maßnahmen nicht ansprechen u./o. bei denen Schlafmittelentzug nicht zumutbar ist (z. B. Tumorpat.)

1

Substanzauswahl

▶ Tab. 1.6.

Leichte Fälle In leichteren Fällen pflanzliche Sedativa, z. B. Baldrian, Hopfen u. Melisse.

Patienten mit kardiopulmonalen Begleiterkrankungen

- Benzodiazepine u. benzodiazepinähnliche Hypnotika können eine Atemdepression verursachen, daher Vorsicht bei Pat. mit respir. Insuff. Anwendungsbeschränkung bei Schlafapnoe-Sy.
- Niederpotente Neuroleptika können zu RR-Abfall u. HRST führen.

Depressive Patienten Ggf. Komb. o. auch Monother. mit einem Antidepressivum, z. B. Amitriptylin (Saroten® 25–50 mg z. N) o. Mirtazapin (Remergil® 15–30 mg z. N.). Wirkbeginn oft erst nach Tagen!

Geriatrische Patienten

- Ggf. paradoxe Reaktion auf Benzodiazepine. Ebenso kann es trotz Sedierung auch zu Verwirrtheitszuständen kommen. Häufig leiden ältere Pat. auch an einem umgekehrten Tag-Nacht-Rhythmus. Deshalb Benzodiazepine vermeiden, eher sedierende Neuroleptika einsetzen. Auch hier gilt: Nicht zu spät verabreichen, damit ggf. auch nochmals nachgegeben werden kann.
- Zur Verbesserung des Tag-Nacht-Rhythmus hilft z. B. Koffein am Nachmittag (Tasse Kaffee trinken lassen).

Tab. 1.6 Medikamente zur Therapie von Schlafstörungen

Wirkstoffgruppe	Indikation u. Charakteristika	Präparate, z. B.
Pflanzliche Medikamente (Baldrian, Hopfen, Melisse)	• Leichte Schlafstörungen u. nervös bedingte Einschlafstörungen, gerade bei jüngeren Pat. • Mono- u. Kombipräparate • Selten allergische Reaktionen	• Sedonium® Tbl. 300 mg 1–2 Tbl. • Valdispert 125 mg® Tbl. 1–2 Tbl. • Pascosedon® Tbl. 1–3 Tbl.
Benzodiazepine	• In aufsteigender Dosierung: sedierend → anxiolytisch → antikonvulsiv → muskelrelaxierend • Toleranzentwicklung • Paradoxe Reaktion bei älteren Pat. u. Kindern möglich • Atemdepressiv	Substanzen mit kürzerer HWZ: • Oxazepam (Adumbran®) 10–30 mg • Lormetazepam (Noctamid®) 0,5–2 mg Substanzen mit längerer HWZ: • Flurazepam (Dalmadorm®) 15–30 mg • Lorazepam (Tavor®) 0,5–2 mg, günstig bei Angstzuständen (Tumorpat.), als Expidet®, Resorption in Mundhöhle • Diazepam (Valium®) 2–5 mg
Benzodiazepinähnliche Substanzen	• Benzodiazepinähnlich, wirken am gleichen Rezeptor • Günstigere Beeinflussung der Schlafstadien, weniger Abhängigkeit/Toleranz als Benzodiazepine	• Zopiclon (Ximovan®) 3,75–7,5 mg • Zolpidem (Stilnox®) 10 mg • Zaleplon (Sonata®) 5–10 mg

Tab. 1.6 Medikamente zur Therapie von Schlafstörungen *(Forts.)*

Wirkstoffgruppe	Indikation u. Charakteristika	Präparate, z. B.
Antihistaminika	• Geringe ther. Bedeutung, rezeptfrei erhältlich • Typische anticholinerge NW	• Doxylamin (Hoggar®N) 25 mg • Diphenhydramin (Dolestan®) 25 mg
Neuroleptika	• Niederpotente Neuroleptika mit schwach antipsychotischer u. stärker sedierender Wirkung • Niederpotente Neuroleptika bewirken seltener extrapyramidale Störungen • Kardiale NW • Sehr selten, aber lebensbedrohlich: malignes neuroleptisches Sy.	• Melperon (Eunerpan®) Saft o. Drg., 25–50 mg (entspricht 5–10 ml) • Pipamperon (Dipiperon®) Saft 20–40 mg • Promethazin (Atosil®) 25–50 mg (20 Tr. = 1 ml = 20 mg)

Schlafmittelgewöhnung

Nach abruptem Absetzen Entzugssy. mit Einschlafstörungen, gesteigerter Angst u. Unruhezuständen. Daher Pat. immer fragen, ob u. was er zu Hause ggf. regelmäßig einnimmt!

Ambulante Therapie

Auch wenn es dem Diensthabenden merkwürdig vorkommen mag, stellen sich nachts auch Pat. notfallmäßig in der Ambulanz vor, weil sie eine innere Unruhe verspüren u. deshalb nicht schlafen können. Für ausführliche Ursachensuche ist die Notfallaufnahme in der Nacht nicht der richtige Ort. Daher:

- Gerade bei jüngeren Pat. pflanzliche Präparate bevorzugen
- Nur Einmaldosis mitgeben. Präparat mit kurzer HWZ bevorzugen

1.3.2 Schmerzen

Schmerzen sind eines der häufigsten Probleme im Nachtdienst. Vor die sympt. Schmerzbekämpfung gehört der Ausschluss kausal therapierbarer Ursachen. Häufig hat man dazu im Nachtdienst aber weder die Zeit noch die Möglichkeit. Wichtig ist daher zu erkennen, ob eine vital bedrohliche Erkr. vorliegt (z. B. perforiertes Ulcus ventriculi, MI) o. ob die sympt. Ther. dem Pat. über die Nacht helfen soll.

Leitfrage: Akuter oder chronischer Schmerz?

Bedenke: Sind die Schmerzen durch chron. Schmerzsymptomatik (z. B. Knochenfiliae) bedingt, o. liegt ein akutes Krankheitsbild vor, das die Verschlechterung verursacht? Daher genaue Schmerzanamnese!

- Erfragt werden müssen z. B. Lokalisation, Dauer, Charakter (stechend, brennend), Intensität, Beeinflussungsfaktoren, Begleitsymptome, vorbestehende Schmerzen etc.
- **Akute Schmerzen:**
  - z. B. postop. Kolikschmerzen, Frakturschmerzen. Ther.-Ziel: rasche Schmerzlinderung, meist mit parenteral verabreichten Analgetika in Standarddosis
  - Bei postop. Schmerzen: wegen unterschiedlichen Schmerzempfindens individuelle u. rechtzeitige Gabe auf Verlangen. Ther.-Dauer meist nur einige Tage
  - Bei Akutschmerz Bedarfsmedikation p. o., rektal, i. v., s. c.
- **Chron. Schmerzen:**
  - Vor allem bei Tumorpat. (▶ 1.4, ▶ 9.2.3), Arthralgien, Neuralgien, Dekubitus. Ther.-Ziel: Schmerzverhinderung mit nach Zeitplan meist p. o. gegebenen Analgetika in individueller Dosierung
  - Einnahme nach festem Zeitschema. Nichtinvasive Applikation bevorzugen (p. o., rektal, transdermal)

> ! Muskuläre Injektionen vermeiden!

Allgemeine Regeln der Schmerztherapie

- Ther.-Beginn mit Monosubstanzen, um Wirkung u. NW besser abschätzen zu können (▶ Abb. 1.2)
- Keine Mischmedikation von Substanzen derselben Wirkgruppe (insb. bei Opiaten) → Konkurrenz o. Teilantagonismus
- Vor Gabe Unverträglichkeiten erfragen (z. B. NSAR)
- Auswahl von Koanalgetika ist keine Aufgabe im Nachtdienst

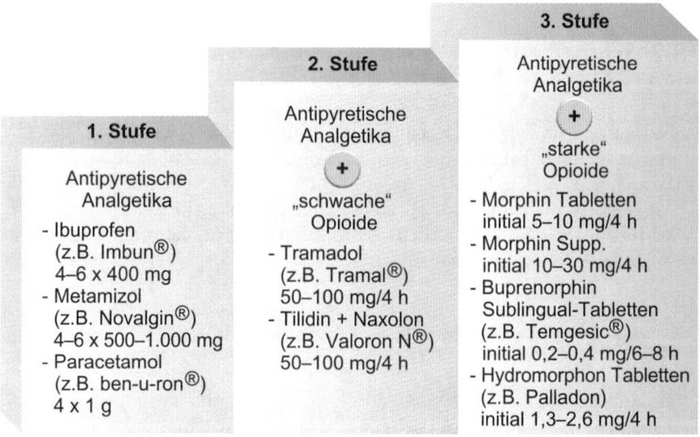

3. Stufe

Antipyretische Analgetika
+
„starke" Opioide
- Morphin Tabletten initial 5–10 mg/4 h
- Morphin Supp. initial 10–30 mg/4 h
- Buprenorphin Sublingual-Tabletten (z.B. Temgesic®) initial 0,2–0,4 mg/6–8 h
- Hydromorphon Tabletten (z.B. Palladon) initial 1,3–2,6 mg/4 h

2. Stufe

Antipyretische Analgetika
+
„schwache" Opioide
- Tramadol (z.B. Tramal®) 50–100 mg/4 h
- Tilidin + Naxolon (z.B. Valoron N®) 50–100 mg/4 h

1. Stufe

Antipyretische Analgetika
- Ibuprofen (z.B. Imbun®) 4–6 x 400 mg
- Metamizol (z.B. Novalgin®) 4–6 x 500–1.000 mg
- Paracetamol (z.B. ben-u-ron®) 4 x 1 g

Abb. 1.2 Stufenschema zur Schmerztherapie [L157]

- Viele Pat. sind aus Angst vor Induktion einer Abhängigkeit sowie einer Atemdepression analgetisch unterversorgt.
- Atemdepression ist bei Schmerzpat. selten, da der Schmerzreiz das Atemzentrum stimuliert. Auch die Gefahr einer Abhängigkeit durch Opiate ist bei Schmerzpat. gering.

Substanzauswahl

1. Stufe: antipyretische Analgetika

Bei Entzündungs-, Wund-, Muskel- u. Gelenkschmerzen:

- **Paracetamol:**
  - Schwächstes Analgetikum, gute Verträglichkeit
  - Applikation p. o. (ben-u-ron®), rektal oder i. v. (Perfalgan®)
  - Tagesdosis gewichtsabhängig, bis 4 × 1.000 mg
  - ! **Cave:** Leberstoffwechselstörungen
- **Nichtsteroidale Antirheumatika (NSAR):**
  - Gute analgetische, antipyretische, aber auch antiphlogistische Wirkung
  - ! **Cave:** GIT-Ulzera, Nierenfunktionsstörung, KHK
  - Bei Dauerther. von Risikopat. Komb. mit PPI
  - **Ibuprofen:** p. o. oder rektal. Tagesdosis bis 4–6 × 400 mg, Retard 3 × 800 mg (z. B. Imbun®)
  - **ASS:** p. o., rektal oder i. v. Tagesdosis bis zu 4 × 1.000 mg
  - **Diclofenac:** p. o. oder rektal. Tagesdosis bis zu 4 × 50 mg (z. B. Voltaren®)
- **Metamizol**:
  - Gute analgetische, antipyretische u. spasmolytische Wirkung
  - Bei i. v. Gaben Kurzinfusion wegen starker RR-Senkung bevorzugen
  - Gabe p. o. (Tbl., Tr.), rektal, i. v. (Novalgin®). Tagesdosis bis 4 × 1.000 mg
  - ! Seltene, lebensbedrohliche NW: Agranulozytose

Selektive COX-2-Hemmer spielen in der Akutbehandlung von Schmerzen keine Rolle.

2. Stufe: „schwächere Opioide"

Bei stärkeren Schmerzen, postop. Schmerzen, Tumorschmerzen:

- **Tramadol** (Tramal®):
  - Bes. wirksam in Komb. mit Metamizol. **Cave:** häufig Übelkeit
  - Applikation p. o. (Tr., Tbl.), rektal oder i. v. (wegen emetischer Wirkung mit MCP, z. B. 20 Tr. Paspertin®, kombinieren o. Retardpräparat bevorzugen)
  - Tagesdosis bis 4 × 100 mg
- **Tilidin-Naloxon** (Valoron®):
  - Durch Komb. mit Teilantagonist gut verträglich
  - Rascher Wirkeintritt
  - Applikation p. o. (Tr., Tbl.). **Cave:** Tropfen BtM-pflichtig, Tabletten nicht
  - Tagesdosis bis 4 × 100 mg

3. Stufe: „stärkere Opioide"

- **Morphin:**
  - Nichtretardiertes Morphin (Sevredol®, MSR10/20/30®, Wirkdauer ca. 2–4 h)
  - Retardiertes Morphin (MST® Ret., Wirkdauer ca. 8 h)
  - Applikation p. o., rektal, s. c. und i. v.

- Nach Schmerzintensität titrierend hoch dosieren bis zur Schmerzfreiheit. Keine Obergrenze der Dosis, Limitierung nur durch NW
- Opioidnaive Pat.: langsame Titrierung (p. o. 10 mg, i. v. 1–2 mg), Berücksichtigung der Äquivalenzdosis (▶ Tab. 1.7)

- **Piritramid** (Dipidolor®):
  - Häufig postop. eingesetztes i. v. Analgetikum, nicht geeignet für Ther. chron. Schmerzen
  - Tagesdosis bis 4–6 × 15–30 mg Piritramid i. v.
- **Pethidin** (Dolantin®):
  - Häufig postop. eingesetztes Analgetikum, auch gut geeignet bei akuten starken Schmerzen, auch bei Koliken. Keine Ther. chron. Schmerzen
  - Applikation p. o., rektal oder i. v., Tagesdosis bis 4–5 × 100 mg
- **Buprenorphin** (Temgesic®, Transtec®):
  - Gut wirksam bei sehr starken akuten sowie chron. Schmerzen
  - Applikation: s. l. (Gabe bei Schluckstörung); i. v., transdermal
  - Bei transdermaler Applikation Anflutzeit von ca. 12 h berücksichtigen
  - p. o. Tagesdosis bis zu 4 × 0,4 mg
  - Im Gegensatz zu anderen Opioiden nicht durch Naloxon antagonisierbar. Keine Kumulation bei Niereninsuff.
- **Hydromorphon:**
  - Gut wirksam bei sehr starken akut u. chron. Schmerzen
  - Applikation p. o. (in retardierter u. unretardierter Form) u. parenteral
  - p. o. Tagesdosis 6 × 1,3–2,6 mg, in Retardform 2 × 4–8 mg. Bei bereits bestehender Vormedikation Dosiserhöhung bis zu 2 × 24 mg möglich
  - Keine Kumulation bei chron. Niereninsuff.
- **Oxycodon** (Ogygesic®)(+ Naloxon Targin®):
  - Gut wirksam bei sehr starken akuten u. chron. Schmerzen
  - Applikation p. o., auch i. v. und s. c. verfügbar
  - Mit Naloxon weniger Obstipationsneigung
  - Tagesdosis 2 × 5 mg bis 2 × 20 mg
- **Fentanyl:**
  - Sehr starkes Opiat
  - Transdermal, transmukosal (Lutschtbl. u. Nasenspray) und i. v.
  - Transdermale Applikation gut geeignet für starke chron. Schmerzen. Anflutzeit beachten

Tab. 1.7 Äquivalenzdosen von Opioiden: bei Umstellung mit 50 % der Äquivalenzdosis beginnen

Morphin	Äquivalenzdosis
10 mg p. o. ≅	75–100 mg Pethidin
	50 mg Tilidin
	15 mg Piritramid
	0,3–0,4 mg Buprenorphin (**cave:** Partialagonist)
	0,1 mg Fentanyl
	1,3 mg Hydromorphon
	5 mg Oxycodon

- Äquivalenzdosis beachten bei Umsetzung von Morphin auf Fentanyl, ggf. zusätzlich nichtretardiertes Morphin bei Schmerzspitzen
- Keine Obergrenze der Dosis, nur durch NW limitiert

Allgemeine Nebenwirkungen der Opioide

- Obstipation → bei Dauerther. **prophylaktisch Begleitmedikation**, z. B. mit Movicol®
- Übelkeit u. Erbrechen (am stärksten bei Tramadol → ggf. Antiemetika, z. B. MCP (Paspertin®) o. Dimenhydrinat (Vomex®)
- Atemdepression
- Harnretention, Sphincter-Oddi-Spasmen (weniger bei Pethidin)
- Opioide wegen möglicher Entzugssymptomatik nur stufenweise reduzieren

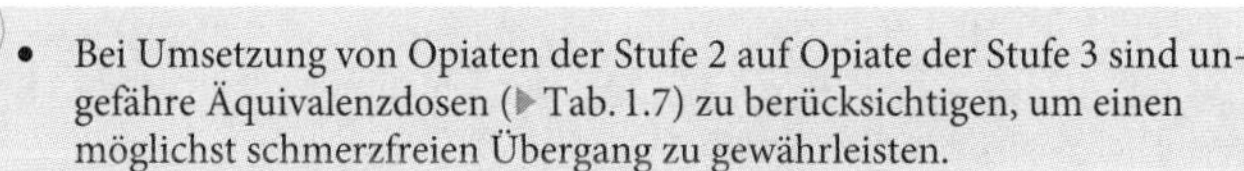

- Bei Umsetzung von Opiaten der Stufe 2 auf Opiate der Stufe 3 sind ungefähre Äquivalenzdosen (▶ Tab. 1.7) zu berücksichtigen, um einen möglichst schmerzfreien Übergang zu gewährleisten.
- Für Schmerzspitzen ist eine wirksame Bedarfsmedikation zu geben.

1.3.3 Sturz

Gerade in Abt. mit einer größeren Anzahl älterer Pat. wird man häufig nachts aufgrund eines Sturzes, meist aus dem Bett o. auf dem Weg zur Toilette, gerufen.

Aufgabe des Diensthabenden

Es ist nicht sinnvoll, in der Nacht bei jedem Pat. eine ausführliche Diagn. durchzuführen. Aber gerade am Anfang hat man das Bedürfnis, „sicherheitshalber alles zu machen“. Wichtig sind eine genaue Anamnese u. körperl. Untersuchung. Ebenso ist eine genaue Dokumentation unerlässlich, da neben rechtlichen Aspekten auch nach Entlassung des Pat. häufig Nachfragen seitens der Krankenkassen gestellt werden.

Ursachen

- Harmlose Ursachen: im Dunkeln gestolpert, Türgriff nicht sicher in der Hand, ungewohnte Umgebung, Bett schmaler/höher als gewohnt etc.
- Sturz aus **„innerer Ursache“:** Synkope i. R. einer TIA, Krampfanfall, hypotone Kreislaufdysregulation, HRST
- Sturz aus **„äußerer Ursache“:** auf dem Boden bei Nässe ausgerutscht; Griff, Stuhl o. Bett defekt. Hier ist ein BG-Verfahren einzuleiten (D-Arzt-Verfahren ▶ 1.5.4). BG-Meldung bedenken, wenn Pat. bereits aufgrund einer BG-Behandlung stat. ist

Schwere Komplikationen nach Schädelprellung

- **Epidurales Hämatom:** Blutung zwischen Dura mater u. Schädelkalotte, v. a. temporoparietal. Meist initialer kurzer Bewusstseinsverlust, symptomfreies Intervall zwischen 1 u. 12 h mit nachfolgender sek. Eintrübung, ipsilaterale Okulomotoriusparese (weite Pupille, Blick nach außen, unten). Evtl. kontralaterale Halbseitensymptomatik

- **Akutes subdurales Hämatom:** gemischt art.-ven. Blutung zwischen Dura mater u. Arachnoidea. Anhaltende Bewusstlosigkeit, frühe Anisokorie u. Hemiparese
- **Intrazerebrales Hämatom:** Verletzung von Hirnrindengefäßen mit intrazerebraler Massenblutung. Klinik wie akutes subdurales Hämatom.
- **Chron. subdurales Hämatom:** keine akute Symptomatik, klin. Bild ggf. erst nach 4–8 Wo.
- **Traumatische SAB:** Verletzung von Hirnrindengefäßen mit Blutung in die Liquorräume. Stärkste Kopfschmerzen, meist keine Bewusstlosigkeit, evtl. Meningismus

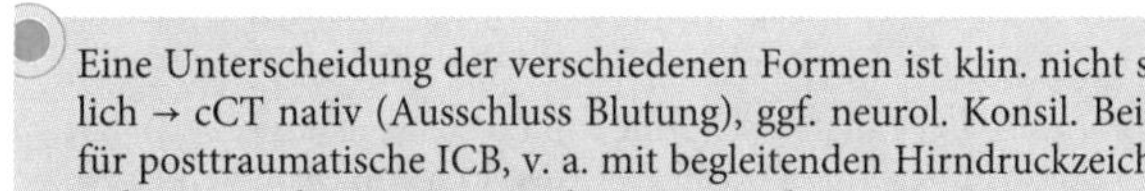
Eine Unterscheidung der verschiedenen Formen ist klin. nicht sicher möglich → cCT nativ (Ausschluss Blutung), ggf. neurol. Konsil. Bei Hinweisen für posttraumatische ICB, v. a. mit begleitenden Hirndruckzeichen (▶ 15.3) sofortige Verlegung in Neurologie/Neurochirurgie.

Diagnostisches Vorgehen

Körperliche Untersuchung Bes. achten auf:

- Vitalzeichen
- Äußere Verletzungszeichen: Prellmarken, Schwellungen, Hämatome, Riss-/Quetschwunden
- Hinweise auf Frakturen: Extremitäten (Fehlstellungen, abnorme Beweglichkeit, Schwellungen), Schädel (Schwellungen, Druckschmerz, Stufenbildung o. abnorme Beweglichkeit des Schädelknochens), der WS (Klopfschmerz). Untersuchung des Thorax auf Rippenfrakturen; v. a. bei älteren Pat. auf Schenkelhals- o. Radiusfraktur achten (▶ 10.1.10, ▶ 10.1.9, ▶ 11)
- Bewusstsein: Voll orientiert, ansprechbar, benommen, bewusstlos, GCS?
- Neurol. Untersuchung: Pupillen: Isokorie, dir. konsensuelle Lichtreaktion? Zerebrale Ischämien: Lähmungen, Gefühlsstörungen (▶ 15.2)? Zerebrale Blutung: Hirndruckzeichen (▶ 10.1.3)?
- Lunge: Seitengleiche Belüftung (Pneumothorax)?
- Exsikkosezeichen: Trockene, rissige Zunge, stehende Hautfalten, Hypotonie?
- Bei Diabetikern: BZ-Stix (Ausschluss einer Hypoglykämie)

Anamnese/Krankenakte

- Kann der Pat. sich an den Vorfall erinnern, o. besteht eine **retrograde Amnesie**?
- Bestanden vor dem Sturz **Prodromi,** z. B. Schwindel?
- Bestand vor o. nach dem Sturz **Bewusstlosigkeit** (▶ 10.1.3)? Schon wiederholt Stürze?
- Aktuell **Schmerzen, Benommenheit, Lähmungen,** taubes Gefühl (▶ 15.2)?
- Liegen Erkr. vor, die zu Synkopen o. Krampfanfällen prädisponieren (z. B. HRST, Epilepsie, ▶ 15.6)?
- Hinweis auf LE z. B. nach längerer Bettruhe, postop. o. TBVT (▶ 5.2, ▶ 4.8)?
- **Medikamentenanamnese:** Zentral wirksame Medikamente, die zu Schwindel o. Gangunsicherheit führen können (z. B. Sedativa, RR-senkende Medikamente, Nitrate o. ACE-Hemmer als Auslöser orthostatischer Dysregulationen)? Wie hoch ist das Blutungsrisiko (Antikoagulation)?
- Soweit möglich **Fremdanamnese,** z. B. bei Zimmernachbarn: Auffälliges Verhalten vor dem Sturz, Pat. zwischenzeitlich nicht ansprechbar, Krampfgeschehen beobachtet?

Weiterführende Diagnostik Sofort veranlassen:

- Rö bei V. a. Fraktur der Extremitäten/Wirbelsäule, cCT bei V. a. SHT o. intrakranielle Hämatome (falls hierzu Verlegung notwendig → RS mit Hintergrund), mit Knochenfenster zur Frakturdiagn.
- EKG bei V. a. auf Sturz aus innerer Ursache
- Ggf. Labor (BB, Herzenzyme u. E'lyte)
- Im Zweifelsfall D-Arzt-Bericht. Bei harmlosen Verläufen am Folgetag möglich

Therapeutisches Vorgehen

Initiales Management

- Unauffälligen Pat. nach Ausschluss von Verletzungen weiterschlafen lassen
- Für den Rest der Nacht Aufstehen nur in Begleitung
- Bei kardialen Vorerkr. regelmäßige Kontrolle von Puls u. RR
- Nach Synkope: Diagn., Ther. u. Überwachung (▶ 4.5)
- Nach Krampfanfall: Diagn., Ther. u. Überwachung (▶ 15.6)
- Bei Schädelprellung: Kontrolle von Bewusstseinslage, Pupillenreaktionen (Hirndruck!), Puls u. RR in ¼- bis 1 stdl. Abstand, Schädelbogen anlegen
- Genaue Dokumentation in Pat.-Akte: In welchem Zustand wurde der Pat. vorgefunden, welche Maßnahmen wurden veranlasst?

Verlegung auf die ITS

- Jeder bewusstlose o. bewusstseinsgetrübte Pat.
- Jeder kreislaufinstabile Pat.
- V. a. kardiales Ereignis
- Jede unklare Synkope

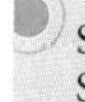

Strenge Beobachtung von Pat. unter Antikoagulation u. Thrombopenie nach Sturz: verzögerte Ausbildung von Hämatomen an geprellten Körperteilen (Nachuntersuchung nach 1–2 h) o. ICB nach Kopfverletzung (engmaschige neurol. Kontrolle, evtl. cCT).

1.3.4 Fieber

Definitionen

Erhöhte Werte < 38,5 °C rektal gemessen werden als **subfebrile Temperaturen**, Werte > 38,5 °C als **Fieber** bezeichnet.

Die DD des Fiebers ist prinzipiell bei stat. u. amb. Pat. ähnlich. Die Wahrscheinlichkeit einer bakt. Inf. ist im KH jedoch viel größer.
In der Ambulanz stellen sich auch häufiger jüngere Pat. mit einem hoch fieberhaften grippalen Infekt vor.

Fieber bei stationären Patienten

DD/Ursachen

Häufige Ursachen bei stat. Pat.:

- **Harnwegsinfektion (HWI)** (häufigste nosokomiale Inf.), v. a. bei Blasenkatheter u. Blasenentleerungsstörungen

- **Pneumonie,** z. B. bei Herzinsuff. (Stauungspneumonie), Bettlägerigkeit, Beatmung, Aspiration (▶ 5.5)!
- Fieberursachen bei **postop. Pat.** (▶ 10.7.3): Wundinf., Pneumonie bei Atelektase o. Thrombembolie
- **Kathetersepsis** (durch jeden i. v. oder art. Zugang möglich)
- **Thrombophlebitis,** Venenthrombose, LE (▶ 4.8.1)
- **Antibiotikaassoziierte Kolitis** (▶ 6.4.2) nach/während Antibiotikather.
- **Immunsuppression** (▶ 9.3) nach Chemother., HIV-Pat.
- **Alkoholentzug:** als vegetative Begleiterscheinung
- **Medikamenteninduziertes Fieber** („Drug Fever"), z. B. durch Sulfonamide, Neuroleptika, jodhaltige Medikamente, Barbiturate, Laxanzien, Thiouracil
- **Transfusionsreaktion** (▶ 2.4)
- **Exsikkose,** z. B. unter Diuretikather.

Diagnostische Überlegungen

- Wie hoch ist die Temperatur, wo wurde gemessen (axillär, rektal, bukkal, im Ohr)? Jede erhöhte Temperatur rektal nachmessen lassen
- Vitalzeichen u. Bewusstseinslage?
- Neu aufgetretenes Fieber o. rezid. Fieberschübe bzw. schon länger bestehende erhöhte Temperaturen (z. B. bei Tumorfieber)?
- Handelt es sich um einen postop. Pat.?
- Weitere Begleitsymptome o. Beschwerden: Schmerzen, Dysurie? U-Status abnehmen lassen

Anamnese/Krankenakte

- Organsymptome: **Husten, Auswurf, Dyspnoe** als Hinweis auf Atemwegsinf. bzw. Pneumonie (▶ 5.3)
- **Dysurie, Polyurie** als Hinweis auf HWI (▶ 14.2)?
- **„Erkältungserscheinungen":** Halsschmerzen, Schnupfen, Husten, Abgeschlagenheit, Gliederschmerzen?
- **Durchfall, Erbrechen, Übelkeit**, Bauchschmerzen als Hinweis auf Enteritis, Clostridienkolitis (an Appendizitis denken), Cholezystitis, Pankreatitis (▶ 6.3, ▶ 6.4)?
- **Exantheme** als Hinweis auf Infektionskrankheiten? Allergien (▶ 13.10.20, ▶ 19.4)?
- **Kopfschmerzen** o. neurol. Auffälligkeiten als Hinweis auf entzündl. ZNS-Erkr. (▶ 15.3)?
- **Grunderkrankung?**
- Vorbestehende medikamentöse Ther.? Antibiotikather.?

Körperliche Untersuchung

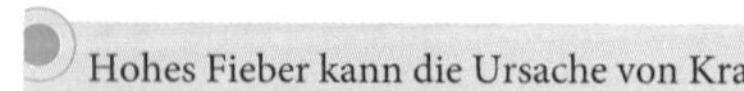

Hohes Fieber kann die Ursache von Krampfanfällen u. Verwirrtheitszuständen sein!

- **Allgemeinzustand (AZ)** u. Bewusstseinslage
- Genaue Inspektion von **Zugängen, Kathetern, OP-Wunden!**
- **Hautausschläge?**
- Lk?

- Gelenkschwellungen ▶ 11.4
- **Kopf/Hals:**
  - NNH: Druck- u. Klopfschmerz?
  - Mundhöhle: Rötung/Entzündung/Soor/Tonsillitis?
  - Ohren: Rötung, Ausfluss (Otitis media)? Geschwollene Hals-Lk?
- **Meningismus** (▶ 15.5)
- **Herz:** i. d. R. Tachykardie bei Fieber (relative Bradykardie z. B. bei Mykoplasmenpneumonie). Herzgeräusch als Hinweis auf Endokarditis?
- **Lunge:** Bronchitische RG? Hinweis auf Pneumonie (gedämpfter Klopfschall, Bronchialatmen, klingende RG)? Pleuritisches Reiben?
- **Abdomen:** Hepato- o. Splenomegalie (z. B. bei Virusinf.)? Hinweise auf Appendizitis (▶ 10.4.10), akutes Abdomen (▶ 10.4.2), Cholezystitis? Peristaltik? Druckdolenz? Aszites u. Hinweis auf SBP (▶ 10.4.3)?
- **Nieren:** Klopfschmerzhaftes Nierenlager?
- Bei V. a. gyn. Fieberquelle (z. B. Ausfluss, Unterbauchschmerzen unklarer Genese; ▶ 12.2.3) evtl. konsiliarisch gyn. Untersuchung

Weiterführende Diagnostik

Wichtig ist es, die mögliche Fieberursache so einzugrenzen, dass bei einer lebensgefährlichen Inf. die Ther. sofort eingeleitet werden kann u. KO vermieden werden. Ebenso sollte eine Diagn. am Folgetag nicht durch ungenaue nächtl. Diagn. o. Ther. „verpfuscht" werden (z. B. ungezielte Antibiotikagabe ohne mikrobiol. Diagn.).

Noch in der Nacht

- Labor u. Mikrobiologie:
  - Großes BB, CRP, (ggf. PCT), E'lyte, Krea, Gerinnung
  - U-Status u. -kultur. Ggf. liegenden DK wechseln lassen
  - Bei Fieber > 38,5 °C Blutkulturen
  - Bei V. a. Malaria „dicker Tropfen" (Beurteilung durch Labor, Hintergrund?)
  - Abstriche von infizierten Wunden, eitrigen Tonsillen etc. für mikrobiol. Untersuchung
  - Zugänge entfernen, ggf. Katheterspitze zur mikrobiol. Untersuchung einsenden
  - Diagn. Aszitespunktion bei V. a. SBP (▶ 10.2.4, ▶ 10.4.3)
  - Bei Durchfällen unter Antibiotikather. Stuhl auf CD-Toxin untersuchen
- Rö-Thorax bei V. a. Pneumonie (▶ 5.5)
- Sono Abdomen: bei V. a. HWI u. Pyelonephritis (z. A. eines Harnstaus), V. a. Appendizitis („Kokardenphänomen"), Cholezystitis ▶ 6.3
- EKG, evtl. Echokardiografie bei V. a. Endo-, Myo- o. Perikarditis, bei älteren Pat. tachykarde HRST unter Fieber?
- Neurol. Konsil u. LP bei V. a. Meningitis (▶ 15.2.5, ▶ 15.5)

Diagnostik für den folgenden Tag

- Labor:
  - Serodiagn. bei V. a. Virusinf.
  - TSH, T_3, T_4 bei V. a. Hyperthyreose
  - RF, ANA, andere Auto-Ak bei V. a. Autoimmunerkr.
  - ASL- u. ADB-Titer bei V. a. rheumatisches Fieber, Erysipel
- Endoskopische Diagn. (Pat. bereits aufklären!):
  - Gastroduodenoskopie, Kolorektoskopie
  - TEE bei V. a. Endokarditis
  - Bronchoskopie u. BAL bei V. a. *Pneumocystis-jiroveci*-Inf. u. Tbc
- Bildgebende Diagn. wie CT bei V. a. Abszess

1

Therapeutisches Vorgehen

Algorithmus ▶ Abb. 1.3.

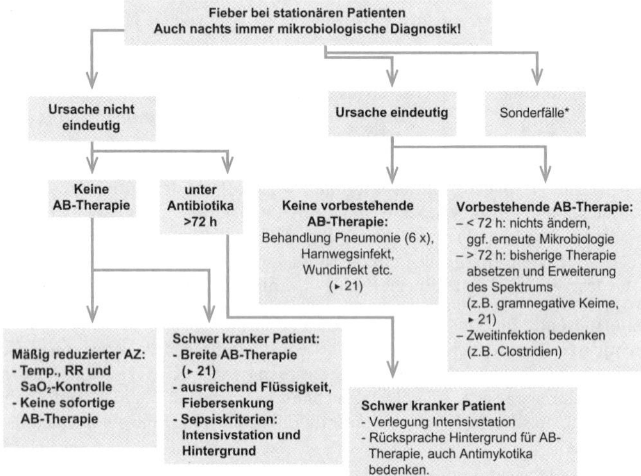

* Sonderfälle:

Neutropenisches Fieber (▶ 9.3.2): nach Abnahme von Labor, Blutkulturen und Uricult auch ohne Fokus breite antibiotische Ther. (▶ 20.2), ggf. G-CSF/GM-CSF-Gabe

Malaria: aktuelle Ther. nach RS mit Tropeninstitut (Erregerepidemiologie im Reiseland des Pat., aktuelle Resistenzlage), zumindest über Nacht intensivmedizinische Überwachung

Tbc: Eine frische Tbc ist in der Nacht nicht zu diagnostizieren, es kann aber sein, dass die Mikrobiologie in Ihrem Dienst anruft und einen pos. Befund durchgibt. Danach sofort Ther. beginnen. Standardkombination (**cave:** INH-Resistenz, immer Antibiogramm nachfordern): Pyrazinamid 20–30 mg/kg KG, Rifampicin 10 mg/kg KG, Isoniazid 5 mg/kg KG (**cave:** alle hepatotoxisch), Ethambutol 15 mg/kg KG für 2 Mon. Danach Zweierkombination INH/Rifampicin für weitere 4 Mon. Orale Gabe bevorzugen

Drug Fever: Medikament absetzen (ggf. nach RS), i. v. Flüssigkeit, symptomatische Fiebersenkung

Abb. 1.3 Therapeutisches Vorgehen bei stationären Patienten mit Fieber. [V492]

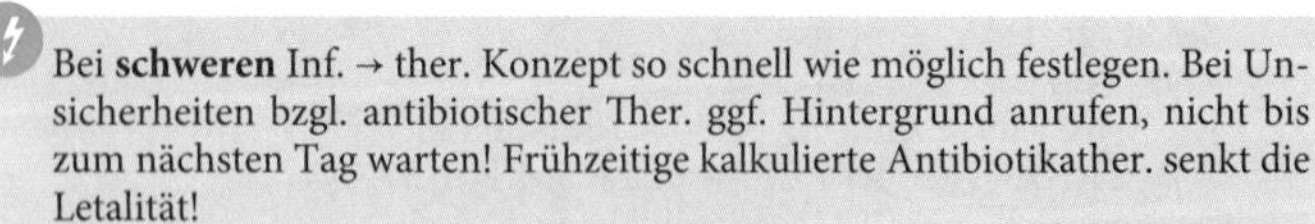
Bei **schweren** Inf. → ther. Konzept so schnell wie möglich festlegen. Bei Unsicherheiten bzgl. antibiotischer Ther. ggf. Hintergrund anrufen, nicht bis zum nächsten Tag warten! Frühzeitige kalkulierte Antibiotikather. senkt die Letalität!

Vor Beginn einer Antibiotikather. nach Allergien, insb. auf Penicillin, fragen. Zu Beginn der Antibiotikather. auf anaphylaktische Reaktionen achten.

Verlegung auf die Intensivstation
- Bei Zeichen einer Sepsis (▶ 3.4)
- Bei Vigilanzminderung o. Bewusstlosigkeit
- Bei respir. Insuff., Hypotonie, Oligurie/Anurie

Fieber bei ambulanten Patienten

Das Spektrum möglicher Ursachen unterscheidet sich von dem stat. Pat. – in der Ambulanz eher Pat. mit viralen Erkr. Aufgabe des Nachtdienstes: Unterscheidung zwischen „harmlosen" Erkr., die amb. weiterbehandelt werden können, u. bedrohlichen Krankheitsbildern, die stat. behandelt werden müssen (Algorithmus ▶ Abb. 1.4).

Symptomatische Fiebersenkung

Fieber kann Abwehrvorgänge des Körpers unterstützen → eine routinemäßige sympt. Fiebersenkung ist nicht empfehlenswert. Bei ungeklärter Fieberursache u. nur mäßig erhöhten Temperaturen 2- bis 3-tägige Beobachtung unter häufiger Temperaturkontrolle (bis zu 6 ×/d), um den Fieberverlauf zu dokumentieren. Ausreichende Flüssigkeitszufuhr, um Exsikkose zu verhindern.

Indikationen
- Stark erhöhte Temperaturen (> 39 °C)
- Vorgeschädigtes Herz-Kreislauf-System (Gefährdung durch Tachykardie)
- Geschwächter AZ, postop.
- Bek. zerebrales Anfallsleiden (Senkung der Krampfschwelle durch Fieber)

Maßnahmen
- Langsame u. gleichmäßige Fiebersenkung, um den Kreislauf nicht zu stark zu belasten
- Physikalisch: nasskalte Wadenwickel o. Ganzkörperabwaschungen mit kaltem Pfefferminztee, Eisbeutel in die Leisten. **Cave:** In Handtuch einwickeln!
- Medikamentös: NSAR mit antipyretischen Eigenschaften:
  - Paracetamol (z. B. ben-u-ron®): ED 0,5–1 g p. o. als Supp. oder i. v. (Perfalgan®). Tageshöchstdosis nach KG 3–4 g
  - Metamizol (z. B. Novalgin®): ED 0,5–1 g p. o., i. v. oder als Supp. Einsatz nur bei Fieber, das auf andere Maßnahmen nicht anspricht. **Cave:** RR-Abfall bei i. v. Gabe. Seltene, aber gefährliche NW: Agranulozytose (→ nur kurzfristige Behandlungen)
  - Pethidin (Dolantin®): 50–100 mg als KI bei ausgeprägtem Schüttelfrost

1.3.5 Weitere häufige Nachtdienstprobleme

- Dyspnoe ▶ 5.2
- Akute psychische Störungen ▶ 16.4, ▶ 16.5
- Suizidalität ▶ 16.6.1
- Obdachloser Pat.
- Abhängigkeit u. Sucht ▶ 16.8
- Kinder ▶ 13

1

Anamnese:
- Vorerkrankungen, Dauermedikation
- Organsymptome (Husten, Auswurf, Gelenkbeschwerden, Dysurie, Diarrhö, Kopfschmerzen, Exanthem?)
- Auslandsreisen?
- Impfungen? Haustiere?
- Schilddrüsenanamnese? Hyperthyreosezeichen? ▶ 9.2.
- „Tumorzeichen" (z.B. Gewichtsverlust, Nachtschweiß) oder bekanntes Tumorleiden → Tumorfieber? Chemotherapie?
- Temperaturverlauf der letzten Tage: Neu aufgetretene oder ständige Temperaturen, Höhe?
- Längere Bettlägerigkeit?
- Bekannter Herzklappenfehler?
- Hinweise auf i.v. Drogenabusus (Endokarditis, Abszess)?

Körperliche Untersuchung ▶ 3.4.2.

Jüngerer Patient
- Nicht akut gefährdet
- Virale Ursache wahrscheinlich

ja

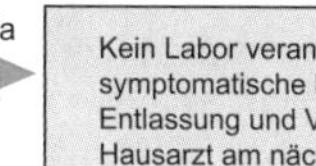

Kein Labor veranlassen, ggf. symptomatische Fiebersenkung. Entlassung und Vorstellung beim Hausarzt am nächsten Tag*

nein

Diagnostik veranlassen:
- Labor:
  - BB, CRP, E'lyte, Krea, BZ, dann je nach Verdacht Leberwerte, Gerinnung
  - Urinstatus
- Thorax: Bei pathologischem Auskultationsbefund oder hoch fieberhaftem Infekt mit laborchemischen Entzündungszeichen ohne sicheren Fokus
- EKG

Patient mit Vorerkrankungen/älterer Patient, nicht schwer beeinträchtigt
- Diagnostik abwarten, dann Entscheidung, ob Aufnahme oder ambulante Therapie*
- Nachweis von hohen Entzündungszeichen sollten zur stationären Aufnahme führen

Schwer kranker Patient
Sofortige stationäre Aufnahme und Einleitung einer Therapie

Voraussetzungen zur Entlassung
- Ausreichender AZ und gute häusliche Versorgung, z.B. bei Sinusitis und Erkältungskrankheiten nach klinischem und evtl. radiologischem Ausschluss einer Pneumonie oder bei unkompliziertem Harnwegsinfekt
- Jüngere Pat. mit Bronchopneumonie ohne respiratorische Insuffizienz
- Orale Antibiotikagabe muss gewährleistet sein
- Ausführlichen Untersuchungsbefund mit Verdachtsdiagnose für den weiterbehandelnden Hausarzt mitgeben
- Wiedervorstellung für den Fall von Beschwerdeverschlechterung vereinbaren

Abb. 1.4 Fieber bei ambulanten Patienten [L138]

1.4 Sterben und Tod eines Patienten

1.4.1 Der sterbende Patient

Der Tod eines Pat. darf nicht mit ärztl. Versagen gleichgesetzt werden.

Die Begleitung eines sterbenden Pat. erfordert eine „aktive" Behandlung des Pat., damit er in Würde sterben kann.

Aufgaben des Diensthabenden

Immer berücksichtigt werden muss:

- Ist alles getan, dass der Pat. in Ruhe (Einzelzimmer oder, wenn nicht vorhanden, zumindest unter Abschirmung, z. B. spanische Wand) u. Würde sterben kann?
- Sind die Angehörigen informiert? Die meisten Angehörigen möchten hinzugezogen werden, aber auch dies sollte möglichst mit dem Sterbenden abgesprochen werden.
- Können Sorgen des Pat. erleichtert werden (z. B. der Wunsch, ein Testament zu schreiben, seine Kinder noch einmal zu sehen, zu Hause zu sterben)?
- Hat der Pat. noch Fragen? Wünscht er Beistand durch einen Seelsorger (in vielen KH gibt es einen Krankenhausseelsorger)?
- Können für den Pat. quälende Diagn.- u. Ther.-Formen (Messen von Vitalparameter, i. v. Zugänge, Antibiotikather., Chemother., parenterale Ernährung, Blutentnahmen) abgesetzt werden? Ggf. RS mit Hintergrund.
- Ist dafür gesorgt, dass im weiteren Verlauf der Nacht keine Reanimation vorgenommen wird (Hinweis an diensthabenden Arzt, schriftliche Festlegung in Krankenakte)?

Symptomlinderung

Schmerzen ▶ 1.3.2. Die generelle Unterscheidung zwischen akuten u. chron. Schmerzen ist auch bei einem schwerkranken Pat. erforderlich (z. B. neu aufgetretener Ileus bei Peritonealkarzinose). Daher ist auch hier eine genaue Schmerzanamnese erforderlich. In der Regel wird man zu Pat. mit bereits laufender Schmerzmedikation gerufen.

Hierbei gelten folgende Regeln:

- Im Akutfall Bedarfsmedikation unter Berücksichtigung der bisherigen Schmerzmedikation anordnen. **Faustregel:** Bei Durchbruchschmerzen unter Ther. mit starken Opioiden ca. 1/10–1/6 der Tagesgesamtdosis sinnvoll
  - *Bsp.:*
    Unter Morphin 2 × 50 mg p. o.: 10 mg einer nichtretardierten Tbl. (z. B. Sevredol® 10), Buprenorphin 70 µg Pflaster = 1,6 mg/d: s. l. 0,2–0,4 mg.
    Unter Hydromorphon 2 × 8 mg p. o.: nichtretardierte Kps. 1,3–2,6 mg
  - Danach evtl. Höherdosierung des jeweiligen Präparats o. Verkürzung des Einnahmeabstands
- Übergang auf Präparat einer höheren Stufe
- Applikationsform ändern (z. B. p. o. auf i. v., s. c. oder transdermal), insb. bei V. a. Resorptionsstörungen, Übelkeit o. Erbrechen

Dyspnoe Subjektives Gefühl der Atemnot, das den Pat. unbewusst zwingt, die Atemfrequenz zu steigern bzw. seine Aktivitäten einzuschränken, verbunden mit bewussten u. emotionalen Faktoren. Dyspnoe ist eine subjektive Missempfindung u. somit nicht diagn. zu „sichern" oder zu objektivieren!

- Soweit möglich u. für den Pat. zumutbar, sollte eine kausale Ther. erfolgen (z. B. Pleurapunktion/Drainage bei großem Erguss, ▶ 2.2.6). Aber: Luftnot nehmen, ohne neue Probleme zu schaffen!
- **Nichtmedikamentöse Maßnahmen:** Mund- u. Nasenpflege, Lagerung, den Pat. möglichst nicht allein lassen (Angehörige), Sicherheit schaffen.
- **Medikamentöse Maßnahmen:** Opiate wirken sedierend, anxiolytisch, zentral auf das Atemzentrum u. senken den pulmonalart. Druck → Mittel der Wahl, in der Akutsituation s. c. und i. v. Dosierung. Auswahl in Abhängigkeit der evtl. vorbestehenden Opiatther., Beginn wie Ther. von Durchbruchschmerzen (s. o). Komb. mit Benzodiazepin sinnvoll (z. B. Lorazepam 1–2 mg s. l.).
- **O_2-Gabe** kann als Erleichterung empfunden werden, trocknet aber häufig die Mund- u. Nasenschleimhaut aus. Daher individuell ausprobieren, ob die Gabe Erleichterung verschafft.
- **Ultima Ratio** in der Terminalphase: palliative Sedierung (z. B. Midazolam 60 mg/d). Nur in RS mit Angehörigen u. Hintergrund.
- Sog. „Todesrasseln" in der unmittelbaren Sterbephase kann für Angehörige sehr belastend sein, ist jedoch nicht mehr mit subjektiver Dyspnoe verbunden. Absaugen bringt keine Erleichterung, Scopolaminpflaster werden kontrovers diskutiert.

Angst/Unruhe Die sog. terminale Unruhe gehört häufig zum Sterbeprozess. Einschreiten ist nur sinnvoll, wenn Sterbender gequält o. ängstlich wirkt.

- Vor Sedierung vergewissern, dass kein Schmerzzustand (z. B. durch volle Blase, unangenehmes Liegen) o. Luftnot vorliegt
- Wenn nicht zu klären, Versuch mit ⅙–¼ der Opiattagesdosis o. bei opiatnaiven Pat. mit 2,5–5 mg Morphium s. c. oder langsam i. v.
- Sedierung mit Midazolam 2,5 mg/4 h (bei führender Angst) u./o. Haloperidol 1,5–5 mg/8 h (bei führender Verwirrung)

Durst/Mundtrockenheit Nur wenige Pat. verspüren in der Terminalphase Durst. Eine **Mundtrockenheit** kann jedoch eine erhebliche Belastung sein. Daher ist bei jedem moribundem Pat. eine gute Mundpflege indiziert! Kleine Eisstückchen o. mit Wasser getränkte Kompressen können sehr wohltuend sein. Lemonsticks verstärken die Mundtrockenheit eher.

Für die **Flüssigkeitsgabe** gibt es keine generellen Empfehlungen. Daher gilt:

- Individuelle Entscheidung → Autonomie des Pat. respektieren. Wunsch des Pat. kann sich in der Akutsituation ändern! Es ist keine grundsätzliche Verbesserung der Lebensqualität mit parenteraler Flüssigkeitsgabe beschrieben.
- Flüssigkeitszufuhr s. c. (wenn kein Zugang mehr gelegt werden soll) kann versucht werden bei Unruhe, Somnolenz, toxischer Medikamentenkonz. durch Exsikkose, Muskelkrämpfen o. Durstgefühl des Pat.

Gelegentlich ist das „Nichts-mehr-Geben" ein ausgeprägter psychischer Stress für die Angehörigen. Auch hier kann – zumindest im Nachtdienst, wenn keine Zeit für längere Gespräche möglich ist, eine Flüssigkeitsgabe erwogen werden.

Übelkeit und Erbrechen

- Häufiges Problem, Ursachen vielfältig (▶ 6.3). Häufig sind Peritonealkarzinose bzw. Subileussymptomatik bei GI-Tumoren, NW von Medikamenten, Hirndruck bei zerebralen Filiae.
- Sofern man in der Nacht keinen Hinweis auf eine spez. Ursache findet, empfiehlt sich ein sympt. Vorgehen, ggf. mit einer Komb. von Antiemetika:

Dimenhydrinat 2 × 62 mg i. v., ggf. zusätzlich 4 mg Ondansetron i. v., ggf. zusätzlich 4–8 mg Dexamethason als KI i. v.

1.4.2 Totenbescheinigung (Leichenschauschein)

Diagnosekriterien des klinischen Todes
- Pulslosigkeit, Atemstillstand, Bewusstlosigkeit, weite reaktionslose Pupillen
- **Sichere Todeszeichen:**
  - Totenflecken (nach 0–4 h: rotviolette Flecken, v. a. in nach unten gelagerten Körperpartien, spätestens nach 24 h nicht mehr wegdrückbar)
  - Leichenstarre (nach 2–6 h, schreitet vom Kopf zur Peripherie fort, löst sich nach 2–3 d)

Inhalt des Leichenschauscheins

Der Leichenschauschein ist ein **landesrechtliches** Dokument. Es wird vom Arzt, der die Leichenschau vornimmt, ausgefüllt u. besteht aus einem offenen Teil für amtliche Zwecke sowie einem vertraulichen Teil mit med. Angaben zur Todesursache (Grundlage der amtlichen Todesursachenstatistik):
- Personalien des Toten, Todesfeststellung, Todeszeitpunkt
- Todesart (erfordert Kenntnisse der Vorgeschichte)
- Lag eine übertragbare Krankheit im Sinne des Bundesseuchengesetzes vor? Wenn ja, Amtsarzt im örtlichen Gesundheitsamt benachrichtigen
- Todesursache: Ist diese unklar (z. B. unbek. Pat.) o. haben Gewalt, Verletzungen, Suizid, Alkohol, Vergiftung, Vernachlässigung, OP o. Anästhesie eine Rolle gespielt (V. a. unnatürliche Todesursache), sofort den Staatsanwalt informieren (i. d. R. das nächstgelegene Polizeirevier benachrichtigen)

Totenschein nur unterschreiben, wenn **mindestens** ein sicheres Todeszeichen vorhanden ist u. eine Untersuchung am unbekleideten Körper möglich war! Sich immer **selbst** überzeugen, dass ein Todeszeichen vorhanden ist. Nie „drängeln" lassen, dass man sich mit der Leichenschau beeilen soll!

Ausfüllen des Leichenschauscheins

- Was u. wo eingetragen werden muss, ergibt sich aus dem Schein selbst. Aber: Alle Kreuze müssen gesetzt sein!
- Wichtig ist die **Differenzierung** zwischen **natürlichem u. nichtnatürlichem** Tod! Jeder Unfall ist ein nichtnatürlicher Tod. Das ist wichtig im Hinblick auf die BG-Verfahren (▶ 1.5)! Falls ein BG-Fall vorliegt: Meldung an zuständige BG.
- Bei **unbek. Toten** immer die Rubrik **„nicht geklärt, ob natürlicher oder nichtnatürlicher Tod"** ankreuzen. Der Staatsanwalt kann, muss aber nicht tätig werden. Sobald Anzeichen o. geringste Hinweise auf äußere Einwirkung vorliegen, muss „nichtnatürlich" angekreuzt werden. Bei nichtnatürlichem Tod wieder Staatsanwaltschaft verständigen (das nächste Polizeirevier benachrichtigen).

Tipp für den Nachtdienst
Bei stat. Todesfällen ist die Todesursache meist bekannt, allerdings nicht unbedingt dem Diensthabenden. Ggf. den Leichenschauschein am nächsten Morgen mit dem betreuenden Arzt komplettieren.

1

1.5 Rechtliche Probleme

1.5.1 Einweisungsbesonderheiten

Zwangseinweisung ▶ 16.6.4. Einweisung von Kindern ▶ 13.2.2.

1.5.2 Aufklärungspflicht

Grundsätzlich gilt jede Maßnahme am Pat. ohne dessen Einwilligung als Körperverletzung u. ist damit rechtswidrig. Daher ist die Einwilligung des Pat. nach erfolgter Aufklärung rechtzeitig einzuholen.

Grundregeln

- Der **Umfang der Aufklärung** richtet sich nach der Dringlichkeit des Eingriffs (hierunter werden auch „eingreifende" Ther.-Verfahren, z. B. Chemother., gefasst) sowie nach dem Bildungs- u. Erfahrungsstand des Pat.
- Die Aufklärung soll dem Pat. die **Selbstbestimmung,** d. h. eine abwägende Wahrnehmung seiner Interessen, ermöglichen.
- Im **Inhalt** soll der Pat. grundsätzlich über alle relevanten Umstände u. Ther.-Möglichkeiten aufgeklärt werden. Daneben ist über **typische Eingriffsrisiken** unabhängig von der **KO-Rate** aufzuklären.
- Eine OP o. ein invasiver Eingriff stellt für jeden Pat. eine **Ausnahmesituation** dar, in der seine Aufnahmefähigkeit verändert sein kann. Deshalb gilt:
  - Informationen ausdrücklich gliedern!
  - Aufklärungsgespräch möglichst wiederholen (auch Angehörige müssen oft mehrmals aufgeklärt werden!)
  - Wichtige Punkte schriftlich festhalten, nicht nur für den Staatsanwalt, auch für den Pat.
- Die Aufklärung hat außer bei Notfällen **rechtzeitig,** d. h. zumindest am Tag vor dem Eingriff u. auf keinen Fall nach der Prämedikation, zu erfolgen.
- Auch bei zunehmend üblichen Vordrucken zu den entscheidenden Punkten schriftliche Vermerke machen.

Die Aufklärung vom Pat. durch Unterschrift bestätigen lassen o. vor Zeugen vornehmen → In fast allen Arzthaftungsprozessen muss der Arzt beweisen, dass der Pat. hinreichend aufgeklärt wurde!

Sonderfälle

- **Geschäftsunfähige Pat.:** Einwilligung des jeweiligen Betreuers bzw. Vorsorgebevollmächtigten
- **Bewusstlose Pat.:** vom mutmaßlichen Pat.-Willen ausgehen. Angehörige über vorgesehenen Eingriff informieren u. dokumentieren.
- **Notfallmaßnahmen:** Aufklärung u. Einwilligung sind von der verfügbaren Zeit vor dem Eingriff u. dem Zustand des Pat. abhängig. Auf das Wesentliche beschränken, schriftliche Dokumentation!
- Kinder u. Jgl. ▶ 13.2.

1

Aufklärung und Einwilligung zur Operation

- Der Operateur stellt die OP-Ind., der Anästhesist beurteilt die Narkosefähigkeit. Konsiliarisch herangezogene Ärzte beantworten die Frage nach präop. Verbesserungsmöglichkeiten.
- Die Aufklärung durch den **Operateur** umfasst Art u. Umfang des Eingriffs, Vorgehensweise, typische KO, OP-Zeitpunkt, prä- u. postop. Maßnahmen, Fragen des Pat.
- Der **Anästhesist** bespricht die infrage kommenden Narkoseverfahren, deren typische Risiken, präop. Flüssigkeits-, Nahrungs- u. Nikotinkarenz, Prämedikation, postop. Betreuung; stets unter Berücksichtigung der Wünsche, Ängste u. Fragen des Pat. Je weniger dringlich die OP-Ind., desto ausführlicher ist über die Risiken zu sprechen.
- Vor invasiven Maßnahmen (z. B. ÖGD) ist die Stufenaufklärung üblich. Der Pat. o. ein naher Verwandter erhält ein Formblatt, das über den Eingriff informiert. Hiernach erfolgt das Gespräch mit dem behandelnden Arzt, der idealerweise den Eingriff durchführt. Mündl. u. schriftl. Aufklärung am Vortag der OP.

1.5.3 Patientenverfügung (PV)

Vorsorgliche Willenserklärung
Sie wird wirksam, wenn der Betroffene nicht mehr in der Lage ist, seine notwendige Zustimmung o. Ablehnung zu einer Behandlungsmaßnahme direkt kundzutun. Eine PV muss schriftlich abgefasst sein. Sie ist verbindlich zu befolgen – aber nur dann, wenn sie sich konkret u. eindeutig auf die dann eingetretenen Umstände beziehen lässt.

Richtlinien für den Diensthabenden

- Ein Pat.-Testament ist eine wichtige Entscheidungshilfe für den Arzt.
- Sofern eine konkret vorliegende Situation nicht beschrieben ist, ist der mutmaßliche Wille des Pat. entscheidend. Ggf. Nachfragen bei Angehörigen bzw. Vorsorgebevollmächtigtem.
- Ein wacher, orientierter Pat. hat das Recht, eine lebenserhaltende Maßnahme nach Aufklärung abzulehnen. Ebenso kann er den Verfügungen seiner PV widersprechen. Die mündliche Willensäußerung im Beisein von Zeugen ist ausreichend. Dies muss schriftlich dokumentiert werden.
- Eine ausreichende Basispflege („best supportive care", ▶ 1.4.1) ist immer zu gewährleisten.

1.5.4 D-Arzt-Verfahren

Die Einleitung eines D-Arzt-Verfahrens (D-Arzt = Durchgangsarzt, der von den berufsgenossenschaftlichen Verbänden bestellt wird, im KH häufig der Leiter der Unfallchirurgie) kann nach Arbeits- u. Wegeunfall notwendig werden:

- **Arbeitsunfälle**: alle durch plötzliche äußere Einwirkung erlittenen Schädigungen, die im Zusammenhang mit der bezahlten Arbeit stehen, sowie dadurch entstandene Verletzungen u. Erkr.
- **Wegeunfälle**: Arbeitsunfälle, die auf dir. Weg von der Wohnung zur Arbeitsstelle u. zurück passieren

Folgende Pat. müssen vorgestellt werden:

- Alle arbeitsunfähigen Arbeitsunfallverletzten
- Pat. nach „Wegeunfällen"
- Durch Arbeitsunfall Verletzte, wenn die Behandlung bei weiterbestehender Arbeitsfähigkeit voraussichtlich > 1 Wo. dauert
- Zur Verordnung von Heil- u. Hilfsmitteln
- Alle Fälle der unfallbedingten Wiedererkr.
- Evtl. Pat., die während des stat. Aufenthalts aus äußerer Ursache stürzen, insb. wenn sie bereits i. R. eines D-Arzt-Verfahrens stat. aufgenommen sind

In diesen Fällen beschränkt sich die Behandlung auf das Notwendigste (der Verletzte soll befähigt werden, den D-Arzt aufzusuchen). Für die Überweisung zum D-Arzt muss ein entsprechendes Formular ausgefüllt werden.

Unfallverletzte mit bestimmten schweren Verletzungen (s. Verletzungsartenverzeichnis der Berufsgenossenschaften [BG]), die einer sofortigen bes. unfallmed. Behandlung bedürfen, müssen in einem von den Landesverbänden der gewerblichen BG beteiligten KH der Akutversorgung vorgestellt werden.

In folgenden Fällen braucht kein D-Arzt-Verfahren eingeleitet zu werden:

- Es besteht keine Arbeitsunfähigkeit, der Verletzte muss voraussichtlich nicht > 1 Wo. behandelt werden.
- Es liegt eine Berufskrankheit vor (→ ärztl. BK-Anzeige).
- Bei isolierten Augen-/HNO-Verletzungen → Überweisung an Augen-/HNO-Arzt. Dieser Facharzt füllt selbst einen D-Arzt-Bericht aus u. leitet das Verfahren ein.

Der vom D-Arzt erstellte D-Bericht für BG, Krankenkasse u. weiterbehandelnden Arzt beschreibt die weitere Behandlung u. gewährleistet sie.

1.5.5 Bescheinigung der Haftfähigkeit

Zweck Bei (alkoholisierten o. drogenintoxizierten) Pat., die in Polizeigewahrsam genommen werden sollen, muss ihre Haftfähigkeit von einem Arzt bescheinigt werden. Die Polizei muss sichergehen, dass während des Polizeigewahrsams keine KO durch unerkannte Verletzungen o. Intoxikationen auftreten.

Risiken

- Die Begutachtung des Pat. ist stets nur eine Momentaufnahme! Der beurteilende Arzt kann nicht wissen, ob der z. B. alkoholisierte Pat. weiter eintrübt, erbricht u. dabei aspiriert.
- Gerade als Anfänger lässt man sich gern „überreden", mal „eben" eine Bescheinigung auszustellen. Der begutachtende Arzt ist aber der Verantwortliche!

> Es gibt auch Polizeiärzte, die eine Haftfähigkeitsbescheinigung ausstellen können. Daher Pat. im Zweifelsfall in ein Haftkrankenhaus überweisen, bevor man unnötige Risiken eingeht!

2 Wichtige Arbeitstechniken im Nachtdienst

Anja Kraemer

2

2.1 Checkliste

Checkliste

Vor jedem invasiven Eingriff:

- Pat. aufklären, sofern möglich
- Desinfektion – mind. 90 s Einwirkungszeit
- Steriles Vorgehen:
  - Händedesinfektion
  - Sterile Handschuhe
  - Sterile Kittel
  - Haube
  - Mundschutz
  - Sterile Abdeckung
  - Sterile Tupfer
  - Sterile Annaht
  - Schutzhülle für Ultraschallsonde
- Bei Neuanlage die Abnahme von mikrobiol. Material erwägen
- Bei wachen Pat. ausreichend lokale Anästhesie
- Jeden invasiven Katheter nur so lange wie nötig belassen
- Bei Fieber o. entzündeter Eintrittsstelle Katheter entfernen u. Neueinlage an anderer Stelle (Katheterspritze u. BK aus dem Katheter mikrobiol. untersuchen lassen)

2.2 Punktionen und Zugänge

2.2.1 Peripher venöser Zugang

Indikation Wiederholte Gabe von Medikamenten i. v. oder Infusionen, Aderlass, Blutentnahme.

Material Standardgröße (▸Tab. 2.1): 18 G (grün) o. 20 G (rosa), möglichst nicht kleiner verwenden. Größere Zugänge bei erwünschter höherer Durchflussrate (Massentransfusion), Aderlass.

Tab. 2.1 Durchflussraten von Venenverweilkanülen

Eigenschaften	Größe					
	22 G	20 G	18 G	17 G	16 G	14 G
Farbe	blau	rosa	grün	weiß	grau	orange
AD (mm)	0,8	1,0	1,2	1,4	1,7	2,0
ID (mm)	0,6	0,8	1,0	1,2	1,4	1,7
Durchfluss (ml/min)						
• Wässrige Infusion	31	54	80	125	180	270
• Blut	18	31	45	76	118	172

AD = Außendurchmesser; ID = Innendurchmesser

Tipps bei schwierigen Venenverhältnissen

- Arm reiben u. leicht beklopfen. Großzügig Alkoholspray, in Ausnahmefällen Nitrospray (wirkt dilatierend).
- Arm senken u. Pat. vor Anlegen des Stauschlauchs mehrmals Hand zur Faust schließen lassen („pumpen").
- Arm in warmes Wasser tauchen (alternativ mit warmen, feuchten Tüchern umwickeln), einige Minuten stauen. Achtung: Verfälschung von K^+-Bestimmung u. Gerinnungstests bei langer Stauung.
- Bei „Rollvenen" Y-förmigen Zusammenfluss wählen. Vene nach distal fixieren.
- Statt Stauschlauch RR-Manschette anlegen u. zwischen syst. u. diast. Wert einstellen.
- Bei mehreren i. v. Injektionen, dünnen Venen o. Entnahme großer Blutmengen (> 20 ml) ohne Vakuumsystem empfiehlt sich die Anwendung von Butterflys (19 G/1,1 – weiß, 21 G/0,8 – grün, 23 G/0,6 – blau).
- Ist bei schwer exsikkierten Pat. kein venöser Zugang möglich, im Zweifelsfall bis zu 1 l/d s. c. Infusion möglich.

2.2.2 Zentraler Venenkatheter (ZVK)

Zugangswege

- Peripher: V. basilica, V. cephalica
- Zentral: V. jugularis int. u. ext., V. brachiocephalica, V. subclavia, in Ausnahmefällen V. femoralis

Zugangswege bei Kindern ▶ 13.3. Seldinger-Technik ▶ Abb. 2.1.

Indikation

- Einlumiger Katheter:
  - Kurze Verweildauer, reine Flüssigkeitssubstitution, kurzzeitige parenterale Ernährung o. Medikamentengabe (z. B. Amiodaron-Aufsättigung, Chemother., hoch dosierte K^+-Substitution)
  - Vorteil: geringeres Infektionsrisiko
- Dreilumiger Katheter:
  - Gleichzeitige Applikation mehrerer Medikamente (z. B. Katecholamine u. Sedierung)
  - Hypovolämischer o. kardiogener, septischer Schock, Überwässerung, Z. n. Reanimation
- Schleuse für Pulmonaliskatheter o. passageren intrakardialen SM

Material

- Einmalpunktionsset mit Plastikkatheter 14 G o. 16 G, ca. 70 cm lang für V. basilica u. V. cephalica, ca. 30 cm lang für V. jugularis u. V. subclavia
- 10-ml-Spritze mit steriler NaCl-Lsg., 5–10 ml Lidocain 1 % mit Kanülen (z. B. 21 G – grün)

Periphere Zugangswege (V. basilica, V. cephalica)

Vorteil Bessere Kontrollmöglichkeit bei Blutungen bei Gerinnungsstörungen.

Nachteil Thromboseneigung, große anatomische Variabilität.

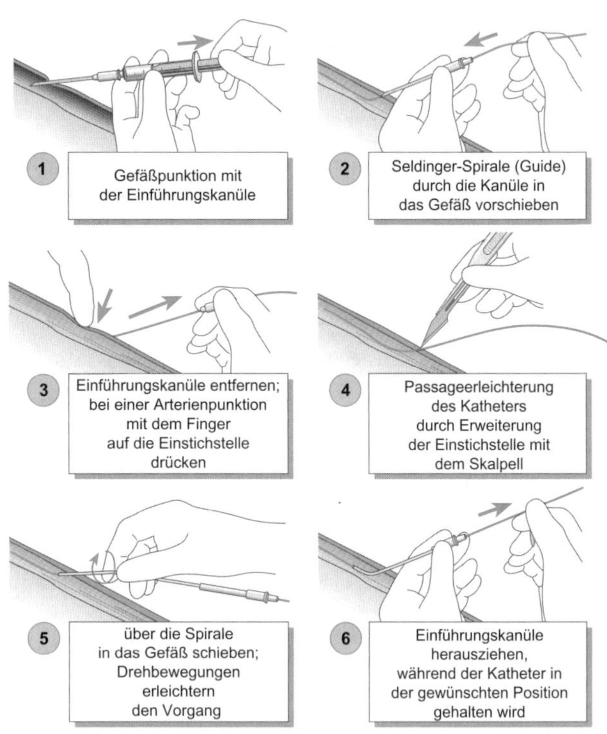

1
Gefäßpunktion mit
der Einführungskanüle
2
Seldinger-Spirale (Guide)
durch die Kanüle in
das Gefäß vorschieben
3
Einführungskanüle entfernen;
bei einer Arterienpunktion
mit dem Finger
auf die Einstichstelle
drücken
4
Passageerleichterung
des Katheters
durch Erweiterung
der Einstichstelle mit
dem Skalpell
5
über die Spirale
in das Gefäß schieben;
Drehbewegungen
erleichtern
den Vorgang
6
Einführungskanüle
herausziehen,
während der Katheter in
der gewünschten Position
gehalten wird

Abb. 2.1 **Seldinger-Technik: häufig angewandt bei zentralvenösen oder art. Punktionen. Der Katheter wird über einen Führungsdraht (Mandrin) in das Gefäß vorgeschoben. Vorteil: geringere Traumatisierung, niedrigeres Infektionsrisiko [L106]**

Vorgehen

- Stauschlauch um Oberarm unter der sterilen Abdeckung
- Kräftige Vene in Ellenbeuge aufsuchen u. stauen
- Lokalanästhesie bei wachem Pat.
- Einmalpunktionsset (Cavafix®) vorbereiten
- Punktion der V. basilica (medial) bevorzugen, sonst lateral V. cephalica
- Vor Vorschieben des Katheters Stauschlauch lösen
- Arm im Schultergelenk abduzieren, da Katheter häufig in rechtwinklig einmündender V. subclavia hängen bleibt
- Faustregel für Einführungslänge: bei mittelgroßem Pat., bis sich das Katheterende in Höhe des Handgelenks befindet
- Radiol. Kontrolle
- Wenn nötig, Katheter zurückziehen, Katheter fixieren, sterilen Verband anlegen

Jugularis-interna-Punktion (transmuskulärer Zugang)

Vorgehen

- Kopftieflage (ca. 15°), Kopf leicht zur Gegenseite drehen (max. 30°), **sonografische Kontrolle/Markierung der Punktionsstelle** (z. B. Eindrücken der Haut mit Schutzhülle einer Einmalpunktionskanüle – verwischt nicht bei Desinfektion, anders als bei farblicher Markierung)
- Punktionsort (für Rechtshänder re leichter): etwas unterhalb der sichtbaren Kreuzungsstelle der V. jugularis ext. mit dem M. sternocleidomastoideus u. ca. 1 cm lateral der tastbaren A. carotis (▶ Abb. 2.2)
- Sorgfältige Desinfektion u. sterile Abdeckung – Katheter vorbereiten (Schenkel durchspülen), Dreiwegehähne auf Katheterenden aufschrauben

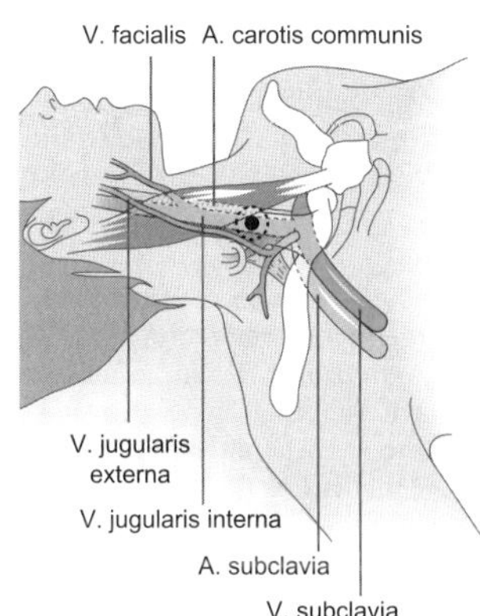

Abb. 2.2 Punktion der V. jugularis interna [L106]

- Unter ständiger leichter Palpation der A. carotis Lokalanästhesie unter intermittierender Aspiration setzen, bei Finden der Vene Stichrichtung merken
- Stichrichtung: 30° zur Haut Richtung Jugulum – Richtung Mamille
- Mit Punktionsnadel mit kurzem kräftigem Stich durch die Haut, dann Vene sonografisch gesteuert aufsuchen
- Vene liegt ca. in 3–4 cm Tiefe
- Punktion erfolgreich, wenn venöses Blut leicht zu aspirieren ist. Wenn erfolglos, Stichrichtung fächerförmig nach medial u. lateral variieren, Spritze ggf. zwischendurch ziehen u. durchspülen
- Bei exsikkiertem Pat. ggf. erst bei Rückzug aspirabel, sonst ggf. Kopftieflage verstärken
- Nach Erreichen der V. jugularis int. Punktionskanüle im Gefäß belassen, Spritze entfernen u. weiter nach Seldinger-Technik (▶ Abb. 2.1) vorgehen. Sichere venöse Lage mittels BGA o. sonografisch kontrollieren
- Katheter re ca. 16 cm u. li 18 cm vorschieben (bei nicht vorschiebbarem Draht ggf. gesamten Draht um 180° drehen u. erneut vorschieben)
- Blut mit 10-ml-Spritze in einzelnen Schenkeln aspirieren u. erneut mit NaCl 0,9 % freispülen, danach NaCl-Infusion langsam einlaufen lassen. Erst nach radiol. Lagekontrolle Medikamente o. parenterale Ernährung infundieren
- Katheter durch Annähen fixieren

! Bei Anlage Entnahme evtl. erforderlicher Blutkulturen erwägen

Subclaviapunktion (infraklavikulärer Zugang)

Anatomie V. subclavia kreuzt 1. Rippe dorsal des medialen Claviculadrittels. Anteriore Lage zu A. subclavia u. Pleurakuppel.

Vorgehen

Vor jeder Subclaviapunktion Pat. richtig lagern: 1–2 zusammengerollte Handtücher zwischen die Schulterblätter des Pat. legen, Arm des Pat. abduzieren u. leicht außenrotieren, Kopf leicht zur Gegenseite drehen (übersichtlichere anatomische Verhältnisse).

- Als Rechtshänder re Seite bevorzugen
- Sorgfältige Desinfektion u. sterile Abdeckung
- Punktionsort: ca. 1 cm infraklavikulär auf Höhe der stärksten Biegung der Clavicula (etwas lateral der MCL, ▸ Abb. 2.3)
- Katheter vorbereiten (wie bei Jugularis-interna-Punktion)
- 1–2 ml des Lokalanästhetikums als „Depot" unmittelbar an das Periost der Clavicula setzen; mit weiteren ca. 3–4 ml umgebendes Gewebe infiltrieren
- Punktionskanüle mit kräftigem Stich durch die Haut zwischen aufgesetztem II. u. III. Finger der nicht punktierenden Hand unter ständiger Aspiration an Dorsalfläche der Clavicula heranführen. Nadelführende Hand gut abstützen, um „Ausrutschen" zu vermeiden
- Punktionskanüle horizontal unter der Clavicula u. in ständigem Kontakt zu ihr in Richtung Jugulum vorschieben, dabei mit der nicht punktierenden Hand die Schulter nach dorsal drücken. Winkel zur Thoraxoberfläche: ca. 30°
- Nach Überwinden eines Widerstands (Lig. costoclaviculare) erreicht man die V. subclavia in 4–6 cm Tiefe. Intraluminale Lage durch mühelose Blutaspiration kontrollieren
- Punktionskanüle im Gefäß belassen, Spritze entfernen u. nach Seldinger-Technik (▸ Abb. 2.1) weiter vorgehen
- Katheter re 10–15 cm u. li 15–20 cm einführen
- Intravasale Lage des Katheters durch erneute Blutaspiration überprüfen
- Infusion bis zur radiol. Lagekontrolle langsam laufen lassen. Erst danach Medikamente o. parenterale Ernährung infundieren
- Katheter durch Annähen fixieren

! Bei Anlage Entnahme evtl. erforderlicher Blutkulturen erwägen Anlage

Korrekte Lage des ZVK im Röntgenbild

In der V. cava sup., ca. 2 cm oberhalb der Einmündung in den re Vorhof o. hoch im re Vorhof (d. h. im Rö-Bild ca. 2 QF unterhalb des Sternoklavikulargelenks).

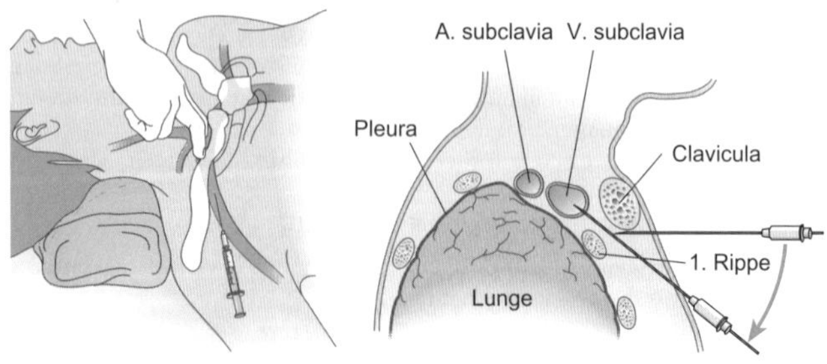

Abb. 2.3 Punktion der V. subclavia [L106]

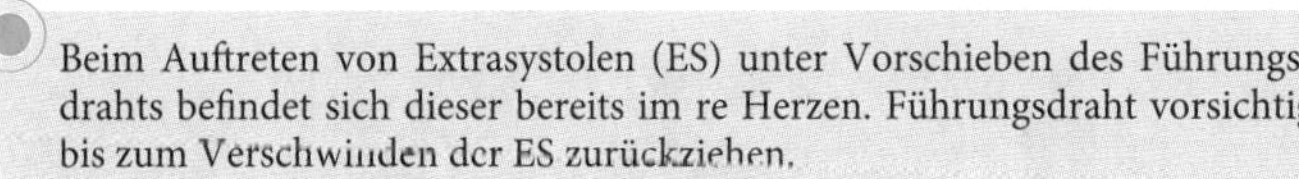

Beim Auftreten von Extrasystolen (ES) unter Vorschieben des Führungsdrahts befindet sich dieser bereits im re Herzen. Führungsdraht vorsichtig bis zum Verschwinden der ES zurückziehen.

2

Komplikationen aller Zugangswege

- Pneumothorax (insb. V. subclavia)
- Art. Punktion (Gefahr des Hämatothorax → Kanüle sofort entfernen, Gefäß abdrücken u. Kopf hochlagern)
- Hämatom
- Verletzung des Ductus thoracicus auf der li Seite (Chylothorax)
- Luftembolie (Beatmung mit PEEP – wenn möglich, PEEP auf 5 stellen)
- Verletzung des Plexus brachialis
- Katheterfehllage mit HRST, Endokardverletzungen
- Hochschlagen des Katheters nach kranial
- Inf., Ursache für Fieber, Sepsis (abhängig v. a. von Verweildauer)
- Thrombophlebitis u. Thrombose (insb. V. basilica u. V. cephalica)

Immer zu beachten

- Bei Richtungskorrekturen Kanüle bis unter die Haut zurückziehen, dann erst mit veränderter Richtung vorschieben

! Katheter nie gegen Widerstand vorschieben

- Bei Fehllage des ZVK z. B. in Halsvenen u. kontralateralen Gefäßen: Zurückziehen u. erneutes Vorschieben bei stärker abduziertem, außen- o. innenrotierten Arm (**cave:** Sterilität, ggf. neues Set benutzen)
- Bei Exsikkose möglichst Pat. zunächst „auffüllen", Kopftieflage
- Obligate Rö-Kontrolle, ggf. Lagekorrektur
- Vorsicht bei BZ- u. E'lytbestimmungen aus ZVK bei gleichzeitiger Infusion

! Vor Seitenwechsel nach erfolgloser Punktion immer erst radiologisch Pneumothorax ausschließen

ZVD-Messung

- ZVD nur in flacher Rückenlage des Pat. u. korrekter zentraler Lage des Katheters messbar; ZVD muss atemabhängig sein
- Bei beatmeten Pat. kurze Beatmungspause. Falls nicht möglich, PEEP von gemessenem Druck abziehen

Vorgehen

- Messvorrichtung ausrichten (z. B. mit Thoraxlineal). Re Vorhof = 0 cm, entspricht ⅔ des Abstands von WS zu Sternum beim liegenden Pat.
- Manometer mit Infusionslsg. (NaCl 0,9 %) füllen und anschließend Dreiwegehahn zum Pat. öffnen (▶ Abb. 2.4): Messung des (atemvariablen) Venendrucks in cm Wassersäule. Warten, bis Flüssigkeitssäule atemabhängig nicht mehr wesentlich sinkt. Messdauer sollte 3–5 min nicht überschreiten, sonst Wertverfälschung

Normalwert Etwa 2–12 $cmH_2O \approx$ 1–9 mmHg (1 cmH_2O = 0,74 mmHg).

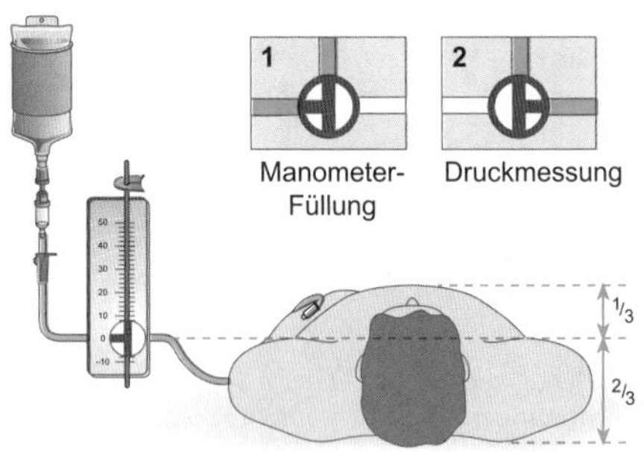

Abb. 2.4 ZVD-Messung [L106]

2.2.3 Injektion in einen implantierten Venenkatheter (Port)

Subkutan implantierter zentraler Venenzugang, bestehend aus einem Reservoir (3–4 cm Durchmesser), der mit Silikonmembran verschlossen ist. Die Membranen können mit speziellen Nadeln ca. 5.000-mal angestochen werden u. verbleiben meist lebenslang.

Portaufbau ▶ Abb. 2.5.

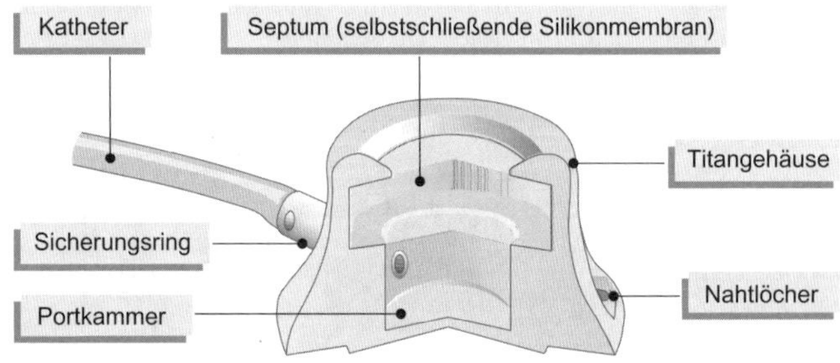

Abb. 2.5 Port [L157]

Material

- Portnadeln:
  - Huber-Nadel mit 90° gewinkelter Kanüle zur Einmalpunktion
  - Intrastick-System-Nadeln (Fresenius) in zwei Größen (kurze: 22 × 17 mm u. lange: 22 × 27 mm) bei längerer Verweildauer (z. B. Chemother.)
- Desinfektionsmittel
- Sterile Handschuhe
- Sterile Kompressen
- 10-ml-Spritzen, NaCl 0,9 %

! Keine Injektion in das Portsystem mit normalen Kanülen (Stanzdefekte)!

Durchführung

- Desinfektion; ggf. alte Nadel entfernen, hierbei Port mit der anderen Hand fixieren. Inspektion der Wunde/Injektionsstelle (Hämatome, Abszess). Erneute großflächige mehrmalige Desinfektion.

! Von da an obligat steriles Arbeiten.

- Port unter der Haut fixieren u. membranöse Seite sicher lokalisieren. Nadel senkrecht durch Haut u. Membran stechen, bis Kontakt zum Portboden sicher gespürt wird. 20 ml NaCl 0,9 % injizieren, wobei das Injizieren leicht erfolgen muss. Bei möglichen Zweifeln an der Lokalisation der Nadel Blut aspirieren. Infusion/Injektion anschließen.
- Nach Abschluss jeder Injektion/Infusion das Portsystem je nach Herstellerangabe mit NaCl 0,9 % spülen, danach die Klemme an der Portnadel verschließen. Verband o. Entfernen der Nadel. Nadel kann bei guten Wundverhältnissen ca. 1 Wo. belassen werden.

Komplikationen Lokale Inf., Kathetersepsis, Blutungen beim Anstechen, Abrisse des Katheters, Dislokationen des Reservoirs, thrombotischer Verschluss des Katheters, Thrombosen.

Ist ein Portsystem erst einmal bakt. besiedelt, ist eine Sanierung auch mit gezielter Antibiotikagabe oft nicht mehr erreichbar → aseptisches Vorgehen u. intensive Pat.-Schulung.

2.2.4 Probleme mit Infusionen

Nicht laufende Infusionen Sofern Katheter sicher intravasal liegt:

- Unterdruck in der Infusionsflasche → Öffnen des Belüftungsventils
- Infusionsleitung abgeknickt
- Verweilkanüle liegt an der Venenwand → etwas zurückziehen
- Verweilkanüle verstopft → Anspülen mit physiol. NaCl-Heparin-Lsg. nur bei frisch liegender Kanüle. Je kleiner der Durchmesser der Spritze, desto höher der Spüldruck, z. B. Insulinspritze
- Der Arm, an dem die Braunüle liegt, ist abgeknickt → Arm entsprechend lagern

Alarmgebende Perfusoren oder Infusomaten

- Im System befindet sich Luft.
- Infusionsschlauch ist abgeknickt.
- Infusion läuft „para".
- Dreiwegehahn steht falsch/zu.
- Pat. liegt so, dass Vene komprimiert wird.

2.2.5 Arterielle Punktion und Zugänge

Arterielle Punktion

Indikation Art. Blutdruckmessung, BGA (wenn Bestimmung aus Kapillarblut nicht ausreichend), Arteriografie.

Kontraindikationen

- Erhöhte Blutungsneigung (am Handgelenk relative KI)
- Inf. im umliegenden Gewebe
- Path. Allen-Test v. a. bei art. Zugängen
- Gefäßprothesen

Punktionsort A. femoralis, A. radialis, A. brachialis.

Material

- Spezielle BGA-Spritze o. heparinisierte 2- bis 5-ml-Spritze mit dünner Kanüle (24 G/lila für A. radialis, 21 G/grün für A. femoralis)
- Hautdesinfektion, Tupfer, Handschuhe

Durchführung bei A. femoralis ▶ Abb. 2.6.

- Pat. auf den Rücken mit gestreckter Hüfte lagern (evtl. Kissen unter das Gesäß schieben).
- Haut desinfizieren.
- A. femoralis unter dem Lig. inguinale mit Zeige- u. Mittelfinger so palpieren, dass sie zwischen den parallel liegenden Fingern verläuft.
- ! Merkhilfe: **IVAN** → (von) **I**nnen: **V**ene – **A**rterie – **N**erv.
- Finger ca. 1 cm spreizen, dadurch gleichzeitiges Spannen u. Fixieren von Haut u. A. femoralis. Mit leerer Spritze unter Sog zwischen den beiden Fingern senkrecht zur Haut einstechen, bis Blut kommt. Oft lässt sich Blut erst beim langsamen Zurückziehen der Kanüle aspirieren.

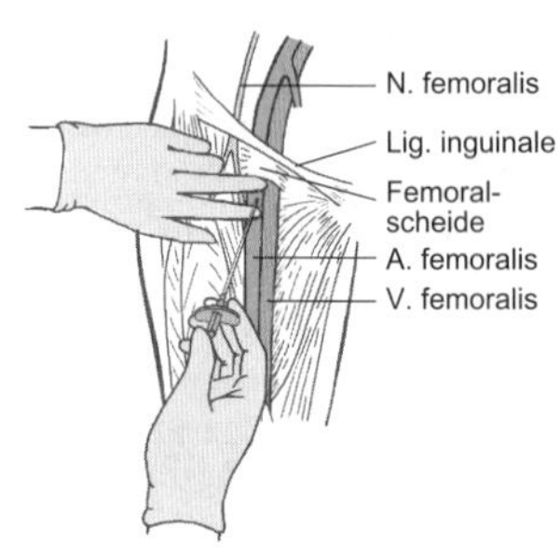

Abb. 2.6 Punktion der A. femoralis [L157]

- Bei gelungener Punktion der Arterie pulsiert helles Blut aus der Kanüle.
- Nach Herausziehen der Kanüle Punktionsstelle 5-10 min fest komprimieren. Danach Blutstillung kontrollieren.
- ! Falsches o. ungenügendes Komprimieren kann zu erheblichen Hämatomen führen.
- BGA-Spritze sofort luftdicht u. ohne Lufteinschluss verschließen u. ins Labor transportieren lassen.

Durchführung bei A. radialis ▶ Abb. 2.7.

- Handgelenk überstrecken, ggf. mit Mullbinde o. Pflasterstreifen am Bett fixieren
- Kollateralkreislauf überprüfen (Allen-Test)
- Desinfektion
- Punktionskanüle (z. B. 24 G) mit aufgesetzter Spritze im Winkel von 30–45° von distal nach proximal daumenseitig einführen. Weiteres Vorgehen wie oben

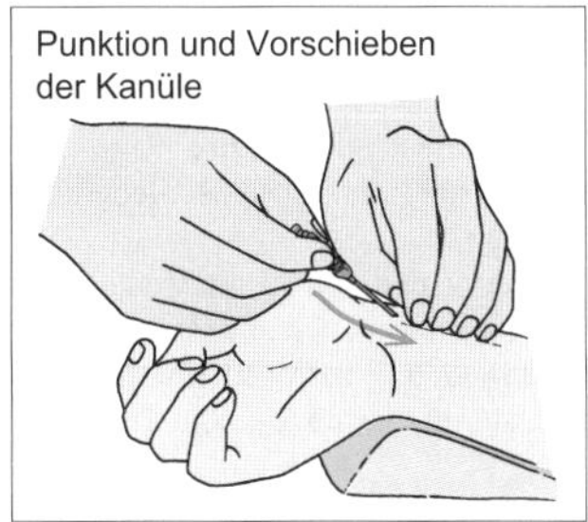

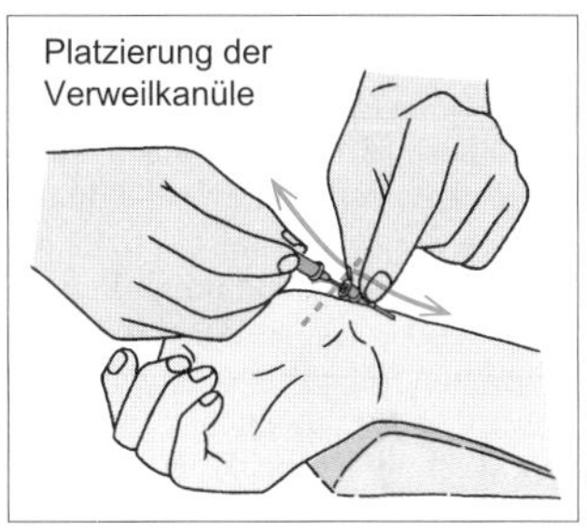

Abb. 2.7 Punktion der A. radialis [L157]

Allen-Test

- Test zur Überprüfung der Funktion des art. Kollateralkreislaufs an der Hand. Obligat vor jeder Punktion der A. radialis o. A. ulnaris
- Durchführung: A. radialis u. A. ulnaris abdrücken → Hand blasst ab → A. ulnaris freigeben: Wird die Hand rot, ausreichende Blutversorgung durch A. ulnaris (pos. Allen-Test) → Punktion an dieser Hand möglich. Bleibt sie blass, unzureichende Blutversorgung durch die A. ulnaris (neg. Allen Test) → keine Punktion an dieser Hand

Arterieller Katheter

Indikation Dir. (invasive, blutige) Blutdruckmessung, rezid. Bestimmung art. Parameter (BGA, Säure-Basen-Status), Linksherzkatheter, kontinuierliche art.-ven. Hämofiltration (hier nur A. femoralis). Monitoring während großer OP o. auf ITS, intrakranieller Druckmessung.

Kontraindikationen Wie art. Punktion.

Punktionsorte A. radialis, A. femoralis.

Material

- A. radialis: Viggo-Prinzip (z. B. BD Flowswitch® bei stark sklerosiertem Arterienverlauf ggf. einfacher); Katheter 20 G, 8 cm lang (Seldinger-Technik)
- A. femoralis: Katheter 18 G, 12 cm lang (Seldinger-Technik)
- Desinfektionsmittel, Lokalanästhesie, sterile Handschuhe, sterile Kompressen u. Abdecktücher, Annaht

Durchführung für A. radialis

- Kollateralkreislauf an der nicht dominanten Hand überprüfen (Allen-Test), Handgelenk überstrecken. Desinfektion. Lokalanästhesie s. c.
  Flowswitch – Verweilkanüle unmittelbar proximal des Lig. carpale im Winkel von ca. 30–45° zur Haut in die Arterie einstechen u. sehr langsam vorschieben. Bei Erreichen der Arterie strömt Blut in den Kanülenansatz. Jetzt Kanüle senken u. flach ca. 2 mm vorschieben (sichere intravasale Lage der Kanülenspitze).
- Äußere Kunststoffkanüle vorschieben, Punktionsnadel zurückziehen. Bei sicherer Lage spritzt das Blut rhythmisch aus der Kanüle.
- Bei art. Katheter – mit Punktionskanüle wie oben beschrieben punktieren, dann mit Seldinger-Technik wie bei ZVK (▶ 2.2.2).

2

! **Cave:** Weiches Ende des Führungsdrahts in die Kanüle einführen.
- Verweilkanüle o. Katheter am besten durch Naht fixieren.

Durchführung für A. femoralis
- Hautdesinfektion, evtl. Rasur, sterile Handschuhe u. Abdeckung
- Leichte Außenrotation u. Abduktion (evtl. Kissen unter Gesäß schieben), Palpation der A. femoralis unterhalb des Lig. inguinale

! Merke: **IVAN** → von **i**nnen **V**ene-**A**rterie-**N**erv (medial liegt die Vene, lateral der Nerv)
- Punktion mit entsprechender Kanüle (z. B. 18 G, 5 F) im Winkel von 45°, bis Blutaspiration möglich u. rhythmisches Pulsieren, dann weiter nach Seldinger-Technik wie bei ZVK (▶ 2.2.2)

! **Cave:** Weiches Ende des Führungsdrahts in die Kanüle einführen
- Katheter immer durch Naht fixieren!
- Anschluss der Druckmessung. Bei Blutdruckmessung Zuleitung an den Druckaufnehmer (Transducer) anschließen u. Druckmesseinrichtung kalibrieren

Immer zu beachten
- Art. Zugang regelmäßig mit NaCl 0,9 % spülen
- Eindeutige Markierung des Zugangs („Arterie") vermindert Risiko einer versehentlichen intraart. Injektion
- Bei liegendem art. Katheter Durchblutung regelmäßig überprüfen

! Bei Anlage Entnahme evtl. erforderlicher Blutkulturen erwägen

2.2.6 Pleurapunktion und -drainage

Pleurapunktion

Indikation Diagn. o. ther. Punktion eines Ergusses o. eines Pleuraempyems, Zytostatika-Instillation.

Kontraindikation **Relativ:** Blutungsanomalien (z. B. Hämophilie, Antikoagulation, Thrombolysether.).

Material
- Punktionsset mit Rotanda-Spritze o. 50-ml-Spritze mit Dreiwegehahn u. sterilen Verbindungsschläuchen
- Punktionskanülen (z. B. Abbocath®, Braunüle®) 16 G/grau o. 17 G/gelb
- Für die Gewinnung geringer Mengen Pleuraflüssigkeit genügt die Punktion mit einer 20-ml-Spritze mit aufgesetzter Kanüle (z. B. 21 G/grün)
- 5-ml-Spritze mit Lokalanästhesie (z. B. Lidocain®) u. Kanüle 21 G/grün
- Probenröhrchen, Blutkulturflaschen (aerob/anaerob)
- Punktionsset mit Schlauchsystemen u. Dreiwegehähnen, Auffangbeutel
- Sterile Handschuhe, Desinfektionslsg., Pflaster, sterile Tupfer

Durchführung
- Pat., wenn möglich, an der Bettkante mit nach vorn abgestützten Armen bequem sitzend lagern, ggf. mit Hilfe (▶ Abb. 2.8)

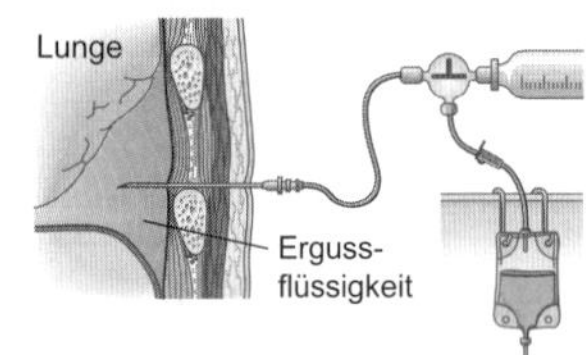

Abb. 2.8 Pleurapunktion [L106]

- Pleuraerguss sonografisch darstellen, dabei Punktionsstelle markieren (Fingernagel o. Kanülenkappe, Farbstift verwischt unter Desinfektion)
- Punktionsstelle möglichst dorsolateral in der hinteren Axillar- o. Skapularlinie wählen, so tief wie möglich, aber so, dass bei Exspiration noch sicher im Erguss. Nicht tiefer als 6.–7. ICR (**cave:** Leber u. Milz!)
- Steriles Vorbereiten
- Rippe im Bereich der markierten Punktionsstelle palpieren, zwischen II. u. III. Finger „festhalten"
- Lokalanästhetikum-Depot in Haut u. tiefer liegendes Gewebe setzen. Auf dem Oberrand der Rippe das Periost u. die tiefer liegende Thoraxwand infiltrieren. Zum Ausschluss einer Blutung u. zum Nachweis der intrapleuralen Lage Probeaspiration durchführen u. Nadel ohne weitere Lokalanästhesie zurückziehen
- Punktionskanüle mit aufgesetzter Spritze o. Braunüle unter ständiger Aspiration durch den Punktionskanal im re Winkel zur Haut auf der Rippenoberkante in die Pleurahöhle vorschieben
- Sobald sich Pleuraflüssigkeit aspirieren lässt, Stahlnadel zurückziehen (Pneumothorax-Gefahr!) u. Plastikkanüle vorschieben

! Lässt sich keine Flüssigkeit aspirieren, nie die Metallkanüle erneut in Plastikschlauch einführen, sondern Punktion mit neuer Nadel

- Während eines Valsalva-Manövers ersten Schlauch, auf den unter sterilen Bedingungen ein Dreiwegehahn u. ein zweiter Schlauch montiert wurde, auf das Kanülenende setzen (sog. Zwei-Schlauch-System)
- 20-ml-Spritze auf Dreiwegehahn setzen u. Punktat für BGA, Bakteriologie usw. **steril** abziehen
- Mit erneutem Valsalva-Manöver Kanüle o. Braunüle entfernen, Kompression u. steriler Verband
- **Punktatmenge:** 1.500 ml/d. Keine bds. Punktion innerhalb von 24 h
- Im Anschluss immer Rö-Kontrolle: Thorax p. a. in max. Exspiration. Bei sympt. Pat. sofort u. (ansonsten) 2–24 h später

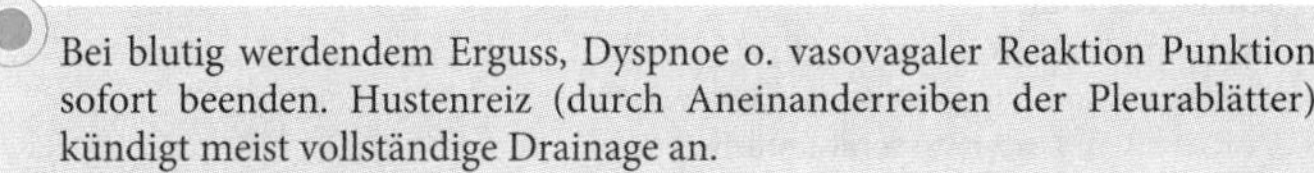
Bei blutig werdendem Erguss, Dyspnoe o. vasovagaler Reaktion Punktion sofort beenden. Hustenreiz (durch Aneinanderreiben der Pleurablätter) kündigt meist vollständige Drainage an.

Komplikationen

- Pneumothorax (▶ 5.2.1). **Cave:** kann sich klin. erst nach mehreren Stunden bemerkbar machen
- Verletzung der Interkostalgefäße, Hämatothorax
- Infektion
- Sehr selten Lungenödem bei zu schnellem Ablassen der Ergusses durch Unterdruck
- Verletzung intraabdom. Organe
- Pleuritische Schmerzen
- Vasovagale Reaktion mit Bradykardie u. Hypotonie

Diagnostik von Pleurapunktat

Material:

- 2 Serumröhrchen, 1 BGA-Röhrchen
- 1–2 sterile Röhrchen (z. B. weiße Serumröhrchen, aus denen die Glaskugeln zuvor entfernt werden), (1 EDTA-Röhrchen)
- 1 Paar Blutkulturflaschen (aerob/anaerob)

Untersuchung des Punktats:

- Makroskopische Beurteilung: serös, eitrig, blutig, lipämisch
- Laborchemie aus:
  - Punktat: Gesamteiweiß, Glukose, LDH (Serumröhrchen), pH (BGA-Röhrchen)
  - Serum: Gesamteiweiß, Glukose, LDH (Serumröhrchen)
- Zytologie: je 5 ml Punktat in 1–2 sterile Röhrchen
- Mikrobiologie: Untersuchung auf Bakterien u. Mykobakterien, Pilze (je nach mikrobiol. Labor entweder 5–10 ml in je eine anaerobe u. aerobe Blutkulturflasche o. 5 ml Punktat in steriles Röhrchen)

- Zelldifferenzierung ergibt bei maschineller Beurteilung oft falsch neg. Befunde bei Malignität, besser zusätzlich Blutausstrich (1 EDTA-Röhrchen) anfertigen lassen.
- Pilze sind sehr schlecht aus Pleurapunktaten anzüchtbar.

Pleuradrainage (Thoraxdrainage)

Indikationen

- Absolut: Spannungspneumothorax, Hämatothorax, Hämatopneumothorax, Pneumothorax mit Lamelle > 3 cm o. unter Beatmung, offenes Thoraxtrauma, Pfählungstrauma, Pleurodese, Empyem
- Relativ: Rippenserienfraktur, rezid. Pleuraerguss

Kontraindikationen Wie bei Pleurapunktion.

Material

- 10-ml-Spritze mit Kanüle (21 G) u. Lokalanästhesie
- Steril verpacktes Drainageset mit Lochtuch, Ablagetuch, Kompressen, Tupfer, Skalpell, Nahtmaterial (Seide 1/0) mit Nadel, Nadelhalter, stumpfe Klemme, Schere, Schälchen
- Thoraxdrainage mit Trokar (Erw.: 28 Ch. u. größer; Kinder 12–16 Ch.) o. Pleuracath®
- Vorbereitete Unterwasserableitung, Saugpumpe, Pflaster, Schlitzkompressen, Fixomull®

Wahl des Drainagetyps Je nach Ind.: Hämatothorax/Empyem: großlumige Thoraxdrainage. Pneumothorax: dünnlumige Drainage (Pleuracath®).

Notfalldrainage bei Spannungspneumothorax

2./3. ICR in der Medioklavikularlinie (MCL) der betroffenen Seite mit möglichst großer Braunüle (14 G o. 12 G) **am Oberrand** der Rippe punktieren → sofortige Entlastung des Überdrucks. Anschließend Pleurasaugdrainage wie unten beschrieben anlegen.

Zugangswege ▶ Abb. 2.9:

- Anlage nach Bülau: 4.–5. ICR vordere bis mittlere Axillarlinie
- Anlage nach Monaldi: 2.–3. ICR in der MCL bei Pneumothorax o. unklaren intrathorakalen Verhältnissen (Zwerchfellhochstand, -ruptur)

Durchführung

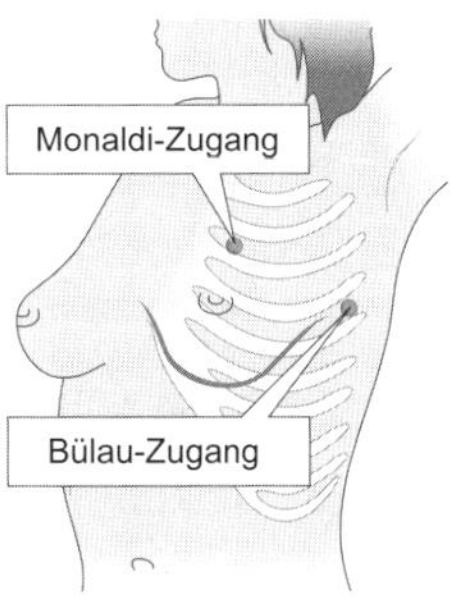

Abb. 2.9 Thoraxdrainage [L106]

- Pat. auf dem Rücken mit hinter dem Kopf abduziertem Arm lagern
- Prämedikation mit Sedativum u. Analgetikum (z. B. 2,5–5 mg Midazolam u. 0,1 mg Fentanyl i. v.)
- Set u. Drainage vorbereiten
- Punktionsort aufsuchen u. markieren
- Großzügige Lokalanästhesie mit 10–20 ml (Haut, Subkutanraum, Thoraxwand, Pleura)
- Steril abwaschen
- Großzügige Stichinzision der Haut mit Skalpell ca. 3 cm entlang der Rippe (Schnitt so groß setzen, dass sowohl ein Finger als auch die Drainage Platz hat)
- Stumpfe Präparation mit der Schere bis zur Pleura, mit der Schere die Pleura **am Oberrand der Rippe** durchstoßen u. anschließend Schere spreizen → hörbares Entweichen von Luft
- Finger durch die Pleuraöffnung führen, ggf. Adhäsionen manuell lösen
- Drainage entlang des Fingers vorbringen u. an dessen Stelle in die Pleurahöhle einbringen
- Drainage apikal platzieren, Mandrin zurückziehen
- Drainage muss den gesamten intrapleuralen Raum erfassen
- Äußeres Schlauchende zunächst mit Klemme abdichten
- Fixationsfaden u. -knoten anbringen u. Drainage mit der vorgelegten Naht an der Haut fixieren
- U-Naht um die Drainage anbringen (Tabaksbeutelnaht)
- Verband mit Schlitzkompressen ohne Abknicken der Drainage an der Haut. Mit Pflaster u. Fixomull® fixieren
- Anschluss an das vorbereitete Ableitungssystem mit Sog
- Anzeichen sicherer Lage: Beschlagen des Schlauchsystems, Verbesserung der Oxygenierung, Blutdruckanstieg bei hämodynamisch relevantem Spannungspneumothorax

Einstellung des Sogs Mit niedrigem Sog, z. B. 5 cmH_2O beginnen u. innerhalb der nächsten Stunden auf 20 cmH_2O erhöhen. Ist die Lunge in der Rö-Thorax-Kontrollaufnahme voll entfaltet, Sog auf 20 cmH_2O belassen.

Komplikationen

- Verletzung von Organen, Gefäßen, Nerven
- Infektion
- Fehlplatzierung
- Blutung

2.2.7 Peritonealpunktion (Aszitespunktion)

Indikation

- Entlastungspunktion bei massivem Aszites
- Drainage bei Peritonitis o. Abszess
- Bakteriol., zytol. u. enzymatische Aszitesdiagn. (▶ 6.7)

2

Kontraindikation

- Nur bei nicht ultraschallgesteuerter Punktion: große Ovarialzysten, Hydronephrose, Schwangerschaft
- Vorsicht bei hämorrhagischer Diathese u. hepatischem Präkoma

Punktionsorte

Übergang vom äußeren zum mittleren Drittel der Linie vom Nabel zur Spina iliaca ant. sup. li (weniger Verwachsungen) o. re sowie in der Medianlinie zwischen Nabel u. Symphyse (▶ Abb. 2.10). Epigastrische Gefäße beachten.

Diagnostische Punktion

Material

- Desinfektionsmittel, Kompressen, 5-ml-Spritze mit einer kleinen (grau) u. größeren (grün o. gelb) Nadel. Unterlage
- Probenröhrchen, Blutkulturflaschen (▶ 2.2.6, Diagn. von Pleurapunktat)

Durchführung

- Blase entleeren lassen
- Hautdesinfektion
- Lokalanästhesie der Haut: mit kleiner Kanüle Hautquaddel, dann mit größerer Nadel die tieferen Schichten infiltrieren
- 20- bis 50-ml-Spritze mit grüner Kanüle (21 G) unter Aspiration in die Peritonealhöhle einführen (leichter Widerstand beim Durchstechen der Faszienschicht). Spritze füllen
- Nadel schnell zurückziehen
- Klebeverband

Therapeutische Punktion

Material

- Steriles Arbeiten, zudem Unterlage
- Braunüle (18 G/grün o. 17 G/weiß) o. spezielle Aszitespunktionsnadel
- Ableitungssystem u. Auffanggefäß
- Pflaster

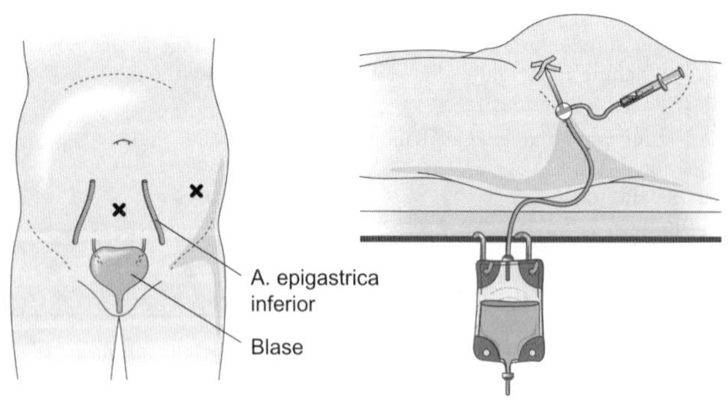

Abb. 2.10 Peritonealpunktion [L106]

Durchführung

- Punkt 1–4 wie bei diagn. Punktion

! Um bei massivem Aszites Nachlaufen nach Zurückziehen der Nadel zu vermeiden: subkutan einstechen, Nadel entlang des Fettgewebes vorschieben, anschließend peritoneal stechen

- Braunüle nach hinten, unten u. lateral vorschieben, wobei Pat., wenn möglich, pressen sollte
- Wenn Aszites im Braunülenende sichtbar, Plastikteil weiter vorschieben u. Stahlnadel entfernen
- Dreiwegehahn auf Braunüle aufschrauben, Ablaufsystem befestigen u. in das Auffanggefäß leiten
- Material für Aszitesdiagn. entnehmen, danach Aszites spontan komplett ablaufen lassen. Bei zwischenzeitlichem Stopp Pat. auf die Punktionsseite lagern
- Nach der Punktion Braunüle entfernen u. steril abkleben. Bei Aszitesleck Punktionsstelle mit einem Stich übernähen

2

Bei Punktion großer Aszitesmenge > 5.000 ml → Humanalbumin (6–8 g pro Liter Aszites) i. v.

Aszitesdiagnostik

- Wie bei Pleurapunktat (▸ 2.2.6)
- Zusätzlich:
  - Bei V. a. Pankreatitis: Amylase, Lipase (Serumröhrchen)
  - Bei V. a. Blutung (Peritoneallavage): Bestimmung des Hkt (> 2 % beweist Blutung; EDTA-Röhrchen)

2.2.8 Harnblasenkatheter/-punktion

Transurethraler Katheter

Indikation

- Harnretention (neurogene Blasenentleerungsstörung, Prostatahyperplasie, prä-/postop.)
- Mikrobiol. Harnuntersuchungen
- Messung der Urinausscheidung, Bilanzierung
- Spül- bzw. Instillationsbehandlung
- Temperaturkontrolle
- Abdom. Druckmessung

Katheterarten

- Einmalkatheter zur Diagnostik
- Blasenverweilkatheter
  - Nelaton-Katheter (gerade, unspez. Anwendung)
  - Tiemann-Katheter (mit distaler Krümmung, erleichtert die Passage der hinteren Harnröhre beim Mann)
  - Katheter mit Temperatursonde
- Großlumige Spülkatheter

Blasenverweilkatheter aus Latex dürfen nicht > 5 d liegen. Bei Liegedauer > 5 d Silikonkatheter verwenden. Sie können je nach Urinbeschaffenheit u. Inkrustationen 4–6 Wo. liegen bleiben.

Material

- Katheter: M 14–18 Ch., F 10–12 Ch., Urinbeutel
- Wasserdichte Unterlage, steriles Katheterset
- Desinfektionsmittel, Gleitmittel, 10-ml-Spritze zum Blocken (in manchen Sets enthalten)

Durchführung

- Pat. auf wasserdichter Unterlage lagern: beim M Beine flach, bei der F Gesäß ggf. leicht hochlagern, Beine spreizen
- Katheterset auspacken. Desinfektionsmittel (i. d. R. nicht steril verpackt) über die Tupfer gießen
- Desinfektion mit den vorbereiteten Tupfern: Beim M dazu Penis mit der nicht katheterführenden Hand fassen u. Vorhaut zurückstreifen, Glans penis u. Meatus urethrae 3 × mit jeweils frischem Tupfer desinfizieren (ggf. 2. Handschuh zuvor überziehen). Bei der F zuerst Vulva von ventral nach dorsal desinfizieren, dann mit li Hand Labien spreizen u. kleine Schamlippen 3 × mit jeweils frischem Tupfer desinfizieren, zuletzt Harnröhrenöffnung desinfizieren
- Gleitmittel steril anwenden, Einwirkzeit ca. 1 min, beim M Rückfluss durch Kompression der Harnröhre unterbinden
- Katheter steril entnehmen, dabei ca. 5 cm von der Spitze entfernt fassen (Assistenz hilfreich, die den Katheter am Ende in der Folie hochhalten kann), vorsichtig in die Harnröhre einführen, dabei beim M den Penis mit der anderen Hand nach oben strecken
- Urinfluss kontrollieren. Bei Wechsel eines bereits liegenden Dauerkatheters kann eine sofortige spontane Urinentleerung fehlen. Hier mit NaCl spülen u. kurz warten, bis verdünnter Urin abfließt
- Beim Einmalkatheterisieren Urin auffangen u. Katheter danach entfernen
- Beim Dauerkatheter noch 2 cm nach Urinfluss vorschieben, mit 10 ml Aqua dest. blockieren u. vorsichtig auf den Blasengrund zurückziehen
- Urinbeutel anschließen, beim M Vorhaut reponieren

> **!** Vorhaut unbedingt reponieren → Gefahr der Paraphimose!

Komplikationen Verletzung der Harnwege, HWI.

Suprapubischer Blasenkatheter

Indikation

- Harnableitung, wenn transurethrale Katheterisierung nicht möglich (Verletzungen, Urethralstrikturen)
- Postop. Urinableitung, sterile Harngewinnung
- Längerfristige (Intensivpat.) o. dauerhafte Urinableitung zur Verminderung von Inf.

Kontraindikation V. a. Blasen-Ca.

Material

- Katheterset mit Malecot-Katheter 20 o. 24 G (z. B. Cystofix®)
- 10-ml-Spritze mit Kanüle (22 G) für Lokalanästhesie
- Einmalrasierer, Skalpell, sterile Tücher, Kompressen, breites Pflaster (Fixomull®)

Punktionsort Ca. 3 cm oberhalb der Symphyse in der Medianlinie (Lokalisation mit Ultraschall).

Durchführung

- Flache Rückenlage
- Blase muss gefüllt sein (Sono). Bei nicht gefüllter Blase entweder Flüssigkeitssubstitution oral oder i. v., bis Blase gefüllt, o. bei liegendem transurethralem Katheter retrograde Füllung mit steriler NaCl-Lsg. 0,9 %
- Rasur u. Desinfektion der Haut
- Lochtuch über Punktionsstelle platzieren. Lokalanästhesie der Haut u. in Stichrichtung bis zur Blase unter wiederholter Aspiration, bis Urin kommt. Stichtiefe merken
- Stichinzision der Haut quer mit Einmalskalpell ca. 2 mm tief
- Punktion mit der Hohlnadel mit innen liegendem Katheter senkrecht zur Körperoberfläche, bis Urin zurückfließt, Katheter vorschieben
- Hohlnadel zurückziehen, aufsplitten u. entfernen (▶ Abb. 2.11), Urinbeutel anschließen
- Katheter entweder mit Aqua dest. blocken o. mit einer Naht an der Bauchdecke fixieren, Verband

Komplikationen

- Blutung durch Verletzung der hinteren Harnblasenwand → Beobachtung. Wenn kurzfristig, keine weiteren Maßnahmen
- Blasentamponade bei starker Blutung → Urologen hinzuziehen
- Peritonitis, Verletzung intraabdom. Organe → Chirurgen hinzuziehen, OP

Katheterwechsel

- Transurethraler Katheter nach 4–8 Wo. (Ausnahme: Silastik-Langzeitkatheter alle 3 Mon.). Trüber Urin: Hinweis auf Inkrustierung o. Inf. → sofortiger Katheterwechsel
- Suprapubischer Katheter mind. alle 2 Mon., Seldinger-Technik ist dabei vorzuziehen

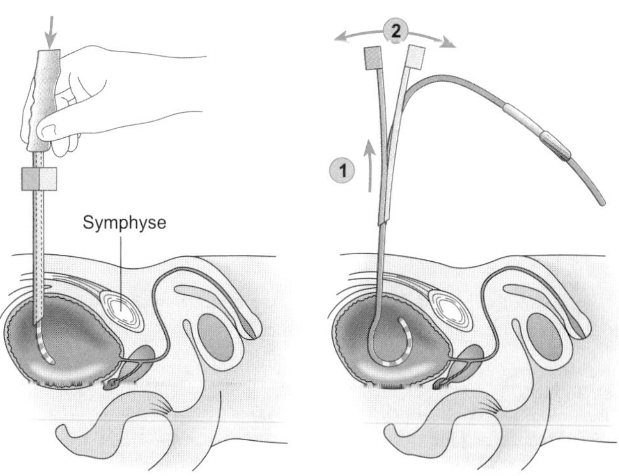

Abb. 2.11 Suprapubischer Blasenkatheter [L106]

2.2.9 Lumbal-/Liquorpunktion

Indikation V. a. infektiöse ZNS-Erkr. (Meningitis, Enzephalitis), SAB, raumfordernder Prozess mit Liquorzirkulationsstörung.

Kontraindikation Erhöhter Hirndruck! Relevante Blutungsanamnese (Antikoagulation, Hämorrhagie).

2

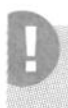

Vor einer Liquorpunktion muss mittels cCT stets ein erhöhter Hirndruck ausgeschlossen werden. Die Spiegelung des Augenhintergrunds ist nicht ausreichend sicher.

Material

- 5-ml-Spritze mit dünner Nadel u. Lokalanästhesie (z. B. Lidocain 1 %)
- Atraumatische Spinalnadel (19 o. 21 G)
- 3 sterile Röhrchen ohne Innenbeschichtung

Punktionsstelle Zwischen den Dornfortsätzen L4/5 o. L3/4 (▶ Abb. 2.12). Orientierung: Kreuzungspunkt der Verbindungslinie der Oberkante der Darmbeinschaufeln mit der WS = Höhe L3/4.

Durchführung

- Evtl. Prämedikation (z. B. Dormicum® 2,5–5 mg i. v.)
- ¾ h vor Liquorpunktion venöse Blutentnahme zur BZ- u. Eiweißbestimmung, Serologie zum Vergleich mit Liquorkonz.
- 3 sterile Röhrchen für Mikrobiologie, Zytologie u. klin. Chemie
- Während der Punktion mit dem Pat. sprechen u. Vorgang beschreiben
- Lagerung: Pat. entweder in Embryohaltung, Rücken an der Bettkante o. sitzend (mit Helfer)
- Punktionsort markieren u. großflächig desinfizieren
- Lokalanästhesie
- Spinalnadel mit Mandrin durch die Haut stechen. Zielrichtung schräg nach kranial Richtung Bauchnabel. Nach Überwinden des Widerstands des derben Lig. interspinale Nadel vorsichtig weiter vorschieben; Nadelöffnung soll nach lateral zeigen
- Zwischendurch Mandrin herausziehen, einige Sekunden warten u. kontrollieren, ob schon Liquor abtropft, sonst Nadel mit Mandrin langsam weiter vorschieben
- Liquor in Röhrchen sammeln (je etwa 1 ml), Reihenfolge beachten
- Nadel herausziehen, steriles Pflaster, Punktionsstelle einige Minuten komprimieren. Pat. liegt 1 h flach auf dem Bauch, mit Sandsack an der Punktionsstelle

Eine postpunktionelle Flachlagerung für 24 h ist bei Verwendung heute üblicher atraumatischer Nadeln nicht erforderlich.

Komplikationen

- Postpunktionelles Sy.: diffuse Kopfschmerzen, Übelkeit, Ohrensausen u./o. Ohnmachtsneigung für 1–2 d nach der Liquorentnahme. Ther.: strenge Bettruhe, vermehrte Flüssigkeitszufuhr (1 l/24 h zusätzlich trinken), evtl. Infusion von 1 l E'lytlsg. in 24 h, Analgesie
- Inf., Nervenverletzung, Blutung mit spinalem Hämatom

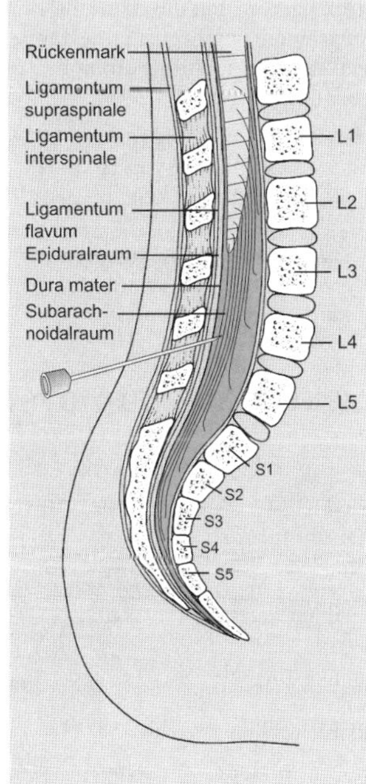

Abb. 2.12 Lumbalpunktion [L157]

2

2.2.10 Perikardpunktion

Indikation Akute Herzbeuteltamponade.

Material

- Große Kanüle (A.-fem.-Punktionsset) o. besser Perikardpunktionskanüle, meist in einem abgepackten Perikardpunktionsset
- 10-ml-Spritzen, Dreiwegehahn mit Verlängerungsschlauch

Durchführung

- Echokardiografisch von li paraxiphoidal Erguss darstellen, Punktionstiefe u. -richtung abschätzen
- Desinfektion der Haut, steril anziehen
- Von li paraxiphoidal in Richtung li Schulter mit Kanüle o. Punktionsnadel mit aufgesetzter 10-ml-Spritze unter Aspiration dicht unter der Thoraxoberfläche vorschieben, bis nach Durchstechen des Perikards Flüssigkeit abzusaugen ist
- Bei Verwenden einer Perikardpunktionskanüle mittels Seldinger-Technik (▶ Abb. 2.1) Katheter platzieren (hier mit einzelnen Dilatatoren vordehnen)
- Sono-Kontrolle durch Darstellen des Katheters im Perikarderguss o. EKG-gesteuerte Punktion: Für intrakardiale Ableitung zugelassenes EKG mit Krokodilklemme an Punktionsnadel anschließen. Bei Berührung des Epikards ST-Hebung. Dann Nadel sofort zurückziehen

- Dreiwegehahn mit Verlängerung auf die Braunüle/Punktionskanüle aufschrauben u. unter langsamem Sog Erguss entleeren
- Bei unklarer Ergussgenese Material für mikrobiol. u. path. Untersuchung abnehmen

Weiteres Vorgehen nach Beschaffenheit des Ergusses

- Hämorrhagischer Erguss: Bestimmung von Hb u. Hkt im Vergleich mit peripherem Blut zur Unterscheidung zwischen versehentlicher Ventrikelpunktion u. Erguss
- Nicht beherrschbare Tamponade → chir. Intervention
- Hämoperikard infolge von Aortendissektion, Myokardruptur, Ventrikelpunktion, Trauma → kardiochir. Intervention

2.3 EKG und elektrische Kardioversion

2.3.1 EKG

Durchführung und Auswertung

Im Nachtdienst üblich

- Bipolare Extremitätenableitungen (I, II, III) nach Einthoven
- Unipolare Ableitungen nach Goldberger: aVR, aVL, aVF
- Unipolare Brustwandableitungen nach Wilson: V_1–V_6
- Ableitungen nach Nehb (Ergänzung zu den Ableitungen III und aVF bei V. a. Hinterwandinfarkt)

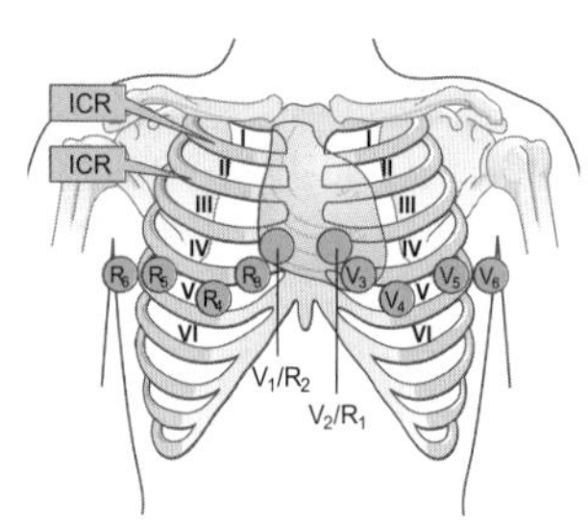

Abb. 2.13 Platzierung der EKG-Elektroden [L106]

Platzierung der Elektroden

- Elektroden anfeuchten (Kontaktspray)
- **Extremitätenableitung:** re Arm: rot; li Arm: gelb; li Fuß: grün; re Fuß: schwarz (Erde)
- **Brustwandableitungen** (▶ Abb. 2.13):
  - V_1: 4. ICR re parasternal
  - V_2: 4. ICR li parasternal
  - V_3: zwischen V_2 u. V_4
  - V_4: 5. ICR li, medioklavikular
  - V_5: 5. ICR li, vordere Axillarlinie
  - V_6: 5. ICR li, mittlere Axillarlinie
  - Linkserweiterte Ableitungen: V_7: 5. ICR li, mittlere bis hintere Axillarlinie, V_8: 5. ICR li, hintere Axillarlinie, V_9: 5. ICR li, dorsolateral – V. a. Lateralischämie
  - Re-präkordiale Ableitung (V_3R–V_6R): spiegelbildlich zu den Brustwandableitungen bei V. a. auf re-ventrikulären Infarkt

Durchführung

- Pat. liegt auf dem Rücken
- Geschwindigkeit einstellen (meist 50 mm/s)

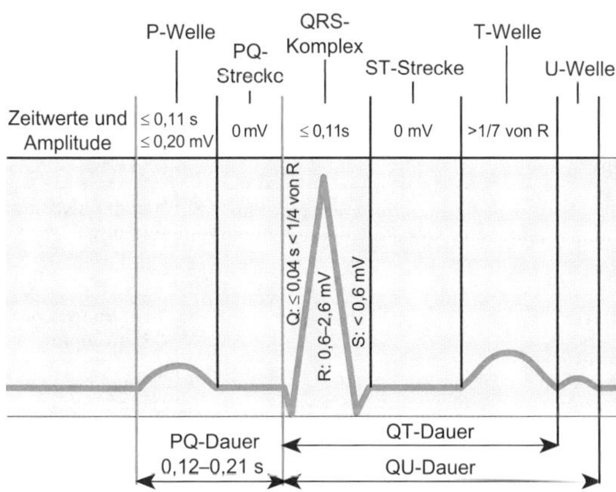

Abb. 2.14 Zeitwerte im EKG (Normalbefund) [A300]

- Je etwa 15 s Einthoven-, Goldberger- u. Brustwandableitungen laufen lassen. Bei Bedarf Rhythmusstreifen mit 25 mm/s
- EKG mit Namen, Geburtsdatum, aktuellem Datum u. Uhrzeit beschriften

Mögliche Fehlerquellen

- Regelmäßig kleine Zacke in der Grundlinie mit einer Frequenz von 50/s bedeutet Wechselstrom. Ursachen: schlechte Erdung, Elektroden haften schlecht o. sind nicht befeuchtet, wackelnde Stecker, eingeschaltete Elektrogeräte in der Umgebung.
- Unregelmäßige kleingezackte Artefakte: muskuläre Ursachen wie Kältezittern, falsche Lagerung, Angst, M. Parkinson etc.
- Nulllinienschwankungen: lose Elektrode, Kabel unter Spannung, Husten, Bewegung der Extremitäten. Hilfe: „Block-Taste".
- Falsche Polung: Werden z. B. Elektroden des re u. li Arms vertauscht, kommt es zu neg. Kammerkomplexen in Ableitung I und aVF.

Herzfrequenz

Regel: 300 dividiert durch Abstand in Zentimeter zwischen 2 R-Zacken (bei 50 mm/s Papiergeschwindigkeit).

Zeiten u. Lagetyp

Beurteilung u. Ausmessen von P-Zacke (Ableitung II), PQ-Dauer, QRS-Komplex, ST-Strecke, T-Welle, QT-Dauer u. U-Welle (▶ Abb. 2.14). QT-Dauer ist frequenzabhängig. Bestimmung des Lagetyps: ▶ Tab. 2.2.

Tab. 2.2 Vereinfachte Bestimmung des Lagetyps anhand der Extremitätenableitungen I, II, III

Lagetyp	Ableitung mit größter R-Zacke	Ableitung mit neg. QRS-Komplex	Zusatzkriterien
Linkstyp	I > II	III	

Tab. 2.2 Vereinfachte Bestimmung des Lagetyps anhand der Extremitätenableitungen I, II, III *(Forts.)*

Lagetyp	Ableitung mit größter R-Zacke	Ableitung mit neg. QRS-Komplex	Zusatzkriterien
Indifferenztyp (Normaltyp)	II > I > III		Alle drei QRS-Komplexe sind pos.
Sagittaltyp (Steiltyp)	II < III < I		Alle drei QRS-Komplexe sind pos.
Rechtstyp	III > II	I	
Überdrehter Linkstyp	I	II, III	Zwei überwiegend neg. QRS-Komplexe
Überdrehter Rechtstyp	III	I, II	Zwei überwiegend neg. QRS-Komplexe

Pathologische EKG-Befunde

▶ Tab. 2.3; HRST ▶ 4.3. Relevante path. EKG-Befunde ▶ 21.1.

Tab. 2.3 Pathologische EKG-Befunde

Veränderung	Interpretation
Veränderungen der P-Welle (normal: ≤ 0,2 mV, ≤ 0,11 s)	
Abgeflachtes P in II bei Linkstyp	Kein Krankheitswert. DD: Vagotonie, Hypothyreose, Kardiomyopathie
Biphasisches P ohne Verbreiterung	Meist physiologisch. Evtl. Läsion der linksatrialen Leitungsbahn, Vorhofinfarkt, ektopes Reizbildungszentrum
Biphasisches P > 0,11 s in I, II, V_5 u. V_6 (P mitrale)	Mitralstenose, konstriktive Perikarditis
Überhöhtes, spitzes P in II, III u. aVF	P pulmonale bei Überlastung des re Vorhofs
Verbreitertes, überhöhtes P	P cardiale (Überlastung beider Vorhöfe)
Neg. P in I bei Verpolung o. Situs inversus Neg. P in II, III u. aVF	In III bei LT ohne Krankheitswert AV-junktionaler Rhythmus ohne Krankheitswert
Wechselndes P	Wandernder Vorhofschrittmacher, ES, HRST
Kein P abgrenzbar, RR-Abstand wechselnd (Zirkeltest)	Absolute Arrhythmie, AV-Rhythmus
Abgeflachtes P in II bei Linkstyp	Kein Krankheitswert. DD: Vagotonie, Hypothyreose, Kardiomyopathie

Tab. 2.3 Pathologische EKG-Befunde *(Forts.)*

Veränderung	Interpretation
Veränderungen der PQ-Dauer (normal: 0,12–0,21 s)	
Verkürzte PQ-Zeit, normale P-Welle	Tachykardie, Präexzitationssy. (▶ 4.3)
Verkürzte PQ-Zeit, verformte P-Welle	AV-junktionaler Rhythmus
Verlängerte PQ-Zeit, normale P-Welle	AV-Block I. Grades
Zunehmende PQ-Zeit, Ausfall eines QRS-Komplexes	Wenckebach-Periodik bei AV-Block II. Grades Typ Wenckebach (▶ 4.3)
Normale PQ-Zeit mit Kammersystolenausfall (kein QRS-Komplex nach P)	AV-Block II. Grades Typ Mobitz mit 2:1- o. 3:1-Überleitung
Verlängerte PQ-Zeit, verformte P-Welle	Vagotonie, infektiös-toxisch, degenerative u. traumatische Herzerkr., SVES
Veränderungen des QRS-Komplexes (normal 0,6 mV, 0,08–0,11 s)	
Verbreiterte, tiefe Q-Zacken bei Infarkt	> ¼ der Amplitude der höchsten R-Zacke in den Extremitätenableitungen, > 0,04 s
Kleine Q-Zacken in V_2–V_4	Bei LAHB
Fehlende Q-Zacke in I, aVL, V_4–V_6, bes. bei Linkstyp	Nekrosen im Kammerseptum, LSB, WPW-Sy.
Q-Zacke in V_5–V_6	Linksherzhypertrophie
Kleine Q-Zacken in II, III, aVF	Physiologisch beim Steiltyp
Veränderungen des QRS-Komplexes (normal: 0,6 mV, 0,08–0,11 s)	
QRS-Knotung („unglatte" Kammerkomplexe) ohne Verlängerung	Intraventrikuläre Erregungsausbreitungsstörungen ohne typisches Schenkelblockmuster
Linksherz-hypertrophie	SV1, 2 + $RV_{5,\,6}$ ≥ 3,5 mV (Sokolow-Lyon) ST-Senkung in I, aVL, $V_{5,\,6}$ T-Negativierung in I, aVL, $V_{5,\,6}$; (überdrehter) Linkstyp RI ≥ 1,6 mV; RaVL ≥ 1,1 mV RI + SIII ≥ 2,5 mV (Gubner u. Ungerleider); RV4, 5, 6 ≥ 2,6 mV
Rechtsherz-hypertrophie	RV1 + SV5, 6 ≥ 1,05 mV (Sokolow-Lyon) Rechtstyp, Steiltyp; ST-Senkung in V_1–V_3 T-Negativierung in V_1–V_3 RV1 ≥ 0,7 mV ; R/SV1 ≥ 1 ; R/SV5 ≤ 1 SV5 u. SV6 ≥ 0,7 mV

Tab. 2.3 Pathologische EKG-Befunde *(Forts.)*	
Veränderung	**Interpretation**
QRS verlängert (> 0,11 s)	
Linksschenkelblock (LSB) **Cave:** Endstreckenbeurteilung u. Infarktdiagnose kaum möglich!	*Inkomplett:* QRS-Zeit ≤ 0,11 s *Komplett:* QRS-Zeit > 0,11 s Deformierter QRS-Komplex in I, II, aVL, V_5, V_6, ST-Senkung mit präterminal neg. T in I, II, aVL, V_5 u. V_6 Oberer Umschlagpunkt V_6 > 0,05s (Zuckerhutform) *Linksanteriorer Hemiblock* (LAHB): überdrehter Linkstyp + S Persistenz bis V_6, kl. Q Zacke in I u. AVL *Linksposteriorer Hemiblock* (LPHB): überdrehter Rechtstyp, kl. Q-Zacken in II, III, AVF, träger R-Anstieg
Rechtsschenkelblock (RSB)	*Inkomplett:* QRS-Zeit < 0,11 s Doppelgipfliges R (rSR-Form) in V_1 u. aVR. Plumpes tiefes S in I *Komplett:* QRS > 0,11 s, QR-Zeit > 0,08 s (= oberer Umschlagspunkt) M-förmig deformierter QRS-Komplex v. a. in V_1 u. aVR
Bifaszikulärer Block	Kompletter LSB *LAHB + RSB*: überdrehter Linkstyp + RSB (häufigster bifaszikulärer Block) *LPHB + RSB:* überdrehter Rechtstyp + RSB
Veränderung der ST-Strecken	
ST-Strecken-Senkung	*Konvexbogig:* z. B. bei LV-Hypertrophie in I, aVL, $V_{5,6}$; bei RV-Hypertrophie in III, aVR, V_1, V_2; bei LSB zusätzlich QRS-Verbreiterung u. T neg. *Konkavbogig (muldenförmig):* z B. Digitaliseffekt, ACS *Aszendierend:* unspez., bei Tachykardie *Horizontal, deszendierend:* z. B ACS
ST-Strecken-Hebung	Nicht path. Hebungen in V_{2-4} bei vagotonen Jgl. möglich! Myokardinfarkt (▶ 4.2) Herzwandaneurysma (monatelange Persistenz des II. Infarktstadiums) LE (▶ 5.2, SIQIII-Typ, inkompletter RSB, S–V_6), Perikarditis (*konvexbogige* ST-Hebung in allen Ableitungen, Fehlen infarkttypischer Veränderungen wie R-Verlust, path. Q)
Veränderung der T Welle	
„Hohes" T	Vagotonie (Sinusbradykardie) 1. Phase des Herzinfarkts („Erstickungs-T"), Hyperkaliämie (QT-Verkürzung; zeltförmige, hohe T-Welle)
T-Abflachung	Hypokaliämie (QT-Verlängerung, U-Welle, in schweren Fällen Verschmelzung von T- u. U-Welle) Myokarditis, KHK, beginnende LV-Hypertrophie
Präterminal neg. T	Normal in Ableitung III, bei Jgl. auch in V_{3-4} Path.: LV-Hypertrophie, KHK, Digitalis, Perikarditis
Terminal neg. T	Nichttransmuraler Infarkt, Peri-, Myokarditis, Intoxikation, rheumatische o. neoplastische Infiltration

Tab. 2.3 Pathologische EKG-Befunde *(Forts.)*

Veränderung	Interpretation
U Welle	
Hohe U-Welle	Vagotonie, Bradykardie, Sportlerherz, Hypokaliämie, Hyperthyreose, ZNS-Erkr.
Neg., biphasische U-Welle	Stets path. Bei LV-Hypertrophie (bes. in I, V4–6), Rechtsbelastung (bes. in II, III, V_{1-2}), KHK (oft gleichzeitig ST-Strecken-Senkung), nach Herzinfarkt, LE, Schenkelblock, Extrasystolie

2

Konkordant neg. T-Welle in aVR u. V_1 physiologisch; bis etwa zum 30. Lj. auch in V_2.

2.3.2 Elektrische Kardioversion/Defibrillation

Kardioversion

Bei der Kardioversion erfolgen die Gleichstromstöße synchron zum QRS-Komplex. Dadurch wird verhindert, dass der Stromstoß in die vulnerable Phase des Herzzyklus fällt u. Kammerflimmern auslöst.

Indikation Tachykarde HRST:
- Mit hämodynamischer Instabilität: VT, Vorhofflimmern, -flattern, paroxysmale SVT
- Bei hämodynamischer Stabilität, wenn HRST durch Antiarrhythmika nicht ausreichend therapierbar

Kontraindikationen Sick-Sinus-Sy. ohne temporären SM-Schutz, Vorhofflimmern mit langsamer Ventrikelfrequenz, ausgeprägte Erregungsleitungsstörungen (höhergradige SA- u. AV-Blockierungen). Digitalisintoxikation.

Durchführung

Vorbereitung:
- Bei Vorhofflimmern u. hämodynamischer Stabilität transösophagealer Ausschluss intrakardialer Thromben u. sofortige Antikoagulation, z. B. mit NMH gewichtsadaptiert o. mit Heparin-Perfusor (▶ 20.2)
  Alternative: 3-wöchige Antikoagulation, z. B. mit Phenprocoumon (Marcumar®) o. NOAKs vor Kardioversion
- Bei hämodynamischer Stabilität 8 h zuvor nüchtern lassen
- EKG-Monitoring
- O_2 2–6 l per Nasensonde, Ambu-Beutel, Intubationsbesteck in Reichweite
- Ggf. Klebeelektroden (Klebepads) aufkleben
- Venöser Zugang mit Dreiwegehahn, 500 ml NaCl- o. Ringer-Lsg.
- Defibrillator auf gewünschte J einstellen
- ! Synchronisationstaste drücken!
- (Bei Verwendung von Paddles diese mit Elektrodenpaste bestreichen)
- Kurznarkose mit z. B.
  - Propofol 1 % (Disoprivan 1 %®) 1 mg/kg KG langsam i. v. **oder**

- Midazolam (Dormicum®) 2,5–7,5 mg i. v. **oder**
- Etomidat (Hypnomidate®) 14–20 mg i. v. (7–10 ml), **ggf. mit**
  - Piritramid (Dipidolor®) 7,5–15 mg (0,1–0,2 mg/kg KG) o. Fentanyl 0,05 mg i. v.

Kardioversion:

- Wenn Pat. schläft (keine Reaktion auf Sternumreiben), Energie vorwählen:
  - **SVT** bzw. schmale Kammerkomplexe (Ausnahme Vorhofflimmern): initial 50 J → 100 J → 200 J
  - **VT** bzw. breite Kammerkomplexe u. Vorhofflimmern: initial 100 J → 200 J (falls frustran, nur in Ausnahmefällen 300 J → 360 J)

! Vor bzw. zwischen den einzelnen Stromstößen **jedes Mal erneut** Synchronisationstaste drücken, vor jeder Stromstoßauslösung umstehendes Personal durch lautes Kommando, z. B.: „Alle weg vom Bett“ (insb. bei Verwenden von Klebeelektroden) vorwarnen

- Nach erfolgreicher Kardioversion des Vorhofflimmerns/-flatterns Antikoagulation für 3–4 Wo. fortsetzen

Platzieren der Klebeelektroden bzw. Paddles (▸ Abb. 2.15):

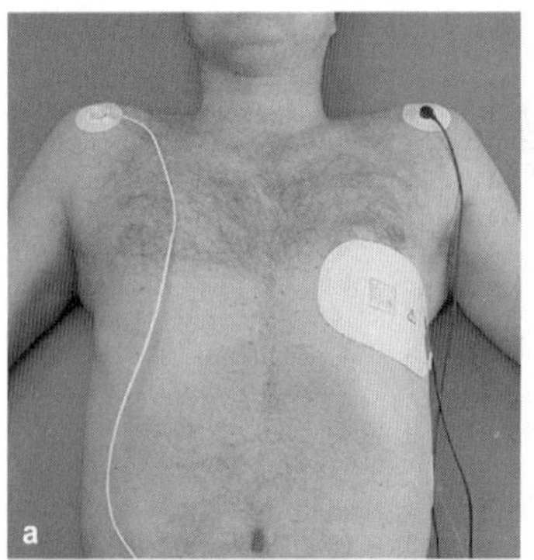

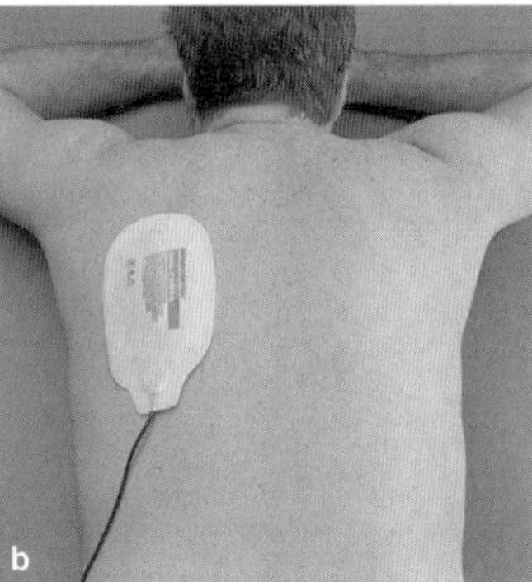

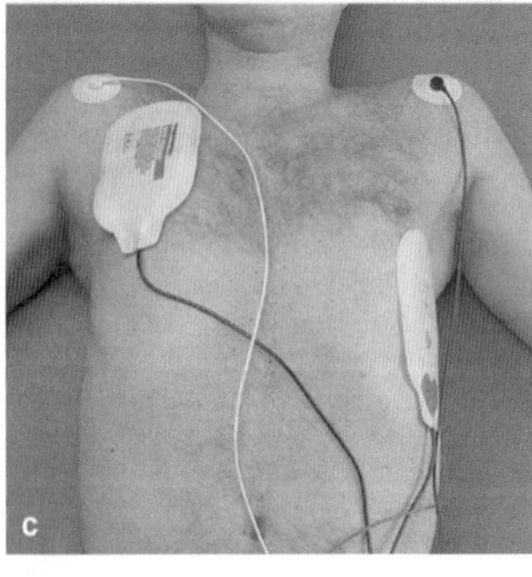

Abb. 2.15 Paddle-Positionen:
a, b) anterior-posterior
c) anterior-anterior/lateral [G963]

! So viel Herz wie möglich zwischen die Elektroden u. nicht unmittelbar auf Sternum o. Skapula, da Knochen sehr schlecht leitet.
  - **anterior-anterior** (▶ Abb. 2.15c): re Elektrode parasternal unter der Clavicula, andere li thorakal über der Herzspitze.
  - **anterior-posterior** (▶ Abb. 2.15a, b): eine Elektrode unter das li Schulterblatt, die andere li parasternal ca. in Höhe des 4. ICR.

! Umständlicher, aber deutlich bessere Erfolgsrate: Kardioversion in a.-p. Position (unproblematisch mit Klebeelektroden).

- Bei **SM**- o. **ICD-Trägern** mind. 10 cm Abstand zwischen Klebeelektroden/Paddles u. SM-/ICD-Aggregat. SM/ICD darf nicht im dir. Stromfluss zwischen Klebeelektroden/Paddles liegen.

Defibrillation

Bei der Defibrillation erfolgt der Gleichstromstoß nicht synchron zum QRS-Komplex.

Indikation Kammerflimmern.

Durchführung

- CPR beginnen
- Klebeelektroden o. Paddles wie bei Kardioversion platzieren (▶ 2.3.2)
- EKG ableiten, entweder über Paddles o. separate Elektroden
- Energie vorwählen:
  - Biphasisches Gerät: 200 J (in Ausnahmefällen 360 J)
  - Monophasisches Gerät: 360 J

! Keine Synchronisation!

- Nach jeder Schockabgabe CPR zunächst über 2 min fortführen, dann Puls- (A. femoralis o. A. carotis) u. EKG-Kontrolle

Komplikationen Kardioversion/Defibrillation

- Asystolie, häufig für einige Sekunden, bis Sinusrhythmus einsetzt. Bei lang anhaltender Asystolie → Reanimation (▶ 4.1)
- Kammerflimmern → Defibrillation
- Art. Embolie, v. a. bei Vorhofthromben
- Hautverbrennungen
- Allergische Reaktion auf Narkotika
- Erhöhung der kardialen Enzyme
- Lungenödem

SM u. Defibrillatoren müssen nach Kardioversion o. Defibrillation immer kontrolliert werden.

2.3.3 Temporärer Schrittmacher

Indikation

Symptomatische bradykarde HRST:

- Asystolie
- AV-Block III. Grades

- AV-Block II. Grades Typ Mobitz mit Synkopen
- Hämodynamisch relevante Bradyarrhythmia absoluta bei Vorhofflimmern o. -flattern

Externe transthorakale Stimulation

- Als Sofortmaßnahme u. Überbrückung
- Selbstklebende Elektroden präkordial (neg.) u. li unter der Skapula (pos.) anbringen
- EKG als Triggersignal zusätzlich für Demand-Funktion anschließen. Stromstärke zwischen 40 u. 200 mA u. Dauer von 20–40 ms einstellen
- Analgosedierung wegen schmerzhafter Muskelkontraktionen erforderlich (z. B. Fentanyl 0,05–0,1 mg plus Midazolam 2,5–7,5 mg, ggf. Perfusor s. innere Umschlagseite hinten)
- Stimulationsfrequenz 70/min, mit hoher Stromstärke beginnen u. rasch reduzieren

Intrakardiale Stimulation

Zugangswege Wie für ZVK, bevorzugt: V. jugularis int. re oder V. subclavia li (ggf. permanenter SM im Verlauf geplant mit meist rechtsseitiger Implantation), V. femoralis re.

Material

- Wie bei ZVK (▶ 2.2.2)
- Schleuse (F5), SM-Kabel mit Anschlüssen für Einkammersystem ausreichend, SM
- I. d R. gepacktes Set mit sterilen Kompressen, Schälchen für Desinfektionsmittel, Klemme, Tupfern. Beachte Ballonkatheter bei „blindem" Einschwemmen
- C-Bogen bei Einschwemmen über V. femoralis, Monitorüberwachung

Durchführung

Einschwemmen über V. femoralis:

- Pat. auf Durchleuchtungstisch lagern, an Monitor anschließen u. C-Bogen platzieren
- Sterilen Tisch decken, SM-Kabel auspacken, Schleuse vorbereiten
- Pat. entsprechend lagern (▶ 2.2)
- C-Bogen dort, wo später zur Platzierung berührt wird, steril abdecken. Punktionsstelle mehrfach mit Tupfer u. Desinfektionsmittel steril abwaschen
- Punktion der V. femoralis, Schleuse in Seldinger-Technik platzieren. SM-Kabel über die Schleuse unter Sicht in re Vorhof vorschieben
- Platzierung zur ventrikulären Stimulation: Spitze am Boden der re Kammer in leicht gestauchter Position (▶ Abb. 2.16)

Einschwemmen über V. jugularis int. oder V. subclavia:

- Punktion wie bei ZVK (▶ 2.2.2). Schleuse in Seldinger-Technik platzieren
- SM-Kabel im „Kondom" belassen u. über die Schleuse langsam unter EKG-Kontrolle vorschieben. Ballon nach ca. 15–20 cm aufblasen u. weiter einschwemmen. **Cave:** Bei jedem Rückzug des Kabels Ballon entlüften!
- Elektroden an SM-Aggregat anschließen: proximal am „plus", distal am „minus"
- SM-Kabel proximal (Gewinde an der Schleuse) fixieren, Stimulation beginnen – sichere Position des SM-Kabels bei effektiver Überleitung der Stimulation – Spike mit folgendem LSB

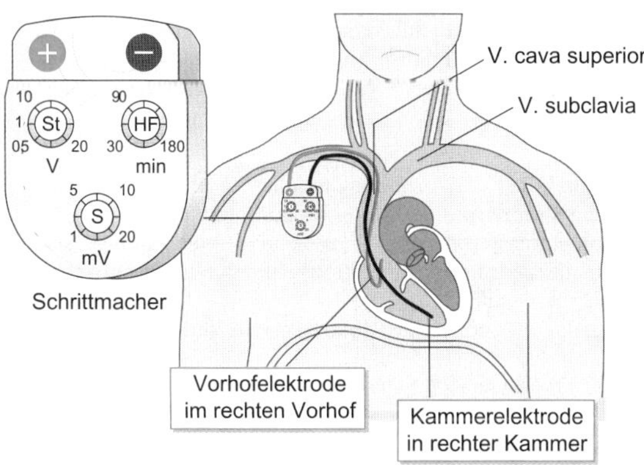

Abb. 2.16 Schrittmacher [L157]

- Anschließend mit Kompressen u. Fixomull® fixieren
- Rö-Kontrolle
- Nach Umlagern des Pat. SM-Funktion überprüfen

Einstellung des Schrittmachers

VVI-Modus bei antibradykardem Pacing ausreichend.

- **Frequenz:** 70–90/min bei SM-Abhängigkeit, sonst ca. 20/min unter Eigenfrequenz
- **Sensing-Schwelle:** Erkennen der Eigenaktionen durch den Schrittmacher. Ermittlung der Sensing-Schwelle:
  - Stimulationsfrequenz unter Eigenfrequenz stellen. Bei adäquatem Sensing sistiert die Stimulation
  - Sensing-Schwelle erhöhen (mV erhöhen!), bis Eigenaktionen nicht mehr korrekt erkannt u. am Monitor erkennbar sind. Optimale Lage, jedoch nicht immer erreichbar: Sensing-Schwelle > 5 mV
  - Sensing am SM-Aggregat auf die Hälfte der ermittelten Sensing-Schwelle einstellen
- **Pacing-Schwelle (Reizschwelle):** minimal notwendige Stromstärke, die zur adäquaten Ventrikelstimulation nötig ist. Ermittlung der Pacing-Schwelle:
  - SM auf Demand-Funktion (meist VVI) einstellen
  - Stimulationsfrequenz 20/min über die Eigenfrequenz einstellen
  - Spannung (Stimulation) auf hohen Wert (5 V) stellen u. langsam reduzieren, bis auf dem Monitor keine effektiven SM-Aktionen (Spikes mit breiten QRS-Komplexen) erkennbar sind
  - Optimale Reizschwelle < 1,5 V. Bei hohen Reizschwellen Neuplatzierung der Sonde
  - Stromstärke am SM-Aggregat auf das 2- bis 3-Fache der Reizschwelle einstellen

Mögliche Probleme Bei Stimulationsausfall:
- Mit Spikes im EKG: Sondendislokation, erhöhte Reizschwelle → Stromstärke erhöhen, ggf. Sondenneuplatzierung
- Ohne Spikes im EKG: Diskonnektion, Batterieerschöpfung, Sondenbruch, Aggregat defekt

Komplikationen
- Auslösen von HRST; CK-Erhöhung möglich
- Hautreizung/Verbrennung bei externer Stimulation
- Thrombophlebitis, Myokardperforation, Sondenverknotung, Elektrodendislokation bei intrakardialer Stimulation, Luftembolie, Pneumothorax, Trikuspidalklappeninsuff.

! Bei Myokardperforation → Elektrode belassen, Verlegung in kardiochir. Zentrum

2.4 Bluttransfusion

2.4.1 Allgemeines

Aufklärung
- Es besteht generelle Aufklärungspflicht, die durch den transfundierenden Arzt selbst durchzuführen u. zu dokumentieren ist.
- Stets zwischen Nutzen u. Risiko abwägen, insb. Infektionsgefahr u. Immunisierung (hier v. a. hämatol. u. onkol. Pat. durch Bildung von HLA-AK) bedenken.

Verweigerung einer Transfusion
- Volljähriger mündiger Pat.: darf die Transfusion verweigern, auch bei akuter Lebensgefahr. Angehörige besitzen kein Bestimmungsrecht.
- Minderjähriger Pat.: Sollten Erziehungsberechtigte die Transfusion verweigern, kann die Transfusionserlaubnis beim Vormundschaftsgericht erwirkt werden.
- Bewusstseinsgetrübter o. bewusstloser Pat. in Lebensgefahr: über die Transfusionsnotwendigkeit entscheidet ausschließlich der Arzt.

Anforderung von Blutkonserven
- Für Blutgruppenbestimmungen (AB0, Rhesusfaktoren) sowie AK-Suchtest müssen vom *transfundierenden Arzt* 10 ml Nativblut abgenommen werden.
- Röhrchen mit Namen, Vornamen u. Geburtsdatum beschriften.
- Anforderungsschein sorgfältig ausfüllen u. unterschreiben. In den meisten Kliniken enthält der Anforderungsschein codierte Aufkleber, mit denen die Röhrchen beklebt werden müssen.

! Differenzierung evtl. vorliegender AK u. Bereitstellung verträglicher Präparate benötigen mehrere Stunden, ausgenommen Notfalltransfusionen ohne Kreuzprobe bei vitaler Ind.! Deshalb rechtzeitige Anforderung mit Ind.-Stellung u. wichtigen (transfusionsrelevanten) klin. Angaben.

Kreuzprobe (Verträglichkeitsprobe)
- Eine Kreuzprobe ist max. 72 h gültig u. muss nach dieser Zeit auch für bereits als verträglich getestete Präparate mit frisch entnommenem Blut erneut durchgeführt werden.
- Für FFP u. Thrombozytenkonzentrate (TK) ist eine Kreuzprobe nicht erforderlich (Ausnahme stark Ery-kontaminierte TK).

- Ery-haltige Präparate u. (nach Möglichkeit) TK müssen AB0- u. Rhesus-kompatibel transfundiert werden:
  - AB0-System: ▶ Tab. 2.4.
  - Rhesus-System: Ein Rh-neg. Empfänger muss Rh-neg. Erys erhalten. Ein Rhesus-pos. Empfänger kann Rh-pos. u. Rh-neg. Erys erhalten.

Bei Rh(D)-neg. Mädchen sowie Rh(D)-neg. Frauen im reproduktionsfähigen Alter ist die Transfusion von Rh-pos. (D-pos.) EKs unbedingt zu vermeiden (ausgenommen lebensbedrohliche Situationen).

2

Tab. 2.4 Mögliche Transfusionen im AB0-System

Pat. mit Blutgruppe	darf EKs erhalten der Blutgruppe	darf FFP erhalten der Blutgruppe
0	0	0, A, B, AB
A	A, 0	A, AB
B	B, 0	B, AB
AB	AB, A, B, 0	AB

2.4.2 Gabe von Erythrozytenkonzentraten, Thrombozytenkonzentraten, Fresh Frozen Plasma

Für alle Komponenten gilt: Angaben von Empfänger (Pat.) u. Spender, Blutgruppe u. Konservennummer, Chargennummer auf Präparat u. Begleitpapieren, Verfallsdatum überprüfen.

Erythrozytenkonzentrate (EK)

Indikation Generelles Ziel: Verhindern einer anämischen Hypoxie.

Entscheidend für die Gabe von EKs sind nicht allein Laborwerte, sondern die Ursache einer Anämie, der zeitliche Verlauf u. das Vorliegen von Symptomen einer relevanten Anämie sowie das gleichzeitige Vorliegen schwerer Begleiterkr. (▶ Tab. 2.5).

Durchführung

- AB0-Kurzbestimmung des Empfängers (Pat.) mittels Bedside-Test muss vom *transfundierenden Arzt* durchgeführt werden.
- Bedside-Karte mit Namen des Pat. u. Konservennummer beschriften, Ergebnis dokumentieren (Beschriftungsfeld der Testkarten ist abziehbar u. kann in die Kurve geklebt werden).
- EK-Gabe über Transfusionsbesteck mit Filterkammer (zur Hälfte mit Blut füllen). transfundieren. Möglichst großen Zugang (≥ 18 G/grün) verwenden.
- Keine gleichzeitige Applikation von Medikamenten über diesen Zugang.
- EKs nach Lieferung bzw. Erwärmung innerhalb von 6 h transfundieren.

2

Tab. 2.5 Transfusionsindikation

Hb-Bereich	Kompensationsfähigkeit/Risikofaktoren	Transfusion
≤ 6 g/dl (≤ 3,7 mmol/l)	–	ja
> 6–8 g/dl (3,7–5,0 mmol/l)	Kompensation adäquat, keine Risikofaktoren	nein
	Kompensation eingeschränkt, Risikofaktoren vorhanden (z. B. KHK, Herzinsuff., zerebrovaskuläre Insuff.)	ja
	Hinweise auf anämische Hypoxie (physiol. Transfusionstrigger: z. B. Tachykardie, Hypotension, EKG-Ischämie, Laktatazidose)	ja
8–10 g/dl (5,0–6,2 mmol/l)	Hinweise auf anämische Hypoxie (physiol. Transfusionstrigger: z. B. Tachykardie, Hypotension, EKG-Ischämie, Laktatazidose)	ja
> 10 g/dl (> 6,2 mmol/l)	–	nein

Merke: Die Hb-Konz. allein ist kein adäquates Maß des O_2-Angebots. Bei Hypovolämie gibt der Hkt den Ery-Mangel nicht korrekt wieder. Individuelle Faktoren können eine von den Empfehlungen abweichende Indikationsstellung erforderlich machen.

Faustregel: Bei einem normalgewichtigen Pat. steigert generell 1 EK den Hb um 1 g/dl bzw. den Hkt um 3–4 %.

! Die Transfusion muss vom Arzt selbst eingeleitet werden. Die ersten 50 ml rasch transfundieren u. Reaktionen des Pat. beobachten (Dyspnoe? Tachykardie? RR-Abfall?).

- Die Transfusionsdauer beträgt im Normalfall 1 h. Zur Vermeidung einer Volumenüberlastung bei Nieren-, Herzinsuff. u. alten Pat. nicht mehr als 4 Bluteinheiten in 3–4 h.
- Erwärmung auf Raumtemperatur nur bei Massentransfusionen, bekannten Kälte-AK u. Neugeborenen im speziellen Wärmeapparat (EKs 15 u. FFP 25 min).
- Leere Blutbeutel zur Klärung einer möglichen Transfusionsreaktion 24 h im Kühlschrank aufbewahren (s. u.).

Vorgehen bei Massentransfusion

Def.: nahezu kompletter bis vollständiger Austausch des Blutes eines Pat. innerhalb von 24 h.

- Mind. 2 großlumige Zugänge (z. B. 14 G/orange, 16 G/grau)
- Druckinfusion mit spezieller Manschette
- Bei Massentransfusion gleichzeitige FFP-Applikation
- Faustregel: FFP: 15–20 ml/kg KG mit einer Geschwindigkeit von 30–50 ml/min bei Massenblutungen

Vorgehen bei Notfalltransfusion
- Transfusion von EKs ohne Kreuzprobe nur bei vitaler Ind.!
- Unbedingt vor Transfusionsbeginn 20 ml Nativblut für nachträgliche Blutgruppenbestimmungen u. nachgezogene Kreuzprobe abnehmen
- Bei bekannter Blutgruppe des Pat.: Bedside-Test, dann Transfusion
- Bei unbekannter Blutgruppe: EKs der Blutgruppe 0 transfundieren, wenn möglich Rh-neg.

Vorgehen bei starker Blutung
- Mind. 2 großlumige Zugänge (≥ 12 G/grün) bevorzugt an je einem Arm. Nativblut zur Bestimmung von Blutgruppe, Kreuzprobe u. ggf. weiterer Laborparameter (BB, Quick, aPTT, Krea, Na^+, K^+) entnehmen
- Infusion kristalliner Lsg., Ziel-RR_{syst} > 80 mmHg
- Weiteren Konservenbedarf abschätzen u. EKs u. FFP bestellen
- Gabe von gekreuzten EKs mittels Druckinfusion, bei vitaler Bedrohung ungekreuzte EKs (Notfalltransfusion)
- Nach den ersten 6–8 EKs Gabe von 1–2 FFP für jeweils 2 EKs
- Nach den ersten 8–10 EKs Gabe von gepoolten TK (1 TK auf 6 EKs)
- Bei bestimmtem Gerinnungsfaktormangel Faktor gezielt substituieren
- Wiederholte Bestimmung von kleinem BB, aPTT u. Quick
- Aufrechterhaltung der Urinproduktion von mind. 0,5 ml/kg KG/h
- AK-Suchtest u. Coombs-Test

Thrombozytenkonzentrate (TK)

Indikation
- Massive u. bedrohliche Blutungen: Thrombozytensubstitution bei Thrombos < 100.000/µl.
- Große geplante OPs: Thrombozytensubstitution bei Thrombos < 50.000/µl.
- Weitere Ind.: www.bundesaerztekammer.de/fileadmin/user_upload/downloads/QLL_Haemotherapie_2014.pdf.
- **Sonderfall:** Bei ITP (M. Werlhof, ▶ 9.3.4), HUS, TTP, HELLP-Sy. o. Verbrauchskoagulopathie **nur** bei nicht beherrschbarer Blutung o. bei Notfall-OP. Prophylaktische Gaben sind nutzlos u. induzieren AK-Bildung.

Durchführung
- Thrombos werden i. d. R. über Standardtransfusionsbestecke sofort transfundiert (über 30 min).
- Es können bis zu 6 TK über ein Besteck transfundiert werden (max. 6 h verwendbar).
- Bei TK ist keine Kreuzprobe erforderlich.

Die Gabe von 1 TK führt i. d. R. zu einem Anstieg der Thrombos um 20.000–30.000/µl. Kontrolle nach 1 h, 12 h u. 24 h.

- Bei zu erwartender chron. Substitution (hämatol. Grunderkr.) möglichst HLA-Typisierung (zeitaufwendig, rechtzeitig anfordern!) vor der ersten Transfusion durchführen lassen, HLA-kompatible TK verwenden
- Im Notfall hier Transfusionsbesteck mit Leukozytenfilter benutzen

2

Fresh Frozen Plasma (FFP = gefrorenes Frischplasma, GFP)

Indikation

- Ersatz von Plasma bei Massentransfusionen (> 5 EKs)
- Faktor-V- u. -XI-Mangel (keine einzelnen Konzentrate verfügbar)
- Manifeste Gerinnungsstörungen mit gleichzeitiger Blutung, z. B. bei Verbrauchskoagulopathie

Durchführung

- FFP nach Lieferung aus der Blutbank unmittelbar im Wärmeapparat auftauen u. erwärmen; anschließend innerhalb von 6 h transfundieren. FFP nicht im Eisschrank lagern!
- FFP AB0-kompatibel mit Transfusionsbesteck transfundieren.
- Bei Massentransfusionen gilt das Verhältnis: 1 FFP auf 2–5 EKs.
- Kinder u. Frauen im reproduktionsfähigen Alter mit Rh-neg. Blutgruppe sollten Rh-neg. FFP erhalten.

1 ml Plasma/kg KG steigert den Spiegel der Gerinnungsfaktoren u. Inhibitoren um 1 %.

Transfusionsreaktionen

Reaktionen auf Blut o. Blutbestandteile treten sofort, Stunden o. Tage nach einer Transfusion auf.

Klinik ▶Tab. 2.6.

Tab. 2.6 Transfusionsreaktionen

Syndrom	Klinik	Pathologie	Therapie
Nichthämolytische febrile Transfusionsreaktion	Fieber (Temp.-Anstieg um > 1 °C), Schüttelfrost, Juckreiz, selten RR-Abfall u. Bronchospasmus mit Atemnot, keine Anzeichen einer Hämolyse	HLA-AK Granulozytenspez. AK Thrombozytenspez. AK	Transfusionsstopp! Ausschluss einer Hämolyse Antihistaminika bei anaphylaktischem Schock Antipyretische Therapie
Hämolytische Transfusionsreaktion	Symptome der gestörten Mikrozirkulation (Schmerzen in der Lendenregion, retrosternal, Röhrenknochen), Schockzeichen, Verbrauchskoagulopathie (Petechien, Blutungen), ANV, Bronchospasmus mit akuter Atemnot, TRALI Hämolyse	Vorliegen von Allo-AK im Empfängerserum gegen Antigene auf den transfundierten Erys Typischerweise bei AB0-inkompatibler Transfusion von EKs	Transfusionsstopp! Bei schwerer hämolytischer Reaktion Schocktherapie (▶3.3.2), Ther. o. Prophylaxe des ANV (▶8.1) u. einer Verbrauchskoagulopathie (▶3.6).
Bakt. bedingte Transfusionsreaktionen	Schock, evtl. schon nach wenigen Millilitern, DIC, Hämolyse	v. a. gramneg. Endotoxinbildner	Transfusionsstopp! Antibiotikum

Diagnosesicherung/weitere Maßnahmen

- Unmittelbar nach Stoppen der Transfusion 20 ml Nativblut u. 5 ml EDTA-Blut zur blutgruppenserol. Abklärung abnehmen
- Zusätzlich großes BB, Krea, Na^+, K^+, Quick, aPTT, Bili, LDH, Hp, freies Hb i. S. u. i. U.
- Diensthabenden Transfusionsmediziner verständigen u. sofortige Rückgabe der transfundierten Konserve mit Transfusionsbesteck u. Begleitpapieren an die Blutbank veranlassen
- Bei verzögert auftretender unspez. Reaktion: subjektives Befinden beobachten u. Vitalfunktionen kontrollieren
- Ggf. Verlegung auf ITS u. Ther. nach Klinik

2

2.5 Schutz vor Infektionen: Vorgehen bei Nadelstichverletzung

2.5.1 Allgemeines

Infektionsrisiko nach einer Nadelstichverletzung mit infiziertem Material:
- Hepatitis B: 6–30 %
- Hepatitis C: 0,5–1,0 %
- HIV-Inf.: 0,3 %

Daher ist die aktive Hepatitis-B-Impfung für med. Personal unerlässlich!

Präventive Maßnahmen

- Konsequente Grundregeln der Hygiene u. Unfallverhütung beachten (bei jedem möglichen Kontakt mit Körpersekreten virusdichte Handschuhe tragen)
- Ggf. Mund- u. Augenschutz sowie Schutzkittel tragen
- ! Injektionsnadeln **nicht in Plastikummantelung** zurückstecken (häufigste Ursache für Nadelstichverletzungen!). Gebrauchte Nadeln o. Skalpelle nicht biegen o. brechen
- Gebrauchte Injektionsnadeln, Einmalskalpelle etc. **umgehend** in entsprechende Behälter entsorgen (ggf. Behälter in Pat.-Zimmer mitnehmen)
- Bei unruhigen Pat. Hilfestellung (Arm fixieren) geben lassen
- Unbedingt Pflegepersonal über bekannte Inf. informieren. Gewebe- u. Blutproben von infizierten Pat. immer deutlich kennzeichnen (z. B. „infektiös“)

Nach einer Nadelstichverletzung muss bis zum Beweis des Gegenteils von potenzieller Infektiosität ausgegangen werden.

Allgemeine Sofortmaßnahmen

▶ Abb. 2.17.

Sofort **D-Arzt-Bericht,** Hepatitis-Serologie B u. C sowie HIV-Test, ebenso vom Indexpat., falls bekannt (Einwilligung für HIV-Test erforderlich). Krankheitsstadium erfragen u. dokumentieren. Höheres Risiko bei hoher Viruslast.

2

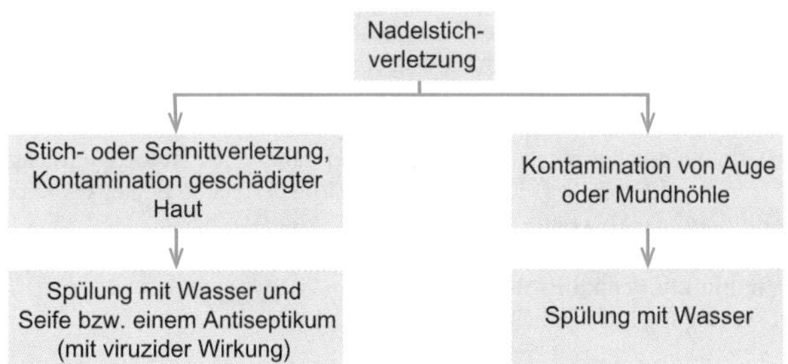

Abb. 2.17 Sofortmaßnahmen bei Nadelstichverletzungen [V492]

2.5.2 Spezielle Maßnahmen

Jedes Krankenhaus muss über eine schriftlich fixierte Behandlungsrichtlinie u. einen verantwortlichen Ansprechpartner verfügen (i. d. R. der Betriebsarzt). Aktuelle Vorgaben unter: www.rki.de

Hepatitis B

Hepatitis-B-Impfstatus entscheidet über weiteres Vorgehen:

- Anti-HBs-Titer > 100 IE/l: ausreichend
- Anti-HBs-Titer < 100 IE/l o. unklar: Auffrischungsimpfung
- Ungeimpfte Person:
  - Simultane Aktiv-Passiv-Impfung binnen 48 h (optimal binnen 6 h)
  - Betroffenen auf aktive Wiederholungsimpfung aufmerksam machen
- Kontrolle von HbsAg, Anti-Hbc sofort, nach 6 u. 12 Wo. sowie nach 6 Mon.

Hepatitis C

- Derzeit keine Impfmöglichkeit gegen Hepatitis C
- HCV-AK sofort, nach 6 u. 12 Wo. sowie nach 6 Mon.
- HCV-RNA-PCR zur Frühdiagn. nach 2 Wo. u. ggf. erneut nach 6 Wo.
- Frühzeitige Ther. einer akuten Hepatitis C nach Leitlinie: www.dgvs.de

Details unter www.deutsche-leberstiftung.de und www.dgvs.de

HIV

Die medikamentöse Postexpositionsprophylaxe ist immer eine Individualentscheidung, je nach Risikokonstellation (aktuelle Empfehlungen www.rki.de/www.daignet.de). Ind. ▶ Tab. 2.7.

Medikamentöse Postexpositionsprophylaxe:

- Generell wird eine PEP mit einer 3er-Komb. (z. B. 2 Nukleosidanaloga u. 1 Proteaseinhibitor) über mind. 28–30 d empfohlen.
- So früh wie möglich (optimal 2 h, max. 24 h nach Exposition)! Daher müssen Medikamente auch nachts verfügbar sein!

Tab. 2.7 Indikation zur Postexpositionsprophylaxe

Expositionsereignis	VL bei Indexperson > 50 Kopien/ml oder unbekannt	VL bei Indexperson < 50 Kopien/ml oder unbekannt
Massive Inokulation (> 1 ml) von Blut o. anderer (Körper-)Flüssigkeit mit (potenziell) hoher Viruskonz.	empfehlen	empfehlen
Perkutane (blutende) Stichverletzung mit Injektionsnadel o. a. Hohlraumnadel Schnittverletzung mit kontaminiertem Skalpell, Messer o. Ä.	empfehlen	anbieten
Oberflächliche Verletzung ohne Blutfluss Kontakt von Schleimhaut o. verletzter/ geschädigter Haut mit Flüssigkeit mit potenziell hoher Viruskonz.	anbieten	nicht indiziert
Perkutaner Kontakt mit anderen Körperflüssigkeiten als Blut (z. B. Urin o. Speichel) Kontakt von intakter Haut mit Blut (auch bei hoher Viruskonz.) Haut- o. Schleimhautkontakt mit Körperflüssigkeiten wie Urin u. Speichel	nicht indiziert	nicht indiziert

- Die Wirkung ist auch abhängig von der Vorbehandlung des Pat., an dem man sich evtl. infiziert hat. Daher sinnvollerweise Kontaktaufnahme nach der ersten Einnahme mit nächstgelegenem HIV-Schwerpunkt.

HIV-AK sofort, nach 4, 6 u. 12 Wo. sowie nach 6 u. 12 Mon.

2.6 Beatmung

2.6.1 Notfalltabelle

Notfallintubation und Notfallbeatmung: ▶ Tab. 2.8.

2.6.2 Grundlagen

Vor jeder invasiven Beatmung überprüfen, ob mögliche Ursachen für eine erschwerte Spontanatmung beseitigt wurden:

- Atemwege frei? → Mund u. Rachen inspizieren, Atemwege freimachen, absaugen
- Medikamente als Ursache für Ateminsuff. (z. B. Opiate, insb. Schmerzpflaster, Benzodiazepine, Muskelrelaxanzien)? → antagonisieren
- Schmerzbedingte Hypoventilation? → Analgesie
- Bronchospasmus → β_2-Mimetika, Steroide, O_2 (**cave:** CO_2-Narkose bei bekannter chron. Hyperkapnie, strenge Überwachung, BGA-Kontrollen)
- Pneumothorax → Thoraxdrainage
- Atelektasen → Masken-CPAP

Tab. 2.8 Notfälle: Intubation und Beatmung

Notfallintubation	**Maßnahmen**	**Medikament/Therapie**
	Präoxygenierung mit 100 % O_2 u. Maskenbeatmung Absaugen bei Bedarf 2 sichere venöse Zugänge Larynxspatel in 2 Größen bereitlegen lassen Tubusgröße: • M: 8,0–9,0 mm • F: 7,5–8,0 mm	**Sedativum,** z. B.: Propofol: 1,5–2,5 mg/kg KG i. v. oder Dormicum: 0,1–0,2 mg/kg KG i. v. oder Etomidat: 0,15–0,3 mg/kg KG i. v. oder Thiopental: 3–5 mg/kg KG i. v. **Analgetikum:** Fentanyl: 1–5 µg/kg KG i. v. oder Sufentanil: 0,3–1 µg/kg KG **Muskelrelaxanzien** nur bei Intubationserfahrung Cis-Atracurium: 0,1 mg/kg KG i. v. **Notfallmedikamente:** Atropin 0,5–1 mg bei Vagusreizung mit Bradykardie o. Asystolie, Akrinor bei Blutdruckabfall, ggf. Adrenalin
Notfallbeatmung	**Parameter**	**Wert**
	Beatmungsmodus	Druckkontrolliert, BIPAP o. IPPV
	F_iO_2	1,0 → schrittweise reduzieren → Ziel S_aO_2 90–95 %
	Atemfrequenz	20/min (kurzzeitig) → 12/min, Hyperventilation vermeiden, leicht erhöhte pCO_2-Werte tolerieren
	I : E	1 : 1,5–2
	PEEP	5–10 cmH_2O
	p_{max}	25 cmH_2O (max. < 35 cmH_2O) → Ziel: AZV ≈ 6–8 ml/kg KG/min
Merke: 1 mg = 1.000 µg 0,1 mg = 100 µg 0,05 mg = 50 µg		

O_2 per Sonde über Nase o. Mund ist ein wichtiges Medikament u. gehört bei Zeichen der Ateminsuff. immer zur initialen Ther.! Bis zu 5 l über Nasensonde, bei höherem Bedarf Hudson®-Maske.

2.6.3 Beatmung mit Ambu-Beutel

Indikation

- Überbrückung bei unzureichender Spontanatmung o. Atemstillstand bis zur definitiven Intubation
- Kurzzeitige Alternative bei schwieriger o. unmöglicher Intubation

Durchführung

- Atemmaske ausreichender Größe über Nase u. Mund platzieren.
- Kopf nur leicht überstrecken u. Unterkiefer mit Klein-, Ring- u. Mittelfinger nach vorn ziehen.
- Daumen u. Zeigefinger halten die Maske luftdicht auf das Gesicht (C-Griff, ▶ Abb. 2.18). Die andere Hand komprimiert den Ambu-Beutel. O_2, an Ambu-Beutel anschließen.

- Frequenz 10–16/min, Thorax muss sich sichtbar heben. **Cave:** Beutel nicht komplett entleeren, sonst Überblähung. Bei zu hohem Druck deutlich erhöhtes Aspirationsrisiko.
- Bei erschwerter Haltung der Maske (großes Gesicht, eingefallene Wangen, Bart) Maske mit beiden Händen halten, weitere Person den Ambu-Beutel drücken lassen.

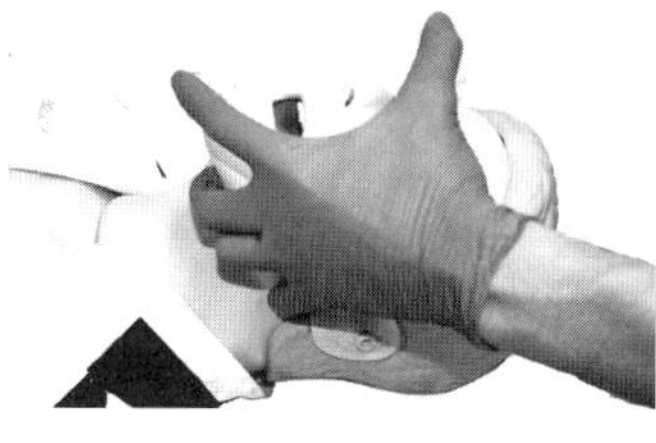

Abb. 2.18 C-Griff

Hilfsmittel zur Freihaltung der Atemwege

- **Guedel-Tubus:** oropharyngealer Tubus, der Zunge u. Zungengrund fixiert. Gebräuchliche Größe bei Erw.: 4–5. Einführen mit der Spitze nach kranial bis zur Rachenhinterwand, dann um 180° drehen, bis äußere Gummiplatte an die Lippen reicht, möglichst fixieren. Größenbestimmung: Abstand Mundwinkel–Ohrläppchen
- **Wendel-Tubus:** nasopharyngealer Tubus. Vor dem Einführen durch ein Nasenloch gut mit Lokalanästhetikum (z. B. Xylocain®-Gel) bedecken u. bis zur Abschlussplatte einführen. Nur zur Überbrückung, da er rasch verschleimt u. zu Nekrosen führen kann. Größenbestimmung: Abstand Nasenloch–Ohrläppchen

2.6.4 Nichtinvasive Beatmung (NIV) mit Maske

Indikation ▶ Tab. 2.9.

- Kurzzeitig: bei akuter respir. Insuff., meist i. R. einer infektexazerbierten obstruktiven Atemwegserkr. u./o. Herzinsuff. (Lungenödem)
- Langfristig: schweres obstruktives o. gemischtförmiges Schlafapnoe-Sy., Herzinsuff. als Heimbeatmung
- Vermeidung einer Intubation, oftmals möglich

Wirkung

- Erhöhung der FRC u. Verhinderung eines Alveolarkollapses
- Entgegenwirken u. Ther. von Atelektasen
- Abnahme der Atemarbeit
- Abnahme des Re-li-Shunts
- Entlastung des re Herzens durch Vorlastsenkung

Kontraindikation

- Absolute KI:
  - Fehlende Spontanatmung
  - Verlegung der Atemwege
  - Blutungen aus Bronchialsystem o. GIT
  - Ileus

Tab. 2.9 Indikation zur (nicht)invasiven Beatmung

• AF > 35/min • Art. O_2-Partialdruck (paO_2) < 50 mmHg unter O_2-Gabe (6 l/min) • CO_2-Partialdruck ($paCO_2$) > 55 mmHg mit pH-Wert < 7,2	• Schwitzen • Tachypnoe • Paradoxe Atmung (Einziehen der Bauchmuskulatur bei Inspiration) • Zunehmende Hyperkapnie, respir. Azidose • Zeichen der Hyperkapnie: Unruhe, Tachykardie, Hypertonie, Bewusstseinsstörungen, Somnolenz, Koma

- Relative KI:
  - Bewusstloser o. nicht complianter Pat.
  - pH < 7,1
  - Starke Verschleimung
  - Keine für den Pat. spürbare Entlastung

Durchführung

- Auf ITS unter kontinuierlichem Monitoring von Vitalparametern, O_2-Sättigung, Bewusstsein, Arterienanlage zur engmaschigen BGA-Kontrolle.
- Maske muss ohne Leckage Mund u. Nase abdecken (reine Nasenmaske bei akuter respir. Insuff. nur selten indiziert).
- Pat. gut aufklären u. beruhigen, da häufig Angst unter der Maske.
- Bei agitiertem dyspnoeischem Pat. Morphingabe erwägen.
- Intensive Pflege (Mund, Nase, Atemwege).
- Pat. nüchtern lassen.

Einstellung

- **CPAP** („continuous positive airway pressure“):
  - F_iO_2: 0,4–0,5
  - CPAP + ASB („acute spontaneous breathing”): PEEP 3–6 cmH_2O; ASB 5–15 cmH_2O
  - Flowtrigger niedrig halten: 2–3 l/min
  - Ind.: respir. Insuff. I
- **BIPAP** („biphasic positive airway pressure“):
  - F_iO_2: 0,4–0,5
  - BIPAP +ASB: PEEP 5–7cmH_2O (= EPAP, exspir. pos. Beatmungsdruck). IPAP 15 cmH_2O, ASB 5–10 (Differenz IPAP – PEEP)
  - Ind.: respir. Insuff. II, z. B. exazerbierte COPD (hier mit niedrigem PEEP beginnen)
  - Häufig besser toleriert, insb. bei Erschöpfung der Atemmuskulatur

Komplikationen

- Abfall des venösen Rückstroms: RR-Abfall u. Sinken des HZV
- Magenüberblähung, Aspirationsgefahr

2.6.5 Intubation

Indikation

- Notfallintubation: Atemstillstand, Herz-Kreislauf-Stillstand
- Respir. Insuff. mit Versagen der NIV-Therapie
- Sicherung der Atmung: Gesichtsschädel- o. Halsverletzung, Polytrauma, Lungenkontusion, instabiler Thorax, Aspiration, Atemwegsobstruktion (akute Epiglottitis, Larynxödem, angioneurotisches Ödem, Retropharyngealabszess, Hämatom, Rauchgasinhalation, chem. Schädigung, Status asthmaticus)
- Sicherung der Atemwege: bewusstloser Pat., Intoxikation, Somnolenz, verminderte o. fehlende Schutzreflexe, schweres SHT, schwere obere GIT-Blutung vor Gastroskopie

Orotracheale Intubation

Standardverfahren im Notfall

Vorbereitung

- **Pat.-Vorbereitung:** Aufklärung bei ansprechbarem Pat., Zahnprothesen u. a. Fremdkörper aus dem Mund entfernen. Bei liegender Magensonde diese zuvor entleeren.
- **Benötigte Materialien:**
  - Laryngoskop, Macintosh-Spatel Größe 3 (Größe 1 für Säuglinge, Größe 2 für Kleinkinder, Größe 4 für sehr große Pat. mit langem Hals)
  - Endotrachealtubus mit max. möglichem Innendurchmesser verwenden, Führungsstab
  - **Standardtubus:** Magill o. Oxford
  - Spezialtuben: z. B. Doppellumentubus zur seitengetrennten Beatmung
  - Empfohlene Tubusgröße: M 8,0–9,0 mm, F 7,5–8,0 mm, Kinder Größe des kleinen Fingers = Größe des Tubus (▶ Tab. 2.10)
  - 10-ml-Spritze zum Blockieren des Tubus
  - Magill-Zange
  - Stethoskop
  - Ambu-Beutel
  - Tubusfixation
  - Absauggerät
  - Venöser Zugang
- **Narkosemedikamente:** ▶ Tab. 2.8

Tab. 2.10 Tubusgröße und Einführtiefe

Alter	Gewicht (in kg)	Charrière[1]	ID[2] (in mm)	Einführtiefe ab Zahnreihe (in cm)
Frühgeborene	< 2,5	12	2,5	10
Neugeborene	2,5–5	14	3,0	11
6 Mon.	5–8	16	3,5	11
1 J.	8–10	18	4,0	12
2–3 J.	10–15	20	4,5	13
4–5 J.	15–20	22	5,0	14
6 J.	20–25	24	5,5	15–16
8 J.	25–30	26	6,0	16–17
10 J.	30–45	28	6,5	17–18
12 J.	45–60	30	7,0	18–22
> 14 J.				
• F		30–34	7,0–8,0	20–24
• M		34–38	8,0–9,0	20–24

[1] Charrière = ⅓ mm
[2] ID = Innendurchmesser

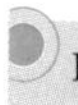

Bei respir. erschöpften Pat. kommt es gehäuft nach der Intubation zum ausgeprägten RR-Abfall durch Wegfall der endogenen Katecholamine → vor der Intubation Katecholamine (z. B. Arterenol® u./o. Dobutrex®) bereitstellen u. Intubation nicht zu lange hinauszögern.

Oropharyngeale Intubation

- Bei geplanter Intubation Präoxygenierung mit 100 % O_2 u. Maskenbeatmung.
- Materialien u. Narkosemittel aufgezogen bereitlegen. Jemanden bestimmen, der die Medikamente injiziert.
- Pat. in Rückenlage, mögliche Hindernisse (z. B. Bettgalgen) entfernen, Oberkörper leicht hochlagern, Kopf leicht überstrecken u. Unterkiefer nach vorn ziehen.
- Beginn der Intubation bei Erlöschen des Lidreflexes.
- Laryngoskop li Hand, Mund mit der re Hand öffnen.
- Einführen des Laryngoskops von der re Seite, bis Epiglottis sichtbar.
- Bei Schwierigkeiten, den Spatel einzuführen (Kiefersperre), Pat. stärker sedieren.
- Spatelspitze in epiglottische Falte einführen u. nach ventral u. kranial anheben, bis Stimmritze sichtbar (▶ Abb. 2.19), ggf. Krikoiddruck durchführen lassen.

! Keine Hebelwirkung mit dem Laryngoskopgriff ausüben! Bei verminderter Extension der HWS ist das Vorbiegen des Führungsstabes oft hilfreich.

- Mit der re Hand Tubus durch die Glottis einführen, bis der Cuff die Glottis passiert hat.
- Tubus mit 10 ml Luft blocken.
- Tubuslage durch Beutelbeatmung u. Auskultation kontrollieren:
  - Kein Blubbern über dem Epigastrium? Beide Lungenflügel seitengleich belüftet?

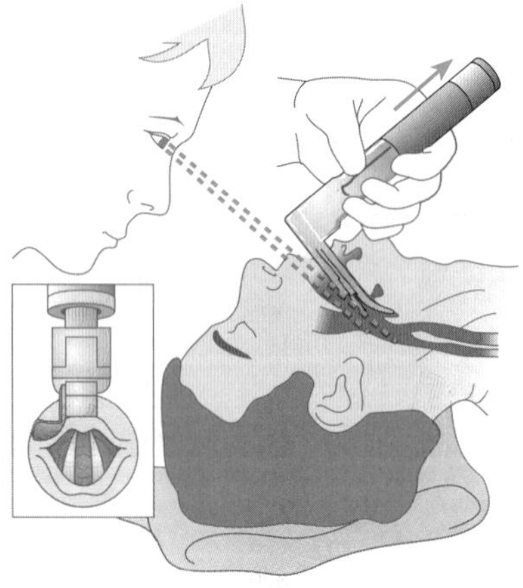

Abb. 2.19 Intubation [L106]

- Bei einseitigem Atemgeräusch: Tubus zu tief. Meist einseitige Intubation des re Hauptbronchus → Tubus entblocken u. zurückziehen, bis Atemgeräusch seitengleich!
- Blubbern über dem Epigastrium, Ösophagusintubation → erneute Intubation.
- Im Rö-Thorax (obligat nach jeder Intubation).
- Cuffdruck mit Cuffdruckmesser überprüfen (22–32 cmH_2O).

- Tubus fixieren.
- Magensonde legen.

Bei einem Unerfahrenen ist im Notfall die Überbrückung mit dem Ambu-Beutel bei gleichzeitiger O_2-Zufuhr ggü. einer Intubation vorzuziehen, bis ein erfahrener Kollege anwesend ist!

2.6.6 Larynxmaske und Larynxtubus

Indikation Schwierige Intubationsverhältnisse im Notfall, wenn Maskenbeatmung nicht möglich o. (Larynxtubus) Atemwegssicherung im Notfall für Ungeübte.

Larynxmaske

▶ Abb. 2.20.

Durchführung Analgosedierung erforderlich. Mundöffnung, Maske am Gaumen entlang einführen. Cuff aufblasen zur Abdichtung des Larynxraums. Kontrolle über Auskultation der Lunge.

Vorteil Einfache Handhabung, kaum Verletzungsgefahr.

Nachteil Kein Aspirationsschutz! 30 % Fehllage. Mageninsufflation bei höheren Beatmungsdrücken.

Larynxtubus

- Auswahl nach Körpergröße (6 Größen), Kopf in Neutralstellung o. leicht überstrecken, Cuff entblocken
- Mund mit li Hand öffnen, Tubus mittig einführen über Nasen-Rachen-Raum, bis Tubusmarkierung auf Höhe der vorderen Zahnreihe
- Blockung mittels zugehöriger Spritze (60 mmHg), Auskultation der Lunge

2.6.7 Koniotomie

Indikation Akute Verlegung der oberen Luftwege, erfolglose Intubationsversuche, Maskenbeatmung nicht möglich.

Durchführung Kopf überstrecken. Haut 1–2 cm quer in Höhe des Lig. conicum inzidieren. Danach Lig. conicum mit Koniotomiebesteck (NU-Trake®) durchstechen. Dilatation der Öffnung u. dir. Aufsetzen des Ambu-Beutels o. Einführen eines Tracheostomatubus in Seldinger-Technik.

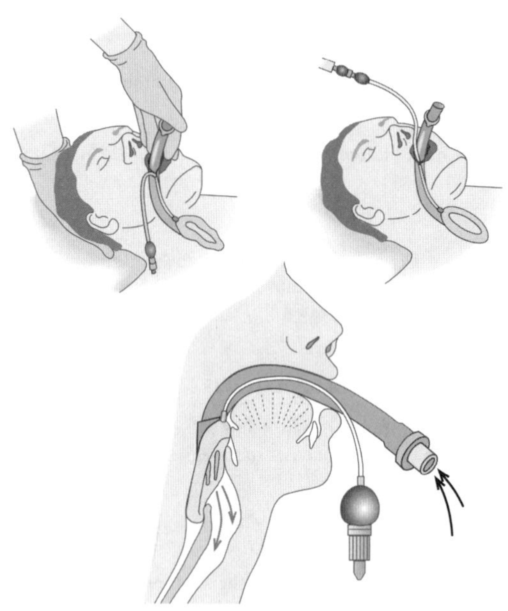

Abb. 2.20 Larynxmaske [L190]

Notfall-Nadel-Koniotomie

Indikation Wie Koniotomie, nur zur Überbrückung.

Durchführung 14-G-Venenverweilkanüle unter Aspiration mit 10-ml-Spritze durch das Lig. conicum u. den ersten Trachealring stechen (**cave:** Verletzung der Tracheahinterwand), Metallkanüle zurückziehen, Aufsetzen eines 3,5-Tubuskonnektors – hierüber Bebeutelung. Alternativ: Verbindung einer 2-ml-Spritze mit der Viggo. Anschluss eines Fingertips auf Spritze u. Anschluss von High-Flow-O_2.

2.6.8 Maschinelle Beatmung

Notfallbeatmung

- Im Notfall auf peripherer Station vorübergehende Beatmung mit dem Medomaten® (transportables Beatmungsgerät) zum Transport auf ITS, zur OP o. bei Verlegung in ein anderes Haus.
- Beginn mit den Standardeinstellung der Beatmung (▶ Tab. 2.11; Anpassung erfolgt nach BGA). Spezielle Beatmungsmodi sind den Intensivmedizinern vorbehalten.
- Vorgezogen wird heutzutage die druckkontrollierte Beatmung.

Tab. 2.11 Praktisches Vorgehen für die initiale Beatmungseinstellung

Parameter	Wert
Beatmungsmodus	druckkontrolliert, BIPAP o. IPPV
F_iO_2	1,0 → schrittweise reduzieren → Ziel S_aO_2 90–95 %
Atemfrequenz	20/min (kurzzeitig) → 12/min, Hyperventilation vermeiden, leicht erhöhte pCO_2-Werte tolerieren
I : E	1 : 1,5–1 : 2
PEEP	5–10 cmH_2O
p_{max}	25 cmH_2O (max. < 35 cmH_2O) → Ziel: AZV ≈ 6–8 ml/kg/min

Analgosedierung

- Invasiv beatmete Pat. müssen analgosediert werden.
- Gängige Sedierungsschemata:
  - 1–7 d Propofol-Perfusor → 0,1–0,2 mg/kg/h u. Sufentanil-Perfusor → 0,15–0,7 µg/kg/h *oder*
  - Midazolam-Perfusor 0,03–0,1 mg/kg/h u. Sufentanil-Perfusor → 0,15–0,7 µg/kg/h
- Alternativ, meist bei unzureichender Sedierung: Ketamin-Perfusor (Ketanest®; s. innere Umschlagseite hinten), z. B. bei Bronchospasmus

Monitoring der Beatmung

- Kontinuierliche Pulsoxymetriemessung, exspir. CO_2-Messung
- Beatmungsparameter u. art. BGA 4- bis 8-stdl. messen, initial ¼-stdl.
- Rö-Thorax tgl., tgl. Auskultieren der Lunge, Laborparameter je nach Krankheit u. Zustand des Pat.
- Blutdruckmessung kontinuierlich über art. Katheter

Komplikationen

▶ Tab. 2.12.

Tab. 2.12 Komplikationen der Beatmung

Komplikation, Anzeichen	Ursache	Therapie
Tubuskomplikationen		
Obstruktion Massive Erhöhung des Beatmungsdrucks	Tubus abgeknickt Sedierung zu gering (auf den Tubus beißen) Sekretverlegung Verstopfter Filter	Kontrolle Tubusverlauf Beißschutz, Sedierung anpassen Absaugen Filter wechseln Falls keine Besserung, ggf. Umintubation
Ballonhernie	Verlegung der distalen Tubusöffnung durch Tubusmanschette	Entblocken + Tubuswechsel
Trachealulzera u. -stenosen bei LZ-Beatmung	Cuff > 25 mmHg LZ-Intubation	Cuff-Druck < 25 mmHg

Tab. 2.12 Komplikationen der Beatmung *(Forts.)*

Komplikation, Anzeichen	Ursache	Therapie
Tubuskomplikationen		
Leckage	Diskonnektion, Cuff undicht, Tubus defekt	Umintubation
• Versuch der manuellen Beatmung mittels Ambu-Beutel über Tubus vor Umintubation • Bronchoskopische Diagn. erwägen vor Umintubation bei möglicher Stenose hinter dem Tubus (Atemwegsverlegung bei Atelektasen, Schleimpfropf etc.)		
Komplikationen der Beatmung		
Massive Erhöhung des Beatmungsdrucks, RR-Abfall, Tachykardie Rechtsherzbelastung	Pneumothorax → Spannungspneumothorax	Anlage einer Bülau-Drainage
Hyperventilationsbedingte Hypokapnie (pCO_2 ↓)	Stress, Schmerzen? Fieber, ausreichende Sedierung?	Symptomkontrolle Kontrolliere I:E-Verhältnis, AF senken, AMV anpassen (6 ml/kg Soll-KG)
Hypoventilationsbedingte Hyperkapnie (pCO_2 ↑)	Atelektasen? COPD? Adipositas Pleuraerguss Sedierung zu tief? Morphinüberdosis	Bronchoskopie AMV anpassen (6 ml/kg Soll-KG) Pleurapunktion

2.6.9 Extubation

Zeitpunkt der Extubation Individuell unterschiedlich, hängt von verschiedenen Faktoren ab, insb. von Beatmungsdauer, Beatmungsgrund, Begleiterkr.
Bei längerer Beatmungsdauer ist vor der Extubation ein Weaning (Entwöhnung vom Respirator) erforderlich. Hierbei Sedierung ausschleichen u. die Invasivität der Beatmung bis hin zur Spontanatmung reduzieren. Das Weaning ist ein aufwendiges u. komplexes Verfahren und nicht Aufgabe des Nachtdienstes.

Voraussetzungen

- Pat. adäquat wach, funktionierende Schutzreflexe
- Stabile Herz-Kreislauf-Verhältnisse, geringe Katecholamine (besser keine)
- AF < 25/min, pO_2 > 70 mmHg, pCO_2 < 45 mmHg. Berücksichtigung der Lungenfunktion vor Intubation: bei Pat. mit Lungenerkr. auch schlechtere Werte akzeptabel
- Ausgeglichene metab. Situation
- CPAP/BIPAP F_iO_2 30–40 %, PEEP 5, ASB < 10, Flow-Trigger > 3 l/min

Durchführung

- Oberkörper hochstellen u. Pat. bequem lagern
- Material für Reintubation bereithalten
- Evtl. 50 mg Prednisolon i. v. ca. 30 min vor Extubation (Verminderung von Glottisödem durch mechanische Irritation)
- Mund, Rachen u. Magen absaugen
- Enterale Ernährung (Sondenkost nicht vergessen) mind. 4 h zuvor pausieren
- Tubusfixierung lösen, Tubus entblocken u. gleichzeitig unter endotrachealer Absaugung herausziehen

- O_2-Sonde nasal mit 2–6 l O_2 o. Hudson-Maske mit > 6 l auf Mund u. Nase
- Ständige Überwachung des Pat. in den nächsten Minuten, BGA-Kontrolle nach 10 min
- Ggf. frühzeitig NIV-Ther.

2.7 Sonden

2.7.1 Magen- und Dünndarmsonden

Magensonde

Indikation

- Kurzzeitsonde für diagn. Zwecke (nasale o. orale Applikation)
- Verweilsonden für Ernährung o. Sekretabsaugung (nasale Applikation), perkutane Sonden (keine Bedeutung im Bereitschaftsdienst)

Material

- Magensonde: großlumige zum Ableiten o. nasogastrale Verweilsonde zur Ernährung (75 cm lang, Ø 2–4 mm, flexibel)
- Xylocain®-Gel
- Blasenspritze
- Stethoskop
- Fixiermaterial
- Ggf. Becher mit Wasser

Durchführung

- Aufrecht hinsetzen, Rücken abstützen, Kopf leicht nach vorn beugen
- Sonde lässt sich besser handhaben, wenn man sie initial entrollt u. entgegengesetzt wieder aufrollt
- Spitze gut mit Xylocain®-Gel benetzen
- Nasenspitze leicht anheben u. Sonde horizontal in das Nasenloch vorschieben, dabei Pat. auffordern, wiederholt zu schlucken (ggf. Wasser trinken lassen)
- Sonde 40–50 cm vorschieben u. gastrale Lage durch Einblasen von Luft mit der Blasenspritze u. Auskultation des Luftaustritts im epigastrischen Winkel kontrollieren (Entfernung Naseneingang – Kardia ca. 45 cm)
- Bei Dyspnoe o. starkem Hustenreiz Sonde entfernen, Pat. zur Ruhe kommen lassen u. erneut versuchen
- Bei intubiertem Pat. u. Schwierigkeiten unter Sicht mit Laryngoskop u. Magill-Zange Sonde platzieren
- Sonde gut fixieren

Immer beachten

- Bei länger liegender Sonde kann es durch Magensekretverlust zu E'lytverlusten, insb. K^+ (BGA-Kontrollen), Druckulzerationen u. Refluxösophagitis kommen.
- Die sicherste Lagekontrolle ist die radiol. Sondendarstellung.
- Bei Magenentleerungsstörungen, insb. bei tief sedierten Pat., erhöhte Aspirationsgefahr.
- Wegen Ulzerations- u. Perforationsgefahr keine PVC-Sonden verwenden.

2

Dünndarmsonden

Indikation Insb. langzeitbeatmete, sedierte Pat. mit Magenentleerungsstörungen; i. d. R. keine Bedeutung für den Nachtdienst.

Material
- Gastroskopieequipment
- Dünndarmsonde

Durchführung
- Platzierung der Sonde unter endoskopischer Sichtkontrolle
- Pat. in Rechtsseitenlage bringen
- Korrekte Lage 10 cm distal des Treitz-Bandes (radiol. Kontrolle)
- Beim Entfernen der Sonde Ballon, wenn vorhanden, entblocken u. Sonde stdl. um ca. 20 cm entfernen (Invaginationsgefahr), jeweils neu fixieren. Die letzten 50 cm auf einmal ziehen

> Die Sondenkost muss kontinuierlich über eine Ernährungspumpe appliziert werden.

2.7.2 Ösophagusballontamponaden

> Ösophaguskompressionssonden sind schwierig zu legen u. komplikationsträchtig. Bei nicht lebensbedrohlicher Situation sollte zunächst eine Ösophagogastroskopie durchgeführt werden. Pat. müssen intensivmed. überwacht werden.

Indikation
- Gastroskopisch gesicherte akute Ösophagus- o. Fundusvarizenblutung, wenn endoskopische Blutstillung nicht direkt möglich o. erfolglos
- Schwerer hypovolämischer Schock u. Varizenblutung wahrscheinlich (Leberzirrhose, Rezidivblutung)

Gängige Sonden
- **Sengstaken-Blakemore-Sonde** (▶ Abb. 2.21): besitzt 2 Ballons u. 3 Lumina: Magen – Magenballon – Ösophagusballon.
- **Linton-Nachlas-Sonde** (▶ Abb. 2.21): nur ein Ballon, der am Ösophagus-Magen-Übergang zu liegen kommt. Sie ist v. a. bei Fundusvarizen geeignet.

Die Platzierung ist für alle Sondentypen ähnlich.

Sengstaken-Blakemore-Sonde

Vorbereitung

Ballonprüfung:
- Aufblasen des Magenballons mit 100, 200 u. 300 ml Luft, hierunter Druckmessung über Druckkontrollöffnung mittels Hg-Manometer. Druckwerte für jeweiliges Volumen notieren
- Wenn keine Leckage, Luft ablassen

Vorbereitung des Pat.:
- Lagerung des Pat. mit ca. 45°-Neigung des Kopfes

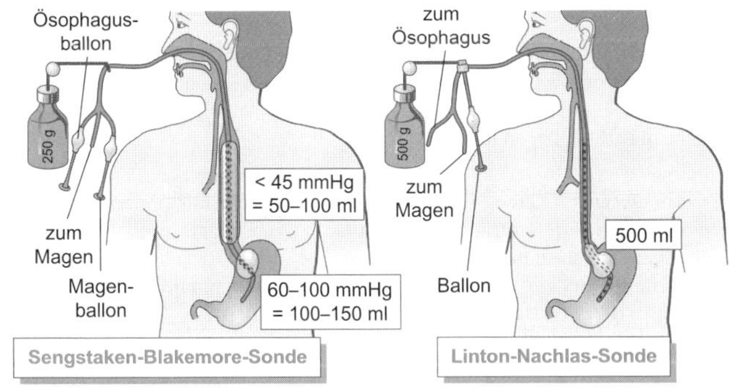

Abb. 2.21 Ösophagusballontamponaden [L106]

- Nasen-Rachen-Raum mit Oberflächenanästhetikum (z. B. Lidocain®-Spray, 8–10 Hübe) betäuben
- Bewusstlose aspirationsgefährdete Pat. intubieren

Einführen der Sonde

- Luft aus Magen- u. Ösophagusballon absaugen u. Druckkontrollöffnungen mit Plastikpfropfen versehen, um Deflation der Ballons während des Einführens zu sichern.
- Ballons mit Gleitmittel bestreichen (z. B. Xylocain®-Gel 2 %).
- Sonde über die Nase bis zur 50-cm-Markierung einführen (Sondenspitze im Magen).
- Während der Instillation von Luft das Epigastrium auskultieren.

! Danach Rö-Kontrolle! Die Spitze muss deutlich unterhalb des Zwerchfells liegen.

- Um Erbrechen während des Aufblasens des Ballons zu verhindern, sofort über Magenschlauch absaugen.

Endgültige Platzierung

- Magenballon unter Manometerkontrolle mit 100–150 ml Luft aufblasen

! Wenn der intragastrale Ballondruck nach Einführen um 15 mmHg höher ist als bei gleichem extrakorporal insuffliertem Volumen, befindet sich der Magenballon im Ösophagus (Rupturgefahr! → erneute Platzierung)

- Ballon im Magen → Verschluss der Druckkontroll- u. Lufteinlassöffnungen
- Sonde vorsichtig zurückziehen, bis federnder Widerstand spürbar
- Ösophagusballon mit 25–30 mmHg (ca. 50 ml Luft) aufblocken u. verschließen.
- Schlauch an der Nase fixieren. Evtl. Zug mit 250–500 g (entsprechende Infusionsflaschen)
- Magen mit NaCl Lsg. 0,9 % spülen, bis Aspirat klar. Bleibt es blutig, Erhöhung des intraösophagealen Ballondrucks auf 35–45 mmHg unter ständiger Druckkontrolle über Druckkontrollöffnung des Ösophagusballons (mind. stdl.)
- Bei fortbestehender Blutung Zug von außen auf die Sonde erhöhen
- Magenabsaugung in kurzen Intervallen
- Druck im Ösophagusballon möglichst niedrig halten (max. 45 mmHg)
- Steht die Blutung, alle 3 h Ösophagusballondruck um 5 mmHg bis auf 25 mmHg senken

- Alle 6 h Ösophagusballon für 5 min entleeren, um Drucknekrosen zu vermeiden.
- Steht die Blutung bei einem intraösophagealen Druck von 25 mmHg, Ösophagustamponade für mind. 12 h fortsetzen, dann Luft ablassen. Ballon noch für weitere 4 h in seiner Position belassen
- Sonde max. 24 h liegen lassen

Entfernung

- Tritt in diesen 4 h keine Rezidivblutung auf, Sonde vorsichtig entfernen.
- Bei Regurgitation, Aspirations- u. Erstickungsgefahr ggf. Intubation vor Sondenanlage (bis nach der Entfernung).
- Zur sicheren Deflation des Ballons wird der extrakorporale Teil der Sonde vor der Extubation durchtrennt (Schere am Pat.-Bett).

Linton-Nachlas-Sonde

- Platzierung im Magen wie Sengstaken-Blakemore-Sonde, dann mit 100 ml Luft aufblasen, zurückziehen, bis leichter Widerstand spürbar
- Nachblocken bis zum Gesamtvolumen von 500 ml. Evtl. Zug mit 250–500 g (entsprechende Infusionsflaschen)
- Rö-Kontrolle, regelmäßiges Absaugen der proximalen u. distalen Öffnung, um Effektivität der Blutstillung zu überprüfen
- Sonde max. 24 h liegen lassen

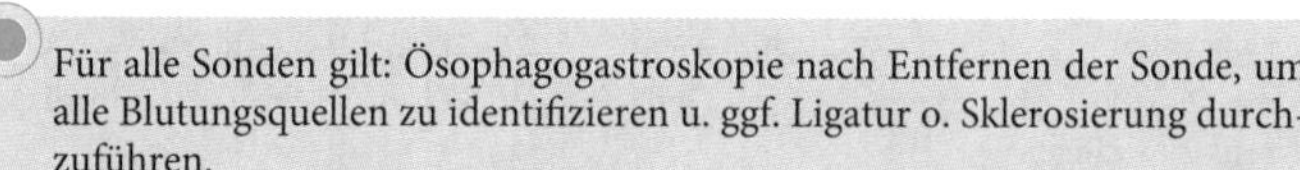

Für alle Sonden gilt: Ösophagogastroskopie nach Entfernen der Sonde, um alle Blutungsquellen zu identifizieren u. ggf. Ligatur o. Sklerosierung durchzuführen.

Komplikationen

- Aspirationspneumonie
- Asphyxie (Dislokation des Ösophagusballons)
- Kardiaruptur (Dislokation des Magenballons)

2.8 DRG-Codes

Die wichtigsten DRG-Codierungen bzgl. der Arbeitstechniken im Nachtdienst sind ▶ Tab. 2.13 zu entnehmen.

Tab. 2.13 DRG-Codes: Arbeitstechniken im Nachtdienst

Prozeduren	DRG-Code
Intensivmedizinisches Monitoring	
Intensivmed. Komplexbehandlung	8-980
Monitoring von Atmung, Herz u. Kreislauf ohne Messung des Pulmonalarteriendrucks u. des zentralen Venendrucks	8-930
Monitoring von Atmung, Herz u. Kreislauf mit Messung des zentralen Venendrucks	8-931
Monitoring von Atmung, Herz u. Kreislauf mit Messung des Pulmonalarteriendrucks	8-932

Tab. 2.13 DRG-Codes: Arbeitstechniken im Nachtdienst *(Forts.)*

Prozeduren	DRG-Code
Anlage intravenöser Zugänge	
Legen u. Wechsel eines Katheters in zentralvenöse Gefäße	8-831 • 8-831.0 (Legen) • 8-831.1 (Wechsel)
Legen eines großlumigen Katheters zur extrakorporalen Blutzirkulation	8-831.5
Legen u. Wechsel eines Katheters in die A. pulmonalis	8-832 • 8.832.0 (Legen) • 8-832.1 (Wechsel)
Hypothermiebehandlung: invasive Kühlung durch Anwendung eines speziellen Kühlkatheters	8-607.0 • 8-607.00 (unter 12 h) • 8-607.01 (12 bis unter 96 h)
Punktionen	
Perikardpunktion	8-152.0
Ther. Drainage der Pleurahöhle	8-144
Diagn. Aszitespunktion	1-853.2
Ther. Spülung (Lavage) der Lunge u. der Pleurahöhle	8-173
Endoskopie	
Endoskopisches Einlegen eines Magenballons	8-127
Magenspülung	8-120
Beatmung	
Anlegen einer Maske zur maschinellen Beatmung	8-706
Einfache endotracheale Intubation	8-701
Elektrische Therapie	
Externe elektrische Defibrillation (Kardioversion) des Herzrhythmus	8-640
Synchronisiert (Kardioversion)	8-640.0
Temporäre externe elektrische Stimulation des Herzrhythmus	8-641
Temporäre interne elektrische Stimulation des Herzrhythmus	8-642
Reanimation	
Kardiale o. kardiopulmonale Reanimation	8-771
Desynchronisiert (Defibrillation)	8-640.1
Sonstiges	
Komplexbehandlung bei Besiedelung o. Infektion mit nicht multiresistenten isolationspflichtigen Erregern	8-98g

Tab. 2.13 DRG-Codes: Arbeitstechniken im Nachtdienst *(Forts.)*

Prozeduren	DRG-Code
Transfusionen	
Transfusion von Vollblut, Erythrozytenkonzentrat u. Thrombozytenkonzentrat	8-800
Erythrozytenkonzentrat	8-800.c
1 TE bis unter 6 TE	8-800.c0
6 TE bis unter 11 TE	8-800.c1
Patientenbezogene Thrombozytenkonzentrate	8-800.6
Thrombozytenkonzentrat	8-800.g
1 Thrombozytenkonzentrat	8-800.g0
2 Thrombozytenkonzentrate	8-800.g1
Transfusion von Plasmabestandteilen u. gentechnisch hergestellten Plasmaproteinen	8-810
Rekombinanter aktivierter Faktor VII	8-810.6(3, 4, 5 ...)
Plasmatischer Faktor VII	8-810.7(3, 4, 5 ...)
Rekombinanter Faktor VIII	8-810.8(3, 4, 5 ...)
Plasmatischer Faktor VIII	8.810.9(3, 4, 5 ...)
Rekombinanter Faktor IX	8-810.a(3, 4, 5 ...)
FEIBA – Prothrombinkomplex mit Faktor-VIII-Inhibitor-Bypass-Aktivität	8-810.c(3, 4, 5 ...)
Von-Willebrand-Faktor	8-810.d(3, 4, 5 ...)
Faktor XIII	8-810.e(3, 4, 5 ...)
Antithrombin III	8-810.g(1, 2, 3 ...)
Fibrinogenkonzentrat	8-810.j(3, 4, 5 ...)
Prothrombinkomplex	8-812.5(0, 1, 2 ...)

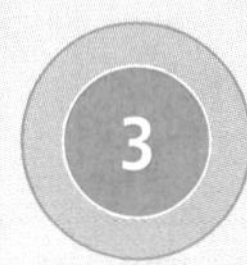

Reanimation und Intensivmedizin

Anja Kraemer

3.1 Notfalltabelle und Checkliste

Notfallmaßnahmen: ▶ Tab. 3.1.

Tab. 3.1 Notfallmaßnahmen

	Maßnahmen	Medikament/Therapie
Notfallintubation	Präoxygenierung mit 100 % O_2 u. Maskenbeatmung Absaugen bei Bedarf 2 sichere venöse Zugänge Larynxspatel in 2 Größen bereitlegen lassen Tubusgröße: M 8,0–9,0 mm, F 7,5–8,0 mm	• **Sedativum** z. B. – Propofol: 1,5–2,5 mg/kg KG i. v. oder – Dormicum®: 0,1–0,2 mg/kg KG i. v. oder – Etomidat: 0,15–0,3 mg/kg KG i. v. oder – Thiopental: 3–5 mg/kg KG i. v. • **Analgetikum:** – Fentanyl: 1–5 µg/kg KG i. v. oder – Sufentanil: 0,3–1 µg/kg KG • **Muskelrelaxanzien** (nur bei Intubationserfahrung): Cis-Atracurium: 0,1 mg/kg KG i. v. • **Notfallmedikamente:** – Atropin 0,5–1 mg bei Vagusreizung mit Bradykardie o. Asystolie – Akrinor bei Blutdruckabfall – Ggf. Adrenalin
	Parameter	**Wert**
Notfallbeatmung	**Beatmungsmodus**	druckkontrolliert, BIPAP o. IPPV
	F_iO_2	1,0 → schrittweise reduzieren → Ziel S_aO_2 90–95 %
	Atemfrequenz	20/min (kurzzeitig) → 12/min, Hyperventilation vermeiden, leicht erhöhte pCO_2-Werte tolerieren
	I : E	1 : 1,5–1 : 2
	PEEP	5–10 cmH_2O
	p_{max}	25 cmH_2O (max. < 35 cmH_2O) → Ziel: AZV ≈ 6–8 ml/kg/min

Checkliste

Anamnese Aktuelle Beschwerden, Allergien, Medikamente, relevante Vorerkr., Krankenhausvoraufenthalte, zeitliche Dynamik der Erkr., Pat.-Verfügung o. Therapiebeschränkungen.

Klinische Untersuchung

- Vitalparameter: Hf, RR, SpO_2
- Atmung: Dyspnoe, Tachypnoe, Hyperventilation
- Haut: evtl. Zeichen der Zentralisierung (kalte, feuchte, blassgraue Extremitäten, periphere Zyanose), Rekapillarisationszeit, Fieber, Halsvenenfüllung
- Neurol. Untersuchungen: fokale Ausfälle, Bewusstseinsveränderung, GCS, Pupillenstatus

Labor

- BB, Gerinnung (mit Fibrinogen, D-Dimere, AT III), Krea, E'lyte, GOT, LDH, CRP, PCT, Lipase, Laktat, BZ (CK, CK-MB, Troponin T)
- Art. BGA, zentralvenöse Sättigung, Blutkulturen, U-Status, Uri-Kultur, Abstriche

Bei V. a. Intoxikation:
- Toxikol. Untersuchung: Alkohol, Opiate, Benzodiazepine etc., Urinausscheidung

Weitere Diagnostik
- **EKG:** Anzeichen eines Herzinfarkts (▶ 4.2.3), HRST (▶ 4.3)
- **Rö:** Thorax: Aneurysma dissecans, Pneumo-, Hämatothorax, Pneumonie, Abdomen: freie Luft
- **Sono Abdomen:** freie Flüssigkeit (Blutung), septischer Herd
- **Echokardiografie:** LV-Funktion, Wandbewegungsstörungen, Rechtsherzbelastungszeichen
- **ZVD als Verlaufsparameter:** ↑ bei Rechtsherzversagen u. LE, ↓ bei Volumenmangel. Ggf. Pulmonaliskatheter. ZVD zur Verlaufskontrolle geeignet, nicht als Fixwert.
- **Ggf. Ösophagogastroskopie:** bei V. a. obere GIT-Blutung

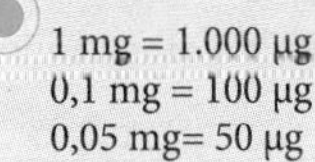

1 mg = 1.000 µg
0,1 mg = 100 µg
0,05 mg= 50 µg

3.2 Kardiopulmonale Reanimation (CPR)

3.2.1 ACBD-Regel

▶ Tab. 3.2. Vorgehen bei Kindern ▶ 13.4.6.

Tab. 3.2 ABCD-Regel für Erwachsene

	Klinik	Untersuchung	Intervention
A („airway")	Schnarchen, Gurgeln, Rasseln	Inspektion des Mund-Rachen-Raums, Fremdkörper entfernen, Kopf überstrecken,	Esmarch-Handgriff ▶ Abb. 3.1 Absaugen, Wendel-/Guedel-Tubus, Beatmungsbeutel, Intubation
B („breathing")	Dyspnoe, Tachypnoe, Rasselgeräusch, einseitig abgeschwächtes Atemgeräusch	Inspektion, Auskultation, Palpation, Rö-Thorax, ggf. Pleura-Sono	Sauerstoffgabe, ggf. Diuretikum, Pleurapunktion, Thoraxdrainage
C („circulation")	Tachykardie, Hypotonie, Schock, HRST, Kreislaufstillstand	Pulsfrequenz, Pulsqualität, Recap-Zeit, Hautfeuchte, -farbe, -temperatur, EKG, RR	Volumengabe, Katecholamine, Defibrillation, Reanimation
D („disability")	Bewusstseinsveränderung, Somnolenz	GCS, cCT	abhängig vom CT

Reanimation

Bei fehlender Atmung u. nicht ansprechbarem erw. Pat. sofort mit 30 Kompressionen beginnen, gefolgt von jeweils 2 Ventilationen im **30:2-Rhythmus!** ▶ Abb. 3.4

- Lagerung: harte Unterlage
- Druckpunkt: Mitte Sternum
- Kompressionsfrequenz: 100–120/min; Kompressionstiefe: mind. 5–6 cm (Merke: z. B. Takt von „Staying alive“ etc.)
- Herzdruckmassage nur kurz für Intubation unterbrechen, ggf. Zugang
- EKG Paddles kleben
- Defibrillation (▶ 2.3.2, ▶ Abb. 3.2):
  - Bei notwendiger Defibrillation (VT, Kammerflimmern) Thoraxkompression durchführen, bis Defi geladen ist → Schockabgabe (biphasisch: initial 150 J, dann 200 J)
  - Nach Schockabgabe Herzdruckmassage für 2 min im 30:2-Rhythmus vor erneuter Rhythmuskontrolle
- EKG-Monitor zur DD: HRST (z. B. Kammerflimmern, Asystolie) u. Ther.-Kontrolle
- Während der Reanimation differenzialdiagn. „H‘s u. HITS“ (▶ Abb. 3.4) abklären u. therapieren

Bei Bradykardie, bes. mit breiten QRS-Komplexen, immer an Hypoxie denken!

Beatmung

- Keine initiale Beatmung mehr, Kompression geht vor!
- Mund-zu-Mund, Mund-zu-Nase, Mund-zu-Tubus
- Maskenbeatmung mit 100 % O_2 (Ambu-Beutel, Methode der Wahl für im Intubieren Ungeübte! ▶ Abb. 3.3)
- Intubation ▶ 2.6.5
- Nach Intubation – wenn möglich – sofortige Kapnometrie
- Bei drei frustranen Intubationsversuchen alternativen Atemweg wählen (z. B. Larynxtubus, -maske ▶ 2.6.6)

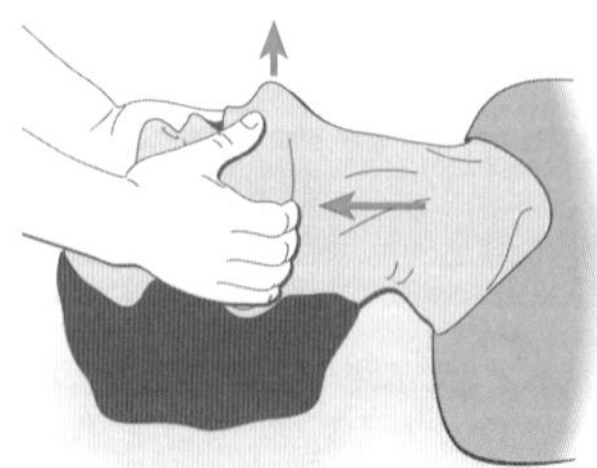

Abb. 3.1 Esmarch-Handgriff [L157]

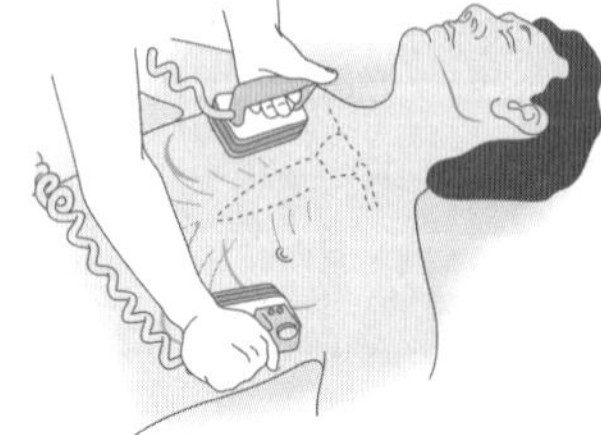

Abb. 3.2 Technik der Defibrillation [L106]

- Wenn Beatmung bzw. Intubation nicht möglich (z. B. bei Glottisödem) → Notfall-Nadel-Tracheotomie: 14-G-Venenverweilkanülen unter Aspiration mit halb gefüllter 10-ml-Spritze durch das Lig. conicum o. Notfallkoniotomie (▶ 2.6.7)
- Maschinelle Beatmung ▶ 2.6.8. Erst nach Wiedererlangen des Kreislaufs, bis dahin manuelle Beatmung („return of spontaneous circulation", ROSC)

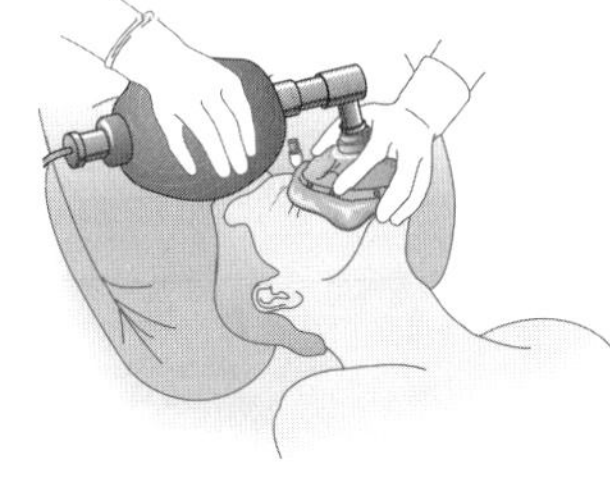

Abb. 3.3 Beatmung mit Ambu-Beutel: Maske mit Daumen und Zeigefinger über Mund und Nasenöffnung pressen, Unterkiefer nach vorn ziehen und mit den restlichen Fingern Kopf in reklinierter Stellung fixieren [L106]

Basismedikamente

- Venöser Zugang, Dreiwegehahn, parallel laufende Infusion (500–1.000 ml Volle'lytlsg.), da die Anflutungszeit 1–3 min beträgt.
- Bei 3-maliger frustraner venöser Punktion → i. o. Zugang, hierüber medikamentöse Applikation.
- Die endotracheale Medikamentengabe spielt während der Reanimation keine Rolle.
- Adrenalin 1 mg (1 Amp. = 1 mg mit 9 ml NaCl 0,9 % verdünnen).
- Atropin 0,5–2 mg i. v. bei Bradykardie; keine Ind. bei Asystolie.
- Amiodaron: nach der 3. Schockabgabe 300 mg i. v. unverdünnt bei Kammertachykardie/-flimmern, als Repetitionsdosis 150 mg i. v. nach dem 5. erfolglosen Schock.

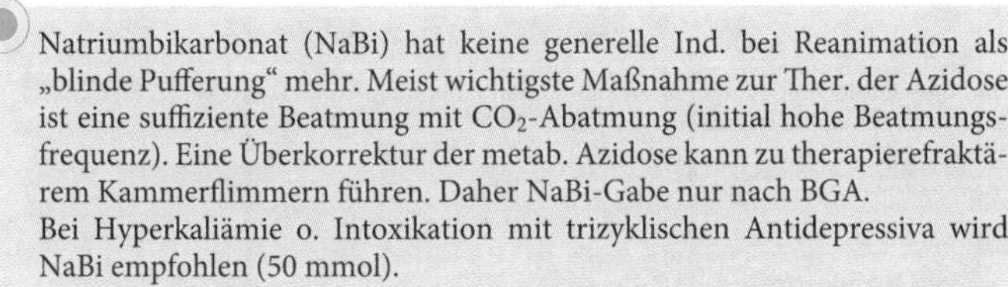

Natriumbikarbonat (NaBi) hat keine generelle Ind. bei Reanimation als „blinde Pufferung" mehr. Meist wichtigste Maßnahme zur Ther. der Azidose ist eine suffiziente Beatmung mit CO_2-Abatmung (initial hohe Beatmungsfrequenz). Eine Überkorrektur der metab. Azidose kann zu therapierefraktärem Kammerflimmern führen. Daher NaBi-Gabe nur nach BGA.
Bei Hyperkaliämie o. Intoxikation mit trizyklischen Antidepressiva wird NaBi empfohlen (50 mmol).

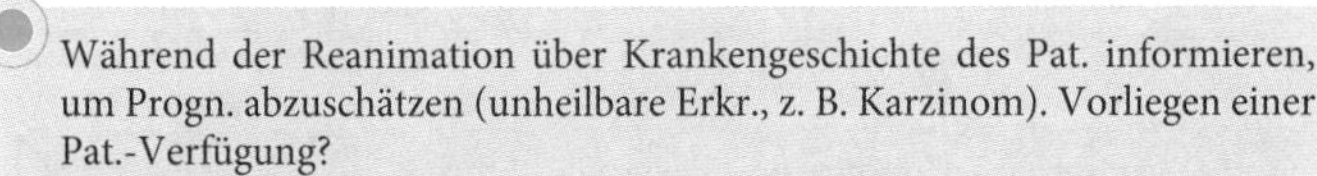

Während der Reanimation über Krankengeschichte des Pat. informieren, um Progn. abzuschätzen (unheilbare Erkr., z. B. Karzinom). Vorliegen einer Pat.-Verfügung?

Zusätzliche Maßnahmen

Wenn der Pat. nach dem ROSC nicht adäquat reagiert, wird nach Reanimation die **Hypothermie** empfohlen (die Verfahren sind klinikabhängig; Kühlakkus, i. v. Kühlung mit Kühlkatheter etc.):

- Zieltemperatur 33–36 °C (umstrittener Absolutwert) über mind. 12–24 h
- Langsame Erwärmung 0,25–0,5 °C/h
- Während Kühlung Sedierung des Pat., bei Shivering Steigern der Sedierung

KI der Hypothermie: Sepsis, Multiorganversagen, Koagulopathie

3

3.2.2 Therapie lebensbedrohlicher Rhythmusstörungen

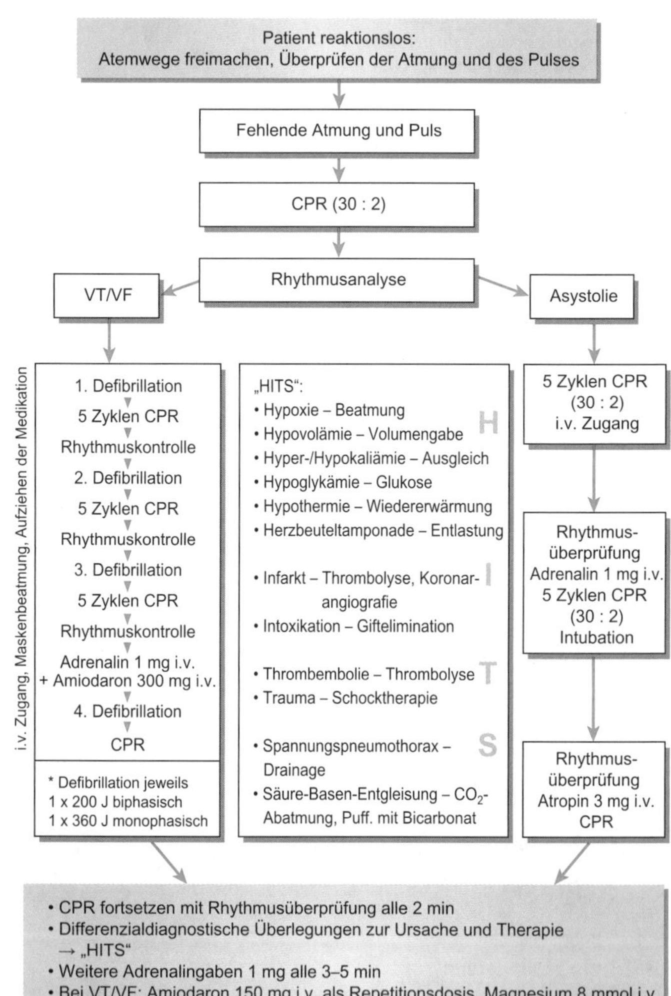
Patient reaktionslos:
Atemwege freimachen, Überprüfen der Atmung und des Pulses
Fehlende Atmung und Puls
CPR (30 : 2)
Rhythmusanalyse
VT/VF
Asystolie
i.v. Zugang, Maskenbeatmung, Aufziehen der Medikation
1. Defibrillation
5 Zyklen CPR
Rhythmuskontrolle
2. Defibrillation
5 Zyklen CPR
Rhythmuskontrolle
3. Defibrillation
5 Zyklen CPR
Rhythmuskontrolle
Adrenalin 1 mg i.v.
+ Amiodaron 300 mg i.v.
4. Defibrillation
CPR
* Defibrillation jeweils
1 x 200 J biphasisch
1 x 360 J monophasisch
„HITS":
• Hypoxie – Beatmung
• Hypovolämie – Volumengabe
• Hyper-/Hypokaliämie – Ausgleich
• Hypoglykämie – Glukose
• Hypothermie – Wiedererwärmung
• Herzbeuteltamponade – Entlastung
H
• Infarkt – Thrombolyse, Koronarangiografie
• Intoxikation – Giftelimination
I
• Thrombembolie – Thrombolyse
• Trauma – Schocktherapie
T
• Spannungspneumothorax – Drainage
• Säure-Basen-Entgleisung – CO_2-Abatmung, Puff. mit Bicarbonat
S
5 Zyklen CPR
(30 : 2)
i.v. Zugang
Rhythmusüberprüfung
Adrenalin 1 mg i.v.
5 Zyklen CPR
(30 : 2)
Intubation
Rhythmusüberprüfung
Atropin 3 mg i.v.
CPR
• CPR fortsetzen mit Rhythmusüberprüfung alle 2 min
• Differenzialdiagnostische Überlegungen zur Ursache und Therapie → „HITS"
• Weitere Adrenalingaben 1 mg alle 3–5 min
• Bei VT/VF: Amiodaron 150 mg i.v. als Repetitionsdosis, Magnesium 8 mmol i.v.
• Bei EMD: Kalziumchlorid 10% 10 ml i.v. oder Theophyllin 200 mg i.v.
• Ggf. transkutanes Pacing

Abb. 3.4 Algorithmus der CPR [L139]

Stufenschema bei Kammerflimmern ▶ Abb. 3.4.

Beginn der CPR, bis Defi bereit ist:

- Defibrillation (initial 150 J, dann 200 J biphasisch o. 360 J monophasisch)
- Sofortiges Fortführen der CPR: 5 Zyklen (30 : 2), danach Puls- u. EKG-Kontrolle
- Weiterhin Kammerflimmern → Defibrillation mit erneut 5 Zyklen CPR
- Nach 3. Defibrillation Amiodaron 300 mg i. v. und Adrenalin 1 mg i. v. (1 : 10 verdünnt) unter Weiterführung der CPR (30 : 2)
- Adrenalin 1 mg. i. v (1 : 10 verdünnt), beginnend nach der 3. Schockabgabe, alle 3–5 min wdh.
- Amiodaron als Repetitionsdosis 150 mg i. v. nach dem 5. erfolglosen Schock
- Optimale Oxygenierung durch Beatmung mit 100 % O_2 sicherstellen
- Bei am Monitor sofort registriertem Kammerflimmern (Corolabor/ITS) 3-malige Schockabgabe hintereinander, dann Beginn der CPR

Stufenschema bei Asystolie ▶ Abb. 3.4.

- Bei Asystolie 5 Zyklen CPR (30 : 2), alle 2 min Rhythmus- u. Pulskontrolle
- Adrenalin 1 mg 1 : 10 verdünnt, i. v. sofortige Gabe, alle 3–5 min wdh.
- Falls ROSC u. anschließende Bradykardie → Atropin, ggf. temporärer SM (▶ 2.3.3)

Stufenschema bei elektromechanischer Entkopplung (EMD)

- Echo zum Ausschluss eines Perikardergusses bzw. einer LE
- Kalziumglukonat 10 % 10 ml langsam (!) i. v. bei Hyperkaliämie, Hypokalzämie u. Überdosierung eines Kalziumkanalblockers

3.2.3 Beendigung der Reanimation

- Suffizienter Kreislauf: Pulse an großen Arterien wieder tastbar, Haut wird rosig oder
- Zeichen des zerebralen Kreislaufstillstands > 30 min nach Beginn der ordnungsgemäß durchgeführten CPR. Keine „H´s o. HITS", die zu beheben sind. Zeichen des Herztods im EKG (Asystolie) > 15 min
- Ausnahme: Reanimation bei Unterkühlung, Intoxikation, Hyperkaliämie u. LE → ausdauernd reanimieren! Unter Lysether. 60–90 min, bei Unterkühlung erst einstellen bei regelrechter Körpertemperatur („no one is dead, until he is warm and dead!")

Keine zu frühe Extubation nach Reanimation → Stress → Katecholaminausschüttung → HRST.

3.3 Schock

3.3.1 Definition

Lebensbedrohliche Verminderung der Mikrozirkulation mit Hypoxie der Gewebe u. metab. Störungen.

3.3.2 Diagnostisches/therapeutisches Vorgehen bei allen Schockformen

Wichtigste diagnostische Sofortmaßnahmen

Da es sich beim Schock um eine lebensbedrohliche Erkr. handelt, müssen Diagn. u. Ther. parallel erfolgen. Im Vordergrund steht die Stabilisierung von Kreislauf u. Atmung.
Diagnostik → Checkliste ▶ 3.1.

3

Therapeutisches Vorgehen bei allen Schockformen

Schnelle Behandlung ist entscheidend für die Prognose!

- **Lagerung:**
  - Pat. hinlegen, ggf. Schocklage
  - **Ausnahme:** ausgeprägte kardiale Insuff. u. Blutungen im Bereich von Kopf, Lungen u. oberem GIT → hier Oberkörper hochlagern
- **Sicherung der Atmung:** O_2-Zufuhr (4–6 l/min), Versuch der nichtinvasiven Beatmung bei Lungenödem, ggf. Intubation, Beatmung
- **Venöse Zugänge:** 2 großlumige Verweilkanülen, besser ZVK. **Cave:** keine Kopftieflage bei kardiogenem Schock
- **Ausgleich von Volumendefiziten u./o. Blutverlusten:**
  - Akrinor initial ½ Amp. (vasokonstriktiv)
  - Isotone kristalloide Lsg. nach RR
  - Bei Blutverlust von > 30 % des Blutvolumens Bluttransfusionen (EK u. FFP, Faustregel: 1 FFP auf 2–3 EK, ▶ 2.4.2)
- **Art. Zugänge:** zur kontinuierlichen art. BGA- u. Blutdruckmessung (ggf. PiCCO-Katheter v. a. im kardiogenen Schock)
- **Korrektur** von E'lytstörungen u. metab. Azidose ▶ 7.3.2
- Bei anhaltender Hypotonie **Katecholamine (Noradrenalin → periphere Vasokonstriktion, Dobutamin →** pos. Inotropie)
- **Analgesie/Sedierung** bei Unruhe u. Angst (z. B. Morphin 10 mg/9 ml NaCl 0,9 % fraktioniert i. v./Lorazepam i. v./bukkal)
- **Kontrolle der Körpertemperatur:**
  - Bei Hypothermie (Körperkerntemperatur < 35 °C): warme Infusionen; warme Decken (▶ 3.12). Bei ausgeprägter Hypothermie, wenn vorhanden, CVVH/CoolGuard® zur Erwärmung
  - Bei Hyperthermie (Körperkerntemperatur > 39,5 °C): nach RR Novaminsulfon 1 g als Kurzinfusion, Paracetamol (i. v., rektal), Kühlakkus (CoolGuard®, falls vorhanden)

3.3.3 Hypovolämischer Schock

Klinik

- Kollabierte Halsvenen (DD zum kardiogenen Schock)
- Hautturgor ↓, blasses, marmoriertes Hautkolorit
- Ggf. Fieber

- Konzentrierter Urin, Oligurie bis Anurie
- Labor: Hkt ↑, meist Na^+ ↑. Hyperglykämie möglich

Therapeutisches Vorgehen
- **Volumenersatz:** möglichst über großvolumigen Zugang:
  - Isotone kristalloide Lsg.
  - Ziel: RR_{syst} von 90–100 mmHg
- **O_2-Gabe;** ggf. Intubation u. Beatmung
- **Bei anhaltender Hypotonie** nach Volumenausgleich Katecholamine:
  - Initial Noradrenalin-Perfusor (Arterenol®)
  - Ggf. zusätzlich Dobutamin-Perfusor (Dobutrex®), bei Herzinsuff. (▶ 4.7)

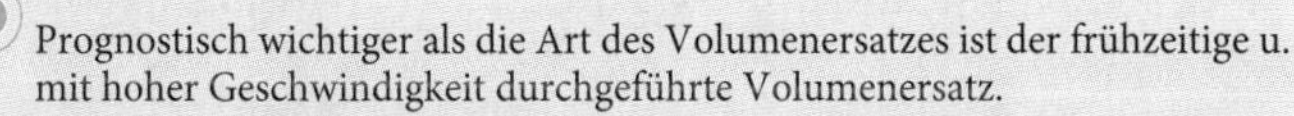

Prognostisch wichtiger als die Art des Volumenersatzes ist der frühzeitige u. mit hoher Geschwindigkeit durchgeführte Volumenersatz.

3.3.4 Hämorrhagischer Schock

Sonderform des hypovolämischen Schocks, da zusätzlicher Verlust von O_2-Trägern.

Klinik ▶ 3.3.3. Hkt bei Blutverlust unverändert o. ↓

Therapeutisches Vorgehen Volumenersatz.

! **Cave:** Bei schwerster traumatischer Blutung zurückhaltende Volumensubstitution (Vermeidung weiterer Volumenverluste durch steigenden Blutdruck)

- Ziel: syst. art. Druck von 80–90 mmHg bei *nicht kontrollierbarer* traumatischer Blutung
- Blutverluste durch Bluttransfusionen ersetzen (▶ 2.4.2). Frühzeitige FFP-Gabe erwägen
- Bei Marcumar®-Einnahme PPSB-Gabe
- Weiteres Vorgehen wie bei hypovolämischem Schock (▶ 3.3.3)

3.3.5 Kardiogener Schock

Klinik Orthopnoe, oft sitzender verängstigter Pat., blass, stark schwitzend, zyanotisch, Zeichen der Linksherzinsuff. (Distanzrasseln, Schaum vor dem Mund), Zeichen der Rechtsherzinsuff. (gestaute Halsvenen, ZVD ↑, Tachykardie, -arrhythmie); bei zunehmender Erschöpfung Somnolenz u. Bradykardie.
Anamnese: Bek. Herzinsuff. akut dekompensiert? Akute Ischämie als Genese? → EKG (Hebungen? HRST?). Fulminante LE? Perikarderguss?
Cave: Asystolie, Kammerflimmern.

Therapeutisches Vorgehen
- **Lagerung:** erhöhter Oberkörper, Beine tief
- **O_2-Gabe:** z. B. 4–6 l/min über Nasensonde, höhere Gabe über Hudson-Maske. BGA-Kontrolle
- **Torasemid: 10–40 mg i. v., alternativ Furosemid 20–80 mg i. v.**
- **Sedierung/Analgesie:** Morphin 10 mg verdünnt auf 9 ml NaCl 0,9 % fraktioniert i. v.
  Cave: Übelkeit u. Erbrechen, Atemdepression

- **Bei Hypotonie:** Dobutamin- (Dobutrex®-)Perfusor s. innere Umschlagseite hinten, bei weiterem RR-Abfall zusätzlich Noradrenalin (Arterenol®)-Perfusor
- **Urindauerkatheter** zur Flüssigkeitsbilanzierung
- **Volumenther.:** vorsichtig nach li-ventrikulärer Funktion, ggf. PiCCO o. Pulmonaliskatheter
- Bei beginnender Erschöpfung u. Lungenödem: Diuretikagabe u. CPAP als Mittel der Wahl. Falls keine klin. Besserung: Intubation u. Beatmung (▶ 2.6)
- Bei konservativ nicht beherrschbarem u. infarktbedingtem kardiogenem Schock zügige Verlegung in kardiol. Zentrum mit PCI-Option
- Bei HRST spez. Ther. (▶ 4.3)
- Spez. Ther. bei Myokardinfarkt (▶ 4.2.3), LE (▶ 5.2.1), Perikardtamponade (▶ 4.7)

3.3.6 Anaphylaktischer Schock

Klinik Sekunden, Minuten, Stunden nach Zufuhr des Allergens Unruhe, Juckreiz, Niesen, Urtikaria. Später Schwindel, Fieber mit Schüttelfrost, Angstgefühl, Übelkeit, Erbrechen, Durchfall, Dyspnoe mit Bronchospasmus, Larynxödem, RR-Abfall u. Tachykardie. Evtl. Krampfanfälle, Bewusstseinsverlust, Kreislaufstillstand.

Therapeutisches Vorgehen
- Unterbindung weiterer Allergenzufuhr!
- 2 großlumige venöse Zugänge legen, ggf. ZVK
- Frühzeitige u. schnelle Volumensubstitution mit Volle'lytlsg. über große Verweilkanülen o. ZVK
- **Adrenalin:**
  - I. m., falls kein Zugang vorhanden: 0,3–0,5 mg
  - I. v.: 1 mg, verdünnt in 10 ml 0,9 % NaCl → fraktionierte Gabe. Beginn 0,1 mg
  - Per infusionem: Perfusor bei anhaltender Hypotonie 0,05–1 µg/kg KG
  - Inhalation mit Adrenalin (2 ml à 1 mg/ml)
- **Antihistaminika:** H_1-Antagonisten kombiniert, z. B. Clemastin (Tavegil®) 2 mg i. v., ggf. zusätzlich Ranitidin (Zantic®) 50 mg i. v.
- Inhalative β_2-Mimetika bei Bronchospasmus
- **Glukokortikoide:** z. B. Prednisolon (Solu-Decortin®) 500–1.000 mg i. v. (Wirkung erst nach 10–30 min)
- Bei Larynxödem frühzeitige Ind. zur Intubation (▶ 2.6.5) o. Koniotomie (▶ 2.6.7)
- Wärmeentzug bei > 39 °C, z. B. Eisbeutel in die Leisten

3.4 Sepsis und septischer Schock

3.4.1 Definitionen

- **Sepsis:** lebensbedrohliche Organdysfunktion aufgrund einer fehlregulierten Körperantwort auf eine Infektion
- **Septischer Schock:** ist Teil der Sepsis, bei dem sowohl die Zirkulation als auch der zelluläre Metabolismus so stark gestört sind, dass die Sterblichkeit damit deutlich erhöht wird
- **Klinik des septischen Schocks:** persistierende Hypotension mit kontinuierlichem Vasopressorbedarf, Serumlaktatspiegeln von > 2 mmol/l trotz ausreichender Volumen- bzw. Flüssigkeitsgabe

Diagnosekriterien: Sequential (Sepsis-Related) Organ Failure Assessment (SOFA-) Score

Die initiale Erkennung u. das Screening möglicher Sepsispat. in der Ambulanz u. auf den peripheren Stationen ist zur schnellen Therapie ein wichtiger Schritt. Hierzu dient der **q**(uick)SOFA-Score:

- Af ≥ 22/min
- Abfall des RR auf ≤ 100 mmHg
- Bewusstseinsstörung

Eine Sepsis besteht, wenn sich der anschließende SOFA-Score des Pat. akut um ≥ 2 Punkte verschlechtert (▶ Tab. 3.3).

Tab. 3.3 SOFA-Score

System	Score				
	0	1	2	3	4
Atmung paO_2/ FiO_2 (mmHg)	≥ 400 (53,3)	< 400 (53,3)	< 300 (40)	< 200 (26,7) + Beatmung	< 100 (13,3) + Beatmung (kPa)
Gerinnung Thrombozyten (× 10^3/µg)	≥ 150	≤ 150	< 100	< 50	< 20
Leber Bilirubin mg/dl (µmol/l)	< 1,2 (20)	1,2–1,9 (20–32)	2,0–5,9 (33–101)	6,0–11,9 (102–204)	≥ 12,0 (204)
Herz-Kreislauf	MAP ≥ 70 mmHg	MAP < 70 mmHg	Dopamin* < 5 o. Dobutamin* (jede Dosis)	Dopamin* 5,1–15 o. Adrenalin* ≤ 0,1 o. Noradrenalin* ≤ 0,1	Dopamin* > 15 o. * Noradrenalin* > 0,1
ZNS GCS	15	13–14	10–12	6–9	< 6

Tab. 3.3 SOFA-Score *(Forts.)*					
System	**Score**				
	0	1	2	3	4
Nieren					
• Kreatinin mg/dl (µmol/l)	< 1,2 (110)	1,2–1,9 (110–170)	2,0–3,4 (171–299)	3,5–4,9 (300–400)	> 5,0 (440)
• Ausscheidung ml/d				< 500	< 200
* Katecholamindosis in µg/kg kG/min über mind. 1 h					

3

3.4.2 Diagnostisches und therapeutisches Vorgehen

Gleichzeitig Stabilisierung der Organfunktionen u. Suche des Infektionsherdes

Sofortige Basistherapie

Zielwerte der Basistherapie

- (MAD) > 65 mmHg
- $SvO_2 \geq 70$ %
- Laktat ≤ 1,5 mmol/l bzw. dessen Abfall
- Diurese ≥ 0,5 ml/kg/h

Diagnostik u. Therapie ▶ Abb. 3.5, ▶ Tab. 3.4.

Tab. 3.4 Diagnostik und Therapie bei Sepsis/septischen Schock	
Diagnostik	**Therapie**
• **Labor:** BB, CRP, Procalcitonin, BZ, Krea, E'lyte, GOT, GPT, Bili, GGT, AP, CK, LDH, BGA, Laktat, Quick, PTT, Urinstatus • **Mikrobiol. Diagn.** vor antibiotischer Ther.: – 2–3 Paar Blutkulturen, Urinsediment, Urinkultur – Ggf. Antigen- o. Endotoxinnachweis – Ggf. Trachealsekret, Stuhl (bei vorangegangener antibiotischer Ther. an *Clostridium difficile* denken) – Lumbalpunktion – Aszitespunktion, Pleuraerguss, Abszesse; Wundabstriche – Untersuchung von Fremdmaterial (ZVK, Drainagen, art. Zugänge), dabei Zugänge dir. wechseln!	• **Antiinfektiöse Ther.:** kalkulierte antibiotische Ther. (▶ 20.1.2), ggf. Umstellung nach Erregernachweis u. Antibiogramm, ggf. antimykotische Ther. innerhalb von 60 min! • **Volumensubstitution:** bevorzugt mit kristalloiden Lsg. (Volle'lytlsg.) > 30 ml/kg KG! • **Je nach Schweregrad: ZVK (Trilumen), art. Zugang, Intubation** • **Katecholamine:** bei volumenrefraktärer Hypotonie Noradrenalin. Bei schlechter kardialer Pumpleistung Komb. mit Dobutamin • **Beatmung:** frühzeitig bei schwerer Sepsis o. septischem Schock. Einstellung ▶ 3.2.3

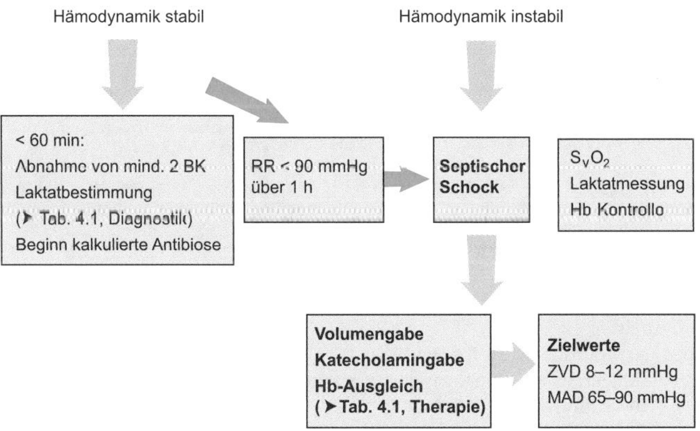

Abb. 3.5 Diagnostisches und therapeutisches Vorgehen bei Sepsis [L138]

Die häufigste Ursache einer Sepsis bzw. eines septischen Schocks auf der ITS ist die beatmungsassoziierte Pneumonie.

Weitere Maßnahmen

- **Nierenersatzverfahren:** bei ANV (▶ 7.2.3) frühzeitig. CVVH indiziert bei hämodynamisch instabilen Pat.
- **Intensivierte Insulinther.:**
  - Normalinsulin-Perfusor (s. innere Umschlagseite hinten) mit Ziel-BZ < 180 mg/dl
  - Engmaschige BZ-Messung erforderlich (initial 1- bis 2-, später 4-stdl.). **Cave:** kapilläre Messung im septischen Schock oft falsch → BZ aus der BGA bestimmen
  - ! Hypoglykämien unbedingt vermeiden
- **Thromboseprophylaxe:** NMH o. UFH abhängig von Gerinnungsparametern u. Nierenfunktion. Bei Pat. im septischen Schock i. v. Antikoagulation; schlechte s. c. Resorption aufgrund der Mikrozirkulationsstörungen. Bei KI einer Antikoagulation Thrombosestrümpfe
- **Stressulkusprophylaxe:** PPI (z. B. Omeprazol) o. H_2-Antagonist (z. B. Ranitidin) bei erhöhtem Ulkusrisiko. Pat. ohne Risiken brauchen keine Prophylaxe
- **Ernährung:**
  - Bevorzugt enterale Ernährung

- Beginn einer komb. oralen/enteralen und – wenn nötig – parenteralen Ernährung innerhalb der ersten 48 h, wenn enteral nicht möglich o. zu gering
- Keine Überernährung, eher kalorienarme Ernährung in der 1. Wo. (bis 500 kcal/d) je nach Verträglichkeit
- Regelmäßige Refluxkontrolle wird nicht mehr empfohlen. Bei Reflux Prokinetika anordnen

- **Spurenelemente/Vitamine:** tgl. supplementieren
- **Kranken- u. Atemgymnastik, Mobilisation**
- **Sedierung:** wenn möglich, gering halten
- **Therapieziele festsetzen, spätestens nach 72 h**

Monitoring ▸ 3.15.

3.5 Akutes Lungenversagen (ARDS)

Akute respir. Insuff. im Rahmen eines Schockgeschehens mit disseminierten interstitiellen Lungenveränderungen.

Ätiologie Prim. o. sek. Schädigung der Lunge.

- Primär:
  - Aspiration von Süß-/Salzwasser
  - Inhalation von Rauchgasen o. toxischen Gasen
  - Inhalation von hyperbarem O_2
  - Pulmonale Infekte
- Sekundär:
  - SIRS/Sepsis
  - Schwere Traumata, Verbrennungen
  - Massentransfusionen, DIC
  - Pankreatitis, Urämie
  - Intoxikationen (z. B. Heroin, Barbiturate)
  - Medikamente

Klinik ▸ Tab. 3.5.

Diagnostisches Vorgehen

- **Anamnese:** Auftreten < 7 d nach dem auslösendem Ereignis
- **Art. BGA:** erniedrigter Horowitz-Quotient (paO_2/F_iO_2) ▸ 3.5
- **Rö-Thorax:** *bilaterale* Verschattung (Schmetterlingsfigur), im Verlauf diffuse Transparenzminderung mit konfluierenden Infiltrationen („weiße Lunge") mit pos. Bronchoaerogramm

Tab. 3.5 Berlin-Definition

Stadium	Charakteristika
Mildes ARDS	paO_2/F_iO_2 = 201–300 mmHg bei PEEP ≥ 5 cmH_2O
Moderates ARDS	paO_2/F_iO_2 = 101–200 mmHg bei PEEP ≥ 5 cmH_2O
Schweres ARDS	paO_2/F_iO_2 = ≤ 100 mmHg bei PEEP ≥ 5 cmH_2O

Therapeutisches Vorgehen

- Verlegung auf die ITS
- **Schockther.:** allg. ▶ 3.3.2, bei septischem Schock ▶ 3.4.2
- **Frühzeitige Intubation u. Beatmung** mit folgender Einstellung:
  - Niedriges Tidalvolumen 6 ml/kg Soll-KG
  - Plateaudruck < 30 cmH_2O halten
  - PEEP in Abhängigkeit von F_iO_2 (▶ Tab. 3.6)
  - SaO_2 90–95 %
  - Erhöhte pCO_2-Werte akzeptabel (Grenze pH-Wert ohne Pufferung ≥ 7,2), bei Pat. mit erhöhtem intrakraniellem Druck nur unter Kontrolle desselben
- Intermittierende Bauch- (135°) o. Seitenlagerung über 16 h. Sonst Oberkörper hochlagern (30–45°)
- **Flüssigkeitsbilanzierung:** Ziel-ZVD 0–3 cmH_2O, zurückhaltende Flüssigkeitsbilanzierung. Überwässerung vermeiden
- **Low-Dose-Heparin:** z. B. NMH i. v. (▶ 20.2.1)
- **Antiinfektiöse Ther. bei Infektion:** initial kalkuliert entsprechend vermutetem o. gesichertem Infektionsherd, ggf. Umstellung bei Erregernachweis u. Antibiogramm
- Extrakorporale Verfahren(VV-ECMO) bei nicht unter invasiver Beatmung ausreichendem Gasaustausch (telefonische Kontaktaufnahme mit Zentrum)

Tab. 3.6 PEEP in Abhängigkeit von F_iO_2

F_iO_2	0,3	0,4	0,5	0,6	0,7	0,8	0,9	1,0
PEEP	5	5–8	8–10	10	10–14	14	14–18	20–24

3.6 Disseminierte intravasale Koagulopathie (DIC) und Verbrauchskoagulopathie

Verschiedene Erkr. führen zu einer intravasalen Aktivierung des Gerinnungssystems mit Bildung disseminierter Mikrothromben (DIC). Durch den dabei stattfindenden Verbrauch von Gerinnungsfaktoren u. Thrombos kann es zur hämorrhagischen Diathese (Verbrauchskoagulabilität) u. sek. Hyperfibrinolyse kommen.

Erkrankungen, die mit einer DIC einhergehen können

- Schock
- Hämolyse, maligne Erkr. (v. a. metastasierendes Prostata-, Lungen-, Magen-, Kolon-Ca, Promyelozytenleukämie)
- Infektionen (gramneg. Sepsis, Malaria)
- Geburtshilfl. KO (vorzeitige Plazentalösung, „missed abortion“, Fruchtwasserembolie, atonische Nachblutung)
- OP an thrombokinasereichen Organen (Prostata, Pankreas, Lunge)
- Hypernatriämische Dehydratation, diab. Koma, Pankreatitis, akutes Leberversagen, Leberzirrhose, Vaskulitis, Verbrennungen, Polytrauma, Schlangenbiss
- Extrakorporaler Kreislauf, Kasabach-Meritt-Sy.

Diagnostisches Vorgehen Bei den o. g. Erkr., die mit einer DIC einhergehen können, daran denken u. folgende Laborparameter regelmäßig kontrollieren (▶ Tab. 3.7, ▶ Tab. 3.8):
Labor: BB, Quick, PTT, AT III, D-Dimere, Fibrinogen, ggf. Fibrinmonomere, Krea, E'lyte, GOT, GPT, GGT, CRP.

Tab. 3.7 Parameter, die für eine DIC sprechen können (ISTH Overt DIC Score, statischer Score, Momentaufnahme)

Parameter	ISTH-Score (overt DIC score)	Punkte
Grunderkrankung	erforderlich	1
Klinik		
Thrombozytenzahl (× 10^3/µl)	≥ 50, aber ≤ 100	1
	< 50	2
Fibrinmarker (Fibrinspaltprodukt, lösliches Fibrin, D-Dimere)	moderat ↑	2
	deutlich ↑	3
Fibrinogen (g/l)	< 1	1
PT-Verlängerung	> 3,0, aber < 6,0	1
	≥ 6	2
DIC-Diagnose	**≥ 5 Punkte**	

Tab. 3.8 Verlaufsparameter, die für eine manifeste DIC sprechen: ISTH non-overt DIC score (dynamischer Score, Verlaufsbeobachtung)

Parameter	Punkte	ISTH-Score (non-overt DIC score)		Verlauf
Thrombozytenzahl (× 10^3/µl)	1	< 100	–1	ansteigend
	0	≥ 100	0	stabil
			1	abfallend
PT-Verlängerung	1	> 3 s	–1	abfallend
	0	≤ 3 s	0	stabil
			1	ansteigend
D-Dimer (µg/ml)	1	≥ 1	–1	abfallend
	0	< 1	0	stabil
			1	ansteigend
Grunderkrankung mit Risiko für DIC	2	ja		
	0	nein		
Antithrombin-Aktivität (%)	1	< 70		
	–1	≥ 70		
DIC-Diagnose	**≥ 5 Punkte**			

Therapeutisches Vorgehen ▶ Tab. 3.9. Wichtigste Maßnahme ist die Ther. der Grunderkr.!

Behandlung von KO: ANV ▶ 7.2, ARDS ▶ 3.5, hämorrhagischer Schock ▶ 3.3.4.

Tab. 3.9 DIC: symptomatische Therapie in Abhängigkeit vom Stadium

Phase	Therapie
Prä-DIC-Phase	Prophylaxe mit Low-Dose-Heparin über Perfusor (10.000 IE auf 50 ml NaCl 0,9 %): ca. 2 ml/h (= 400 IE/h) unter TZ- u. PTT-Kontrolle. PTT soll verlängert sein, bei Blutungsneigung 200 IE/h
Manifeste DIC	• Kein Heparin • TK: bei Blutungs-KO u. Thrombo-Abfall < 20.000/µl
Post-DIC	• Heparin: zur Unterdrückung der reaktiven Hyperkoagulabilität, aPTT auf 1,5- bis 2-Fache der Norm • i. d. R. keine Antifibrinolytika

3

3.7 Koma

3.7.1 Differenzialdiagnose

▶ Tab. 3.10.

Tab. 3.10 Einteilung und DD des Komas

Einteilung	Ursachen
Toxisch • Exogen	• Alkohol (häufigste Komaursache) • Opiate • Benzodiazepine • Psychopharmaka • Gifte • Biguanide, Fruktose-Infusion bei Fruktoseintoleranz • (Laktatazidose)
• Endogen	• Urämisches Koma • Hepatisches Koma
Endokrinologisch	• Coma diabeticum • Hypoglykämisches Koma • Addison-Krise • Thyreotoxisches Koma • Diabetes insipidus • Hyperkalzämische Krise • Hypophysäres Koma
Kardiovaskulär	• Schock • Adam-Stokes-Anfall
Zerebral	• Intrazerebrale Blutungen • SHT • Epilepsie • Meningitis/Enzephalitis • Generalisierter Krampfanfall

Tab. 3.10 Einteilung und DD des Komas *(Forts.)*

Einteilung	Ursachen
Psychisch	• Hysterischer Anfall
Anoxämisch	• Hyperkapnie bei schwerer respir. Globalinsuff. • Erstickung

3.7.2 Einteilung und Schweregrad der Bewusstseinsstörung

▶Tab. 3.11.

Tab. 3.11 Schweregradbeurteilung der Bewusstseinstrübung mit der Glasgow Coma Scale (GCS) für Erwachsene

Neurologische Funktion	Reaktion	Bewertung
Augen öffnen	Spontan öffnen	4
	Öffnen auf Ansprechen	3
	Öffnen auf Schmerzreiz	2
	Keine Reaktion	1
Verbale Reaktion	Orientiert	5
	Verwirrt, desorientiert	4
	Unzusammenhängende Worte	3
	Unverständliche Laute	2
	Keine verbale Reaktion	1
Motorische Reaktion auf Schmerzreize	Befolgt Aufforderung	6
	Gezielte Schmerzabwehr	5
	Massenbewegungen	4
	Beugesynergien	3
	Strecksynergien	2
	Keine Reaktion	1
Maximale Punktzahl		15
Minimale Punktzahl		3

3.7.3 Diagnostisches und therapeutisches Vorgehen

▶ Abb. 3.6.

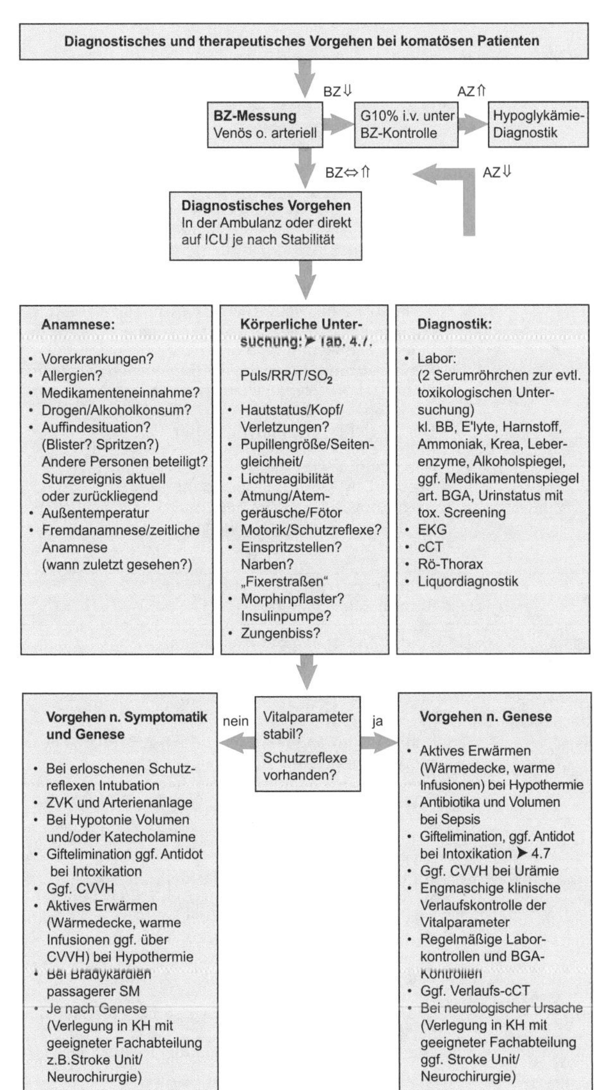

Abb. 3.6 Diagnostisches und therapeutisches Vorgehen beim komatösen Patienten [L138]

Immer BZ-Stix initial!

Zur körperl. Untersuchung bei komatösen Pat. ▶ Tab. 3.12.

Bei der körperl. Untersuchung auf Opiatpflaster achten. Sie werden in der Medikamentenanamnese oft vergessen.
Ebenso auf mögliche Insulinpumpe achten u. bei komatösem Pat. entfernen.

Tab. 3.12 Klinische Untersuchungsbefunde bei einem komatösen Patienten

Parameter	Befund
Haut (Farbe, Temperatur, Turgor, Exantheme)	• Zyanose (Intoxikation) • Exsikkosezeichen (Hyperglykämie) • Schwitzen (Hypoglykämie, Hyperthyreose) • Heiße, trockene Haut (thyreotoxisches Koma, Sepsis) • Ikterus/andere Leberhautzeichen (Coma hepaticum) • Café-au-lait-Haut (Coma uraemicum) • Gesichtsrötung (Hypertonie, Coma diabeticum, Sepsis) • Blässe (Schock, Hypoglykämie) • Infektionen (Sepsis) • Einstichstellen, (Fentanyl-)Pflaster
Fötor	• Alkoholgeruch • Aceton-Obst-Geruch (Coma diabeticum) • Foetor hepaticus (Coma hepaticum) • Harngeruch (Coma uraemicum) • Aromatischer Geruch (zyklische Kohlenwasserstoffe, Drogen) • Knoblauchgeruch (Alkylphosphate) • Bittermandel (Zyanide)
Atmung (Mund- u. Rachenraum inspizieren, Atemgeräusche, Atemmechanik)	• Stridor (Verlegung der Atemwege) • Hypoventilation (zentral dämpfende Pharmaka, Myxödem, metab. Alkalose) • Hyperventilation (Thyreotoxikose, Mittelhirnschädigung, metab. Azidose) • Kußmaul-Atmung (metab. Azidose, z. B. durch ketoazidotisches o. urämisches Koma) • Cheyne-Stokes-Atmung (Hirndrucksteigerung, Opiat-, CO-Intoxikation)
Motorik	• Halbseitenlähmung, pos. Babinski-Reflex (fokale zerebrale Läsion) • Tonuserhöhung (Hirnstammläsion) • Stereotype Walzbewegungen (zerebrale Läsion des Subkortex), Hyperkinesen (metab. o. toxische Hirnschädigung) • Muskelfibrillieren (Alkylphosphatintoxikation) • Tonuserschlaffung (Intoxikation, z. B. Opiate, Benzodiazepine)
Pupillen	• Miosis (Sympatholytika, Parasympathomimetika, Morphine, Ponsblutung) • Mydriasis (Parasympatholytika, Alkohol, Kokain, Adrenalin) • Anisokorie (Hirntumor, -abszess, -blutung, ischämischer Insult) • **Cave:** voroperierte Augen, akuter Glaukomanfall

3.8 Vergiftungen

3.8.1 Diagnostisches und allgemeines therapeutisches Vorgehen: Erstmaßnahmen

- **Sicherung der Vitalfunktionen** (ACBD-Regel ▶ 3.2.1), evtl. großlumige Magensonde legen
- **Asservierung von Material** zur toxikol. Analyse (Blut, Speisereste, Tabletten, Gläser, Flaschen, Urin, Mageninhalt, Stuhl)
- **Eigen-/Fremdanamnese** je nach Bewusstseinslage: Was eingenommen? Wie viel? Wann? Vorerkr.? Regelmäßige Medikamenteneinnahme? Drogenabhängigkeit?
- **Körperl. Untersuchung:** Hautfarbe, Einstichstellen, Thrombophlebitiden, Abszesse, kardiopulmonaler u. neurol. Status, bei Vergiftung über die Haut Entfernung der Kleidung u. Haut abspülen. **Cave:** Eigenschutz! Unbedingt Handschuhe tragen! Kleidung in Plastikbeutel asservieren
- **Venöser Zugang**
- **Labor:** kleines BB, BZ, Krea, K^+, Na^+, CK, LDH, GOT, GPT, GGT, Quick, PTT, CHE, BGA, ggf. Laktat, Serum für toxikol. Untersuchung
- **12-Kanal-EKG, EKG-Monitoring, Pulsoxymetrie, RR-Messung**
- 1.000 ml kristalloide Infusionslsg. (z. B. Volle'lytlsg.)
- Aktivkohle in Komb. mit Antiemetikum o. Laxans
- Bei bek. o. vermutetem Gift Kontakt mit Giftzentrale aufnehmen (▶ 3.8.5)

3.8.2 Maßnahmen zur Giftelimination

Aktivkohle

Wirksamstes Verfahren zur prim. u. sek. Giftelimination.

Indikation Intoxikation/drohende Intoxikation nach peroraler Giftaufnahme zur Absorption fett- u. wasserlöslicher Gifte.

Kontraindikationen

- Mechanischer Ileus o. mögliche Darmperforation
- Laugen- o. Säureingestion o. nach Einnahme organischer Lösungsmittel

Durchführung

- Bei Bewusstseinsstörung Applikation über Magensonde nach vorangegangener Schutzintubation
- Aktivkohle (z. B. Kohle-Pulvis®) p. o. oder Magensonde mit Wasser aufschwemmen u. z. B. Metoclopramid (Paspertin®) u. 15 Tr. Natriumpicosulfat (Laxoberal®) zufügen
- Bei Intoxikation mit Pharmakon mit hoher HWZ (z. B. Carbamazepin, Theophyllin) alle 2–4 h wdh. Dosierung:
  - Kinder < 1 J.: 0,5–1 g/kg KG
  - Kinder > 1 J.: 1 g/kg KG
  - Erw.: 0,5-1 g/kg KG

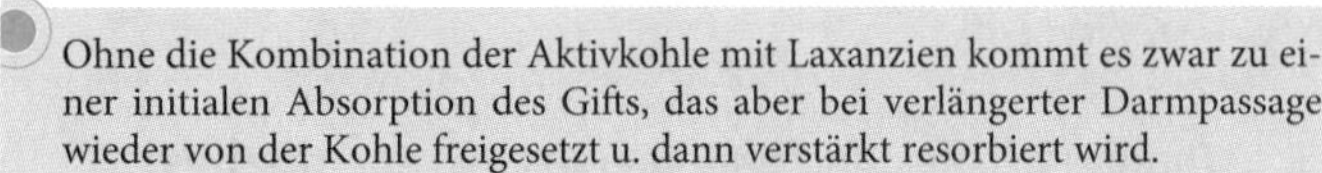

Ohne die Kombination der Aktivkohle mit Laxanzien kommt es zwar zu einer initialen Absorption des Gifts, das aber bei verlängerter Darmpassage wieder von der Kohle freigesetzt u. dann verstärkt resorbiert wird.

Magenspülung und provoziertes Erbrechen

! Nur noch selten indiziert. Weniger wirksam als Aktivkohle. Strenge Ind.-Stellung! **Cave:** Aspirationsgefahr!

Magenspülung

Indikation Max. 30–60 min zurückliegende Giftingestion bei wachen, ansprechbaren Pat. Zur Gifteliminationhochtoxischer Substanzen, insbes. Psychopharmaka, die eine Magen-Darm-Atonie verursachen.

Kontraindikationen Krampfanfall, Schockzustand, Vergiftungen mit Säuren, Laugen, fettlöslichen Substanzen (z. B. Pflanzenschutzmittel), Schaumbildner. Bek. Verletzungen des Magen-Darm-Trakts.

Durchführung

- Lagerung in Linksseitenlage, leichte Kopftieflage. Bei bewusstlosem Pat. erst Intubation, dann Spülung in Rückenlage.
- Mehrmals mit 200–500 ml Wasser spülen, bis Spülflüssigkeit klar ist, insgesamt 10–20 l.
- Nach Ablassen der letzten Spülung Aktivkohle-Antiemetikum-Laxans-Mischung verabreichen.

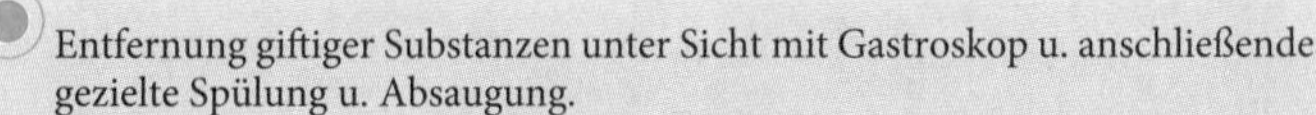

Entfernung giftiger Substanzen unter Sicht mit Gastroskop u. anschließende gezielte Spülung u. Absaugung.

Forcierte Diurese

Indikation Vergiftungen mit Barbituraten, Phenobarbital, Amphetamin, Salicylaten (ASS), Lithium, Thallium u. bei Hämolyse u. Rhabdomyolyse bei noch erhaltener Nierenfunktion.

Kontraindikation Überwässerung, Herz-, Niereninsuff., Hirnödem.

Durchführung

- Großlumiger peripherer venöser Zugang, besser ZVK
- Ringer- o. NaCl-0,9 %-Infusionslsg.
- Blasendauerkatheter, stdl. Urinbilanz
- Furosemid 20–40 mg i. v. oder als Perfusor mit 500 mg/50 ml NaCl 0,9 % 5–10 ml/h nach ZVD u. Ausscheidung
- 4-stdl. Kontrolle von art. BGA, Krea, E'lyten
- Bei Vergiftungen mit hydrophilen Barbituraten (Allo-, Apro- u. Butobarbital), Salicylaten o. Hämolyse u. Rhabdomyolyse (▶ 7.2.3) Urin alkalisieren, z. B. mit NaBi 100 ml langsam (über ¾–1 h) i. v., ggf. wiederholen → Ziel: Urin-pH > 7,8

Dialyse, Plasmapherese, Austauschtransfusionen

- **Peritoneal-, Hämodialyse, Hämoperfusion:** bei schweren Vergiftungen mit dialysablen Giften u. bei Niereninsuff.
- **Plasmapherese:** bei Giften mit hoher Plasmaproteinbindung
- **Austauschtransfusionen:** bei schweren Vergiftungen mit Blutgiften (CO, Met-Hb-Bildner).

3.8.3 Spezielle Vergiftungen

Reizgasinhalation

Klinik Zunächst lokale Reizerscheinungen an Augen, Nase, Rachen, Trachea, Bronchospasmus, toxisches Lungenödem, oft nach symptomfreiem Intervall möglich.

Therapie

- **Stat. Überwachung** für 24–48 h empfohlen
- **Haut u. Schleimhäute abwaschen**
- **Prednisolon** (z. B. Solu-Decortin®): 100 mg/d i. v. bei schwerem Schleimhaut- u./o. Lungenödem
- **Intubation:** bei respir. Insuff.
- **Frühe Tracheotomie:** bei zentralem Schleimhautödem (Hypopharynx, Larynx, Trachea)
- **Antibiotika:** bei schweren Schleimhautläsionen (Aminopenicillin plus Betalaktamase-Inhibitor, z. B. Unacid® o. Cephalosporin 2. Generation, z. B. Zinacef®)
- Je nach Reizgas spez. Ther.

Digitalis-Intoxikation

Klinik

- **GIT:** Übelkeit, Erbrechen
- **Herz:** alle brady- u. tachykarden HRST bis hin zu Kammerflimmern. Typisch für Digitalis-Intoxikation: bidirektionale VT (▶ 21)
- **E'lyte:** Hyperkaliämie möglich
- **ZNS:** Sehstörungen mit Farbsehen, Benommenheit, Halluzinationen

Therapie

- **Giftelimination** fördern durch:
  - Allg. Maßnahmen zur Gifteliminierung (▶ 3.8.2, ▶ 3.8.4)
  - Cholestyramin (z. B. Quantalan®): bei Digitoxin zur Unterbrechung des enterohepatischen Kreislaufs 4–8 g alle 6 h
  - Digitalisantidot (▶ 3.8.4): bei schweren HRST o. zu erwartender akut lebensbedrohlicher Vergiftung

Digitalisantidot: einzige wirkungsvolle Ther. bei digitalisinduziertem Kammerflimmern.

- **Serumkaliumspiegel auf hochnormale Werte anheben.**

! **Cave:** Bei AV-Block ist K^+-Zufuhr kontraindiziert. Bei schwerer Digitalisintoxikation droht Hyperkaliämie.

- **Behandlung von HRST:**
  - Bei bradykarden HRST Versuch mit Atropin 0,5–1 mg, sonst temporärer SM (▶ 2.3.3), obligat bei $K^+ > 5$ mmol/l
  - Bei ventrikulären HRST Versuch mit Phenytoin 5 mg/kg i. v.

Digitalisinduziertes Kammerflimmern lässt sich nicht durch Defibrillation beenden → Antidot (▶ 3.8.4)!

Paracetamol-Intoxikation

Ind. für Antidotbehandlung ab 5 g Paracetamol (entspricht 10 Tbl. à 500 mg). Toxische Dosis > 10 g, letal bei > 15 g.

Klinik Nach 1–24 h: Übelkeit, Erbrechen, Oberbauchschmerzen, ab 24 h path. Leberwerte, nach 3–4 d Beginn des Leberversagens, nach > 5 d fulminante Lebernekrosen o. Rekompensation.

Therapie Acetylcystein (Fluimucil®). Infusionsschema:

- 150 mg/kg KG in 250 ml G5 % über 1 h, dann
- 50 mg/kg KG in 500 ml G5 % über 4 h, dann
- 100 mg/kg KG in 1.000 ml G5 % über 16 h (bei Aufnahme von > 250 mg/kg KG Paracetamol diese Stufe wdh.)

Opiat-Intoxikation

Klinik

- **Augen:** Miosis (Stecknadelkopfpupille). **Cave:** bei schwerer Hypoxie u. RR-Abfall Mydriasis möglich
- **ZNS:** nach initialer Euphorie zunehmende Eintrübung bis zum Koma. Hirndruckzeichen (▶ 10.1.3), tonisch-klonische Krämpfe, erloschene MER
- **Muskulatur:** Tonusverlust, Areflexie, tonisch-klonische Krämpfe
- **Herz-Kreislauf:** RR ↓, Bradykardie
- **Lunge:** respir. Insuff. durch zentrale Atemlähmung (evtl. auch toxisches Lungenödem)

! Komb. Missbrauch von Opiaten u. Benzodiazepinen: Potenzierung der atemdepressiven Wirkung

- **GIT:** Übelkeit, Erbrechen, Darmatonie
- Hypothermie

Management

- Beachte Eigenschutz (freiliegende Spritzen etc.)
- Bei Atemstillstand o. respir. Insuff. (BGA) sofortige Intubation u. Beatmung (▶ 2.6)
- Je nach Vitalparametern: Opiatantagonisten, z. B. Naloxon (Narcanti®) 1 Amp. = 0,4 mg i. v. o. über nasalen Applikator!
- Dosis vorsichtig titrieren (nicht als Bolus geben, da sonst Entzugssymptome entstehen!)
- **Cave:** kurze HWZ → längere Nachbeobachtung, ggf. bis zu 24 h! Nach Abklingen der Wirkung evtl. Nachinjektionen nach 3 min (bis zu 3 ×). Falls nach Gabe von Naloxon keine Wirkung eintritt (Aufklaren, Besserung der Ateminsuff.), DD zu anderen Komaformen überdenken (▶ 3.7)

3.8.4 Wichtige Antidote

▶ Tab. 3.13.

Tab. 3.13 Wichtige Antidote

Antidot	Indikation	Dosierung
Flumazenil	Benzodiazepin-Intoxikation	Initial 0,2 mg Bolus i. v., dann 0,1 mg/min i. v., bis Pat. wach wird (Gesamtdosis 1 mg) **Cave:** HWZ!
Naloxon	Fentanyl, Methadon, Pentazocin, Dextropropoxyphen, Tilidin bei Atemdepression, Somnolenz, Koma	Opioidüberdosierung titrieren: initial 0,4–2 mg = 1–5 Amp. i. v., Wdh. nach 3 min max. 3 × möglich **Cave:** bei Opiatabhängigen nur so viel spritzen, bis Atemdepression aufgehoben ist (Entzugssyndrom) **Cave:** HWZ!
Biperiden	• Parkinson-Sy. • Extrapyramidale Bewegungsstörungen bei Neuroleptika-Intoxikation (auch MCP-Überdosis) • Nikotinvergiftung • Vergiftung durch organische Phosphorverbindungen	2,5–5 mg = ¾–1 Amp. Biperiden langsam i. v.
Physostigmin	• Vergiftung mit anticholinergen Substanzen • (Parasympatholytika, Neuroleptika auf Phenothiazinbasis, Antidepressiva, Alkohol, Antihistaminika)	• Initial 2 mg = 1 Amp. langsam i. v. • Bei Wirksamkeit 2–4 mg = ¾–2 Amp. alle 20 min o. Perfusor (s. innere Umschlagseite hinten)
Glukagon	• Intoxikation mit Betablocker, Kalziumantagonisten vom Nicht-Dihydropyridin-Typ • Therapierefraktäre Hypoglykämie	• Betablocker-/Kalziumantagonisten-Intoxikation: 0,2 mg/kg KG als Kurzinfusion, danach Gesamtdosis von 0,5 mg/kg KG über 12 h in Einzeldosen o. als Perfusor (s. innere Umschlagseite hinten), nicht > 24 h anwenden • Insulin-, sulfonylharnstoffbedingte Hypoglykämie: 0,5–1 mg = ¾–1 Amp. i. v., evtl. 1–2 × wdh., ggf. Perfusor • **Cave:** engmaschige BZ-Kontrolle

3

Tab. 3.13 Wichtige Antidote *(Forts.)*		
Antidot	**Indikation**	**Dosierung**
Digitalisantidot (80 mg Antidot binden 1 mg Digitalis) • Initial Allergietest durchführen: 0,1 ml Antidotlsg. auf 0,4 ml NaCl 0,9 % verdünnen – 0,1 ml am Unterarm i. c. applizieren • Nach 15 min Quaddel mit Erythem bei Allergie	Digitalis-Intoxikation	• Unbek. Menge: 6 Injektionsflaschen = 480 mg in je 20 ml NaCl 0,9 % gemeinsam als Kurzinfusion, z. B. initial 250 ml/h i. v. Bei Sistieren der HRST Infusionsrate reduzieren – Restmenge über 4–6 h • Bek. orale Menge: prim. Giftelimination (Aktivkohle), ca. 10–20 % der Gesamteinnahmemenge abziehen. Verbleibende Digitalismenge × 80 = erforderliche Antidotdosis
Silibinin (Inhalt der Durchstechflasche mit 35 ml G5 % o. NaCl 0,9 % auflösen → 1 ml = 1 mg Silibinin)	Knollenblätterpilzvergiftung	20 mg/kg KG/d verteilt auf 4 ED als Infusion über jeweils 2 h (bei 70 kg KG 4 × 350 mg)

Wegen kürzerer HWZ von Flumazenil u. Naloxon → ausreichend lange Nachbeobachtung

3.8.5 Giftinformationszentralen

▶ Tab. 3.14.

Tab. 3.14 Giftinformationszentralen mit 24-h-Dienst			
Ort	**Telefon**	**Fax**	**E-Mail/Homepage**
Berlin	030/19 24 0	030/30686-799	mail@giftnotruf.de www.giftnotruf.de
Bonn	0228/19 24 0	0228/287-33278	gizbn@ukb.uni-bonn.de
Freiburg	0761/19 24 0	0761/270-44570	giftinfo@uniklinik-freiburg.de www.giftberatung.de
Göttingen	0551/19 24 0	0551/38-31881	giznord@giz-nord.de www.giz-nord.de
München	089/19 24 0	089/4140-2467	tox.@lrz.tum.de www.toxinfo.org

3.9 Verbrennungen/chemische Verletzungen

Thermische o. chem. Einwirkungen führen zur Schädigung der Haut in unterschiedlicher Tiefe. Dies führt zum teilweisen o. vollständigen Absterben der Haut.

Diagnostisches Vorgehen

Sofortige Diagn.:

- **Ausmaß u. Tiefe der Verbrennung abschätzen:**
  - Pat. vollständig entkleiden
  - Ausmaß der Verbrennung nach der „Neuner-Regel" (▶ Abb. 3.7) abschätzen. Merke: Handfläche des Pat. ≈ 1 % der KOF
  - Tiefe der Verbrennung abschätzen (▶ Tab. 3.15)
- **Labor:** BB, BZ, Krea, E'lyte, CK, Albumin, Gesamteiweiß, GOT, GPT, GGT, BGA, Quick

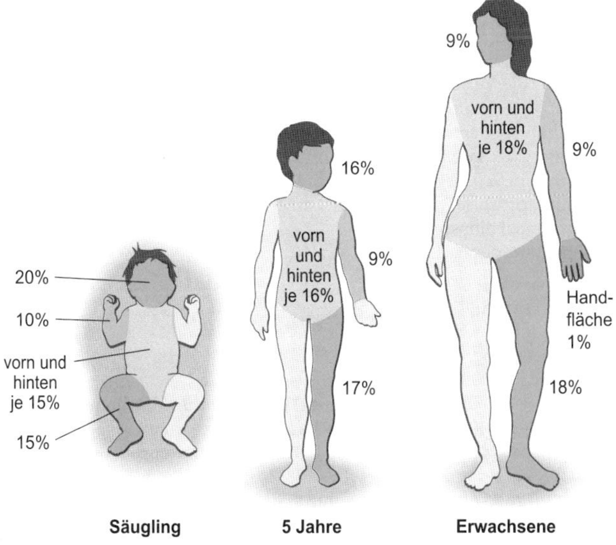

Abb. 3.7 Neuner-Regel [L190]

Tab. 3.15 Verbrennungstiefe

Grad	Klinik	Schädigung
I	Rötung	Oberflächliche Epithelschädigung ohne Zelltod
IIa	Rötung, Blasenbildung, stark schmerzhaft	Schädigung der Epidermis u. oberflächliche Anteile der Dermis mit Sequestrierung

Tab. 3.15 Verbrennungstiefe *(Forts.)*

Grad	Klinik	Schädigung
IIb	Anämische Haut, Blasenbildung, schmerzhaft	Schädigung der Dermis, Erhalt der Haarfollikel u. Drüsenanhängsel
III	Epidermisfetzen, Gewebe nach Reinigung weiß, keine Schmerzen	Vollständige Zerstörung von Epidermis u. Dermis
IV	Verkohlung, Lyse (bei chem. Schädigung)	Mitzerstörung von Subkutis, evtl. Muskeln, Sehnen, Knochen u. Gelenken

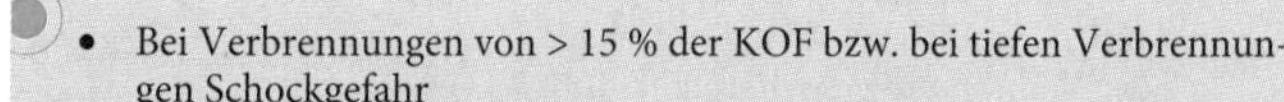

- Bei Verbrennungen von > 15 % der KOF bzw. bei tiefen Verbrennungen Schockgefahr
- Bei ausgedehnten Verbrennungen möglichst Überweisung an ein Verbrennungszentrum:
  Zentrale Vermittlung für Schwerverbrannte:
  - Tel: 040/42851-3998, -3999, Fax: 040/42851–4269
  - E-Mail: leitstelle@feuerwehr.hamburg.de

Kriterien für die Verlegung in ein Zentrum:
- Pat. mit Verbrennungen an Gesicht/Hals, Händen, Füßen, Anogenitalregion, Achselhöhlen, Bereiche über große Gelenke
- Pat. mit > 20 % zweitgradig verbrannter KOF
- Pat. mit > 10 % drittgradig verbrannter KOF
- Pat. mit mechanischen Begleitverletzungen
- Pat. mit Inhalationsschaden
- Pat. mit Vorerkr. o. Alter < 8 bzw. > 60 J.

Therapeutisches Vorgehen

Sofortmaßnahmen:
- Überprüfung der Vitalparameter
- Zwei großlumige venöse Zugänge

Weitere Ther.:
- **Schocktherapie. (Volumenmangelschock)** obligat ab 15 % Verbrennung der KOF u. 8 % bei Kindern (▶ Abb. 3.7) nach Baxter-Formel: Ringerlaktat-Lsg.: 4 × kg KG × % verbrannte KOF/24 h. Kristalloide Lösungen!!
- Ggf. CPR nach den ACBD-Regeln (▶ 3.2.1) u. Intubation (▶ 2.6.5)
- **Erstversorgung der Brandwunden:** sterile Abdeckung mit metallinen Verbrennungstüchern
- **Blutabnahme:** BB, Blutgruppe mit Kreuzprobe, Albumin, Krea, E'lyte, CK
- **Analgosedierung:** Morphin 10 mg auf 10-ml-Spritze mit NaCl 0,9 % verdünnt aufziehen u. fraktioniert i. v. spritzen o. Fentanyl 1–2 µg/kg KG i. v. (z. B. 0,1 mg = 2 ml), Midazolam 5–7,5 mg fraktioniert i. v., ggf. Ketamin 0,5 mg/kg KG (z. B. 35 mg) langsam i. v.

- Ketamin immer in Komb. mit Benzodiazepinen
- Vorsicht mit Katecholaminen → können zur Minderdurchblutung der Haut u. Vertiefung der Verbrennung führen
- Keine i. m. oder s. c. Spritzen wegen unklarer Resorption u. Nekrosegefahr

- **Monitoring:**
  - RR, Puls, Temperatur, ZVD (Ziel 4–8 × cmH_2O), EKG, Gewicht (Anstieg bis zu 15 % am 3. Tag)
  - Dauerkatheter mit Temperatursonde, stdl. Urinbilanzierung
- **Wundbehandlung** (▶ 10.2.2):
  - Verbrennungen Grad I u. IIa: konservative Wundversorgung
  - Grad IIb u. tiefere Verbrennungen: möglichst frühzeitige op. Behandlung (Nekroseabtragung, Hauttransplantation)
- **Antiinfektiöse Ther.:** bei Inf. nach Antibiogramm
- **Ther. von KO:** ANV ▶ 7.2, ARDS ▶ 3.5, septischer Schock ▶ 3.4, DIC u. Verbrauchskoagulopathie ▶ 3.6, paralytischer Ileus ▶ 10.4.4
- **Stressulkusprophylaxe:** Omeprazol (Antra®) i. v., später enteral
- **Enterale Ernährung:** bereits nach 4 h möglich
- **Tetanusprophylaxe**

3.10 Hitzschlag

Störung der Wärmeregulation nach längerem Einfluss hoher Temperaturen u. unzureichender Wärmeabgabe

Klinik

- Kopfschmerzen, Schwindel, Erbrechen, Synkope. Haut initial rot u. heiß, später grau
- Tachypnoe, Tachykardie, Normotonie
- Cheyne-Stokes-Atmung, Schock, Bewusstlosigkeit, gesteigerte Reflexe (Kloni, Opisthotonus, Nystagmus)

Diagnostisches Vorgehen

- **Temperaturmessung:** rektal, intravesikal kontinuierlich
- **Labor:** BB, Krea, E'lyte, BZ, CK, BGA, Quick

Therapeutisches Vorgehen

- **Senkung der Körpertemperatur:** rasch, kalte nasse Tücher (6–15 °C)
- (Pat. „um die Ecke [aus der Sonne] bringen u. kalt machen")
- **Infusionsther.:** reichlich mit kristalloiden Lsg. (z. B. Volle'lytlsg.)
- **Ther. von KO:** Schock ▶ 3.3, Hirnödem ▶ 15.9, ANV ▶ 7.2 u. DIC ▶ 3.6, die letzten beiden infolge einer Rhabdomyolyse

3.11 Elektrische Unfälle

Klinik Die Folgen eines elektrischen Unfalls sind abhängig von (Anamnese; ▶ Tab. 3.16):

- Stromstärke u. -art (Gleichstrom, Wechselstrom)
- Stromstärke
- Einwirkdauer
- Stromweg durch den Körper

Die Symptomatik ist sehr unterschiedlich:

- Asymptomatisch
- Übelkeit, Erbrechen, Blutungen
- Sichtbare Strommarken, Verbrennungen

3

Tab. 3.16 Einteilung und Symptome der elektrischen Unfälle nach Stromstärkebereich

Grad	Stromstärkebereich	Klinik
I[1]	• Gleichstrom bis etwa 80 mA • Wechselstrom (50 Hz) bis 25 mA • Einwirkungsdauer unbegrenzt	• Geringe RR-Erhöhung je nach Stromstärke • Leichte Verkrampfung der Atemmuskulatur • Keine HRST
II[1]	• Wechselstrom (50 Hz) 25–80 mA • Gleichstrom 80–300 mA	• Deutliche RR-Erhöhung, Arrhythmien • Verkrampfung der Atemmuskulatur • Kammerflimmern, Kammertachykardie u./o. Asystolie
III[1]	• Wechselstrom 80 mA bis 3–5 A • Gleichstrom 300 mA bis 3–5 A • Einwirkungsdauer > 0,3 s	• Kammerflimmern/Asystolie • Irreversibler Kreislaufstillstand
IV[2]	• Gleichstrom > 3–5 A • Wechselstrom > 3–8 A	• Lang anhaltende Arrhythmie • Lichtbogen • Bei längerer Einwirkung (> mehrere Sekunden) meist Tod durch Verbrennung

[1] Niederspannungsunfälle
[2] Hochspannungsunfälle

- Verbrennungen der Augen, später Katarakt
- Hypertonie
- Angina pectoris
- HRST: Tachykardie, -arrhythmie, Kammerflimmern, Asystolie
- Tetanische Krämpfe
- Dyspnoe (Lungenödem)
- Hyper-, Parästhesien, Hyporeflexie, Bewusstlosigkeit, Hirnödem
- ANV

Diagnostisches Vorgehen

Sofortige Diagn.:

- **EKG:** Ischämiezeichen, Infarzierung
- **Labor:**
  - Troponin, CK, CK-MB, Krea, E'lyte, BZ, GOT
  - BGA bei respir. Insuff., nach Reanimation
- **Rö-Thorax:** bei V. a. Lungenödem, nach Reanimation

Weitere Diagn.:

- **EKG:** bei initialer Pathologie o. Beschwerden.
- **Labor:** Troponin nach 4 h, CK, CK-MB, GOT nach 6 u. 12 h

Therapeutisches Vorgehen

Sofortige Ther.:

- Asystolie/Kammerflimmern → Reanimation (▶ 3.2)
- HRST ▶ 4.3
- Schock ▶ 3.3
- Hirnödem ▶ 15.9
- ANV ▶ 7.2
- Ind. für stat. Aufnahme u. Monitoring: auffälliges EKG, initiale Somnolenz, kardiale Vorerkr., Beschwerden (thorakale Schmerzen, Dyspnoe, Verwirrtheit), Strommarken, Schwangerschaft

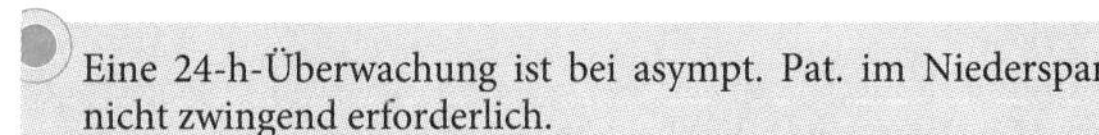
Eine 24-h-Überwachung ist bei asympt. Pat. im Niederspannungsbereich nicht zwingend erforderlich.

3.12 Unterkühlung

- **Unterkühlung:** Absinken der Körperkerntemperatur auf < 35 °C. Akute Lebensgefahr bei Temperaturen < 26–30 °C (drohendes Kammerflimmern).
- **Erfrierung:** lokale Gewebeschädigung durch Kälte

Klinik Stadien u. Klinik der Unterkühlung ▶ Tab. 3.17.

Tab. 3.17 Stadien und Klinik der Unterkühlung

Grad	Körpertemperatur (°C)	Klinik
I	35–32	• Muskelzittern • Schmerzen! • RR ↑ • Bewusstseinsklarer Pat. • Tachykardie • Haut blass u. kalt
II	32–28	• Kein Muskelzittern • Somnolenz, ggf. Koma • Keine Schmerzen • Bradykardie, Arrhythmie • RR normal o. ↓ • BZ ↓ • Reflexe abgeschwächt
III	< 28	• Koma (Scheintod) • Puls nicht tastbar • Minimale Atmung • Keine Reflexe • Extreme Bradykardie • Pupillenerweiterung

Diagnostisches Vorgehen

Sofortige Diagn.:

- **Klin. Untersuchung:**
  - Blasse kalte Haut, Bewusstlosigkeit, Pupillenerweiterung. **Cave:** kann Tod vortäuschen
  - Erniedrigte Atemfrequenz u. -tiefe (führt zu Azidose)
- **Temperatur:** Messung der Rektaltemperatur mit Spezialthermometer (Frühgeborenen- o. Elektrothermometer, da bei normalem Thermometer die Skala nicht ausreicht), sonst Urinkatheter mit Temperatursonde
- **EKG:** Bradykardie. Im EKG verlängertes PR-Intervall, verbreiterter QRS-Komplex, J-Welle, ST-Hebung, Vorhof-, Kammerflimmern
- **Labor:** BGA, BB, Krea, E'lyte, CK

3

Therapeutisches Vorgehen

Versorgung der Unterkühlung:

- **CPR nach den ACBD-Regeln** (▶ 3.2) bei Kreislaufstillstand:
  - Ausreichend lange (bis zu mehreren Stunden)
  - ! Kammerflimmern bei Körpertemperatur < 30 °C spricht häufig nicht auf Defibrillation an, vasoaktive Substanzen wirken meist nicht, darum Herzdruckmassage u. Wiedererwärmung, z. B. mittels aufgewärmter Infusionslsg. (ca. 40 °C); Hämodialyse mit angewärmtem Dialysat
- **Azidosekorrektur** (▶ 7.3)
- **Wiedererwärmung:**
  - Passive Wiedererwärmung bei Unterkühlung Grad I: warmer Raum (25–30 °C), Wolldecke, Wärmedecke
  - Aktive Wiedererwärmung bei Unterkühlung Grad II u. III: aufgewärmte Infusionslsg., Lavage, ggf. Dialyse, CoolGuard®, HLM

Versorgung lokaler Erfrierungen:

- **Vorsichtige lokale Wärmeapplikation:** z. B. warmes Wasserbad unter Analgesie (z. B. Morphin 10 mg auf 10 ml NaCl 0,9 % verdünnt, fraktioniert i. v.)
- Keine Massage o. Abreibung
- Tetanusprophylaxe
- Steriler Verband. Später Nekrosenabtragung, ggf. Defektdeckung

3.13 Ertrinken/Beinaheertrinken

- **Ertrinken:** Der Tod tritt infolge von O_2-Mangel ein. Erfolglose Reanimation o. Versterben innerhalb der ersten 24 h
- **Beinaheertrinken:** Pat. lebt bei Rettung noch, Überleben eines Ertrinkungsunfalls > 24 h
- **Sek. Ertrinken**, z. B. durch Synkope, epileptischen Anfall
- **Trockenes Ertrinken** durch reflektorischen Laryngospasmus (ca. 20 %)
- **Süßwasser:** niedriger osmotischer Druck → Hypervolämie u. Hämolyse, Kammerflimmern durch E'lytverschiebung, hypotone Hyperhydratation
- **Salzwasser:** hoher osmotischer Druck → Hypovolämie, Lungenödem, Hämokonzentration, Hypotonie

Diagnostisches Vorgehen

Wie bei allen akut lebensbedrohlichen Erkr. haben CPR-Maßnahmen oberste Priorität. Hierbei Versuch, die Ursache zu anamnestizieren.

- **Fremdanamnese**
- **Inspektion der Atemwege,** ggf. freimachen
- **Labor:** BGA, E'lyte (K^+ ↑, Na^+ ↓), BB (Hyper-/Hypovolämie), Krea, CK
- **Temperaturmessung** rektal, intravesikal
- **EKG, Rö-Thorax**
- **Neurol. Untersuchung:** cCT (Hirnödem?), ggf. EEG zur Diagnose des Hirnschadens/Hirntods

Therapeutisches Vorgehen

Die Hypoxietoleranz ist durch die meist einhergehende Unterkühlung erheblich verlängert: ausdauernd reanimieren!

- **CPR** (▶ 3.2) nach der ACBD-Regel
- **Venöser Zugang,** ZVK im Verlauf
- **Prophylaxe/Ther. der Unterkühlung** (▶ 3.12): nasse Kleidung entfernen
- **Maschinelle Beatmung** (▶ 2.6.8)
- **Magensonde**
- **Infusionsther.:** bei Hypovolämie kristalloide Lsg. (▶ 3.3.3)
- **Diuretika:** Bei Hypervolämie z. B. 40 mg Furosemid (z. B. Lasix®) i. v. o. 10 mg Torasemid (z. B. Unat®)
- Beseitigung von E'lytstörungen/Azidoseausgleich (▶ 7.3)

Ther. der KO: ARDS ▶ 3.5, ANV ▶ 7.2, HRST ▶ 4.3, Hirnödem ▶ 15.9.

3

3.14 Fremdkörperaspiration

Ursachen Gefährdet sind Pat. mit:

- Bewusstseinsstörungen: Koma, Intoxikation, SHT, Reanimation, Schlaganfall, Narkose
- Dysphagie: Ösophagus-Ca, Tumoren im Oropharynxbereich, Zenker-Divertikel, Refluxösophagitis, Sklerodermie
- Neurol. bedingte Schluckstörungen: MS, M. Parkinson, Myasthenie, ALS
- Iatrogen: (Re-)Intubation, Gastroskopie, Bronchoskopie, Magensonde, PEG-Ernährung, Kopftieflage
- Kinder: Verschlucken von Spielzeug o. z. B. Erdnüsse, Erbsen

Klinik Ggf. akute Dyspnoe, Trachealrasseln, Hustenreiz, Stridor (in-/exspiratorisch), Zyanose, Atemstillstand.

Diagnostisches Vorgehen

Je nach klin. Befund nach Inspektion des Rachens u. digitaler Ausräumung sofort intubieren u. beatmen u./o. reanimieren

- **Vitalparameter:** Bewusstsein, Atmung, RR, Puls
- **Inspektion:** Fremdkörper im Rachen erkennbar, große Struma, asymmetrische Thoraxexkursion
- **Pulsoxymetrie:** Bestimmung der peripheren O_2-Sättigung
- **Rö-Thorax:** Zeichen der Überblähung (oft wegweisende initiale Veränderung bei Aspiration organischer Substanzen), Atelektasen, schattengebende Fremdkörper, Aspirationspneumonie, toxisches Lungenödem
- **Laryngoskopie:** bei vermutetem Fremdkörper o. Tumor im HNO-Bereich. In Intubationsbereitschaft mit griffbereiter Absaugung u. Magill-Zange
- **Bronchoskopie:** immer indiziert bei V. a. Aspiration. Initial mit flexiblem Bronchoskop, insb. zum Absaugen aspirierter Flüssigkeit u. evtl. anschließender Spülung, ggf. starre Bronchoskopie erforderlich (i. d. R. nur in pneumol. Abt. möglich)

Therapeutisches Vorgehen

Heimlich-Handgriff
Nur bei vitaler Bedrohung. Helfer umfasst Pat. von hinten, die Hände liegen im Epigastrium; mehrere kräftige Druckstöße in Richtung Zwerchfell. Beim liegenden Pat. kniet der Helfer mit gespreizten Beinen über dem Betroffenen, setzt die übereinander gelegten Hände im Epigastrium auf; mehrere Druckstöße in Richtung Zwerchfell. KO: Magen-, Leber-, Pankreas-, Aortenruptur, Regurgitation.

3

- **O_2-Gabe:** 4–6 l über Nasen- bzw. Mundsonde
- **Freimachen der Atemwege:**
  - Heimlich-Handgriff
  - Digitale Ausräumung des Nasen-Rachen-Raums, Absaugen ggf. unter laryngoskopischer Sicht
  - Bronchoskopie anstreben
- **Intubation u. Beatmung** bei respir. Insuff., Atemstillstand u. Mendelson-Sy. (Pneumonie durch Aspiration von Magensaft)
- **Antibiotische Ther.** bei Mendelson-Sy. Häufig Mischflora mit Anaerobiern (▶ 20.1)
- **Notfalltracheotomie** nur bei unmittelbar drohender Erstickung, da sehr riskant

Durch Bolusaspiration reflektorischer Herz-Kreislauf-Stillstand möglich → Reanimation ▶ 3.2

3.15 Nächtliche Mitbetreuung der Intensivstation

Allgemeines Wird die ITS durch den Hausdienst mitversorgt, hat sich folgendes Vorgehen bewährt:
- Übergabe der Pat. zu Dienstbeginn u. -ende, möglichst am Pat.-Bett mit:
  - Besprechung der aktuellen Probleme
  - Einstellungen an den Geräten
  - Maßnahmen, die im Dienst durchgeführt werden müssen/wurden
  - Ther.-Ziel, auch Ther.-Begrenzungen bei multimorbiden Pat.
- Befunderhebung, Dokumentation: 1 × pro Schicht Pat. untersuchen, mit Vorbefunden vergleichen, in Pat.-Kurve dokumentieren

Verlegung auf die ITS
- Pat. muss auf der ITS mit Verdachtsdiagnose angekündigt werden.
- Benötigte Geräte (z. B. Beatmungsmaschine) vorbereiten lassen.
- Transport sollte vom Arzt begleitet werden.
- Persönliche Übergabe des Pat. an das Pflegepersonal.
- Anordnungen schriftlich dokumentieren.
- Kontrollen der Vitalfunktionen u. Bilanzen festlegen (individuell je nach Krankheitssituation).

Anhaltspunkte für das Monitoring Körperl. u. orientierende neurol. Untersuchung einmal pro Schicht/Dienst:

- **Blutdruck:** stdl., bei intraart. Katheter kontinuierliche Blutdruckmessung
- **Pulsoxymetrie:** kontinuierliche Messung der kapillären O_2-Sättigung über Sensor an Finger, Nase o. Ohr u. des Pulses
- **Urinausscheidung:** stdl.; normal 50–100 ml/h
- **Temperatur:** kontinuierlich über rektale Temperatursonde o. intravasale Temperaturmessung, z. B. über Pulmonaliskatheter bei Hypothermie o. Sepsis
- **EKG-Monitor:** kontinuierlich mit Alarmsystem
- **12-Kanal-EKG:** bei V. a. Infarkt 3- bis 6-stdl., sonst 24-stdl.
- **AF:** kontinuierlich bei beatmeten Pat.
- **BGA-Kontrolle:** bei respir. Insuff. o. zu Beginn der Beatmung individuell, z. B. ¼- bis ¾-stdl., sonst 4- bis 8-stdl.
- **Hämodynamik:** je nach Krankheitsbild ZVD 6- bis 8-stdl., HZV u. PCWP 8-stdl.
- **Rö-Thorax:** keine tgl. Routinekontrollen. Je nach klin. Befund. Oftmals CT sinnvoller. Tgl. Kontrolle bei liegendem Tubus
- **Labor:** Krea, E'lyte, BB, BZ, Gerinnung tgl., weitere Parameter nach Krankheitsbild
- **Mikrobiologie:** MRSA-Abstriche, Wundabstriche

3.16 DRG-Codes

Die wichtigsten DRG-Codierungen bzgl. Reanimation und Intensivmedizin sind ▶ Tab. 3.18 zu entnehmen.

Tab. 3.18 DRG-Codes: Reanimation und Intensivmedizin

Störungsbild	DRG-Code
Herzstillstand mit erfolgreicher Wiederbelebung	I46.0
Plötzlicher Herztod	I46.1
Kammerflimmern	I49.0
Asystolie	I46.9
Schock	R57.9
Kardiogener Schock	R57.0
Hypovolämischer Schock	R57.1
Anaphylaktischer Schock	T78.2
Septischer Schock	R57.2
ARDS	J80.0-
Disseminierte intravasale Koagulopathie	D65.1
Heparininduzierte Thrombozytopenie I	D69.52
Heparininduzierte Thrombozytopenie II	D69.53
Koma	R40.2

3

Tab. 3.18 DRG-Codes: Reanimation und Intensivmedizin *(Forts.)*

Störungsbild	DRG-Code
Digitalis-Intoxikation	T46.0
Paracetamol-Intoxikation	T39.1
Opiat-Intoxikation	F11.0
Folgen von Verbrennungen, Verätzungen o. Erfrierungen	T95.-
Hitzschlag	T67.0
Unterkühlung	T68
Ertrinken u. nichttödliches Untertauchen	T75.1

4 Herz und Kreislauf

Anja Kraemer

4.1 Notfalltabelle und Checkliste

Kardiol. Notfälle: ▶ Tab. 4.1.

Tab. 4.1 Kardiologische Notfälle

Diagnose	Maßnahmen	Medikament/Therapie
Kammer-flimmern	Defibrillation nicht synchronisiert *(200 J biphasisch/360 J monophasisch)* Reanimation (Hs u. HITS)	Amiodaron 300 mg (vor 4. Schock-abgabe); 150 mg als Repetitions-dosis Suprarenin 1 mg alle 3–5 min
VT	Hämodynamisch instabil Kardioversion synchronisiert! *(200 J biphasisch)* O_2-Gabe Verlegung ITS Kontrolle E'lyte: Kalium! 12-Kanal-EKG (erneut nach Terminierung)	Amiodaron 300 mg in 100 ml G5 % Danach über ZVK als Perfusor o. Lidocain (bei ausbleibendem Ansprechen auf Amiodaron) 70–100 mg i. v. (1–1,5 mg/kg) Ggf. als Perfusor Magnesium 2 g
Asystolie	Reanimation (Hs u. HITS)	Suprarenin 1 mg alle 3–5 min
AV-Block III°	O_2-Gabe Externe Paddles kleben, ggf. stimulieren (**cave:** Sedierung) Kontrolle E'lyte: Kalium!	Atropin 1 mg i. v. o. Orciprenalin (Off-Label-Use) Bolus: 0,25–0,5 mg i. v. (langsam) Über Perfusor: 10–30 µg/min o. Suprarenin 0,05–0,1 mg i. v.
STEMI	12-Kanal-EKG O_2-Gabe bei $SO_2 < 90$ % Analgesie Oberkörperhochlagerung Herzkatheter (< 120 min)	ASS 250–500 mg i. v. Heparin 5.000 IE i. v Morphin 4–8 mg i. v. bei Schmerzen
Lungen-ödem	O_2-Gabe (8–15 l per Maske) Oberkörperhochlagerung Intensivübernahme NIV Arterie, ggf. ZVK Ursachenbehebung (z. B. TAA, RR-Entgleisung etc.)	Furosemid 40–80 mg i. v. Morphin 5 mg i. v. + 5 mg s. c. zu Beginn
Hyper-tensive Krise	O_2-Gabe bei $SO_2 < 94$ % Oberkörperhochlagerung	Ebrantil 10–15 mg i. v. (bis 50 mg) Als Perfusor Erhaltungsdosis 9 mg/h o. Nitro 1–3 Sprühstöße (à 0,4 mg) Als Perfusor 0,5–1 mg/h
AVNRT	12-Kanal-EKG (unter Adenosin-Gabe weiterschreiben) Ggf. geringe Sedierung bei Agitation KV bei hämodynamischer Instabili-tät (synchronisiert 100–200 J)	Adenosin initial: 6–18 mg als Bolus (rasche Injektion) *(Patient informieren über kurze Wirkdauer, bei kurzfristigem „Herzstillstand")* ggf. Sedierung

Tab. 4.1 Kardiologische Notfälle *(Forts.)*

Diagnose	Maßnahmen	Medikament/Therapie
Tachyarrhythmia absoluta	12-Kanal-EKG O_2-Gabe (bei SO_2 < 94 %) Ggf. ITS (abhängig von kardialen Vorerkr.) Antikoagulations-Check	Metoprolol 5 mg i. v. o. Digoxin 0,25 mg i. v. o. Digitoxin 0,25 mg i. v. Bei bestehender Antikoagulation Amiodaron 150–300 mg als KI in 250 ml G5 %
Kardiogener Schock	O_2-Gabe (8–15 l per Maske) Oberkörperhochlagerung Intensivübernahme NIV (**cave:** Hypotonie) Arterie/ZVK Ursachenbehebung (z. B. TAA, RR-Entgleisung etc.)	Furosemid 40–80 mg i. v. Dobutamin – Perfusor (hintere Umschlagseiten)

4

Checkliste

First Impression AZ des Pat.? Pat. wach u. ansprechbar? Hautkolorit? Kaltschweißig? Thorakale Schmerzen (atemabhängig?) o. Dyspnoe? Vitalparameter? Pulsunregelmäßigkeiten?

Anamnese

- Kardiale Grunderkr. (KHK, Klappenfehler, Myokarditiden)? Herzrasen, Herzstolpern, Synkopen o. Schwindel? AP-Beschwerden? Dyspnoe? Körperl. Belastbarkeit in den letzten Tagen? Risikofaktoren in der Anamnese? Liegender ICD o. SM?
- Bek. Schilddrüsenerkr. o. Hinweise darauf (▶ 8.3)? Nierenerkr. bekannt? K^+-Werte? Möglichkeit eines Alkoholentzugs ▶ 16.4.7? Schmerzen?
- Hinweise auf LE (▶ 5.2): postop., Bettruhe, tiefe Bein- o. Beckenvenenthrombose, begleitend Dyspnoe o. thorakale Schmerzen?
- Hinweise auf durchgemachten grippalen Infekt (Begleitmyokarditis)? Psychovegetative Faktoren?

Medikamentenanamnese Digitalis, Betablocker o. Betamimetika, Kalziumantagonisten, Theophyllin, Antiarrhythmika (proarrhythmogener Effekt)?

Klinische Untersuchung

- Herz: Auskultation → auffällige Geräusche (z. B. syst. Klick bei Mitralklappenprolaps-Sy., Hinweise auf Vitien)?
- Lunge: Stauungszeichen? Hinweise auf schwere Obstruktion? Evtl. pleuritisches Reibegeräusch bei LE?
- Hals: Halsvenenstauung? Struma?
- Extremitäten: Hinweise auf Thrombose?

EKG

- 12-Kanal-EKG mit langem Rhythmusstreifen schreiben (25 mm/s) innerhalb der ersten 10 min mit erweiterten Ableitungen (ausdrucken, am Monitor sind z. B. P-Wellen u. Flimmerwellen nicht ausreichend sichtbar!)
- Hinweise auf akute Ischämie?
- Orientierende Abschätzung der Malignität von HRST nach folgenden Aspekten (▶ 4.3.1):
  - Regelmäßigkeit
  - Ventrikulär/supraventrikulär
  - Hämodynamische Auswirkungen

Weiterführende sofortige Diagnostik

- Labor: Herzenzyme, Troponin, BNP, evtl. Entzündungszeichen (BB, CRP). E'lyte (insb. K^+)
- Medikamentenspiegel bei V. a. Intoxikation. Digitalis häufig dir. bestimmbar, Schilddrüsenparameter. Evtl. Mg^{2+}
- Rö-Thorax: bei klin. V. a. Stauung o. Dyspnoe, Infiltrat, Pneu
- Echokardiografie: Rechtsherzbelastung, Perikarderguss, Wandbewegungsstörungen?

4.2 Thorakale Schmerzen

4.2.1 Differenzialdiagnose

Thorakale Schmerzen gehören zu den häufigsten Nachtdienstproblemen. Aufgrund möglicher schwerwiegender Erkr. erfordern sie eine sofortige Diagn.

- Jeder Pat. mit thorakalen Schmerzen muss unverzüglich ärztlich gesehen werden!
- Pat. mit akuten retrosternalen Schmerzen bis zur ätiol. Klärung stat. überwachen!

Die häufigsten und wichtigsten Ursachen

▶Tab. 4.2.

Tab. 4.2 Häufige DD bei akuten Thoraxschmerzen

Differenzialdiagnose	Typische Klinik
KHK • ACS • Stabile Angina-pectoris-Beschwerden	• Retrosternales Druck- o. Engegefühl, evtl. Ausstrahlung in li Arm, Unterkiefer o. Oberbauch • Angst- u. Beklemmungsgefühl, Pat. häufig kaltschweißig, Übelkeit • Nicht atem- o. bewegungsabhängig • Anamnestisch häufig rezid. Symptomatik, evtl. bek. KHK • Stabile AP-Beschwerden bessern sich unter Nitro u. in Ruhe
Lungenembolie (LE) ▶5.2	• Klinik abhängig von Stadium bzw. Größe der Embolie • Plötzlicher Thoraxschmerz mit Dyspnoe ohne auskultatorische Ursache • Bei ausgedehnter LE Zeichen der Rechtsherzinsuff. mit Einflussstauung u. RR-Abfall • Evtl. klin. Thrombosezeichen • Synkope
Aneurysma dissecans der thorakalen Aorta	• Plötzlich einsetzender massiver Schmerz (ggf. dem Verlauf der Dissektion folgend) Ausstrahlung in Rücken bei distaler Dissektion, typischerweise zwischen den Schulterblättern • Ggf. RR-Differenz li/re • Evtl. gestörte Organperfusion (periphere Ischämie, neurol. Ausfälle) bis hin zum Schock

Tab. 4.2 Häufige DD bei akuten Thoraxschmerzen *(Forts.)*

Differenzialdiagnose	Typische Klinik
Hypertensiver Notfall	• Thorakales Druck- u. Engegefühl, häufig begleitet von Dyspnoe bei deutlich erhöhtem RR • Evtl. andere Organsymptome (Schwindel, Sehstörungen, Kopfschmerzen, Erbrechen) • Besserung der Beschwerden bei Senkung des RR (ähnlich der belastungsabhängigen stabilen AP)
Pleuritis	• Atemabhängiger, oft stechender, meist einseitig lokalisierter Schmerz • Häufig begleitende Infektzeichen o. Z. n. Infekt
Pneumothorax	• Plötzlich auftretende Dyspnoe, hypersonorer Klopfschall, aufgehobenes AG • Häufig junge Pat. • **Cave:** durch mögliche Ateminsuff. o. bei Spannungspneumothorax lebensbedrohlicher Verlauf möglich (▶ 5.2)
HWS-/BWS-Sy.	• Häufige Ursache unspez. Schmerzen am Thorax • Belastungsunabhängige, bewegungs- z. T. atemabhängige Schmerzen, evtl. Parästhesien, durch Kompressionsdruck verstärkbar • Meist degenerative WS-Leiden bekannt, Berufsanamnese erfragen
Gastrointestinale Ursachen • Perforiertes Ulcus ventriculi/duodeni • Refluxösophagitis/ Boerhave-Sy. • Akute Pankreatitis • Choledocholithiasis	• Fast alle Ursachen eines akuten Abdomens können eine thorakale Schmerzsymptomatik verursachen! • Bei Anamnese genau GIT-Beschwerden erfragen: Sodbrennen, Teerstuhl, Alkoholanamnese, Übelkeit, Erbrechen • Zur DD neben klin. Untersuchung im Labor auch BB u. Lipase bestimmen

Seltenere Ursachen

Peri-/Myokarditis

- **Klinik:**
  - Oft schweres Krankheitsgefühl, Pat. sitzt vornübergebeugt, Dyspnoe (flache Atmung), präkordialer, atemabhängiger Schmerz
  - Bei Ergussbildung Nachlassen der Schmerzen
  - Bei begleitender Endo- o. Myokarditis Palpitationen, Tachykardie, Fieber, Schwäche, rasche Ermüdbarkeit, Myalgien, Arthralgien, bei schwerem Verlauf Zeichen der Herzinsuff.
  - Ggf. Perikardreiben
  - Auftreten einer Perikarditis auch postop. nach herzchir. Eingriffen (Postkardiotomiesy.) sowie nach Infarkt (Dressler-Sy.) möglich
- **Klin. DD zu Angina pectoris (AP):** nicht belastungsabhängig, oft Schmerzzunahme bei Inspiration. Auskultationsbefund: perikardiales Reiben
- **Diagn.:**
  - Labor: Leukos ↑, CRP ↑, CK u. Troponin können pos. sein
  - EKG: konkave ST-Strecken-Hebung vom aufsteigenden S ausgehend über allen Ableitungen (▶ Abb. 4.1). Keine spiegelbildlichen T-Negativierungen wie bei Infarkt! Bei Erguss Niedervoltage möglich
  - Echo: Nachweis eines Ergusses bei feuchter Perikarditis

! **Cave:** Perikardtamponade bei großem Erguss (kritisch ist die Geschwindigkeit der Ergussbildung u. der Beeinträchtigung der RV-Füllung)

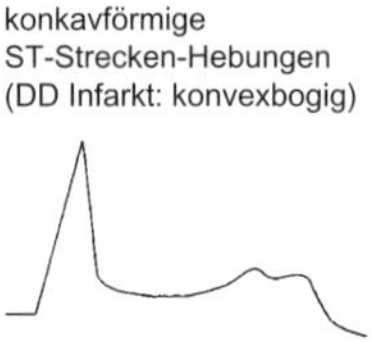

konkavförmige
ST-Strecken-Hebungen
(DD Infarkt: konvexbogig)

Abb. 4.1 EKG bei Perikarditis [L157]

Mitralklappenprolaps mit akutem Sehnenfadenausriss

- **Klinik:**
  - Minuten bis Stunden anhaltende, belastungsunabhängige li-thorakale Schmerzen möglich (selten)
  - Häufig HRST
  - Herzinsuff. bei schwerer Mitralklappeninsuff.
  - F 5 × häufiger sympt. als M
  - Im EKG evtl. ausgeprägte ST-Senkung (DD myokardiale Ischämie)
- **Auskultation:** evtl. mittsystolischer Klick, evtl. Mitralinsuff.-Systolikum
- **Diagn.:** Echo. EKG meist unauffällig, allerdings Abflachung o. Inversion der T-Welle in II, III, aVF möglich

Tachykarde HRST ▶ 4.3. Insb. tachykarde HRST können eine Mangelperfusion der Koronararterien hervorrufen u. damit ein retrosternales Druckgefühl im Sinne einer stabilen AP verursachen. Allerdings können HRST auch Ausdruck einer Ischämie sein!

Aortenvitien (v. a. Aortenstenose):

- **Klinik:**
  - Belastungsabhängige thorakale Druckschmerzen aufgrund der li-ventrikulären Hypertrophie möglich
  - Häufig besteht gleichzeitig eine Belastungsdyspnoe, anamnestisch evtl. Synkopen/Schwindel
  - Auskultation: raues Systolikum p. m. 2. ICR re parasternal, ggf. Fortleitung in die Karotiden
- **Diagn.:**
  - EKG: Zeichen der li-ventrikulären Hypertrophie u. unspez. T-Negativierungen als Zeichen der Innenschichtminderperfusion
  - Echo u. ggf. zusätzliche (invasive) Diagnostik (TEE/Herzkatheter)

Roemheld-Syndrom (gastrokardialer Symptomkomplex) Durch Oberbauchmeteorismus mit evtl. Zwerchfellhochstand ausgelöste funktionelle Herzbeschwerden. Häufig verbunden mit Magenschmerzen u. Übelkeit. Ausschlussdiagnose.

Tietze-Syndrom Schmerzhafte Schwellung an der Knorpel-Knochen-Grenze der oberen Rippen. Durch Druck verstärkbar.

Funktionelle Herzbeschwerden und Da-Costa-Syndrom (Effort-Sy.): psychosomatischer Symptomkomplex. Chron. rezid., meist scharf umschriebene, schneidende Schmerzen von Sekunden bis Stunden Dauer, oft über der Herzspitze lokalisiert, belastungsunabhängig o. nach (nicht während) Belastung auftretend. Evtl. Hyperventilation, Globusgefühl, Atemnot, Palpitationen. Häufig jüngere Pat. Ausschlussdiagnose!

Herpes zoster Auch nach Abklingen der typischen Hauteffloreszenzen können postzosterische Neuralgien persistieren (▶ 19.6).

4.2.2 Diagnostisches Vorgehen

Eine klare zeitliche Trennung zwischen Diagn. u. Ther. ist bei Pat. mit AP-Beschwerden nicht möglich. Beispiel: Während der Anamnese sollte ein Zugang gelegt u. ggf. die Nitrogabe angeordnet werden. Diagnostik s. Checkliste ▶ 4.1.

EKG-Diagnostik

DD und Vorgehen bei akuten Thoraxschmerzen ▶ Abb. 4.2.

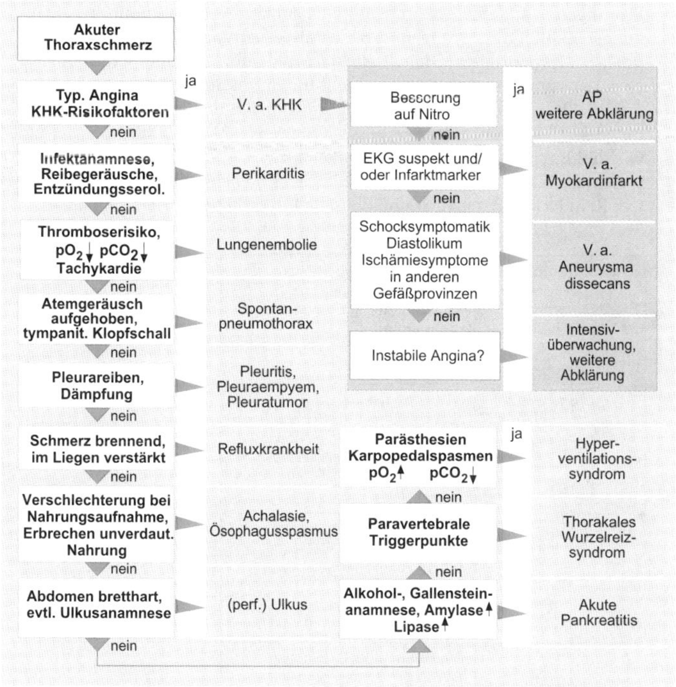

Akuter Thoraxschmerz

Typ. Angina KHK-Risikofaktoren	ja →	V. a. KHK
↓ nein: Infektanamnese, Reibegeräusche, Entzündungsserol.	→	Perikarditis
↓ nein: Thromboserisiko, $pO_2\downarrow$ $pCO_2\downarrow$ Tachykardie	→	Lungenembolie
↓ nein: Atemgeräusch aufgehoben, tympanit. Klopfschall	→	Spontan-pneumothorax
↓ nein: Pleurareiben, Dämpfung	→	Pleuritis, Pleuraempyem, Pleuratumor
↓ nein: Schmerz brennend, im Liegen verstärkt	→	Refluxkrankheit
↓ nein: Verschlechterung bei Nahrungsaufnahme, Erbrechen unverdaut. Nahrung	→	Achalasie, Ösophagusspasmus
↓ nein: Abdomen bretthart, evtl. Ulkusanamnese	→	(perf.) Ulkus
↓ nein → weiter zu Alkohol-, Gallensteinanamnese		

V. a. KHK →

Besserung auf Nitro	ja →	AP weitere Abklärung
↓ nein: EKG suspekt und/ oder Infarktmarker	→	V. a. Myokardinfarkt
↓ nein: Schocksymptomatik Diastolikum Ischämiesymptome in anderen Gefäßprovinzen	→	V. a. Aneurysma dissecans
↓ nein: Instabile Angina?	→	Intensivüberwachung, weitere Abklärung

Alkohol-, Gallensteinanamnese, Amylase↑ Lipase↑	→	Akute Pankreatitis
↑ nein: Paravertebrale Triggerpunkte	→	Thorakales Wurzelreizsyndrom
↑ nein: Parästhesien Karpopedalspasmen $pO_2\uparrow$ $pCO_2\downarrow$	ja →	Hyperventilationssyndrom

Abb. 4.2 Differenzialdiagnose und Vorgehen bei akuten Thoraxschmerzen [A300]

EKG

Bei jedem Pat. mit Thoraxschmerzen innerhalb der ersten 10 min ein 12-Kanal-EKG mit erweiterten Ableitungen li- u. re-seitig schreiben.

Sofern möglich, Vergleich mit Vorbefunden, aber kein Zeitverlust durch Suchen! Für die Ischämiediagn. bes. wichtig sind neben **Rhythmus** und **Lagetyp**:

- **ST-Hebung** (▶ Abb. 4.3): Bei akutem Myokardinfarkt (MI) typische ST-Elevation aus absteigendem Schenkel des R, R-Reduktion (DD Perikarditis: ▶ Abb. 4.1). DD persistierende ST-Hebungen bei bestehendem Ventrikelaneurysma. Sehr seltene DD: Brugada-Sy.: sattelförmige o. zeltförmig deszendierende ST-Hebungen in V_1–V_3). Infarkttypische Hebung: > 1 mV in mind. 2 Extremitätenableitungen, für Abl. V_2–V_3 gilt : Männer < 40 J. ≥ 0,25 mV , Männer > 40 J. ≥ 0,2 mV; Frauen ≥ 0,15 mV. Posteriorer Infarkt: isolierte ST-Depression ≥ 0,05 mV in den Abl. V_1–V_3 und ST-Strecken-Hebung (≥ 0,05 mV) in posterioren Brustwandableitungen V_7–V_9
- **ST-Senkung** (▶ Abb. 4.4): z. B. bei akuter Ischämie, auch spiegelbildlich bei Hebungen in anderen Ableitungen (DD: entzündl. Herzerkr., unspez. Erregungsrückbildungsstörungen, z. B. dilatative Kardiomyopathie, Hypertrophie, art. Hypertonie o. Digitaliseffekt). Muldenförmige und präterminale T-Negativierungen sprechen i. d. R. nicht für eine akute Ischämie.
- **Schenkelblock:** Beim LSB ist die Infarktdiagn. aus dem EKG nicht sicher möglich. Heranziehen der Sgarbossa-Kriterien (▶ 21.1.3). Daher Vorbefunde wichtig! Ein neu aufgetretener Schenkelblock (v. a. LSB) mit typischer Klinik spricht für einen akuten Infarkt u. sollte auch so behandelt werden. Beim RSB i. d. R. in Extremitätenableitung typische Infarkthebungen erkennbar.

Stadium	Beschreibung	EKG
Initialstadium	Beträchtliche T-Überhöhung (Erstickungs-T); meist bei Klinikeinweisung nicht mehr nachweisbar	Erstickungs-T
Stadium I (frisches Stadium)	ST-Hebung, mit Abgang aus dem absteigenden QRS-Schenkel, evtl. in den gegenüberliegenden Ableitungen spiegelbildliche Senkung	
Zwischenstadium	ST-Hebung, Auftreten pathologisch tiefer Q-Zacken, evtl. R-Verlust, terminal spitz-negative T-Welle. ST-Hebung > 6 Wochen: an Aneurysma denken!	
Stadium II (Folgestadium)	Rückbildung der ST-Hebung, T-Welle wird tiefer, spitzer, evtl. Aufbau einer kleinen R-Zacke, pathologische Q-Zacken persistieren (Pardée-Q)	
Stadium III (Endstadium)	Pathologische Q-Zacken, ST-Hebung nicht mehr nachweisbar, T-Wellen positiv, R-Zacke nimmt wieder an Höhe zu	

Abb. 4.3 EKG bei transmuralem Infarkt [L157]

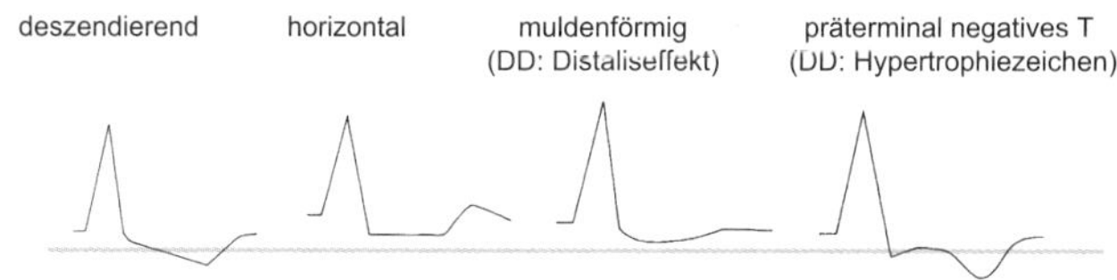

Abb. 4.4 ST-Strecken-Senkungen [L157]

- **R-Zacken:** R-Reduktion (Ischämiezeichen) bei transmuralem MI.
- **Q-Zacken:** Q-Welle > 0,04 s oder mind. ¼ der Amplitude der folgenden R-Zacke = Q-Pardee, bei Z. n. transmuralem MI. Spätzeichen (DD $S_I Q_{III}$-Typ bei LE, Septumhypertrophie). Sofern ein intramuraler Infarkt abgelaufen ist, kann das EKG wie in ▶ Abb. 4.5 aussehen (Non-Q-Wave-Infarkt).

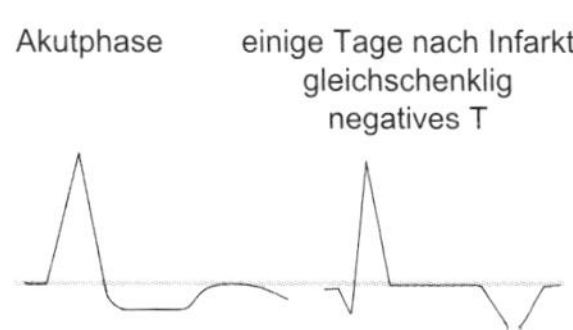

Abb. 4.5 EKG bei nichttransmuralem Infarkt [L157]

> !
> - Sofern aus dem ersten EKG keine klare Diagn. zu erhalten ist, sollte bei Pat. mit typischer Klinik nach 2–3 h ein neues EKG geschrieben werden, ebenso beim Auftreten erneuter AP-Beschwerden.
>
> Daher immer Verlaufs-EKGs anfertigen und vergleichen.

Weiteres Labor

- Zum Ausschluss anderer Ursachen (LE, Pankreatitis etc.) spez. Parameter wie D-Dimere, Lipase, GGT, Laktat, CRP
- Risikofaktoren (Blutfette, HbA_{1C}). TSH z. A. Hyperthyreose

> Pat. nicht unbegleitet in Rö-Abteilung schicken! Zuerst Notfallversorgung und Verlegung auf ITS bei typ. AP!

Bei nicht eindeutiger Klinik und nicht eindeutigen Untersuchungsbefunden ist es schwierig, das ACS zu erkennen. Hilfestellung ▶ Tab. 4.3.

Tab. 4.3 Wahrscheinlichkeit einer akuten Myokardischämie bei Thoraxschmerzen

Hoch	Mittel	Niedrig
• Typische AP • Reversible ST-Senkungen • Reversible T-Wellen-Veränderungen	• Fragliche AP • Persistierende EKG-Veränderungen • Bek. KHK • ≥ 2 Risikofaktoren	• Atypische Thoraxschmerzen • Normales EKG • ≤ 1 Risikofaktor

Risikofaktoren: familiäre Belastung, Hypercholesterinämie, Diab. mell., Hypertonie, Rauchen, M > 60 J., F > 70 J.

4.2.3 Management des akuten Koronarsyndroms (ACS)

Definition des ACS

Leitsymptom des ACS ist der akute Thoraxschmerz. Das ACS wird anhand des ST-Strecken-Verlaufs im EKG und einer Troponinerhöhung in verschiedene Kategorien eingeteilt, weil sich die Ther. – trotz eines gemeinsamen pathophysiol. Hintergrunds – grundlegend unterscheidet:

- **STEMI:** typischer Brustschmerz plus länger als 20 min anhaltende ST-Strecken-Hebung
- **NSTEMI:** typischer Brustschmerz ohne anhaltende ST-Strecken-Hebung, aber evtl. persistierende o. dynamische ST-Strecken-Senkungen, progrediente AP-Beschwerden, Ruhe-AP-Beschwerden, Beschwerden > 10 min, neu aufgetretene Beschwerden (innerhalb der letzten Wo.) und laborchem. Ischämienachweis
- **Instabile AP:** wie NSTEMI ohne laborchem. Ischämienachweis

Ther. Ziel: Verringerung von Ischämie und Progression zum STEMI o. zum plötzlichen Herztod.

4

STEMI

Jeder STEMI erfordert eine sofortige Reperfusionsther. (▶ Abb. 4.6).

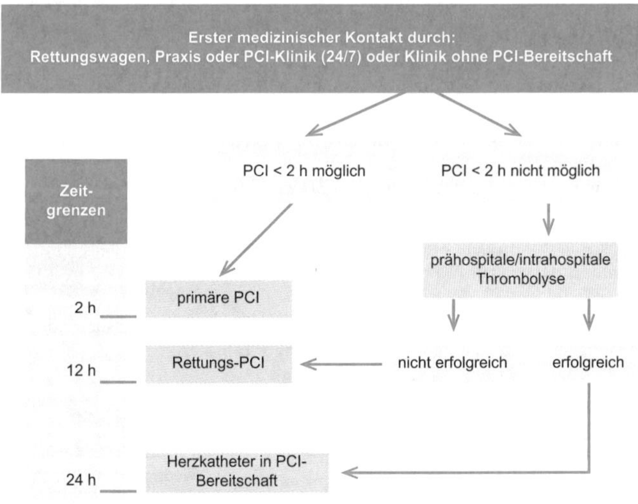

Abb. 4.6 Vorgehen STEMI [V492]

Vor dem ersten Nachtdienst die Möglichkeiten des eigenen Hauses einer 24-stündigen Herzkatheterbereitschaft u. ggf. der umliegenden Häuser erkunden. Telefonnummern der Ansprechpartner bereithalten, falls Pat. notfallmäßig in ein größeres Zentrum verlegt werden muss. Vorher klären, wie u. von wem der Notfalltransport im Ernstfall organisiert wird.

Pat. immer in Begleitung eines Notarztes verlegen!

Allgemeine Sofortmaßnahmen

▶ Tab. 4.1.

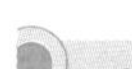
Jeder Infarktpat. – mit o. ohne KO – muss intensivmed. überwacht werden!

- **Lagerung:** Oberkörper aufrichten, evtl. beengende Kleidung entfernen. Pat. beruhigen
- **EKG-Monitor:** engmaschige Kontrolle von RR, Puls, Atmung, AF
- **O_2-Gabe** über Nasensonde 2–4 l O_2/min bei SO_2 < 90 %
- Sicherer i. v. Zugang
- **ASS:** 250–500 mg i. v. (Aspisol®)
- **Nitro:** 0,8 mg (1 Kps. o. 2 Hübe) s. l., wenn RR syst. > 120 mmHg, ggf. als Perfusor weiterführen
- Loading mit ADP-Rezeptorblocker nur nach RS: Ticagrelor o. Clopidogrel (telefonische RS mit Hintergrund o. Ziel-KH bei anstehender Verlegung)
- **Antithrombinther.:**
  - Fondaparinux: 2,5 mg i. v., anschließend 1 ×/d 2,5 mg bis zu 8 d, falls Krea < 3 mg/dl oder
  - Enoxaparin 30 mg i. v. Bolus, anschließend 1 mg/kg alle 12 h, Pat. > 75 J, Krea> 2 mg/ml 0,75 mg/kg alle 12 h, Krea-Clearance < 30 ml/min alle 24 h oder
  - Heparin 60 U/kg, max. 4.000 U i. v., anschließend i. v. Infusion von 12 U/kg (Ziel PTT 50–70 s)
- **Schmerzbekämpfung:**
  - 4–8 mg Morphin verdünnt fraktioniert i. v. bei Schmerzen (nicht routinemäßig)
  - ! Atemdepression, insb. in Komb. mit Benzodiazepinen
- ! Keine i. m. Injektionen zur Schmerzbekämpfung!
- **Bei stark agitierten Pat.** ggf. zusätzlich 5–10 mg Diazepam i. v.
- In Ruhe Diagn. besprechen u. versuchen, dem Pat. die Angst zu nehmen. Ther.-Option besprechen. Ggf. Angehörige hinzubitten, Telefonnummer für Notfälle auf Pat.-Bogen dokumentieren

Während der Erstmaßnahmen: Entscheidung PCI o. Lyse treffen (Hintergrund!)

Lysetherapie

Lyseschemata u. begleitende Heparinther. ▶ 20.2.1.

- **KI** abfragen u. dokumentieren (auch BB u. Gerinnung!), Aufklärung des Pat.
- Zweiter **i. v. Zugang,** wenn noch nicht gelegt

- **KO:** Blutungs-KO, Reperfusionsarrhythmien
- Partielle o. vollständige Rekanalisierung (Lyseerfolg!) kann angenommen werden bei
  - rascher Rückbildung (ca. 90 min) der klin. Symptomatik u.
  - Rückbildung der ST-Hebungen um 50–75 %
- I. d. R. hat jedes Haus ein eigenes Lyseregime. Vor dem ersten Nachtdienst klären! Ebenso die begleitende Heparinther.
- Nach der Lyse: EKG u. Labor (Herzenzyme u. Gerinnung, ggf. BB) 2 h nach Lyse, danach alle 6–8 h. Bei Persistenz der Beschwerden u. EKG-Veränderungen Zuweisung zur PCI bis zu 12 h (Rescue-PCI), spätestens innerhalb von 24 h

Komplikationen des STEMI

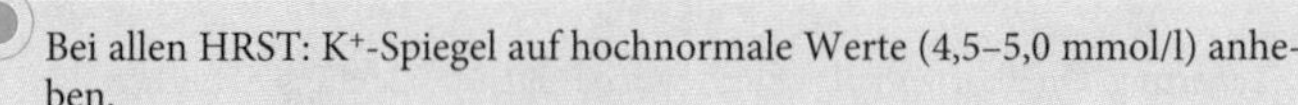

Bei allen HRST: K^+-Spiegel auf hochnormale Werte (4,5–5,0 mmol/l) anheben.

4

Tachykarde ventrikuläre Rhythmusstörungen Sehr häufig! Vor allem in den ersten 48 h

- **VES** (häufig polymorphe VES, Couplets): sog. Warnarrhythmien. Frühzeitige Betablocker-Gabe kann das Risiko von Kammerflimmern vermindern u. senkt Gesamtletalität (z. B. 5 mg Metoprolol i. v., bei stabilem Pat. auch sofortige orale Ther. möglich: Metoprolol 50 mg, Bisoprolol 2,5–5 mg p. o.)
- **Kammertachykardie** ▶ 4.3 (VT) ohne Kreislaufdepression:
  - Sofern noch nicht gegeben: 5 mg Metoprolol i. v.
  - Sofern bereits Betablocker gegeben wurde (< 30 min), Pat. weiterhin stabil: Amiodaron (Cordarex®) 300 mg als KI (**cave:** immer in G5 %) über 20 min. Im Notfall auch als Bolus i. v.
  - Besteht VT weiter o. ist Pat. instabil (AP, RR-Abfall, Dyspnoe): sofortige elektrische, EKG-getriggerte Kardioversion in Kurznarkose (▶ 2.3.2).
- **VT mit Kreislaufdepression** (sog. hyperdynamer Kreislaufstillstand):
  - Sofortige Reanimation u. Kardioversion (▶ 2.3.2)
  - Sofern rezid. VT auftreten, erneute Amiodaron-Gabe (nach Kurzaufsättigung z. B. 600 mg = 4 Amp. Cordarex® in 500 ml G5 % über 24 h. **Cave:** Sollte allein laufen, da mit vielen Substanzen Ausflockung über ZVK)
  - Mg^{2+} 2 g als Infusion
- **Kammerflimmern u. Asystolie:** sofortige Reanimation u. Defibrillation (▶ 3.2)

Tachykarde supraventrikuläre Rhythmusstörungen

- **Tachyarrhythmia absoluta bei Vorhofflimmern:**
  - Bei fehlenden KI: 5 mg Metoprolol i. v. (Beloc®). Bei KI gegen Betablocker: 5 mg Verapamil i. v. (Isoptin®)
  - Heparingabe (5000 IE i. v.) mit anschließender kontinuierlicher i. v. oder s. c. Gabe
  - Bei Erfolglosigkeit schnelle i. v. Digitalisierung (einzige Ind. für Digitalis beim MI; hier mit Vorsicht, da erhöhte Glykosidempfindlichkeit) mit initial 0,5 mg Digoxin, dann 0,125–0,5 mg nach 4 u. 12 h
  - Sofern auch durch diese Maßnahme keine Besserung erfolgt: Kurzinfusion mit Amiodaron (Cordarex® 150–300 mg in G5 % über 20 min)
- Betablocker u. Verapamil nicht gleichzeitig o. nacheinander verabreichen!

- Bei allen **hämodynamisch instabilen supraventrikulären HRST** ohne schnelle medikamentöse Verbesserung: EKG-getriggerte Kardioversion in Kurznarkose
- **Bei hämodynamisch relevanter paroxysmaler SVT:** 5 mg Metoprolol i. v. oder 5 mg Verapamil (z. B. 1 Amp. Isoptin®) langsam i. v.

Bradykardie/Leitungsstörungen

- **Sinusbradykardie:** i. d. R. nicht therapiebedürftig. Bei HF < 40/min Atropin 0,5–1 mg i. v., evtl. Wdh. nach 5 min. Bei Versagen evtl. passagerer SM (RS mit Hintergrund; ▶ 4.2). Zur Überbrückung ggf. Orciprenalin (Alupent®): 0,5 mg (1 Amp.) verdünnt langsam i. v. (Off-Label-Use), ggf. Perfusor (s. innere Umschlagseite hinten)
- **AV-Block II. Grades (Mobitz) o. III. Grades:** Insb. beim Hinterwandinfarkt kommt es gehäuft zu AV-Blockierungen → drohender Adam-Stokes-Anfall; i. v. Atropin o. passagere SM-Anlage. Auch hier ggf. zur Überbrückung Orciprenalin. Ultima Ratio: Adrenalin

Linksherzinsuffizienz und kardiogener Schock 20–50 % der Infarktpat.; Rö-Thorax ▶ Abb. 21.12.

Killip-Klassifikation:

- Killip I: keine Anzeichen einer Herzinsuff.
- Killip II: feinblasige RG der Lunge, 3. Herzton o. Jugularvenenstauung
- Killip III: Lungenödem
- Killip IV: kardiogener Schock o. ausgeprägte Hypotonie (Blutdruck < 90 mmHg) u. Zeichen der peripheren Vasokonstriktion (Oligurie, Zyanose)

Therapie: ▶ Tab. 4.4.

Tab. 4.4 Therapie nach Killip-Klassifikation

Maßnahmen	Killip I	Killip II	Killip III	Killip IV
Sauerstoff (4–6 l/min), höher über Hudson-Maske	+	+	+	+
Morphingabe 4–8 mg i. v. (ggf. hiernach 2 mg alle 5–5 min)	+	+	+	+
Schleifendiuretikum (Furosemid 20–40 mg i. v., ggf. alle 1–4 h wdh.)		+	+	+
Nitrate (falls RR nicht hypoton)		+	+	+
Vorlastsenkung (ACE-Hemmer/AT-I-Antagonisten)		+	+	+
Invasive hämodynamische Überwachung			+	+
Nichtinvasive Beatmung (CPAP o. BIPAP) (▶ 2.6.4)			+	+
Inotropika (Dobutamin 250 mg Dobutamin/50 ml NaCl, 1–4 ml/h über Perfusor, s. innere Umschlagseite hinten)			+	+
IABP				+
LV-Unterstützungssysteme				+

Akute Mitralinsuffizienz durch Papillarmuskelabriss 1–2 % der Infarktpat.

! Seltene KO, für Anfänger schwierig zu diagnostizieren

- **Klin. Zeichen:** rasch auftretender kardiogener Schock, neu aufgetretenes Systolikum über der Herzspitze
- **Diagn.:** Echokardiografie, massive Mitralinsuff. Prinzipiell Vorgehen wie bei kardiogenem Schock. IABP, rasche OP erforderlich

Komplikationen nach der Akutphase eines Herzinfarkts

Reinfarkt und Postinfarktangina

- Sofortige invasive Diagn. erforderlich
- Je nach Vorbehandlung: übliche Ther. mit ASS, ADP-Hemmern, Heparin, (Betablocker)

Ventrikelruptur Selten.

- Herzwandruptur mit Herzbeuteltamponade, häufig gedeckte Perforation (auch VSD, dann seltener sympt.)
- Als klin. DD des späten kardiogenen Schocks bedenken. Hohe Letalität, sofortige Intervention notwendig

Dressler-Syndrom (= Postmyokardinfarktsyndrom) 1–6 Wo. nach Infarkt o. aortokoronarem Venenbypass (ACVB-OP) auftretende Spätperikarditis.

- Im Nachtdienst als DD bei Postinfarktpat. mit Fieber bedenken (▶ 1.3.4) u. Diagn. für nächsten Tag anordnen (Echokardiografie, Labor mit Entzündungsparameter, antimyokardiale AK).
- Als DD bei Einflussstauung bei Perikarderguss bedenken.

Herzwandaneursyma und arterielle Embolien

- Tritt meist auf nach Infarkt im Bereich der Herzspitze nach LAD-Verschluss.
- Klinik meist symptomlos. HRST, progrediente Herzinsuff. u. art. Embolien möglich.
- Im Nachtdienst Diagnose einer akuten art. Embolie sehr wichtig (▶ 4.2.1). Suche nach Emboliequelle ist eine elektive Diagn. u. nicht im Nachtdienst erforderlich.
- Ther. Antikoagulation mit Heparin i. v. oder s. c.

Sonderformen des STEMI

Prinzmetal-Angina (vasospastische Angina mit reversibler ST-Hemmung)

- Häufig mit koronarangiografisch nachweisbaren nichtsignifikanten Stenosen assoziiert.
- Häufig jüngere Pat. u. Raucher, F > M.
- Sofern ein Pat. mit Hebungen im EKG sehr rasch (oft binnen 10 min!) beschwerdefrei wird: daran denken u. 2. EKG schreiben lassen. Hebungen dann nicht mehr nachweisbar.
- Therapeutisch werden Nitrate u. Kalziumantagonisten empfohlen.

Tako-Tsubo-Kardiomyopathie (Stresskardiomyopathie)

- Akute, durch Stress hervorgerufene reversible li-ventrikuläre Dysfunktion mit v. a. apikalen Wandbewegungsstörungen. AP-Beschwerden, Dyspnoe
- Pat. meist weiblich (> 90 %), > 60 Lj., typische „Stressanamnese“
- EKG: infarktähnliche ST-Hebungen o. T-Wellen-Veränderungen
- Troponin u. CK meist positiv
- Echokardiografie: apikale bis mittventrikuläre Hypo- bis Akinesie („apical ballooning“), im Verlauf regredient
- Ausschlussdiagnose bei unauffälligem Koronarstatus im Herzkatheter. Ther.: prim. Ther. wie beim Infarkt, gleiche KO möglich → Koronarangio u. anschließende intensivmed. Überwachung über 24–48 h!!!

ACS ohne ST-Hebung: instabile Angina pectoris und NSTEMI

Die Subgruppen der instabilen AP ohne o. mit Enzymanstieg (NSTEMI) werden gemeinsam betrachtet, da sie einer ähnlichen ther. Vorgehensweise unterliegen, die von einer Risikostratifizierung abhängig gemacht wird.
Die Diagn. der instabilen AP (▶ Abb. 4.7) ohne bereits nachweisbare Laborparameter ist sicherlich schwieriger als Diagn. des STEMI. Eine genaue Anamnese u. die Erhebung des Risikoprofils sind unbedingt erforderlich. Leitsymptom ist der akute thorakale Schmerz (▶ Tab. 4.2).

Praktisches diagnostisches Vorgehen bei V. a. ACS ohne STEMI

- Bei V. a. ein ACS Pat. klin., mittels EKG u. Labor untersuchen
- 12-Kanal-EKG mit erweiterten Ableitungen schreiben, bei erneuten Beschwerden EKG wdh.
- Echokardiografie
- Kardiale Marker bei V. a. ACS **sofort** bestimmen (CK, CK-MB, Troponin). Bei neg. Ergebnis Wdh. nach ca. 4–6 h (Troponin nach 2–4 h pos.)
- Immer parallel auch nichtkoronare u. extrakardiale DD berücksichtigen

4

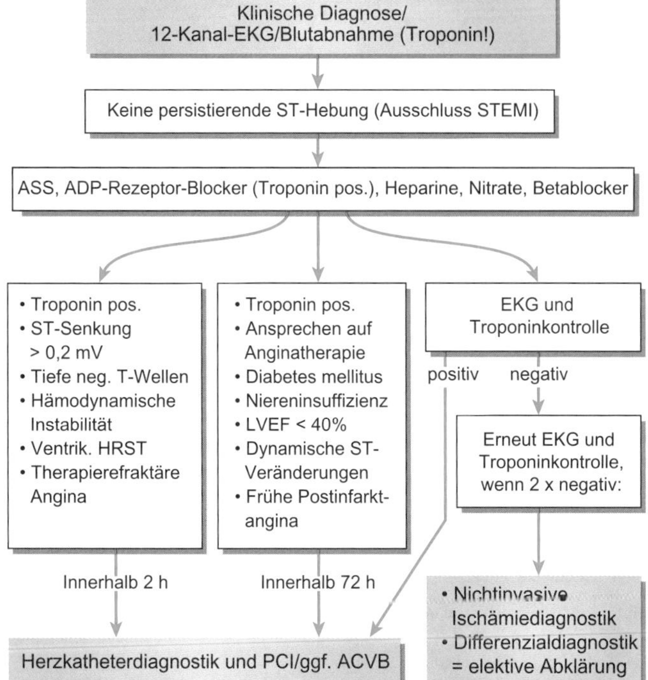

Abb. 4.7 Diagnose und Behandlungsstrategien bei instabiler AP/NSTEMI [L157]

Therapeutisches Vorgehen

- **Basismaßnahmen wie beim STEMI**
- Dringlichkeit der Koronarangio nach GRACE-Score (www.gracescore.org) (▶ Tab. 4.5)

Tab. 4.5 Empfehlungen zur invasiven Diagnostik

Zeitliche Empfehlung zur Koronarangio	Risikofaktoren
< 2 h (sofort invasiv)	• Hämodynamische Instabilität o. kardiogener Schock, wiederkehrender o. bestehender Thoraxschmerz, der nicht auf medikamentöse Behandlung anspricht • Lebensbedrohliche Arrhythmien o. Herzstillstand • Mechanische KO eines MI • Akute Herzinsuff. mit refraktärer Angina o. ST-Strecken-Veränderungen • Wiederkehrende dynamische ST- o. T-Wellen-Veränderungen, insb. mit intermittierender ST-Hebung
< 24 h (früh invasiv)	• Anstieg o. Abfall des kardialen Troponins im Einklang mit MI • Dynamische ST- o. T-Wellen-Veränderungen (sympt. o. stumm) • GRACE-Score > 140
< 72 h (invasiv)	Mind. eines der folgenden Kriterien für intermediäres Risiko: • Diab. mell. • Niereninsuff. (eGFR < 60 ml/min/1,73 m^2) • LVEF < 40 % o. Herzinsuff. • Frühe Postinfarktangina • Rezente PCI • Stattgehabter CABG • GRACE-Risiko-Score > 109 u. < 140 • Wiederkehrende Symptomen o. Ischämie bei nichtinvasiven Tests
Nichtinvasive Tests	Keine der genannten Risikofaktoren

4.2.4 Management der stabilen Angina pectoris

Die stabile AP zeichnet sich durch längeres Bestehen (> 6 Wo.), gleichbleibende Provozierbarkeit sowie Reversibilität nach Belastung aus. Sie kann durch körperl. Anstrengung, hypertensive RR-Werte, tachykarde HRST o. Anämie entstehen. Nach Entlastung des Herzens sollte der Pat. rasch beschwerdefrei sein. Ist dies nicht der Fall, ist von einer Ruheangina o. einer Crescendo-Angina im Sinne eines ACS auszugehen. Weiteres Vorgehen ▶ 4.2.3.

Allgemeine Sofortmaßnahmen

- **Allg.:** Bettruhe, Oberkörperhochlagerung
- Ggf. nach RR 2 Hübe **Nitrospray bei Beschwerden,** ggf. nach 5 min wdh.
- **O_2** über Nasensonde 2–4 l/min bei Bedarf
- ASS initial 250–500 mg i. v., sofern Pat. dies noch nicht in der Dauermedikation erhält

- **Entlastung des Herzens:**
  - RR-Optimierung: sofern nach Nitrat weiterhin hypertensive Werte vorliegen, Drucksenkung (▶ 4.6.4)
  - HF-Optimierung: Liegen HRST vor?
  - Beruhigung des Pat. Bei erregtem Pat. z. B. 5 mg Diazepam p. o.

Nach erfolgreicher Anfallskupierung Voraussetzung: Pat. ist nach diesen Maßnahmen komplett beschwerdefrei, kreislaufstabil.

- Aufnahme des Pat. (i. d. R. Normalstation möglich). Regelmäßig RR- u. HF-Kontrollen
- Erneute Beschwerden in der Nacht, EKG-Veränderungen o. erneute HRST o. RR-Spitzen → Überwachung auf der ITS
- Kontroll-EKG nach 3–4 h
- Labor nach 3 h: Kontrolle Infarktenzyme (CK, CK-MB, GOT, LDH, Troponin), großes BB, Nüchternfette, HbA_{1c}
- Bei bek. KHK: Koronarbefund heranziehen. Bei schwerer KHK auch bei Besserung Verlegung auf ITS erwägen

! **Aufgabe des Nachtdienstes** ist Beschwerdefreiheit des Pat. u. Vermeidung von KO! Daher Differenzialther. u. Entscheidung über evtl. weitere Diagn. Aufgabe des Tagdienstes!

Patient wird nicht beschwerdefrei

- Aufnahme auf die ITS
- Weiteres Vorgehen wie bei instabiler AP u. NSTEMI, Koronarindikation ▶ Tab. 4.5

4.2.5 Therapeutisches Vorgehen bei nichtischämischen Thoraxschmerzen

Sofern man während der o. g. Diagn. die KHK als Ursache der akuten Schmerzsymptomatik eher ausschließen kann, bleibt v. a. nachts die Aufgabe, andere sofort therapiebedürftige Erkr. auszuschließen.

Vorgehen je nach Ursache

- **Lungenembolie** ▶ 5.2
- **Pneumothorax:** chir. Vorstellung, Thoraxdrainage ▶ 2.2.6
- **Gastrointestinale Erkr.** ▶ 6, ▶ 10.4.2
- **Herpes zoster** ▶ 19.6

Aortendissektion eines thorakalen Aortenaneurysmas/Aortenruptur

Bei begründetem V. a. Dissektion eines Aortenaneurysmas (typische Klinik, echokardiografisch AI + Aortenaneurysma o. Dissektionsmembran, im Rö-Thorax bereits V. a. Aneurysma) o. einer gedeckten Aortenruptur muss **in der Nacht** die Klärung der OP-Ind. erfolgen. Die freie Perforation manifestiert sich allg. als massiver hämorrhagischer Schock.

- **Bei jedem Verdacht:** Hintergrund informieren u. Vorgehen (CT/TEE) besprechen, insb. Verlegung in Maximalzentrum.
- **OP-Ind.** (stellt durchführende Abt.!):
  - Notfall: offene o. gedeckte Ruptur

4

- Dringlichst: Dissektion Stanford A (Dissektion der A. ascendens, ca. 70 % d. F., mit o. ohne Einschluss der zerebralen Gefäße)
- Elektiv: Stanford B (Dissektion der A. descendens, nach Abgang der A. subclavia sinistra)

- Eine **Klassifikation** ist sicher nur mittels Angio-CT u./o. TEE (Typ A) zu ermitteln.
- **Allg. Maßnahmen:**
  - Sofortige Bettruhe, Analgosedierung des Pat., intensivmed. Monitoring
  - Strengste RR-Einstellung auf Werte bis 100–110 mmHg syst. (z. B. Nitro-Perfusor, Nitroprussid-Perfusor)
  - Niedrig dosierter Betablocker
  - Mehrere großlumige Zugänge, Arterie, Kreuzblut abnehmen für 8–10 EK

! **Komplikationen:**
  - Herzbeuteltamponade, Aortenklappeninsuff., Verlegung der Koronararterien (DD MI!) bei Typ A
  - Hämatothorax, Blutung ins Mediastinum o. Abdomen, Verlegung der Nieren-Mesenterialarterien

Pleuritis

Bei starken Schmerzen Analgetikum (z. B. Paracetamol/NSAR ▶ 1.3.2). Ursächliche Erkr. therapieren, z. B. bei Pneumonie Beginn einer Antibiotikather. (▶ 5.5.4).

HWS-/BWS-Syndrom

▶ 11.3. NSAR, z. B. Diclofenac (Voltaren®) 50 mg p. o. oder 100 mg Supp., evtl. leichtes Schlafmittel mit muskelrelaxierender Wirkung, z. B. Diazepam (Valium®) 5 mg p. o., Akupunktur.

4.3 Herzrhythmusstörungen (HRST)

4.3.1 Ätiologie und Differenzialdiagnose

Die subjektive Wahrnehmung von Herzrasen o. Herzstolpern lässt wenig Rückschluss auf die Bedrohlichkeit der zugrunde liegenden HRST zu. Oft werden z. B. harmlose, vereinzelt auftretende SVES als bes. störend empfunden. Maligne Rhythmusstörungen treten v. a. bei Pat. mit vorbestehender kardialer Grunderkr. auf. Sofortige Ther. dann einleiten, wenn es durch die HRST zum RR-Abfall u. Zeichen einer akuten Herzinsuff. kommt.

Ätiologie

Im Nachtdienst kommt i. d. R. der akuten Ther. von HRST mehr Bedeutung zu als der Ursachenforschung. Dennoch sollte man die wichtigsten Ursachen im Hinterkopf behalten, um rasch therapierbare Ursachen auch nachts zu beheben u. Notfallsituationen wie das ACS nicht zu übersehen.

- Herzgesunde:
  - Vagotonie bei Sportlern
  - Stresssituationen (Sympathikotonus ↑), psychovegetative Faktoren
  - Alkohol

- Organische Herzkrankheit:
  - Erworbene Störungen: KHK, Kardiomyopathien, Myokarditiden, hypertensive Herzkrankheit
  - Angeborene Störungen: Klappenvitien, angeborene QT-Verlängerungen, Präexzitationssy.
- Extraorganische Ursachen:
  - E'lytstörungen: Hypo- u. Hyperkaliämien (▶ 7.5), Hypomagnesiämie
  - Hormonelle Störungen: Hypo- u. Hyperthyreosen
  - Medikamenten-NW
  - Pulmonale Erkr. u. Störungen im kleinen Kreislauf: LE, Cor pulmonale, pulmonale Erkr. mit Hypoxämie
  - Intoxikationen

Differenzialdiagnose

Gerade dem Anfänger erscheinen HRST als eines der unübersichtlichen Kapitel der Medizin; i. d. R. ist aber durch einige wenige Überlegungen eine sichere Zuordnung möglich (▶ Abb. 4.8).

Keine Angst vor HRST!

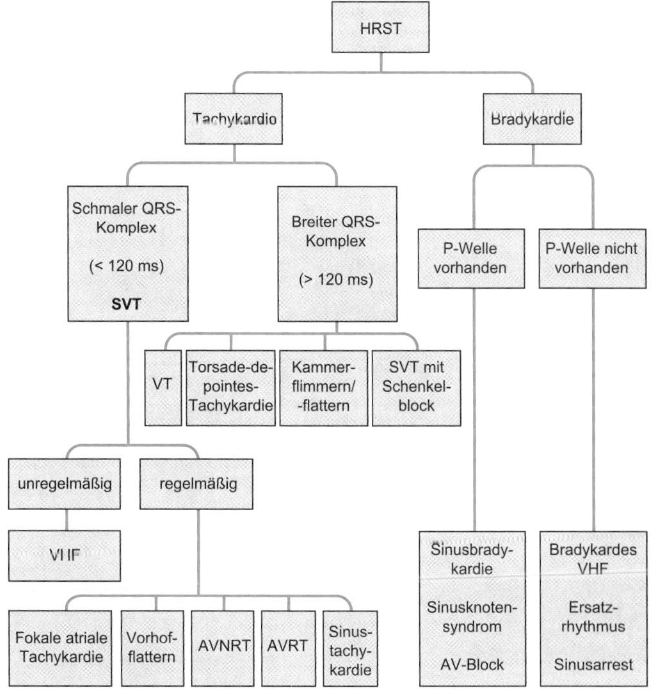

Abb. 4.8 DD Herzrhythmusstörungen [L138]

Anhand des EKG kann primär unterschieden werden zwischen Tachykardien mit schmalem Kammerkomplex (< 0,12 s), die immer supraventrikulären Ursprungs sind, und Tachykardien mit breitem Kammerkomplex. Bei verbreitertem Kammerkomplex können zugrunde liegen: ventrikuläre Tachykardien, supraventrikuläre Tachykardien mit aberrierender Leitung/bei vorbestehendem Block (P-Wellen nachweisbar) o. atrioventrikuläre Tachykardien (Präexzitationssy.).

Tachykarde Rhythmusstörungen

Supraventrikuläre tachykarde Rhythmusstörungen

▶ Tab. 4.6.

Tab. 4.6 DD supraventrikulärer tachykarder Herzrhythmusstörungen

Rhythmusstörung	Ätiologie	EKG	
Sinustachykardie	Häufig reaktiv bei Fieber, Anämie, Herzinsuff., Hypovolämie, Stress, Medikamenten-NW (Sympathomimetika, Theophyllin, Atropin), Entzugssymptomatik, LE, Hyperthyreose	HF 100–140/min (selten bis 180/min). Nach jeder P-Welle normal geformter QRS-Komplex (bei HF ↑ evtl. Verschmelzung P- u. T-Wellen)	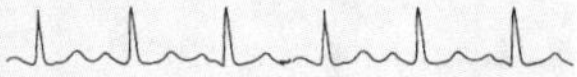 [L157]
Supraventrikuläre Extrasystolen	Häufige Form der HRST, auch bei Herzgesunden I. d. R. harmlos Hypokaliämie?	Schmaler QRS-Komplex, vorher einfallend, mit deformierter, neg., z. T. auch versteckter P-Welle. Nichtkompensierende postextrasystolische Pause	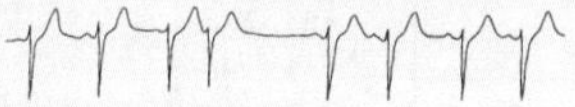 [L157]
Vorhofflattern	Meist angeborener struktureller Herzfehler	Vorhoffrequenz 220–350/min, sägezahnartige P-Wellen, gut erkennbar in Abl. V_1 „Common type" (-)P-Wellen in II, III, aVF, „Uncommon type" (+) P-Wellen in II, III, aVF	Flatterwellen, QRS in regelmäßigen oder unregelmäßigen Abständen (je nach Ausmaß der AV-Blockierung) 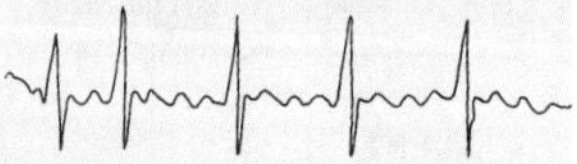 [L157]

Tab. 4.6 DD supraventrikulärer tachykarder Herzrhythmusstörungen *(Forts.)*

Rhythmusstörung	Ätiologie	EKG	
Vorhofflimmern **Cave:** Ohne Antikoagulation Emboliegefahr! Unregelmäßig!	Kardiale Genese: KHK, Vitien, v. a. Mitralvitien, Sick-Sinus-Sy. etc. Extrakardiale Genese: RR, LE, Hyperthyreose, Alkoholkonsum („Holiday Heart"), idiopathisch etc.	Vorhoffrequenz 350–600/min, evtl. Flimmerwellen in Abl. V_1 erkennbar. Unregelmäßige schmale QRS-Komplexe	[L157]
AV-Knoten-Reentry-Tachykardie (AVNRT)	Meist jüngere Pat., angeborene Störung im Bereich des AV-Knotens	Kammerfrequenzen von 160–220/min (i. d. R. schmal), P-Welle meist nicht sichtbar	
Atrioventrikuläre Reentry-Tachykardie (AVRT)	Retrograde Vorhoferregung über akzessorisches Leitungsbündel – Reentry-Tachykardie. Häufigste Form: WPW-Sy. (Präexzitationssy.)	Wenn HF ↑, meist schmale Kammerkomplexe (breite Kammerkomplexe bei antidromer Form), P-Welle neg. o. nicht erkennbar. Während des Sinusrhythmus (SR) verkürzte PQ-Zeit, evtl. Deltawelle im anfallsfreien Intervall (WPW-Sy.), evtl. verbreiterter QRS-Komplex, Erregungsrückbildungsstörungen	Delta-Welle [L157]

Weitere Form supraventrikulärer HRST: fokale atriale Tachykardie.

- Unifokal: oft bei Herzgesunden. EKG: monomorphe, aber veränderte P-Wellen-Konfiguration, wechselnde Überleitung möglich (▶ Abb. 4.9)

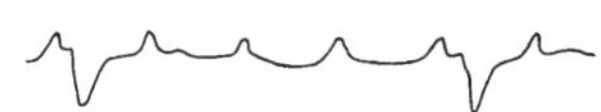

Abb. 4.9 Unifokale atriale Tachykardie [L157]

- Multifokal: bei kardialer Grunderkr. EKG: mind. 3 verschiedene P-Konfigurationen, wechselnde PP- u. PQ-Intervalle

> Eine Vorhoftachykardie mit AV-Block spricht bis zum Beweis des Gegenteils für eine Digitalisintoxikation!

Ventrikuläre tachykarde Rhythmusstörungen

Ventrikuläre Extrasystolen (VES):

- Vereinzelte monomorphe VES sind häufig u. ungefährlich.
- Gehäufte VES (u. polymorphe unterschiedlich deformierte Kammerkomplexe) sind i. d. R. stets als path. anzusehen.
- **Einteilung:** erfolgt noch immer nach der Lown-Klassifikation (▶ Abb. 4.10), die allerdings keinen großen progn. Wert hat. Wichtiger ist das Fehlen o. die Präsenz nicht anhaltender VT (nsVT = non-sustained VT = selbstlimitierend binnen 30 s).
- Folgt jeder Normalaktion 1 o. 2 VES: Bi- (▶ Abb. 4.10) o. Trigeminus.
- **EKG:** schenkelblockähnliche Veränderungen des QRS-Komplexes, kompensatorische postextrasystolische Pause. Keine vorausgehende P-Welle.

Ventrikuläre Tachykardie (VT):

! Pat., die bereits eine antiarrhythmische Ther. erhalten, können auch VT mit Kammerfrequenzen < 140/min zeigen (Slow-VT).

! Immer path., da häufig Übergang zu Kammerflattern o. -flimmern, v. a. bei vorgeschädigtem Herzen, dadurch sofortige Ther. notwendig.

- **EKG:** HF 140–220/min. Regelmäßige Tachykardie mit monomorphen, schenkelblockartig deformierten verbreiterten QRS-Komplexen (> 0,12 s,

Lown-Klassifikation

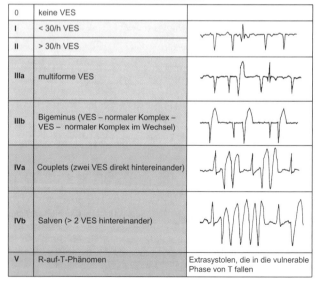

0	keine VES	
I	< 30/h VES	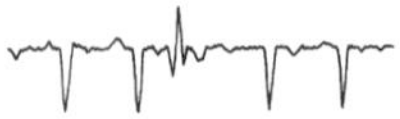
II	> 30/h VES	
IIIa	multiforme VES	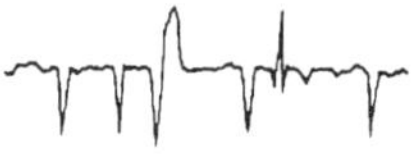
IIIb	Bigeminus (VES – normaler Komplex – VES – normaler Komplex im Wechsel)	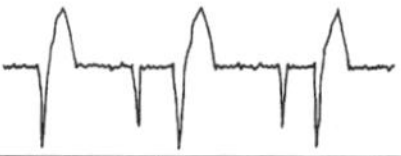
IVa	Couplets (zwei VES direkt hintereinander)	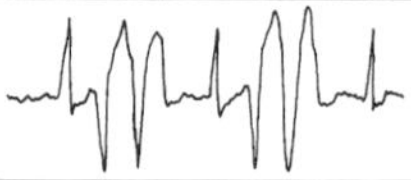
IVb	Salven (> 2 VES hintereinander)	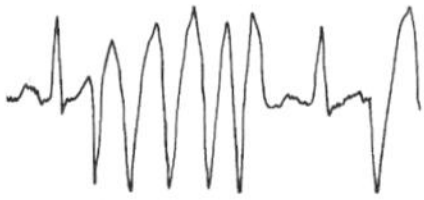
V	R-auf-T-Phänomen	Extrasystolen, die in die vulnerable Phase von T fallen

Abb. 4.10 Lown-Klassifikation [L157]

▶ Tab. 4.7), P-Wellen ohne Beziehung zum QRS-Komplex (▶ Abb. 4.11).

- Zu unterscheiden sind nichtanhaltende VT („non-sustained“, innerhalb von 30 s selbstlimitierend) u. anhaltende („sustained“) VT mit schlechter Progn. u. hoher Rezidivneigung.

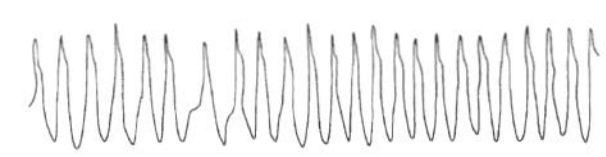

Abb. 4.11 Ventrikuläre Tachykardie [L157]

Wichtigste DD zur VT: SVT mit Schenkelblock o. aberranter Leitung!

Sonderform: „Torsade-de-Pointes“-Tachykardie:

- **Auslöser:** Hypokaliämie, angeborenes QT-Zeit-Sy. o. Medikamente, die zur Verlängerung der QT-Zeit führen (z. B. Antiarrhythmika, Chinidin, trizyklische Antidepressiva, Antibiotika, Antimykotika; s. auch: www.azcert.org)
- **EKG:** Kammertachykardie mit wechselnder QRS-Achse

! Schneller Übergang in Kammerflimmern!

4

Tab. 4.7 DD ventrikuläre Tachykardie (VT) vs. supraventrikuläre Tachykardie (SVT) mit breitem Kammerkomplex

	VT	SVT mit Aberration
AV-Beziehung	AV-Dissoziation (50 %)	PQ-Strecke meist regelmäßig
QRS-Komplex	Fusionssystolen, „ventricular capture beats“	meist konstant
Frequenzkonstanz	geringe Variationen von Schlag zu Schlag	typisch konstant
Lagetyp	–90 bis –180°	meist Links- o. Indifferenztyp
QRS-Initialvektor	grob verändert	unverändert
Hauptausschlagrichtung R-Zacke	konkordant von V_1 nach V_6	diskordant von V_1 nach V_6
QRS-Dauer	oft > 0,14 s	meist 0,12–0,14 s
Schenkelblockbild	bizarrer, atypischer Schenkelblock	vorwiegend typischer RSB
RSB	$\mathbf{V_1}$: QRS mono- o. biphasisch R, Rr', R > r; Knotung im absteigenden Schenkel, qR; $\mathbf{V_6}$: S > R	$\mathbf{V_1}$: QRS triphasisch, rsR', rSR', rsr'; $\mathbf{V_6}$: S < R
LSB	$\mathbf{V_1}$: R breit (> 30 ms), S träg abfallend > 60 ms nach Beginn des QRS; $\mathbf{V_2–V_6}$: S tiefer als in $\mathbf{V_1}$; $\mathbf{V_6}$: Q-Zacken, qR, QR, QS, R-Achse: rechtstypisch	$\mathbf{V_1}$: R schmal (< 30 ms) o. fehlend, S-Abfall beginnend < 60 ms nach QRS-Beginn; $\mathbf{V_2–V_6}$: S weniger tief als in $\mathbf{V_1}$; $\mathbf{V_6}$: keine o. kleine Q-Zacken, R-Achse: selten rechtstypisch
Pat. mit VT sind meist älter, männlich u. haben eine KHK		

Herzrhythmusstörungen mit hyperdynamem Herz-Kreislauf-Stillstand

Ventrikuläre HRST wie VT o. Torsaden erfordern eine sofortige Ther., gehen aber nicht zwangsläufig mit einem hyperdynamen Herz-Kreislauf-Stillstand einher. Kammerflattern u. -flimmern treten aufgrund ineffektiver Ventrikelkontraktionen mit Herz-Kreislauf-Stillstand auf.

- **EKG Kammerflattern:** HF 250–400/min. Breite, haarnadelförmig deformierte QRS-Komplexe, fließender Übergang zu Kammerflimmern
- **EKG Kammerflimmern:** HF > 400/min. Unregelmäßige Flimmerwellen in allen Ableitungen, keine QRS-Komplexe erkennbar, wechselnde Amplitude

Bradykarde Rhythmusstörungen mit Nachweis einer P-Welle

Sinusbradykardie

- Häufig bei Vagotonus u. im Schlaf, dann harmlos. Evtl. beginnendes Sick-Sinus-Sy. Bei lang anhaltenden Frequenzen am Tag < 40/min häufig sympt. (Schwindel, Schwäche)
- **EKG:** regelmäßige P-Wellen, gefolgt von normal konfiguriertem QRS-Komplex, HF < 60/min (▶ Abb. 4.12)

Sinusknotensyndrom (Sick-Sinus-Syndrom)

- Hierunter fallen folgende Rhythmusstörungen:
  - Persistierende sympt. Sinusbradykardie
  - Intermittierender Sinusarrest o. SA-Block
  - Tachykardie-Bradykardie-Sy.: Wechsel bradykarder SR mit paroxysmaler SVT o. Vorhofflimmern. Nach Ende der Tachykardie häufig längere asystolische Pause (Konversionspause), bis (bradykarder) SR wieder einsetzt
- **EKG:** evtl. Sinusbradykardie. Selten ist im langen Streifen der Wechsel Tachykardie/bradykarder SR sichtbar (▶ Abb. 4.12). LZ-EKG anfordern, falls Verdacht besteht

! Als DD der Synkope (▶ 4.5) bedenken

Sinuatrialer Block (SA-Block)

EKG:

- **I. Grades:** im Oberflächen-EKG nicht erkennbar
- **II. Grades** (▶ Abb. 4.12):
  - **Typ 1:** Verkürzung der PP-Intervalle bei gleichbleibender PQ-Zeit, bis eine Herzaktion komplett ausfällt
  - **Typ 2:** Ausfall einer Herzaktion ohne vorherige Änderung der PP-Intervalle
- **III. Grades:** totaler SA-Block, entspricht Sinusstillstand! Mit Latenz evtl. Anspringen eines Ersatzrhythmus

! Als DD der Synkope (▶ 4.5) bedenken

Atrioventrikulärer Block (AV-Block)

▶ Abb. 4.12.

EKG:

- **I. Grades:** verlängerte PQ-Zeit > 0,2 s
- **II. Grades:**
  - **Typ I (Wenckebach-Periodik):** kontinuierliche Verlängerung der PQ-Zeit bis zum Ausfall eines QRS-Komplexes nach vorangehender P-Welle (Supra-His-Block → schneller Ersatz)
  - **Typ II (Mobitz):** fixiertes Blockierungsverhältnis bei gleichbleibender PQ-Zeit (Infra-His-Block → langsamer Ersatz)

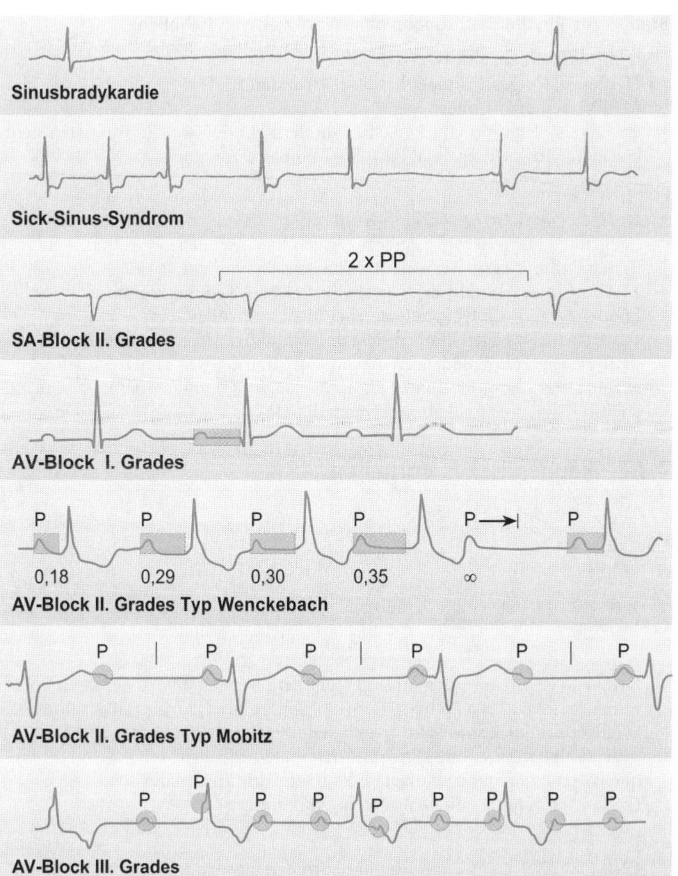

Abb. 4.12 AV-Blockierung [L157]

4

- **III. Grades:** totaler AV-Block, komplette Dissoziation von Vorhof- u. Kammererregung. Normofrequente P-Wellen, langsamere Kammerfrequenz bei sek. o. tertiärem Schrittmacher, v. a. bei tertiärem Schrittmacher evtl. schenkelblockartig deformierte QRS-Komplexe. Bei plötzlichem Auftreten eines AV-Blocks III. Grades evtl. Morgagni-Adams-Stokes-Anfall. Auch hier besteht Lebensgefahr bei fehlendem Anspringen eines ventrikulären Ersatzrhythmus

Asystoliegefahr bei akuten AV- o. SA-Blockierungen wesentlich größer als bei Sinusbradykardien o. Bradyarrhythmia absoluta

Bradykarde Rhythmusstörungen ohne Nachweis von P-Wellen

Bradyarrhythmia absoluta

- Häufig bei fortgeschrittener kardialer Grunderkr.
- ! Medikamentenanamnese
- **EKG:** kein Nachweis von P-Wellen, sondern Flimmerwellen, am besten sichtbar in V_1 u. V_2. Unregelmäßige QRS-Komplexe

Ersatzrhythmen

- Normalerweise treten sek. (AV-Knoten-Bereich) u. tertiäre SM-Zentren (Ventrikel) nur passiv mit einer niedrigen Eigenfrequenz in Aktion, wenn der Sinusrhythmus versagt o. eine AV-Blockierung vorliegt.
- **EKG:** schmale (suprahisär) o. breite (infrahisär) Kammerkomplexe. P-Wellen können (AV-Block III°), müssen aber nicht vorhanden sein.
- ! In vereinzelten Fällen können sie jedoch als aktive Heterotopiezentren mit path. gesteigerten Frequenzen die SM-Funktion zeitweise übernehmen (z. B. akzelerierter idioventrikulärer Rhythmus, DD VT!). Immer path. (frische Ischämie, Digitalisintoxikation, Hyperkaliämie).

4.3.2 Diagnostisches Vorgehen

Sofortige Diagnostik

Checkliste ▶4.1.

Bes. Pat. mit Begleiterscheinungen wie thorakalen Schmerzen, RR-Abfall, Synkope o. Dyspnoe müssen sofort untersucht u. behandelt werden.

- Dringend gesehen werden müssen außerdem Pat. mit objektivierbaren Pulsunregelmäßigkeiten, Tachy- (HF > 100/min) o. Bradykardie (HF < 60/min).
- Weniger dringlich sind Fälle, in denen der Pat. subjektiv Herzstolpern verspürt (Palpitation), ohne klin. objektivierbare Auffälligkeiten von Puls o. Frequenz. Trotzdem müssen diagn. HRST sorgfältig ausgeschlossen werden (EKG über mind. 5 min beobachten, evtl. Monitor).

EKG

- 12-Kanal-EKG u. EKG mit Rhythmusstreifen (ausdrucken, am Monitor sind z. B. P-Wellen u. Flimmerwellen nicht ausreichend sichtbar!)
- Orientierende Abschätzung der HRST nach folgenden Aspekten (▶4.3.1):
  - Regelmäßigkeit
  - Ventrikulär/supraventrikulär
  - Hämodynamische Auswirkungen
  - Kardiale Grunderkr.? Hinweise auf akute Ischämie?

Anamnese/Krankenakte

- Kardiale Grunderkr. bekannt (KHK, Klappenfehler, Myokarditiden?). Bereits früher Herzrasen, Herzstolpern gefühlt? Anamnestisch Synkopen o. Schwindel? AP-Beschwerden? Risikofaktoren? Körperl. Belastbarkeit in den letzten Tagen? Liegender ICD o. SM?
- Medikamentenanamnese: Digitalis, Betablocker o. Betamimetika, Kalziumantagonisten, Theophyllin, Antiarrhythmika (proarrhythmogener Effekt)?
- Bek. Schilddrüsenerkr. o. Hinweise darauf (▶8.3)?

- Nierenerkr. bekannt? K^+-Werte?
- Möglichkeit eines Alkoholentzugs ▶ 16.8.3? Schmerzen?
- Hinweise auf LE (▶ 5.2): Postop., Bettruhe, tiefe Bein- o. Beckenvenenthrombose, begleitend Dyspnoe o. thorakale Schmerzen?
- Hinweise auf durchgemachten grippalen Inf. (Begleitmyokarditis)?
- Psychovegetative Faktoren?

Weiterführende sofortige Diagnostik

- **Labor:**
  - E'lyte (insb. K^+), Herzenzyme, Troponin, evtl. Entzündungszeichen (BB, CRP)
  - Medikamentenspiegel bei V. a. Intoxikation. Digitalis häufig dir. bestimmbar
- **Rö-Thorax:** bei klin. V. a. Stauung o. Dyspnoe, Infiltrat

Weiterführende elektive Diagnostik

- **Labor:** Kontrolle der Herzenzyme, Schilddrüsenparameter. Evtl. Mg^{2+}
- **EKG:** Kontrolle mit Rhythmusstreifen, Langzeit-EKG, evtl. Belastungs-EKG bei V. a. KHK (Belastungsischämie?) o. Sick-Sinus-Sy. (fehlender Frequenzanstieg unter Belastung)
- **Echokardiografie**
- Invasive Diagn. bei V. a. KHK u. elektrophysiol. Abklärung gehören nicht zur Entscheidung des Nachtdiensthabenden. Einzige Ausnahme: V. a. ACS (▶ 4.2)

4

Bei jeder akut aufgetretenen höhergradigen HRST muss ein frischer MI ausgeschlossen werden.

4.3.3 Therapeutisches Vorgehen

Behandlungsindikation

HRST bei Herzgesunden haben i. d. R. keinen Krankheitswert – bei leichten subjektiven Beschwerden u. ungestörter Hämodynamik keine Behandlungsind. Keine EKG-Kosmetik!

Wichtige Behandlungsind. im Nachtdienst sind:

- Objektivierbare Symptome infolge gestörter Hämodynamik (kritische Tachy- o. Bradykardien mit absinkendem HZV)
- Potenziell maligne HRST: komplexe ventrikuläre HRST bei Pat. mit myokardialer Grunderkr. u. eingeschränkter li-ventrikulärer Funktion
- Maligne HRST wie anhaltende VT, Kammerflattern u. -flimmern

Antiarrhythmika

Grundregeln

Gerade dem Anfänger erscheinen Ind. u. Auswahl der vorhandenen Antiarrhythmika völlig undurchschaubar. Daher einige Grundregeln für die ersten Nachtdienste:

- Prinzipiell ist die kausale Behandlung der HRST die wichtigste Maßnahme. Aber: Im Nachtdienst kann keine ausführliche Ischämiediagn. durchgeführt werden → VT direkt behandeln.

- Wenn möglich, immer ein 12-Kanal-EKG während der Rhythmusstörung schreiben (wichtig für mögliche elektrophysiol. Therapie im Verlauf!).
- Grundsätzlich nur ein Antiarrhythmikum einsetzen. Sind mehrere erforderlich, auf bewährte, empfohlene Komb. zurückgreifen.
- Sich mit den (wenigen) Notfallantiarrhythmika vertraut machen (Dosierung, Applikationsweise, Wirkdauer u. NW).

Mit den folgenden Antiarrhythmika u. ggf. Elektrother. bzw. passagerer Stimulation können nahezu alle der o. g. HRST behandelt werden.

Antitachykarde Antiarrhythmika

- **Betabocker:** im Nachtdienst Einsatz kardioselektiver Betablocker ohne ISA sinnvoll. Zur i. v. Gabe meist Metoprolol (Beloc®, Amp. 5 ml à 5 mg, Maximaldosis fraktioniert 20 mg i. v.)
- **Verapamil:** Isoptin®, Amp. 2 ml à 5 mg; i. v. Gabe unter Monitorkontrolle, wiederholte Gabe nach ca. 15 min
- **Digitalis:** im Nachtdienst einzusetzen zur schnellen Digitalisierung bei tachykardem Vorhofflimmern o. Vorhofflattern. Digoxin (Lanicor®, Amp. à 1 ml = 0,25 mg u. 2 ml = 0,5 mg). Digoxin zeigt rascheren Wirkungseintritt als Digitoxin, wird aber zu 80 % renal verstoffwechselt → nicht bei Niereninsuff. geben. Digitoxin (Digimerck®, Amp. 1 ml à 0,1 mg o. 0,25 mg)
- **Amiodaron:**
  - Sehr gute Wirkung bei sympt. SVT u. VT. Sowohl Akut- als auch Langzeitther.
  - Aber: In der Langzeitther. in ca. 10 % schwere NW (Schilddrüse, Lunge, Hornhaut, ZNS). In der Akutther. i. d. R. gut verträglich. Nachteil bei Einsatz v. a. ventrikulärer HRST ist die mögliche „Verfälschung" einer elektrophysiol. Untersuchung.
  - Keine Mischung mit anderen Medikamenten. Auflösung nur in G5 %.
  - Amiodaron (Cordarex®) Amp. 3 ml à 150 mg. Kurzinfusion über 20 min 150–300 mg in 250 ml G5 %. Sofern erneute Gabe erforderlich (rezid. VT), langsame i. v. Aufsättigung 600 mg über 24 h i. v. über ZVK.
  - **Cave:** dient der Rhythmuskontrolle – kann zur Konversion wie eine elektrische Kardioversion führen! Emboliegefahr bei unklarer Dauer u. ohne mind. 48 h Antikoagulation u. transösophageale Echokardiografie.
- **Ajmalin** (Gilurytmal®):
  - Akutther. schwerwiegender SVT (u. a. WPW) u. VT. Auch wenn schnelle Unterscheidung im EKG nicht sicher möglich (Vorhofflattern mit Schenkelblock)
  - Amp. 10 ml à 50 mg, langsam (5 min) unter Monitorkontrolle i. v.
- **Adenosin** (Adrekar®):
  - Regelmäßige Tachykardie mit schmalem QRS-Komplex (AVNRT).
  - Kurzfristige komplette AV-Blockierung. **Cave:** HWZ < 10 s. Rasche Injektion unter laufender NaCl-Infusion. Beginn mit 6 mg, ggf. 12 mg o. 18 mg, bei Erfolglosigkeit max. 24 mg i. v. unter EKG-Kontrolle.(neu 5 mg, 10 mg, 15 mg)
  - Pat. über häufigste NW (Flush, kurzzeitiges thorakales Druckgefühl, kurzfristiger Herzstillstand) aufklären. Erwäge kurzfristige Sedierung vor i. v. Gabe (z. B. 2 mg Midazolam)
  - **Cave:** kann bei vorliegender KHK Ischämie hervorrufen
  - Antidot: Theophyllin
  - KI: AV-Block Grad II–III, VHF mit akzessorischer Leitung, obstruktive pulmonale Erkr.

Antibradykarde Antiarrhythmika

- **Atropin:**
  - Amp. 1 ml à 0,5 mg, meist ca. 1 mg erforderlich. Dosierung bis 3 mg. Initial paradoxe Bradykardie möglich
  - ! Sehr selten bei i. v. Gabe Kammerflimmern möglich. Applikation unter Monitorkontrolle
- **Orciprenalin** (Alupent®) (Off-Label-Use bei Bradykardien):
  - Gut wirksames β_1- u. β_2-Sympathomimetikum
  - Einsatz nur bei medikamentös nicht anders beherrschbaren Bradykardien zur Überbrückung bis SM-Ther.
  - Perfusor mit 10 µg/kg KG/min
  - ! Kann schwerwiegende, v. a. kardiopulmonale NW hervorrufen

Spezielle Therapie tachykarder Rhythmusstörungen

Sinustachykardie

- I. d. R. keine Behandlung. Ausnahme: Hyperthyreose (▶ 8.3)
- Behandlung der Grunderkr., z. B. Volumenausgleich bei Hypovolämie (▶ 3.3.3), Fiebersenkung (▶ 1.3.4), Analgesie bei Schmerzen

4

Supraventrikuläre Extrasystolen (SVES)

- I. d. R. keine Behandlung
- Ther. nur bei erheblichen subjektiven Beschwerden mit niedrig dosierten Betablockern, z. B. Metoprolol (Beloc®) 25–50 mg p. o.

Vorhoftachykardien

AV-Knoten-Reentry-Tachykardien (AVNRT)

Abgestuftes Vorgehen:

- Im Anfall Vagusreiz (z. B. Karotisdruck, Valsalva-Pressmanöver, Trinken von kaltem Mineralwasser) unter EKG-Kontrolle
- Bei Erfolglosigkeit medikamentöses Vorgehen: kurzzeitige AV-Blockade mit Adenosin (s. o.)
- Bei Erfolglosigkeit weitere Optionen: Verapamil (Isoptin®) 5–10 mg i. v. *oder* Metoprolol (Beloc®) 5–10 mg langsam i. v.
  Die i. v. Gabe von Betablockern ist bei vorausgegangener Gabe von Verapamil u. umgekehrt kontraindiziert → wechselseitige Verstärkung der neg. dromotropen Wirkung
- Ajmalin (Gilurytmal®) 50 mg langsam i. v. unter EKG-Kontrolle
- Bei hämodynamischer Wirksamkeit Kardioversion (▶ 2.3.2) in Kurznarkose

Atrioventrikuläre Reentry-Tachykardien (AVRT)/Präexzitationssyndrom

- Ajmalin (Gilurytmal®) 50 mg langsam i. v. unter EKG-Kontrolle
- Auch hier bei kreislaufinstabilen Pat.: Kardioversion in Kurznarkose

> Beim Präexzitationssy. mit Vorhofflimmern sind Verapamil, Digitalis u. Adenosin kontraindiziert, da es zu einer Verkürzung der Refraktärzeit des akzessorischen Bündels kommt u. damit Kammerflimmern auftreten kann. Daher bei Unsicherheit bzgl. der EKG-Diagn. (Vorhoftachykardie mit o. ohne Präexzitation) Verapamil meiden.

Fokale atriale Tachykardien

- Kausale Ther. (z. B. Digitalisintoxikation, ▶ 3.8.3)
- Symptomatisch mit Betablocker

Vorhofflattern und -flimmern

Prinzipielle Ther.-Maßnahmen:

- Frequenzkontrolle
- Antikoagulation
- Rhythmisierung

Vor der Rhythmisierung muss, sofern die Rhythmusstörung > 48 h besteht, mittels TEE ein Thrombenausschluss erfolgen. Ausnahme: Pat., die nachweisbar effektiv (Antikoagulanzienheft) dauerhaft antikoaguliert sind. Pat., die sich innerhalb der ersten 48 h vorstellen, könnten dir. rhythmisiert werden. Aber: Häufig erfolgt innerhalb der ersten Stunden eine spontane Konversion. Und: Viele Pat. bemerken die Phasen des Vorhofflimmerns o. -flatterns nicht immer, daher kann die Rhythmusstörung auch bereits deutlich länger bestehen.

Im Nachtdienst sind daher **Frequenzkontrolle, Antikoagulation** u. Ther. der KO (z. B. dekompensierte Herzinsuff. mit Lungenödem, Ther. eines K^+-Mangels) erforderlich.

4

Frequenzkontrolle: Verlangsamung der AV-Überleitung mit dem Ziel einer Kammerfrequenz < 90–100/min in Ruhe. Maßnahmen:

- Bei fehlenden KI 5–10 mg Metoprolol i. v. unter EKG-Kontrolle.
- Bei KI gegen Betablocker: 5–10 mg Verapamil i. v. unter EKG-Kontrolle.
- Bei sehr tachykardem Vorhofflimmern u. -flattern zusätzliche schnelle Digitalisaufsättigung: Digoxin 0,5 mg i. v., nach 8 u. 16 h jeweils weitere 0,5 mg i. v. Danach orale Erhaltungsdosis 0,25 mg/d. Digitoxin 0,25 mg i. v., nach 8 u. 16 h jeweils weitere 0,25 mg i. v. Orale Erhaltungsdosis 0,07–0,1 mg/d. **Cave:** Digitalis senkt nur Frequenz in Ruhe, nicht bei Belastung. Daher i. d. R. Komb. mit Betablocker (vorzugsweise) o. Kalziumantagonist erforderlich.

! Vor i. v. Digitalisierung K^+-Spiegelkontrolle! Bei Hypokaliämie K^+-Substitution vor Digitalisierung!

- Vorhofflattern kann durch Digitalisierung in stabileres Vorhofflimmern überführt werden.
- Bei Erfolglosigkeit u. weiterhin bestehender ausgeprägter Tachykardie (> 130/min): in zeitlichem Abstand zu o. g. Antiarrhythmika Kurzinfusion mit 150 mg Amiodaron → nur bei sicherer Antikoagulation o. vorherigem TEE; Ausnahme kreislaufinstabiler Pat. im Notfall.
- Ultima Ratio bei kreislaufinstabilen Pat. (z. B. tachykardes Vorhofflattern mit schneller Überleitung): elektrische Kardioversion (▶ 2.3.2). Aber: Da dies ein Rhythmisierungsversuch ist, sollte vorher ein TEE zum Thrombenausschluss stattgefunden haben! Daher ohne TEE nur in absoluten Notfallsituationen bei hämodynamischer Instabilität!

Antikoagulation (▶ 20.2):

- KI prüfen. Vor Beginn BB u. Quick, PTT
- Heparin: High-Dose-Heparinisierung (▶ 20.2)
- NMH: z. B. Enoxaparin gewichtsadaptiert 2 ×/d
- NOAKs: z. B: Rivaroxaban, Apixaban etc.

Ventrikuläre Extrasystolen

Die Behandlung richtet sich nach Art u. Häufigkeit der VES (Klassifikation nach Lown, ▶ Abb. 4.10), Zeichen einer hämodynamischen Auswirkung der HRST u. der zugrunde liegenden Erkr. Pat. mit schwerem Ventrikelschaden u. anamnestisch höhergradigen HRST zeigen ein erhöhtes Risiko für den plötzlichen Herztod (Herz-Kreislauf-Stillstand durch anhaltende VT o. Kammerflimmern) u. bedürfen daher einer frühzeitigen antiarrhythmischen Behandlung. Betablocker ohne ISA vermindern das Risiko, dass VES zu Kammerflimmern führen, und sind daher die Antiarrhythmika der Wahl bei Pat. mit struktureller Herzerkr.

Im Nachtdienst gilt:

- Herzgesunde bedürfen nur bei ausgeprägten subjektiven Beschwerden einer Behandlung, z. B. mit Mg^{2+} (z. B. Magnesium Verla® N) 3 × 90 mg/d (= 3 × 1 Drg.) p. o. o. niedrig dosierten Betablockern, z. B. Metoprolol (z. B. Beloc®) 5–10 mg/d p. o.
- Akutther. bei Pat. mit kardialer Vorerkr. (abgestuftes Vorgehen):
  - K^+- u. Mg^{2+}-Spiegel hochhalten
  - Betablocker, z. B. Metoprolol p. o., bei höhergradigen VES ggf. Monitorüberwachung und i. v. Gabe
  - Bei akuter Herzinsuff. unter Monitorüberwachung langsame Amiodaron-Aufsättigung (300 mg über 20 min i. v., danach 600 mg über 24 h)
  - Hintergrund informieren

Ventrikuläre Tachykardie

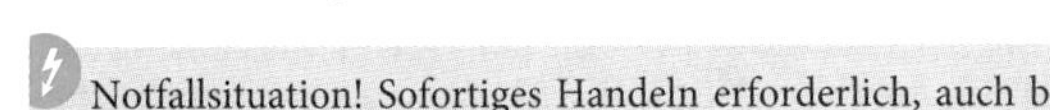

Notfallsituation! Sofortiges Handeln erforderlich, auch bei noch kreislaufstabilen Pat.!

- **Nichtanhaltende ventrikuläre Tachykardien (nsVT):**
  - K^+- u. Mg^{2+}-Spiegel hochhalten, O_2-Gabe
  - Ajmalin (Gilurytmal®) 50 mg langsam i. v. unter Monitorkontrolle bei Pat. ohne Herzinsuff.
  - Amiodaron (Cordarex®) 300 mg als Kurzinfusion langsam über 5 min i. v. bei Pat. mit Herzinsuff.
- **Anhaltende ventrikuläre Tachykardien (sVT):** Vorgehen wie bei nsVT, aber bei Erfolglosigkeit u. hämodynamischer Symptomatik schnelle Entscheidung zur Kardioversion in Kurznarkose. Ggf. danach Amiodaron-Aufsättigung
- Myokardinfarktausschluss u. Hintergrund informieren. Evtl. Beginn einer Rezidivprophylaxe mit oralem Betablocker ohne ISA

Torsade-de-Pointes-Tachykardie

- Ursache beseitigen (i. d. R. Medikamente, bes. Antiarrhythmika)!
- K^+ auf hochnormale Werte anheben
- Mg^{2+}-Sulfat initial 2–3 g langsam i. v., dann 12 g/12 h
- Bei Erfolglosigkeit u. durch Bradykardie induziertes Rezidiv der Torsaden Anhebung der HF (Hintergrund informieren)

Kammerflattern und -flimmern

- Herzdruckmassage sofort beginnen. Dann externe Defibrillation mit 200–360 J
- Weitere Reanimation nach ACBD-Regeln (▶ 3.2)
- Bei rasch rezid. Kammerflimmern 300 mg Amiodaron i. v.

Spezielle Therapie bradykarder Rhythmusstörungen

Bei Bradykardie besteht oft eine Reflexhypertonie. RR nur bei sehr schweren hypertensiven Werten senken!

Sinusbradykardie

- Ther. nur bei akuter Symptomatik (z. B. Synkope, RR-Abfall) notwendig
- Atropinsulfat 0,5–1 mg i. v. unter Monitorkontrolle
- Bei mangelhaftem Ansprechen evtl. Orciprenalin (z. B. Alupent®) 0,5–1 mg in 10 ml NaCl 0,9 % verdünnt, evtl. als Perfusor (s. hintere Umschlagseite)

Sinusknotensyndrom

Im Nachtdienst sympt. Ther. der nachweisbaren HRST:

- Bei tachykardem Vorhofflimmern Frequenzkontrolle u. Antikoagulation
- Bei bradykardem Vorhofflimmern Absetzen der bradykardisierenden Medikation, Antikoagulation u. ggf. Atropinsulfat 0,5–1 mg i. v. unter EKG-Kontrolle, K-Kontrolle
- Bei Sinusbradykardie Ther. wie oben

! **Cave:** keine elektive elektrische Kardioversion von Vorhoftachykardien bei Sinusknotensy., da anschließend Gefahr langer asystolischer Pausen u. rezid. Vorhoftachykardien. Langfristig medikamentöse antitachykarde Behandlung nach Implantation eines SM zum Schutz vor Bradykardien

Sinuatriale Leitungsblockierung

- **SA-Block Grad I u. II:** können sich als Bradykardie äußern → falls sympt., erfolgt medikamentöse Behandlung (s. Sinusbradykardie)
- **SA-Block III. Grades:** Behandlung wie AV-Block III. Grades

Atrioventrikuläre Blöcke

- **AV-Block I. Grades u. AV-Block II. Grades Typ Wenckebach:** bei stabiler Klinik außer kausalen Maßnahmen (Absetzen bradykardisierender Medikamente) keine Akutther. erforderlich; bei starker Bradykardie u. klin. Symptomatik evtl. Atropinsulfat 0,5–1 mg i. v. unter Monitorkontrolle
- **AV-Block II. Grades Typ Mobitz:** Monitorkontrolle. Gefahr des totalen AV-Blocks.
  SM-Versorgung (passager o. dir. permanent), ggf. Überbrückung mit Orciprenalin (Alupent®) bei klin. Symptomatik
- **AV-Block III. Grades:** Monitorkontrolle.
  SM-Versorgung (passager o. dir. permanent), ggf. Überbrückung mit Orciprenalin (Alupent®) bei klin. Symptomatik, Atropin zeigt keine Wirkung. Passagere SM-Anlage (▶ 2.3.3; Hintergrund) bis zur endgültigen SM-Versorgung

Asystolie

Reanimation (▶ 3.2).

Verlegung auf die Intensivstation

- Alle Pat. mit objektivierbarer klin. Symptomatik. Bei neu aufgetretenen höhergradigen HRST Überwachung dieser Pat. auch nach Konversion in Sinusrhythmus über Nacht!
- Bei anhaltender Bradykardie < 50/min o. Tachykardie > 120/min

- Bei V. a. ACS o. große LE
- Bei allen Ind. für temporären SM

Aufnahme ambulanter Patienten

Aufnahme i. d. R. **nicht notwendig** bei:

- Nicht objektivierbaren HRST nach wiederholten EKG-Dokumentationen u. stabilem RR,
- Nachweis vereinzelter SVES u. fehlender kardialer Grunderkr.

Aufnahme notwendig:

- Nach Synkope zur Überwachung u. Klärung der Ursache (▶ 4.5)
- Bei V. a. ACS o. LE (▶ 4.2.3, ▶ 5.2)
- Bei gehäuften u. höhergradigen ES unklarer Genese zur Überwachung, insb. bei kardialer Vorerkr.
- Bei neu aufgetretenem Vorhofflimmern, -flattern zur Klärung der Ursache u. Rhythmisierung
- Bei Begleitsymptomen, z. B. Schwindel, Thoraxschmerzen zur Überwachung
- Bei instabilen Herz-Kreislauf-Verhältnissen (Hypotonie) zur Überwachung

4.4 Schrittmacherpatienten

4.4.1 Tipp für den Nachtdienst

Im Nachtdienst sollte man sich auf das Erkennen der Dysfunktion u. die sympt. Ther. der Rhythmusstörung konzentrieren. Das Umprogrammieren der jeweiligen Systeme setzt gute Kenntnisse der Programmierungssoftware voraus u. kann i. d. R. auch am nächsten Tag durch einen erfahrenen Kollegen erfolgen.

4.4.2 Antibradykarde Schrittmacher

Dysfunktionen antibradykarder SM stellen selten eine Notfallsituation dar. Dennoch können Palpitationen bei unkoordinierten SM-Aktionen sehr unangenehm sein, und bei komplettem Funktionsausfall können sympt. Bradykardien auftreten.

Normales EKG des Schrittmacherpatienten

- **Reine Eigenaktionen:** Konfiguration von P-Welle u. QRS-Komplex nicht verändert, häufig jedoch unspez. Veränderungen der Kammerendteile möglich. Programmierte SM-Frequenz liegt unter Eigenfrequenz.
- **Reine SM-Tätigkeit:**
  - Bei Vorhofstimulation: Spike gefolgt von P-Welle
  - Bei Kammerstimulation: Spike gefolgt von schenkelblockähnlich deformiertem QRS-Komplex (i. d. R. LSB-artig, da Stimulation im re Ventrikel erfolgt)
  - Bei Zweikammersystemen auch spontane Vorhofaktion (P-Welle ohne Spike) u. danach Spike mit deformiertem Kammerkomplex (= VAT-Mode) möglich

- Wechsel von Spontan- u. SM-Aktionen (Parasystolie, ▶ Abb. 4.13)
- Evtl. intermittierende Fusionsschläge (▶ Abb. 4.14) mit deformierten QRS-Komplexen (Eigenaktion erfolgt verzögert, SM-Stimulation aber bereits ausgelöst).

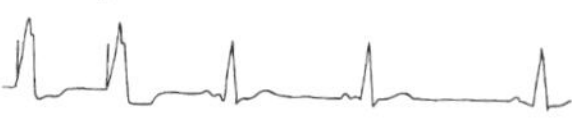

Abb. 4.13 Parasystolie [L157]

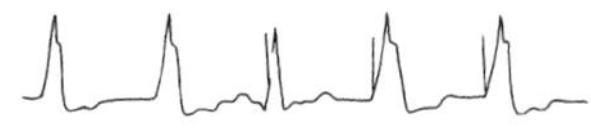

Zusammentreffen aus Schrittmacher-
impuls und Spontanerregung.
Mischbild aus beiden Erregungsarten

Abb. 4.14 Fusionsschläge (Kombinationssystolen) [L157]

Rhythmusstörungen bei normaler Schrittmacherfunktion

Auch bei normaler SM-Funktion können tachykarde HRST auftreten, die man nicht als Fehlfunktion des SM werten darf. Die Behandlung dieser Rhythmusstörungen richtet sich nach den allg. Behandlungskriterien bei HRST, ▶ 4.3. Die Rhythmusstörung kann jedoch eine Umprogrammierung erforderlich machen. Beispiel: DDD-SM ohne Mode-Switch u. neu aufgetretene paroxysmale tachykarde absolute Arrhythmie bei Vorhofflimmern.

4

Bei Kammertachykardien, Kammerflattern o. Kammerflimmern stellt ein SM keine KI für Defibrillation dar. (Auf ausreichenden Abstand der Patches zum SM achten!) Nach Kardioversion o. Defibrillation jedoch SM-Kontrolle.

Schrittmacherdysfunktion

Häufige Dysfunktionen

Frequenzabfall

- Ein Frequenzabfall um 5–10 % der programmierten Magnetfrequenz kann Zeichen einer nachlassenden Batteriespannung sein. Allerdings kann bei älteren Modellen auch ein Anstieg der Impulsfrequenz Hinweis auf nachlassende Batteriespannung sein. Die durchschnittliche Lebensdauer von SM-Systemen liegt bei ca. 8–10 J.
- Eine regelrechte Abweichung der programmierten Grundfrequenz kann vorliegen, wenn eine Hysterese programmiert ist (SM-Ausweis). So gibt es Systeme, die in der Nacht erst 10–20 % unterhalb der programmierten Grundfrequenz stimulieren.

Ausfall von Schrittmacherimpulsen Fehlende Impulsabgabe bei Abfall der Spontanaktion unter die Interventionsfrequenz → Hinweis auf Batterieerschöpfung, Kabelbruch o. Oversensing (= fälschliches Erkennen von z. B. Muskelpotenzialen als Eigenpotenziale), ▶ Abb. 4.15.

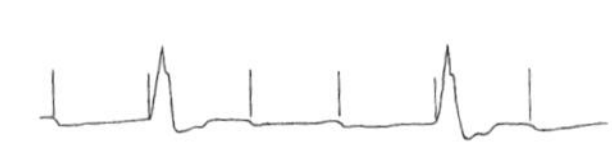

Abb. 4.15 Fehlende Impulsbeantwortung/Exit-Block [L157]

Schrittmacheraktion ohne nachfolgende P-Welle/QRS-Komplex (Exit-Block) SM-Impulse ohne folgende P-Welle bzw. QRS-Komplex erkennbar; z. B. verursacht durch Reizschwellenerhöhung an der Elektrodenspitze o. Dislokation der Sonde.

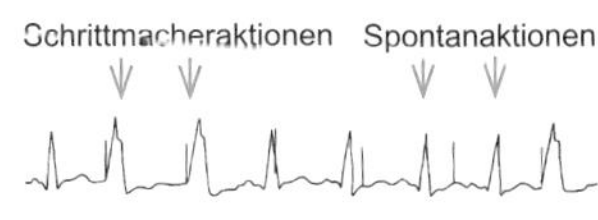

Abb. 4.16 Sensing-Defekt [L157]

Impulse trotz ausreichender Eigenaktionen (Sensing-Defekt) ▶ Abb. 4.16.

- SM-Impulse trotz normaler Eigenaktionen. SM erkennt Eigenaktionen nicht → Sensing-Schwelle zu hoch
- Selten bei kompletter Batterieerschöpfung: durchgehende VOO-Stimulation (SM stimuliert mit fester Frequenz in Ventrikel, Sensing-Funktion der Sonden nicht beurteilbar → raschen Austausch planen!)

Diagnostisches Vorgehen

- **SM-Ausweis** zeigen lassen: Stimulationsart? Programmierte Stimulationsfrequenz? Hysterese? Implantationsdatum?
- **Ruhe-EKG** mit langem Rhythmusstreifen (25 mm/s), zusätzl. unter Magnetauflage
- **RR-Messung** in kurzfristigen Abständen
- Überprüfung der Herzschrittmachertasche
- Vergleich der programmierten Daten mit EKG: Typ des SM, Art u. Lokalisation der Stimulation (EKG), programmierte Frequenz (Stimulationsfrequenz)

! Klärung: Rhythmusstörung SM-bedingt o. nicht? Rhythmusstörung akut bedrohlich o. nicht?

- **Rö-Thorax:** bei V. a. Sondendislokation o. Elektrodenbruch evtl. zusätzlich Durchleuchtung

Prozedere bei Patienten mit Schrittmacherdysfunktion

- **Bei sympt. Bradykardie** (z. B. RR-Abfall):
  - Verlegung auf die ITS
  - Sicherung der Vitalfunktionen
  - RS mit Hintergrund
  - Vorgehen ▶ 4.3 u. evtl. Versorgung mit temporärem SM (▶ 2.3.3)
  - Nach Stabilisierung Vorstellung in kardiol. Abt.
- **Ausreichende Spontanfrequenz mit stabilen Kreislaufverhältnissen:**
  - EKG-Monitoring (Telemetrie, Intermediate Care, ggf. Verlegung auf die ITS)
  - Kontinuierliche Monitor- u. RR-Kontrolle, um kritisches Absinken der HF sofort zu bemerken
  - RS mit Hintergrund
  - Bei stabilen Verhältnissen am Folgetag Vorstellung in kardiol. Abt.
- **Bei sympt. Tachykardie** Vorgehen wie in ▶ 4.3

> Die Funktion des SM kann man durch Magnetauflage **nicht** ausschalten! Nach Magnetauflage stimuliert der SM durchgehend mit der programmierten (herstellerspez.) Magnetfrequenz (z. B. VVI 70/min, DDD 80/min).

4.4.3 Antitachykarde Schrittmacher

Tipp für den Nachtdienst
Derzeit gibt es Systeme, die eine antitachykarde Ther. sowohl im Vorhof als auch im Ventrikel auslösen können. Für den Nachtdienst sind nur Aggregate mit antitachykarder Ther. im Ventrikel (also Ther. von Kammertachykardien u. -flimmern) von Bedeutung.
Der Funktionsausfall antitachykarder Systeme kann zu lebensbedrohlichen HRST führen.

Diagnostisches und therapeutisches Vorgehen

- Überwachung des Pat. auf **ITS,** Kontrolle der Vitalparameter
- Besteht akut bedrohliche HRST? Dann direkt Ther.
- **Anamnese u. körperl. Untersuchung** mit bes. Augenmerk auf HRST, AP-Beschwerden o. Dyspnoe in den letzten Tagen
- **Kontrolle von Herzenzymen u. E'lyten** sofort, evtl. Kontrolle von Medikamentenspiegel (Amiodaron) am nächsten Tag
- Überwachung, bis Abfrage erfolgt ist

4

Rhythmusstörungen bei ICD-Patienten

Häufig stellen sich ICD-Pat. vor, wenn sie eine Schockabgabe bemerkt haben. Zur Beurteilung, welche Art der Rhythmusstörung vorlag u. ob eine adäquate Ther.-Abgabe erfolgte, muss das Gerät abgefragt werden. Da dies i. d. R. im Nachtdienst nicht möglich ist u. die Rhythmusstörungen auch häufig eine weitere Diagn. erfordern (z. B. Ischämiediagn., Verbesserung der antiarrhythmischen Ther.), empfiehlt es sich, den Pat. auf die ITS aufzunehmen u. bis zur Abfrage am Rhythmusmonitor zu überwachen.

Mögliche Störungen antitachykarder Systeme

Tachykardie wird nicht erkannt

- **Mögliche Ursachen:**
  - Sensing-Defekt
  - Frequenz der Tachykardie liegt unter programmierter Interventionsfrequenz (Slow VT)
- **Ther.:** Jede VT wird therapiert wie beschrieben (▶ 4.3). Falls eine medikamentöse Unterbrechung nicht gelingt, auch hier elektrische Kardioversion in Kurznarkose

Unerwünschte Elektroschockabgabe

- **Mögliche Ursachen:**
  - Elektrodendefekt
  - Fälschliches Erkennen einer VT, z. B. bei tachykarder absoluter Arrhythmie (v. a. bei Systemen ohne Vorhofsonde)
- **Therapie:** Ausschaltung der antitachykarden Ther. durch Magnetauflage. Monitorüberwachung

4.5 Synkope

4.5.1 Definition

Die Synkope ist keine Erkr., sondern ein Symptom. Sie ist definiert als kurzzeitiger, spontan reversibler Bewusstseinsverlust infolge einer vorübergehenden globalen zerebralen Minderperfusion.

4.5.2 Differenzialdiagnose

Aufgabe des Diensthabenden

Zunächst ist zwischen tatsächlichen Synkopen u. nichtsynkopalen Anfällen zu unterscheiden. Bei fast ⅓ aller Pat. lässt sich keine Ursache für die Synkope finden. Mittels einer genauen Anamnese lassen sich aber häufig viele Ursachen ausschließen.

Im Nachtdienst ist v. a. die Erkennung akuter Notfälle (anhaltende HRST, intrazerebrale Blutungen) wichtig. Bei den meisten anderen Fällen reicht eine elektive Diagn. am nächsten Tag aus. Prinzipiell ist es wichtig, Pat. mit einer kardialen Ursache der Synkope zu erkennen, da die Langzeitprogn. dieser Pat. im Vergleich zu anderen deutlich vermindert ist.

Häufige Ursachen von Synkopen

▶ Tab. 4.8.

Tab. 4.8 Häufige Ursachen von Synkopen (in absteigender Häufigkeit)

Art der Synkope	Ursachen
Neurokardiogen	• Karotissinussy. (hypersensitiver Karotissinus mit Auslösung des Karotissinusreflexes = vagusvermittelte Bradykardie bis hin zur Asystolie o. massiver RR-Abfall durch Kopfbewegungen o. leichten Druck, z. B. beim Rasieren, Sicherheitsgurt) • Vasovagale Synkope (durch Vagusreiz ausgelöste Vasodilatation u. Bradykardie führen zur Bewusstlosigkeit. Vorboten: evtl. Übelkeit, Schwitzen, Gähnen, Schwäche). Meist eher harmlos • Situationsbedingte Synkope (Husten, Schreck, Niesen, Erbrechen, Miktion)
Rhythmogen (z. B. mit daraus resultierendem Adams-Stokes-Anfall: zerebrale Minderdurchblutung durch akute HRST)	• Sinusknotensy. • AV-Blockierungen • SVT o. VT • Angeborene rhythmogene Syndrome (Long-QT-Sy., Brugada-Sy. ▶ 4.2.2) • Medikamenteninduzierte Arrhythmien • Konversionspausen
Orthostatisch	• Autonome Dysregulation • Volumenmangel (Blutungen, Durchfall, endokrinol. Störungen) • Medikamenteninduzierte orthostatische Synkope

Tab. 4.8 Häufige Ursachen von Synkopen (in absteigender Häufigkeit) *(Forts.)*

Art der Synkope	Ursachen
Mechanisch verursacht bei strukturellen Herz- und Gefäßerkr.	• Herzklappenfehler (v. a. Aortenstenose) • Obstruktive Kardiomyopathie • Myxom (selten) • Akuter MI • Akute Aortendissektion • Perikardtamponade • LE
Bei zerebrovaskulären Erkr.	• Steal-Syndrome (z. B. Subclavian-Steal-Sy.): bei Stenose der A. subclavia kommt es bei Armbewegung zur Flussumkehr in der ipsilateralen A. vertebralis u. zu zerebraler Minderdurchblutung • TIA, Apoplex • ICB

4

Bewusstseinsstörungen anderer Ursachen

- Metab. Störungen (Hypoglykämie, hyperosmolares Koma, Hypoxie).
- Sepsis
- Exsikkose
- Drop Attacks: Versagen der Beine meist ohne Bewusstlosigkeit durch vertebrobasiläre Insuff. ohne Prodromi. Häufig bei älteren Pat.
- Epilepsie, Kataplexie
- Psychogene Störungen, z. B. bei Hyperventilation (▶ 7.3.5), Somatisierungsstörungen
- Intoxikationen

4.5.3 Diagnostisches Vorgehen

Sofortige Diagnostik

Krankenakte/Anamnese

- **Eigen- u. Fremdanamnese:**
  - In welcher Situation ist die Synkope aufgetreten? Welche Position, welche Tätigkeit wurde ausgeführt (bei Schmerzen, nach längerem Stehen, unmittelbar nach Lagewechsel, Husten, Miktion, Armbewegungen)?
  - Prodromi (ohne Prodromi häufig bei kardialer Synkope)?
  - Dauer der Bewusstlosigkeit?
  - Hat Pat. gekrampft, o. kam es zu Urin- o. Stuhlabgang?
- **Begleitsymptome:** thorakale Schmerzen, Atemnot, neurol. Ausfälle (TIA), Kopfschmerzen?
- **Vorerkrankungen:** Kardiale Grunderkr. (z. B. Aortenklappenstenose, KHK, absolute Arrhythmie, SM), Hypertonie o. bek. Gefäßsklerose als Auslöser zerebraler Durchblutungsstörungen? Epilepsie?
- Anamnestisch **wiederholt Synkopen?** In welchen Situationen?
- **Medikamente,** die HRST auslösen können (z. B. Digitalis, Antiarrhythmika der Klasse I) o. RR-Abfall bewirken (z. B. Betablocker, Nitrate, ACE-Hemmer, Diuretika)?
- Bestehen im Moment Beschwerden: Schmerzen nach Sturz? Kopfschmerzen? Lähmungs- o. Taubheitsgefühle?

- **Familienanamnese:** Hinweise auf Familienangehörige, die an plötzlichem Herztod verstorben sind?
- **Krankenakte:** letzte RR-Werte u. vorliegende (Langzeit-)EKGs

Körperliche Untersuchung

- **Bewusstseinslage:** Pat. normal ansprechbar, zeitlich/räumlich orientiert?
- **Vitalparameter:**
  - Puls: Frequenz, Unregelmäßigkeiten, peripheres Pulsdefizit, absolute Arrhythmie? Seitendifferente Pulse bei einseitiger Stenose der A. subclavia/A. brachialis
  - RR: Hypotonie z. B. bei Kollaps, Seitendifferenz bei Stenose der A. subclavia/A. brachialis. Daher bds. messen! Bei bewusstseinsklarem Pat. RR im Stehen u. Liegen
  - Sättigung: Hinweis auf Hypoxie?
- **Herz:** Hinweise auf Aortenklappenstenose o. Mitralvitium?
- **Gefäße:** Pulse allseits tastbar? Stenosegeräusche über den Karotiden o. den Aa. subclaviae?
- **Thorax:** Rippenfrakturen (Druckschmerzhaftigkeit, Instabilität)? Bei V. a. Rippenfraktur auch auf Zeichen eines Pneumothorax achten. Hinweise auf kardiale Dekompensation?
- Abtasten der Schädeldecke nach Druckschmerz, Schwellungen o. Instabilitäten nach Sturz
- Mundhöhle: Zungenbiss? Alkoholfötor?
- Inspektion der Extremitäten, Hinweis auf Verletzungen, Thrombosezeichen?
- **Neurol. Untersuchung:**
  - Pupillen: dir. konsensuelle Lichtreaktion, Isokorie (Pupillen gleich groß?)
  - Seitendefizit der Extremitäten? Gangstörung? Hinweis auf PNP? (▶ 15.2)

EKG

- Hinweise auf **akute Ischämie o. HRST?** Hinweis auf akute Rechtsherzbelastung (LE)?
- EKG-Veränderungen, die den hochgradigen **V. a. eine arrhythmogene Synkope** nahelegen, sofern keine akuten HRST nachweisbar sind:
  - Bifaszikulärer Block (definiert als LSB o. RSB kombiniert mit LAHB o. – selten – LPHB)
  - AV-Block II. Grades Typ Mobitz o. AV-Block III. Grades
  - Infarkttypische Q-Zacken u. Erregungsrückbildungsstörungen
  - Verlängertes QT-Intervall
  - Asympt. Sinusbradykardien (< 50/min) o. Sinuspausen > 3 s in Abwesenheit auslösender Medikamente
  - Präexzitation
  - RSB mit ST-Hebungen in V_1–V_3 als Hinweis auf ein Brugada-Sy.

Labor

- BZ-Stix (immer)
- BB, E'lyte u. Herzenzyme, Troponin

Elektive Diagnostik (je nach klinischen Hinweisen)

- **Rö** bei V. a. Frakturen
- **Neurol. Konsil:** cCT zum Blutungsausschluss bei begründetem Verdacht (dann auch sofort!), ebenso bei jedem erstmaligen Krampfanfall. Doppler/Duplex der Hirngefäße
- **Langzeit-EKG:** bei rezid. unklaren Ereignissen Eventrekorder
- **Echokardiografie**

4

- **Belastungs-EKG**
- **Kipptischuntersuchung:** Schellong-Test zum Nachweis einer orthostatischen Dysregulation
- **Karotisdruckversuch** nach Ausschluss einer Karotisstenose
- **Invasive kardiol. Diagn., elektrophysiol. Untersuchungen**

4.5.4 Therapeutisches Vorgehen

Bewusstloser Patient Bei noch bewusstlosem Pat. Aspiration u. Verlegung verhindern: stabile Seitenlagerung, evtl. Guedel-Tubus. **Cave:** Bewusstseinsverlust bei Synkope max. für Minuten, dann rasche Erholung. Bei längerer Bewusstlosigkeit daher an andere Ursachen denken (Koma ▶ 3.7)! Hintergrund informieren!

Bewusstseinsklarer Patient Ausführliche Anamnese u. Formulierung einer Verdachtsdiagnose. Dann entsprechendes Vorgehen:

- Zunächst sympt. Ther.:
  - **Orthostatische Dysregulation/Kollaps:** Beine hochlagern, ggf. i. v. Flüssigkeit (500 ml Ringer i. v.)
  - **HRST** (▶ 4.3); bei HRST mit RR-Abfall Verlegung auf die ITS. Ebenso Rhythmusmonitoring bei Long-QT-Sy. u. höhergradigen Blockierungen
  - **Aortenklappenstenose:** Bettruhe, evtl. Monitoring. Tagdienst: zügig Diagn. (Echo, Linksherzkatheter) durchführen
- Neurol. Vorstellung bei V. a. TIA/Drop Attack o. epileptischen Anfall (▶ 15.6). cCT
- Bei Z. n. Schädelprellung: engmaschige neurol. Überwachung (Pupillenreaktionen), Kontrolle von Puls u. RR, ggf. cCT v. a. unter (N)OAKs
- Bei bek. schwerer kardialer Grunderkr. Monitorüberwachung. Bei V. a. akute Ischämie Vorgehen wie bei ACS (▶ 4.2.3)

Unklare Synkopen mind. bis zum nächsten Tag intensivmed. überwachen.

4.6 Arterielle Hypertonie, hypertensive Krise und hypertensiver Notfall

4.6.1 Definitionen

- **Hypertensive Krise** („hypertensive urgency"): kritischer Blutdruckanstieg (> 230/130 mmHg) ohne klin. Symptome eines akuten Organschadens
- **Hypertensiver Notfall** („hypertensive emergency"): kritischer Blutdruckanstieg mit vitaler Gefährdung durch Organschäden

4.6.2 Differenzialdiagnose bei erhöhten Blutdruckwerten

Aufgabe des Diensthabenden

Zu den häufigsten Gründen, weshalb man im Nachtdienst angefunkt wird, sind meist in den Routinerunden am Abend u. am frühen Morgen gemessene RR-Wer-

te > 160/80 mmHg. Viele dieser Werte sind nicht akut therapiebedürftig und, obwohl durch mehrere Messungen bestätigt, auch nicht akut besorgniserregend. Erhöhte RR-Werte werden meist bei Pat. mit bek. chron. Hypertonie, die neu eingestellt werden soll, gemeldet.
Im Nachtdienst ist v. a. die Unterscheidung zum hypertensiven Notfall sehr wichtig, da in diesem Fall eine unverzügliche Ther. erfolgen muss.

Wichtig ist nicht nur die Höhe des Blutdrucks, sondern das Bestehen einer klin. Symptomatik!

Ursachen

Häufige Ursachen

- **Reaktive RR-Erhöhung:** durch erhöhten Sympathikotonus bei Aufregung o. Schmerzen. Häufig bei neu aufgenommenen Pat. o. vor u. nach belastenden Eingriffen
- **Chron., akzelerierte essenzielle Hypertonie:** Pat. mit bek. essenziellem Hypertonus unter unzureichender Behandlung (z. B. nicht ausreichende Monother. o. periop. nicht eingenommene vorbestehende antihypertensive Medikation)

Seltenere Ursachen

- **Sek. Hypertonien** wie renoparenchymatöse o. renovaskuläre Hypertonie u. endokrine Hypertonie. Beim Phäochromozytom z. B. findet man häufig eine aufgehobene zirkadiane Rhythmik u. anfallsweise Blutdruckkrisen
- **Zentrale Hypertonie,** z. B. bei Enzephalitis o. Hirntumor, akutem Hirninfarkt o. -blutung: entsprechende neurol. Begleitsymptomatik (Meningismus, neurol. Ausfälle, ▶ 15.5)
- **Vegetative Begleiterscheinung bei Entzugssymptomatik** (▶ 16.4.7)
- **Schwangerschaftshypertonie** (EPH-Gestose ▶ 12.3.8): relativ hohe Gefahr der hypertensiven Entgleisung
- **Aortenisthmusstenose:** isolierte RR-Erhöhung an den oberen Extremitäten
- Reaktiver RR-Anstieg bei **bradykarden HRST**
- **Volumenhochdruck** bei überwässerten Dialysepat.
- Einnahme von **Medikamenten,** die eine Hypertonie begünstigen (Glukokortikoide, NSAR, Östrogene)

Mögliche klin. KO eines hypertensiven Notfalls ▶ Tab. 4.9.

Tab. 4.9 Mögliche klinische Komplikationen eines hypertensiven Notfalls

Organsystem	Komplikationen
ZNS	Kopfschmerzen, Sehstörungen, Übelkeit, Erbrechen, Schwindel, Enzephalopathie mit Benommenheit, Verwirrtheit, Koma, Krämpfe, Parästhesien, Paresen, Blutung, Infarkt
Herz	AP, ACS, Herzinsuff., Lungenödem, HRST, Schock
Augen	Sehstörungen, Papillenödem, Blutungen
Gefäße	Aortendissektion bei vorbestehendem Aneurysma mit Gefahr der Ruptur u. Unterversorgung der abgehenden Gefäße (Niereninsuff., akute Extremitätenischämie), Nasenbluten
Niere	Akute Niereninsuff. mit Oligurie/Anurie, Proteinurie

4.6.3 Diagnostisches Vorgehen

Sofortige Diagnostik

Anamnese u. körperl. Untersuchung gehören zu jeder Diagnostik. Bei stat. Pat. ohne klin. Symptomatik (kein Notfall) ist i. d. R. nachts auch keine weitere Diagn., sondern nur eine angemessene Ther. erforderlich.

Anamnese/Krankenakte

- Bek. Hypertonus? Bisherige RR-Werte?
- Welche Beschwerden zeigt Pat. (Kopfschmerzen, Sehstörungen, Übelkeit, Schwindel, Dyspnoe, AP-Beschwerden, Nasenbluten, Parästhesien)?
- Vorerkrankungen?
- Liegen Hinweise auf eine sek. Hypertonie vor (Nierenerkr., evtl. auch Diab. mell. mit Nierenbeteiligung, Nierenarterienstenose, endokrinol. Erkr. wie Hyperthyreose, Phäochromozytom, Cushing- o. Conn-Sy.)?
- Postop. Pat.? Starke Schmerzen? Stress/Angst?
- Bei F: Vorliegen einer Schwangerschaft?
- Medikamentenanamnese: z. B. Kontrazeptiva, Glukokortikoide? Bisherige Ther.?
- Sind bereits Krea- u. K^+-Werte bestimmt worden?

4

Körperliche Untersuchung

- **Bewusstseinslage:** Hinweise auf Störung der Vigilanz als Folge stark erhöhter RR-Werte?
- Inspektion der **Gesichtsfarbe:** weiß, blass z. B. bei Phäochromozytom, sonst i. d. R. rosig. Vollmondgesicht bei Hyperkortisolismus
- **Cor:** Hinweis auf HRST?
- **Lunge:** Stauung? Spastik (reaktive Hypertonie bei Dyspnoe, DD Asthma cardiale!)?
- **Gefäßstatus:** RR-Differenzen? Stenosegeräusche? Hinweis auf pAVK?
- **Periphere Ödeme?**
- **Neurol. Untersuchung:** Pupillen? Orientierend Gesichtsfeldausfälle? Seitendefizite?

Weiterführende Diagnostik bei hypertensivem Notfall

- **Labor:**
  - E'lyte, Krea, Harnstoff, Urinstatus. Bei Thoraxschmerzen Infarktenzyme.
  - Bei V. a. Phäochromozytom sollte das Sammeln der Katecholamine im Anfall begonnen werden.
- **EKG:** Hinweise auf hypertensive Herzkrankheit (Linksherzhypertrophie)? Ausschluss einer frischen Ischämie u. HRST.
- **Rö-Thorax:** Stauungszeichen? Beurteilung der Herzgröße.

Diagnostik am nächsten Tag

- **Echokardiografie:** Herzgröße? Hypertrophie?
- **Sono Abdomen:** Nierenveränderungen, Nebennieren (Phäochromozytom)?
- **Duplexsono** der Nierenarterien z. A. einer Nierenarterienstenose
- **Labor:** z. A. einer sek. Hypertonie Schilddrüsenparameter, evtl. Sammelurin auf Katecholamine, Kortisol, Plasma-Aldosteron u. -Renin

4.6.4 Therapeutisches Vorgehen

Schwangerschaftshypertonie ▶ 12.3.8.

Allgemeine Sofortmaßnahmen

- Vor einer Ther. den **Blutdruck** bei jedem Pat. an beiden Armen **kontrollieren**
- **Oberkörperhochlagerung,** ggf. O_2
- RR-Manschette liegen lassen u. alle 5 min Kontrollmessung
- Bei erhöhten RR-Werten aufgrund psychischer Belastung **Pat. beruhigen,** evtl. leichte Sedierung. Zunächst keine medikamentöse RR-Senkung

Zielwert der RR-Senkung zunächst ca. bis 160/110 mmHg. Nicht zu drastisch wegen Hirnischämiegefahr, bes. bei generalisierter Arteriosklerose.

Hypertensiver Notfall

- **Pat. beruhigen**
- **I. v. Zugang** legen. **2 Hübe Nitro,** im Verlauf ggf. zusätzlich fraktioniert 10 mg Urapidil (Ebrantil®). Bei V. a. Apoplex kontrollierte Senkung mit Ebrantil® von Beginn an
- **RR** nachmessen, bei AP-Beschwerden und V. a. ACS kurz wirksame Kalziumantagonisten wie Nitrendipin vermeiden, sonst auch 5 mg p. o. (Bayotensin Phiole®)
- Verlegung auf **ITS bei ausbleibender Besserung**
- **Weitere RR-Senkung** auch je nach Begleitsymptomatik:
  - **Bei Überwässerung u. drohendem Lungenödem:** Furosemid (z. B. Lasix®) 20–40 mg i. v. o. Torasemid (Unat®) 10–20 mg i. v., Nitro (z. B. Nitrolingual®) 1–2 Hübe s. l. wiederholen o. zusätzlich Nitroperfusor (50 mg Nitro auf 50 ml 0,9 % NaCl-Lsg., 1–6 ml/h)
  - **Bei Tachykardie und V. a. Entzugssymptomatik:** Clonidin (z. B. Catapresan®) 0,15 mg (= 1 Amp.), ggf. nach 30 min nochmals 0,3 mg Clonidin
  - **Alternative bei Bradykardie:** Dihydralazin (Nepresol®) 6,25 mg (= ¼ Amp.) langsam i. v., ggf. nach 30 min nochmals 12,5 mg
  - **Bei AP-Beschwerden:** Nitro-Perfusor (50 mg Nitro auf 50 ml 0,9 % NaCl-Lsg., 1–6 ml/h). Ggf. zusätzlich oraler Betablocker
- Bei nicht ausreichender RR-Senkung **Urapidil** (z. B. Ebrantil®) 25 mg i. v., weiter mit Perfusor (200 mg auf 50 ml NaCl mit 3–10 ml/h). Auch Komb. mit Nitro-Perfusor möglich
- Ggf. **kausale Ther.** erwägen, z. B. hypertensiver Notfall infolge terminaler Niereninsuff. u. Überwässerung: Hämodialyse

! Ultima Ratio bei nicht beherrschbaren RR-Werten: **Nitroprussidnatrium** (Nipruss®). Starker Vasodilatator. Vorher Hintergrund anrufen! Anwendung nur mit ausreichender intensivmed. Erfahrung. Applikation nur über ZVK. Gefahr der Zyanidvergiftung

Hypertensive Krise

- I. d. R. reicht es, den RR nach 15–30 min zu kontrollieren u. innerhalb von 24 h durch orale Gabe von Antihypertensiva langsam zu senken.
- Eine Ind. zur vorsichtigen RR-Senkung besteht nur bei wiederholten RR-Werten > 200/110 mmHg o. beim o. g. hypertensiven Notfall mit vitaler Bedrohung.

4

- Orale Ther., z. B. Nitrendipin 5 mg (Bayotensin®) o. Captopril 12,5–25 mg (Lopirin®), möglich.
- Ggf. Erhöhung der bestehenden antihypertensiven Medikation u. sinnvolle Ergänzung zur Kombinationsther. **Cave:** Betablocker zeigen als Antihypertensivum erst nach 10–14 d eine Wirkung.

4.7 Akute Herzinsuffizienz

4.7.1 Klinik und Differenzialdiagnose

Tipp für den Nachtdienst
Eine akute Herzinsuff. kann i. R. einer neu aufgetretenen kardialen Störung auftreten oder i. R. einer Dekompensation einer vorbestehenden chron. Herzinsuff.

DD Dyspnoe ▶ 5.2.

Klinische Symptomatik

- **Leitsymptom:** Dyspnoe (▶ 5.2). Meist plötzliche Exazerbation von Atemnot, Orthopnoe, massiven Angstgefühlen, Schwindel, Schweißausbruch, evtl. schaumigem Auswurf
- **Asthma cardiale:** nächtlicher Husten u. anfallsweise Orthopnoe
- **Halsvenenstauung,** evtl. Anasarka, evtl. Übelkeit u. epigastrische Schmerzen
- **Sympathikotone Überaktivität:** Tachykardie, evtl. HRST (können auch Ursache der Dekompensation sein!), feucht-kalte Haut
- **Bei zusätzlichem Vorwärtsversagen:** Schwindel, zerebrale Funktionsstörungen, insb. bei älteren Pat., ggf. Oligurie bis Anurie

Ursachen einer akuten kardialen Dekompensation

- Kardiale Ischämie (ACS mit o. ohne STEMI). Kardiale Dekompensation kann Leitsymptom der Verschlechterung einer chron. KHK sein!
- Hypertensiver Notfall
- Dekompensation kardialer Vitien, v. a. Mitralvitien, Aortenvitien: nach oft jahrelangem symptomlosem Verlauf Erstmanifestation mit Links-/Globalinsuff.
- Tachykarde u. bradykarde HRST (häufig: paroxysmales tachykardes Vorhofflimmern ▶ 4.3), Tachymyopathien, infektassoziierte Tachykardien
- SM-Funktionsstörungen
- Myokarditiden
- Störungen der diast. Ventrikelfüllung: Perikardtamponade, konstriktive Perikarditis, hypertensiver Notfall bei Ventrikelhypertrophie
- Überwässerung bei Kardiomyopathien
- Compliancemangel bei Einnahme der Herzinsuff.-Medikation (v. a. ältere Pat. lassen häufig mal Diuretika weg, z. B. bei Inkontinenzproblemen)

4.7.2 Diagnostisches Vorgehen

Jeder Pat. mit akut aufgetretener Atemnot muss sofort gesehen werden!

Anamnese/Krankenakte

- Seit wann besteht Dyspnoe? Aus welcher Situation heraus aufgetreten? AP-Beschwerden?
- Vorerkr.: Kardiale Erkr.? Hypertonus? HRST? Weitere Risikofaktoren? Niereninsuff.? Nikotin-/Alkoholabusus?
- Medikamentenanamnese: derzeitige Ther.? Ther.-Umstellung bei bek. chron. Herzerkr.? → evtl. Ursache einer Exazerbation. Früher kardiotoxische Medikamente (Zytostatika)?
- Fieber, Husten mit Auswurf als Hinweis auf Stauungspneumonie?

Körperliche Untersuchung

- **AZ** u. O_2-Sättigung: CPAP-Ther. erforderlich? Ggf. Intubation?
- **Lunge:** Typische feuchte RG? Basale Dämpfung bei Pleuraerguss? Spastik (Asthma cardiale)? Infiltrative RG? Normales AG, z. B. bei hypertensivem Notfall u. interstitiellem Lungenödem?
- Ödeme? Einflussstauung?
- **Herz:** Vitien? Rhythmisch? Tachykardie?
- **RR** ↑ z. B. bei hypertensiver Krise (Auslöser einer akuten Linksherzdekompensation)
- **RR** ↓ als Folge der Linksherzinsuff. u. drohendem Low-Output (kardiogener Schock ▶ 3.3.5) o. bei gestörter Ventrikelfüllung

4

Weiterführende sofortige Diagnostik

- **EKG**
- **Labor:** BB, Herzenzyme, Troponin, E'lyte u. Krea, BNP, BGA (art./kapill. o. venös)
- **Rö-Thorax** (▶ Abb. 21.12)

Elektive Diagnostik **Echokardiografie:** bei begründetem V. a. z. B. einen Perikarderguss sofort, ansonsten am nächsten Tag. Pleuraergüsse? Ggf. punktionswürdig?

4.7.3 Therapeutisches Vorgehen

Initiales Management

- **Lagerung:** Bettruhe, Oberkörper hochlagern, Beine tief (z. B. im „Herzbett“)
- **O_2-Gabe:** 2–6 l/min über Nasensonde, bei höherem Bedarf Hudson-Maske
- **Nitro:** 2 Sprühstöße s. l. bei RR_{syst} > 100 mmHg
- **Bei starker Unruhe** vorsichtige Sedierung, z. B. mit Morphin 2–5 mg i. v. **Cave:** Atemdepression
- Initial **Furosemid** (Lasix®) 20–40 mg o. Torasemid (Unat®) 10–20 mg i. v., weitere Dosierung nach Ther.-Effekt u. Krea. Evtl. weiter über Perfusor (s. innere Umschlagseite hinten)
- **Urindauerkatheter** zur Flüssigkeitsbilanzierung. Flüssigkeitsrestriktion (Trinkmenge z. B. 1.500 ml/d)
- **Bei kardiogenem Schock** ▶ 3.3.5
- Kausale Ther.:
  - Rhythmusstörungen ▶ 4.3.3
  - Hypertensiver Notfall ▶ 4.6.4
  - ACS ▶ 4.2.3

Intensivtherapie des Lungenödems Bei nicht ausreichender Wirksamkeit: Verlegung auf ITS.

Fortsetzung der eingeleiteten Maßnahmen:

- **Bei RR ↑:** Nitro über Perfusor (50 mg/50 ml NaCl, nach RR 0,5–5 ml/h), ggf. Diuretikagabe wdh.
- **Bei RR ↓ und drohendem kardiogenem Schock:** pos. inotrope Substanzen = Katecholamingabe, ▶ 3.3.5

! **Bei drohender respir. Erschöpfung:** vorzugsweise Beginn mit nichtinvasiver Beatmung (▶ 2.6), Ind. großzügig stellen! Intubationszeitpunkt nicht verpassen!

Durch rasches Handeln mit O_2-Gabe, Sedierung, Nitro- u. Diuretikagabe sowie nichtinvasive Beatmung über Maske lässt sich die Intubation häufig vermeiden!

4.8 Akute Schwellung einer Extremität

4.8.1 Differenzialdiagnose

Bei akuter Beinschwellung besteht bis zum Beweis des Gegenteils Thromboseverdacht u. damit prinzipiell die Gefahr einer LE. Im Zweifelsfall bei begründetem klin. Verdacht entsprechende Ther. beginnen. Die Schwellung ist allerdings ein Spätsymptom bei Thrombose, daher auch bei anderen klin. Zeichen (z. B. ziehende Schmerzen) u. entsprechenden Risikofaktoren (z. B. Immobilisierung) früh daran denken. Ebenso gibt es, gerade bei stat. Pat., häufig andere Ursachen für eine akut aufgetretene Schwellung einer o. beider Extremitäten.

Eine bds. Beinschwellung schließt die tiefe Beinvenenthrombose (TVBT) nicht aus!

Ursachen

Häufige Ursachen

- **Phlebothrombose:** tiefe, meist Beinvenenthrombose mit intravitaler, intravasaler, lokalisierter Gerinnung von Blutbestandteilen
  - **Ätiologie:** chir. Ursachen (postop., Immobilisation, Verletzungen im Bein-Becken-Bereich), internistische Ursachen (Z. n. TVT, schwere Varikose, Adipositas, Herzinsuff. mit Diuretikather.), angeborene u. erworbene Thrombophilien (Protein-C-, Protein-S-, AT-III-Mangel, APC-Resistenz, Antiphospholipid-Sy.)
  - **Klinik:** akute, meist einseitige Schwellung des betroffenen Beins (in 60 % li Bein, in 10 % beide Beine). Begleitend Schwere- u. Spannungsgefühl, ziehender Schmerz, Überwärmung u. Zyanose

Die typische Trias Schwellung, Schmerz u. Zyanose findet sich bei deutlich weniger als 50 % aller Pat.!

- **Thrombophlebitis:** Entzündung der oberflächlichen Venen, häufig nach Bagatelltraumen, Infusionen, Injektionen. Lokale Schwellung, Vene als schmerzhafter, verdickter Strang palpabel, Überwärmung u. Rötung der Haut.
- **Rechtsherzinsuff.:** i. d. R. über längeren Zeitraum (Tage bis Wochen) Ausbildung eines bds. Unterschenkelödems. In Einzelfällen, z. B. nach ungewohnten Anstrengungen, kann es auch innerhalb von Stunden akut zu kardial bedingten Ödemen kommen.
- **Chron. venöse Insuff.:** häufige Ursache. Venöse Hypertonie im Stehen mit Venen- u. Hautveränderungen aufgrund von Venenklappeninsuff. (angeboren o. meist erworben). Zunächst reversible, im weiteren Verlauf persistierende Ödeme mit Gefahr des Ulcus cruris venosum. Konsequente Kompressionsther. erforderlich.

Seltenere Ursachen ▶ Tab. 4.10.

Tab. 4.10 Seltenere Ursachen einer akuten Extremitätenschwellung

Lymphödem	Schwellung des Subkutangewebes mit Stau der Lymphflüssigkeit. Primär (selten u. selten akut) o. sek., z. B. durch Tumor, OP, Trauma, Entzündung. DD zur Phlebothrombose: Zehen sind mit betroffen und quaderförmig angeschwollen (Kastenzehen)
Medikamenten-NW	z. B. Knöchelödem bei Kalziumantagonisten, NSAR
Eiweißmangelödeme	z. B. bei Leberzirrhose (▶ 6.5)
Paravasat	Nach Infusion (obere Extremität). Bei Standardinfusionslsg. Kompression. Nach Chemother. spezielle Behandlung ▶ 9.2.1
Erysipel	Akute Entzündung des Koriums meist durch β-hämolysierende Streptokokken der Gruppe A. Neben der Schwellung ausgeprägte lokale u. systemische Entzündungszeichen (scharf begrenzte flammende Rötung, Fieber, Leukozytose; ▶ 19.4.2). Eintrittspforte = Hautverletzung
Phlegmasia coerulea dolens	Selten! Fulminant verlaufende Thrombose des gesamten venösen Querschnitts einer Extremität. Venöse Stauung → Erliegen der art. Zirkulation. Die Extremität ist sehr schmerzhaft, max. geschwollen, zyanotisch u. kühl. Lebensgefahr durch Entstehung eines hypovolämischen Schocks mit Verbrauchskoagulopathie o. Auslösung einer LE! Die art. Zirkulationsstörung kann zur Gangrän führen. Sofortige Intensivther. u. chir. Intervention!
Paget-von-Schroetter-Syndrom	Thrombose der V. axillaris o. subclavia. Ausgelöst durch große Anstrengung (Sport, Tragen schwerer Taschen = Thrombose par effort), länger liegenden Verweilkatheter (ZVK, Port-System) nach SM-, Defi-Implantation o. Thoracic-Outlet-Sy.
Baker-Zyste	Anschwellung poplitealer Schleimbeutel v. a. bei chron. Entzündungen (z. B. rheumatische Arthritis) o. Kniegelenkschaden. Einseitige, weiche, evtl. fluktuierende Schwellung im Kniekehlen- o. proximalen Unterschenkelbereich. Diagnosesicherung sonografisch, Ther. operativ. KO: bei Ruptur starke Unterschenkelschwellung u. lokale Entzündungsreaktion möglich (DD Unterschenkelvenenthrombose)

4

Tab. 4.10 Seltenere Ursachen einer akuten Extremitätenschwellung *(Forts.)*	
Muskelfaserriss	Anamnestisch meist nach Trauma o. „ungeschickter" Bewegung. Sonografisch evtl. Hämatomnachweis
Kompartmentsyndrom ▶ 10.1.11	Meist durch Einblutung verursachte Kompression der Gefäße innerhalb eines begrenzten Raumes (Beine, abdom. Kompartment)

4.8.2 Diagnostisches Vorgehen

Aufgabe des Diensthabenden Im Nachtdienst ist v. a. das Erkennen der Phlebothrombose sehr wichtig. Anamnese u. körperl. Untersuchungsbefund allein sind nicht ausreichend. Der weitere diagn. Prozess sollte von der Einschätzung der klin. Wahrscheinlichkeit abhängig gemacht werden (▶ Tab. 4.11).

Anamnese/Krankenakte

- Genauer Beginn u. Begleitumstände (z. B. Trauma) der Beinschwellung?
- Begleitsymptome: Lokale Schmerzen, Bewegungseinschränkung, thorakale Schmerzen o. Hustenreiz? Fieber?
- Risikofaktoren für Beinvenenthrombose (Wells-Score ▶ Tab. 4.11), genaue Medikamentenanamnese, Raucher?
- Anamnestisch o. in der Familie Thrombosen bekannt (familiärer AT-III-Mangel)?
- Vorerkrankungen?
- Bei immobilisierten o. postop. Pat.: Konsequente Thromboseprophylaxe durchgeführt (Strümpfe, Heparin)?
- Bei amb. Pat.: Orthopädische Maßnahmen, z. B. Kniepunktion; Z. n. längerer Flug- o. Busreise?

Tab. 4.11 Wells-Score für die TVT (zweistufig)

Symptom/Beobachtungen	Punkte
Aktive Neoplasie	1
Paralyse, Parese o. Immobilisation der verdächtigen Extremität	1
Kürzliche Bettruhe > 3 d u./o. Schwerwiegender chir. Eingriff vor < 4 Wo.	1
Schmerzen/Verhärtung entlang der tiefen Beinvenen	1
Geschwollene Extremität	1
Einseitig geschwollener Unterschenkel (> 3 cm im Vergleich zur Gegenseite, Messung 10 cm distal der Tuberositas tibiae)	1
Ödem mit Dellenbildung	1
Vorhandensein von nichtvarikösen oberflächlichen Kollateralvenen	1
Frühere dokumentierte TVT	1
Existenz einer Alternativdiagnose, die mindestens so wahrscheinlich ist wie die TVT	–2
Score < 2: niedrige Wahrscheinlichkeit für TVT **Score ≥ 2**: hohe Wahrscheinlichkeit für TVT	

4

Körperliche Untersuchung

- **Objektivierung der Schwellung durch Nachmessen:** 15 cm proximal des oberen Patellarands u. 15 cm distal des unteren Patellarands sowie auf Knöchelhöhe zirkulär Beinumfänge bds. messen (Messstelle markieren mit wasserfestem Filzstift, Werte für Verlaufskontrolle in Kurve festhalten). Umfangsdifferenz > 3 cm kann Zeichen für TVT sein.
- **Inspektion der Beine:** Diffuse o. umschriebene Schwellung? Zyanose? Überwärmung? Prall gespannte Haut? Entzündl. Rötung? Dilatation oberflächlicher Venen (sog. Warnvenen).
- **Palpation:** Konsistenz der Schwellung (Weiches eindrückbares Ödem? Harte Schwellung? Fluktuation?). Thrombosierte Vene evtl. palpabel. Palpation der peripheren Pulse: **Art. Durchblutung normal?**
- **„Thrombosetests":** Fußsohlendruckschmerz (Payr-Zeichen). Wadenschmerz bei Dorsalflexion des Fußes bei gestrecktem Bein (Homans-Zeichen) u. Wadenkompressionsschmerz (Meyer-Zeichen) werden zwar immer aufgeführt, sind aber, bes. bei stat. bettlägerigen Pat., sehr unzuverlässig.

Weiterführende sofortige Diagnostik Diagn. Algorithmus bei V. a. Phlebothrombose ▶ Abb. 4.17.

- **Labor:**
  - BB, Q, PTT (vor Antikoagulation erforderlich), Krea (vor Ther. mit NMH erforderlich)

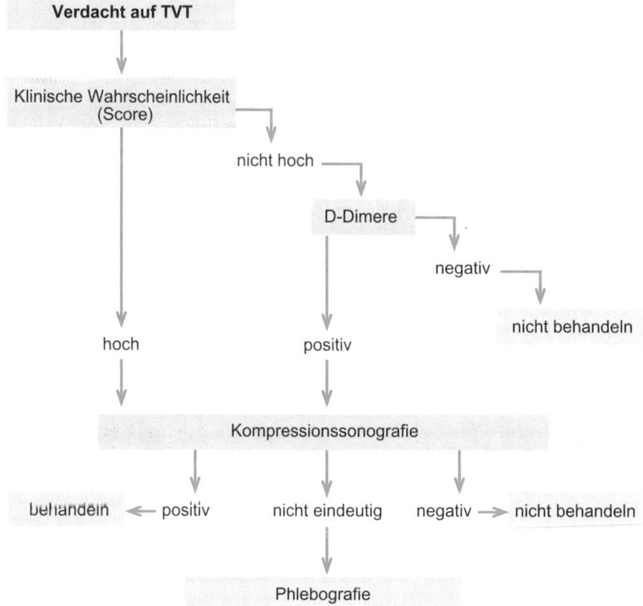

Abb. 4.17 Diagnostischer Algorithmus bei V. a. Phlebothrombose (gilt nicht in der Schwangerschaft) [L139]

- D-Dimere: bei niedriger Wahrscheinlichkeit einer LE erst D-Dimer-Bestimmung hiervon abhängig, ob zusätzlich noch eine Bildgebung erfolgt (**cave:** auch erhöht bei OP, Schwangerschaft, Malignomen u. Entzündungsreaktionen)
- ! Altersadjustierte D-Dimer-Grenzwerte (Alter × 10 µg/l bei Pat. > 50 J.)

- **Echokardiografie: grob orientierend bzgl. Rechtsherzbelastung**
- **EKG**
- **Evtl. chir. Konsil:** bei V. a. Phlegmasia coerulea dolens (Hintergrund)

Diagnostik am nächsten Tag

- **CT-Thorax mit Angio der Pulmonalgefäße:** bei hoher klin. Wahrscheinlichkeit sofort
- **Kompressionssono:** Methode der 1. Wahl sowohl zum Nachweis als auch z. A. einer Phlebothrombose. Am Oberschenkel 95–100 % Sensitivität u. Spezifität, am Unterschenkel allerdings deutlich abhängiger vom Untersucher (bei geübtem Diagnostiker aber ähnlich hoch). Ggf. selbst Oberschenkel untersuchen u. am nächsten Tag Unterschenkel nachschallen lassen
- **Abklärung der Thromboseursache in unklaren Fällen:**
  - Ausschluss eines Malignoms (Sono Abdomen, Rö-Thorax, ggf. Gastro- u. Koloskopie, Gyn-Konsil, PSA)
  - Thrombophiliediagn. bei jüngeren Pat. erst sinnvoll 3 Mon. nach Abklingen der Thrombose

4.8.3 Therapeutisches Vorgehen

Thrombose

Bei gesicherter **Phlebothrombose** ist die sofortige u. suffiziente Antikoagulation erforderlich, um eine Thrombusprogredienz u. LE zu vermeiden. Ebenso gehört eine sofortige Kompressionsbehandlung zur Vermeidung des postthrombotischen Sy. dazu (KI: Phlegmasia coerulea dolens u. pAVK).

Bei nicht bestätigter Verdachtsdiagnose in der Nacht (z. B. Duplexsono noch nicht erlernt) u. hoher Wahrscheinlichkeit „Als-ob"-Behandlung des Pat. bis zum nächsten Tag.

- **Kompressionsbehandlung:** in der Nacht mit elastischer Binde (Thrombosestrümpfe dienen der Prophylaxe u. reichen nicht aus) inkl. des Oberschenkels. Am nächsten Tag kann ein Kompressionsstrumpf der Klasse II angepasst u. bestellt werden. KI: Phlegmasia coerulea dolens u. pAVK
- **Mobilisation/stat. Aufnahme:** Bei einer Thrombose im Bereich des Unterschenkels ist entgegen früherer Empfehlungen keine Bettruhe erforderlich. Ambulante Pat. mit Thrombose brauchen daher, sofern die Gabe der Antikoagulanzien u. die Kompression gesichert ist, **nicht** stat. aufgenommen zu werden. Ausnahme: Linderung der Beschwerden bei stark schmerzhafter Beinschwellung
- **Antikoagulanzienther.** sofortiger Beginn mit NOAKs, alternativ mit Heparin in **ther.** Dosierung (High-Dose-Heparinisierung o. nach Körpergewicht dosierte NMH ▶ 20.2).
  Cave: Für die Prophylaxe gelten niedrigere Dosierungen. Prinzipiell Überlappung mit oraler Antikoagulanzienther. bei Marcumar®, Edoxaban u. Dabigatran

- **Lysether.** bei Phlebothrombose:
  - Ind. wird kaum noch gestellt (Hintergrund!)
  - Phlegmasia coerulea dolens, sofern keine OP möglich
  - Phlebothrombose mit LE Stadium III–IV (▶ 5.2)

Thrombophlebitis

- **Am Arm:** Entfernung noch evtl. liegender Braunülen, Lokalbehandlung mit Heparinsalbe, regelmäßig Alkoholwickel, Kompressionsverband (auch nachts), nächtliche Hochlagerung
- **Am Bein:** Kompressionsverband u. Mobilisation. Low-Dose-Heparinisierung bei Thrombophlebitis der V. saphena magna u. ausgeprägtem Befund bei bettlägerigen Pat.

4.9 Akute Extremitätenschmerzen

4.9.1 Differenzialdiagnose

> Die Ursache akut auftretender Extremitätenschmerzen ist meist vaskulär o. orthopädisch. Im Nachtdienst steht der Ausschluss eines akuten art. Verschlusses im Vordergrund.

Vaskuläre Ursachen

- **Akuter Arterienverschluss:** häufigster angiol. Notfall:
  - In 70–80 % embolischer Verschluss. Emboliequelle in 90 % d. F. kardial (z. B. Vorhofflimmern, Mitralklappenfehler, Endokarditis), in 10 % extrakardial (z. B. arteriosklerotische Plaques)
  - In 10–20 % finden sich art. Thrombosen auf dem Boden einer pAVK. Sehr selten Gefäßkompressionen von außen, Arteriitiden
  - Klinik: gekennzeichnet durch die **„6P“** (distal des Verschlusses): **Pain** (Schmerz), **Paleness** (Blässe), **Paresthesia** (Gefühlsstörung), **Pulselessness** (Pulslosigkeit), **Paralysis** (Bewegungsunfähigkeit), **Prostration** (Schock). Die Ischämietoleranz der Extremitäten liegt bei ca. 5 h. Bei sehr distalem Verschluss (Digitalarterie) kann Klinik aber auch unspez. sein (Parästhesien führend).
  - Lebensbedrohliche KO: Kreislaufversagen u. Schock, später Gangrän. Bei kompletter Ischämie über ca. 6–12 h kann nach Reperfusion eine Rhabdomyolyse mit metab. Azidose, Hyperkaliämie, Myoglobinurie u. ANV auftreten (Tourniquet-Sy.)
  - Lokalisation: Femoralisgabel > Unterschenkel/Fußarterien > A. poplitea > Aortenbifurkation > Armarterien
- **pAVK** in Stadien III u. IV: Im Stadium III nach Fontaine kommt es zum Auftreten von Ruheschmerzen, die sich beim Absenken des Beins bessern. Kalte Extremität.
- **Venöse Durchblutungsstörungen:** Sowohl chron. venöse Stauung (z. B. bei postthrombotischem Sy.) als auch eine akute TVBT (▶ 4.8) können Extremitätenschmerzen verursachen.
- **Phlegmasia coerulea dolens** (▶ 4.8.1): ebenfalls fehlende art. Pulse durch venösen Kompressionsdruck.

- **Akutes Aneurysma dissecans** (▶ 4.2): fehlende Pulse an beiden Beinen bzw. auch an den Armen.
- **Raynaud-Sy.** (v. a. Hände): durch Vasospasmen ausgelöste Ischämie meist der Fingerarterien (prim. Raynaud-Sy.), Dauer bis 30 min. Keine Nekrosen.

Nichtvaskuläre Ursachen

- **Degenerative Gelenkerkr.** (Arthrose): häufig nach ungewohnten Belastungen (z. B. neu verordneter KG) Aktivierung einer vorbestehenden Arthrose. Klinisch Crepitatio u. schmerzhafte Bewegungseinschränkung, evtl. Rötung u. Schwellung des betroffenen Gelenks (▶ 11.4)
- **Traumata** (▶ 10.1)
- **Myo- o. Tendopathien:** Myopathien treten nach chron. Fehlbelastungen o. ungewohnten Anstrengungen auf u. führen zum Muskelhartspann. Tendopathien sind ebenfalls Folge chron. Überlastung. Häufig nächtliche Schmerzen z. B. beim Supraspinatus-Sy. (Periarthritis humeroscapularis) durch Liegen auf der Schulter. Außerdem Beschwerden bei bestimmten Bewegungen sowie Druck über den Sehnenansatzpunkten
- **Ischialgien** (▶ 11.3): bei Bandscheibenprolaps Schmerzausstrahlung in die Extremitäten möglich. Begleitend bestehen Sensibilitätsstörungen u. Reflexausfälle
- **Gichtanfall** (▶ 11.4.2): Der akute Gichtanfall manifestiert sich typischerweise am Großzehen- o. Daumengrundgelenk, kann aber generell alle Gelenke betreffen
- **Neurol. Ursachen:**
  - **PNP mit „Burning-Feet-Sy.":** anfallsweise, meist nachts auftretendes „Brennen" der Füße bei Polyneuropathie, z. B. bei Diab. mell.
  - **Restless-Legs-Sy.:** v. a. abends u. nachts auftretende quälende Missempfindungen in den Beinen. Viele Pat. beschreiben diese Missempfindungen auch als ziehende u. reißende Schmerzen im Ober- u. Unterschenkel. Kurzzeitige Linderung durch z. T. unwillkürliches Bewegen der Beine
- **Wadenkrämpfe,** z. B. bei Mg^{2+}-Mangel
- **Kompartmentsy.:** i. d. R. posttraumatisch (nach Frakturen) durch Ödem ausgelöste Mikrozirkulationsstörung innerhalb einer Faszienloge (Kompartiment), häufig im Unterschenkel. Lokale Anschwellung, Hautrötung, Schmerzen, Parästhesien, Bewegungseinschränkung. **Cave:** Periphere Pulse bleiben erhalten. Kann auch als Folge eines länger bestehenden art. Verschlusses auftreten
- Weitere Ursachen für nichtvaskuläre akute Gelenkschwellungen ▶ 11.4

4.9.2 Diagnostisches Vorgehen

Sofortige Diagnostik

Anamnese/Krankenakte

- Beginn u. Auslöser der Symptomatik, z. B. ungeschickte Bewegung, Trauma?
- Begleiterscheinungen: Bewegungseinschränkung, Gefühlsstörung, Kältegefühl?
- Vorerkr. durchsehen: pAVK bzw. Risikofaktoren für Arteriosklerose (Rauchen, Hypertonus, Fettstoffwechselstörung)?
- Vorhofflimmern, Vitien, Kunstklappen, Z. n. Herzinfarkt o. Endokarditis als Emboliequelle? Ausreichende Antikoagulation?
- Bek. venöse Durchblutungsstörungen o. degenerative Gelenkerkr.?

Körperliche Untersuchung

- **Inspektion** der Extremität: Blässe, Zyanose, Schwellung (evtl. Ausmessen, ▶ 4.8.2), Rötung, Gelenkschwellung
- **Palpation:** Kälte, Überwärmung, periphere Pulse (vgl. Aufnahmebefund)
- **Auskultation:** Stenosegeräusche über den peripheren Arterien?
- **Messung des syst. Blutdrucks am Knöchel** bei nicht eindeutig tastbarem Puls. Ggf. zusätzlich mit Taschendoppler (schnell u. einfach zu erlernen)
- **Neurol. Untersuchung:** Seitengleiche Sensibilität, Reflexe, grobe Kraft?
- Aktive u. passive Gelenkbeweglichkeit
- Kardiale Untersuchung: Absolute Arrhythmie bei Vorhofflimmern? Vitientypische Geräusche
- „Bandscheibenzeichen“: Lasègue (▶ 15.2.1)

EKG Vorhofflimmern?

Labor BB, Quick, PTT vor Antikoagulation u. evtl. OP, Krea u. K^+. CRP bei V. a. entzündl. Ursache, D-Dimere bei V. a. Thrombose, Laktat, ggf. CK.

Farbduplexsono Bei V. a. akuten Arterienverschluss o. TVBT (Standarduntersuchung, ggf. Hintergrund anrufen).

Angiografie (evtl.; RS mit Hintergrund): Wenn Anamnese, Klinik u. Sono-Befund eindeutig für eine Embolie sprechen, erfolgt die sofortige OP. In unklaren Fällen ist eine Angiografie indiziert.

Elektive Diagnostik am nächsten Tag

- Suche nach Emboliequellen (TEE)
- Nach Ausschluss eines akuten art. Verschlusses weiterführende Diagn. für nächsten Tag planen (Rö bei V. a. aktivierte Arthrose, orthopädische Vorstellung, neurol. Konsil)

4.9.3 Therapeutisches Vorgehen

Bei arteriellem Verschluss

- Chir. Dienst informieren, Pat. **nüchtern** lassen. Embolektomie mittels Fogarty-Ballonkatheter möglichst innerhalb der ersten 6 h (ggf. GC-Zuweisung)
- **I. v. Zugang** legen: 5.000–10.000 IE **Heparin** i. v.
- **Schockprophylaxe** (Volumengabe): z. B. 500 ml Ringer i. v.
- **Extremität tief lagern** (verbesserter Perfusionsdruck) u. in Watte verpacken (senkt Wärmeverlust)
- **Schmerzbekämpfung:** z. B. Pethidin (Dolantin®) 75–100 mg i. v. als Kurzinfusion o. Morphin 4–8 mg i. v., evtl. Sedierung z. B. mit Diazepam (z. B. Valium®) 5–10 mg i. v.

! Keine i. m. Injektionen vor Antikoagulation o. Lyse

- **Intensivüberwachung,** so rasch wie möglich Embolektomie
- Sofern keine Embolektomie möglich: lokale Fibrinolyse (▶ 20.2; Hintergrund!)
- Im Anschluss immer High-Dose-Heparinisierung (▶ 20.2)

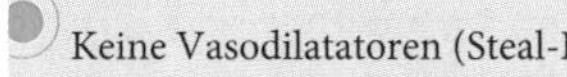

Keine Vasodilatatoren (Steal-Effekt)!

Bei nichtarteriellem Verschluss

- **Schmerzen bei chron. pAVK:** Analgetika ▶ 1.3.2. Im Tagdienst Abklärung weiterer ther. Möglichkeiten (PTCA, Bypass-OP, durchblutungsfördernde Maßnahmen). Nimmt Pat. Thrombozytenaggregationshemmer?
- **Aktivierte Arthrose** (▶ 11.4): orthopädische Vorstellung, bei sicherer Diagnose amb. am nächsten Tag. Orale Schmerzther., z. B. mit Diclofenac (▶ 1.3.2)

4.10 DRG-Codes

Die wichtigsten DRG-Codierungen für kardiol. und Gefäßerkrankungen sind ▶ Tab. 4.12 zu entnehmen.

Tab. 4.12 DRG-Codes: Herz- und Kreislauferkrankungen

Krankheitsbild	DRG-Code
Krankheiten der Arterien, Arteriolen u. Kapillaren	
Atherosklerose der Extremitätenarterien	I70.2
Becken-Bein-Typ Stadien nach Fontaine	I70.20 (Stadium I) I70.21 (Stadium IIa) I70.22 (Stadium IIb) I70.23 (Stadium III) I70.24 (Stadium IV) I70.25 (Stadium IV mit Gangrän)
Arterielle Embolie u. Thrombose	I74.-
Embolie u. Thrombose der Extremitätenarterien, nicht näher bezeichnet Periphere arterielle Embolie	I74.4
Koronare Herzerkrankung	
Atherosklerotische Herzkrankheit	I25.1- I25.10 ohne hämodynamisch wirksame Stenosen I25.11 Ein-Gefäß-Erkrankung I25.12 Zwei-Gefäß-Erkrankung I25.13 Drei-Gefäß-Erkrankung
Angina pectoris, nicht näher bezeichnet	I20.9
Akuter transmuraler Myokardinfarkt	I21. I21.0 (Vorderwand) I21.1 (Hinterwand) I21.2 (sonstige Lokalisation)
Akuter subendokardialer Myokardinfarkt	I21.4
Akuter Myokardinfarkt, nicht näher bezeichnet	I21.9
Instabile Angina pectoris	I20.0
Alter Myokardinfarkt, nicht näher bezeichnet	I25.19

Tab. 4.12 DRG-Codes: Herz- und Kreislauferkrankungen *(Forts.)*	
Krankheitsbild	**DRG-Code**
Kardiomyopathie (CM)	
Kardiomyopathie	I25.5 (ischämisch) I42.0 (dilatative CM) I42.1 (hypertroph obstruktive CM) I42.2 (hypertroph nichtobstruktive CM) I42.6 (alkoholische CM) I42.80 (arrhythmogene rechtsventrikuläre CM)
Chron. ischämische Herzkrankheit, nicht näher bezeichnet	I25.9
Vitien	
Aortenklappeninsuffizienz	I35.0
Aortenklappenstenose	I35.1
Mitralklappeninsuffizienz	I34.0
Mitralklappenstenose	I34.2
Trikuspidalklappeninsuffizienz	I36.1
Trikuspidalklappenstenose	I36.0
Sonstiges	
Akute Perikarditis, nicht näher bezeichnet	I30.8
Akute Myokarditis, nicht näher bezeichnet	I40.9
Herzrhythmusstörungen	
AV-Block	I44.0 (AV-Block I°) I44.1 (AV-Block II°) I44.2 (AV-Block III°)
Präexzitationssyndrom	I45.6
Kardiale Erregungsleitungsstörung, nicht näher bezeichnet	I45.9
Krankheiten der Venen, Lymphgefäße und Lymphknoten, andernorts nicht klassifiziert	
Thrombose, Phlebitis u. Thrombophlebitis der unteren Extremitäten, nicht näher bezeichnet	I80.3
Lungenembolie mit Angabe eines akuten Cor pulmonale	I26.0
Lungenembolie ohne Angabe eines akuten Cor pulmonale	I26.9

4

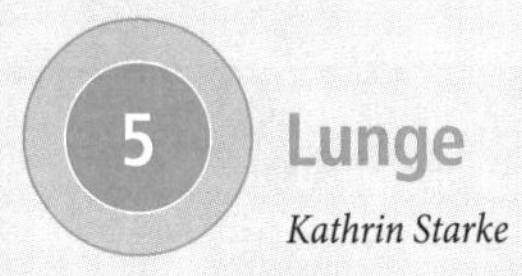

5 Lunge

Kathrin Starke

5.1 Notfalltabelle und Checkliste

Pulmologische Notfälle ▶ Tab. 5.1.

Tab. 5.1 Pulmologische Notfälle

Diagnose	Maßnahmen	Medikament/Therapie
Fulminante Lungenembolie	• O_2-Gabe • Echokardiografie, ggf. CT Thorax • ITS-Aufnahme • Labor: inkl. D-Dimer, BNP, Troponin	• Heparin 5–10.000 IE • Dosierung Alteplase bei LE: 10 mg i. v. als Bolus, danach 90 mg i. v. über 2 h (alternativ: 100 mg/2 h o. akzeleriert 0,6 mg/kg KG über 15 min)
Pneumothorax	• O_2-Gabe • Rö Thorax	Bei größerer Luftmenge: Anlage einer kleinlumigen Thoraxdrainage, z. B. Ch. 14–16 Sog (–5 bis –10, ggf. bis zu –20 cmH_2O) • → bei apikalem Pneu in Monaldi-Position, 2 ICR MCL • → bei Mantelpneumothorax in Bülau-Position, 5.–7. ICR in der mittleren Axillarlinie (▶ 2.2.6) Analgesie zur Anlage u. solange die Drainage liegt
Spannungspneumothorax	• Rö Thorax o. Sono-Kontrolle • O_2-Gabe	• Nadeldekompression 2.–3. ICR medioklavikulär • Anschließend Anlage einer kleinlumigen Thoraxdrainage
Exazerbierte COPD	• Vorsichtige O_2-Gabe • BGA (O_2-Therapie bei respir. Insuff. Typ 1 (hypoxämisch): Ziel $SO_2 > 90$ %, pO_2 60 mmHg) • Ggf. ITS • BGA: pH < 7,35, pO_2 < 50 mmHg, CO_2 > 50 mmHg → NIV-Einleitung • Labor: inkl. D-Dimer, ggf. PCT	• Kurz wirksame β_2-Mimetika: 100–200 µg, ggf. steigern • Anticholinergika 250–500 µg • Bricanyl® ½ Amp. s. c. bei Bedarf • Prednisolon-Äquivalent 40 mg/d p. o., initial 50 mg i. v. • Ggf. 40 mg Furosemid i. v. bei Rechtsherzbelastung • Theophyllin sehr zurückhaltend, nur in Ausnahmefällen • Morphin 5 mg i. v., ggf. zusätzlich s. c. (ggf. Atosil 15 Tr. bei Bedarf (1 mg = 1 Tr.)
Akuter Asthmaanfall Kurzatmig, normales Sprechen nicht möglich • > 25 Atemzüge/min • Puls > 110/min • Peak-Flow: PEF < 50 % vom Sollwert	• O_2-Gabe • Rasch wirksames β_2-Sympathomimetikum • 2–4 Hübe alle 10 min, ggf. nach 10–15 min wdh. • Anticholinergikum inhalieren (2–4 Hübe Ipratropium) • Inhalation: vernebeltes Salbutamol 5 mg • Ipratropiumbromid 0,5 mg • Atemerleichternde Lagerung	**Schwerer Anfall** • β_2-Sympathomimetikum i. v. (0,25–0,5 mg Terbutalin (Bricanyl®) s. c. oder Reproterol 0,09 mg i. v.) • 50–100 mg Prednisolon i. v. (z. B. Solu-Decortin® H) • Magnesium 2 g i. v. • Morphin 5 mg i. v., ggf. zusätzlich s. c. **Lebensbedrohlicher Anfall:** zusätzlich ggf. Suprarenin inhalativ

Checkliste

First Impression AZ des Pat.? Pat. wach, ansprechbar? Dyspnoe, Atemhilfsmuskulatur, drohende Erschöpfung? Vitalparameter: RR, Puls, O_2-Sättigung. Fieber?

Anamnese

- Beginn, Auslöser der Luftnot, Husten, Schmerzen, Angst? Beschwerden dem Pat. bekannt? Vorerkr., Bettlägerigkeit, Z. n. OP, TBVT als Risiko für eine LE?
- Relevante Vorbefunde (z. B. Rö Thorax, BGA, EKG), Allergien, Berufsanamnese
- **Medikamentenanamnese:** Medikamente (z. B. Betablocker) Morphin-, Buprenorphin- o. Fentanylpflaster (Schmerz- o. Tumorpat.? Überdosierung?)

Klinische Untersuchung

- **Bewusstseinslage:** Somnolenz/Verlangsamung (Zeichen einer schweren respir. Störung). Koma: z. B. bei kardiogenem Schock, Herzstillstand; Intoxikation, Agitiertheit: z. B. bei Hyperventilationstetanie.
- **Hautkolorit:** Blässe: Anämie, Zyanose: peripher (z. B. Linksherzinsuff.); zentrale Zyanose (Atemwegsobstruktion mit zentraler Atemantriebsstörung o. bei Polyglobulie)
- **Körperhaltung:** aufrecht sitzend, meist mit beiden Armen abgestützt, flach liegend: bei akuter Rechtsherzdekompensation, Schonhaltung: Pleuritis, muskuloskelettale Schmerzen, akutes Abdomen
- **Hals:** erhöhter jugularvenöser Puls bei oberer Einflussstauung
- **Mundhöhle:** Fremdkörper, z. B. bei Aspiration, Schleim
- **Ödeme:** Beinödeme: symmetrisch: Herzinsuff., einseitig: evtl. mit vermehrter Venenzeichnung u. Wadendruckschmerz bei TBVT, Anasarka (präsakrale Ödeme): v. a. durch Herzinsuff. bei bettlägerigen Pat.
- **Herz:** Hf, Rhythmus (regelmäßig, unregelmäßig, RR an bd. Armen Geräusch (Vitien)
- **Lunge:** Af, Atemtiefe, *Perkussion:* Klopfschall, *Auskultation:* Rasselgeräusche: ohrnah/ohrfern, *Atemgeräusch:* abgeschwächt, exspir. Giemen, Brummen, inspir. Stridor, *Stimmfrenitus* („99") o. *Bronchophonie* („66"): einseitig verstärkt bei Infiltration

Weiterführende sofortige Diagnostik

- **EKG:** 12-Kanal-EKG, Rhythmusstreifen (25 mm/s) HRST? Ischämiezeichen? Infarkt? LE?
- **Labor:** Basis: BB, CK, CK-MB, GOT, E'lyte, Glukose, Quick, aPTT, CRP?, Ergänzend: Troponin bei V. a. kardiale Ischämie; D-Dimere bei V. a. Thrombose o. LE
- **Art. BGA:** Objektivierung der Dyspnoe (ITS-Ind.?), Azidose? Hyperkapnie? Verlaufsbeurteilung (Ther.-Erfolg? Intubation?)
- **Rö Thorax:** meist erst Stabilisierung o. ITS-Verlegung. Herzgröße, Stauungszeichen? Infiltrat? Erguss? Atelektase? Überblähung? Pneumothorax?

Sonstige Diagnostik

- **Sono:** Pleuraerguss? Pneu?
- **Echokardiografie:** Akutes/chron. Cor pulmonale (LE)? LV-Funktionsstörung (EF)? Perikarderguss, -tamponade; Vitium? Aortendissektion?

- **Spiral-CT Thorax mit KM:** Bei V. a. hämodynamisch relevante LE, abklärungsbedürftiger Rö-Thoraxbefund, HR-CT (1-mm-Schichten ohne KM bei V. a. interstitielle Lungenerkr.)
- **Lungenfunktionstest:** Bodyplethysmografie, Diffusionsmessung bei V. a. obstruktive, restriktive o. komb. Ventilationsstörung. Bei V. a. Asthma bronchiale o. asthmatische Komponente: Body mit Reversibilitätstestung u. Provokationstest im kortikosteroidfreien Intervall

5.2 Dyspnoe (Luftnot)

5.2.1 Differenzialdiagnose akute Dyspnoe

Subjektiv unangenehme Wahrnehmung des Atmens, die sich aus qualitativen Empfindungen von unterschiedlicher Intensität zusammensetzt (Lufthunger, vermehrte Atemarbeit, Engegefühl, Angst, Depression).

Häufiges Nachtdienstproblem mit vielfältiger Genese. Neben harmlosen Ursachen ist die Dyspnoe jedoch i. d. R. Ausdruck einer schweren Funktionsstörung von Lunge o. Herz.

5

Häufige Differenzialdiagnosen

Akute Linksherzdekompensation/Lungenödem

▶4.7.

Klinik

- Orthopnoe, Husten, evtl. schaumiger Auswurf, periphere Zyanose, Tachykardie, Panik, Angst
- Auskultation: feuchte, eher feinblasige RG, evtl. „Distanzrasseln", evtl. Giemen („Asthma cardiale").

Differenzialdiagnose ▶4.7.1.

Akute Atemwegsobstruktion, COPD-Exazerbation, akuter Asthmaanfall

▶5.2.2, ▶5.2.3.

Klinik

- Atemwege: Husten, Auswurf (gelbgrün bei Infektexazerbation). Auskultatorisches Giemen u. Brummen, verlängertes Exspirium. Evtl. Zeichen des Lungenemphysems (hypersonorer Klopfschall, Fassthorax). Bei massiver Atemwegsobstruktion evtl. abgeschwächtes Atemgeräusch („silent lung": Warnzeichen!)
- Einsatz der Atemhilfsmuskulatur: Kutschersitz, Lippenbremse
- Unruhe
- Tachykardie infolge von Obstruktion u. evtl. bereits eingenommener Medikamente (β_2-Sympathomimetika)
- Erst bei progredienter Erschöpfung: Zyanose, Somnolenz

Differenzialdiagnosen Asthma bronchiale, COPD.

Lungenembolie (LE)

▶5.2.2, ▶5.2.3.

Klinik

- Akute Dyspnoe, meist nach längerer Bettruhe o. nach OP. Angst, Panik
- Evtl. akute, atemabhängige thorakale (pleuritische) Schmerzen, Giemen
- **Bei schwerer LE:** RR-Abfall, Tachykardie u. Schock. Seltener Hämoptysen (v. a. bei Lungeninfarkt). Evtl. Zeichen der akuten Rechtsherzinsuff., z. B. obere (erhöhter jugularvenöser Puls) o. untere Einflussstauung (druckschmerzhafte Hepatomegalie)

Kleine LE sind sehr häufig u. werden meist übersehen. An die Möglichkeit denken, gerade auch bei Pt. mit schwergradiger COPD u. eingeschränkter Mobilität! Rezid. LE sind eine der häufigsten Ursachen für die Entwicklung eines Cor pulmonale.

Pneumonie

▶ 5.5.

Klinik

- Fieber (fehlt oft bei älteren Pat.), Tachypnoe (> 25 Atemzüge/min), Husten, evtl. Auswurf
- Bei begleitender Pleuritis atemabhängige Schmerzen
- Auskultatorisch klingende (ohrnahe) RG
- Zeichen der akuten Linksherzinsuff. bei gleichzeitig bestehender Herzinsuff.
- Atemwegsobstruktion bei vorbestehender COPD o. Asthma bronchiale

5

Hyperventilationssyndrom

Ursachen Akute emotionale Belastung, psychische Dekompensation.

Klinik Tachypnoe, Panik, Erregung, periorale Kribbelparästhesien, Schwindel, Sehstörungen, Kopfschmerzen, Pfötchenstellung der Hände, Muskelkrämpfe.

Therapie Beruhigen. In Plastikbeutel zurückatmen lassen.

Seltenere Differenzialdiagnosen

Päd. Notfälle ▶ 13.8.4.

Atelektase

Klinik

- Husten, evtl. mit Auswurf
- Klopfschalldämpfung mit fehlendem Atemgeräusch
- Dyspnoe gewöhnlich nur bei akuter Atelektase eines Lungenflügels, seltener bei Atelektase eines Lungenlappens
- Inspir./exspir. Stridor bei Fremdkörper, z. B. Zahnkrone, Prothesen, Murmeln, Fremdkörperdislokation (Stent, Ventil)

Differenzialdiagnosen Pneumonie (▶ 5.5), zentrales Bronchial-CA, Fremdkörperaspiration (▶ 3.14).

Pneumothorax

▶ 5.5.2, ▶ 5.2.3, Rö ▶ Abb. 21.8.

Klinik

- Akut einsetzende Dyspnoe mit Angst, trockenem Husten, atemabhängigem Thoraxschmerz
- Auskultatorisch fehlendes Atemgeräusch bei hypersonorem Klopfschall

- Bei Spannungspneumothorax progrediente Verschlechterung mit oberer Einflussstauung durch Mediastinalverlagerung. Ggf. Schock

Risikofaktoren Jgl. mit asthenischem Körperbau, Raucher mit bullösem Emphysem, nach stattgehabter Pleurapunktion, ZVK-/Sheldon-/Schrittmacher-/Defi-Anlage o. Thoraxtrauma, -OP, bei Pneumonie, unter Beatmung.

- Selten: Pat. mit LAM, Pat. mit Marfan-Sy.

Pleuraerguss

Klinik Zunehmende Belastungsdyspnoe, Orthopnoe, Husten, Zyanose, abgeschwächtes Atemgeräusch über dem Erguss, Klopfschalldämpfung. Rö ▶ Abb. 21.11.

Differenzialdiagnosen

- Herzinsuff., Trauma
- **Einseitig:** Trauma, maligner Erguss, Pneumonie, Chylothorax, iatrogen nach Punktion, Tbc, Empyem, LE, rheumatische Erkr.

Therapie Sofortige Punktion (▶ 2.2.6) bei sympt. Erguss.

Rippenserienfraktur

Klinik Atemabhängige Schmerzen, bei Druck Krepitation der verschieblichen Rippenfragmente. Evtl. Zeichen des Pneumothorax o. Hautemphysems (Knistern bei Palpation).

Therapie Analgetika. Bei Hämatothorax Punktion, ggf. Pleuradrainage (▶ 2.2.6).

Fremdkörperaspiration, Schleimverlegung

Klinik

- Plötzlich einsetzende Dyspnoe, trockener Husten, inspir. u./o. exspir. Stridor
- Evtl. thorakale Schmerzen, Zyanose (Warnsignal)
- Evtl. Zeichen der Atelektase

Akute Bronchitis

Klinik Husten, Fieber, Auswurf, auskultatorisch Brummen.

Differenzialdiagnosen Überwiegend viral, bakt. Infekte.

Therapie

- Antibiotische Ther. bei pulmonalem bakt. Infekt o. Aspiration von Magensaft
- Virale Genese → sympt. Ther.: Antipyretika, Analgetika, ggf. SABA („short acting beta agonists")
- Inhalation
- Antitussiva z. N. bei quälendem Reizhusten
- Kurzzeitig inhalatives Glukokortikoid nur bei hyperreagiblem Bronchialsystem infolge des Infekts für ca. 6 Wo., dann absetzen

Primäre pulmonale Hypertonie (selten!!)

Klinik

- Akute Dyspnoe, Zyanose
- Pulmonale Dekompensation, meist bei gleichzeitigem Inf. o. in fortgeschrittenem Stadium

Therapie

- O_2 2–6 l/min
- Pulmonalen Inf. antibiotisch therapieren: akute Bronchitis → Makrolide, Aminopenicilline plus Betalaktamase-Inhibitor (Amoxicillin plus Clavulan-

säure o. Ampicillin plus Sulbactam). Reservemittel: Fluorchinolone IV (▶ 20.1.2). Pneumonie: ▶ 20.1.3
- Ther. der Herzinsuff. bei akuter Dekompensation (▶ 4.7)
- Spez. medikamentöse Ther.: inhalativ Iloprost (Ventavis®); s. c. Treprostinil (Remodulin®; Ansprechrate geringer). Oral Bosentan (Tracleer®), Sildenafil (Revatio®)

Weiterführende Diagnostik Echokardiografie, Rechtsherzkatheter.

Restriktive Lungenerkrankungen

Ursachen Silikose, Asbestose, Sarkoidose, Tbc; exogen allergische Alveolitis, Lungenfibrose, Z. n. Lungen-OP; pulmonale Mitbeteiligung bei rheumatischen Erkr.

Klinik Progrediente Belastungsdyspnoe, Knistern (Sklerosiphonie) = „velcro crackles", v. a. basolateral.

Therapie
- O_2 2–6 l/min
- Infektexazerbation antibiotisch therapieren: akute Bronchitis → Makrolide, Aminopenicilline plus Betalaktamase-Inhibitor (Amoxicillin plus Clavulansäure o. Ampicillin plus Sulbactam). Reservemittel: Fluorchinolone IV (▶ 20.1.2). Pneumonie: ▶ 20.1.3
- Obstruktion: antiobstruktive Ther.

Weiterführende Diagnostik (am nächsten Tag) Lungenfunktion, Diffusion, BGA, 6-min-Gehtest, präzipitierende IgG-AK (Alveolitis), -IgE, ANA, ANCA, ACE, RF, anti-CCP, Arbeitsplatz-/Berufs-/Hobby-Anamnese (Taubenhalter etc.).

Laryngospasmus

▶ 17.6.

Ursachen V. a. Larynxreizung, z. B. nach Intubation, Bronchoskopie, „vocal cord dysfunction".

Klinik Inspir. Stridor u. Erstickungsgefühl/Angst!!

Quincke-Ödem

Ursachen Allergisches Angioödem; ACE-Hemmer (0,2 % der Pat.), hereditäres Angioödem bei C1-Esteraseinhibitor-Mangel.

Klinik Schwellung von Glottis, Zunge u. Gesicht mit inspir. Stridor u. Hustenreiz. Oft andere Zeichen der anaphylaktischen Reaktion, z. B. Urtikaria, Juckreiz.

Therapie
- Bei allergischer Glottisschwellung: Prednison 250–1.000 mg i. v., Antihistaminika
- Bei C_1-Esteraseinhibitor-Mangel ggf. 500–1.000 IE Berinert®

Tracheomalazie, Trachealstenose

Klinik Inspir. Stridor.

Differenzialdiagnosen Retrosternale Struma, Langzeitintubation/-beatmung, Tumor, Systemerkr. (Granulomatose mit Polyangiitis), rezid. Polychondritis, fibrosierende Mediastinalveränderungen (M. Ormond, IgG4-assoziierte sklerosierende Atemwegserkr.).

Therapie Intubation (▶ 2.6.5), Notfalltracheotomie (▶ 2.6.7), invasive o. nichtinvasive Beatmung, immunsuppressive Ther.).

Intoxikation

▶ 3.8.

Ursachen Durch Medikamente o. Stoffe verursachte metab. Azidose, Met-Hb-Bildner (z. B. Anilin, CO), Zyanide.

Klinik Luftnot, evtl. Kußmaul-Atmung.

Neurogene oder muskuläre Erkrankung

▶ 15.

Klinik Hyperventilation, Luftnot mit Erstickungsangst bei flacher Atmung.

Differenzialdiagnosen Erhöhter Hirndruck, Muskelerkr. (Muskeldystrophie Duchenne), Neuropathien (Guillain-Barré-Sy.), Motoneuronerkr. (ALS), Endplattenerkr. (Myasthenie).

Hepatopulmonales Syndrom/Intrapulmonale Shunts

Klinik Zunahme der Luftnot im Stehen (Platypnoe), Abfall der O_2-Sättigung im Stehen.

5.2.2 Diagnostisches Vorgehen

Checkliste ▶ 5.1.

5

5.2.3 Therapeutisches Vorgehen

Allgemeine Sofortmaßnahmen

- Pat. (u. sich selbst) beruhigen
- Lagerung mit erhöhtem Oberkörper, O_2-Gabe über Nasensonde 2–4 l/min
- **Cave:** CO_2-Retention bei vorbek. respir. Insuff. Typ 2 (ventilatorische Insuff.). bei RR-Entgleisung z. B. 2 Hübe Nitro
- Bei bek. Asthma bronchiale o. COPD 2 Hübe eines inhalativen β_2-Sympathomimetikums o. über Verneblermaske inhalieren lassen

Lungenembolie (LE)

Einteilung nach hämodynamischem Status

Zunächst Pat. nach **hämodynamischem Status** in 2 Risikoklassen einteilen. Weiteres Vorgehen nach unterschiedlichen risikoadaptierten Algorithmen:

- V. a. Hochrisiko-LE: bei hämodynamischer Instabilität (kardiogener Schock, anhaltende Hypotonie $RR_{syst} < 90$ mmHg)
- V. a. Nicht-Hochrisiko-LE

Hochrisiko-LE

- Sofortiges Spiral-CT des Thorax. Falls CT nicht möglich, Notfall-Echokardiografie → bei LE-Nachweis im CT o. indir. LE-Zeichen in der Echokardiografie (re-ventrikuläre Dysfunktion) → **Thrombolyse**

Nicht-Hochrisiko-LE

- Abschätzung der **klin. Wahrscheinlichkeit** einer TVT/LE mittels Wells-Score (▶ Tab. 5.2)
- Bei geringer/mittlerer Wahrscheinlichkeit: Bestimmung D-Dimer → wenn neg. → LE ausgeschlossen
- Bei pos. D-Dimer o. hoher Wahrscheinlichkeit: Spiral-CT des Thorax → bei LE-Nachweis → **Antikoagulation**

- Abhängig vom Schweregrad ist über die Art der Therapie u. die stat. Versorgung (Intensiv- vs. Normalstation) o. gar eine amb. Behandlung zu entscheiden (s. u.)

Schweregrade ▶ Tab. 5.3.

Tab. 5.2 Wells-Score

Kriterium	Punkte
Prädisponierende Faktoren	
Frühere TVT oder LE	+ 1,5
Frische OP oder Immobilisation	+ 1,5
Krebserkrankung	+1
Symptome	
Hämoptyse	+1
Klinische Zeichen	
Herzfrequenz > 100 Schläge/min	+ 1,5
Klinische Zeichen einer TVT	+ 3
Klinische Einschätzung	
Alternative Diagnose ist unwahrscheinlicher als LE	+ 3
Klinische Wahrscheinlichkeit	
niedrig	0–1
mittel	2–6
hoch	≥ 7
Klinische Wahrscheinlichkeit (dichotomisiert)	
LE unwahrscheinlich	≤ 4
LE wahrscheinlich	> 4

Tab. 5.3 Einteilung und Schweregrade der Lungenembolie

	Grad I	Grad II	Grad III	Grad IV
Klinik	hämodyn. stabil ohne RV-Dysfunktion	hämodyn. stabil mit RV-Dysfunktion	Schock, RR_{syst} < 100 mmHg, Puls > 100/min	Reanimationspflicht
PA-Mitteldruck	normal < 20 mmHg	meistens normal	25–30 mmHg	> 30 mmHg
PaO_2	> 75 mmHg	evtl. ↓	< 70 mmHg	< 60 mmHg
Gefäßobliteration	periphere Äste	Segmentarterien	ein PA-Ast o. mehrere Lappenarterien	ein PA-Ast u. mehrere Lappenarterien (PA-Stamm)
Letalität	gering	< 25 %	> 25 %	> 50 %

5

Eine alternative Schwergradeinteilung ist die der European Society of Cardiology (ESC) von 2008. Sie klassifiziert die LE anhand ihrer Frühsterblichkeit (▶ Tab. 5.4).

Therapie der Lungenembolie

- Meist Verlegung auf ITS
- Bettruhe, Oberkörperhochlagerung
- **O_2-Gabe,** z. B. 2–8 l/min über Nasensonde, die bei durch den Mund atmenden Pat. im Mund platziert werden sollte (bei hohem O_2-Fluss O_2-Maske, Hudson-Maske)
- **Antikoagulation** (High-Dose-Heparinisierung, ▶ 20.2.1):
  - NMH: Tinzoparin o. Enoxaparin gewichtsadaptiert (▶ Tab. 20.10)
  - Heparin-Bolus von 5.000–10.000 IE, danach ca. 1.000 IE/h über Perfusor (s. innere Umschlagseite hinten, ▶ Tab. 20.9). Ziel: Verlängerung der PTT auf das 1,5- bis 2-Fache. High-Dose-Heparinisierung schon bei begründetem V. a. LE
  - Frühzeitiger Beginn (N)OAK nach RS Hintergrund
- **Analgesie** bei starker Agitiertheit u. Schmerzen: z. B. Morphium 1 Amp. = 10 mg/10 ml NaCl 0,9 % fraktioniert i. v.
- Sedierung, z. B. Diazepam 3–5 mg i. v.
- **Lysetherapie** (▶ 20.2.3):
  - Ind.: Entscheidung zur Lysether. stets mit dem Hintergrund absprechen
  - Dosierung Alteplase bei LE: 10 mg i. v. als Bolus, danach 90 mg i. v. über 2 h
  - Durchführung (▶ 20.2.3) mit entsprechender Heparin-Begleitther. (▶ 20.2.1)
  - ! Lysether. bei massiver LE erfolgt immer aus vitaler Ind.: Deshalb die absoluten KI relativieren (▶ 20.2.3)!
- **Alternative zur Lysether.** bei im Haus o. in der Nähe vorhandener Kardiochirurgie: Notfallembolektomie nach Trendelenburg
- Bei **Hypotonie** Noradrenalin-Perfusor (Arterenol®) mit 5 mg/50 ml → 1–25 ml/h (1. Wahl), bei niedrigem HZV Dobutamin-Perfusor (Dobutrex®) mit 250 mg/50 ml → 6–12 ml/h
- Bei **schwerem Schock** Adrenalin-Perfusor (▶ 3.3)
- Bei **respir. Insuff.** (pO_2 < 50 mmHg) Intubation u. Beatmung (▶ 2.6)
- Bei **Kreislaufstillstand:** lang anhaltende Reanimation (60–90 min) u. Lysether.

Tab. 5.4 Einteilung der Lungenembolie nach der Frühsterblichkeit

	Niedrig (< 1 %)	Mittel (3–15 %)	Hoch (> 15 %)
Schock o. Hypotonie	nein	nein	ja (→ Therapie)
RV-Dysfunktion	nein	nein/ja*	möglich
Troponin erhöht	nein	nein/ja*	möglich
Therapie	frühe Entlassung	stationäre Behandlung	Thrombolyse o. Embolektomie

*mind. eines der beiden Kriterien

Akute Atemwegsobstruktion

O_2-Gabe

- Bei wachem Pat. O_2 über Nasensonde, nach Pulsoxymetrie o. BGA, Zielsättigung 90–92 % bei bek. COPD; bei gesichert bek. Asthma bronchiale hohe Sauerstoffgaben möglich, da Gefahr der Hyperkapnie erst zum Zeitpunkt der Erschöpfung besteht.
- ! **Cave:** Bei vorbestehender chron. Hyperkapnie besteht Gefahr der CO_2-Retention mit „CO_2-Narkose“ unter O_2-Ther. mit Somnolenz bis zum Koma → BGA-Kontrollen.

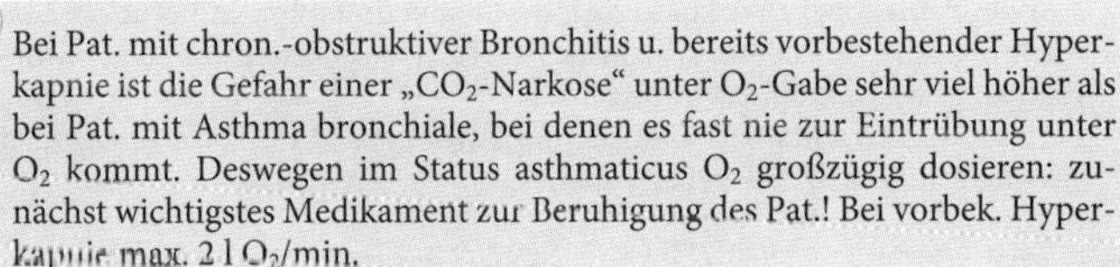
Bei Pat. mit chron.-obstruktiver Bronchitis u. bereits vorbestehender Hyperkapnie ist die Gefahr einer „CO_2-Narkose“ unter O_2-Gabe sehr viel höher als bei Pat. mit Asthma bronchiale, bei denen es fast nie zur Eintrübung unter O_2 kommt. Deswegen im Status asthmaticus O_2 großzügig dosieren: zunächst wichtigstes Medikament zur Beruhigung des Pat.! Bei vorbek. Hyperkapnie max. 2 l O_2/min.

Hoch dosierte antiobstruktive Therapie

- **Glukokortikoidstoß:** 50–100 mg Prednison (z. B. Solu-Decortin®) i. v. oder oral initial, dann 40 mg p. o. 1 ×/d über insgesamt 5 Tage, dann absetzen (COPD) o. auf vorbestehende Dosis reduzieren
- **Inhalative Bronchodilatatoren:**
  - z. B. ein β_2-Sympathomimetikum (Salbutamol, z. B. Sultanol®-Inhalationslsg.; Erw. 10 Tr./3 ml NaCl 0,9 %, Kinder 3 Tr./3 ml NaCl 0,9 %) über Verneblermaske o. gleichzeitig komb. mit z. B. Ipratropiumbromid (Atrovent-LS®) 2–4 Hübe (Erw. max. 20, Kinder < 12 J. max. 4–5 Hübe) zur verdünnten Sultanol®-Lsg.
  - Alternativ: bis zu 20 Hübe eines β_2-Sympathomimetikums als Dosieraerosol (z. B. Salbutamol®). Mit 5 Hüben beginnen, danach 2 Hübe alle 5 min. **Cave:** bei akuter Exazerbation kaum wirklich richtig inhalierbar für die Pat.
  - Da die inhalative Ther. oft nicht ausreicht, zusätzlich systemische Bronchodilatatoren: 1 bis max. 5 Amp. Reproterol (Bronchospasmin®), verdünnt auf 100 ml NaCl 0,9 % langsam i. v. oder alternativ Terbutalin (z. B. Bricanyl®) 0,5–1 Amp. s. c.
- **Nur im absolutem Ausnahmefall bei Nichtansprechen auf die zuvor genannten Maßnahmen: Theophyllin** (z. B. Bronchoparat®) 1 Amp. mit 200 mg/250 ml NaCl 0,9 % (max. Dosis für nicht vorbehandelte Pat. 5 mg/kg KG) als Kurzinfusion zur Aufsättigung über 5–10 min, danach ca. 1 mg/kg KG/h über Perfusor (z. B. 720 mg auf 50 ml NaCl 0,9 %, mit 2–6 ml/h). Nach 12 h Dosisreduktion auf 0,8 mg/kg KG/h. Bei Vorbehandlung mit Theophyllin Aufsättigungsdosis halbieren. Am nächsten Morgen Blutspiegelkontrolle: 1 mg/kg KG Theophyllin erhöht den Blutspiegel um ca. 2 mg/l.
- **Aufgrund der kardialen NW (höhergradige HRST) sollte auf Theophyllin (außer in der oben genannten Ausnahmesituation) verzichtet werden!!**
- **Morphin 5 mg s. c. bei Angst/Panik, ggf. auch Lorazepam (Tavor®) 0,5 mg expedit (s. l.).**

Tachykardie

- Meist Ausdruck des erhöhten Sympathikotonus. Durch verdünnte u. langsame Gabe der Sympathomimetika kommt es i. d. R. zu keiner Verschlechterung der Tachykardie.
- Verapamil o. Digoxin können bei pulmonaler Hypertonie tödlich sein! Die Tachykardie ist i. d. R. sek. u. limitiert sich von selbst mit Besserung der Obstruktion.

Sedierung

- Nur bei Panikattacken o. starker Agitiertheit u. unter kontinuierlicher Überwachung: z. B. Promethazin (Atosil®) 15 Tr. p. o., alternativ 5–10 mg Morphin langsam fraktioniert i. v. oder s. c.
- Bei nicht beherrschbarer Panik 1–5 mg Tavor® expedit (p. o., s. l.) (Antagonisierung mit Flumazenil, z. B. Anexate®)

Nicht die Geduld verlieren! Medikamente benötigen eine gewisse Zeit bis zum Wirkungseintritt. Zu viel auf einmal schadet mehr, als es nützt, v. a. die zu starke Sedierung ist die häufigste Todesursache!

Ausreichende Flüssigkeitszufuhr (oral oder i. v.) 100–200 ml/h, bis zu 4 l/d. **Cave:** Herzinsuff.

Antibiotische Therapie Bei V. a. Infektexazerbation (purulentes Sputum). Ursache häufig Pneumokokken, *Haemophilus influenzae,* Streptokokken; bei nosokomialem Inf. (auch Pat. aus Pflegeheimen) o. langfristiger Steroidvormedikation vermehrt gramneg. Keime ▶ 20.1.

Antibiotika bei exazerbierter COPD

▶ 20.1.3. Antibiotika-Erstgabe bei bek. schwergradiger COPD (Stadium IV nach GOLD o. Grad D) möglichst noch in der Notaufnahme, sonst direkt auf der Station (▶ 5.5).

K^+-Substitution Bei Hypokaliämie, meist infolge der antiobstruktiven Medikation. K^+-Substitution mit KCl (z. B. Kalium duriles®) oral o. 1 Amp. KCl 20 mval/500 ml NaCl 0,9 % o. Ringer-Lsg. i. v.

Beatmung Bei Verschlechterung der Bewusstseinslage o. progredienter körperl. Erschöpfung NIV mit CPAP-Maske (▶ 2.6.4), sonst Intubation (▶ 2.6.5) u. Beatmung (▶ 2.6.8).

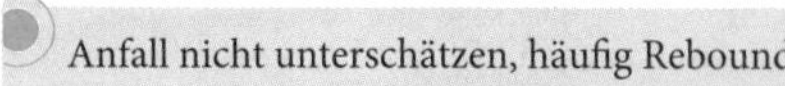
Anfall nicht unterschätzen, häufig Rebound.

Pneumothorax

Zunächst abschätzen, ob ein Spannungspneumothorax (progrediente Symptomatik, zunehmende obere Einflussstauung, Kreislaufschock durch Mediastinalverlagerung) vorliegt, der ein sofortiges Handeln erfordert, oder ein Pneumothorax ohne Spannungssymptomatik.

Bei beatmeten Pat. mit plötzlicher, sonst nicht erklärbarer Verschlechterung der Beatmungs- u. Kreislaufparameter daran denken!

Pneumothorax ohne Spannungssymptomatik

Bei V. a. Pneumothorax **Verlegung auf die ITS.**

Diagnostik

- Rö-Thorax (▶ Abb. 21.8)
- Sono Thorax
- Bei beatmeten Pat. o. großen Emphysemblasen CT Thorax

Therapie

- Bei kleinem Spontanpneumothorax (im Rö Thorax ca. fingerbreit, *< 3 cm)* Bettruhe, flach liegen. Luft sollte innerhalb von 3–4 d resorbiert sein. O_2-Gabe beschleunigt die Resorption.
- Bei größerer Luftmenge: Anlage einer kleinlumigen Thoraxdrainage, z. B. Ch. 14–16 mit Sog (–5 bis –10, ggf. bis zu –20 cmH_2O):
  - → bei apikalem Pneu in Monaldi-Position, 2. ICR MCL
  - → bei Mantelpneumothorax in Bülau-Position, 5.–7. ICR in der mittleren Axillarlinie (▶ 2.2.6), Bettruhe, tgl. Rö-Kontrolle, Thromboseprophylaxe. Nach vollständiger Ausdehnung der Lunge Sogtherapie beenden u. nach 24 h mit Rö- o. Sono-Kontrolle. Je nach Befund u. Genese des Pneus Entfernen der Drainage.
- Bei fehlender Ausdehnung der Lunge: Legen einer 2. Drainage (selten notwendig, wenn Drainage unter Durchleuchtung platziert wurde), ggf. Thoraxchirurgie zur VATS.
- Begleitendes Hautemphysem bildet sich meist unter Absaugung zurück. Bei massivem Haut- u./o. Mediastinalemphysem CT-Thorax zur Evaluation (Trachea-, Bronchusruptur), ggf. Thoraxchirurgie.
- **Analgesie:** z. B. mit Paracetamol 0,5 g 4–6 × /d p. o., Metamizol 500 mg 4 ×/d p. o., bei starken Schmerzen auch Morphin 5 mg s. c.
- **Antitussiva:** z. B. Paracodin® 4–6 × 60 Tr./d p. o.
- Ggf. O_2-Gabe über Nasensonde 2–6 l/min.

Spannungspneumothorax

Akute Lebensgefahr! Deshalb sofortige Verlegung auf die ITS.

- Bei akuter hochgradiger Luftnot u. typischem Untersuchungsbefund sofortige Punktion im 2. o. 3. ICR mit Braunüle (grün o. größer) in der ventralen MCL am Oberrand der Rippe (▶ 2.2.6). Luft entweicht unter Druck.
- Direkt anschließend Saugdrainage.

Ungenügend gesicherte Absaugschläuche bei unruhigen Pat. führen regelmäßig zur Diskonnektion. Auch an Katheterverstopfung durch Koagel/Fibrin denken! Deshalb engmaschige Überwachung durch entsprechend geschultes Personal.

Allgemeine

Indikation zur Verlegung auf die ITS

- Linksherzdekompensation, die nicht sofort auf die Ther. anspricht
- Schwere Pneumonie mit hypoxämischer Insuff. (Typ 1 bzw. Insuff.)
- Atemwegsobstruktion mit progredienter Verschlechterung, ventilatorische Insuff. (Hyperkapnie → NIV!), Status asthmaticus
- Spannungspneumothorax
- V. a. Herzinfarkt
- V. a. LE

5.3 Husten und Auswurf

5.3.1 Definition

Reflexartige o. willkürliche max. Exspiration nach Aufbau eines hohen Druckgradienten bei geschlossener Stimmritze.

5.3.2 Differenzialdiagnose

5

Reizhusten

- **Akute Tracheitis o. Bronchitis:** v. a. bei viralem Infekt. Evtl. begleitet von Hämoptysen. Meist auch andere Symptome eines grippalen Inf. (z. B. Kopfschmerzen, Fieber, Knochenschmerzen, Schnupfen)
- **Reizung der Trachea:** z. B. durch Fremdkörperaspiration, endotrachealen Tumor o. Kompression der Trachea, z. B. durch Struma, Lk o. Mediastinaltumoren
- **Reizung der peripheren Atemwege:** Atelektase, LE, interstitielles Ödem, Fibrose
- **Atemwegsobstruktion:** Reizhusten kann einziges Symptom eines Asthma bronchiale sein!
- **Pleurareizung:** z. B. bei Pneumothorax, Pleuritis o. akuter LE
- **Keuchhusten:** Wird bei Erw. wegen des schleichenden Beginns oft verkannt! Inkubationszeit 7–10 d, dann 1–2 Wo. subfebrile Temperaturen, Husten, Schnupfen. Typischerweise inspir. Stridor, „Stakkato-Husten“, Erstickungsgefühl, evtl. Erbrechen
- **Medikamente:** insb. ACE-Hemmer, in vereinzelten Fällen auch AT_1-Blocker
- Allergie
- Asthma cardiale
- Gastroösophagealer Reflux
- Selten: ösophagotracheale Fistel, Zenker-Divertikel

Produktiver Husten

- **Infektexazerbation einer chron. Bronchitis:** chron. Husten mit vermehrtem, meist gelbgrünlichem Auswurf
- **Pneumonie**
- **Akute Bronchitis:** bei vermehrtem Auswurf an bakt. Superinf. denken
- **Andere Erkr.:** Bronchiektasen, Mukoviszidose, Lungen-Tbc, Bronchial-Ca
- Wässrig: Fistel, Aspiration

5.3.3 Diagnostisches Vorgehen

Sofortige Diagnostik

Anamnese/Krankenakte

- Dauer? Akut (≤ 3 Wo.) o. chron. Husten (> 3 Wo.)
- Risikofaktoren (Rauchen, Schluckstörung, Immobilität, Grunderkr.)
- Begleitsymptome wie Dyspnoe, thorakale Schmerzen, Fieber?
- Reizhusten? Auswurf? (Auswurf in ein Gefäß abhusten lassen u. betrachten)
- Erster Hustenanfall nach Trinken o. Essen? → Hinweis auf Aspiration, z. B. bei Schluckstörung, ösophagobronchialer Fistel
- Postop., Bettlägerigkeit, Trauma als Hinweis auf eine LE
- Rauchinhalation?
- Medikamente?
- Zeitliche Zusammenhänge (beruflich, nach Anstrengung, nach Allergenkontakt, nach Infekt?)

Körperliche Untersuchung

- **Auskultation:** Giemen u. Brummen v. a. bei Infektexazerbation einer chron.-obstruktiven Bronchitis, ohrnahe RG bei Pneumonie
- Herzgeräusche, Insuffizienzzeichen
- **Beine:** Thrombose (▶ 4.8)
- **Rachen:** Schwellung?

Sofortige Untersuchungen

- **Rö Thorax:** bei V. a. Pneumonie, Aspiration o. Pneumothorax
- **Labor:** BB, BGA, aPTT, Quick, D-Dimere bei V. a. LE (▶ 5.2), CRP

Elektive, nicht sofortige Untersuchungen

- **Echokardiografie:** bei V. a. nichtmassive LE
- **Spiral-CT-Thorax mit KM:** bei unklaren Rö-Thorax-Befund, Ausdehnung einer LE?
- **Lungenfunktion:** mit Bronchospasmolyse bei Obstruktion. Ggf. unspez. bronchiale Provokationstestung, z. B. Metacholin-Test bei V. a. allergische Genese
- **Bronchoskopie mit BAL:** bei unklarem radiol. Befund o. anhaltender Symptomatik
- **Schluckdiagn.:** Neurogene Dysphagie? Zenker-Divertikel? Fisteln?
- HNO-Vorstellung: NNH-Diagnostik, Sinusitis
- Rhinomanometrie, pH-Metrie: Reflux? Gastroskopie
- **Allergietestung**

5.3.4 Therapeutisches Vorgehen

Spezielle Maßnahmen bei Reizhusten Gabe eines Antitussivums (z B. 20 Tr. Codein p. o. u./o. Noscapin, z. B. Capval®).

Generelle Maßnahmen bei Husten

- Inhalation über Verneblermaske mit NaCl-Lsg. (generell zu empfehlen) o. stark verdünnten ätherischen Ölen (z. B. 1–2 Tr. aus einer Gelomyrtol®-Kps./3 ml NaCl). **Cave:** kann zu Obstruktion führen, insb. bei Asthmatikern.
- Bei Atemwegsobstruktion 2 Hübe eines β_2-Sympathomimetikums (z. B. Salbutamol Dosieraerosol®).

- Bei bronchialer Hyperreagibilität inhalatives Kortikosteroid, kurz o. lang wirksamer β_2-Agonist, Letzterer aber nur in Komb. mit einem inhalativen Steroid!
- Medikamente, die als Ursache vermutet werden, absetzen.
- Bei V. a. LE ▶ 5.2.
- Ausreichende Flüssigkeitszufuhr bei produktivem Husten mit sehr zähem Schleim. Der Nutzen von Mukolytika ist umstritten.
- Bei gastroösophagealem Reflux: PPI.
- Chron. Entzündung der oberen Atemwege: nasales Kortikosteroid, orales Antihistaminikum.

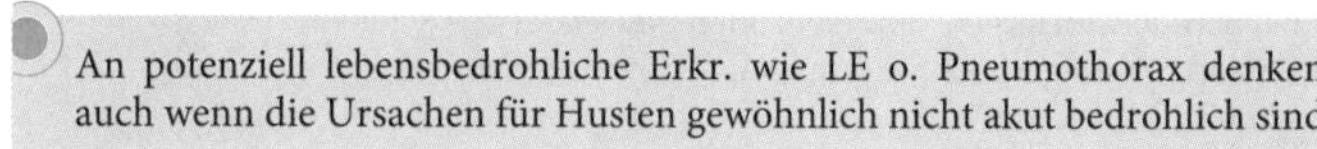

An potenziell lebensbedrohliche Erkr. wie LE o. Pneumothorax denken, auch wenn die Ursachen für Husten gewöhnlich nicht akut bedrohlich sind.

5.4 Hämoptyse/Hämoptoe

5.4.1 Definitionen

Hämoptyse: Aushusten von blutig tingiertem Sputum o. geringen Blutmengen (< 50 ml) bis zu 300 ml/24 h
Hämoptoe: Aushusten großer Blutmengen > 300 ml reinen Blutes in 24 h oder akute Blutung von ca. 150 ml

5.4.2 Differenzialdiagnose

- Akute u. chron. Entzündungen von Trachea u. Bronchien (z. B. hämorrhagische Tracheobronchitis, chron. Bronchitis, Bronchiektasen)
- Bronchial-Ca
- Pneumonie, Lungenabszess
- Tbc
- Lungeninfarkt bei LE
- Schwere pulmonalart. Hypertonie
- Thoraxtrauma
- Fremdkörperaspiration
- Behandlung mit Antikoagulanzien
- Blutung i. R. einer hämorrhagischen Diathese (▶ 9.3.4)
- M. Osler
- Wegener-Granulomatose, Goodpasture-Sy. (selten).
- **Cave:** Differenzierung von **Pseudo-Hämoptysen** bei Epistaxis, Pharynx-Ca o. oberer GIT-Blutung

5.4.3 Diagnostisches Vorgehen

Sofortige Diagnostik

Anamnese/Krankenakte

! Bei massiver Blutung sofortigen Transport auf ITS organisieren
- Beginn, Auslöser, Erstereignis?

- Blutmenge (Fäden im Sputum, Teelöffel, Esslöffel, Tasse), Farbe (hellrotes Blut spricht für art. Blutung), Beschaffenheit (bereits koaguliert, schaumig)
- Vorerkr. (z. B. chron. Bronchitis, Pneumonie, Tumorerkr.)
- Medikamente (z. B. ASS, Marcumar®; Coumadin®, Lysether., Heparin)
- Stattgehabte Untersuchungen (z. B. Bronchoskopie am Vortag, transthorakale Punktion, Zahnarztbesuch, HNO-Besuch)

Körperliche Untersuchung

- **Körperl. Zustand:** Dyspnoe, Hinweis auf Kachexie z. B. bei Tumor, Tbc
- **Haut/Schleimhäute:** Hautfarbe, Konjunktiven, Nagelbett: anämisch? Uhrglasnägel bei chron. Bronchitis, Bronchiektasen o. Bronchial-Ca, chron. Cor pulmonale
- **Mundhöhle, Nasen- u. Rachenraum:** Blutungsquellen sichtbar?
- **Cor:** Tachykardie, Tachyarrhythmie
- **Lunge:**
  - Auskultation: RG (bds. bei massiver Blutaspiration, Zeichen der kardiopulmonalen Stauung mit Lungenödem), Bronchialatmen, abgeschwächtes Atemgeräusch bds. o. einseitig
  - Perkussion: umschriebene Dämpfung durch aspiriertes Blut o. Hämatothorax
- **Beine:** Zeichen der TBVT?

Sofortige Untersuchungen

- **Labor:** Quick, aPTT, BB (Anämie, hämorrhagische Diathese?) CRP?
- **Rö-Thorax:** Infiltrat als Ausdruck einer Blutaspiration o. einer vorbestehenden Pneumonie, Hinweis auf Lungeninfarkt (keilförmiges, peripheres Infiltrat), z. B. bei LE, bds. diffuse schmetterlingsförmige, milchglasartige o. feinnoduläre Verdichtung bei diffuser alveloärer Hämorrhagie (z. B. bei schwerer art. Hypertonie)
- **Bronchoskopie**: bei anhaltender Blutung mit der Möglichkeit der gleichzeitigen Blutstillung. Ggf. starre Bronchoskopie

Elektive, nicht sofortige Untersuchungen

- **Spiral-CT, Thorax-CT mit KM:** bei unklarem radiol. Befund, V. a. LE, Bronchiektasen o. Tbc
- **Bronchoskopie:** zur Differenzierung lokalisierter/diffuser Blutung, BAL für Mikrobiologie; Bronchial-Ca?
- ÖGD bei unklarer Blutungsquelle
- HNO-Untersuchung
- Echokardiografie: Linksherzinsuffizienz, LE, pulmonale Hypertonie

5.4.4 Therapeutisches Vorgehen

Sofortige Therapie

- **Bei unkomplizierter Hämoptyse** keine Sofortther. erforderlich
  - Ggf. Antitussivum (z. B. Paracodin 20 Tr.) u. Beruhigung, z. B. Promethazin (Atosil®) 5–10 Tr.
  - Pat. nüchtern lassen
  - Evtl. blutungsverstärkende Medikamente pausieren
  - Ggf. O_2-Gabe 1–2 l/min über Nasensonde
- **Bei massiver Hämoptoe:**
  - Sofortige Verlegung auf die ITS

5

- Starre Bronchoskopie (meist nur in pneumol. Zentren möglich) o. endotracheale Intubation mit doppellumigem Tubus zur seitengetrennten Beatmung (durch erfahrenen Kollegen) mit der Möglichkeit zur Lokalisation der Blutungsquelle u. Blutstillung. Koagulation, Ballontamponade, medikamentöse Stase: Noradrenalin 1 : 10.000 verdünnt 10–30 ml. Bei zentraler Blutung: Konsolidierung durch APC o. Neodym-YAG-Laser
- bei V. a. Autoimmunerkr.: Immunsuppression (Prednisolon 1 g/24 h i. v. + Cyclophosphamid 0,5 g/24 h (M. Wegener/Granulomatose mit Polyangiitis)
- Ösophagogastroduodenoskopie bei GI-Blutungsquelle
- Maschinelle Beatmung für mind. 24 h mit bronchoskopischer Kontrollinspektion
- Kreislaufstabilisation (Volumen, ggf. EK, FFP, Gerinnungsfaktoren; Katecholamine: Adrenalin, Noradrenalin)
- Katheterembolisation bei protrahierter Blutung > 24 h, antibiotische Prophylaxe

Ein Blutsturz ist meist nicht durch den blutungsbedingten Volumenmangelschock, sondern viel häufiger durch die akute respir. Insuff. durch massive Blutaspiration lebensbedrohlich.

5

5.5 Pneumonie

5.5.1 Allgemeines

Die Pneumonie ist die am häufigsten zum Tod führende Infektionskrankheit in den Industrieländern.

Unterscheidung zwischen amb. erworbener (CAP) u. nosokomialer Pneumonie bzgl. Risikostratifizierung u. initialer kalkulierter Antibiotikather. (▶ 20.1.3).

5.5.2 Diagnostisches Vorgehen

Sofortige Untersuchungen

- **Labor:** BGA, BB, CRP, E'lyte, Krea, GOT, GPT, GGT, Legionellen-Antigen i. U. bei V. a. Leginonellenpneumonie
- **Rö-Thorax** (▶ Abb. 5.1, ▶ Abb. 21.9): Infiltratnachweis, kardiopulmonale Stauung? Erguss?
- Mikrobiol. Erregerdiagn.: Sputum! (Trachealsekret, BAL), Blutkultur (▶ Tab. 5.5)

Eine BGA dient v. a. dazu, die Gefährdung des Pat. abzuschätzen: schlechte Progn. bei $pO_2 < 60$ mmHg u. $pCO_2 > 45$ mmHg. Bei Azidose an septischen Schock denken!

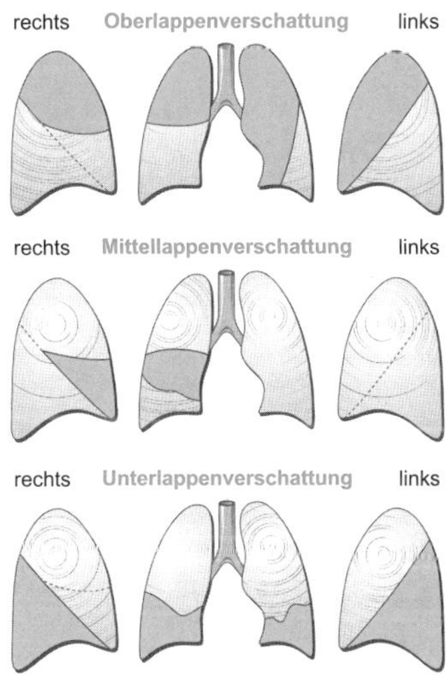

Abb. 5.1 Typische Verschattungen bei Lobärpneumonie [L106]

5

Tab. 5.5 Häufigste Erreger der CAP in Deutschland

Häufigkeit	Erreger
Sehr häufig (40–50 %)	*S. pneumoniae*
Gelegentlich (5–10 %)	*H. influenzae* *M. pneumoniae*, **respir. Viren**
Selten (< 5 %)	*S. aureus* *Legionella* **spp.**, *C. pneumoniae*
Etwa 20–25 %	Erreger ungeklärt

5.5.3 Risikostratifizierung

Die Einschätzung des Sterblichkeitsrisikos erfolgt nach dem CRB-65-Risikoscore (▶ Tab. 5.6).

Risiken für eine *Pseudomonas-aeruginosa*-Pneumonie

- Schwere strukturelle chron. Lungenerkr. mit Antibiotika-Vortherapie o. vorausgegangener Hospitalisierung in den letzten 3 Mon., z. B. COPD mit Lungenemphysem
- Bekannte Kolonisation durch *P. aeruginosa*
- Bronchieektasen
- Mukoviszidose

Risikofaktoren für Aspirationspneumonie

- Neurol. Grunderkr.: zerebrovaskuläre Erkr.; neurodegenerative Erkr., Epilepsie
- Stenosen im oberen GIT: oropharyngeale Neoplasien, Hypopharynx-Ca, Ösophagus-Ca, Zenker-Divertikel, Achalasie

- Bettlägerigkeit
- Intoxikationen

Einschätzung der Stabilität: ▶ Tab. 5.7

Tab. 5.6 Risikostratifizierung bei Pneumonie

CRB-65-Risikoscore (jeweils 1 Pkt./Kriterium)	Risikoklasse und Sterblichkeit
• Pneumoniebedingte Desorientiertheit („mental **c**onfusion") • Atemfrequenz ≥30/min („**r**espiratory rate") • RR_{syst} < 90 mmHg o. RR_{diast} ≤ 60 mmHg („**b**lood pressure") • Alter > **65** J.	• **Risikoklasse 1** = 0 Pkt. (Sterblichkeit niedrig: ca. 1 %) • **Risikoklasse 2** = 1–2 Pkt. (Sterblichkeit mittel: ca. 8 %) • **Risikoklasse 3** = 3–4 Pkt. (Sterblichkeit hoch: ca. 31–34 %)
Die Risikoklasse wird durch Addition jeweils eines Punktes für ein Kriterium errechnet. Eingruppierung der Pat. in die Risikoklassen.	

Tab. 5.7 Einschätzung der Stabilität und entsprechende Aufnahmestation

Zeichen der klin. Stabilität	Zeichen der klin. Instabilität
	Minorkriterien*: hohes Risiko der intensivmed. Therapienotwendigkeit, wenn > 2 der folgenden 9 Minorkriterien vorhanden sind:
• Hf ≤ 100/min • Af ≤ 24/min • RR_{syst} ≥ 90 mmHg • T ≤ 37,8 °C • Sichere Nahrungsaufnahme: oral o. sichere Zugänge • Bewusstseinszustand: normal bzw. Wiedererreichen des vorbestehenden Zustands bei ZNS-Erkr. • Keine Hypoxämie: pO_2 ≥ 60 mmHg bzw. SaO_2 ≥ 90 % unter Raumluft bzw. (bei Pat. mit O_2-Pflichtigkeit)	• Schwere akute respir. Insuff. (PaO_2 ≤ 55 mmHg bzw. ≤ 7 kPa bei Raumluft) • Af ≥ 30/min • Multilobäre Infiltrate im Rö-Thorax • Neu aufgetretene Bewusstseinsstörung • Systemische Hypotension mit Notwendigkeit der aggressiven Volumentherapie • ANV (Harnstoff-N ≥ 20 mg/dl) • Leukopenie (Leukozyten < 4000 Zellen/mm^3) • Thrombozytopenie (Thrombos < 100.000 Zellen/mm^3) • Hypothermie (T < 36 °C)
* **Majorkriterien:** 1. Notwendigkeit der Intubation und maschinellen Beatmung 2. Notwendigkeit der Gabe von Vasopressoren (septischer Schock)	

5.5.4 Therapeutisches Vorgehen

Allgemeinmaßnahmen

- Bei **Exsikkose** reichlich Flüssigkeit p. o. oder i. v. (z. B. Ringer mit 60–200 ml/h). **Cave:** Linksherzdekompensation
- **O_2-Gabe:** bei wachen Pat. 2–6 l/min über Nasensonde. **Cave:** CO_2-Retention bei COPD-Pat. mit vorbestehender ventilatorischer Insuff. (art. BGA)
- **Fiebersenkung:** v. a. bei älteren Pat. u. Temperaturen > 38,5 °C, bei Kreislaufsymptomen des Fiebers (z. B. Tachykardie, Hypotonie. DD: septischer Schock, ▶ 3.4)

- **Thromboseprophylaxe:** insb. bei älteren Pat. (▶ 20.2) NMH
- **Beatmung:** nichtinvasiv (CPAP/BPAP-Ther.) o. invasiv (▶ 2.6) bei respir. Insuff.
- **Ther. der Begleiterkr.:** z. B. antiobstruktive Medikation bei COPD o. Asthma bronchiale (▶ 5.2.3), Linksherzinsuff. (▶ 4.7.3)
- **Relevanten Pleuraerguss punktieren** u. Ergussdiagn. (▶ 2.2.6) durchführen, wenn Empyem → Drainage (▶ 2.2.6)

Antibiotische Therapie

Antibiotika-Erstgabe möglichst noch in der Notaufnahme, sonst direkt auf der Station (▶ Tab. 5.8). Ziel: 1 bis max. 4 h nach Klinikeintritt!!

Tab. 5.8 Initiale kalkulierte antimikrobielle Therapie der ambulant erworbenen Pneumonie

Schweregradklasse	Primärtherapie	Alternativtherapie
Leichte Pneumonie ohne Komorbidität → orale Therapie	Amoxicillin	Clarithromycin, Azithromycin, Levofloxacin, Moxifloxacin, Doxycyclin
Leichte Pneumonie mit Komorbidität (chron. HWI, ZNS-Erkr. mit Dysphagie, schwere COPD, Bronchiektasen, Bettlägerigkeit, PEG) → orale Therapie	Amoxicillin/Clavulansäure	Moxifloxacin, Levofloxacin
Mittelschwere Pneumonie → i. d. R. Sequenztherapie	Amoxicillin/Clavulansäure ± Makrolid für 3 d Ampicillin/Sulbactam ± Makrolid für 3 d Cefuroxim i. v. oder Ceftriaxon o. Cefotaxim jeweils ± Makrolid für 3 d	Moxifloxacin, Levofloxacin
Schwere Pneumonie → Beginn immer i. v., Sequenztherapie prinzipiell möglich	Piperacillin/Tazobactam o. Ceftriaxon o. Cefotaxim jeweils + Makrolid für 3 d	Moxifloxacin, Levofloxacin (Monotherapie nicht bei septischem Schock)

S3-Leitlinie CAP (ambulant erworbene Pneumonie), Version 25.2.2016: www.awmf.org/uploads/tx_szleitlinien/020-020l_S3_ambulant_erworbene_Pneumonie_Behandlung_Praevention_2016-02-2.pdf

Begründung der Deeskalation bzw. Fokussierung Nach Einleitung der kalkulierten Initialtherapie, die risikostratifiziert die häufigsten Erreger erfassen soll, ist bei Nachweis bestimmter Erreger aus mehreren Gründen eine Deeskalation der initial „breiten" Therapie angezeigt, ggf. mit Fokussierung auf die nachgewiesenen Erreger:

- Bessere Wirksamkeit
- Geringerer Selektionsdruck bzw. geringere Resistenzinduktion
- Reduktion der unerwünschten Wirkungen bzw. Therapietoxizität
- Niedrigere Kosten, z. B. durch Einsparung von Kombinationstherapien

Für die Deeskalation u. gezielte Therapie bakteriämischer Pneumokokkenpneumonien mit Penicillin wurde eine Reduktion der Krankenhausletalität beschrieben.

5.6 DRG-Codes

Die wichtigsten DRG-Codierungen für Lungenerkrankungen sind ▶Tab. 5.9 zu entnehmen.

Tab. 5.9 DRG-Codes: pulmologische Krankheitsbilder

Krankheitsbild	DRG-Code
Dyspnoe	R06.0
Lungenödem	J81
COPD	J44.9-
Exazerbierte COPD	J44.1-
Asthma bronchiale	J45.9
Lungenembolie ohne Cor pulmonale	I26.9
Lungenembolie mit Cor pulmonale	I26.0
Bronchopneumonie	J15.9
Lobärpneumonie	J18.1
Interstitielle Pneumonie	J84.9
Atelektase	J98.1
Pneumothorax	J93.9
Pleuraerguss	J90
Fremdkörperaspiration	T17.9
Akute Bronchitis	J20.9
Primäre pulmonale Hypertonie	I27.0
Sekundäre pulmonale Hypertonie	I27.9
Silikose	J62.8
Asbestose	J61
Sarkoidose	D86.9
Tbc	A16.9
Exogen allergische Alveolitis	J67.9
Laryngospasmus	J38.
Tracheomalazie	Q32.4
Hämoptysen	R04.8
Spannungspneumothorax spontan	J93.0
Spannungspneumothorax sonstiger	J93.1

6 Gastrointestinaltrakt

Kirsten Heidbrink

6.1 Notfalltabelle und Checkliste

Gastroenterol. Notfälle ▶ Tab. 6.1.

Tab. 6.1 Gastrointestinale Notfälle

Diagnose	Maßnahmen	Medikament/Therapie
Instabile obere/ untere GI-Blutung	Kreislauf stabilisieren Großlumige Zugänge EK-Gabe ggf. ungekreuzt Notfallgastro/Sigmo	Jono/HAES 6 % 80 mg Pantozol i. v. Erythromycin 250 mg in 500 ml NaCl 0,9 % Ggf. Terlipressin
Übelkeit, Erbrechen, Durchfall	Zugang	Jonosteril Ggf. K-Substitution, **cave:** langsam 2 Amp. Metoclopramid in 500 ml Jono 1 Amp. Dimenhydrinat, Kurzinfusion 1 Amp. Metamizol, Kurzinfusion
Leberkoma	Großlumiger Zugang Kreislauf stabilisieren	500 ml Glukose 5 % plus 5 Amp. Ornithinaspartat Laktulose Ggf. Rifaximin
Akute Pankreatitis	Großlumiger Zugang Kreislauf stabilisieren	Ca. 1.000 ml Jono/h Analgesie Metamizol 1–2,5 g Kurzinfusion Dipidolor 7,5 mg Kurzinfusion

Checkliste

First Impression

- AZ des Pat.? Pat. wach u. ansprechbar? Vitalparameter? Pulsunregelmäßigkeiten?
- Hautkolorit? Blass, ikterisch, kaltschweißig? Schmerzen thorakal, abdom., sichtbare Blutungen? Blutiges Erbrechen, Hämatin, Hämatochezie, Teerstuhl?

Anamnese

- Schmerzen akut vs. chron. zunehmend, Schmerzcharakter stechend, dumpf, kolikartig, Vernichtungsschmerz
- Vorerkr., abdom. OPs, VHF, Schwangerschaft, Nierenerkr.

Vegetative Anamnese Alkoholkonsum, Drogen, Gewichtsabnahme, wechselndes Stuhlverhalten

Medikamentenanamnese Antikoagulanzien, ASS, NSAR, Thrombolytika, Steroide, PPI?

Klinische Untersuchung

- Lk, Abdomen weich/gespannt/hart. Druckschmerz lokal/diffus/peritonitisch
- Rektales Blut, Karzinom, Sphinkterinsuff.? Peristaltik normal, rege, spärlich, hochgestellt, keine?

EKG 12-Kanal-EKG mit langem Rhythmusstreifen (25 mm/s)

Sonografie Cholezystitis, GB-Hydrops, Aortendissektion, Pankreaspseudozysten, Milzruptur, Harnaufstau Nieren, Überlaufblase, freie Flüssigkeit, dilatierte Darmschlingen, Schwangerschaft

6

Weiterführende sofortige Diagnostik

- **Labor:** BB, CRP. E'lyte, Krea, Harnstoff, Lipase, Transaminasen, GGT, AP, Bili, Laktat, ggf. Kreuzblut, U-Status
- **Rö-Thorax/ggf. Rö-Abdomen:** Infiltrat, Pneumothorax, freie Luft, ggf. CT-Abdomen

6.2 Gastrointestinale Blutung

6.2.1 Differenzialdiagnose

GIT-Blutungen haben vielfältige Ursachen, das Primärmanagement ist jedoch unabhängig von der zugrunde liegenden Störung. Bis zu 80 % der Blutungen sistieren spontan. Manche können aber auch innerhalb von Minuten zum schweren hämorrhagischen Schock führen. Akute Blutungen entstammen 5-mal häufiger einer Läsion des oberen Verdauungstrakts. Blutungen des unteren Verdauungstrakts sind eher chron., aber gelegentlich auch akut u. lebensbedrohlich.

Ursachen der oberen GIT-Blutung nach Häufigkeit

- Ulcus duodeni o. ventriculi
- Gastroduodenale Erosionen
- Refluxösophagitis
- Ösophagusvarizen
- Mallory-Weiss-Sy.
- Angiodysplasien
- Magen-Ca

Ätiologie der unteren GIT-Blutung

- Hämorrhoidenblutung
- Karzinome
- Entzündl. Darmerkr.
- Divertikel
- Angiodysplasien
- Proktitis
- Ischämische Kolitis
- Iatrogen, z. B. Nachblutungen nach Interventionen (Polypektomie etc.)
- Blutige Diarrhöen bei infektiöser Gastroenteritis
- Erkr. des Analkanals (z. B. Fissuren).
- Selten: Dünndarmblutungen, Mesenterialinfarkt
- Blutungen aus weiter oral gelegenen Quellen, wenn sie massiv sind

- Jede GIT-Blutung erfordert die umgehende Beurteilung durch einen Arzt. Auch aus einer anfangs „harmlosen Blutung“ kann sich schnell eine bedrohliche Situation entwickeln. Rasch müssen Ursache u. Schwere der Blutung geklärt werden (▶ Tab. 6.2).
- 20–30 % der Pat. bluten aus zwei o. mehr Läsionen, 10 % der GIT-Blutungen verlaufen letal.

6

6.2.2 Bluterbrechen

Diagnostisches Vorgehen

Anamnese/Krankenakte

- **Frisches rotes Blut o. „Kaffeesatzerbrechen"?**
- Bei amb. Pat. **anamnestische Angaben objektivieren.** Nicht jedes „schwarze Erbrechen" ist Hämatinerbrechen.
- **Relevante Vorerkr.** (Ulkusleiden, bek. Lebererkr., Refluxkrankheit, Inf., Tumorleiden, entzündl. Darmerkr., PEG, Alkoholabusus).
- **Beschwerden:** Schluckstörungen, Sodbrennen, abdom. Schmerzen, zuvor heftiges Erbrechen (Mallory-Weiss-Sy.)?
- Abschätzung der Schwere: Wie oft erbrochen? Wie oft blutigen Stuhl abgesetzt?
- Erstereignis o. Rezidivblutung?
- Ursache aus dem HNO-Bereich? (z. B. Nasenbluten, Tumor)
- Ursache bronchopulmonal? (z. B. Husten, bek. Lungenerkr.)

Körperliche Untersuchung

- **Erbrochenes ansehen:** meist „kaffeesatzartig". Bei starker Blutung, Anazidität o. erst gerade verschlucktem Blut rotes Bluterbrechen, bei Hämoptysen hellrotes schaumiges Blut
- **Abdom. Palpation:** Druckschmerz, Peristaltik, Aszites? Rektale Untersuchung
- Falls PEG vorhanden u. Anamnese unklar, Anspülen mit 100 ml Wasser, um Mageninhalt zu gewinnen
- **Untersuchung des HNO-Raums:** (Zungenbiss, Schleimhautläsionen, Nasenbluten), ggf. HNO-Konsil
- **Auskultation der Lunge** bei V. a. Hämoptysen: feuchte RG, Hinweis auf pulmonale Erkr. Im Zweifel Rö-Thorax
- **Zeichen der Anämie:** Schwäche, Schwindel, Luftnot, Blässe
- **Zeichen der Hypovolämie:** Hypotonie, Durst, Kaltschweißigkeit, Tachykardie

Weiterführende sofortige Diagnostik

- **Labor:** BB (**cave:** normaler Hb/Hkt schließt eine Blutung nicht aus: Verdünnung aus dem Extravasalraum dauert mehrere Stunden!), Blutgruppe, Kreuzblut für 4–6 EK u. 2 FFP (falls erhebliche Blutung), Quick, PTT, Fibrinogen, E'lyte, Krea, BZ, Transaminasen, Lipase, Laktat, CRP
- **Elektive Diagn.:** Haemoccult® Test. 20 % falsch neg., 10 % falsch pos.; Eisengabe beeinflusst Ergebnis nicht!

Therapeutisches Vorgehen

Kleine Blutungen ohne Kreislaufreaktion, normaler Hb

- Großlumiger, sicherer **i. v. Zugang,** Infusion (z. B. Ringer)
- **Kreislaufüberwachung,** weiter engmaschige Hb-Kontrollen
- Nahrungskarenz
- Bei Hämatinerbrechen u./o. Teerstuhl ohne Kreislaufreaktion reicht es i. d. R., die Endoskopie für den nächsten Tag zu planen. Aufklärung im Dienst nicht vergessen

Größere obere GIT-Blutungen

Initiales Management (▶ 3.3.4).

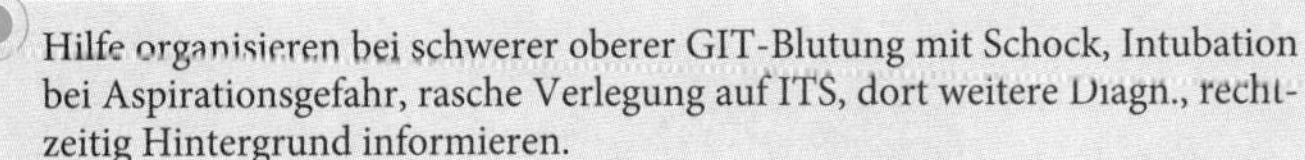

Hilfe organisieren bei schwerer oberer GIT-Blutung mit Schock, Intubation bei Aspirationsgefahr, rasche Verlegung auf ITS, dort weitere Diagn., rechtzeitig Hintergrund informieren.

- Nach Möglichkeit **Verlegung auf ITS**
- **Bei Aspirationsgefahr:** Ind. zur Intubation überdenken
- **Kreislaufstabilisation:**
  - Mehrere großlumige periphervenöse Zugänge zur Volumensubstitution (ggf. ZVK): kristalline Lsg. (z. B. Ringer), 1–2 l frei Hand.
  - ! Mehrere großlumige Zugänge sind zunächst wichtiger als ein ZVK. Bei schlechter Venenlage rasche Blutabnahme aus der Leiste. Dann können Blutkonserven gekreuzt werden, während ein Zugang gelegt wird.
  - Transfusion bei normaler kardiopulmonaler Funktion bei Hb < 7 g/dl, bei massiver Blutung ggf. auch schon früher. FFP nicht routinemäßig, sondern nur bei Massentransfusionen (> 4 EK) u. Gerinnungsstörungen (Ziel: Hkt > 30 %). Jede Konserve erhöht den Hkt um ca. 3–4 %.
  - Bei > 10 Konserven droht eine DIC (▶ 3.6), deshalb rechtzeitige OP-Entscheidung.
- **Initial PPI:** z. B. 80 mg Omeprazol o. Pantoprazol als Bolus, o. 40 mg Esomeprazol als Kurzinfusion i. v., dann 40 mg alle 8 h, über 72 h. **Cave:** H_2-Rezeptor-Blocker reichen nicht aus
- Ggf. Sedierung u. O_2-Zufuhr
- Gabe von Erythromycin (Motilinrezeptoragonist) 250 mg i. v. 20–30 min vor der Endoskopie zur Magenentleerung

Kriterien zur Einschätzung des Risikos und Notfallendoskopie ▶ Tab. 6.2 und ▶ Abb. 6.1.

Hochrisikopat. sollten innerhalb von 12–24 h einer Endoskopie unterzogen werden.
Um die Frage nach dem Zeitpunkt zu beantworten, sollte man zwei Fragen stellen:

1. Blutet der Pat. noch aktiv?
2. Ist der Pat. akut gefährdet?

Werden beide Fragen mit ja beantwortet → Notfallendoskopie. Wird nur eine der Fragen bejaht → früh (binnen 12–24 h) endoskopieren. Werden beide Fragen verneint u. liegt keine portale Hypertension vor, kann in Einzelfällen auch länger gewartet werden.

Tab. 6.2 Vereinfachter Blatchford-Risikoscore für Nichtvarizenblutungen

Geringes Risiko	Hohes Risiko
Alle folgenden Punkte: • Puls u. RR normal • Hb u. Harnstoff normal • Keine Herz- o. Lebererkr.	≥ 2 der folgenden Punkte • Hypotonie • Hb erniedrigt o. Harnstoff erhöht • Herz- u. Lebererkr.

Bei **Notfallendoskopie** (bei schwerer oberer GIT-Blutung mit Bluterbrechen Intubation vor Endoskopie → Aspirationsschutz). Klärung der Blutungsursache u. Blutstillung durch Unterspritzung mit verdünntem Adrenalin (z. B. Suprarenin®)

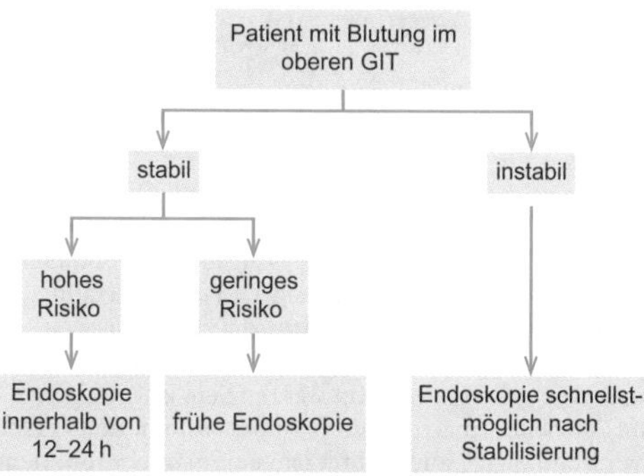

Abb. 6.1 Endoskopie bei Patienten mit oberer GI-Blutung [V492]

1 : 10.000 u./o. NaCl o. Fibrinkleber (z. B. Beriplast®) u./o. mechanische Blutstillung durch Metallclips, meist bei sichtbarem Gefäßstumpf, ggf. bei diffusen Blutungen Hämospray.

! Volumensubstitution u. Endoskopie parallel durchführen!

- Bei Blutung aus A. gastroduodenalis o. bei endoskopisch nicht stillbarer Blutung, Information der Interventionsradiologie o. Chirurgie zur Notfall-OP

> Alle Pat. mit Ulkusblutung und Hochrisikostigmata in der Endoskopie sollten für 72 h eine hoch dosierte PPI-Ther. erhalten: initialer Bolus von 80 mg, gefolgt von einer Dauerinfusion von 8 mg/h über 72 h. Alternativ scheinen Boli von 3 × 40 mg gleichermaßen effektiv zu sein.

6

Im weiteren Verlauf

- **Engmaschige Kontrolle von RR u. Puls,** Flüssigkeitszufuhr. **Cave:** Nieren- u. Herzinsuff.
- **Hb-Kontrollen** alle 2–4 h, ebenso regelmäßig Quick, PTT.
- **Überwachung von Urinausscheidung u. Stuhlgang:** Häufiges Abführen von Teerstuhl ist ein Hinweis für persistierende o. rezid. Blutung.
- **Bei V. a. Aspiration:** Rö-Thorax (neg. Rö-Befund schließt allerdings eine Aspiration nicht aus, Klinik berücksichtigen) u. antibiotische Abdeckung mit Breitbandantibiotika, auch gegen Anaerobier (z. B. Unacid® 3 × 3 g i. v. oder Cefuroxim plus Sobelin, ▶ 20.1).

Akute Ösophagusvarizenblutung

- Bei klin. hohem V. a. Varizenblutung Gabe von **vasoaktiven Substanzen** vor der Endoskopie. Zur Auswahl stehen:
  - **Terlipressin** (Glycylpressin®) 2 mg i. v., ggf. alle 4 h wdh. **Cave:** NW: Myokardischämie, HZV-Erniedrigung, abdom. Schmerzen, Blässe. KI: KHK. Ggf. mit Nitropflaster o. -perfusor kombinieren
  - **Somatostatin** (z. B. Somatofalk®) Bolus von 250 µg, dann Perfusor von 250 µg/h i. v.
  - **Octreotid** Bolus von 50 µg, dann Perfusor von 25–50 µg/h i. v.

- **Notfallendoskopie:**
  - Standard ist heute die Gummibandligatur mit möglichst vielen Ringen von kaudal nach kranial, beginnend am ösophagokardialen Übergang
  - Sklerosierung der blutenden Varizen mit Polidocanol (Äthoxysklerol®) o. Cyanoacrylat (Histoacryl®) bei Fundusvarizen
- **Bei persistierender Blutung** o. mangelnder Übersicht: Checkliste: Erythromycin gegeben, Rechtsseitenlagerung versucht? Vasoaktive Substanzen erhalten? Falls keine endoskopische Ther. gelingt:
  - **Ballonkompression** (genaue Sondenanlagebeschreibung beachten!) mit Sengstaken-Blakemore-Sonde (Doppelballonsonde: Rö-Kontrolle, bei Fehlplatzierung des gastralen Ballons im Ösophagus Perforationsgefahr) o. Linton-Nachlas-Sonde (bei Fundusvarizen besser). Lage u. Füllung kontrollieren, regelmäßiges Anspülen nicht vergessen (Rezidivblutung)
  - **ELLA-Danis®-Stent:** beschichteter Metallstent, der über einen Draht endoskopisch u. unter Rö-Kontrolle, aber auch notfallmäßig ohne Durchleuchtung, positioniert werden kann
  - ! Unbedingt frühzeitig Antibiotikather., z. B. Ceftriaxon 4 g initial i. v. (danach 2 g i. v. Rocephin über 5 d weiterführen)
- **Leberkomaprophylaxe** bereits in der Nacht beginnen:
  - Laktulose z. B. 20 ml alle 2 h, bis Durchfall eintritt. Besser: 2 ×/d als Einlauf (300 ml Laktulose + 700 ml H_2O)
  - Bei Enzephalopathie ggf. Darmdekontamination mit Rifaximin (Xifaxan®) 2 × 400 mg p. o. oder Neomycin
  - Ornithinaspartat (Hepa-Merz®)
- **Wenn Endoskopie nicht verfügbar:**
  - Vasoaktive Substanz geben
  - Sonde o. Stent legen
  - Kreislauf stabilisieren
  - Pat. in geeignete Klinik mit Reanimationsmöglichkeit verlegen, unter ärztl. Begleitung (NA/RTW)

6.2.3 Blut im Stuhl

Diagnostik

Anamnese/Krankenakte

- **Frisches rotes Blut** (Hämatochezie): i. d. R. Blutung aus Kolon/Rektum, bei rascher Passage o. sehr starker Blutung auch aus dem Magen/Duodenum. Bei älteren Pat. oft Angiodysplasien, sonst meist Divertikelblutungen, Karzinome, Polypen. Bei jungen Pat. an entzündl. Darmerkr. denken
- **Blutauflagerungen auf dem Stuhl o. hellrote spritzende Blutung:** meist Hämorrhoiden, Erkr. von Rektum o. Analkanal
- **Teerstuhl** (Meläna):
  - Schwarzer glänzender klebriger Stuhl (schon bei relativ geringer Blutung (60 ml)
  - Blutungsquelle fast immer im oberen GIT, Blutungsbeginn etwa vor 6–10 h, kann aber auch noch bis zu 5 d nach Sistieren einer Blutung auftreten
  - ! Schwarzer Stuhl auch durch Eisensubstitution, Kohletbl., Wismut, Blaubeeren o. Spinat
- **Relevante Vorerkr.:** bei Teerstuhl ▶ 6.2.2 (Bluterbrechen), bek. Hämorrhoiden, Karzinom, Divertikel, Angiodysplasien, Gerinnungsstörungen, Gastroenteritis, Auslandsaufenthalte, chron. Darmerkr.

6

- **Beschwerden:** Schmerzen, Krämpfe, Z. n. schmerzhafter Defäkation o. heftigem Pressen, Fieber
- **Medikamente**

Körperliche Untersuchung

- **Zeichen der Anämie:** Schwäche, Schwindel, Luftnot, Blässe
- **Zeichen der Hypovolämie:** Hypotonie, Durst, Kaltschweißigkeit, Tachykardie
- **Abdom. Untersuchung:** Druckschmerz, Abwehr, Peristaltik, Aszites
- **Rektale Untersuchung:** Hämorrhoiden (meist hellrote spritzende Blutung), Fissuren, Hinweis auf Karzinom o. Polypen, Anal- o. Rektumprolaps, Fremdkörper, Haemoccult®

Weiterführende sofortige Diagnostik **Labor:** BB, Blutgruppe, Kreuzblut für 2–4 EK u. 2 FFP (falls erhebliche Blutung), Quick, PTT, E'lyte, Krea, Transaminasen, Lipase, Laktat, CRP.

Therapeutisches Vorgehen

Sofortiges therapeutisches Vorgehen

- Großlumiger, sicherer **i. v. Zugang,** Infusion (z. B. Ringer).
- **Kreislaufüberwachung,** weiter engmaschige Hb-Kontrollen.
- Nahrungskarenz.
- **Bei hellroter spritzender rektaler Blutung:** Prokto-/Rektoskopie auch in der Nacht zur Lokalisation der Blutungsquelle u. ther. Blutstillung.
- **Bei Teerstuhl mit Hb-Abfall, stärkerer Hämotochezie** u./o. Zeichen eines hypovolämischen Schocks muss zunächst eine Gastroduodenoskopie erfolgen. Das weitere Management erfolgt wie bei größerer oberer GIT-Blutung (▶ 6.2.2).
- Falls endoskopisch eine obere GIT-Blutung ausgeschlossen wurde, ggf. Sigmoidoskopie u. Vorbereitung in der Nacht für eine Koloskopie (z. B. mit Moviprep® o. Fleet®), bei Kreislaufinstabilität Verlegung auf ITS.
- Haemoccult®-pos. Stühle, Teerstuhl ohne Kreislaufreaktion u. ohne Hb-Abfall → Endoskopie kann bis zum nächsten Tag warten. Aufklärung sollte aber bereits erfolgen.

6.3 Übelkeit und Erbrechen

6.3.1 Differenzialdiagnose

Übelkeit u. Erbrechen sind häufige u. unspez. Symptome. Sie treten bei GIT-Erkr. auf, können aber auch Ausdruck anderer, z. T. lebensbedrohlicher Erkr. (z. B. Herzinfarkt, hypertensive Krise, Schock) u. medikamentöser NW sein.

Ursachen von Übelkeit und Erbrechen

- **GIT:** Leitsymptom des Ileus u. beim akuten Abdomen (▶ 10.4.2), Schleimhautreizung bei Ösophagitis, Divertikel, akute Gastroenteritis, Nahrungsmittelvergiftung, Gastritis (Alkohol, Medikamente), Pankreatitis, Ulcus ventriculi o. duodeni, Karzinome, Magenentleerungsstörungen z. B. bei diab. Neuropathie, Cholezystitis u. -lithiasis, Z. n. Vagotomie

- **Kardiopulmonal:** ACS (▶ 4.2.3), Stauungsgastropathie bei Herzinsuff., Hyper- u. Hypotonie, HRST, Schock, hypertensive Krise
- **Medikamentös:** z. B. Digitalis, NSAR, Antibiotika, Opiate, Zytostatika, Betablocker, Diuretika, orale Antidiabetika, Theophyllin, Eisen, Hormone, K^+-Brausetbl. etc.
- **ZNS:** häufig bei Migräne. Erhöhter Hirndruck durch Blutung o. Tumor, Meningitis, Enzephalitis. M. Menière (▶ 15.7.2), Kinetosen (Reisekrankheit)
- **Durchblutung:** Angina abdominalis, Mesenterialinfarkt, disseziierendes u. rupturiertes Bauchaortenaneurysma
- **Endokrin:** Schwangerschaft, diab. Ketoazidose, Hypoglykämie, Hypokortisolismus (M. Addison ▶ 8.4), Hyperkalzämie z. B. bei prim. Hyperparathyreoidismus, Hyperthyreose, autonome Neuropathie
- **Urogenital:** Pyelonephritis, Urolithiasis, akutes Skrotum (▶ 14.6)
- **Infektiös-toxisch:** Hepatitis, Intoxikationen, Nahrungsmittelallergie, Sepsis
- **Andere Ursachen:** Urämie (▶ 7.2), Glaukomanfall (▶ 18.4), Z. n. Radiatio, vegetativ bei Angst, Aufregung, Schmerzen

6.3.2 Diagnostisches Vorgehen

Anamnese/Krankenakte

- **Art des Erbrechens:**
  - Anfallsweises Erbrechen, z. B. bei Migräne (Kopfschmerz, Augenflimmern), M. Menière (Ohrensausen, Schwindel)
  - Regelmäßig intermittierendes Erbrechen, z. B. im 12- bis 48-h-Rhythmus, bei Magenausgangsstenose o. Sy. der zuführenden Schlinge
- **Begleitsymptome:** Oberbauchschmerzen (Peritonitis, Ulkus, Pankreatitis, Cholezystitis, Cholezystolithiasis), Kopfschmerzen (Hypertonus, Migräne, Hirndruck, Meningitis)
- **Zeitpunkt des Erbrechens:** morgens (Schwangerschaft, Alkoholismus), nachts (Ulcus duodeni), sofort nach dem Essen (akute Gastroenteritis, Hepatitis, psychogen), verzögert nach dem Essen (Magenentleerungsstörung, Pylorusstenose, Vagotomie)?
- Erleichterung durch Erbrechen bei Ulkus, nicht bei Gallen- u. Pankreaserkr.
- **Gewichtsverlust:** länger dauernde organische Erkr., Anorexia nervosa
- **Zusammensetzung des Erbrochenen:** Unverdaut (z. B. Achalasie, Ösophagusstenose, Divertikel), blutig, gallig, kaffeesatzartig?
- Medikamente, Toxine, berufliche Exposition
- Bek. Vorerkr.: Ulkusleiden, Diab. mell., vorangegangene OP. **Cave:** bei KHK-Pat. Myokardinfarkt als DD

Körperliche Untersuchung

- **GIT:** Hernien, OP-Narben, Zeichen des Ileus (z. B. fehlende o. hochgestellte Darmgeräusche), peritonitische Zeichen (Abwehrspannung, kontralateraler Loslassschmerz), Hepatosplenomegalie, Lokalisation der Schmerzen
- **Haut:** Exsikkose (stehende Hautfalten, trockene Zunge, Oligurie), Hyperpigmentation (M. Addison), Ikterus
- **Kreislauf:** Bradykardie (bei Digitalisintoxikation oder erhöhtem Hirndruck), Tachykardie (bei Schmerzen, Fieber, Hypovolämie)
- **Pupille:** Miosis (z. B. Opiatvergiftung), Mydriasis (z. B. akuter Glaukomanfall, Erregung), Pupillendifferenz (z. B. ZNS-Blutung, Apoplexie; Hirndruckerhöhung: Kopfschmerzen, Übelkeit, Papillenödem, fokale Zeichen, ▶ 10.1.3)

6

Weiterführende sofortige Diagnostik

- **Labor:**
  - BB, BSG, Krea, E'lyte, Laktat, BGA (metab. Alkalose, Azidose), CK, GOT, GGT, AP, Gerinnung, Lipase, BZ, Urinstatus, Schwangerschaftstest
  - Ggf. Digitalisspiegel, Toxikologie. Porphyrine abnehmen u. für Untersuchung am nächsten Morgen konservieren
- **Je nach Verdacht u. Dringlichkeit:**
  - Sono Abdomen
  - EKG
  - Rö-Thorax u. Abdomen
  - Bei V. a. ein zerebrales Ereignis noch nachts cCT. Ggf. neurol. u. chir. Konsil
- **Elektive Untersuchungen:** Gastroskopie, Kontrastuntersuchungen meist in der Nacht nicht erforderlich

6.3.3 Therapeutisches Vorgehen

Akute Erkrankungen, die sofortiges Handeln erfordern

- Nicht gastroenterol. Erkr.:
  - Neurol.: Hirndruckerhöhung, SHT (▶ 10.1.3), Meningitis (▶ 15.5)
  - Ophthalmol.: akuter Glaukomanfall (▶ 18.3)
  - Otol.: M. Menière (▶ 15.7.2)?
  - Urol.: akutes Skrotum (z. B. Hodentorsion ▶ 14.6), Urolithiasis
  - Kardiovaskulär: Herzinfarkt (▶ 4.2), akute Herzinsuff., LE (▶ 5.2) HRST (▶ 4.3), hypertensive Krise (▶ 4.6), Schock (▶ 3.3)
  - Metab.: ketoazidotisches Koma, Hypoglykämie (▶ 8.2)
- Gastroenterol. Erkr.: akutes Abdomen (▶ 10.4.2)

Diese Erkr. gilt es auszuschließen, bevor sympt. Ther. erfolgt.

6

Initiales Management (in aufsteigender Reihenfolge):

- **Metoclopramid:** (z. B. Paspertin®), 10 mg i. v., evtl. alle 8 h wdh.; nicht bei Kindern. Alternativ **Dimenhydrinat** (z. B. Vomex®) 150 mg Supp. o. 100 mg i. v. Flüssigkeitssubstitution mit Ringer-Lsg., E'lytausgleich. E'lytstörungen (z. B. Hypokaliämie) nicht übersehen, möglichst parenteral substituieren, da K^+ p. o. oft Übelkeit induziert
- **Zytostatikainduziertes Erbrechen:** Ondansetron, z. B. Zofran® 3 × 8 mg/d p. o. oder 4 mg i. v. (▶ 9.2.1). Alternativ auch Granisetron (Kevatril®) o. Dolasetron (Anemet®)
- **Dexamethason:** 2 × 4–8 mg als Kurzinfusion i. v.

Aufnahme ambulanter Patienten

- Bei unklaren Beschwerden o. vorliegenden Begleitsymptomen (z. B. Kreislaufstörungen, Exsikkose) stat. Aufnahme u. Beobachtung unter Nahrungskarenz u. Flüssigkeitssubstitution i. v.
- Pat. kann entlassen werden bei leichter Gastroenteritis ohne Fieber u. Entzündungszeichen (sympt. Ther. z. B. mit Metoclopramid) u. leichten Formen der Migräne (▶ 15.3; ASS, Paracetamol, Ergotamin-/Koffeinpräparate) nach Symptombesserung

6.4 Diarrhö

6.4.1 Definition

Mehr als 3 Stühle tgl., Stuhlkonsistenz vermindert bis flüssig (Wassergehalt > 75 %), Stuhlmenge vermehrt (250 g/d).

Akute Durchfälle sind meist infektiöser Genese, chron. Diarrhöen haben meist andere Ursachen.

6.4.2 Differenzialdiagnose

Allgemeine Ursachen

- **Infektiös:**
  - Bakterien: *E. coli*, Salmonellen, Shigellen, *C. jejuni*, Yersinien, *C. difficile*
  - Viren: Rota-, Parvo-, Noroviren
  - Parasiten: *Entamoeba histolytica*, *Gardia lamblia*
- **Lebensmittelvergiftungen:** *Staph. aureus, Bacillus cereus, C. perfringens*
- **Medikamentös:** Mg^{2+}-haltige Antazida, Digoxin, Anticholinergika, Laxanzien, Zytostatika
- **Antibiotikaassoziierte Diarrhöen:** nach Ampicillin, Cephalosporinen, Clindamycin, Chinolonen. Schwerstform als pseudomembranöse Kolitis durch *C. difficile*
- **Toxisch:** Pilze, Arsen, Quecksilber
- **Nahrungsmittelallergie** bzw. pseudoallergische Reaktionen: z. B. Erdbeeren, Schalentiere, Milch, Glutamat
- **Dünndarmerkr.:** z. B. M. Crohn, Malabsorptionssy., bakt. Fehlbesiedelung, Durchblutungsstörungen, Laktose-/Fruktoseunverträglichkeit, Zöliakie/Sprue, M. Whipple
- **Dickdarmerkr.:** z. B. Colitis ulcerosa, ischämische Kolitis, kollagene Kolitis, Strahlenkolitis, Kolon-Ca, Adenome (bes. tubulovillöse)
- **Nach chir. Ther.:** z. B. Sy. der zuführenden Schlinge, Dumping-Sy., Gallensäureverlustsy., bakt. Fehlbesiedelung
- **Exokrine Pankreasinsuff.**
- **Endokrine u. Stoffwechselstörungen:** Diab. mell., Hyperthyreose, M. Addison, Karzinoid u. a.
- **Vegetativ:** bei Angst, Nervosität (Ausschlussdiagnose), Reizdarmsy.
- **Sonstige:** Kollagenosen, Aids, neurol. Erkr., Urämie

Ätiologie der blutigen Diarrhö

- **Infektiöse Enterokolitiden:** *C. jejuni*, Shigellen, Salmonellen, Yersinien, enteroinvasive *E. coli* (z. B. EIEC), *C. difficile*, Amöben u. Schistosomen, Tbc
- **Nichtinfektiöse Enterokolitiden:** Divertikulitis, ischämische Kolitis, inkomplett stenosierendes Kolon-Ca, Colitis ulcerosa, M. Crohn, Mesenterialinfarkt, Invagination, Volvulus, Endometriose, untere Intestinalblutung

6.4.3 Diagnostisches Vorgehen

Erste Überlegungen des Diensthabenden

- Besteht eine akute Gefährdung des Pat. durch Erkr., die ein sofortiges Handeln erfordern?
  - Exsikkose, drohendes Nierenversagen, schwere E'lytentgleisungen?
  - Hoch entzündl. o. bereits septisches Krankheitsbild?
  - Drohendes o. bereits vorhandenes akutes Abdomen o. toxisches Megakolon?
  - Schwere GIT-Blutung?
- Sofern Pat. aufgenommen werden muss: Hinweise auf eine infektiöse Ursache? Isolation?

Anamnese/Krankenakte

- Dauer der Erkr.? Akut o. chron.?
- Durchfallcharakteristik, Sistieren nach Fasten, nahrungsabhängig? Beimengungen von Blut? Schmerzhafte Stuhlentleerungen o. sonst Schmerzen?
- Stuhlbeschaffenheit/-aussehen, Anzahl der Stühle?
- Begleiterscheinungen (Schmerzen, Fieber, Übelkeit, Hautausschläge)
- Vorerkr., zurückliegende OP
- Medikamente, Laxanzien, Immunsuppression?
- Ernährung? Weitere Personen betroffen?
- Auslandsaufenthalte?

Körperliche Untersuchung

- **Bes. beachten:** Exsikkosezeichen, Exantheme, Darm-, Gefäßgeräusche, Meteorismus, tastbare Resistenzen, Ödeme, Kreislaufveränderungen
- Rektale Untersuchung
- Temperatur
- **Abschätzen der Erkrankungsschwere:** Dehydratation (häufig bei älteren Pat.)? Metab. Azidose (Hyperventilation, BGA)? Hypokaliämie?

6

Weiterführende Diagnostik

- **Labor:** BB, E'lyte, BSG, Krea, Harnstoff, BZ, Lipase, Transaminasen, Laktat, CRP, BGA. Ggf. Multiplex-Schnelltest, Stuhluntersuchungen u. Serologie für den nächsten Tag planen
- Ggf. **Sono Abdomen:** flüssigkeitsgefüllte Darmschlingen, Kokarde, Pendelperistaltik, Leber- u. Pankreasauffälligkeiten?
- Ggf. **CT Abdomen** z. A. Ileus, toxisches Megakolon etc.

6.4.4 Therapeutisches Vorgehen

Stationäre Patienten

- **Salzreiche Nahrung u. viel trinken:** Hausmittel Salzstangen u. Cola durchaus legitim o. fertige Lsg. (z. B. Elotrans®, Oralpädon®). Ggf. i. v. Flüssigkeits- u. E'lytersatz, dazu Zuckergabe. Ind. zur parenteralen Flüssigkeitssubstitution großzügig stellen, v. a. bei älteren Pat.
- **Keine blinde Antibiotikather.** außer in schweren Fällen (Dysenterie, Sepsis)
- Antisekretorische Mittel, Aktivkohle etc. sind umstritten. Motilitätshemmer, z. B. Loperamid (z. B. Imodium®) 4 × 2 mg nur bei Reise- o. chron. sekretorischen Diarrhöen. **Cave:** nicht bei Kindern < 2 J., nicht bei infektiöser Enterokolitis

- **Bei V. a. antibiotikaassoziierte Kolitis:** auslösendes Antibiotikum absetzen, Stuhlproben auf *C.-difficile*-Toxin testen. Metronidazol, z. B. Clont® 3 × 400 mg/d i. v. oder Vancomycin 3 × 500 mg/d p. o.
- **Unterstützung der Darmflora** durch Probiotika, z. B. Mutaflor®, Perenterol® o. probiotischen Joghurt
- **Isolation bei V. a. infektiöse Enteritis,** zumindest eigene Toilette. (**Cave:** Viele infektiöse Enteritiden sind meldepflichtig. Meldung binnen 24 h → Tagdienst)

Aufnahme ambulanter Patienten Häufige Ursache bei amb. Pat.: **Lebensmittelvergiftung.** Brechdurchfall wenige Stunden nach Verzehr toxinhaltiger Nahrungsmittel (z. B. Tiefkühlkost, Fleisch, Geflügel, Eier, Milchprodukte, Speiseeis). **Erreger:** Salmonellen (Inkubationszeit 12–36 h), *Staph. aureus* (1–2 h), *C. botulinum* u. *perfringens.* Bei sonst gesunden Pat. ist keine antibiotische Ther. erforderlich (Ausnahme: Botulismus).

- Leichtere infektiöse Durchfälle werden sympt. versorgt u. können ambulant bleiben.
- Bei schweren Diarrhöen mit Begleitsymptomatik o. Blutbeimengungen im Stuhl stat. Aufnahme, Nahrungskarenz, parenterale Ernährung (z. B. 1 l Ringer u. 1–2 l Clinomel® 2,2 %).

6.5 Ikterus

6.5.1 Definition und Bedeutung

Gelbfärbung von Haut, Schleimhäuten u. Skleren durch Ablagerung von Bili, an den Konjunktiven sichtbar ab einem Gesamt-Bili > 2 mg/dl.

Der Ikterus ist selten ein akut auftretendes Problem. Ein akuter Verschlussikterus mit Schmerzen u. Fieber, Leberausfallskoma, ein Ikterus bei Sepsis u. Schock müssen noch **im Nachtdienst** diagnostiziert u. behandelt werden.

6.5.2 Differenzialdiagnose

Prähepatischer Ikterus (Hämolyse)

Hämolytische Anämien (▸ 9.3.1), ineffektive Erythropoese, Resorption größerer Hämatome, Transfusionszwischenfälle, Hämolyse z. B. nach Herzklappen-OP.

Hepatischer Ikterus (intrahepatische Cholestase)

- **Akute Hepatitis** o. akuter Schub einer chron. Hepatitis o. Leberzirrhose durch:
  - **Infektionen:** häufig Virushepatitiden (A–E), Begleithepatitis bei anderen Viren (z. B. CMV, EBV, Coxsackie), Bakterien (z. B. Leptospirosen, Brucellose, Salmonellen), Parasiten (z. B. Malaria, Amöben, Echinokokken etc.)
  - **Intoxikationen:** Alkohol, Pilze (Knollenblätterpilz), Tetrachlorkohlenwasserstoff
  - **Arzneimittel:** Paracetamol, Isoniazid, Thyreostatika, Methyldopa, Hormone, Ajmalin, Halothan, Neuroleptika, Antibiotika, 5-Fluorouracil u. a. Chemotherapeutika etc.

6

- **Stauungsleber** bei Rechtsherzinsuff., Budd-Chiari-Sy.
- Autoimmunhepatitis (AIH)
- **Stoffwechselerkr.:** M. Wilson, Hämochromatose, α_1-Antitrypsin-Mangel, Mukoviszidose
- Primär biliäre Zirrhose, primär sklerosierende Cholangitis
- Lebertumoren, Metastasen
- Schwangerschaftsspez. Lebererkr., meist benigner idiopathischer Ikterus
- Seltene familiäre Hyperbilirubinämien: z. B. Gilbert-Meulengracht- (harmlos), Crigler-Najjar-, Dubin-Johnson-, Rotor-Sy.

Posthepatischer Ikterus (extrahepatische Cholestase)

Abflussstörungen der Galle durch Enge o. Hindernis in den Gallenwegen durch:

- **Verschlüsse im Gangsystem:** Choledocholithiasis, Cholangitis, Gallengangs-/Papillenkarzinom, Strikturen, Parasiten (z. B. Askariden, Bilharziose)
- **Kompression des Gangsystems von außen:** Cholezystitis, Pankreatitis, evtl. mit Pseudozysten, Pankreas-(kopf-)Ca, Lymphome, andere Tumoren, *Echinococcus*-Inf. der Leber, Leberabszess

6.5.3 Diagnostisches Vorgehen

Anamnese/Krankenakte

- Bewusstsein? Bei Störung der Vitalfunktionen ITS benachrichtigen
- Krankheitsverlauf: akut o. chron.?
- Kolikartige Schmerzen, Übelkeit u. Erbrechen: Erkr. der Gallenwege (Gallensteine?), Pankreaserkr. bekannt?
- Pruritus, entfärbter Stuhl, brauner Urin → hepatisch o. posthepatisch?
- Anorexie, Gewichtsverlust: Pankreas-Ca, andere Tumoren
- Abgeschlagenheit, Arthralgien: Virus-, Begleit-, Autoimmunhepatitis
- Schüttelfrost, Fieber: Cholangitis, Abszess
- Medikamente, Alkohol: medikamentös-toxisch bedingte Hepatitis?
- Familienanamnese: z. B. M. Wilson, familiäre Hypercholesterinämie
- Vorerkr. u. Vormedikation, Transfusionen erhalten?
- Auslandsaufenthalt, Drogenabusus, sexuelle Kontakte?
- Dyspnoe, Herzinsuff. bekannt?

Körperliche Untersuchung

- **Schmerzen im re Oberbauch,** evtl. Courvoisier-Zeichen (palpable schmerzlose Gallenblase bei Pankreaskopf-CA), lokalisierte Abwehrspannung bei Cholezystitis u. Cholangitis, evtl. mit beginnender Perforation
- **Leberklopfschmerz** (Kapselspannung bei Hepatitis u. Stauungsleber): Leber tastbar? Konsistenz?
- **Reduzierter AZ u. Ernährungszustand** sowie zentralnervöse Störungen, Spidernävi, Palmarerythem, Störung der Körperbehaarung, Gynäkomastie u. Hodenatrophie sowie Aszites weisen auf chron. Lebererkr. hin.
- Kayser-Fleischer-Kornealring: M. Wilson
- Foetor hepaticus: Leberkoma

Sofortige Diagnostik

- **Labor:** BB, E'lyte, Krea, Transaminasen, Gesamt-Bili (dir. u. indir.), Cholestaseenzyme (AP, GGT), Lipase, CRP, Quick, PTT, ggf. Ammoniak, EBV-Schnelltest

- **Sono Abdomen:** erweiterte intra- o. extrahepatische Gallengänge (Doppelflintenphänomen), Gallensteine, Lebergröße u. -echogenität, Zirrhosezeichen, Tumoren, Metastasen, Lk?
- Ggf. chir. Konsil

Sono zur DD ist immer sofort erforderlich, auch nachts!

Elektive Diagnostik

- **Bei Fieber:** Blutkulturen
- **Falls OP geplant:** Kreuzblut für EK, Rö-Thorax, evtl. Rö-Abdomen
- **Virusserologie u. spez. AK** bei entsprechendem Verdacht: Hepatitis-A- bis -C-Serologie, ANA, AMA, LKM, SMA, p-ANCA, CMV, EBV u. Coxsackie
- Bei unklarem Befund (z. B. fraglicher Steinabgang) Endosono für den nächsten Tag planen
- Bei mechanischem Galleabflusshindernis möglichst **ERCP** (Steinentfernung o. bei Tumor Drainage-/Stenteinlage) am nächsten Tag (Aufklärung ggf. bereits in der Nacht)

6.5.4 Therapeutisches Vorgehen

Stationäre Patienten

- **i. v. Zugang** bei akutem Geschehen o. schlechtem AZ, sympt. Ther. (Analgetika, Antiemetika, Flüssigkeitssubstitution, ggf. parenterale Ernährung)
- **Antibiotische Ther.:** bei Cholangitis, Cholezystitis, Abszessen u. extrahepatischer Cholestase vor der ERCP: z. B. Piperacillin + Tazobactam (Tazobac® 3 × 4,5 g) o. Ceftriaxon (Rocephin® 2 g/d) + Metronidazol (Clont® 500 mg 3 ×/d; ▶ 20.1)
- Bei unklarer Hepatitis Weglassung aller nicht zwingend erforderlichen Medikamente
- Kontrolle von Vitalparametern, Temperatur u. Vigilanz
- Nahrungskarenz nur bei geplanter OP o. ERCP
- Bei Leberversagen ▶ 6.5
- Bei Sepsis ▶ 3.4

Sofortige OP-Ind.:

- Perforierte Gallenblase mit galliger Peritonitis
- Gangränöse Cholezystitis u. Gallenblasenempyem

Aufnahme ambulanter Patienten Jeden Pat. mit neuem o. zunehmendem Ikterus stat. aufnehmen.

6.6 Leberkoma/Leberversagen

6.6.1 Definitionen

- **Leberausfallkoma:** Leberkoma durch ungenügende Entgiftung bei bestehender Leberschädigung (meist Zirrhose)
- **Akutes Leberversagen:** Ausfall der Leberfunktion bei Pat., die keine chron. Lebererkr. hatten

6.6.2 Differenzialdiagnose

- **Ursachen des Leberausfallkomas:** GIT-Blutung, proteinreiche Kost, E'lytstörung (V. a. Hypokaliämie), Diuretika, Sedativa, Aszitespunktion, Inf., Schock, OP, Diarrhö, Erbrechen
- **Ursachen des akuten Leberversagens:** fulminante Virushepatitis, Intoxikation (z. B. Paracetamol, Halothan, Drogen, Knollenblätterpilz, Chemikalien), Pfortaderthrombose, Budd-Chiari-Sy.
- Schwangerschaftshepatitis, HELLP-Sy., Schockleber, M. Wilson, Autoimmunhepatitis

6.6.3 Diagnostisches Vorgehen

Anamnese/Krankenakte

- Medikamente?
- Berufsanamnese, Alkohol
- Familienanamnese (Stoffwechselstörungen), Fremdanamnese
- Vorerkrankungen, Narkose?

Körperliche Untersuchung

- Vigilanz, Sprache, Flapping-Tremor (▶ Tab. 6.3)?
- Ikterus, Foetor hepaticus?
- Gerinnungsstörungen, Blutungen?
- Leberhautzeichen, Aszites?
- Vitalparameter, Hyperventilation durch Ammoniak

Weiterführende sofortige Diagnostik

- **Labor:**
  - Transaminasen, dir./indir. Bili, Cholestaseenzyme, Syntheseparameter (Quick, PTT, CHE, AT III, Fibrinogen), BB, E'lyte, Krea, Harnstoff, Lipase, BZ, CRP, BGA, Laktat, Ammoniak
  - Elektrophorese, Virusserologie bei unklarer Ätiol., Spezialuntersuchungen
- **Sono,** ggf. mit Duplex
- Ggf. frühzeitige Kontaktaufnahme mit Transplantationszentrum

6

Tab. 6.3 Klinische Stadien der hepatischen Enzephalopathie (HE)

Stadium	Charakteristika
Latente HE	Normale Bewusstseinslage, nur in psychometrischen Tests zu erfassen
Stadium I	Verlangsamung, rasche Ermüdbarkeit, Sprach-, Merkstörungen, Apathie, Fingertremor
Stadium II	Persönlichkeitsveränderungen, Verwirrtheit, Müdigkeit, Konzentrationsstörungen. Flapping-Tremor: Wird Pat. aufgefordert, die Hand bei gestreckten Fingern gerade zu halten, treten 1–3 Flexionen/s im Handgelenk auf
Stadium III	Verwirrtheit, Somnolenz, Hyperreflexie, Rigidität, Foetor hepaticus
Stadium IV	Koma, erloschene Reflexe, starker Foetor hepaticus

6.6.4 Therapeutisches Vorgehen

Initiales Management

- **Intensivüberwachung** Kontrolle der Vitalparameter, Temperatur, Einfuhr- u. Ausfuhrbilanz, regelmäßiger Neurostatus, BGA. Kreislaufüberwachung (Arterie, ZVK, wenn möglich)
- **Darmsterilisation:** Rifaximin 2 × 400 mg/d o. Neomycin 4 × 2 g/d p. o.
  - Pat. wach: 30–50 ml Laktulose (z. B. Bifiteral®) p. o. 2-stdl., evtl. über Magensonde, bis Diarrhö eintritt
  - Besser: Einlauf mit 300 ml Laktulose + 700 ml Wasser 2 ×/d. Insbes., wenn Pat. komatös ist, Laktulose über Magensonde erst nach Intubation
- **Flüssigkeitsrestriktion** zur Vermeidung von Hirnödem u. Aszitesbildung/-zunahme
- Wichtig sind ausreichende **Glukosezufuhr** u. Stabilisierung der Gerinnungsfunktion
- Hepatotoxische Medikamente vermeiden
- **Gerinnungsstörungen:** FFP nach Bedarf, Vit. K 10 mg/d i. v., bei DIC ▶ 3.6
- **Stressulkusprophylaxe:** PPI, z. B. Pantozol® o. Nexium® p. o. bzw. per Magensonde
- **Labor:** BZ stdl., BB, Krea, E'lyte, Bili, PTT, Quick, AT III 2–3 ×/d
- Korrektur des E'lyt- u. Säure-Basen-Haushalts
- **Ornithinaspartat** (metabolisiert Ammoniak zu Harnstoff): bei akuter hepatischer Enzephalopathie 20 g/d i. v., bei chron. hepatischer Enzephalopathie 3 × 9 g/d (Hepa-Merz®)
- ACC-Schema bei Paracetamol-Intoxikation: ▶ 3.8.3

Parenterale Ernährung bei Leberinsuffizienz über ZVK

- **Glukose:**
  - 2–5 g/kg KG tgl. (max. 400 g/d) als 40 % Glukoselsg.
  - ! Keine Fruktose, kein Sorbit o. Xylit (Gefahr der Laktatazidose)
- **E'lyte nach Laborwerten.**
  - ! **Cave:** Einem erniedrigten Na^+ liegt meist eine Verdünnungshyponatriämie zugrunde, die nicht durch Na^+-Gabe, sondern durch Flüssigkeitsrestriktion behandelt werden muss.
  - ! Hyponatriämie nicht mit NaCl-Infusionen behandeln (Kunstfehler)!
- **Keine Fettemulsionen im Leberkoma**
- **Eiweiß/Aminosäuren (AS):**
  - Eiweißfrei nur nach GIT-Blutungen u. bei hepatischer Enzephalopathie Stadium IV, dann auch nur für wenige Tage. Nach Besserung unter Ammoniakkontrolle 20–30 g Eiweiß/d steigern bis 1 g/kg KG AS tgl.
  - Verzweigtkettige AS, z. B. als Aminoplasmal Hepa 10 %, über 3 d, sonst Aminofusin Hepar® (niedriger Anteil zyklischer AS)

Therapie häufiger Komplikationen

- **GIT-Blutung** ▶ 6.2
- **Gerinnungsstörung:** Quickerniedrigung, Thrombozytopenie. Bei Absinken des Quick < 30 % Gabe von Vit. K (10–30 mg i. v.) u. FFP o. Faktorenkonzentraten (z. B. PPSB). Bei Absinken der Thrombos < 20.000/µl u. Blutung Gabe von TK. Bei Blutung Quick 40 % u. Thrombos 50.000/µl anstreben, Heparin max. 200–400 IE/h
- **Hirnödem:** 30°-Oberkörperhochlagerung. Osmotische Ther. mit Osmosteril® i. v. 125 ml über 30 min 4 ×/d o. Glycerosteril® 100 ml über 30 min bis 10 ×/d, sofern Nierenfunktion normal ist. Intubation u. Hyperventilation

6

- **Sepsis, Pneumonie:** nach Abnahme von Blutkulturen gezielte antibiotische Ther. ▶ 20.1
- **Respir. Insuff.:** Intubation u. Beatmung
- **Akute Begleitpankreatitis:** wird oft übersehen (▶ 6.8)
- **Kardiale Arrhythmien,** art. Hypotonie?
- **Hepatorenales Sy.:** schlechte Progn., Prozedere ▶ 6.7.4

> Zu drastische diuretische Ther. kann zum hepatorenalen Sy. (▶ 6.7.4) führen!

6.7 Aszites

6.7.1 Hinweis

> Beim unkomplizierten Aszites ist nachts i. d. R. keine bes. Ther. erforderlich. Es gibt jedoch KO des Aszites, die nachts entsprechende Maßnahmen nötig machen.

6.7.2 Spannungsaszites

Klinik

- Vorgewölbtes, gespanntes, meist glänzendes Abdomen, im Liegen ausladende Flanken
- Dyspnoe
- Evtl. Übelkeit u. Erbrechen

Diagnostisches Vorgehen

- **Anamnese:**
  - Ursache des Aszites, z. B. Leberinsuff., Peritonealkarzinose, schwere Rechtsherzinsuff.
  - Medikamente; v. a. achten auf Diuretika, lebertoxische Substanzen, Medikamente mit verstärkter Na^+-Retention
  - **Körperl. Untersuchung:** Darmgeräusche, Beinödeme, Kollateralkreislauf?
  - **Sono Abdomen:** Menge des Aszites, Genese?
- **Labor** (vor Punktion): BB, Quick, PTT, E'lyte, Krea

Therapeutisches Vorgehen

- **Wasser u. NaCl-Restriktion**
- **Medikamentöse Ther.:**
  - Spironolacton (Aldactone®), beginnen mit 100 mg p. o. 1 ×/d, Steigerung auf max. 200 mg/d. **Cave:** Niereninsuff.!
  - Ggf. zusätzlich Schleifendiuretikum wie Torasemid (Unat®®) 10–20 mg p. o.
  - ! Tgl. Gewichtskontrolle zur Kontrolle des Ther.-Erfolgs (besser als Bauchumfang)
  - Bei schwerem rezid. Aszites auch ggf. initial diuretische Ther. i. v. (mangelnde Resorption nach oraler Gabe durch ausgeprägte portale Hypertension)
- **Entlastungspunktion** (▶ 2.2.7): Bringt dem Pat. rasch Erleichterung, daher auch nachts erwägen u. Ausschluss einer SBP (▶ 6.7.3), bei Punktion großer Volumina (> 6 l) Albuminsubstitution i. v. empfohlen

6.7.3 Spontan bakterielle Peritonitis (SBP)

Inf. des Aszites ohne identifizierbare Infektionsquelle (keine Organperforation, keine vorangegangene Punktion). Häufig gramneg. Keime. Hohe Letalität u. Rezidivrate.

Klinik

- Fieber, abdom. Schmerzen
- Übelkeit, Erbrechen
- Generalisierte AZ-Verschlechterung manchmal einziges Symptom

Bei jedem Pat. mit Aszites u. Fieber an eine SBP denken!

Diagnostisches Vorgehen

- **Anamnese u. körperl. Untersuchung** (wie bei Spannungsaszites)
- **Sonografischer Nachweis** von Aszites
- **Labor:** BB, CRP, Quick, PTT, Na^+, K^+, Krea
- **Diagnostische Aszitespunktion** (▶ 2.2.7), Nachweis von > 250 neutrophilen Granulozyten/µl (> 500 Leukos/µl) → wegweisender Befund
- **Keimnachweis** durch Beimpfung von Blutkulturflaschen (aerob u. anaerob; ▶ 2.2.6)

Therapeutisches Vorgehen

- **Aszitesther.** wie bei Spannungsaszites (▶ 6.7.2)
- **Antibiotische Ther.:** Cephalosporin der 3. Generation, z. B. Ceftriaxon (Rocephin®) 2 g i. v. 1 ×/d. Antibiotikather. sofort nach Abnahme der Diagn. beginnen! Langfristig Rezidivprophylaxe mit Gyrasehemmer. Bei Aszites u. Blutung immer Antibiotika

6

6.7.4 Hepatorenales Syndrom

Funktionelles Nierenversagen bei ausgeprägter hepatischer Insuff. (akut o. chron.) nach Ausschluss anderer Ursachen (Hypovolämie, Inf., Autoimmunerkr.).

Einteilung

- **Typ 1:** rasch fortschreitendes Nierenversagen mit Verschlechterung der Nierenfunktion innerhalb von Tagen. Sehr schlechte Prognose
- **Typ 2:** eingeschränkte Nierenfunktion auf stabilem Niveau

Auslöser Vielseitig: aggressive Diuretikather., Volumenverluste durch Blutung, zu rasche Abpunktion von Aszites, Verschlechterung der Leberfunktion.

Klinik Zunehmende Oligurie, Asziteszunahme, Ödeme.

Diagnostisches Vorgehen

- **Anamnese,** Medikamentenanamnese u. körperl. Untersuchung
- **Sono** von Abdomen, Nieren u. Blase (Ausschluss postrenales Nierenversagen)

- **Labor:**
  - BB, Quick, PTT, Urinstatus (i. d. R. normal), Na^+, K^+, Krea → Hyponatriämie, Krea ↑ (wegweisender Befund in der Nacht)
  - Na^+-Ausscheidung im Urin (< 10 mmol/l), Urinosmolalität, Ausschluss primärer Nierenerkr. (Auto-AK), Leberfunktionsparameter

Therapeutisches Vorgehen in der Nacht

- Keine kausale Ther. bekannt
- ITS. Genaue Ein- u. Ausfuhrkontrolle
- Absetzen von Diuretika, NSAR, leber- u. nephrotoxischen Medikamenten
- Ggf. Volumen- u. Albumingabe (1 mg/kg KG)
- Versuch der Volumenverteilung aus dem Splanchnikus- in das zentralvenöse Gebiet, z. B. mit **Terlipressin** (Glycylpressin®) 1–2 mg i. v., ggf. alle 4 h wdh.
- Acetylcystein 100 mg/kg KG i. v. über 5 d (z. B. NAC® 600 mg) als Radikalenfänger
- Ultima Ratio: Midodrin (Gutron®) 7,5–12,5 mg 3 ×/d p. o. plus Octreotid 100–200 mg 3 ×/d

6.8 Akute Pankreatitis

6.8.1 Differenzialdiagnose, Klinik und Komplikationen

Differenzialdiagnosen Ulcus duodeni/ventriculi mit Perforation, Mesenterialinfarkt, akute Cholezystitis, Ileus, Myokardinfarkt, basale Pneumonie, Pleuritis, LE.

Ursachen

- Gallenwegserkr. (ca. 45 %), meist Gallensteine, aber auch Pankreasgangveränderungen durch Normvarianten, Duodenaldivertikel etc.
- Alkohol (ca. 40 %): oft akuter Schub einer chron. Pankreatitis
- Postinterventionell, z. B. nach ERCP in etwa 5 %
- Infektiöse Ursachen: meist viral (Mumps, Coxsackie), bakt., Parasiten
- Medikamente: Azathioprin, Valproinsäure, Antibiotika, Virustatika, Statine, Ciclosporin A, Diuretika, HIV-Therapeutika, 5-ASA, Östrogene u. a.
- Hypertriglyzeridämie: meist Triglyzeride > 1.000 mg/dl
- Hereditär (junge Pat., pos. Familienanamnese)
- Autoimmun (erhöhter IgG4-Spiegel, chron. Verlauf)
- Andere: abdom. Trauma, Schwangerschaft, rheumatische Erkr., CED etc.

Klinik

- Akut einsetzender heftiger Oberbauchschmerz, der in der Tiefe lokalisiert wird u. in den Rücken ausstrahlt. Häufig gürtelförmige Schmerzausstrahlung
- Gleichzeitig Übelkeit u. Erbrechen
- Evtl. Gesichtsrötung (Flush)
- Gespanntes, druckschmerzhaftes Abdomen (sog. Gummibauch), spärliche Darmgeräusche (Subileus). Bei biliärer Pankreatitis auch Ikterus u. Koliken
- Bei schwerem Verlauf Schock- u. Sepsiszeichen

Komplikationen

- Kreislaufschock, DIC, Sepsis
- ARDS, ANV
- Arrosion von GIT-Gefäßen mit massiver Magen-Darm-Blutung
- Milzvenen- u. Pfortaderthrombose, Pankreasabszesse

- Postakute Pankreaspseudozysten
- Im Verlauf bakt. Inf. von Nekrosen mit septischen KO

Trotz der lebensbedrohlichen KO wird das Krankheitsbild häufig unterschätzt!

6.8.2 Diagnostisches Vorgehen

Sofortige Diagnostik

- **Labor:**
  - Lipase: Anstieg nach 3–6 h, spezifischer als Amylase. Die Höhe des Lipaseanstiegs geht nicht mit der Schwere des Krankheitsbilds parallel. Normalisierung nach 5–20 d. Eine Pankreatitis ohne Lipaseanstieg ist extrem selten.
  - BB, E'lyte (Hypokaliämie), Ca^{2+}, CRP, Krea, BZ, Eiweiß, BGA, Gerinnung, AP, GGT, Transaminasen (Cholestasezeichen?), Laktat, LDH, CK, Troponin zum ACS-Ausschluss.
  - CRP eignet sich gut als Prognosefaktor, auch Anstieg von Krea u. Hkt spricht für schweren Verlauf.
  - Falls GPT 3-fach erhöht, biliäre Genese sehr wahrscheinlich.
- **EKG** (Ausschluss ACS)
- **Sono Abdomen:** 1. Organbeurteilung (Ödem, freie Flüssigkeit, Nekrosen, Verkalkungen als Zeichen einer chron. Pankreatitis, Pseudozysten); 2. Ursachensuche: Gallensteine, Cholestase, Pankreaskopf-CA. Häufig eingeschränkte Organbeurteilbarkeit bei Subileus
- **Rö-Thorax:** Plattenatelektasen, Pneumonie, Erguss (v. a. li-seitig), ARDS?
- **Ggf. CT Abdomen**

Elektive Diagnostik (Tagdienst)

- **MRT** Abdomen/MRCP: nichtinvasiv, Gallenwege gut darstellbar, gute Differenzierung von Nekrosen, Abszessen
- **Angio-CT:** Auch Verfahren zur Beurteilung der Schwere der Pankreatitis, aber nur bei schwerer Pankreatitis u. kompliziertem Verlauf sinnvoll
- **Endosonografie:** Ideal zur Klärung der Genese. Akut oft nicht sinnvoll (präpapilläres Konkrement, kleine intraduktale Veränderungen, Pancreas divisum?)
- Bei biliärer Genese → ERCP möglichst innerhalb von 24 h

6.8.3 Therapeutisches Vorgehen

Akutversorgung, Allgemeinmaßnahmen

- Abhängig von Verlauf u. Ursache: bei schwerem Verlauf Intensivüberwachung

! **Flüssigkeitssubstitution:** 1 l/4 h in den ersten 24–48 h → prognoseentscheidend. **Cave:** Herzinsuff. Bei Schocksymptomatik ZVK legen u. Volumensubstitution anpassen

- **Oxygenierung optimieren:** ggf. O_2 per Nasensonde geben
- **Analgesie**
- **Nahrungskarenz** ist nicht erforderlich. Enterale Ernährung ist sogar wünschenswert, falls bei Schmerzen u. ggf. Subileus toleriert. Ernährung optimalerweise über jejunale Sonde

- Alternativ **parenterale Kaloriensubstitution,** falls enterale Ernährung nicht möglich
- **Thromboseprophylaxe**

Schmerzbekämpfung und spezielle Therapie

- **Analgesie:** 1–2,5 g Novalgin® als Kurzinfusion, ggf. wiederholen. Bei stärkeren Schmerzen 1 Amp. Pethidin (z. B. Dolantin®, Wirkdauer 3 h) als Kurzinfusion o. Perfusor. Morphinderivate sind nicht kontraindiziert.
- Evtl. Epiduralkatheter: Bupivacain (z. B. Carbostesin®) 0,25 % mit 2,5–4,5 ml/h.
- **PPI** zur Stressulkusprophylaxe, z. B. Omeprazol 40 mg/d i. v.
- **Antibiotika:** keine prophylaktische Gabe, auch nicht bei hohen CRP-Spiegeln. Bei infizierten Nekrosen zunächst CT-gesteuerte Punktion zur Resistenztestung. Bei Abszessen, infizierten Pseudozysten: Imipenem (z. B. Zienam®) 3 × 500 mg/d i. v. in Komb. mit Metronidazol (z. B. Clont®) 3 × 500 mg/d i. v. oder Meropenem.
- Rechtzeitige Erkennung u. Ther. von KO (ANV ▶ 7.2, ARDS ▶ 3.5, septischer Schock ▶ 3.4).
- Bei drohendem Alkoholentzug (▶ 16.4.7) frühzeitig gegensteuern, z. B. Haloperidol 5 mg langsam i. v. oder Clonidin-Perfusor.

Das richtige initiale Management in den ersten 24 h mit ausreichender Flüssigkeitssubstitution, guter Oxygenierung u. Analgesie beeinflusst bei einer akuten Pankreatitis den weiteren Verlauf entscheidend.

6.9 DRG-Codes

6

Die wichtigsten DRG-Codierungen bzgl. gastrointestinaler Erkrankungen sind ▶ Tab. 6.4 zu entnehmen.

Tab. 6.4 DRG-Codes: Gastrointestinale Erkrankungen

Krankheitsbild	DRG-Code
Gastrointestinale Blutungen	
Hämatemesis	K92.0
Meläna	K92.1
Gastrointestinale Blutung, nicht näher bezeichnet	K92.2
Akute hämorrhagische Gastritis	K29.0
Nichtinfektiöse Enteritis und Kolitis	K50-K52
M. Crohn des Dünndarms	K50.0
M. Crohn des Dickdarms	K50.1
Colitis ulcerosa	K51.-
Ulzeröse (chronische) Pankolitis	K51.0
Colitis ulcerosa, nicht näher bezeichnet	K51.9

Tab. 6.4 DRG-Codes: Gastrointestinale Erkrankungen *(Forts.)*

Krankheitsbild	**DRG-Code**
Nichtinfektiöse Enteritis und Kolitis	K50-K52
Toxische Gastroenteritis und Kolitis (inkl. medikamenteninduzierte Gastroenteritis u. Kolitis)	K52.1
Nichtinfektiöse Gastroenteritis u. Kolitis, nicht näher bezeichnet	K52.9
Übelkeit u. Erbrechen	R11
Ikterus, Gelbsucht, nicht näher bezeichnet	R17
Aszites	R18
Alkoholische Leberzirrhose	K70.3
Leberversagen, andernorts nicht klassifiziert	K72.-
Akutes u. subakutes Leberversagen	K72.0
Chronisches Leberversagen	K72.1
Virushepatitiden	
Akute Virushepatitis A	B15.-
Virushepatitis A ohne Coma hepaticum, inkl. Hepatitis A (akut), (durch Viren) o. n. A.	B15.9
Akute Virushepatitis B	B16.-
Akute Virushepatitis B ohne Delta-Virus u. ohne Coma hepaticum, inkl. akute Hepatitis B (viral) o. n. A.	B16.9
Chronische Virushepatitis	B18.-
Chronische Virushepatitis B ohne Delta-Virus	B18.1
Chronische Virushepatitis C	B18.2
Sonstige chronische Virushepatitis	B18.8
Pankreatitis	K85.-
Idiopathische akute Pankreatitis	K85.0-
Biliäre akute Pankreatitis	K85.1-
Alkoholinduzierte akute Pankreatitis	K85.2-
Sonstige akute Pankreatitis	K85.8-

7 Wasser- und Elektrolythaushalt

Christoph Schmitz-Rode

7.1 Notfalltabelle und Checkliste

Notfälle: ▶ Tab. 7.1.

Tab. 7.1 Notfälle: Störungen des Wasser- und Elektrolythaushalts

Diagnose	Maßnahmen	Medikament/Therapie
Akutes Nierenversagen	Prärenal?: Exsikkose? Postrenal? Ausschluss Harnverhalt (Sono, wenn nicht möglich ggf. per Einmalkatheter) Urinbilanzierung (DK) Absetzen nephrotoxischer Medikamente	→ Flüssigkeitssubstitution mit Ringer-Acetat Es gibt keine gesicherte evidenzbasierte medikamentöse Ther. des ANV! Versuch mit Furosemid 40–80 mg i. v. (bei Hypervolämie)
Hypokaliämie	Bei $K^+ < 3$ mmol/l → EKG, ggf. Rhythmusüberwachung	Sofort 2 Tbl. Kalinor® Brause (80 mmol K^+) trinken lassen, Kalium i. v. 20–40 mval KCl in 500 ml Jonosteril
Hyperkaliämie	Bei $K^+ > 6$ mmol/l → EKG u. Rhythmusüberwachung	$K^+ > 6{,}5$ mmol/l o. EKG-Veränderungen: 20 ml Kalziumglukonat 10 % über 5–10 min i. v., Wirkungseintritt sofort Sonst: 200 ml Glukose 20 % + 20 IE Normalinsulin über 20 min i. v.
Hyperkalzämie	Hyperkalzämische Krise bei $Ca^{2+} > 3{,}5$ mmol/l	Rehydrierung mit 3–5 l NaCl 0,9 % i. v. Furosemid 40–120 mg i. v. Bisphosphonat, z. B. Pamidronat (Aredia®) 45–90 mg in 500 ml NaCl 0,9 % über 2–4 h
Hyponatriämie	Bei schweren neurol. Symptomen, akuter Hyponatriämie < 48 h o. $Na^+ < 120$ mmol/l	150 ml NaCl 3 % i. v. über 30 min, dann Na^+-Kontrolle, ggf. Infusion wiederholen

Checkliste

First Impression AZ des Pat? Bewusstseinslage? Vitalparameter: HF, RR, Fieber? Dyspnoe?

Anamnese Beschwerden akut o. chronisch? Aktuell: Erbrechen/Durchfall? Flankenschmerzen/Koliken? Luftnot? Harnträufeln, Harnverhalt? **Blasenkatheter**? Urinmenge, -farbe (konzentriert bei Exsikkose) Muskelschwäche?

Vorerkrankungen **Vorbek. Niereninsuff.** o. andere Nierenerkr., **Diab. mell.**, art. Hypertonie, sonstige Vorerkr.? Gewichtszu- o. -abnahme?

Medikamentenanamnese Diuretika, ACE-Hemmer, NSAR, Antibiotika (Gentamicin, Vancomycin), Kontrastmittel.

Klinische Untersuchung Fötor? Haut/Zunge: Exsikkosezeichen? Cor? Pulmo? Ödeme? Anasarka? Abdomen, Nierenlager?

Weitere Diagnostik

- **EKG:** Rhythmusstörungen, Erregungsrückbildungsstörungen?
- **Labor:** BB (Anämie, Inf.), Hkt (Exsikkose), BZ, Krea/GFR (Retention), E'lyte (Hyperkaliämie, Hypo-/Hypernatriämie, Hyperkalzämie), Transaminasen, GGT (hepatorenales Sy.), Quick, CRP
- BGA
- **Urinstix, Urinkultur u. Blutkultur** bei Fieber, V. a. Inf.
- **Sono Abdomen:** Harnblase? Nierengröße (Schrumpfniere?) Nierenbecken? Nierensteine? Aszites, Pleuraergüsse? Prostatavergrößerung? Lk?

7.2 Oligurie/Anurie: akutes Nierenversagen (ANV)

7.2.1 Ätiologie und Stadien

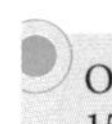

Oligurie/Anurie ist das Leitsymptom des akuten Nierenversagens (ANV). In 15 % d. F. besteht ein polyurischer Verlauf. Eine frühzeitige Diagn. u. ätiol. Abklärung ist für die erfolgreiche Ther. entscheidend.

- **Oligurie:** Harnproduktion < 500 ml/d (< 20 ml/h)
- **Anurie:** Harnproduktion < 100 ml/d (< 5 ml/h)

Ätiologie ▶ Tab. 7.2.

Tab. 7.2 Die häufigsten Ursachen des ANV

Lokalisation (Häufigkeit)	Ursachen	
Prärenal (60 %)	zirkulatorisch-ischämisch	• Schock ▶ 3.3 • RR-Abfall (medikamentös, intra-/postop.) • Hypovolämie (Blutverluste, Exsikkose) • Zytokinvermittelte renale Vasokonstriktion • Systemische Vasodilatation (Sepsis) • Renale Vasokonstriktion bei hepatorenalem Sy.
Renal (35 %)	Dekompensierte vorbek. Niereninsuff.	
	entzündlich	• Goodpasture-Sy. • Interstitielle Nephritis (allergisch, z. B. NSAR, Betalaktam-Antibiotika; parainfektiös) • Pyelonephritis • Glomerulonephritis (GN)
	vaskulär	• Disseziierendes Aortenaneurysma • Atheroembolien • Thrombembolien • Rapid-progressive GN • IgA-Nephritis • Vaskulitis • HUS
	tubulär	• Hämolyse (Transfusionszwischenfall) • Rhabdomyolyse (Verbrennung, Trauma, Drogenabusus, exzessive körperl. Belastung, Lipidsenker) • Plasmozytom (Verstopfung durch Leichtketten) • Urate, Oxalate • Sepsis • Hepatorenales Sy. • Ischämie • Toxisch (Medikamente, KM)

7

Tab. 7.2 Die häufigsten Ursachen des ANV *(Forts.)*

Lokalisation (Häufigkeit)	Ursachen	
Postrenal (5 %)	Harnverhalt durch	• Obstruktionen im Bereich der ableitenden Harnwege (z. B. Prostatahypertrophie) ▶14.4 • Medikamente: z. B. Opiate, Psychopharmaka, Parasympatholytika • Verstopfter Blasenkatheter • Neurogene Blasenentleerungsstörungen (z. B. akute Querschnittlähmung, zerebrale Erkr., Bandscheibenprolaps)

Drei Phasen des ANV:

1. **Initialphase:** asympt. o. Symptome der Grunderkr.
2. **Phase des manifesten Nierenversagens:** progrediente Abnahme der GFR, Anstieg der Retentionswerte, oligurischer o. nichtoligurischer Verlauf, Gefahr der Überwässerung, Linksherzinsuff., Lungen-, Hirnödem, Hyperkaliämie, metab. Azidose, Urämie
3. **Diuretische o. polyurische Phase:** Verlust von Wasser, E'lyten

7.2.2 Diagnostisches Vorgehen

Klinische Untersuchung

- Bewusstsein: Somnolenz (Coma uraemicum)? Foetor uraemicus?
- Blutdruck: Hypotonie (Exsikkose, Schock)?
- Cor: Vitium?
- Lunge: feuchte RGs (kardiopulmonale Stauung), abgeschwächtes Atemgeräusch (Pleuraerguss)?
- Abdomen: Nierenlager dolent (Entzündung, Harnaufstau)? **Palpation Harnblase** (suprapubischer Schmerz, Harnblase prall gefüllt)? **Beinödeme**/Anasarka Haut/Zunge: **Exsikkosezeichen**? Café-au-Lait-Flecken? Graues Hautkolorit (Hinweis auf chron. Niereninsuff.)

Sofortige Diagnostik

- **Labor**:
  - BB (Anämie, Inf.), Hkt (Exsikkose), BZ, Krea/GFR (Retention), E'lyte (Hyperkaliämie, Hypo-/Hypernatriämie, Hyperkalzämie), Transaminasen, GGT (hepatorenales Sy.), Quick, CRP
  - BGA (metab. Azidose)
- Urinstix:
  - Leukozyturie u. Erythrozyturie mit/ohne Nitrit weisen auf HWI hin, Erythrozyturie u. Proteinurie auf GN
- Urinkultur u. Blutkultur bei Fieber, V. a. Inf.
- **Sono Abdomen**:
  - Harnblase prall gefüllt? Nierengröße (Schrumpfniere?) Nierenbecken gestaut? Nierensteine? Aszites, Pleuraergüsse? Prostatavergrößerung?

Jedes ANV erfordert eine Sono von Nieren u. Blase!

- EKG: HRST? Hyperkaliämiezeichen
- Rö-Thorax: wenn kein postrenales Nierenversagen vorliegt

Weiterführende, nicht sofortige Diagnostik

- **Urinlabor:**
  - Urinsediment: Hämaturie, Proteinurie, granulierte Zylinder deuten auf renale Ursache hin. Dysmorphe Erys typisch für GN. Bei prä- u. postrenaler Ursache oft keine Veränderungen. 24-h-Sammelurin (Eiweißausscheidung)
  - Na^+ u. Krea i. U. (sinnvoll, dir. zu bestimmen, im Notfalllabor aber i. d. R. nicht möglich) zur DD prärenale o. renale Störung ▶ Tab. 7.3
- **Duplex-Sono:** bei V. a. Nierenarterienverschluss bzw. Nierenvenenthrombose
- **CT Abdomen: Nachweis von Nierensteinen (Low-Dose nativ), bei V. a. Tumor**
  Cave: Bei Nierenversagen keine KM-Gabe!
- **Labor:** Phosphat, Immundiagn. bei V. a. GN i. R. einer Systemerkr. (v. a. ANA, ANCA, AK gegen Basalmembran, ASL) Elpho, Immunelektrophorese bei V. a. Plasmozytom

Tab. 7.3 Differenzierung zwischen prärenaler Funktionseinschränkung und renaler Form des akuten (oligurischen) Nierenversagens

Urin	Prärenal	Renal
Na^+_{Urin} (mmol/l)	< 10	30–90
$Osmolarität_{Urin}/Osmolarität_{Plasma}$	> 1,1	0,9–1,05
$Krea_{Urin}/Krea_{Plasma}$	> 15	< 15
Fraktionierte Na^+-Exkretion $(Na^+_{Urin} \times Krea_{Plasma})/(Na^+_{Plasma} \times Na^+_{Urin}) \times 100$	< 1	> 1

7.2.3 Therapeutisches Vorgehen

Behandlung der Grundkrankheit

Immer zuerst Hypovolämie/Exsikkose (prärenales Nierenversagen) u. (Harnverhalt (postrenales Nierenversagen ausschließen → häufige Ursache u. schnelle ursächliche Therapie möglich.

- **Schock** (▶ 3.3), **Sepsis** (▶ 3.4)
- **Exsikkose:** Flüssigkeitsbedarf abschätzen Flüssigkeitszufuhr mit Ringer-Acetat (kein NaCl 0,9 % wegen Gefahr einer hyperchlorämischen Azidose), bei alten Pat. (**cave:** Herzinsuff.!) z. B. 80–120 ml/h bis zum nächsten Tag
- **Akuter Harnverhalt** ▶ 14.4
- **Toxisch/medikamentös:** Medikamente absetzen
- **Rhabdomyolyse, Hämolyse, Intoxikationen:** bei noch erhaltener Diurese forcierte alkalische Diurese:
  - 3–5 l/24 h Ringer-Acetat
  - Furosemid 20–40 mg i. v. (ggf. als Perfusor mit 500 mg/50 ml NaCl 0,9 % 2–8 ml/h) nach ZVD u. Ausscheidung
  - Anhebung des pH auf > 7,5 durch wiederholte langsame i. v. Gabe von Bikarbonat (z. B. 100 ml/h) o. Uralyt® (4 × 2,5 g/d p. o.), 4-stdl. Urin-pH

7

Weiteres Management des ANV

- Verlegung auf **ITS**
- DK, Ein- u. Ausfuhrbilanzierung, ggf. ZVK
- ! Unterarmvenen für i. v. Zugänge schonen für möglichen Shunt
- **Volumendefizite** ausgleichen. Faustregel bei Anurie: Flüssigkeitszufuhr = extrarenale Verluste (Erbrechen, Durchfall, Wundsekrete) plus 600 ml. Besser ZVD-gesteuert
- Potenziell **nephrotoxische Medikamente absetzen** o. in ihrer Dosis der eingeschränkten Nierenfunktion anpassen. K^+-haltige Lsg. o. K^+-sparende Diuretika sowie ACE-Hemmer möglichst absetzen
- Nach Flüssigkeitsausgleich **Furosemid (keine gesicherte Evidenz):**
  - Initial Bolus von 40–80 mg i. v., anschließend Perfusor mit 500 mg/50 ml auf 2–8 ml/h. Tageshöchstdosis 2 g
  - Bei fehlendem Erfolg Diuretika nach 24 h absetzen
- **Bei Hyperkaliämie** (▶ 7.5.2):
  - $K^+ < 6$ mmol/l: Kationenaustauscher (z. B. Resonium®) 15 g p. o. o. als Klysma
  - $K^+ > 6$ mmol/l: 200 ml Glukose 20 % + 20 IE Altinsulin über 20 min. **Cave:** verlängerte HWZ von Insulin bei Niereninsuff. → Hypoglykämie
- **Metab. Azidose** (▶ 7.3.2): nur bei akuter Azidose Bikarbonat
- **Herzinsuff.** ▶ 4.7
- **Gewichtskontrolle** tgl.
- **Antibiotika** bei Fieber frühzeitig, jedoch keine generelle ungezielte Antibiotikaprophylaxe
- Frühzeitige **Ind. zum Nierenersatzverfahren** (s. Kasten), insb. bei septischem Schock. Für das ANV wird als initiales Ersatzverfahren i. d. R. die CVVH (kontinuierliche venovenöse Hämofiltration) über einen Sheldon-Katheter angewandt. RS mit Hintergrund u. frühe Kontaktaufnahme mit Nephrologie

> In der polyurischen Phase sind Pat. durch Verluste von Wasser u. E'lyten bedroht → engmaschige E'lyt-Kontrollen u. parenterale Flüssigkeitssubstitution

> **Indikation zum Nierenersatzverfahren**
> - Konservativ nicht beherrschbare Überwässerung
> - $K^+ > 6{,}5$ mmol/l (akute Lebensgefahr bei sehr schnellem K^+-Anstieg u. HRST)
> - Ausgeprägte Azidose
> - Urämiesymptome
> - Prophylaktisch bei raschem Krea-Anstieg (> 100 µmol/l tgl.)

Behandlung des Dialysepatienten im Nachtdienst Wenn Dialysepat. im Nachtdienst kommen, liegt i. d. R. ein akutes Problem vor. Hier Pat. dir. an nahe gelegenes Dialysezentrum verweisen bzw. RS mit den Kollegen.

Aufnahme ambulanter Patienten Pat. mit Oligurie/Anurie auf jeden Fall stat. aufnehmen. Auch eine Exsikkose beim älteren Menschen bedarf oft der parenteralen Flüssigkeitssubstitution.

7

Röntgenkontrastmitteluntersuchungen und Nierenversagen Bei eingeschränkter Nierenfunktion u. notwendiger KM-Gabe auf ausreichende u. frühzeitige Hydrierung achten. Potenziell nephrotoxische Substanzen (Metformin 1–2 d vor der Untersuchung bis 48 h danach) absetzen.

Anpassen der Arzneimitteldosis bei Niereninsuffizienz

Abschätzen der GFR mit der **MDRD-Formel:**

$$GFR = 186 \times (\text{Serum-Krea [mg/dl]})^{-1{,}154} \times (\text{Alter [J.]})^{-0{,}203}$$

Bei F: Ergebnis mit 0,742 multiplizieren.

- Faustregel: Applikation der normalen Initialdosis, weitere Dosen entsprechend der erhöhten HWZ reduzieren
- Bei Medikamenten mit geringer ther. Breite (z. B. Aminoglykoside) Möglichkeit der Dosierung nach Serumspiegel nutzen
- Dosisanpassung zahlreicher Medikamente unter www.dosing.de

7.3 Azidose/Alkalose

7.3.1 Pathophysiologie

Durch path. Anhäufung von Säuren (Azidose) o. Basen (Alkalose) kommt es zu einer Veränderung des Blut-pH-Werts. Die Regulation erfolgt über die Atmung (respir.) u./o. die Niere u. Pufferung im Blut (metab.).

Respir. Störungen werden metab. u. umgekehrt kompensiert ▶ Abb. 7.1, ▶ Tab. 7.4.

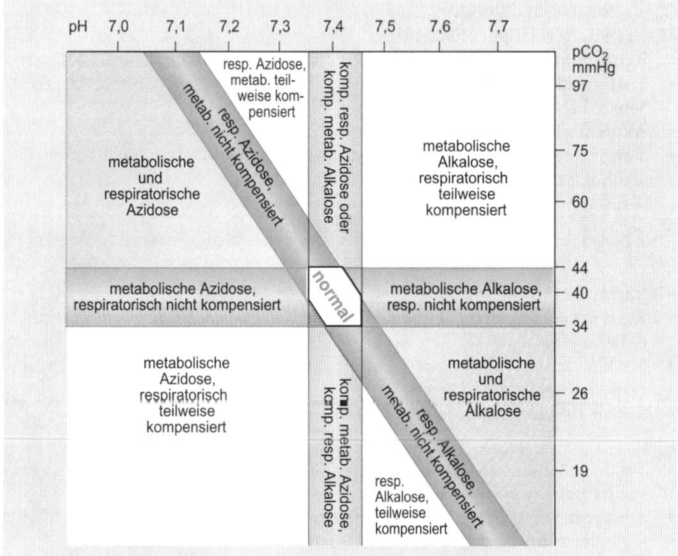

Abb. 7.1 Säure-Basen-Nomogramm [L106]

Tab. 7.4 Entgleisungen des Säure-Basen-Haushalts

	pH[1]	pCO_2 (mmHg)	Bikarbonat (mmol/l)	BE[2] (mmol/l)
Normalwerte	7,37–7,45	35–46 (m) 32–43 (w)	21–26	–2 bis +2
Metab. Azidose	↓ o. ↔	↔ o. ↓	↓	Negativ
Metab. Alkalose	↑ o. ↔	↔ o. ↑	↑	Positiv
Respir. Azidose	↓ o. ↔	↑	↔ o. ↑	Positiv
Respir. Alkalose	↑ o. ↔	↓	↔ o. ↓	Negativ

Faustregel: **M**etabolisch **M**iteinander → Bei metab. Störungen verändern sich pH, Bikarbonat u. pCO_2 stets gleichsinnig.

[1] Bei kompensierten Veränderungen ist der pH durch erhöhte o. erniedrigte Bikarbonatausscheidung bzw. CO_2-Abatmung noch im Normalbereich, pO_2, BE bzw. Standardbikarbonat jedoch path.

[2] Base Excess, Basenüberschuss: Differenz der nachweisbaren Basen ggü. dem normalen Pufferbasengehalt.

7.3.2 Metabolische Azidose

Die metab. Azidose ist die häufigste Störung des Säure-Basen-Haushalts.

Ätiologie Pathogenetische Hinweise gibt die Anionenlücke: $Na^+ - (HCO_3^- + Cl^-)$ (normal: 8–16 mmol/l).

Mit erweiterter Anionenlücke:

- **Ketoazidosen:** diab. Koma (v. a. Diab. mell. Typ 1), Alkoholabusus, Hunger
- **Laktatazidosen:** Gewebehypoxie durch Kreislaufversagen o. respir. Insuff., Sepsis, Leberzerfall, medikamentös, z. B. Biguanide
- **Akute u. chron. Niereninsuff.**
- **Vergiftungen:** Salicylate (ASS!), Natriumnitroprussid, Methanol u. Ethylalkohol, Ethylenglykol, CO

7

Übelkeit u. Erbrechen bei Peritonitis können Ausdruck einer Azidose sein.

Mit normaler Anionenlücke:

- **Erkr. des GIT:** Diarrhö; enterale Fisteln u. Drainagen; Uretersigmoidostomie u. Ileumblase
- **Medikamente:** Ammoniumchlorid (Lakritze), Acetazolamid (Alkaliverluste)
- **Hyperkaliämie**
- **Renale tubuläre Azidosen**

Klinik

- Vertiefte Atmung (Kußmaul-Atmung). Später auch Steigerung der AF (Versuch, respir. zu kompensieren)
- Sehstörungen, Lethargie, Desorientiertheit, Stupor
- Vasodilatation, niedriger diast. RR, Tachykardie, Hyperkaliämie
- Verminderte Katecholaminwirkung

Diagnostisches Vorgehen

- **Labor:** E'lyte einschl. Cl^-, HCO_3^-, BGA, Laktat, BB, BZ, Krea, U-Stix (Keton?)
- **EKG**

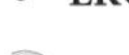

Eine Azidose geht meist mit einer Hyperkaliämie einher (Azidose u. normales K^+ bedeutet immer K^+-Mangel).

Therapeutisches Vorgehen

- Behandlung der Grundkrankheit
- Sicherung von Ventilation u. Hydratation
- Bei akuter metab. Azidose (pH < 7,2 o. HCO_3^- < 15 mmol/l) Natriumbikarbonat 8,4 % 50 ml/h (1 : 1 mit physiol. NaCl-Lsg. verdünnen) nach BGA
- ! Hirnödem bei zu schneller Substitution, Na^+-Überlastung des Organismus, Kaliumshift nach intrazellulär (K^+-Substitution!)
- Bedarf an Natriumbikarbonat in mmol: neg. BE × kg KG/3

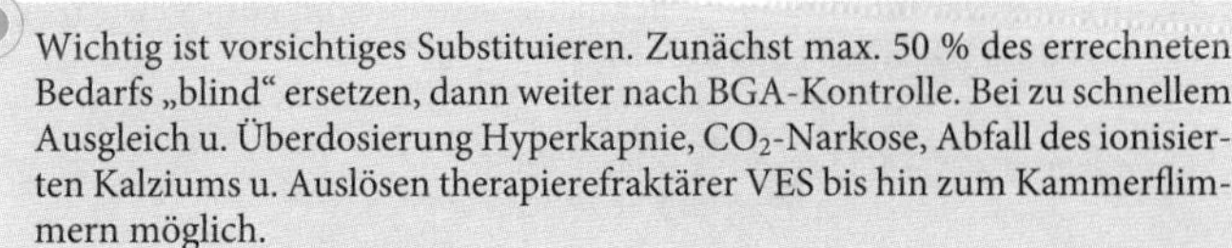

Wichtig ist vorsichtiges Substituieren. Zunächst max. 50 % des errechneten Bedarfs „blind" ersetzen, dann weiter nach BGA-Kontrolle. Bei zu schnellem Ausgleich u. Überdosierung Hyperkapnie, CO_2-Narkose, Abfall des ionisierten Kalziums u. Auslösen therapierefraktärer VES bis hin zum Kammerflimmern möglich.

7.3.3 Respiratorische Azidose

Hypoventilation mit CO_2-Retention.

Ätiologie

- **Atemwege:**
  - Obstruktive u. restriktive Ventilationsstörungen
  - Lungenödem, Pneumonie
- **Insuff. der Atemmuskulatur** (z. B. Myasthenia gravis, Poliomyelitis). Reflektorisch bei Schmerzen
- **Zentrale Atemstörung:** z. B. medikamentös induziert (Morphinderivate, Barbiturate, Benzodiazepine), zerebrale Ereignisse (Blutung, Ischämie)

Klinik

- Atemnot, RR-Abfall bei pCO_2 > 50 mmHg
- Hyperkaliämie
- HRST
- Benommenheit, Tremor, Koma
- Ggf. bei chron. respir. Insuff.: Polyglobulie, Trommelschlegelfinger

Diagnostisches Vorgehen

- **Labor:** E'lyte einschl. Cl^- u. HCO^{3-}, BGA
- **Rö-Thorax**

Therapeutisches Vorgehen

Primäre Ther. ist die suffiziente Ventilation mit Beseitigung von Hyperkapnie u. Hypoxämie.

- **Leichte Azidose** (pH 7,30–7,35): Pat. beobachten, BGA wiederholen. Grunderkr. therapieren. Eine Behandlung der Azidose ist i. d. R. nicht erforderlich. **Cave:** Bei Asthmatikern kann eine leichte respir. Azidose auf eine beginnende respir. Insuff. hinweisen.
- **Mittlere Azidose** (pH 7,20–7,29): Wenn die Grunderkr. nicht sofort ausreichend therapiert werden kann, Pat. auf ITS verlegen. NIV (▶ 2.6.4), BGA alle 30 min.
- **Schwere Azidose** (pH < 7,20): Beseitigung der Atemstörung, Atemwege freimachen, NIV (▶ 2.6.4), ggf. Intubation u. Beatmung.
- Absetzen von Medikamenten, die dem Atemantrieb hemmen (z. B. Sedativa, Opiate)
- Bei gleichzeitiger kompensatorischer metab. Alkalose (BE pos.) Versuch mit Acetazolamid (Diamox®) 500 mg i. v.

Bei reiner respir. Azidose ist Bikarbonat kontraindiziert.

7.3.4 Metabolische Alkalose

Ätiologie

- **Magensaftverluste** durch Erbrechen o. Absaugen (länger liegende Magensonden), auch Diarrhö
- **Diuretika** (Hypokaliämie)
- **Mineralokortikoidüberschuss** (iatrogen: Ther. des septischen Schocks mit Hydrokortison; Conn-Sy., M. Cushing, Bartter-Sy., Lakritzabusus)
- **Überhöhte Alkalizufuhr** (Bikarbonatgabe). Nach Transfusionen (Citratzufuhr)
- **Schwere Hypokaliämie**
- **Posthyperkapnisch** (unter/nach Beatmung insb. bei initial schwerer Hyperkapnie), da die metab. Regulation langsamer ist

7

Klinik

- Durst, Verwirrtheit
- E'lytstörungen: Hypokalzämie u. Hypokaliämie mit EKG-Veränderungen, HRST, Tetanie, Darmatonie
- Flache Atmung

Diagnostisches Vorgehen

Labor: E'lyte einschl. Cl^- u. HCO_3^-, BGA.

Therapeutisches Vorgehen

- **Volumensubstitution** mit NaCl 0,9 %, bei Gefahr der Na^+-Überlastung Argininchlorid-Lsg.
- Diuretika absetzen
- **K^+-Substitution bei Hypokaliämie:** bei leichter Störung u. kooperativem Pat. auch oral, bei schweren Entgleisungen auf ITS über ZVK

7.3.5 Respiratorische Alkalose

Ätiologie
- Häufig psychogene Hyperventilation durch Angst, Erregung o. Schmerzen
- Fieber, Hyperthyreose, Delirium tremens
- Peritonitis, Sepsis
- Dekompensierte Leberzirrhose
- Beatmung, Weaning
- Kompensatorische Hyperventilation (z. B. Lungenembolie, -ödem)

Klinik
- Schwindel, Benommenheit, Sehstörungen, Reizbarkeit
- Parästhesien, Angst
- Atemnot
- Tetanie, Hypokaliämie, Kollaps

Hypoxämie trotz Hyperventilation (pCO_2 ↓) ist typisch für LE.

Diagnostisches Vorgehen
- **Labor:** E'lyte einschl. Cl^- u. HCO_3^-, BGA
- Rö-Thorax

Therapeutisches Vorgehen
- **Ursache** des gesteigerten Atemantriebs **therapieren:** Fieber senken, Analgesie, Grundkrankheit therapieren
- Bei Unruhe **Sedierung** (z. B. Diazepam 5 mg i. v.)
- Bei psychogener Hyperventilation **CO_2-Rückatmung**
- **Bei Beatmung:** Parameter anpassen. Ggf. Pat. tiefer sedieren

Respir. Alkalose kann zu Bronchokonstriktion führen.

7.4 Ödeme

7.4.1 Differenzialdiagnose

Flüssigkeitseinlagerungen in den interstitiellen Raum.

Häufigste Ursache generalisierter Ödeme ist die Herzinsuff. Sie entwickeln sich meist über einen längeren Zeitraum.

Generalisierte Ödeme
- **Herzinsuff.:** meist peripher betonte, symmetrische Ödeme. Bei bettlägerigen Pat. Ödemlokalisation an Rücken u. Flanken („Anasarka"), zusätzlich oft Aszites u. Pleuraergüsse. Bei vorwiegender Linksherzinsuff.: Lungenstauung bis Lungenödem
- **Niereninsuff.:** akut o. chron., ansteigende Retentionsparameter, Oligurie/Anurie, „Fluid Lung", Unterschenkelödeme, Aszites

- **Nephrotisches Sy.:** Ödeme durch Eiweißmangel bei akuter GN (Hämaturie, Proteinurie, Hypertonie, Ödeme v. a. periorbital, Gewichtszunahme, Hypertonie)
- **Leberzirrhose:** Albumin ↓, sek. Hyperaldosteronismus, Zeichen der portalen Hypertension, Aszites
- **Hungerödem:** Mangelernährung o. Malassimilation, Tumorleiden
- **Eiweißmangel/-verlust:** Verbrennungen, M. Crohn, Colitis ulcerosa, Zöliakie, *Clostridium-difficile*-assoziierte Diarrhö
- **Medikamentös induziertes Ödem:** Kalziumantagonisten (meist Unterschenkel bds.), NSAIR, Glukokortikoide, Antidepressiva, Phenylbutazon, Hydralazin, Östrogene, Glitazone u. a.
- **Wasser- u. E'lytstörung:** Hyperhydratation, chron. Nierenversagen, EPH-Gestose
- **Endokrin:** Hyperaldosteronismus, M. Cushing, Schwartz-Bartter-Sy.

Lokalisierte Ödeme

- **Akute o. chron. venöse Zirkulationsstörung,** z. B. Phlebothrombose: meist einseitige Extremitätenschwellung, Schmerz, livide Verfärbung, Spannungsgefühl. Chron. venöse Insuff.; chron. Lähmungen
- **Lymphödem:** Haut nicht verfärbt, schmerzlos. Entwicklung meist von distal nach proximal, Zehen mit einbezogen (postop., Abflussstauung nach Lk-Exstirpationen, bei Neoplasien, nach Radiatio; durch Inf., idiopathisch)
- **Allergisches Ödem,** z. B. angioneurotisches Quincke-Ödem: akuter umschriebener Beginn, meist im Gesicht auftretend, ggf. Urtikaria, Juckreiz, evtl. Eosinophilie. Insektenstiche
- **Entzündl. Ödem:** infektiös/nichtinfektiös, „heiße" Schwellung; z. B. Erysipel, Thrombophlebitis
- **Myxödem:** prätibiale Schwellung bei Hypothyreose u. Lipödem: Fettpolster + Lymphödem (spart Füße aus)

7.4.2 Diagnostisches Vorgehen

7

> Bei akut aufgetretenen Ödemen ist immer eine sofortige Diagn. u. Ther. indiziert.

Sofortige Diagnostik

Anamnese/Krankenakte

- **Bek. Vorerkr.** (Herz-, Leber-, Niereninsuff., Stoffwechselerkr., bek. allergische Diathese, Alkoholabusus, Tumorerkr.)
- **Insektenstiche** o. kleine Verletzungen (Insektenstichallergie, Erysipel)
- **Varikose** (Thrombophlebitis), venöse Stase in den Beinen, z. B. durch längere Immobilisation (Phlebothrombose)
- **Medikamente** (medikamentös bedingtes Ödem)
- Gewichtszunahme

Körperliche Untersuchung

- **AZ:** Dyspnoe? Stridor, Kachexie?
- Haut/Schleimhäute:
  - Generalisiertes o. lokalisiertes Ödem?
  - Überwärmung im ödematösen Gebiet (entzündlich?)

- Einstichstellen (Insektenstiche), Verletzungen
- Schmerzhaft (Ödem bei Phlebothrombose), wegdrückbar
- Lymphome (Lymphödem bei Tumorerkr.)
- Mundhöhle/Rachen
- **Lunge:** Auskultation: feuchte RG (Lungenstauung), Dämpfung über den basalen Lungenabschnitten (Pleuraerguss)
- **Cor:** Tachykardie/Arrhythmie
- **Kreislauf:** Hypertonie (EPH-Gestose bei Schwangerschaft? Akute GN?), Hypotonie (Schock?)

Beim **Quincke-Ödem** mit Atemnot bzw. Stridor keine Untersuchung des Rachens mit dem Spatel: Gefahr des „Zuschwellens“ mit Intubationspflichtigkeit. Ggf. Anästhesisten hinzuziehen.

Sofortige Untersuchungen

Labor: BB, E'lyte, Krea, Transaminasen, Gesamteiweiß/Albumin, CRP. Ggf. weiterführende Diagn.

Weiterführende Diagnostik (je nach klin. Hinweisen):

- **EKG:** HRST?
- **Sono:** Pleura-, Perikarderguss, Lebervenenstauung, Aszites
- **Duplex-Sono der Venen:** bei V. a. Thrombose
- **Rö-Thorax:** kardiopulmonale Stauung, Herzvergrößerung

Nicht sofortige Untersuchungen Gesamteiweiß, Elpho, IgE-Gesamt (allergische Genese), Urinstatus, 24-h-Urin auf Eiweiß, ggf. Urin-E'lyte, spezielle Untersuchungen (V. a. C1-Esterase-Mangel).

7.4.3 Therapeutisches Vorgehen

Ausschwemmende Ther. vorsichtig u. schonend durchführen. Bei beginnendem Lungenödem, erheblicher Tachykardie o. akuten Ödemen mit Störungen der Vitalfunktionen (z. B. allergischem Ödem) umgehend mit Ther. beginnen.

Ursachengemäße Therapie

- **Behandlung der Grunderkr.,** lebensbedrohlicher Zustände (anaphylaktischer Schock ▶ 4.2.6, Lungenödem ▶ 5.6.3 o. EPH-Gestose ▶ 13.2.8) auf der ITS
- **Kardiale Ödeme** ohne Lungenödem u. Luftnot, die bereits länger bestehen:
  - Herzinsuff.-Ther. (▶ 4.7.3)
  - Diuretikather. möglichst erst am nächsten Tag beginnen, um Nachtruhe des Pat. nicht zu stören. Falls eine schnellere Entwässerung nötig ist, Furosemid (z. B. Lasix®), z. B. 20–80 mg i. v., u. evtl. DK, ggf. + Thiazid (sequenzielle Nephronblockade) u./o. Spironolacton (wirkt erst nach 3 d)
  - Low-Dose-Heparinisierung, ggf. Beine elastisch wickeln; bei massiven Ödemen initial nur ein Bein im Wechsel (sonst Gefahr des Lungenödems bei massiver Ödemmobilisation)
  - Flüssigkeitsrestriktion auf ca. 1,5 l/d, Salzrestriktion
  - Initial tgl. Kontrolle **von Retentionsparametern u. E'lyten**

7

- Bei **allergischem Ödem** (z. B. Quincke-Ödem) Dimetinden (z. B. Fenistil®) 1–2 Amp. i. v. **Cave:** sedierender Effekt, Fahrtauglichkeit vermindert. Evtl. zusätzlich Glukokortikoide (Dosierung nach Schweregrad, z. B. Prednisolon 50–250 mg i. v.)
- DD hereditäres Angioödem: C1-Esteraseinhibitor-Mangel. Icatibant (Firazyr®) o. Berinert® HS substituieren. Notfalls FFP, Prophylaxe mit Danazol
- Bei **lokaler allergischer Reaktion:** antihistaminhaltige Salben u. ggf. orales Antihistaminikum, z. B. Cetirizin (Zyrtec®)
- Phlebothrombose ▶ 4.8, chron. venöse Insuff.: Antikoagulation sofort beginnen, elastisch wickeln. Bds. Beinödeme nicht unkritisch als kardial bedingt einstufen, auch an bds. Phlebothrombose denken!
- Lymphödem → ggf. Tumorsuche, Lymphdrainage
- Leberzirrhose ▶ 6.6
- Nierenversagen ▶ 7.2
- Ggf. auslösendes Medikament absetzen
- EPH-Gestose ▶ 12.3.8
- Bei Eiweißmangel → eiweißreiche Kost/Trinkergänzungsnahrung

Aufnahme ambulanter Patienten

- Alle Pat. mit unklaren Ödemen o. Ödemen mit Störungen der Vitalfunktionen stat. aufnehmen.
- Bei allergischen Reaktionen ohne Ödeme in Mund u. Atemwegen nach Behandlung zunächst Beobachtung. Bei gutem Rückgang der Schwellung kann der Pat. nach Hause, sonst zur Überwachung stat. aufnehmen.

7.5 Kaliumhaushalt

7.5.1 Hypokaliämie

$K^+ < 3{,}6$ mmol/l

Ätiologie

- **Mangelnde Zufuhr**
- **Intestinale Verluste:** Erbrechen, Diarrhöen, Sonden, Fisteln u. Stomata, villöse Adenome, Laxanzien, Ileus, Pankreatitis
- **Renale Verluste:**
  - Nierenerkr., z. B. polyurisches ANV, interstitielle Nephritis, renal tubuläre Azidose, Bartter-Sy.
  - Osmotische Diurese, z. B. bei Diab. mell.
  - Diuretikather.
  - Endokrinol. Störungen, auch iatrogen: Cushing-Sy., Hyperaldosteronismus
  - Medikamentös: Steroide, Amphotericin B, Aminoglykoside
- **Verteilungsstörungen:** Alkalose, nach Insulinther., nach β_2-Mimetikather., durch K^+-freie Infusionen

Klinik

- Muskelschwäche bis Paresen, Adynamie, Verwirrtheit, Koma
- Obstipation bis Ileus

7

- Evtl. Polyurie, Polydipsie
- Brady- o. Tachykardie, Vorhofflimmern, Extrasystolen bis Kammerflimmern
- Hypotonie

! DD: bei Hypertonie an Hyperaldosteronismus u. Cushing denken

Diagnostisches Vorgehen

- **Labor:** E'lyte, Krea, BZ, BGA
- **EKG:** PQ-Verkürzung, QT-Verlängerung, T-Wellen-Abflachung bis -Negativierung, U-Welle, evtl. TU-Verschmelzungswelle, supraventrikuläre u. ventrikuläre HRST (▶ Abb. 7.2)

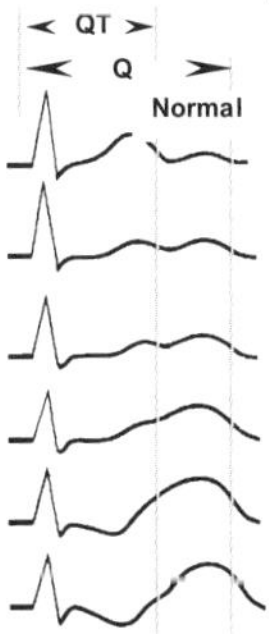

Abb. 7.2 EKG bei fortschreitender Hypokaliämie [L106]

Therapeutisches Vorgehen

- **Kausal:** z. B. Diuretika/Laxanzien absetzen o. ändern. Grunderkr. behandeln
- **Substitution:** Kalinor® Brause-Tbl. (40 mmol) o. Kalinor retard® Kps (8 mmol). Parenteral: peripher max.40 mmol/l, sonst Venenschädigung. Falls mehr erforderlich → ZVK u. K^+-Perfusor (50 mmol KCl in 50 ml) mit 5–20 mmol/h

- 1 mmol Serumkaliumdefizit entspricht einem Mangel von 100 mmol, bei einem Ausgangswert < 3 mmol/l sogar bis 200 mmol.
- Bei Hypokaliämie u. Azidose erst Azidose behandeln/korrigieren.

7.5.2 Hyperkaliämie

K^+ > 5,0 mmol/l

Ätiologie

- **Übermäßige Zufuhr** (bei normaler Nierenfunktion kaum möglich)
- **Verminderte renale Ausscheidung: ANV, chron. Niereninsuff.**, meist aggraviert durch übermäßige K^+-Zufuhr (Obst, Diätsalz) o. Medikamente, die Hyperkaliämie induzieren
- **Medikamente:** K^+-sparende Diuretika, ACE-Hemmer, AT_1-Antagonisten, Aldosteronantagonisten, Betablocker, NSAIR, Antibiotika etc.
- **Azidose, Insulinmangel** (entgleister Diab. mell.)
- **Freisetzung durch Zellschaden:** Hämolyse, Trauma, Verbrennung, Hämatome, Zytostatikather.
- **Nebenniereninsuff.** ▶ 8.4
- **Pseudohyperkaliämie:** durch **artifizielle Hämolyse der Blutprobe** bei zu langer Stauung vor Blutentnahme (**bei unplausiblem K^+-Wert immer durch erneute Blutentnahme ausschließen!**), massiver Thrombo- o. Leukozytose (z. B. CML)

Klinik

! Oft symptomarm

- Parästhesien, Hypo-/Areflexie, Muskelschwäche bis Paresen
- Obstipation
- Brady- u. tachykarde HRST

Diagnostisches Vorgehen

- **Labor:** E'lyte, Krea, LDH, CK, BZ, BB, BGA, am nächsten Tag Urinkalium, Haptoglobin
- **EKG:** flaches P, AV-Blockierungen, QT-Zeit verkürzt, überhöhte T-Welle (Kirchturm), Schenkelblockbilder mit breiten deformierten QRS-Komplexen, ventrikuläre HRST bis Kammerflattern, -flimmern, Bradykardien, Asystolie (▶ Abb. 7.3)
- **Sono:** Bei V. a. postrenales Nierenversagen

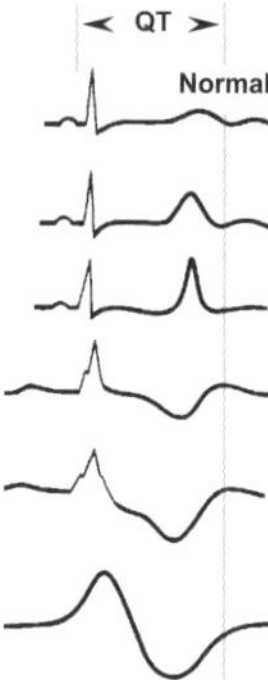

Abb. 7.3 EKG bei fortschreitender Hyperkaliämie [A300]

Therapeutisches Vorgehen

- **Kausal:** Medikamente absetzen. Azidose behandeln. K^+-Zufuhr stoppen
- **Symptomatisch: bei $K^+ > 6$ mmol/l** Kationenaustauscher, z. B. Resonium® 15 g in 100 ml Wasser 1–4 ×/d p. o. o. 30 g in 200 ml Glukose 10 % als Klysma rektal 1–2 ×/d. Diurese fördern mit z. B. Torasemid 5–10 mg p. o. oder i. v.

Notfallbehandlung bei $K^+ > 6$ mmol/l

- **EKG schreiben u. Rhythmusüberwachung am Monitor (IMC)!**
- Förderung der Umverteilung des K^+ nach intrazellulär:
  - **Bei schwergradiger, lebensbedrohlicher Hyperkaliämie ($K^+ >$ 6,5 mmol/l o. EKG-Veränderungen) als Erstmaßnahme** 20 ml Kalziumglukonat 10 % über 5–10 min i. v. unter EKG-Kontrolle, Wirkungseintritt sofort, Wirkdauer 30 min. KI: Digitalisierung u. Hyperkalzämie
  - **Anschließend bzw. in sonstigen Fällen:** 200 ml Glukose 20 % + 20 IE Altinsulin über 20 min i. v., ggf. nach BZ- u. E'lytkontrolle wiederholen. Wirkungseintritt nach ca. 30 min, Wirkdauer 4–6 h. **Cave:** Bei Niereninsuff. Insulindosis reduzieren, Hypoglykämiegefahr!
  - Ggf. β_2-Sympathomimetika (z. B. Salbutamol 2 Hübe per inhalationem) repetitiv können den K^+-Spiegel senken. NW: Tachykardie, Hypertonie)
  - Bei metab. Azidose Natriumbikarbonat 8,4 % 50–100 ml über 30 min i. v. **Cave:** Volumenbelastung, Extravasat → Gewebenekrose
- Entfernung des K^+ aus dem Körper:
  - Forcierte Diurese, z. B. Furosemid 40–80 mg i. v. (z. B. Lasix®). Flüssigkeitsverlust ggf. durch Ringer-Acetat ersetzen
  - Ind. zur Dialyse bei Versagen der konservativen Maßnahmen großzügig stellen

7

7.6 Kalziumhaushalt

7.6.1 Hypokalzämie

Ca^{2+} < 2,2 mmol/l (Gesamtkalzium)

Ätiologie

- Vit.-D-Stoffwechselstörungen mit sek. Hyperparathyreoidismus bei chron. Niereninsuff., Malassimilations-, Malabsorptionssy., Leberzirrhose, unter antikonvulsiver Ther., Mangel an Sonnenlicht, Mangelernährung
- Akute Pankreatitis
- Hypoparathyreoidismus
- Hypalbuminämie, z. B. bei nephrotischem Sy., Leberzirrhose
- Polyurische Phase des ANV
- Medikamentös bedingt: Schleifendiuretika, Gentamicin, Cisplatin
- Hypomagnesiämie: z. B. bei Alkoholismus
- Hyperphosphatämie: Niereninsuff., massiver Zellzerfall
- Massentransfusion (Citrat bindet Kalzium)
- Vermehrter Bedarf: Schwangerschaft, Stillen, bei Beginn einer Osteomalaziether. mit Vit. D
- Malignome: osteoblastische Metastasen (Mamma-, Prostata-Ca), Leukämien, medulläres Schilddrüsen-Ca (Calcitoninerhöhung)

Klinik

- **Chron.:** trophische Hautstörungen, Alopezie, Nagelquerrillen, Katarakt, Diarrhö, Osteopathie
- **Akut:** Tetanie, zerebraler Krampfanfall, Hyperreflexie, Synkope

Diagnostisches Vorgehen

- **Sofortige Diagn.:**
  - Labor: E'lyte, Krea, Ca^{2+}, Phosphat, AP, BGA, je nach Klinik Lipase, CRP, BB
  - EKG: QT-Zeit-Verlängerung, HRST
- **Weiterführende Diagn.:** Labor: PTH, Vit.-D-Metaboliten

Therapeutisches Vorgehen

- **Behandlung der Grunderkr.**
- **Kalziumsubstitution:**
  - Ca^{2+}-Brause-Tbl. bis 2 g/d
  - Bei Vit.-D-Mangel: Substitution, z. B. Vigantoletten® 1.000, 1/d p. o.
  - Bei Niereninsuff.: Calcitriol 0,25 µg/d p. o. (z. B. Rocaltrol®)

Notfallbehandlung bei hypokalzämischer Krise (Ca^{2+} < 1,3 mmol/l)

- 10 % Ca^{2+}-Glukonat 20–40 ml über 10–15 min i. v. **Cave:** Nie bei digitalisierten Pat.!
- Langsame Infusion von 10 % Ca^{2+}-Glukonat (z. B. in G5 %), bis Symptomatik rückläufig
- Ggf. Mg^{2+} mit substituieren
- Laborkontrolle

7.6.2 Hyperkalzämie

Ca^{2+} > 2,7 mmol/l

Ätiologie

- Malignome (häufigste Ursache): osteolytische Knochenmetastasen (Mamma-, Prostata-Ca), Plasmozytom, paraneoplastisch (Bronchial-, Nierenzell-Ca)
- Endokrin: prim. Hyperparathyreoidismus, Hyperthyreose, M. Addison
- Immobilisation
- Sarkoidose
- Medikamentös: Vit.-D- o. -A-Intoxikationen, Thiazide, Lithium, Kationenaustauscher, Östrogene, Tamoxifen
- Pseudohyperkalzämie durch langes Stauen

Klinik

- Oft asympt. Zufallsbefund!
- **Niere:** Polyurie, Polydipsie → Exsikkose, evtl. Anurie, Nephrolithiasis, -kalzinose
- **GIT:** Übelkeit, Erbrechen, Appetitlosigkeit, Obstipation, Pankreatitis, Ulkuskrankheit
- **Herz:** HRST, oft Bradykardien, verstärkte Digitaliswirkung
- **Neuromuskulär:** Muskelschwäche, Hyporeflexie, hirnorganisches Psychosy., Somnolenz bis Koma

Diagnostisches Vorgehen

- **Sofortige Diagn.:**
  - Labor: BB, E'lyte, Krea, Ca^{2+}/albuminkorrigiertes Ca^{2+}, Phosphat, AP, CRP
  - EKG: QT-Verkürzung, bradykarde HRST. Ggf. digitalistypische Veränderungen verstärkt
- **Elektive Diagn.** (nach klin. Hinweis): Rö-Thorax bei V. a. Sarkoidose, Tbc
- **Weiterführende Diagn.:**
  - Labor: BSG, Eiweiß-Elektrophorese, Immunfixation, PTH intakt, ggf. auch PTHrP (Parathyroid Hormone-related Protein), Vit.-D-Metaboliten
  - Sono: Abdomen u. Schilddrüse
  - Weitere bildgebende Verfahren: bei V. a. Tumor

7

Therapeutisches Vorgehen

- **Kalziumzufuhr stoppen,** evtl. auslösendes Medikament absetzen. Ther. der Grunderkr.
- Flüssigkeitsdefizit ausgleichen
- **Bei maligner Grunderkr.:** Bisphosphonate, z. B. Pamidronsäure (Aredia®, Pamidronat®) 30–90 mg i. v. über 2 h o. Zoledronsäure (Zometa®) 4 mg über 15 min i. v., alle 3–4 Wo. wiederholen. **Cave:** Niereninsuff.

Notfallbehandlung einer hyperkalzämischen Krise (Ca^{2+} > 3,5 mmol/l)

- Rehydrierung mit 3–5 l Ringer-Acetat
- Förderung der Kalziumausscheidung mit Furosemid 40–120 mg i. v.
- Bisphosphonate: z. B. Pamidronat (Aredia®) 45–90 mg in 500 ml NaCl 0,9 % über 2–4 h als einmalige Infusion
- Ggf. Calcitonin: 4 IE/kg s. c. alle 12 h. **Cave:** allergische Reaktionen

- Steroide: 50–100 mg/d Prednisolon i. v.
- Hämodialyse

7.7 Natriumhaushalt

7.7.1 Hyponatriämie

Na^+ < 135 mmol/l

Häufig! 10 % aller KH-Pat.

Regulation von Osmolarität/Volumen des ECR

Die Osmolarität des Serums u. das Volumen des Extrazellulärraums (ECR) werden von der Na^+-Konz. bestimmt:

- Flüssigkeitszufuhr: Durstgefühl
- Flüssigkeitsausscheidung: ADH (Wasserrückresorption in den Sammelrohren der Niere) modifiziert durch RAAS, ANP

Eine Hyponatriämie ist i. d. R. Ausdruck einer Störung des Wasserhaushalts (u. nicht eines Salzmangels!), d. h. eines Wasserüberschusses im Verhältnis zur Na^+-Konz. Ein **relativer** Wasserüberschuss ist auch bei Hypovolämie (absolut Volumenmangel) möglich (hypovolämische Hyponatriämie, ▶ Abb. 7.4)!

Formel zur Abschätzung der Osmolarität im Serum:

$$\text{Osmolarität [mmol/kg]} = 2 \times Na^+ \text{ [mmol/l]} + \text{Glukose [mg/dl]}/18 + \text{Harnstoff [mg/dl]}/6$$

Normalwert: 280–295 mmol/kg

Klinik

- Zeichen der Volumenstörung (Volumenmangel o. Ödeme) plus
- zentrale Symptome als Ausdruck des Hirnödems: Bewusstseinsstörungen, Delir, zerebrale Krämpfe (abhängig von der Geschwindigkeit der Entwicklung der Hyponatriämie), bei chron. Hyponatriämie Gangstörung → cCT

Therapie

- Bei Volumenmangel Infusion von NaCl 0,9 % 50 ml/h
- Bei schweren neurol. Symptomen o. bei akut entstandener Hyponatriämie < 48 h u. Na^+ < 120 mmol/l sofortige Infusion von 150 ml NaCl 3 % über 30 min, dann Na^+-Kontrolle, ggf. Infusion wiederholen. Anstieg des Serum-Na^+ nicht > 10 mmol/24 h!
- Bei zu rascher Substitution schwerwiegende osmotisch bedingte neurol. KO

7

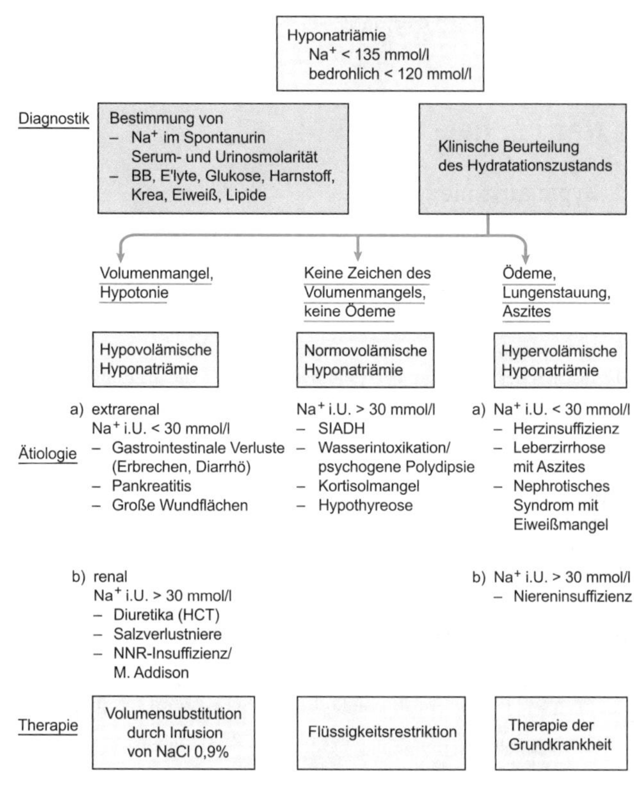

Abb. 7.4 Hyponatriämie: Ätiologie/Differenzialdiagnose [L138]

Syndrom der inadäquaten ADH-Sekretion (SIADH)

Synonym Schwarz-Bartter-Sy.

Ursachen

- Paraneoplastisch, v. a. kleinzelliges Bronchial-Ca
- Medikamentös induziert: Opioide, NSAR, Carbamazepin, Thiaziddiuretika, SSRI, trizyklische Antidepressiva, Vincristin
- Idiopathisch

Labor Trotz Hypoosmolarität i. S. konzentrierter (hypertoner) Urin.

Therapie

- Flüssigkeitsrestriktion auf 1 l/d
- Absetzen möglicher auslösender Medikamente
- Ggf. ADH-Rezeptor-Antagonist Tolvaptan (Samsca® 15 mg). Keine Akutther.

7.7.2 Hypernatriämie

Na^+ > 145 mmol/l

Ätiologie

- Unzureichende Flüssigkeitszufuhr
- Starker Verlust von Wasser über Haut u. Lunge
- Erkr. mit reinem o. vorwiegendem Wasserverlust
- Iatrogen: übermäßige Substitution hypertoner Lsg. (z. B. Natriumbikarbonat), erhöhte Zufuhr von Mineralokortikoiden, z. B. bei Ther. des septischen Schocks
- Renal: osmotische Diurese, am häufigsten bei entgleistem Diab. mell.
- Diab. insipidus

Klinik

- Durst, Fieber, Hautturgor ↓
- Bewusstseinsstörungen, Krampfanfälle
- Tachykarde HRST, RR ↓

Diagnostisches Vorgehen

- **Sofortige Diagn.:**
  - Labor: BB, E'lyte, BZ, Krea, BGA, CRP, Urinstix (HWI?)
  - Rö-Thorax: bei V. a. Pneumonie
- **Weiterführende Diagn.:** Durstversuch bei V. a. Diab. insipidus: ausgeschlossen, wenn Serumosmolalität nach 12 h Dursten < 295 mosmol/l u. Urinosmolalität > 800 mosmol/l. Nur unter stat. Überwachung durchzuführen. Minirin®-Test zur DD renaler/zentraler Diab. insipidus

Therapeutisches Vorgehen

- Bei reinem Wasserverlust Substitution G5 %. Ca. 50 % des geschätzten Defizits in den ersten 24 h ausgleichen
- Bei zusätzlichem Na^+-Defizit (z. B. Coma diabeticum) isotone NaCl-Lsg., ebenfalls ca. 50 % des geschätzten Defizits

Abschätzung des Wasserverlusts nach Symptomen eines ca. 70 kg schweren Erwachsenen

- Nur Durst: ca. 2 l
- Zusätzlich trockene Haut u. Schleimhäute: 2–4 l
- Zusätzlich Kreislaufprobleme (Puls ↑, RR ↓, ZVD ↓: > 4 l)

Hirnödem bei zu raschem Ausgleich der Hypernatriämie möglich!

7

7.8 DRG-Codes

Die wichtigsten DRG-Codierungen in Bezug auf Störungen des Wasser- und Elektrolythaushalts sind ▶ Tab. 7.5 zu entnehmen.

Tab. 7.5 DRG-Codes: Störungen des Wasser- und Elektrolythaushalts

Krankheitsbild	DRG-Code
Akutes Nierenversagen	N17.-
Alkalose inkl. metabolisch/respiratorisch	E87.3
Anurie u. Oligurie	R34
Azidose inkl. metabolisch/respiratorisch/Laktatazidose	E87.2
Chron. Niereninsuffizienz	N18.-
Exsikkose	E86
Harnverhalt	R33
Hyperkaliämie	E87.5
Hyper-/Hypokalzämie	E83.58
Hypokaliämie	E87.6
Hyponatriämie	E87.1

8 Endokrinologie und Stoffwechsel

Elvin Huseynov

8.1 Notfalltabelle und Checkliste

Endokrinol. Notfälle: ▶ Tab. 8.1.

Tab. 8.1 Endokrinologische Notfälle

Diagnose	Maßnahmen	Medikament/Therapie
Hypoglykämie	i. v. Zugang	BZ ↓; orale Glukosegabe nicht möglich, Pat. bewusstlos: 40–50 ml Glukose G40 % i. v. als Bolus Anschließend G5 %–G10 % i. v. weiter
Hyperglykämie	Bei Aspirationsgefahr: Magensonde Bei Koma: Intubation	10 IE Normalinsulin i. v. als Bolus Volumen- u. Kaliumsubstitution
Myxödemkrise	Aufwärmen Intubation bei Hypoventilation	Prednisolon 100–250 mg i. v. Volumensubstitution Levothyroxin 250 µg i. v.
Thyreotoxische Krise	i. v. Zugang Bei Hyperthermie: Fiebersenkung; kühlende Maßnahmen	Thiamazol 80 mg langsam i. v. Prednisolon 100–250 mg i. v. Volumensubstitution (z. B. initial 1.000 ml NaCl 0,9 % o. Volle'lytlsg.) Sedierung: 5–10 mg Diazepam i. v. Bei Tachykardie: Propranolol 1–5 mg i. v.
Addison-Krise	i. v. Zugang	Hydrocortison 100 mg i. v. 50 ml G40 % plus 500 ml NaCl 0,9 % Volumensubstitution
Hypokalzämische Tetanie	i. v. Zugang	Kalziumglukonat 10 % 10–40 ml i. v. Ggf. Sedierung: 5–10 mg Diazepam i. v.
Hyperkalzämische Krise	Bei Serumkalzium > 3,5 mmol/l	Volumensubstitution (1.000 ml NaCl 0,9 % o. Ringer-Lsg.) 40 mg Lasix i. v Prednisolon 50–100 mg i. v. Calcitonin initial 100 IE s. c. oder i. m.
Phäochromozytom	i. v. Zugang Blutdruckmonitoring	Ebrantil 25–50 mg i. v. titrierend

8

Checkliste

First Impression AZ u. Bewusstsein? Mundgeruch? Hautkolorit (kalt/warm/trocken)? Kaltschweißig? Atemstörung (Kußmaul-Atmung)? Unruhe? Vitalparameter?

Anamnese Bek. Stoffwechselerkr.? Diab. mell., IDDM o. NIDDM, HbA_{1C} bekannt? Neue Insulineinstellung? BZ-Werte in den letzten Tagen/Diätfehler/Abweichungen vom bisherigen Spritzschema? Nebennierenerkr.? Kortisonther. in der Vorgeschichte? Aktuelle Begleiterkr. (Fieber, Infekte, Gastroenteritis?), Erkr. der Schilddrüse (SD) bekannt? Z. n. Schilddrüsen-OP o. Radiojodther.?

Medikamentenanamnese Antidiabetika? Insulin? Kortison? Diuretika? Schilddrüsenhormone? Thyreostatika? Einnahme jodhaltiger Substanzen (z. B. Jodid, Amiodaron, Antitussiva)? Kontrastmittelgabe?

Klinische Untersuchung
- Allg. körperl. Untersuchung
  - Haut: blass, Café-au-Lait-Flecken, Pergamenthaut
  - Cor: Hf bradykard/tachykard
  - Atmung: tachypnoeisch, bradypnoeisch, Foetor? (Aceton?)
  - Abdomen: weich, Pseudoperitonitis
- Neurol. Untersuchung: Doppelbilder, Verschwommensehen, verwaschene Sprache (z. B. hypo-/hyperglykämisches Koma)

EKG Tachykardie, Bradykardie, T-Welle überhöht (Hyperkaliämie?)

Weiterführende sofortige Diagnostik
- **Labor:** E'lyte, HbA_{1C}, BZ!, BGA, U-Status

8.2 Blutzuckerentgleisungen

8.2.1 Bedeutung

BZ-Entgleisungen treten am häufigsten bei Pat. mit bek. Diab. mell. auf. Bei entsprechender Symptomatik fällt daher die Diagnosesicherung durch einfache Durchführung eines BZ-Stix nicht schwer.
Schwieriger sind die Erkennung u. Behandlung von BZ-Entgleisungen bei Pat. mit Erstmanifestation eines Diab. mell. („Manifestationskoma") o. Stoffwechselgesunden, bei denen es, z. B. nach Alkoholkonsum, zur Hypoglykämie kommen kann.

8.2.2 Hypoglykämie

Ätiologie

- **Diab. mell.** (▶ Tab. 8.2): Überdosierung von Insulin, Sulfonylharnstoffen (häufigste Ursache). Normale Insulin-, Glinid- o. Sulfonylharnstoffdosis bei verringerter Nahrungsaufnahme (auch in suizidaler o. krimineller Absicht). Nicht angepasste Insulindosis bei ungewohnter körperl. Belastung. WW mit BZ-senkenden Medikamenten, nach Absetzen von Medikamenten (z. B. Steroide, Pille). Bei schwangeren Diabetikerinnen postpartal
- **Stoffwechselgesunde:** nach Alkoholexzess mit Nahrungskarenz (häufig auch bei Diabetikern) o. als Folge eines verstärkten Vagotonus bei vegetativer Labilität
- **Dumping-Sy. bei Magenoperierten, diab. Gastroparese, Pankreatitis**
- **NNR- o. Hypophysenvorderlappeninsuff.:** Ausfall kontrainsulinärer Hormone ▶ 8.4
- Selten Insulinome, Leberzell-Ca o. paraneoplastische Sekretion insulinähnlicher Peptide

8

Klinik

Je nach gewohntem BZ-Niveau u. Geschwindigkeit des Abfalls kann Hypoglykämie schon bei Werten < 100 mg/dl (z. B. bei Diabetikern) o. erst bei BZ < 50 mg/dl (Störung der Hypoglykämiewahrnehmung z. B. bei langjährigen Diabetikern) sympt. werden.

Tab. 8.2 Mögliche Ursachen für niedrige BZ-Werte im Nachtdienst bei Insulintherapie

Zeit	Ursache
Vor dem Abendbrot (ca. 17:00 Uhr)	• Mittags- o. Nachmittagsmahlzeit zu knapp • Morgendl. Verzögerungsinsulin zu hoch • Normalinsulin zum Mittag zu hoch • Körperl. Aktivität am Nachmittag
Vor dem Schlafengehen (ca. 22:00 Uhr)	• Verzögerungsinsulin o. Normalinsulinanteil am Abend zu hoch • Spätmahlzeit zu knapp • Körperl. Betätigung am Abend
Nachts (0:00–3:00 Uhr)	• Spätmahlzeit zu knapp • Basalrate zu hoch • Normalinsulin zum Abendbrot zu hoch • Maximum der Insulinwirkung bzw. anhaltend starke Hormonwirkung in der insulinempfindlichen Phase
Morgens (nüchtern)	• Spätmahlzeit zu knapp • Alkoholgenuss • Verzögerungsinsulin am Abend zu hoch • Intensiver Sport am Vorabend • Langzeitdiabetes mit fehlender Gegenregulation
Für alle Zeiten gilt: Essensmenge? Spritz-Ess-Abstand zu kurz? Fehlerhafte Insulinapplikation?	

- **Autonome Symptome (i. d. R. BZ < 70 mg/dl):** Schwitzen, Zittern, Herzklopfen, Heißhunger, Angstgefühle, Kältegefühl (adrenale Gegenreaktion), Tachykardie, Unruhe
- **Neuroglykopenische Symptome (i. d. R. BZ < 50 mg/dl):** Schwäche, Konzentrations- u. Sehstörungen, Benommenheit, Verwirrtheit, Schwindel, Kopfschmerz
- **Spätphase (i. d. R. BZ < 30 mg/dl):** Doppelbilder, Verschwommensehen, verwaschene Sprache, Wesensveränderungen, primitive Automatismen (Schmatzen, Greifen), epileptiforme Krämpfe, schließlich Somnolenz u. Koma

Diagnostisches Vorgehen

Anamnese/Krankenakte

- Begleitsymptome
- Vorerkr.? Diab. mell. o. a. Stoffwechselerkr. bekannt?
- Bei bek. Diab. mell.: BZ-Werte in den letzten Tagen → Hinweise auf Hypoglykämien? Bisherige Antidiabetika, Diätfehler (sehr häufig). Bei Insulinther.: Abweichungen vom bisherigen Spritzschema? Insuline vertauscht? Fehlinjektion?
- Ungewohnte körperl. Betätigung?
- Medikamente
- Alkohol?

Körperliche Untersuchung

- **Allgemeinzustand:**
  - Schwäche
  - Heißhunger

- **Bewusstseinslage/Psyche:**
  - Präkoma/Koma
  - Neurol. Ausfälle: Sprach-/Sehstörungen, Paresen, pos. Babinski, Krampfanfälle, Tremor, Parästhesien
  - Delirante Zustände, Angst, Unruhe
- **Haut:** feucht. Oft starkes Schwitzen
- **Kreislauf:** Tachykardie, RR ↑

Sofortige Untersuchungen

Labor: BZ(-Stix), BGA, E'lyte, Krea, BB, ggf. Lipase, ggf. bei Verdacht Alkoholbestimmung.

Weiterführende Diagnostik (am nächsten Tag) Bei Nichtdiabetikern weitere Abklärung: Gleichzeitige Bestimmung von Serum-BZ, HbA_{1c}, Seruminsulin u. C-Peptid, TSH, ggf. Kortisol, Fastentest.

Therapeutisches Vorgehen

Sofortige Glukosegabe

- **Pat. bei Bewusstsein, Schlucken möglich, BZ < 70 mg/dl.** 15–20 g schnell resorbierbare Kohlenhydrate p. o. (z. B. 3–4 Täfelchen Traubenzucker), anschließend langsam resorbierbare Kohlenhydrate (z. B. 1–2 Scheiben Brot)
- **Pat. nicht bei Bewusstsein, Schlucken nicht möglich:** 40–50 ml Glukose G40 % i. v. als Bolus. Anschließend weiter mit G5 %–G10 % i. v.; sobald möglich, Aufnahme von Kohlenhydraten p. o. BZ-Messung nach 15–20 min. u. nach 30–60 min wdh. Nicht ausreichender BZ-Anstieg o. ausbleibende Besserung → erneute Behandlung, ITS/IMC-Aufnahme. Ziel-BZ: 150–200 mg/dl
- **Sulfonylharnstoffbedingte Hypoglykämie:** IST/IMC-Aufnahme, 10 % Glukoselsg. mit 20–40 ml/h (möglichst ZVK). Nach Aufklaren mind. 24–48 h überwachen, 2-stdl. BZ-Kontrollen. BZ-Ziel: 150–200 mg/dl. **Cave:** CNI → verzögerter Abbau!

> - Die sulfonylharnstoffbedingte Hypoglykämie hat oft einen protrahierten Verlauf (Niereninsuff.!). Deshalb ausreichend lange Überwachung, mind. 24–48 h.
> - Alle Pat. mit zentralnervöser Störung o. sulfonylharnstoffbedingter Hypoglykämie gehören auf die ITS.

Glukagon Wenn i. v. Zugang nicht möglich → 1 mg Glukagon s. c. oder i. m. (stabile Seitenlage, Glukagon induziert Übelkeit → Aspirationsgefahr).

8.2.3 Hyperglykämie

Differenzialdiagnose

- **Mäßig erhöhte BZ-Werte:** meist i. R. einer BZ-Einstellung auffallend
- **Insulinmangel → Coma diabeticum.** Zwei Formen:
  - **Ketoazidotisches Koma:** Bei BZ > 350 mg/dl; alle Altersgruppen, Entwicklung über Stunden bis Tage, in ⅔ d. F. bei Typ-1-Diab. (absoluter Insulinmangel)
  - **Hyperosmolares Koma**: bei BZ > 600 mg/dl; meist ältere Menschen, Entwicklung meist über mehrere Wo., überwiegend bei Typ-2-Diab. (relativer Insulinmangel).

Ursachen

Infektionen (häufigste Ursache), Behandlungsfehler (▶ Tab. 8.3), Neumanifestation von Diab., Myokardinfarkt, Pankreatitis, OP, Gravidität, medikamentös (Betablocker, Thiazide, Glukokortikoide).

Klinik

- **Hyperglykämie:** mäßige Hyperglykämie meistens asympt. Mit weiterer Entwicklung: Polyurie u. Polydipsie (Diurese o. Trinkmenge > 3 l/d), Schwäche, Übelkeit, Abdominalbeschwerden, Muskelkrämpfe, Exsikkose, warme Haut, Hypotonie, Tachykardie, Somnolenz, Koma
- **Coma diabeticum** (DD Koma ▶ 3.7.1):
  - Herz-Kreislauf: Volumenmangel, Schock
  - Nieren: Polyurie → Dehydratation → ANV
  - Abdomen: Pseudoperitonitis, Magen-Darm-Atonie
  - Bewusstsein: Präkoma/Koma, Atemstörung (Kußmaul-Atmung)

Diagnostisches Vorgehen

Anamnese/Krankenakte

- **Begleitsymptome/-erkr.:** Infektzeichen, postop., Trauma, Gravidität?
- **Bek. Diab. mell.:** BZ-Werte in den letzten Tagen → Hinweise auf Entgleisungstendenz? Bisherige Antidiabetika, Diätfehler (sehr häufig). Bei Insulinther.: Abweichungen vom bisherigen Spritzschema? Wie viel IE Insulin zuletzt gespritzt? (> 20 IE → s. c. Gabe auf 2 Stellen verteilen)
- Medikamente

Körperliche Untersuchung

- **Allgemeinzustand:**
  - Körperl. Schwäche?
  - Durst?
  - Erbrechen?

Tab. 8.3 Ursachen für hohe BZ-Werte im Nachtdienst bei Insulintherapie

Zeit	Ursache
Vor dem Abendbrot (ca. 17:00 Uhr)	• Mittags- o. Nachmittagsmahlzeit zu reichlich • Zwischenmahlzeit zu groß • Morgendl. Verzögerungsinsulin zu gering • Normalinsulin zum Mittag zu gering • Hypoglykämie am Vormittag
Vor dem Schlafengehen (ca. 22:00 Uhr)	• Abendbrot zu reichlich • Normalinsulin zum Abendbrot zu gering • Stress am Spätnachmittag/Abend
Nachts (0:00–3:00 Uhr)	• Spätmahlzeit zu reichlich • Basalrate zu gering • Bei Ketose: Infektfolge
Morgens (nüchtern)	• Spätmahlzeit o. Abendbrot zu reichlich • Verzögerungsinsulin am Abend zu gering/zu früh injiziert • Nächtl. Hypoglykämie (Somogyi-Effekt) • Dawn-Phänomen (Dämmerungsphänomen) wegen nächtl. GH-Ausschüttung (Wachstumshormon) mit folgender Hyperglykämie
Für alle Zeiten gilt: Infekt? Spritz-Ess-Abstand zu kurz? Fehlerhafte Insulinapplikation?	

- **Bewusstseinslage/Psyche:**
  - Verwirrtheit, Delir, Somnolenz, Präkoma, Koma
  - Neurol. Ausfälle: Eigenreflexe, Paresen, pos. Babinski, Krampfanfälle, Tremor, Atemstörungen (Kußmaul)
- **Haut:**
  - Warm, trocken
  - Schwitzen
- **Diurese:** Polyurie, Oligo-/Anurie
- **Cor:** Tachykardie, HRST (Hypokaliämie)
- **Lunge:** vertiefte Atmung, Tachypnoe
- **Kreislauf:** RR, Kollaps- o. Schockzeichen
- **Abdomen:** pseudoperitonitische Reizerscheinungen, Magen-Darm-Atonie?

Sofortige Untersuchungen Bei schweren/sympt. Entgleisungen:

- **Labor:** BGA (**cave:** BZ-Stix: häufig nur „high" bei Werten > 500 mg/dl)!, BB, E'lyte, Krea, CRP, CK, Phosphat, U-Stix (Ketonkörper, HWI, Glukosurie), Lipase, GOT, GPT, GGT
  - Ketoazidotisches Koma: BZ > 350 mg/dl, Ketonurie. BGA: metab. Azidose, pH ↓, Bikarbonat ↓, Anionenlücke ↑ (durch Ketonkörper)
  - Hyperosmolares Koma: BZ > 600 mg/dl. BGA: keine o. nur diskrete Azidose
- **EKG:** Zeichen der Hypokaliämie, HRST, Ischämiezeichen?
- **Rö-Thorax:** Infiltrate? Pulmonalvenöse Stauung?

Verlaufskontrollen/weiterführende Diagnostik unter ITS-Monitoring

- **In den ersten 12 h:**
  - Stdl. BZ, RR, Puls, ZVD, K^+, Urinmenge
  - 2- bis 4-stdl.: Na^+, Serumosmolalität, BGA
  - 6-stdl.: Keton i. U. bei ketoazidotischem Koma, BB
  - Nach 6–8 h: Phosphat, Ca^{2+}, Laktat, Cl^-, CK, Transaminasen, Amylase, Albumin, Krea
  - EKG
- **In den folgenden 24 h:**
  - 2-stdl.: BZ, ZVD, K^+, Urinmenge
  - 4- bis 6-stdl.: Na^+, Serumosmolalität, Ketone i. U.
  - 8-stdl.: Cl^-, Phosphat, Laktat, BB, path. Parameter, Krea, BGA

Weitere Untersuchungen nach vermuteter auslösender Ursache.

Therapeutisches Vorgehen

Hyperglykämie ohne Begleiterscheinungen

z. B. im routinemäßigen BZ-Profil.

- Ist der Wert für den betreffenden Pat. auffallend?
- Ist der gemessene Wert ein „Ausrutscher", der durch einmalige Gabe von Normalinsulin aufgefangen werden sollte, oder ist die Einstellung prinzipiell zu verbessern (z. B. durch Erhöhung des Verzögerungsinsulins)?
- Moderat erhöhte Werte (< 250 mg/dl) u. Wohlbefinden des Pat. → abwarten, evtl. weitere BZ-Kontrolle nach 1–2 h; bes. in der Anfangsphase mit oralen Antidiabetika o. Insulin nicht ständig „dazuspritzen"
- Bei anhaltend erhöhten bzw. steigenden Werten (> 250 mg/dl) → Gabe von Normalinsulin
- Regel: 1 IE Normalinsulin senkt den BZ um ca. 30 mg/dl (bei BZ-Werten < 200 mg/dl)

8

Coma diabeticum

- Für die Akutther. des Coma diabeticum ist die Differenzierung in ketoazidotisches o. hyperosmolares Koma unwesentlich.
- Die beim Coma diabeticum ablaufenden Wasserverschiebungen im ZNS gleichen sich erst allmählich aus. Trotz Normalisierung der BZ- u. pH-Werte kann sich daher die Bewusstseinsstörung erst verzögert bessern.

- **Verlegung auf ITS**
- **Zugänge:**
  - ZVK (▶ 2.2.2).
  - Blasenkatheter zur Bilanzierung (▶ 2.2.8)
  - Magensonde bei Erbrechen u. Magenatonie
  - Bei tiefem Koma ggf. Intubation u. Beatmung (▶ 2.6)
- **Rehydratation** (▶ Tab. 8.4):
  ! Die Rehydratation ist die wichtigste Maßnahme!
  - Insgesamt 12 % des KG in den ersten 12 h
  - Bei Herzinsuff. Volumensubstitution nach ZVD-Verlauf: bei ZVD > 8 cmH_2O → ¾ der Infusionsmenge, bei ZVD > 12 cmH_2O → ¼ der Infusionsmenge (▶ Tab. 8.4)
  - Bei Niereninsuff.: Infusionsmenge nach Ausscheidung (Bilanzierung)
  - Bei mäßiger Hypernatriämie (< 150 mmol/l) Verwendung von NaCl-Lsg. 0,9 % möglich
  - Bei Na^+ > 165 mmol/l: NaCl-Lsg. 0,45 %. Später ggf. weiter mit 0,9 % NaCl
  ! **Cave:** Ind. für hypotone Natriumlsg. streng stellen → Gefahr einer zu raschen Flüssigkeitsverschiebung in den Liquorraum!
  - BZ < 300 mg/dl: G5 % mit 80–100 ml/h, ggf. NaCl 0,9 % reduzieren
  - BZ < 120 mg/dl: G10 % 80–100 ml/h, ggf. Insulin reduzieren
  - Orale Nahrungsaufnahme möglich: Glukoseinfusion absetzen
- **Insulinsubstitution:** langsamer Ausgleich (50 mg/dl/h) → wenige Komplikationen.
  - Initialbolus 10 IE Normalinsulin i. v., dann 6–10 IE/h Normalinsulin über Perfusor (50 IE/50 ml). Ziel: BZ für die nächsten 24 h nicht > 250 mg/dl senken.
  - Falls BZ-Abfall < 10 % in den ersten 2 h → zusätzlich Insulinbolus: 0,2 IE/kg KG i. v., BZ-Kontrolle nach 1 h. Falls kein Effekt, Verdopplung der kontinuierlichen Insulinzufuhr, Kontrolle nach 1 h.

Tab. 8.4 Rehydratation beim Coma diabeticum

Zeitpunkt	ZVD	$NaCl^-$/Ringer-Lsg. (ml/h)
1. Stunde		1.000
Anschließend nach ZVD u. Urinausscheidung	0 (cmH_2O)	1.000
	1–3 (cmH_2O)	500
	4–8 (cmH_2O)	250
	9–12 (cmH_2O)	100
Nach der 8. Stunde		250, meist ausreichend
In den ersten 24 h beträgt der durchschnittliche Flüssigkeitsbedarf 5–6 l.		

 ! Insulingabe im Notfall i. v., nicht s. c. wegen unsicherer Resorption.
 ! Keine zu rasche BZ-Senkung (Gefahr des Hirnödems/Retinaschaden).
- **K^+-Substitution** (▶ Tab. 8.5):
  ! Durch die anfängliche Azidose können K^+-Werte im Normalbereich liegen. Bei Einsetzen der Insulinwirkung u. Rückbildung der metab. Azidose kann sich ein K^+-Mangel entwickeln.
  - Ind.: $K^+ < 6$ mmol/l u. Diurese > 30 ml/h.
  - Normale Nierenfunktion → K^+-Zufuhr näherungsweise pro 1 IE Insulin 1,5 mmol KCl.
- **Azidosekorrektur:**
  ! Eine leichte Azidose bedarf keiner medikamentösen Korrektur: durch Hemmung der Lipolyse unter Insulinwirkung selbstständige Korrektur.
  - Ind.: pH < 7,1.
  - Berechnung: NaBi 8,4 % (ml) = 0,3 × neg. BE × kg KG. Davon 25 % der Dosis über 2 h infundieren (**cave:** Hypokaliämie, Hirnödem!).
- **Phosphatsubstitution:**
  - Ind.: Phosphat < 0,5 mmol/l. KI: Niereninsuff.
  - Durchführung nicht sofort, Phosphatbestimmung im Tagdienst.
  - Dosierung: 50 mmol/24 h, max. 4,5 mmol/h.
  ! **Cave:** bei Hypokalzämie, Hypernatriämie osmotische Dehydratation.
- **Thromboseprophylaxe:** Low-Dose-Heparin (▶ 20.2), Stressulkusprophylaxe.
- **Antibiotikather.:** wenn Infekt, kalkulierte Ther. (▶ 20.1).

Aufnahme ambulanter Patienten

Bei manifester BZ-Entgleisung stat. Aufnahme zur Ursachensuche u. Einstellung.

Tab. 8.5 Substitutionsdosis von Kalium bei Coma diabeticum in Abhängigkeit vom pH-Wert

pH	K^+ (mmol/l)				
	< 3	3–3,9	4–4,9	5–5,9	≥ 6
< 7,1	20–25 mmol/h	15–20 mmol/h	10–15 mmol/h	5–10 mmol/h	–
> 7,1	20 mmol/h	15 mmol/h	10 mmol/h	5 mmol/h	–

Max. 240 mmol/d, max. 20 mmol/h
Nur bei $K^+ < 2,0$ mmol/l o. Lähmungen bis 40 mmol/h

8.3 Verdacht auf Hyperthyreose

8

8.3.1 Klinik und Differenzialdiagnose

Die Diagnose folgt anhand klin. Kriterien (**Burch-Wartofsky-Score**) u. nicht anhand der Höhe der SD-Hormonspiegel. Erhöhte SD-Hormonspiegel allein sind zur Diagnosestellung nicht geeignet, und eine Thyreotoxikose kann auch mit normalen peripheren Schilddrüsenwerten einhergehen. Daher sind Anamnese u. klin. Untersuchung für die Diagnosestellung wegweisend.

Hyperthyreose

Ursachen

- **Immunogen** (M. Basedow): Auto-AK (TRAK = TSI) gegen TSH-Rezeptor der Thyreozytenmembran
- **Funktionelle Schilddrüsenautonomie**
- **Thyreoiditiden** (subakute Thyreoiditis de Quervain, Silent-Thyreoiditis, Postpartum-Thyreoiditis)
- **Jodexzess** (Amiodaron, Rö-Kontrastmittel)
- **Hyperthyreosis factitia** (Überdosierung von SD-Hormonen, artifizielle Einnahme)
- **Seltene Ursachen**
  - Extrathyreoidale Bildung von SD-Hormonen (Struma ovarii, funktionell aktive Metastasen eines differenzierten Schilddrüsenkarzinom)
  - Sek. Hyperthyreosen (TSH-produzierende Hypophysenadenome, zentrale Schilddrüsenhormonresistenz, HCG-Exzess, z. B. Chorionkarzinom)

Klinik

- Nervosität, innere Unruhe, Hyperaktivität, Reizbarkeit, Schlafstörungen, feinschlägiger Fingertremor
- Palpitationen (meist Sinustachykardie, evtl. ES)
- Warme, feuchte Haut, erhöhte Stuhlfrequenz, Haarausfall, KG ↓ bei gutem Appetit, Myopathie (Oberschenkelmuskulatur)
- Erhöhte RR-Amplitude
- Bei älteren Menschen häufig oligosympt. Verlauf mit depressiver Verstimmung u. AZ-Verschlechterung
- Pathognomonisches prätibiales Myxödem bei immunogener Genese (sehr selten). Endokrine Orbitopathie nur bei immunogener Hyperthyreose (Typ Basedow) in 40 % d. F.

Wichtigste Differenzialdiagnosen

- Tachykarde HRST (▶4.3): vegetative Symptomatik meist geringer ausgeprägt
- Hyperkinetisches Herzsy.: Tachykardie, hohe RR-Amplitude, stark ausgeprägtes Angstgefühl → Ausschlussdiagnose
- Beginnendes Entzugsdelir; akute psychotische Zustände
- Akute Infektion, Sepsis
- Intoxikationen (z. B. Amphetamine)
- B-Symptomatik bei Malignom
- Phäochromozytom
- Bei F: Wechseljahre

8

Thyreotoxische Krise

Klinik Exazerbation einer meist unbek. Hyperthyreose o. Autonomie, z. B. durch Jodexposition (Gabe von KM!) o. nach OP bei florider Hyperthyreose.

Stadieneinteilung nach Herrmann

- **Stadium I:** Tachykardie, Arrhythmien, Hyperthermie, Adynamie, Diarrhö, Dehydratation, Tremor, Unruhe, Agitation, Hyperkinesie, ggf. erhöhte Schilddrüsenhormonspiegel
- **Stadium II:** wie Stadium I mit Desorientierung, Somnolenz, Stupor o. Psychose
- **Stadium III:** wie Stadium I mit Koma, Kreislaufversagen, evtl. NNR-Insuff. Letalität > 20 %

8.3.2 Diagnostisches Vorgehen

Anamnese/Krankenakte

- SD-Erkr. bekannt? Z. n. SD-OP o. Radiojodther.?
- Begleitsymptome?
- Medikamentenanamnese: SD-Hormone? Thyreostatika? Einnahme jodhaltiger Substanzen (z. B. Jodid, Amiodaron, Antitussiva)?
- KM-Untersuchungen? Jodhaltige Hautdesinfektionsmittel?

Eine Hyperthyreose kann auch noch nach länger zurückliegender Jodexposition auftreten.

Körperliche Untersuchung

- **Gesamtinspektion:** AZ u. EZ, Vitalparameter
- **Hände:** feucht-warm. Feinschlägiger Tremor?
- **Hals:** Struma, evtl. mit palpatorischem o. auskultatorischem Schwirren
- **Augen:** endokrine Orbitopathie?
- **Cor:** Tachykardie/Arrhythmie?
- **Lunge:** Stauungszeichen bei kardialer Dekompensation

Sofortige Untersuchungen

- **EKG:** Tachykardie, HRST, Ischämiezeichen
- **Labor:** E'lyte inkl. Ca^{2+}, Krea, BB, CRP
- **Rö-Thorax:** kardiopulmonale Stauung

Bei HRST o. massiver Tachykardie mit begleitendem RR-Abfall, Zeichen kardialer Dekompensation o. Bewusstseinsstörungen ist sofortiges Handeln geboten.

Weiterführende Diagnostik

- **Labor:** fT_3, fT_4, TSH basal; Auto-AK: TRAK u. Anti-TPO
- **Sono u. Szintigrafie** der SD
- **Echo:** Ausschluss kardiale Erkr.

8.3.3 Therapeutisches Vorgehen

V. a. Hyperthyreose ohne schwerwiegende Begleitsymptome

Bei Tachykardie o. SVES Betablocker, z. B. Metoprolol (z. B. Beloc®) 5 mg i. v. o. Propranolol. **Cave:** Hypotonie, Herzinsuff. o. Bronchialobstruktion. Bei Herzinsuff. u. Tachyarrhythmie → Digitalisierung.

- Bei gesicherter Hyperthyreose: Thiamazol 10–30 mg/d o. Carbimazol 15–45 mg/d
- Schon bei V. a. Hyperthyreose Jod meiden (KM, Hautdesinfektionsmittel, Amiodaron), vor notwendiger KM-Gabe Natriumperchlorat (Irenat®) geben

8

Thyreotoxische Krise

Supportive Maßnahmen

- **Intensivüberwachung, ZVK**
- **Flüssigkeits- u. Elektrolytsubstitution:** 4–6 l/d nach ZVD (Ringer, NaCl o. G5 %)
- **Hyperthermie:** Fiebersenkung, ggf. kühlende Maßnahmen (z. B. Eisbeutelkühlung)
- **O_2-Gabe** mit 2–6 l/min, evtl. intermittierende O_2-Beatmung
- **Thrombembolieprophylaxe:** Low-Dose-Heparinisierung (▶ 20.2); bei VHF Full-Dose-Antikoagulation
- **Hochkalorische Ernährung:** ca. 3000 kcal/d; in Einzelfällen bis 8.000 kcal/d
- **Sedierung:** z. B. mit Diazepam 5–10 mg langsam i. v.

Medikamentöse Therapie

- **Thyreostatika:** Thiamazol 80 mg langsam i. v. alle 8 h; ggf. Ersatz durch Propylthiouracil 75–100 mg p. o. alle 6–8 h. Bei **Tachykardie o. Hypertonie:** Betablocker, z. B. Propranolol (1–5 mg i. v. oder 3 × 20–40 mg über Magensonde) o. Metoprolol (Beloc®) 5 mg i. v. unter Monitorkontrolle.
- **Glukokortikoide** (Beseitigung einer relativen NNR-Insuff.), z. B. Prednisolon 100–250 mg i. v./d, oder Hydrocortison 100 mg als Bolus, dann 250 mg/24 h i. v.
- Bei Zeichen der Herzinsuff. Digitalisierung.

! Keine Behandlung der Herzinsuff. o. Hypotonie mit Katecholaminen. Diese können aufgrund erhöhter Rezeptorempfindlichkeit zu lebensgefährlichen HRST führen.

- Bei lebensbedrohlicher jodinduzierter Krise evtl. Plasmapherese u. Notfallstrumektomie.

Aufnahme ambulanter Patienten

- Pat. bei neu aufgetretenen HRST unklarer Genese oder V. a. thyreotoxische Krise stat. aufnehmen.
- Eine klin. blande Hyperthyreose kann meist amb. behandelt werden.

8.4 Addison-Krise (akute Nebennierenrindeninsuffizienz)

8.4.1 Ätiologie und Klinik

8

Häufigste Erstmanifestation einer NNR-Insuffizienz

Ätiologie Häufigste Auslöser sind Gastroenteritiden, andere Inf., emotionaler Stress.

- **Fehlende Dosisanpassung bei bek. NNR-Insuff.** bei Infekten, Erbrechen u. Diarrhö, Verletzungen, Operationen o. chron. Belastungen.
- **Abruptes Absetzen einer Langzeit-Glukokortikoidtherapie,** oft präop.
- **Stressbelastung** bei latenter NNR-Insuff.: z. B. extreme körperl. Belastung, OP, Fieber etc.

- **Akuter Ausfall der Nebennieren:** z. B. durch Inf. wie Tbc, Trauma o. OP, Meningokokkensepsis (Waterhouse-Friderichsen Sy., v. a. bei Kindern), Einblutung in die Nebennieren unter Antikoagulanzien, Autoimmunerkr. (häufigste Form der NNR-Insuff.), Malignome
- **Sek. Nebennniereninsuff.:** Hypophysenschädigung z. B. durch Inf., traumatisch o. ischämisch. Selten postpartale Hypophysennekrose (Sheehan-Sy.)

Wichtige Differenzialdiagnosen Hypoglykämie, Hyponatriämie/Hyperkaliämie, Azidose anderer Genese, andere Schockursachen, akutes Abdomen.

Klinik (durch Kortisol- u. Aldosteronmangel)

- Adynamie (Leitsymptom), Apathie, Somnolenz, Delir, generalisierte Krämpfe, Koma
- Hypovolämie, Oligo-/Anurie, Hypotension bis zum Schock
- Abdominalbeschwerden, Pseudoperitonitis, Erbrechen

8.4.2 Diagnostisches Vorgehen

Bei entsprechendem Verdacht ist sofortiger Ther.-Beginn vor Diagnosesicherung einer NNR-Insuff. oft lebensrettend.

Anamnese/Krankenakte

- Bek. Nebenniereninsuff.?
- Bes. Belastungssituationen: Gastroenteritis, Inf., OP, Stress, Sport?
- Medikamentenanamnese: Steroidlangzeitther., Compliance-Problem?
- Bek. Tumorleiden mit Nebennieren- o. Hypophysenbefall?

Körperliche Untersuchung

- **Bewusstseinslage:** Apathie, Stupor, Somnolenz, Koma?
- **Haut:**
  - Exsikkose?
  - Hyperpigmentierung (bes. lichtexponierte Stellen; nur bei prim. NNR-Insuff., nicht im akuten Ausfall)
  - Hautblutungen (bei Waterhouse-Friderichsen-Sy.)
- **Kreislauf:** Hypotonie
- **Abdomen:** Pseudoperitonitis

Sofortige Diagnostik

- **Labor:** K^+ ↑, Na^+ ↓, ($Na^+/K^+ < 30$), Ca ↓, BZ ↓, BGA (metab. Azidose), Hkt ↑, BB (Lymphozytose, Eosinophilie), Urinstix, CRP
- **Mikrobiologie:** bei Fieber > 39 °C Blutkulturen, Urinkultur
- **Rö-Thorax:** bei V. a. Pneumonie
- **Elektiv** (je nach Klinik): Sono Abdomen/Abdomenübersicht bei abdom. Schmerzsymptomatik

Weiterführende Diagnostik

- **Labor:** ACTH, Kortisol, ACTH-Test, Kortisol-Tagesprofil, CRH-Test, Aldosteron i. S., NNR-Auto-AK (Steroid-21-Hydroxylase-AK)
- **Bildgebende Untersuchung der Nebennieren:** Sono, Abdomenleeraufnahme (Verkalkungen der Nebennieren), ggf. CT-Abdomen, MRT

8

8.4.3 Therapeutisches Vorgehen

Therapie der akuten Addison-Krise

Keine Verzögerung der Ther. bei instabilen Pat.!

- Verlegung auf **ITS**
- ! **Bei Verdacht** initial:
  - ACTH u. Kortisol abnehmen
  - Hydrocortison (z. B. Hydrocortison Hoechst®) 100 mg i. v., danach 200 mg/24 h i. v. kontinuierlich oder i. v. Boli (50 mg) alle 6 h (▶ Tab. 8.6)
- **ZVK**
- Initial 50 ml G40 % plus 500 ml NaCl 0,9 %. Weitere Substitution mit NaCl 0,9 % o. G5 % nach ZVD u. Serum-Na^+ u. BZ. Langsamer Ausgleich der Hyponatriämie (max. 6 mmol/l in 24 h)
- ! **Cave:** keine K^+-haltigen Infusionen
- **Hypovolämischer Schock** ▶ 3.3.3
- ! **Cave:** Hypotension oft katecholaminresistent
- Thromboseprophylaxe, Stressulkusprophylaxe
- Bei Inf. kalkulierte Antibiotikather. ▶ 20.1
- Evtl. Ausgleich einer metab. Azidose, zuvor suff. Beatmung sicherstellen

Tab. 8.6 Anpassungen der Substitutionsdosis von Hydrocortison bei bekannter Nebenniereninsuffizienz

Situation	Dosisanpassung	Dauer
Längere sportliche Aktivität	Zusätzliche orale Einnahme von 5–10 mg Hydrocortison	30–60 min vor Beginn der geplanten Aktivität
Emotionaler Stress		
Kleinere OP	Zusätzliche Dosis 1 h präop., Dosisverdopplung für die nächsten 24 h	
Fieber > 38 °C	Tgl. Hydrocortison-Dosis × 2	Bis Beschwerdebesserung
Fieber > 39 °C	Tgl. Hydrocortison-Dosis × 3	Bis Beschwerdebesserung
Größere OP	100 mg Hydrocortison als Bolus, dann 200 mg/24 h kontinuierlich i. v. oder 50 mg Hydrocortison alle 6 h i. v. oder i. m.	
Gastroenteritis (persistierendes Erbrechen) u./o. Diarrhö	100 mg Hydrocortison als Bolus i. v.; dann 200 mg/24 h kontinuierlich i. v. oder 50 mg Hydrocortison alle 6 h i. v. oder i. m.	Bis Beschwerdefreiheit

8.5 DRG-Codes

Die wichtigsten DRG-Codierungen bzgl. endokrinol. Erkrankungen und Stoffwechselstörungen: ▶ Tab. 8.7.

Tab. 8.7 DRG-Codes: endokrinologische und Stoffwechselerkrankungen

Krankheitsbild	DRG-Code
Diabetes mellitus	
• **Typ-1-Diabetes**	**E10.-**
– mit Koma: als entgleist bezeichnet	E10.01
– mit Ketoazidose: als entgleist bezeichnet	E10.11
– mit sonstigen näher bezeichneten Komplikationen	E10.6-
– mit sonstigen näher bezeichneten Komplikationen: nicht als entgleist bezeichnet	E10.60
– mit sonstigen näher bezeichneten Komplikationen: als entgleist bezeichnet	E10.61
– ohne Komplikationen	E10.9-
– ohne Komplikationen: nicht als entgleist bezeichnet	E10.90
– ohne Komplikationen: als entgleist bezeichnet	E10.91
• **Typ-2-Diabetes**	**E11.-**
– mit Koma: als entgleist bezeichnet	E11.01
– mit Ketoazidose: als entgleist bezeichnet	E11.11
– mit sonstigen näher bezeichneten Komplikationen	E11.6-
– mit sonstigen näher bezeichneten Komplikationen: nicht als entgleist bezeichnet	E11.60
– mit sonstigen näher bezeichneten Komplikationen: als entgleist bezeichnet	E11.61
– ohne Komplikationen	E11.9-
– ohne Komplikationen: nicht als entgleist bezeichnet	E11.90
– ohne Komplikationen: als entgleist bezeichnet	E11.91
Schilddrüse	
Hyperthyreose [Thyreotoxikose]	E05.-
Hyperthyreose mit diffuser Struma inkl. Basedow-Krankheit Toxische diffuse Struma, toxische Struma o. n. A.	E05.0
Thyreotoxische Krise	E05.5
Hyperthyreose, nicht näher bezeichnet	E05.9
Nebenniere	
Sonstige Krankheiten der Nebenniere	E27.-
Primäre Nebennierenrindeninsuffizienz inkl. akute NNR-Insuffizienz NNR-Krise	E27.1
Sonstige und nicht näher bezeichnete NNR-Insuffizienz inkl. Hypoaldosteronismus, Nebennierenblutung, Nebenniereninfarzierung NNR-Insuffizienz o. n. A.	E27.4

8

9 Hämatologie und Onkologie

Ioannis Tsoukakis

9.1 Notfalltabelle und Checkliste

Hämatol. u. onkol. Notfälle: ▶ Tab. 9.1.

Tab. 9.1 Hämatologische und onkologische Notfälle

Diagnose	Symptome	Maßnahmen/Therapie
Vena-cava-superior-Sy.	**Obere Einflussstauung:** Hals- u. Gesichtsschwellung, Dyspnoe, Husten, Zungenschwellung, Kollateralgefäße an Brustwand, Schluckbeschwerden, Stridor, Zyanose, neurol. Symptome	**Vitalzeichen, O_2-Sättigung, Oberkörperhochlagerung, sicherer i. v. Zugang, Furosemid i. v, O_2-Zufuhr**, bei kardiopulmonaler Instabilität Verlegung auf ITS, ggf. Intubation. Ggf. ther. Antikoagulation (RS Hintergrund!) **Notfall-CT-Thorax** zur Ursachenabklärung, ggf. Kontakt Radiologie zur Planung eines Cava-Stents Ggf. Vorbereitung Bronchoskopie (mit EBUS) für den Tagdienst
Rückenmarkkompression	Schmerzen, Urin-/Stuhlinkontinenz, Gangataxie, Dysästhesien entlang des Rückens, Parästhesien, Einschränkung der Tiefensensibilität, Muskelschwäche, Parese, Spastik	Daran denken! Bei allen Tumorpat. mit Rückenschmerzen neurol. Untersuchung Bei neurol. Ausfällen Notfall-**MRT der WS (falls nicht vorhanden, dann CT)** u. neurochir. Vorstellung, Frage OP o. Radiatio **Dexamethason initial 16 mg i. v**, anschließend 4 mg 6 ×/d i. v
Hyperkalzämie	**GI**: Übelkeit, Erbrechen, abdom. Beschwerden, Pankreatitis, Ulkus **Renal**: Polyurie, Polydipsie, Nykturie, Exsikkose **Kardial**: Arrhythmien, AV-Block, QT-Zeit-Veränderungen **Neurol.**: Müdigkeit, Somnolenz, Koma	Vitalzeichen, i. v. Zugang **Labor:** Blutbild, Gerinnung, Elektrolyten, LDH, Harnsäure, CRP, TSH, BGA (ionis. Kalzium!). Sicherer i. v. Zugang, EKG. Bei signifikanter, sympt. Hyperkalzämie (> 3–3,5 mmol/l) Verlegung auf ITS, ggf. Kontakt Nephrologie zur **Überprüfung der Dialyseindikation** **Ther.:** forcierte Diurese (z. B. 3–4 l isotone Lsg./d, nach initialer Bewässerung 60–80 mg Furosemid/d), Prednisolon 40–60 mg/d, für den Tagdienst: ggf. Bisphosphonat (z. B. Pamidronat 60–90 mg i. v. über 2 h), Calcitonin, Behandlung der zugrunde liegenden Erkr., wenn möglich Ursachenabklärung (für den Tagdienst vorbereiten): Labor: PTH, PTHrP, Vit. D, Phosphat. Bildgebung: CT (Osteolysen?) Engmaschige E'lytkontrolle (Kalium, Natrium, unter forcierter Diurese ggf. Substitution)
Tumorlyse-Syndrom	Übelkeit, Erbrechen, Durchfall, Ödembildung, Herzinsuff., Arrhythmien, Muskelkrämpfe, Vigilanzminderung, Synkope, epileptische Anfälle, plötzlicher Herztod Labor: Hyperurikämie, Hyperphosphatämie, Hypokalzämie, Krea-Anstieg	RS Hintergrund! Vitalzeichen, i. v. **Flüssigkeitssubstitution,** z. B. NaCl 0,9 % Lsg. 3–4 l/d, Urinausscheidungsziel 100 ml/h ggf. Furosemid, Überwachung auf ITS **Allopurinol** 300 mg/d p. o, bei Niereninsuff. **Rasburikase** 0,1–0,2 mg/kg (**cave:** KI bei G6PD-Mangel) Bei kardiopulmonaler Instabilität Akutdialyse erwägen

9

Tab. 9.1 Hämatologische und onkologische Notfälle

Diagnose	Symptome	Maßnahmen/Therapie
Unverträglichkeitsreaktionen nach Therapie mit monoklonalen AK	Fieber, Schüttelfrost, Kopfschmerzen, Übelkeit/Erbrechen, Hypertonie, seltener Hypotonie, Bronchospasmus, Transaminasenerhöhung, Thrombozytopenie	Infusion beenden. Vitalzeichen, Auskultation Lunge (Bronchospasmus?) Paracetamol 1 g bei Fieber/Schüttelfrost, systemische Steroide, z. B. Prednisolon 100 mg i. v., Antihistaminika (z. B. Fenistil 1 Amp. 4 mg i. v. + Ranitidin 1 Amp. 50 mg i. v.) Bei Überwindung der Symptome ggf. Wiederbeginn der Therapie mit der halben Infusionsgeschwindigkeit (RS Hintergrund!) Bei kardiopulmonaler Instabilität Verlegung auf ITS
Hirnmetastasen	**Zeichen eines erhöhten intrakraniellen Drucks**: Übelkeit, Erbrechen, Zephalgien, allg. Schwäche, Ataxie, Wesensveränderungen, Vigilanzschwankungen, Epilepsie	cMRT Mittel der Wahl, in der Notfallsituation meist CT mit KM ausreichend **Ther.**: initial 12–24 mg Dexamethason i. v., anschließend 8 mg alle 8 h. RS Strahlentherapie (Tagdienst)

Checkliste

First Impression AZ des Pat. (ECOG-Status bzw. Karnofsky-Index, www.kompetenznetz-leukaemie.de/content/aerzte/scores/performance_status/) Hautkolorit (Blässe, Ikterus, Zyanose)? Schmerzen? Dyspnoe? Vitalparameter? Blutungs- (Petechien, Hämatome) oder Thrombosezeichen?

Anamnese

- B-Symptome (ungewollter Gewichtsverlust von > 10 % des KG in den letzten 6 Mon., Nachtschweiß, Fieber)
- Schmerzen, körperliche Belastbarkeit, Appetitlosigkeit, Dyspnoe, Husten, dysurische Beschwerden, Stuhlunregelmäßigkeit, Urinverfärbung, Umfangsvermehrung Beine/Bauch
- Impfstatus, gehäufte Infekte, Blutungsneigung, Thrombosen, Allergien
- Familienanamnese: hämatol./onkol. Erkr. in der Familie, Blutungs-/Thromboseneigung. Vorerkr.
- Medikamentenanamnese
- Berufliche Anamnese
- Rauchen? Alkohol?
- Vorsorgeuntersuchungen: Koloskopie ab 50 J., bei Frauen: regelmäßige gyn. Untersuchung inkl. Brustertastung, bei Männern: ab 45 J. Prostata-/Enddarm-Vorsorgeuntersuchung mit Tastuntersuchung u. PSA-Bestimmung)

Klinische Untersuchung

- **Augen:** Pupillen isokor? Lichtreaktion?
- **Mund:** Anhalt für Soor? Petechien? (Asymmetrische) Vergrößerung der Tonsillen?
- **Hals:** Halsvenenstauung?
- **Lk-Status:** zervikal, nuchal, supraklavikulär, axillär, inguinal (frei verschieblich? schmerzhaft?)
- **Herz:** perikardiales Reiben?

- **Thorax:** *Auskultation:* abgeschwächte Atemgeräusche (Pleuraerguss?), Brummen/Giemen als Zeichen der Obstruktion. *Perkussion:* hyposonorer Klopfschall (Erguss?), Kollateralkreisläufe (Hinweis auf obere Einflussstauung)?
- **Abdomen:** Anhalt für Aszites?, Milz/Leber tastbar? Tastbare Raumforderung? Kollateralkreisläufe?
- **Extremitäten:** symmetrische/asymmetrische Ödeme (Thrombose?, Einflussstauung? Lymphabflusshindernis)?
- **Neurol. Untersuchung:** Paresen? Kraftverlust? Sensibilitätsstörung? Hinweis auf Sehstörung/Hemianopsie/Doppelbilder?

Weiterführende sofortige Diagnostik

- **Labor:** Diff-BB, ggf. peripheren Blutausstrich anfertigen lassen, Retikulozyten, Krea, E'lyte, Gerinnung (INR, PTT, AT III, Fibrinogen, D-Dimere), Kalzium, Phosphat, Harnsäure, LDH, CRP, Transaminasen, Bili, SD-Parameter
- KM-Punktion für den nächsten Tag aufklären
- Ggf. Sono Abdomen/Pleura (Lebermetastasen? Splenomegalie? Intraabdom. Lk? Pleuraerguss?), ggf. orientierte Echokardiografie (Perikarderguss?)
- **Cave:** Bei V. a. akute Leukämie u. Zeichen einer Verbrauchskoagulopathie peripheren Blutausstrich u. Kontakt Hintergrund bereits in der Nacht, da bei Vorliegen einer Promyelozytenleukämie (AML M3) eine sofortige Therapieeinleitung erforderlich ist!

9.2 Nachtdienstprobleme auf onkologischen Stationen

9.2.1 Nebenwirkungen der Zytostatikatherapie

Onkol. Pat. haben oft sehr komplexe Krankheitsbilder u. sind oft schwer krank. Die genaue Zuordnung der Beschwerden kann daher sehr schwierig sein. So können Übelkeit u. Erbrechen durch eine Zytostatikather., durch Opiate, aber auch durch eine Subileussymptomatik o. auch durch Angst ausgelöst sein.
Die genaue Untersuchung u. Anamnese der Pat. kann gerade in der Nacht sehr zeitaufwendig sein, ist aber aufgrund der bes. Situation unumgänglich.

Granulozytopenie

▶ 9.3.2.

Übelkeit und Erbrechen

Klinik

- **Akutes Erbrechen:** innerhalb der ersten 24 h nach Zytostatikagabe (z. B. Cisplatin n. 2–4 h, Carboplatin n. 6–10 h)
- **Verzögertes Erbrechen:** später als 24 h bis zu 5 d n. Zytostatikagabe; beruht auf NW am GIT (Darmmukositis, Darmparalyse)

- **Antizipatorisches Erbrechen:** Tage bis Stunden vor Beginn der Ther. (Angst, Konditionierung auf Erbrechen bei vorherigen Zyklen)
- Durch Tumorhyperkalzämie (▶ 7.6.2)

Allgemeines

- Zytostatika haben unterschiedliche emetogene Potenz, die Einteilung beruht auf Erfahrungswerten. Die emetogene Potenz von Komb.-Chemother. richtet sich nach dem Zytostatikum mit der stärksten emetogenen Potenz. Diese ist in vielen Fällen dosisabhängig.

! Cisplatin, Oxaliplatin, Carboplatin (AUC ≥ 4), Carmustin, Dacarbazin, Cyclophosphamid (> 1,5 g/m^2) u. Melphalan besitzen eine sehr hohe emetogene Potenz.

- Prinzipiell ist die orale antiemetische Prophylaxe **vor** der Ther. indiziert. Gerade bei den ersten Zyklen kann eine individuelle Dosisanpassung erforderlich sein u. der Pat. auch nach der Ther. trotz Prophylaxe an starker Übelkeit leiden.
- Komb. von Antiemetika sind sinnvoller als die Höchstdosis eines Medikaments.

Spezielle Therapie Bei Übelkeit u. Erbrechen trotz Prophylaxe hat sich ebenso wie in der Prophylaxe ein Stufenschema bewährt:

- **Mäßig emetogene Ther.:** Komb. Serotoninantagonist, z. B. Ondansetron (Zofran® 8 mg bis 3 ×/d) o. Granisetron (Kevatril®) 1 mg i. v. mit Dexamethason 8 mg (Fortecortin®) als Kurzinfusion i. v. Bei fehlender Besserung Olanzapin 1 mg p. o. für 3 d, alternativ Benzodiazepine, z. B. Lorazepam 1–2 mg p. o. u./o. Haloperidol (Haldol®) 1 mg p. o. 1–3 ×/d oder MCP 10 mg p. o/i. v. für max. 5 d
- **Hoch emetogene Therapie:** bei carboplatinhaltiger Ther. o. Ther.-Versagen → Ther.-Versuch mit dem NK$_1$-Rezeptor-Antagonisten Aprepitant (Emend®) 125 mg p. o. an d 1, an d 2 u. d 3 je 80 mg 1 ×/d (zusätzlich zu Dexamethason u. Serotoninantagonist)

! Wichtig: Dokumentation des Erbrechens trotz Prophylaxe, damit vor der nächsten Gabe eine intensivere Prophylaxe erfolgen kann

! Bei fehlender Besserung immer **an andere Ursachen denken**

Stomatitis nach Zytostatikatherapie

Gehäuft tritt eine Stomatitis unter Zytostatikather., z. B. bei 5-FU-Gabe, auf.

- **Prophylaktische Maßnahmen:**
  - Pat. vor u. während der Gabe Mund u. Rachen mit Ringelblumen-/Salbeitee ausspülen lassen
  - Lokale Kryotherapie mit Lutschen von Eiswürfeln 30 min vor Ther.
- **Sympt. Ther.:**
  - Intensive Mund-/Zahnhygiene (weiche Bürste)
  - Panthenol (Bepanthen®)-Lutschtbl.
    Regelmäßiges Spülen mit desinfizierenden Lsg., z. B. Chlorhexidin (Lemocin® CX Gurgellösung)
  - Bei massiven Schmerzen Schmerzstillung mit Oberflächenanästhetikum (Xylocain® Spray). Bei fehlender Besserung systemische Schmerzther. nach WHO-Schema
- **Zeichen eines Pilzbefalls** (weißliche, abstreifbare Schleimhautbeläge): antimykotische Ther. u. Mundspülung mit Antimykotika-Suspension (Ampho-moronal® 5 ×/d)
- **Massive Stomatitis:** rechtzeitige vorübergehende parenterale Ernährung

Paravasate nach Zytostatikatherapie

Bes. gefährlich sind Paravasate von Vincristin, Vinblastin, Vinorelbin, Doxorubicin, Epirubicin, Oxaliplatin u. Mitomycin C.

Allgemeine Therapiemaßnahmen

- Zytostatikagabe sofort unterbrechen
- Zugang unter Aspiration entfernen
- Extremität hochlagern, ruhig stellen, ggf. Einleitung von substanzspez. Maßnahmen
- Bei größeren Paravasaten rechtzeitig mit einem plastischen Chirurgen Kontakt aufnehmen. Gewebenekrosen/Ulzeration ab Tag 7
- Selbstschutz bedenken!
- Genaue Dokumentation von Substanz, Ausmaß u. Sofortmaßnahmen in der Pat.-Akte

Spezifische Therapiemaßnahmen Je nach Wirkstoff ist eine zusätzliche Soforttherapie erforderlich (▶ Tab. 9.2).

Tab. 9.2 Spezielle Therapiemaßnahmen bei Zytostatika-Paravasaten

Wirkstoff	Handelsname (z. B.)	Schädigungstyp	Substanzspez. Maßnahmen
Amsacrin	Amsidyl®	**gewebenekrotisierend**	DMSO topisch/Kälte
Bendamustin	Ribomustin®	gewebereizend	keine
Bortezomid	Velcade®	gewebereizend	keine
Brentuximab Vedotin	Adcetris®	potenziell **gewebenekrotisierend**	Hyaluronidase s. c./Wärme
Busulfan	Busilvex®	gewebereizend	keine
Cabazitaxel	Jevtana®	gewebereizend	3 h kühlen
Carboplatin	CARBO-cell®	gewebereizend ab 10 mg/ml	keine
Carmustin	Carmubris®	gewebereizend, selten **gewebenekrotisierend**	keine
Cisplatin	Cisplatin Hexal®	**gewebenekrotisierend > 0,4 mg/ml,** gewebereizend	DMSO topisch/Kälte
Dacarbazin	Detimedac®	gewebereizend	kein Sonnenlicht!
Dactinomycin	Lyovac-Cosmegen®	**gewebenekrotisierend**	DMSO topisch/Kälte
Daunorubicin	Daunoblastin®	**gewebenekrotisierend**	Dexrazoxan i. v. oder DMSO topisch/Kälte
Daunorubicin liposomal	Daunoxome®	gewebereizend	trockene Kälte
Docetaxel	Taxotere®	gewebereizend, selten **gewebenekrotisierend**	3 h kühlen, evtl. Hyaluronidase s. c.
Doxorubicin	Adriblastin®	**gewebenekrotisierend**	Dexrazoxan i. v. oder DMSO topisch/Kälte

Tab. 9.2 Spezielle Therapiemaßnahmen bei Zytostatika-Paravasaten *(Forts.)*

Wirkstoff	Handelsname (z. B.)	Schädigungstyp	Substanzspez. Maßnahmen
Doxorubicin liposomal	Myocet®	gewebereizend	trockene Kälte
Epirubicin	Farmorubicin®	**gewebenekrotisierend**	Dexrazoxan i. v. oder DMSO topisch/Kälte
Etoposid	Etoposid Hexal®	gewebereizend	einmalig milde trockene Wärme evtl. 150 IE Hyaluronidase s. c.
Fluorouracil	5-FU Hexal®	gewebereizend ab 50 mg/ml	keine
Gemcitabin	Gemzar®	gewebereizend	keine
Idarubicin	Zavedos®	**gewebenekrotisierend**	Dexrazoxan i. v. oder DMSO topisch/Kälte
Melphalan	Alkeran®	gewebereizend	keine
Mitomycin C	Mito-medac®	**gewebenekrotisierend**	DMSO topisch/Kälte
Mitoxantron	Novantron®	**gewebenekrotisierend**	DMSO topisch/Kälte
Oxaliplatin	Eloxatin®	gewebereizend, selten **gewebenekrotisierend**	Keine kalten Umschläge!
Paclitaxel	Taxol®	**gewebenekrotisierend**	3 h kühlen, Hyaluronidase s. c.
Streptozocin	Zanosar®	gewebereizend	keine
Teniposid	VM 26®	gewebereizend	keine
Trabectedin	Yondelis®	gewebereizend	keine
Treosulfan	Ovastat®	gewebereizend	keine
Vinblastin	Velbe®	**gewebenekrotisierend**	Hyaluronidase s. c./ Wärme
Vincristin	Vincristinsulfat Hexal®	**gewebenekrotisierend**	Hyaluronidase s. c./ Wärme
Vindesin	Eldisine®	**gewebenekrotisierend**	Hyaluronidase s. c./ Wärme
Vinflunin	Javior®	**gewebenekrotisierend**	Hyaluronidase s. c./ Wärme
Vinorelbin	Navelbine®	**gewebenekrotisierend**	Hyaluronidase s. c./ Wärme

Substanzspez. Maßnahmen:
- Lokale Kälteapplikation über 24–72 h
- DMSO(99)-Lsg., topisch (auftragen, nicht einreiben), 3 ×/d für 14 d
- Bis zu 1.500 IE Hyaluronidase s. c.
- Bei Anthracyclin-Paravasaten (Doxorubicin, Daunorubicin, Epirubicin, Idarubicin) ist die 1. Wahl die Gabe von Dexrazoxan (Savene®) i. v. max. 6 h, 24 h u. 48 h nach Auftreten des Paravasats. RS mit Hintergrund (sehr teuer!). Sofortiger Kontakt mit plastischer Chirurgie! 2. Wahl DMSO/Kälte

9.2.2 Akute Nebenwirkungen einer Strahlentherapie

Klinik

- **„Strahlenkater":** Müdigkeit, Erbrechen u. Kopfschmerzen, Übelkeit. Je nach bestrahlter Region (z. B. Kopf–Hals) Schluckstörungen u. trockene Schleimhäute
- **Lokale Strahlenreaktion:** reversible Hautveränderungen (ähnlich wie bei Sonnenbrand), z. B. Rö-Erythem o. -Dermatitis, radiogene Mukositis, Enteritis (Diarrhöen), Ösophagitis (Schluckbeschwerden)

Therapeutisches Vorgehen

- Ausreichende Flüssigkeitszufuhr, rasche parenterale Zufuhr. Ggf. Tagdienst als Memo Magensonde o. PEG vorschlagen
- **Bei Schmerzen:** analgetisches Stufenschema (▶ 1.3.2)
- **Bei Schluckauf:** Versuch z. B. mit MCP 1 Amp. i. v.
- Unter Ther. keine lokale Anwendung von Salben u. Puder. Behandlung der betroffenen Hautareale nur nach RS mit Strahlentherapeuten, z. B. mit Dexpanthenol (Bepanthen® Salbe). Keine reizenden Kleidungsstücke über Bestrahlungsgebiet
- Bei Diarrhöen Loperamid 2 mg nach jedem Durchfall bis 16 mg/d

9.2.3 Schmerztherapie: besondere Aspekte auf onkologischen Stationen

Die Schmerzther. bei Tumorpat. unterscheidet sich nicht grundsätzlich von der bei anderen chron. Schmerzpat. Auch hier gilt die Leitfrage: akuter o. chron. Schmerz (▶ 1.3.2)?

- Viele Pat. erhalten bereits aus verschiedenen Gründen eine **Schmerztherapie.** Daher genaue Medikamentenanamnese (z. B. keine Komb. verschiedener Opiate!), um eine ausreichende zusätzliche Bedarfsmedikation zu erreichen. Eine komplette Umstellung der Ther. ist in der Nacht nicht erforderlich, häufig reicht die zusätzliche Gabe o. Verkürzung des Einnahmeabstands.
- Liegen evtl. Hinweise auf **Resorptionsstörungen** vor (z. B. bei Peritonealkarzinose mit Subileus o. ausgeprägtem Aszites)? Dann parenterale Gabe bevorzugen.
- Ist Pat. eher ängstlich u./o. kann er nicht einschlafen? Dann ggf. zusätzlich Neuroleptika (▶ 1.3.1) o. Benzodiazepine (▶ 1.3.1). Für viele schwer kranke Pat. ist es eine wesentliche Erleichterung, wenn sie nachts eine Weile „abschalten" können.
- Bei bek. **Knochenmetastasen:** NSAR, z. B. Diclofenac (Voltaren®) 50–100 mg alle 6–8 h o. Ibuprofen (Imbun®) 200–400 mg alle 4–6 h **(KI bei älteren Pat. u. Pat. mit kardiovaskulären Risikofaktoren beachten).** Zur Prophylaxe von GIT-Beschwerden evtl. Gabe von PPI. Bisphosphonat-Ther. indiziert (Tagdienst).
- **Viszerale Schmerzen** durch Tumorinfiltration o. Spannungsschmerzen von Hohlorganen: Metamizol (Novalgin®) 500–1.000 mg alle 4–6 h. Bei kolikartigen Schmerzen Komb. mit Spasmolytika, z. B. Butylscopolamin (Buscopan®) 3–5 × 10–20 mg s. c. oder i. v.
- Bei weiter bestehenden Schmerzen angepasste Ther., z. B. mit schnell wirksamen Opiaten, z. B. Morphin 5–10 mg s. c. Bei infauster Prognose ggf. Morphium-Perfusor, z. B. 100 mg/50 ml (initial 0,5–1 ml/h) nach Wirkung dosieren (s. innere Umschlagseite hinten), ggf. zusätzlich Diazepam.

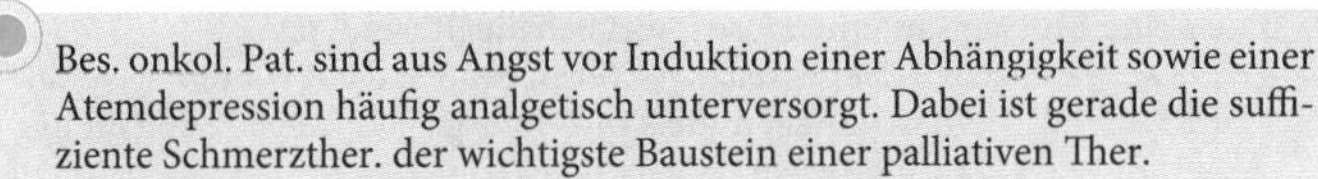

Bes. onkol. Pat. sind aus Angst vor Induktion einer Abhängigkeit sowie einer Atemdepression häufig analgetisch unterversorgt. Dabei ist gerade die suffiziente Schmerzther. der wichtigste Baustein einer palliativen Ther.

9.3 Unklare Blutbildveränderungen und erhöhte Blutungsneigung im Nachtdienst

9.3.1 Anämie

Differenzialdiagnose Die genaue DD der Anämie gehört nicht zu den Aufgaben im Nachtdienst. In der Nacht ist v. a. die Unterscheidung zwischen einer akuten u. chron. Anämie entscheidend (▶ Tab. 9.3). Daher bei der körperl. Untersuchung Augenmerk auf akute Blutungszeichen legen. In den meisten Fällen liegen diese aber auf der Hand.

Diagnostisches Vorgehen

- BB, Kreuzblut für Blutgruppe, Gerinnung, (Hinweis auf mikrozytäre Anämie? → eher chron.), Na^+, K^+, Krea
- Zur DD (am nächsten Tag ausreichend): Diff-BB, LDH, Bili (dir. u. indir.), Ferritin, Eisen, Hp, Retikulozyten, Vit. B_{12}, Folsäure

Therapeutisches Vorgehen Ther. ist abhängig von der Art der Blutung, der klin. Symptomatik u. den Begleiterkr. des Pat. Blutungsschock ▶ 3.3.4; Transfusion ▶ 2.4.

- **Chron. Anämie:**
  - Eine chron. Anämie ohne klin. Symptomatik erfordert i. d. R. in der Nacht keine weitere Ther. u. keine Transfusion. Weitere Diagn. für den nächsten Tag planen (Gastro-, Koloskopie, gyn. Untersuchung).
  - Eine chron. Anämie bedarf einer Transfusion bei klin. Beschwerden (Dyspnoe, AP) o. bek. schweren Begleiterkr. u. drohenden klin. Beschwerden (schwere KHK, pAVK, COPD). Richtwert: Hb > 8 g/dl. **Cave:** nicht zu rasche Transfusion.

Tab. 9.3 Akute und chronische Anämie

Anämie	Mögliche Ursache	Klinik*
Akut	• Akute Blutung (Trauma, GIT-Blutung, postop.) • Selten schwere Hämolyse, Hämoptoe o. hämorrhagische Diathese	• Tachykardie, Hypotonie, Dyspnoe bis hin zum Schock (▶ 3.3) • Durchblutungsstörungen • (Apoplex, AP)
Chronisch	• Chron. Blutung, z. B. durch GIT-Blutverlust (Eisenmangel), Hypermenorrhö (häufig durch Pat. nicht bemerkt) • Chron. Bildungsstörung (Eisen-, Vit.-B_{12}-Mangel, chron. Entzündung, Tumoranämie)	• Länger andauernde Schwäche u. Leistungsknick, Müdigkeit • Evtl. Zeichen einer Tumorkachexie

* Abhängig von Dauer u. Ausmaß der Anämie u. Begleiterkr.

- Eine **akute Blutungsanämie** muss sofort behandelt werden:
  - Bis zum Eintreffen der gekreuzten EK (im Schock nicht warten → Notfall-EK! ▶ 2.4.2) Volumenersatz mittels Infusionlsg., z. B. 1.000–2.000 ml Ringer. Zwei i. v. Zugänge legen
  - Ausreichende O_2-Zufuhr
  - Je nach Ätiol. weiterführende Maßnahmen: Lokalisation des Blutungsherdes (endoskopische Diagn., ggf. Re-OP)
  - Bei Kreislaufinstabilität rasche Verlegung auf ITS

9.3.2 Granulozytopenie und neutropenisches Fieber

Absolute neutrophile Granulozyten < 1,5/nl

Ätiologie

- Häufigste Ursache einer akut aufgetretenen Granulozytopenie sind neben einer infektiösen Ursache mit z. B. septischem Verlauf medikamentös-toxische NW.
- Alle Zytostatika führen in unterschiedlichem Ausmaß zur KM-Depression. Granulozyten u. Thrombos erreichen ihre Tiefstwerte ca. 8–14 d nach Beginn der Zytostase.

Klinik

- Eine **Granulozytopenie** von 0,5–1,0/nl führt nicht zwangsläufig zu einer klin. Symptomatik. Ist keine klin. Symptomatik nachweisbar, ist i. d. R. keine Ther. nötig.
- Die **„kritische Grenze“** beträgt 0,5/nl. Hier kommt es nahezu immer zu (meist bakt.) Inf. Typische Symptome (Entzündungszeichen können dabei aber abgeschwächt sein): Schüttelfrost, Fieber, Schleimhaut- u. Tonsillenulzerationen, evtl. Sepsis.

Diagnostik bei neutropenischem Fieber

- Sorgfältige **körperl. Untersuchung** mit bes. Berücksichtigung von Infektionsherden
- **Labor:**
  - BB mit absoluten Neutrophilen, CRP, PCT, Gerinnung, Na^+, K^+, Krea
  - Blutausstrich für den Tagdienst bereits anfertigen lassen
  - Mind. 3-malige Abnahme von je einer aeroben u. anaeroben Blutkultur (darunter auch aus zentralvenösen u. art. Kathetern)
  - Urinstatus, -sediment u. Uricult
  - Art. BGA
- **Sono Abdomen**
- **Rö-Thorax**

9

Therapeutisches Vorgehen

Fieber bei Granulozytopenie ist ein Notfall, der eine sofortige, kalkulierte, antibiotische Ther. erfordert!

- Auch bei unklarer Inf. **breite antibiotische Ther.** (▶ 20.1), z. B. Meropenem (Meronem®) 3 × 1 g i. v. oder Imipenem/Cilastatin (Zienam®) 3 × 500–1.000 mg i. v. Alternativ z. B. Piperacillin/Tazobactam (Tazobac®) 3 × 4,5 g i. v. oder Ceftazidim (Fortum®) 3 × 1 g i. v.
- Kontakte zu potenziell infektiösen Pat. meiden, ggf. Einzelzimmer. Saubere Kleidung, konsequente Händedesinfektion, auch zwischen Pat.-Kontakten innerhalb des Zimmers
- **Ausreichende Flüssigkeitszufuhr,** ggf. parenterale Infusion, z. B. mit Ringer-Lsg.
- **Bei granulozytärer Bildungsstörung:** Gabe von Wachstumsfaktoren: G-CSF. Frühestens 24 h nach Chemother. Bsp. Neupogen® 30 Mio. IE (< 60 kg), 48 Mio. IE (> 60 kg) s. c. tgl. Alternativ: Neulasta® 6 mg s. c. (einmalige Gabe) 24 h nach Chemother.
- KI: myeloische Leukämie, Leukos > 40/nl
- **Soorprophylaxe:** vor den Mahlzeiten Amphotericin-B-Lsg. (4 × 5 ml Amphomoronal® Suspension)
- Systemische Pilzprophylaxe, Herpes-Prophylaxe, evtl. Darmdekontamination können i. d. R. vom Tagdienst ausgeführt werden
- Entfernung parenteraler Zugänge bei katheterassoziierten Inf.
- **Bei protrahierter tiefer Granulozytopenie u. Lungeninfiltration** neben Antibiotikather. auch Antimykotika, z. B. Voriconazol (Vfend®; Tag 1: 2 × 6 mg/kg KG, ab Tag 2: 2 × 4 mg/kg KG); RS mit Hintergrund!

9.3.3 Leukozytose

Leukos > 9.000/µl, davon neutrophile Granulozyten > 7.700/µl (> 60 %), Lymphozyten > 4.000/µl (> 34 %)

Die meisten Veränderungen spiegeln eine Verschiebung bei den neutrophilen Granulozyten wider.

Differenzialdiagnose

- DD der Leukozytose ist prinzipiell nicht Aufgabe im Nachtdienst. Wichtig ist es, lebensbedrohliche Inf. zu erkennen u. die Verdachtsdiagnose einer schweren hämatol. Erkr. zu stellen, um somit bereits in der Nacht eine rasche Diagn. für den nächsten Tag zu planen.
- Leukozytenwerte > 30.000/µl sind selten reaktiver Art.

Diagnostisches Vorgehen

In der Nacht

- Sorgfältige **körperl. Untersuchung** mit bes. Berücksichtigung der klin. Zeichen einer Sepsis, des Lk-Status u. der Milz sowie von Infektherden
- **Labor:**
  - Diff-BB, wenn möglich; Gerinnung, CRP, PCT, LDH, Na^+, K^+, Krea, Kalzium, Harnsäure
  - Anfertigung eines peripheren Blutausstrichs (Beurteilung, sofern möglich. Dies fällt dem Anfänger aber häufig schwer!). Bei massiver Leukozytose (> 40.000/µl) o. Leukozytose mit Thrombozytopenie u. LDH-Erhöhung Hintergrund kontaktieren zwecks rascher morphol. Ausstrichbefundung

9

z. A. einer akuten Leukämie (auch an Feiertagen!), ggf. Kontakt mit einem hämatoonkol. Zentrum
  - Urinstatus, -sediment u. Uricult
  - Bei V. a. infektiöse Ursache Blutkulturen
- **Sono Abdomen**
- **Rö Thorax**

Für den nächsten Tag planen

- **Großes Labor:** Diff-BB, Eisen, Ferritin, Vit. B_{12}, Folsäure, Hp, Retikulozyten, Immunglobuline quantitativ, Elpho, Thymidinkinase, β_2-Mikroglobulin, Blutausstrich, sofern noch nicht geschehen
- Pat. über Ind. u. Risiken einer **Beckenkammbiopsie** aufklären

Therapeutisches Vorgehen

Sofern kein Fieber u. keine eindeutigen Entzündungszeichen vorliegen → in der Nacht keine weitere Ther., ansonsten gezielte Infektther.

9.3.4 Erhöhte Blutungsneigung (hämorrhagische Diathese)

Erhöhte Blutungsneigung durch Koagulopathie, Thrombo- o. Vasopathie (meist erworben, selten angeboren).

Klinik und Ätiologie

Ein häufiges u. schwerwiegendes hämatol. Problem im Nachtdienst ist eine erhöhte Blutungsneigung, d. h., dass Blutungen ohne adäquaten Anlass auftreten o. zu lange bzw. zu stark anhalten. Eine erhöhte Blutungsneigung äußert sich klinisch i. d. R. als starke posttraumatische Blutung, Nasenbluten, GIT-Blutung, Hämaturie o. Blutungen aus venösen Kathetern (immer path.). Häufig sind auch Blutungen nach Dialyse bzw. Shunt-OP (durch Heparingabe). Es gibt allerdings auch, gerade unter zu strenger Antikoagulanzienther., spontane Blutungen, z. B. Muskeleinblutungen im Psoasbereich.
Eine hämorrhagische Diathese ist meist **medikamenteninduziert** (Antikoagulanzien) o. tritt i. R. einer Verbrauchskoagulopathie bei Schock (DIC, ▶ 3.6) o. nach Inf. auf (▶ Tab. 9.4). Bes. bei DIC können massive, nur schwer beherrschbare Blutungen auftreten.

Keine i. m. Injektionen, keine Gabe von Heparin, Thrombozytenaggregationshemmern u. niedermolekularen Dextranen!

Differenzialdiagnose

- **Medikamentenwirkungen u. -NW** (am häufigsten):
  - Orale Antikoagulanzien (Marcumar® → INR ↑, Quick ↓). Bei INR > 5 deutlich erhöhte spontane Blutungsgefahr. Aber auch unter ther. Werten erhöhte Blutungsgefahr, z. B. bei versehentlichen i. m. Injektionen, Pleurapunktion
  - NOAK: Dabigatran (Pradaxa®), Apixaban (Eliquis®), Rivaroxaban (Xarelto®; ▶ 20.2.1)

Tab. 9.4 Ursachen und Diagnostik hämorrhagischer Diathesen

	Koagulopathie	Thrombopathie, Thrombopenie	Vasopathie
Klinik	Hämatome (Blutung in Subkutis u. Muskulatur) Bei schweren Formen: Hämarthros (v. a. Pat. < 15 J.)	Stecknadelkopfgroße Blutungen (Petechien) Kleinflächige Kapillarblutungen v. a. der unteren Extremität (Purpura) Flächenhafte Blutungen (Ekchymosen u. Sugillationen) Schleimhautblutung	Uncharakteristisch, meist petechial mit Hauteffloreszenzen u. Purpura. Ebenfalls Ekchymosen
Orientierende Diagnostik			
Quick	erniedrigt[1]	normal	normal
PTT	verlängert[2]	normal	normal
Blutungszeit	normal	verlängert	verlängert
Rumpel-Leede-Test	normal	normal o. path.	path.

[1] Normal bei Mangel an Faktor VIII, IX, XI, XII
[2] Normal bei F-VII-Mangel

  - Heparine, insb. NMH bei älteren Pat. u. Niereninsuff. (an HIT II denken (▶ 20.2.1)
  - Lysether.
  - Thrombozytenaggregationshemmer: ASS u. Clopidogrel (duale Plättchenhemmung, z. B. nach ACS)
  - GpIIb-/-IIIa-Rezeptor-Antagonisten: Tirofiban (Aggrastat®) o. Eptifibatid (Integrilin®) ▶ 20.2.2
  - Antibiotikather.: Gerinnungsstörung durch Störung der Vit.-K-Resorption u. Überempfindlichkeiten, die zu einer Thrombopenie führen
  - Zytostatikather.
- **Thrombozytenbildungsstörungen** bei Mangelzuständen o. Knochenmarkschaden (Alkohol, Knochenmetastasen)
- **DIC** (▶ 3.6)
- **Lebererkr.**
- Sehr seltene Ursachen: postinfektiös (akute idiopathische Purpura), M. Werlhof, thrombotische Mikroangiopathien:
  - **HUS** → Schädigung des glomerulären Endothels (häufig durch EHEC), dann Bildung von Blutgerinnseln
  - **TTP** → Bildung von Mikrothrombosen v. a. in Nieren/Gehirn (neurol. Symptomatik!)
  - **Labor:** Thrombos ↓, Krea ↑, LDH ↑, Hb-Abfall, Fragmentozyten, kein Hp, neg. Coombs-Test. Bei Verdacht Hintergrund informieren!

Diagnostisches Vorgehen

Prüfung der Vitalzeichen (Puls, RR, Atmung)

Anamnese/Krankenakte

- **Begleitsymptome:** Übelkeit, Erbrechen (Erbrochenes wie „Kaffeesatz“)? Farbe von Stuhl u. Urin in den letzten Tagen (Teerstühle/Hämaturie)?
- **Erhöhte Blutungsneigung bekannt?**
- **Medikamentenanamnese:** Einnahme gerinnungshemmender Medikamente? Medikamente, die auf andere Weise die Gerinnung beeinflussen können?
- Bek. Leberfunktionsstörung? Alkoholismus?
- Bek. Erkr. mit Beteiligung des Knochenmarks (z. B. Leukämie)?
- Bek. Malignom als evtl. Blutungsquelle o. Ursache für erhöhte Blutungsneigung (z. B. Kolon-, Magen-, Pankreas- o. Prostata-Ca)?
- Menstruation (Hypermenorrhö, Gravidität)?

Körperliche Untersuchung

- **Haut:** Petechien (v. a. an Extremitäten o. tiefer liegenden Körperteilen), Sugillationen, Ekchymosen.
- **Hämatome:** in Kutis o. Subkutis. Gelenkschwellung als Hinweis auf Hämarthros. Blutungen in u. unter die Haut werden leicht in ihrem Ausmaß unterschätzt. Intramuskuläre Hämatome führen klin. oft zu ausgeprägten Schmerzreaktionen (z. B. bei Einblutung in re M. psoas, DD: Appendizitis, ausgeprägte Lumboischialgie).
- **Abdomen:** Hepatomegalie u. Leberhautzeichen (Spidernävi, Venenzeichnung, Abdominalglatze) als Zeichen einer Lebererkr., Splenomegalie. Bei GIT-Blutung Hinweise auf Perforation (Peritonismus, Druckschmerz; ▶ 6.2.1)
- **Rektale Untersuchung:** Blut o. Teerstuhl am Fingerling?
- **Rumpel-Leede-Test:** RR-Manschette 5 min lang über RR_{diast} aufpumpen. Bei Vasopathie o. Thrombopenie zahlreiche punktförmige Blutungen distal der Manschette.

Weiterführende sofortige Diagnostik

- **Labor:** Gerinnungsstatus (Quick, PTT, TZ, Fibrinogen, AT III, D-Dimere). BB mit Thrombos, Hb, Hkt, Blutgruppe, Kreuzprobe. Bei V. a. Koagulopathie, falls im Labor möglich, Bestimmung der Gerinnungsfaktoren VIII, IX, XIII
- **Bei massiver Blutung:** Suche nach Blutungsquelle (Gastroskopie, Sono). Blutstillung (evtl. chir.) anstreben

Therapeutisches Vorgehen

- **Bei schwerer Blutung mit RR-Abfall:**
  - 2–3 großlumige Zugänge, Blutabnahme
  - Bis zum Vorliegen der Kreuzproben: Kristalloide (z. B. Ringer)
  - Bluttransfusion (▶ 2.4). Bei Gerinnungsstörungen gezielte Substitution der einzelnen Faktoren i. d. R. in der Nacht nicht möglich. Ersatzweise FFP (▶ 2.4.2). Ausnahme: Substitution der Vit.-K-abhängigen Gerinnungsfaktoren bei Blutungen o. Notfall-OP unter Marcumar® (PPSB ▶ 20.2). Bei Schleimhautblutungen, anhaltender Epistaxis, Menorrhagie, Hämoptysen Tranexamsäure (z. B. Cyklokapron®, initial 10 mg/kg KG i. v., gefolgt von Dauerinfusion 1 mg/kg)
  - Verlegung auf ITS

- **Bei äußerlicher Blutung:** Druckverband, Kühlen, ggf. Extremität hochlagern
- Spezielle Maßnahmen zur Blutstillung **bei GIT-Blutungen** ▶ 6.2, Epistaxis ▶ 17.5, postop. Blutung ▶ 10.7
- **Blutung als Heparin-NW:** Heparinther. sofort beenden, evtl. Antagonisierung der Heparinwirkung mit Protamin (Protamin ICN®). 1.000 IE antagonisiert 1.000 IE Heparin. Genaue Ther. ▶ 20.2.1
- **Bei Thrombozytopenie:**
  - Ursache (z. B. Thrombozytenaggregationshemmer), sofern möglich, ausschalten
  - Bei drohenden Blutungen (Thrombos < 10.000) o. bei Blutungszeichen (z. B. Hämoptysen, Epistaxis, GI-Blutung) u. Thrombos < 30.000/µl Gabe von 1 TK. Bluttransfusionen bei entsprechendem Hb- u. Hkt-Abfall
  - Engmaschige Kontrolle von Puls, RR, Temp., 1- bis 2-stdl. Kontrolle von Hb, Hkt, evtl. ZVD-Kontrolle, i. v. Flüssigkeitssubstitution mit isotoner Lsg.
  - Bei laufender Substitutionsther. Kontrolle der Gerinnungsparameter z. B. in stdl. Abständen
  - Frühzeitige Benachrichtigung des Chirurgen, falls operative Blutstillung erforderlich erscheint (RS Hintergrund)
- **Chron. ITP** (M. Werlhof): Im Nachtdienst Beschränkung auf Blutstillung u. Herz-Kreislauf-Stabilisierung. Nach Diagnosesicherung (Nachweis von Thrombo-AK o. bei bek. Diagnose) je nach Schweregrad Einleitung einer Steroidther.:
  - Prednison (Decortin®) 2 mg/kg KG p. o.
  - Bei schwerem Verlauf u. Mittel der Wahl präop. u. präpartal: Immunglobuline (Sandoglobulin® 0,8–1,0 g/kg KG tgl. i. v.) als Infusion über 24 h
  - Thrombozytenstimulation mit Romiplostim (Nplate®). NW: Knochenmarkfibrose
- **Thrombotische Mikroangiopathien:**
  - **HUS:** sympt. (Volumen, E'lyte), evtl. Plasmapherese, forcierte Diurese. In schweren Fällen Hämodialyse
  - **TTP:** Frischplasma, besser Plasmapherese. In schweren Fällen Immunsuppression
- **Blutungen bei bek. Hämophilie:** Blutstillung (Ruhigstellung, Druckverband, Hochlagerung, Faktorensubstitution). Falls möglich, Beseitigung der Blutungsquelle (Chirurg). Ggf. Analgesie mit milden Opiaten. Kontaktaufnahme mit betreuender Gerinnungsambulanz

9.4 DRG-Codes

Die wichtigsten DRG-Codierungen der Hämatologie/Onkologie sind ▶ Tab. 9.5 zu entnehmen.

Tab. 9.5 DRG-Codes: hämatologische/onkologische Krankheitsbilder

Krankheitsbild	DRG-Code
Agranulozytose u. Neutropenie	D70.-
Arzneimittelinduzierte Agranulozytose u. Neutropenie, inkl. Agranulozytose u. Neutropenie infolge zytostatischer Therapie	D70.1-

Tab. 9.5 DRG-Codes: hämatologische/onkologische Krankheitsbilder *(Forts.)*

Krankheitsbild	DRG-Code
Arzneimittelinduzierte Agranulozytose u. Neutropenie, nicht näher bezeichnet, inkl. arzneimittelinduzierte Agranulozytose u. Neutropenie o. n. A.	D70.19
Sonstige Neutropenie	D70.6
Sonstige Krankheiten der Leukozyten	D72.-
Eosinophilie	D72.1
Sonstige näher bezeichnete Krankheiten der Leukozyten	D72.8
Purpura u. sonstige hämorrhagische Diathesen	D69.-
Idiopathische thrombozytopenische Purpura, inkl. Evans-Syndrom, Werlhof-Krankheit	D69.3
Thrombozytopenie, nicht näher bezeichnet, als transfusionsrefraktär bezeichnet	D69.60
Thrombozytopenie, nicht näher bezeichnet, nicht als transfusionsrefraktär bezeichnet	D69.61
Sonstige näher bezeichnete hämorrhagische Diathesen	D69.8-
Hämorrhagische Diathese, nicht näher bezeichnet	D69.9
Stomatitis u. verwandte Krankheiten	K12.-
Sonstige Formen der Stomatitis	K12.1
Orale Mukositis (ulzerativ)	K12.3
Embolie u. Thrombose der V. cava	I82.2
Tumorlyse-Syndrom	E88.3

Chirurgie und Traumatologie

Sebastian Kalverkamp

10

10.1 Ambulanz

10.1.1 Notfalltabelle und Checkliste

Traumatol. Notfälle: ▶ Tab. 10.1.

Tab. 10.1 Traumatologische Notfälle

Diagnose	Maßnahmen	Medikament/Therapie
Polytrauma	ABCDE-Algorithmus „Treat first what kills first" Versorgung mittels Schockraumteam Trauma-Spiral-CT, wann immer möglich,	Intubation bei SpO_2 < 90 % u. Ausschluss Pneumothorax, respir. Insuff., hämodynamischer Insuff. (RR_{syst} < 90 mmHg) u. SHT (GCS < 9) Zurückhaltende Volumenther. (kristalline Infusionen, hypertone Kochsalzlsg. bei hämodynamischer Instabilität) Blut kreuzen!
Schädel-Hirn-Trauma	Oberkörperhochlagerung Immobilisation HWS bei schwerem SHT bis z. A. Wirbelkörperverletzung Stat. Überwachung SpO_2 > 90 % Normotension anstreben	Intubation bei GCS < 9 Mannitol, Hyperventilation u. hypertone Kochsalzlsg. bei Hirndruck
Thoraxtrauma	O_2-Gabe Sofortige Entlastungspunktion bei Spannungspneumothorax Thoraxdrainage bei Hämato-/Pneumothorax (24–32 Ch.)	Intubation bei Af > 29/min, ggf. NIV-Ther. bei instabilem Thorax Notfallthorakotomie bei Drainageförderung (> 1.500 ml nach Anlage o. 250 ml/h über 4 h Notfallperikardiotomie/Notfallthorakotomie bei Perikardtamponade
Abdominaltrauma	O_2-Gabe Schockbekämpfung Wärmeerhalt Notfalllaparotomie bei fulminantem Schock mit Nachweis freier abdom. Flüssigkeit, Ausschluss Hämatothorax/Perikardtamponade	Kristalline Infusion, ggf. hypertone Kochsalzlsg. Relaxierung möglichst erst abgedeckt im OP
Proximale Femurfraktur	Rö Beckenübersicht u. Oberschenkel proximal Bei Schmerzen u. aufgeschobener OP ggf. Extensionsbehandlung	Analgesie: Metamizol (1 g i. v.), großzügig Opiate (Piritramid 7,5–15 mg als Kurzinfusion) OP: bei Schenkelhalsfraktur OP < 48 h Bei pertrochantärer Femurfraktur < 24 h

Checkliste

First Impression Pat. wach u. ansprechbar? Hautkolorit? Sichtbarer großer Blutverlust? Intubiert? Reanimation?

Anamnese

- **Mechanismus:** Rasanztrauma? Seitaufprall? Airbag ausgelöst? Angeschnallt gewesen? Initial bewusstlos? Fahrgastzelle? Technische Rettung? Zeit Unfall → Schockraum?
- **Eigenanamnese:** Vorerkr.: Krampfleiden u. neurol. Erkr., Diab. mell. u. a. Stoffwechselerkr.
- **Medikamentenanamnese:** Blutungsneigung (z. B. Marcumar®, ASS, Clopidogrel, NOAK), Alkohol-, Drogen- u. Medikamenteneinfluss (Sedativa etc.)

Klinische Untersuchung

- ABCDE-Check („treat first what kills first") → Merke: Bei Befundverschlechterung im Verlauf sofort wieder zu ABCDE!
- Vigilanzprüfung, Schmerzen?
- Auskultation Thorax → bei fehlendem Atemgeräusch sofortige Punktionsentlastung bei Spannungspneumothorax (einmaliger Versuch!), dann sofortige Thoraxdrainagenanlage!
- Palpation der Körperhöhlen (Schädel, Thorax, Abdomen, Becken) → Bei instabilem Becken Beckenschlinge!

Diagnostik

- **FAST** *(focused assessment with sonography in trauma):* freie Flüssigkeit im Morrison-Pouch, Koller-Pouch, Douglas, subxiphoidal (Perikard)
- **eFAST** *(extended FAST):* FAST + Sono der Recessus costodiaphragmatica bds. + ant. Lunge (Pneumothorax)
- **Unmittelbar dringliche Intervention akut erforderlich? Nach Notfall CT Re-Evaluation**
  - Ventilationsproblem → Intubation
  - Freie Blutung → Abbinden von Majorblutungen, EKs ungekreuzt transfundieren
  - Perikardtamponade → Notfallperikardiotomie
  - Schwere thorakale Blutung → Notfallthorakotomie
  - Schwere abdom. Blutung → Notfalllaparotomie
  - Wenn Pat. noch wach → Narkose
  - Reposition von grob dislozierten Extremitäten

Weiterführende klinische Diagnostik

- **Rö:** Thorax, Beckenübersicht
- **Labor:** Kreuzblut, Blutbild, E'lyte, Gerinnung, CK, Troponin
- **EKG:** Zeichen einer Tamponade?
- **Traumaspiral-CT:** Bei Umlagerung auf CT → Back-Check (Palpation des Rücken-Achsenskeletts u. Kontrolle sichtbarer Verletzungen)

Besondere Situation

- Reanimation seit wann?
  - > 10 min? → Abbruch
  - ≥ 10 min? → Notfallthorakotomie
- Keine Reanimation

10

10.1.2 Polytrauma

Gleichzeitige Verletzung mehrerer Organe o. Organsysteme, die einzeln o. in Komb. lebensbedrohlich sind

Schockraumversorgung

Polytrauma erfordert zwingend Schockraumversorgung!

Schockraumindikation: wann?

- **Verletzungsabhängig:**
  - Hypotonie < 90 mmHg nach Trauma
  - Penetrierende Verletzung Hals-Rumpf
  - Schussverletzung Rumpf-Hals
  - Respirationsstörung nach Trauma/instabiler Thorax
  - Fraktur von > 2 proximalen Knochen o. Beckenfraktur
  - Amputation proximal der Hände u. Füße
  - Querschnittverletzung o. offenes SHT
  - Verbrennung > 20 % KOF o. > Grad 2a
- **Mechanismusabhängig:** Verkehrsunfall mit:
  - Verstorbenen Insassen
  - Herausgeschleuderten Insassen
  - Intrusion des Fahrgastraums > 50–75 cm
  - $\Delta v = 30$ km/h
  - Sturz aus großer Höhe (> 3 m)

Schockraumindikation: wer?

- Beteiligte Kompetenzen in Abhängigkeit der Versorgergröße!
- Sich mit der Struktur im Haus vertraut machen! (vgl. Grundversorger, Lokales bis zum überregionalen Traumazentrum)
- Chirurgie:
  2 Ärzte, davon einer Facharzt (Unfall-/Viszeralchirurgie), Facharztstandard!!! Hintergrundarzt!!! (Hinzuziehen der Spezialfachgebiete i. R. des Traumanetzwerks konsiliarisch o. der im Hause verfügbaren: zwingend Neuro- u. Gefäßchirurgie, fakultativ Thoraxchirurgie, Gefäßchirurgie, plastische Chirurgie, Mund-Kiefer-Gesichtschirurgie)
- Anästhesie: 1 Facharzt (Hintergrundarzt?)
- Radiologe: Hintergrundarzt
- Anästhesiepflege
- Ambulanzpflege: 2 Personen
- MTRA

Schockraum – einheitliche Sprache!

- ATLS – ABCDE-Regel (international vereinheitlichter Algorithmus):
  - **A** – *Airway:* Atemwege frei? Nein! → sofortige Behandlung (Absaugen, Reklinieren, Gebiss entfernen etc.)
  - **B** – *Breathing:* Atmet der Pat.? Nein! → sofortige Behandlung (Beatmung)
  - **C** – *Circulation:* Ist Kreislauf vorhanden? Nein! → Reanimation, i. v. Zugang mit Volumengabe, ggf. Katecholamine, Majorblutung versorgen

  - **D** – *Disability:* neurol. Defizit?
  - **E** – *Environment*
- Erst danach: differenzierte klin. Untersuchung

OP-Zeitpunkt/operative Phasen

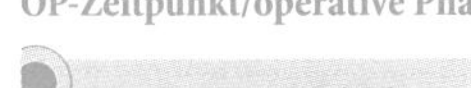

Bei Stich- u. Pfählungsverletzungen die verletzenden Gegenstände erst im OP-Saal entfernen!

- **Erste operative Phase:** Sofort-OP lebensbedrohlicher Verletzungen
- **Erste Stabilisierungsphase:** Normalisierung der Organperfusion, Voraussetzungen für 2. OP-Phase (Minuten bis Stunden) schaffen. Ausgleich Verbrauchskoagulopathie/Intensivmedizin
- **Zweite operative Phase:** Versorgung von Verletzungen mit sehr hoher Priorität (z. B. offene Frakturen). Kritische Abwägung, ob Zustand des Pat. diesen Eingriff erlaubt
- **Zweite Stabilisierungsphase** (ein bis mehrere Tage): Minimierung der Sekundärfolgen
- **Dritte operative Phase:** Versorgung der Verletzungen mit aufgeschobener Dringlichkeit, z. B. geschlossene Frakturen bei gegebener OP-Ind.

10.1.3 Schädel-Hirn-Trauma (SHT)

Klinik und Einteilung

Gewalteinwirkung auf den Schädel mit konsekutiver Funktionsstörung des Gehirns.

Definition

- **Offenes SHT:** Vorliegen einer Verletzung der Dura mit Kontakt der Außenwelt zum intrakraniellen Raum mit höherer Infektgefährdung u. schwereren Folgeschäden bzw. höherer Mortalität
- **Geschlossenes SHT:** Fehlen einer Duraverletzung

Einteilung ▶Tab. 10.2.

Tab. 10.2 Einteilung des Schädel-Hirn-Traumas (SHT) nach Tönnis, Loew und Hermann

SHT-Grad	Symptome
1	Bewusstlosigkeit (nicht Amnesie) < 5 min, vollständige Rückbildung aller Symptome innerhalb von 5 d
2	Bewusstlosigkeit > 5, aber < 30 min, völlige funktionelle Rückbildung o. Endstadium mit geringen verbleibenden Störungen innerhalb von 30 d
3	Bewusstlosigkeit > 30 min. Bleibende Defekte mit Funktionsstörungen sind obligatorisch
4	Schwere neurol. Defekte machen den Pat. auf Dauer pflegeabhängig u. unfähig zur Kontaktaufnahme

10

Diagnostisches Vorgehen

Anamnese ▶ Tab. 10.1. Wichtig sind Eigen- u. Fremdanamnese zur **Klärung des Unfallhergangs.**

Körperliche Untersuchung

Neurol. Statuserhebung:

- Einschätzung der Bewusstseinslage anhand der GCS (▶ 3.7.2)
- Amnesie (retrograd + anterograd)
- (Starker) Kopfschmerz
- (Wiederholtes) Erbrechen
- Epileptische Anfälle
- Pupillenstörung
- Sichtbare Liquorfistelung (Liquoraustritt aus Nase o. Gehörgang)
- Schädelfraktur (z. B. Stufenbildung, sichtbare Deformierung)
- Suche nach möglichen Begleitverletzungen, insb. an WS, Thorax u. Abdomen

Größte Relevanz hat nicht nur die initiale Klinik, sondern auch die dynamische Änderung der Klinik im Verlauf!
Je schneller die Befundverschlechterung, umso schwerer das Trauma → schnellerer Tod o. schwerere Schäden!

Apparative Diagnostik

- Goldstandard ist das kraniale CT (cCT)! Durchzuführen bei jedem Pat. mit:
  - GCS < 15
  - Amnesie
  - Mehrfachem Erbrechen
  - Zeichen o. Verdacht einer knöchernen Schädel- o. Duraverletzung
  - Gerinnungsstörung o. klin. V. a. Gerinnungsstörung (verlängerte Blutung oberflächlicher Wunden)
  - Anfall
- **Cave:** erschwerte Beurteilung bei Alkohol-, Drogen- o. Medikamenteneinfluss, daher niedrige Schwelle zur Durchführung eines CT!

Therapeutisches Vorgehen

Grundsätze der Akutversorgung

- Bei Bewusstlosigkeit o. Bewusstseinsstörung immer interdisziplinäres Schockraummanagement (Verringerung der übersehenen Kombinationsverletzung)
- Immobilisation der HWS bei jedem schweren SHT bis z. A. einer Verletzung (15 % Wahrscheinlichkeit auf eine gleichzeitige HWS-Verletzung!)
- Intubation bei GCS < 9
- Art. O_2-Sättigung > 90 % halten!
- Keine Unterschreitung eines RR_{syst} < 90 mmHg (bei Polytrauma mit schwerem Blutverlust Kopf vor Abdomen etc.)
- Neurochir. Intervention bei raumfordernden Verletzungen
- Ausgleich einer Gerinnungsstörung bei nachgewiesener Verletzung
- Vorübergehende Mannitolgabe u./o. Hyperventilation bei V. a. Einklemmung (Pupillenstörung, Streckkrämpfe, progrediente Bewusstseinsstörung)
- Stat. Behandlung
- Ggf. Entlassung in die „häusliche Überwachung": intensive Aufklärung → Pat. mit GCS = 15 u. Fehlen von Risikofaktoren (Gerinnungsstörungen, Alkohol etc.), Erbrechen u. Amnesie

- Grundsätzlich → Ind. zur stat. Überwachung von mind. 24 h!
- Bei persistierender Bewusstlosigkeit (GCS < 8), progredienter Bewusstseinsstörung, Pupillenstörungen, Krampfanfällen o. Lähmungen → an neurochir. Intervention denken.
  - Im Hause möglich?
  - Sonst neurochir. Konsilvorstellung bei früheren Stadien (etwa i. R. von Trauma-Netzwerken)
- CT-Verlaufskontrollen: bei progredienter Bewusstseinsstörung o. im CT nachgewiesenen Verletzungen u. stabilem Bewusstseinszustand nach 4–8 h

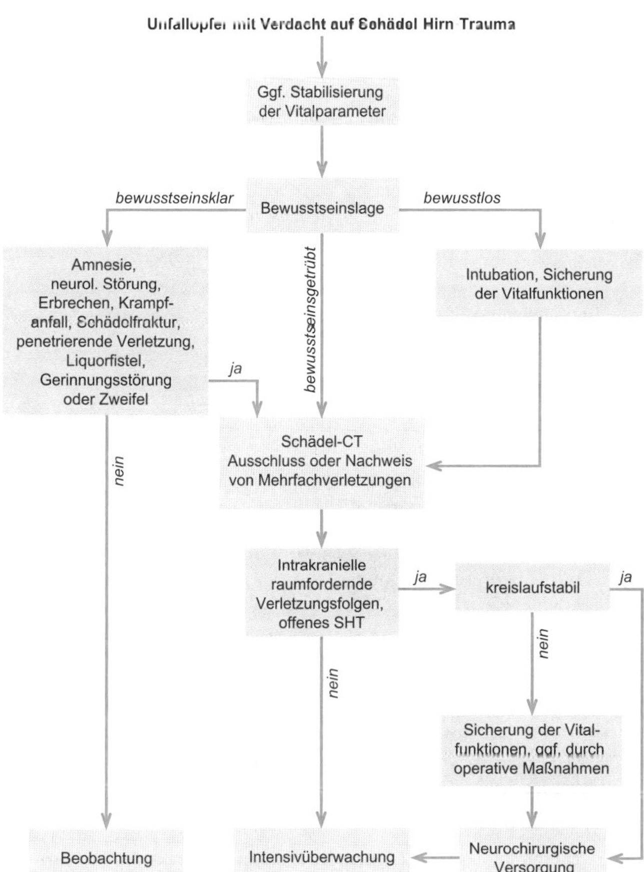

Abb. 10.1 Behandlung des Patienten mit Schädel-Hirn-Trauma im Krankenhaus [T943]

- Bei knöchernen o. duralen Verletzungen → immer Verlegung in Haus mit Möglichkeit der neurochir. Versorgung, ggf. auch Möglichkeit der gesichtschir. (MKG, HNO) Begutachtung u. Versorgung

Therapie Gem. Algorithmus Leitlinie SHT stat. Behandlung (▶ Abb. 10.1):
- In der Anfangsphase 30-min.-Kontrolle der Vitalparameter u. der neurol. Reaktion
- Analgesie (z. B. NSAR, Metamizol, Opiat)
- Thromboseprophylaxe bei fehlender KI (z. B. größere intrakranielle Blutung)
- Antibiotikagabe bei offenem SHT sehr kontrovers diskutiert, daher keine Empfehlung!
- Bei V. a. erhöhten intrakraniellen Druck → 30°-Oberkörperhochlagerung, **Osmother.** nach Rücksprache mit Hintergrund, z. B. Mannitol (z. B. Osmofundin®) 150 ml i. v. über 15 min.
- **Cave:** Keine Gabe von Glukokortikoiden bei nachgewiesener erhöhter Letalität in der Frühphase!

Warnsymptome: erhöhter intrakranieller Druck
- **Zunehmende Bewusstseinsstörung**
- Schwindel, progredienter Kopfschmerz, repetitives Erbrechen
- Anfälle (Strecksynergismen)
- Okulomotorische Symptome: Pupillenstörungen (einseitige Mydriasis), verzögerte/erloschene Lichtreaktion (innere Okulomotoriuslähmung), später evtl. totale Ophthalmoplegie (Blick nach außen unten)
- Beteiligung vegetativer Zentren → Cushing-Reflex: Bradykardie, Hypertonie, ggf. Hyperthermie, Atemlähmung

10.1.4 Wirbelsäulentrauma

- Liegt i. d. R. bei größeren Gewalteinwirkungen durch Rasanztraumen, Sturz aus größeren Höhen o. Sportunfällen vor!
- Tritt auch bei niederenergetischen Traumen mit Stürzen vornehmlich beim älteren Pat. auf, begünstigt durch Pathologien der Knochenstruktur (Osteoporose) u./o. degenerativer Versteifung der Wirbelsegmente (Osteochondrose)
- Immobilisation, bis geklärt ist, ob die Fraktur stabil o. instabil ist.

Diagnostisches Vorgehen

Anamnese ▶ Tab. 10.1. Beim bewusstlosen Pat. ist die Rekonstruktion des Unfallmechanismus zur Abschätzung der Verletzungsausdehnung entscheidend.

Unfallmechanismusfolgen
- Kompression
- Distraktion
- Rotation
  - Nicht nur knöcherne Verletzungen in Form von Frakturen, sondern auch diskoligamentäre Verletzungen
  - Bes. Gefahr der potenziellen Verletzung von Nervenstrukturen des Markraums u. der segmental austretenden Spinalnerven

Körperliche Untersuchung

! Immer in Immobilisation des Achsenskeletts!

- Schmerzlokalisation
- Palpation der Wirbelsegmente mit Erkennen von Stufenbildungen o. paravertebralem Muskelhartspann
- Genaue neurol. Untersuchung (Motorik, Sensibilität, Reflexe)
- Funktionelle Untersuchung nur beim Bewusstseinsklaren ohne Rasanztrauma, ohne wesentlichen Druckschmerz u. bei fehlender Neurologie!

Bildgebende Diagnostik

- Rö der HWS in 2 Ebenen mit Dens-Zielaufnahme
- Rö der BWS u. LWS in 2 Ebenen
- Bei neurol. Ausfällen o. Auffälligkeiten in der konventionellen Bildgebung großzügige Indikationsstellung zum CT!
- Bei WS-Verletzung i. R. der Polytraumadiagnostik immer durch Traumaspirale
- Sono Abdomen: Ausschluss von Begleiterkr. (insb. Thorax, Niere, Pankreas)

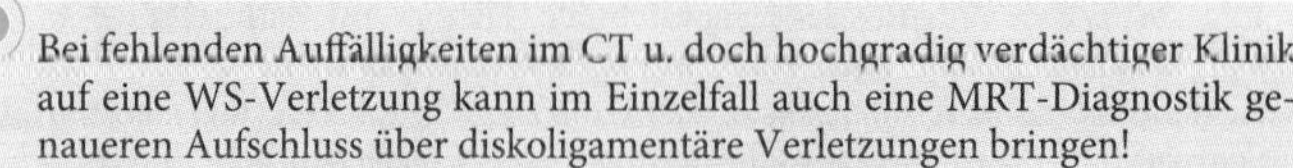

Bei fehlenden Auffälligkeiten im CT u. doch hochgradig verdächtiger Klinik auf eine WS-Verletzung kann im Einzelfall auch eine MRT-Diagnostik genaueren Aufschluss über diskoligamentäre Verletzungen bringen!

Hinweise auf Instabilität im Standardröntgen

- Translation/Luxation
- Fraktur der oberen u. unteren Deckplatten
- Fraktur der Wirbelkörperhinterkante
- Abstandsvergrößerung der Bogenwurzeln in der a. p. Aufnahme
- Keilwirbelbildung > 20°

Therapeutisches Vorgehen

Wirbelsäulenverletzung allgemein

- Stabile Wirbelkörperfraktur nur bei isolierter Verletzung des ventralen Bandapparats u. der vorderen ⅔ des Wirbelkörpers (vordere Säule): konservative Ther. möglich
- Alle anderen Verletzungen sind instabil u. werden i. d. R. operativ versorgt!

Wirbelsäulenverletzung speziell

(▶ Abb. 10.2)

- HWS-Fraktur o. -Luxation: Halskrawatte bis zur op. Versorgung (seltener auch langfristige Immobilisation, z. B. mittels Halofixateur!)
- BWS- u. LWS-Verletzungen:
  - Stabil:
    - Analgesie
    - Bettruhe

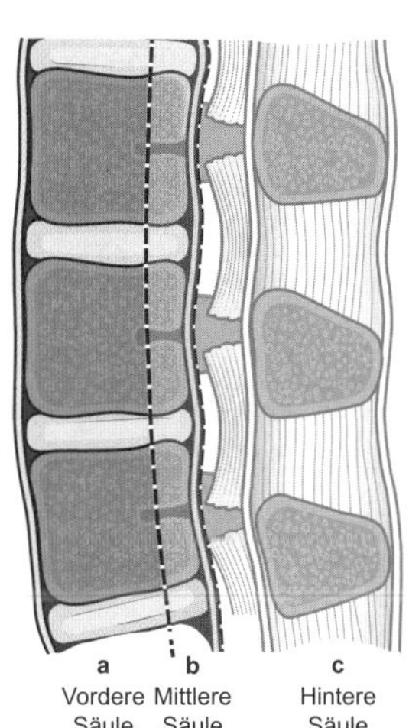

Abb. 10.2 Säulenmodell nach Denis [L255]

– Mobilisation im 3-Punkt-Stützkorsett unter Röntgen-Verlaufskontrollen (Sinterung!)
- Instabil:
  – Analgesie (NSAR, Piritramid)
  – Strikte Bettruhe bis zur op. Versorgung (selten interventionelle Behandlung mittels Vertebroplastie o. Kyphoplastie)

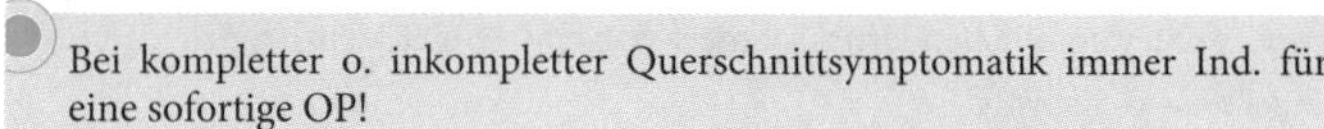

Bei kompletter o. inkompletter Querschnittsymptomatik immer Ind. für eine sofortige OP!

HWS-Distorsion

Anamnese ▶Tab. 10.1.

Klinik

- Häufig Latenz vom Unfall bis zum Auftreten
- In ca. 90 % d. F. Zerrung der Halsweichteile (Distorsion), dadurch tage- bis wochenlang schmerzhafte Verspannung der Halsmuskulatur
- Ziehender Nackenschmerz bis in den Hinterkopf o. Rücken (meist einseitig)
- Schmerzhafte Bewegungseinschränkung der HWS, gelegentlich mit ein- o. doppelseitiger Ausstrahlung der Schmerzen in Schulter(n) u. Arm(e)
- Gelegentlich Kribbelparästhesien in Armen u. Händen o. sogar motorische Schwächen
- Paravertebraler Muskelhartspann

Diagnostik Rö HWS: Steilstellung ohne Frakturzeichen.

Therapie

- Analgesie (NSAR)
- Funktionelle Ther./Physiother. (keine Immobilisation!!!)

10.1.5 Thoraxtrauma

Unterscheidung in stumpfe (95 % in Europa) u. penetrierende Verletzung.

Bei instabilem Pat., instabilem Thorax, paradoxer Atmung o. aufgehobenem Atemgeräusch sowie jeder penetrierenden Verletzung sofortige Schockraumversorgung initiieren (▶ 10.1.2)!

Klinische Untersuchung

- Inspektion (Deformierung des Thorax, offene Verletzung)
- Palpation (Stufenbildung, Instabilität)
- Perkussion (Hinweis auf veränderte Lungengrenzen: z. B. bei Erguss o. Zwerchfellverletzung)
- Auskultation (einseitige Atemgeräusche → Hinweis auf Pneumo- o. Hämatothorax)
- Unfallmechanismus erfragen: bei Seitaufprall erhöhtes Risiko einer Aortenverletzung auch ohne (wesentliche) Frakturen

Diagnostik

- Rö Thorax 2 Ebenen u. Hemithorax in 2 Ebenen, ggf. Sternum-Zielaufnahme
- Bei Schwangerschaft o. Kindern in stabilem Zustand ggf. nur Sono (geübter Untersucher notwendig!)
- Bei Rippenserienfraktur (v. a. mehrfragmentär), Sternumfraktur o. Verschattung der Lunge → großzügig CT-Thorax
- Bei penetrierender Verletzung → immer CT-Thorax
- EKG (Rhythmusstörungen bei Contusio cordis, Niedervoltage)
- Ggf. Echokardiografie (v. a. bei Sternumfraktur)
- Labor mit Herzenzymen (CK, CK-MB, Troponin)

Therapie der knöchernen Verletzungen

- **Rippenprellung, isolierte Rippenfraktur u. unkomplizierte Rippenserienfraktur:**
  - Analgesie (NSAR)
  - Anleitung Atemübungen
  - Stat. Ther. nur bei Risikokonstellation (Alter, Antikoagulanzien, immobil)
  - i. d. R. Verlaufskontrolle ambulant
- **Komplizierte Rippenserienfraktur** (Stückfrakturen, begleitender Randwinkelerguss):
  - Stat. Überwachung
  - Analgesie (NSAR, Piritramid, ggf. PDK)
  - Intensivierte Atemther. (z. B. Tri-ball, Mediflo)
  - Respir. Einschränkung o. paradoxe Atmung → Intensivther. mit NIV-Beatmung, ggf. Intubation bei Verlaufskontrolle mittels Sono o. Rö-Diagnostik
  - Instabiler Thorax u. starke Schmerzen o. Beatmung → frühzeitige op. Stabilisierung des Thorax erwägen!
- **Sternumfraktur:**
  - Stat. Überwachung
  - Analgesie (NSAR, Piritramid)
  - Laborverlaufskontrollen der Herzenzyme
  - Echo-Verlaufskontrolle
  - Bei Instabilität o. Kombinationsthoraxtrauma (v. a. bei begleitenden WS-Verletzungen) frühzeitige op. Stabilisierung erwägen!

Therapie bei Verletzungen von Lunge oder Mediastinum

- **Pneumothorax:**
  - Bei Klinik eines Spannungspneumothorax (progrediente Luftnot, hämodynamische Instabilität, einseitiges Atemgeräusch) sofortige Entlastung mittels Kanülenpunktion im 3. ICR Medioklavikularebene!
  - Thoraxdrainagenanlage unter sterilen Kautelen in Monaldi-Position (▶ Abb. 10.3)
  - Bei apikalem Pneumothorax (bis 5 cm ohne Mantelkomponente) u. respir. Unauffälligkeit → konservativer Therapieversuch (regelmäßige Verlaufskontrollen, intensive Atemther. u. O_2-Gabe)
- **Hämatothorax:**
  - Anlegen einer Thoraxdrainage möglichst unter Sono-Kontrolle basal in den Recessus
  - Bei hämodynamischer Instabilität Einlage in Bülau-Position (▶ Abb. 10.3)
  - Bei Blutförderung von > 1.500 ml initial o. 250 ml/h für mehr als 4 h → Notfallthorakotomie (Werte abhängig von Patientenkonfiguration u. klin. Gesamtsituation)

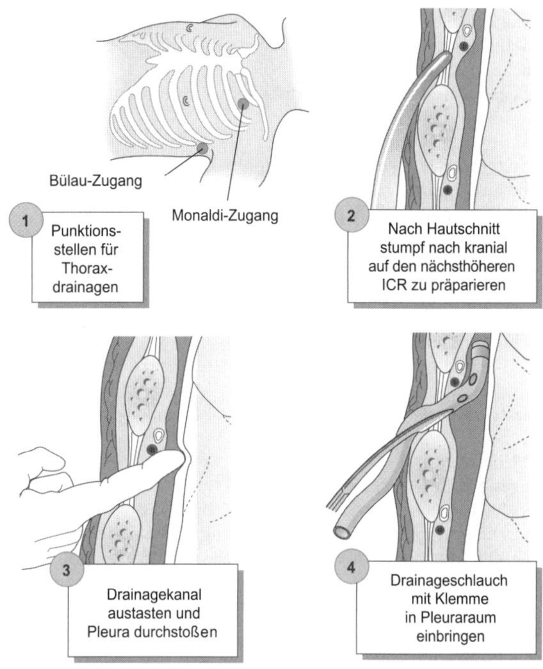

Abb. 10.3 Monaldi-/Bülau-Drainage [L106]

- **Offener Pneumothorax** (Luftgeräusche atemabhängig):
  - Luftdichter Verband
  - Thoraxdrainagenanlage
- **Perikardtamponade:**
  - Sofortige Entlastung mittels Perikardpunktion (i. d. R. nicht ausreichend) o. inferiorer Perikardiotomie
  - Ggf. Notfallthorakotomie (a. e. li.) o. Sternotomie
- **Aortenruptur** (meistens kurz hinter dem Bogen):
  - Stentimplantation
  - Notfallthorakotomie

Therapie bei penetrierenden Verletzungen
- Fremdkörper belassen!
- Entfernung im OP unter Thorakotomie o. Thorakotomiebereitschaft!

10.1.6 Abdominaltrauma

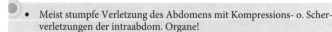

- Meist stumpfe Verletzung des Abdomens mit Kompressions- o. Scherverletzungen der intraabdom. Organe!

- Penetrierende Verletzungen sind äußerst selten!
- Gefahr:
  - Große Blutverluste bei Verletzung gut durchbluteter Organe u. instabiler/flexibler Wandung
  - Möglichkeit der zweizeitigen Ruptur (Leber, Milz)
  - Schwere Erkr. bei Verletzung der Verdauungsorgane mit bakt. Inf. (Darmflora) u. Selbstverdauung (Pankreaszerreißung)
  - Multiorganversagen durch Sepsis o. Blutverlust

Klinische Untersuchung
- Inspektion (offene Verletzung, Gurtmarken)
- Palpation (Abwehrspannung)
- Schmerzlokalisation

Diagnostik
- FAST bei Polytrauma o. instabilen Pat. (▶ Abb. 10.4)
- Differenzierte Sono (Parenchymschäden, Darmwandverdickung)
- Bei auffälligem Sono-Befund o. starken Schmerzen → großzügig CT indizieren

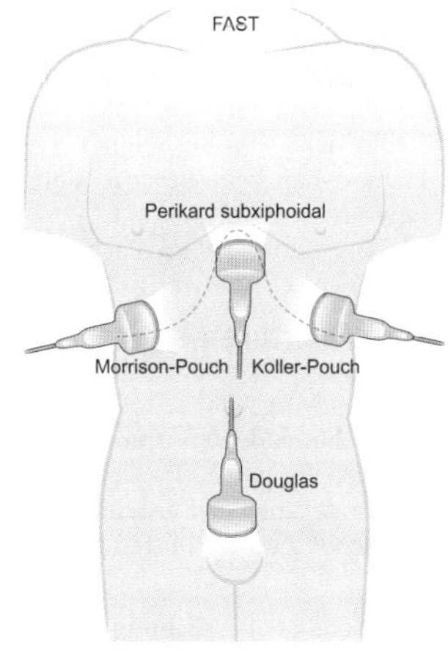

Abb. 10.4 FAST [L255]

Therapie
- i. v. Zugang
- Analgesie (NSAR, Piritramid, Metamizol)
- Ggf. Volumenther.
- Stat. Überwachung
- Bei Parenchymeinblutungen → Intensivüberwachung mit regelmäßigen Verlaufskontrollen (Gefahr der zweizeitigen Ruptur)
- Bei Blutung, Organverletzungen sowie penetrierenden Verletzungen → Laparotomie
- Bei unsicheren Befunden → ggf. Laparoskopie

Bei hämodynamischer Instabilität, Nachweis freier Flüssigkeit intraabdom. sowie z. A. schwerer Thoraxverletzungen o. freier Blutungen sofortige Notfalllaparotomie!

Vorgehen bei Notfalllaparotomie:
- Anästhesiol. Relaxierung möglichst erst im OP mit bereitstehendem OP-Team u. abgedecktem Pat.!
- i. d. R. mediane Laparotomie (Möglichkeit der Verlängerung nach thorakal)
- Initiales Abstopfen der vier Quadranten zur Übersichtsgewinnung
- Bei diffuser Blutung (v. a. der Leber) ggf. Packing mit temporärem Bauchdeckenverschluss

10.1.7 Beckentrauma

Klinische Untersuchung

- Inspektion (offene Verletzung)
- Palpation
  - Stufen
  - Instabilität
  - Schmerz bei Kompression

Diagnostik

- Rö Beckenübersicht
- Bei Frakturnachweis o. starken Schmerzen CT Becken
- Überwachung der Vitalwerte bei hoher Blutverlustgefahr

Therapie

- Bei Instabilität sofort Anlage Beckenschlinge
- Stat. Aufnahme
- i. v. Zugang
- Analgesie (NSAR, Piritramid)
- Radiol. Stabilität → Bettruhe
- Radiol. u./o. klin. Instabilität → op. Versorgung (Fixateur, Zwinge)
- Hämodynamisch relevante Blutung in das Becken → ggf. angiografische Embolisation
- Massive Blutung → op. Packing (äußerst selten)

10.1.8 Frakturen

Allgemeines Vorgehen

- Ziel: schonende Reposition in anatomische Stellung unter Analgesie
- Ruhigstellung
- Verhinderung einer erneuten Dislokation
- Ausheilung unter vollständigem Funktionserhalt ermöglichen

Diagnostik

- Schonende Untersuchung ohne extensive Funktionsbewegung
- Rö-Diagnostik (mit angrenzenden Gelenken) in mind. 2 Ebenen
- Kontrolle der Motorik, Sensibilität u. Durchblutung
- Inspektion u. Klassifikation der Gewebeschädigung (▶ Tab. 10.3)

Tab. 10.3 Klassifizierung des Weichteilschadens bei Frakturen (nach Tscherne und Gotsen)

Klassifikation	Charakteristika
Geschlossene Frakturen	
Fr G 0	Geringer Weichteilschaden, einfache Bruchform
Fr G I	Oberflächliche Schürfung, einfache bis mittelschwere Bruchform
Fr G II	Tiefe kontaminierte Schürfung, lokalisierte Haut- o. Muskelkontusion, alle Bruchformen
Fr G III	Ausgedehnte Hautkontusion, Hautquetschung o. Zerstörung der Muskulatur, subkutanes Décollement, dekompensiertes Kompartmentsy., alle Bruchformen

Tab. 10.3 Klassifizierung des Weichteilschadens bei Frakturen (nach Tscherne und Gotsen) *(Forts.)*	
Klassifikation	**Charakteristika**
Offene Frakturen	
Fr O I	Fehlende o. geringe Kontusion, unbedeutende bakt. Kontamination, einfache bis mittelschwere Bruchform
Fr O II	Umschriebene Haut- u. Weichteilkontusion, mittelschwere Kontamination
Fr O III	Ausgedehnte Weichteildestruktion, häufig zusätzlich Gefäß- u. Nervenverletzungen, starke Wundkontamination
Fr O IV	Totale o. subtotale Amputation

Therapie (▶ 10.3).

- Bei **geschlossenen Frakturen** anschließend stabile Schienung
- Bei **offenen Frakturen** Versorgung im OP:
  - **I:** Wundversorgung u. Schienung (wie bei konservativer Ther.)
  - **II–IV:** umgehende op. Säuberung, Débridement, Stabilisierung u. Verband (ggf. Vakuumther.). Einleitung einer antibiotischen Behandlung

! An Tetanus-Impfschutz denken

- Chir. Techniken: ▶ 10.2

10.1.9 Spezielle Verletzungen der oberen Extremität

Allgemeine Prinzipien

Verletzungen der oberen Extremität kommt bei polytraumatisierten Pat. nachgeordnete Priorität zu. Dringlich zu versorgen sind in der ersten OP-Phase:

- Schwere Blutungen (prim. verbinden o. ggf. mittels Tourniquet stoppen!)
- Nervenläsionen
- Offene Frakturen
- Dislozierte Frakturen o. Luxationen

Das Versorgungsprinzip staffelt sich in:

1. Stabilisierung des Knochens (Fixateur o. definitiv)
2. Rekonstruktion der Durchblutung (ggf. Gefäßersatz)
3. Rekonstruktion von Nerven
4. Deckung von größeren Weichteildefekten (Vakuumverband, ggf. Schaumstoffe)

Schultergürtel

Klinische Untersuchung

- Typischerweise Schmerzen nach Sturz auf die Schulter o. indir. bei missglückter Abfangbewegung
- Schmerzbedingte Bewegungseinschränkung
- Deformitäten (können erste Hinweise auf Verletzungsentität geben)
- Palpation mit Darstellung des Punctum maximum des Schmerzes
- Prüfung auf offene Verletzung (Ind. zur sofortigen OP!)
- pDMS (bei Einschränkung D u. S ist häufig die op. Versorgung notwendig!)

10

Röntgendiagnostik
- Rö in 2 Ebenen u. Clavicula-Zielaufnahme
- Fraktur des proximalen Humerus → Rö der nächsten Gelenkebene bedenken
- Ausschluss einer Fraktur → ggf. gehaltene Aufnahme (Rö bei Gewichtzug am Arm)
- Ausschluss einer Pathologie der vorangegangenen Bilder → klin. Funktionsuntersuchung (Elevation, Adduktion, Abduktion)

Therapie Bei allen Verletzungen Analgesie (NSAR, Metamizol).

Schulterluxation

Die häufigste Schulterluxation ist die Ausrenkung nach vorn!

Klinische Untersuchung
- Meist typische Haltung des Pat. mit abduziert fixiert gehaltenem Arm
- Starke Schmerzen
- Abtasten (Delle, leere Pfanne)
- Anamnese (habituelle Luxation)
- Kontrolle pDMS

Diagnostik Rö in 2 Ebenen (z. B. a.-p. und Scapula Y)

Therapie

Bei der ersten Reposition ist i. d. R. eine ausreichende Analgosedierung (ggf. mit Relaxierung) notwendig!
Eine op. Reposition ist selten notwendig (frustraner Versuch, frühe Reluxation).

- (Gewaltfreie) Reposition in anatomische Position (z. B. nach Arlt, Hippokrates).
- Anlage einer Außenrotationsorthese
- Rö-Kontrolle nach Reposition (Dokumentation, ggf. Darstellung von Bankart-Läsion, Hill-Sachs-Defekt)

Rotatorenmanschettenruptur

Vorgehen
- Radiol. Ausschluss einer Fraktur
- Schmerzen bei Abduktion u. Rotation (außen wie innen)
- Ggf. höher stehender Humeruskopf
- Sonografische Darstellung
- Immobilisation mittels Gilchrist-Verband
- Verlaufskontrolle u. frühelektives MRT (v. a. bei Erw. bis zur 4. Dekade)
- Mobilisation, ggf. Operation

Schultereckgelenksprengung

Einteilung ▶ Abb. 10.5

Vorgehen
- Radiol. Ausschluss einer Fraktur
- Therapie stadienabhängig

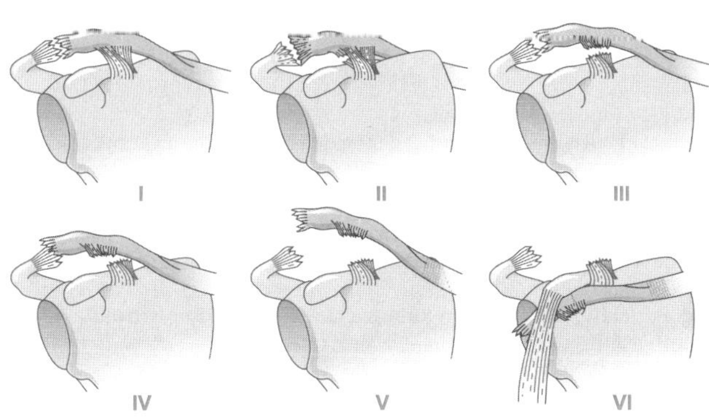

Abb. 10.5 Schultereckgelenksprengung: Einteilung nach Rockwood [L106]

Claviculafraktur

Vorgehen

- Radiol. Frakturnachweis (medial, mittleres Drittel, lateral)
- Anlage eines Rucksackverbands
- OP (v. a. lateral, disloziert o. bei starker Verkürzung, Nerven- o. Gefäßläsionen)

Scapulafraktur

- Seltene Fraktur (meist bei Rasanztrauma)
- Ergänzende Rö Scapula-Zielaufnahme
- Bei Gelenkbeteiligung o. Kombinationsverletzung großzügige CT-Ind.
- Therapie meist konservativ
- OP bei Floating Shoulder (als Halsfraktur in Komb. mit Claviculafraktur u. Verletzung des angrenzenden Bandapparats) mit meist ausreichender Versorgung durch Verplattung der Claviculafraktur
- OP bei grober Dislokation von Akromion o. Proc. coracoideus sowie im Bereich der Gelenkflächen

Proximale Humerusfraktur

- Schädigung des N. axillaris prüfen
- Großzügige CT-Ind. bei mehrfragmentären Frakturen (frühelektiv)
- Anlage Gilchrist-Verband (▶ 10.3.3)
- Konservativ bei 2-Fragment-Fraktur ohne wesentliche Dislokation
- OP bei dislozierter Fraktur mittels Platte o. PHN bei 3- o. 4-Fragment-Fraktur ohne wesentliche Dislokation
- Bei multifragmentären u. dislozierten Frakturen o. älteren Pat. häufig nur Prothese aufgrund der Gefäßzerreißungen mit konsekutiver Nekrosegefahr möglich
- Bei Luxationsfrakturen Hintergrund verständigen

Arm und Hand

Humerusschaftfraktur

Diagnostik

- DMS (N. radialis, A. brachialis)
- Rö in 2 Ebenen unter Einschluss der beiden benachbarten Gelenke

Therapie

- Konservativ (bei fehlender Nerv- o. Gefäßverletzung + einfacher Fraktur)
  - Ausbehandlung im Oberarm-Brace unter regelmäßigen Rö-Kontrollen
  - **Cave:** hohe Dislokationstendenz bei Querfrakturen → ggf. hier doch prim. Osteosynthese
- I. d. R. elektive OP, bis dahin Ruhigstellung im Gilchrist-Verband
- Sofortige OP-Ind.:
  - Gefäß- o. Nervenläsion
  - Polytrauma
  - Mehrfragmentäre sowie offene Brüche
  - Drohende Fragmentdurchspießung
  - Irreponible Frakturen (Muskelinterposition, großer knöcherner Defekt)

Distale Humerus- und Ellenbogenfraktur

Vorgehen

- Rö distaler Oberarm mit vollständiger Abbildung des Ellenbogengelenks in 2 Ebenen; ggf. CT
- Prim. Ruhigstellung in Oberarmgipsschiene
- Elektive OP
- **Cave:** Dokumentation N. ulnaris → Läsion des N. ulnaris ausschließen

Ellenbogenluxation

Vorgehen

- Rö Ellenbogengelenk in 2 Ebenen
- Reposition in Analgosedierung
- Anlage einer Oberarm-Gelenkorthese bzw. -Gipsschiene
- Bei weiterer Stabilität in der Verlaufskontrolle konservatives Prozedere (6 Wo. Orthese)
- Bei Instabilität prim. o. sek. operative Versorgung

Radiuskopffraktur

- Rö Ellenbogen in 2 Ebenen u. Radiuskopf-Zielaufnahme
- Konservative Therapie:
  - Ggf. Gelenkpunktion zur Schmerztherapie
  - Oberarmgipsschiene
  - Frühfunktionelle Therapie
- Op. Therapie nur bei dislozierter Fraktur

Unterarmschaftfraktur

Einteilung

- Komplette Unterarmschaftfraktur
- Luxationsfraktur
  - **Monteggia-Fraktur:** Ulnafraktur mit Sprengung des proximalen radioulnaren Gelenks

  - **Galeazzi-Fraktur:** Radiusschaftfraktur im distalen Drittel mit Sprengung des distalen Radioulnargelenks
- Isolierte Radius- o. Ulnaschaftfraktur

Vorgehen
- Rö mit Hand- u. Ellenbogengelenk in 2 Ebenen (häufige Kombinationsverletzungen: Monteggia-Fraktur, Galeazzi-Fraktur)
- Reposition in Analgosedierung u. Ruhigstellung in Oberarm-Gipsschiene
- Elektive OP (ausgenommen isolierte nichtdislozierte Ulnaschaftfraktur → Parierfraktur)

Distale Radiusfraktur
- Häufigste Fraktur
- **Cave:** N.-medianus-Schädigung (▶ Abb. 10.6)
- Oft Begleitverletzung (Scaphoid, perilunäre Luxation, diskoligamentäre Instabilität distales Radioulnargelenk)

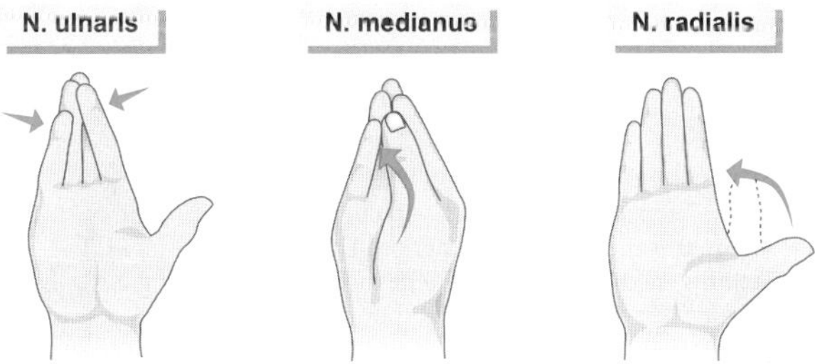

Abb. 10.6 Klinische Innervationsprüfung. Wenn die Bewegung ausgeführt werden kann, ist der Nerv intakt [L157]

Vorgehen ▶ Abb. 10.7.
- Reposition u. Anlage einer Unterarmgipsschiene
- Frühelektive op. Versorgung bei allen instabilen Frakturen

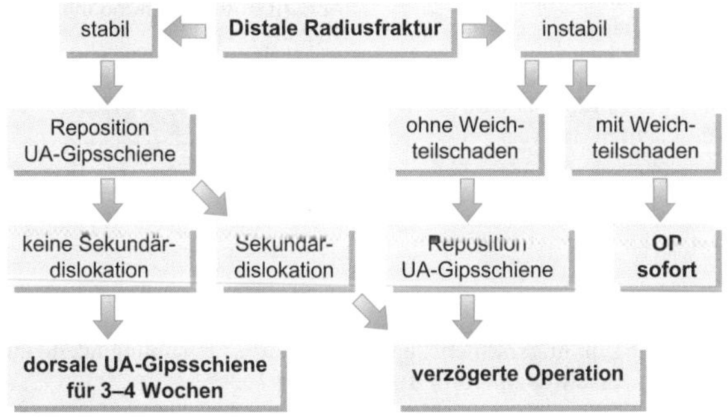

Abb. 10.7 Vorgehen bei distaler Radiusfraktur (UA: Unterarm) [L157]

Reposition ▶ Abb. 10.8.

- Einhängen der Hand im Mädchenfänger (1., 2. u. 4. Finger)
- Kontinuierlicher Zug mit Gewicht am Oberarm
- Reposition unter Analgesie (ggf. Bruchspaltanästhesie ▶ 10.3.1)

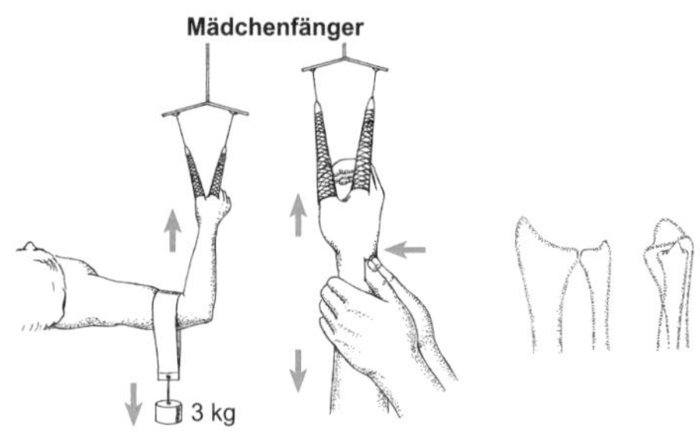

Abb. 10.8 Repositionstechnik bei distaler Radiusfraktur [L157]

Scaphoidfraktur

Vorgehen

- Rö Hand in 2 Ebenen u. zusätzliche Stecher-Aufnahme
- Bei V. a. Fraktur u. gesicherter Diagnose Durchführung eines CT
- Ruhigstellung in Unterarmgipsschiene in Funktionsstellung unter Einschluss Metacarpale 1 für 4 bis max. 12 Wo. (bei stabilen Frakturen)
- Bei allen instabilen Frakturen op. Versorgung

Mittelhandfraktur

Vorgehen

- Rö Hand in 2 Ebenen u. Schrägaufnahme
- Reposition
- Ruhigstellung in Intrinsic-plus-Schiene (▶ Abb. 10.9)
- OP bei starker Dislokation o. Rotationsfehler (elektiv)

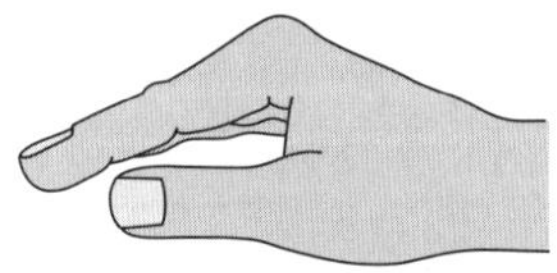

Abb. 10.9 Ruhigstellung in Intrinsic-plus-Stellung [L139]

Bei der Reposition neben der Achsenstellung auch auf korrekte Rotationsstellung achten. Hierbei zeigen bei Faustschluss alle Finger in Richtung Os naviculare.

Fingerfrakturen

Vorgehen

- Rö: Finger in 2 Ebenen
- Ruhigstellung in Fingerschiene, ggf. Entlastung eines subungualen Hämatoms durch Nageltrepanation ▶ 10.7.3; ▶ Abb. 10.23
- Bei Dislokation o. Gelenkbeteiligung op. Versorgung

Fingerluxation

- Reposition in Oberst Leitungsanästhesie (▶ 10.2.1)
- Fingerschiene für 1 Wo., dann funktionelle Therapie
- Op. Versorgung bei Instabilität (Beurteilung erfordert handchir. Erfahrung, frühzeitige Vorstellung)

Strecksehnen- und Beugesehnenverletzung

- Alle Beugesehnenverletzungen → handchir. op. Versorgung
- Alle Strecksehnenverletzungen mit Ausnahme der Rupturen im distalen Interphalangealgelenk (vgl. → handchir. operative Versorgung)

Fingeramputationen

Amputatverpackung ▶ Abb. 10.10.

Indikation zur Replantation ▶ Tab. 10.4.

Vorgehen

- Provisorische Versorgung des Stumpfes
- Versorgung des Amputats
- Sofortige handchir. Vorstellung

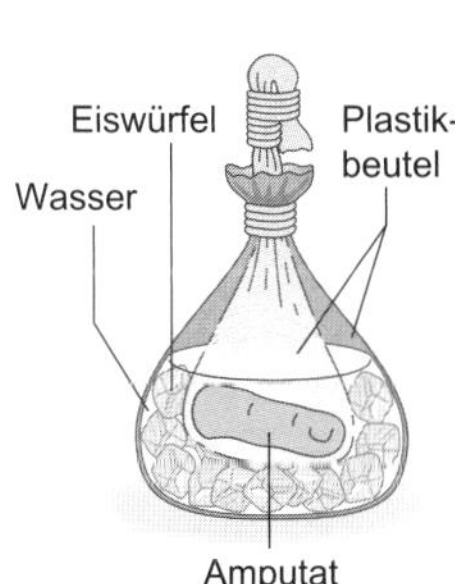

Abb. 10.10 Amputatverpackung [L190]

10.1.10 Spezielle Verletzungen der unteren Extremität

Für alle immobilisierenden Verfahren gilt die zwingende Ind. zur Thromboseprophylaxe!

Hüftgelenknahe Verletzungen

Hüftluxation

- Rö Beckenübersicht
- pDMS
- Reposition in Intubationsnarkose mit vollständiger Relaxierung
- Lagerung in Schiene mit Außenrotationsschutz

Schenkelhalsfrakturen

- Rö Beckenübersicht u. Oberschenkel axial
- Pneumonieprophylaxe

Tab. 10.4 Indikation zur Replantation

Absolute Indikation	Relative Indikation	Keine Indikation
• Daumen • Mehrere Langfinger bei schwerer Verletzung weiterer Langfinger • Hand, Arm • Skalp • Penis	• Langfingerendglied • Einzelne Finger • Schwere Traumatisierung des Amputats • Unterschenkel, Fuß • Bein	• Lebensbedrohliche Begleitverletzung • Ungenügender Zustand des Amputats (z. B. falsche Behandlung o. Unfallereignis)

- Konservative Ther. nur bei impaktierten u. leicht abgekippten Frakturen
- Bei älteren multimorbiden Pat. Endoprothese (Duokopf, TEP)
- Bei jungen mobilen Pat. eher Osteosynthese (Schrauben, dynamische Hüftschraube)
- OP möglichst binnen 48 h

Pertrochantäre Femurfraktur
- Rö Beckenübersicht u. Oberschenkel axial
- Pneumonieprophylaxe
- Immer op. Ther. anstreben (Ausschluss dauerhaft bettlägerige Pat. mit schwerer Komorbidität)
- Op. Versorgung mittels Osteosynthese (dynamische Hüftschraube, intramedulläre Nagelung)
- OP binnen 24 h

Femurschaftfraktur, distale Femurfraktur
- Rö in 2 Ebenen mit Hüft- u. Kniegelenk
- pDMS
- Lagerung in Beinschiene bis zur op. Versorgung
- Bei deutlicher Dislokation o. Gefäß- u. Nervenschäden sowie offenen Frakturen o. Polytraumatisierung sofortige OP (intramedulläre Nagelung, Plattenosteosynthese, Fixateur externe)

Kniegelenknahe Verletzungen

Allgemeines Vorgehen
- Rö Knie in 2 Ebenen mit Patella-Zielaufnahme
- **Cave:** Verletzung A. poplitea
- Kniegelenkpunktion bei Erguss
- Lagerungsschiene bis zur Versorgung

Klinische Untersuchung allgemein
- Erguss? Weichteilschwellung?
- Aktive u. passive Beweglichkeit?
- Mediale o. laterale Aufklappbarkeit in 30°-Beugung u. Streckung?
- Vordere o. hintere Schublade in 30°- (Lachman-Test, ▶ Abb. 10.11) u. 90°-Beugung
- **Cave:** Die Untersuchung des verletzten Kniegelenks ist aufgrund der Schmerzhaftigkeit oft nur eingeschränkt aussagefähig. Daher nach Abklingen der akuten Schmerzen unbedingt subtile Nachuntersuchung!

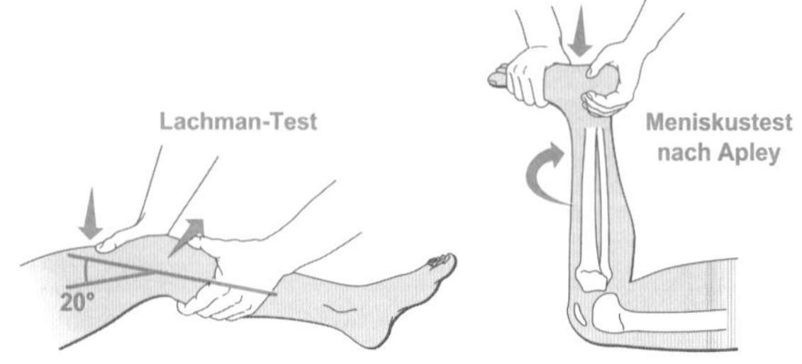

Abb. 10.11 Tests zum Nachweis einer Meniskus- bzw. vorderen Kreuzbandläsion [L106]

Patellafraktur

Vorgehen

- Konservativ bei nichtdislozierten Frakturen bis 40° Beugung mit Behandlung in Kniegelenksperrorthese
- Op. Versorgung bei prim. o. sek. Dislokation

Tibiakopffraktur

Vorgehen

- **Cave:** N.-peroneus-Läsion
- Lagerung in Beinschiene (▶ 10.2.3) bis zur op. Versorgung nach Abschwellen

Knieluxation

Vorgehen

- **Cave:** Verletzung A. poplitea (Dissektion)
- Reposition in Analgosedierung
- Kniegelenksperrorthese
- Großzügige Ind. zur Arthroskopie im Verlauf
- Op. Versorgung mittels Lateral-Release u. Rekonstruktion

Kniebinnentrauma

Vorgehen

- Intensive klin. Untersuchung (vordere u. hintere Schublade, Lachman-Test, Apley-Test
- Rö Knie in 2 Ebenen
- MRT im Verlauf zur Diagnosestellung
- Häufige Indikation zur elektiven Arthroskopie bei Band- o. Meniskusverletzungen

Verletzungen von Unterschenkel und Fuß

Unterschenkelschaftfraktur

Komb. Bruch von Tibia u. Fibula, sonst Unterscheidung in isolierte Fibula- o. Tibiafraktur.

Vorgehen

- Immer Rö Unterschenkel in 2 Ebenen inkl. Knie u. OSG
- Ruhigstellung in Oberschenkel-Gipsschiene
- Konservativ nur bei isolierter nichtdislozierter Tibiaschaftfraktur
- Ansonsten elektive OP

Pilon-tibiale-Fraktur

Distale Tibiafraktur mit Beteiligung des OSG, die durch axiale Stauchung entsteht.

Vorgehen

- Rö Unterschenkel mit OSG in 2 Ebenen, ggf. CT
- Ruhigstellung in Oberschenkel-Gipsschiene
- I. d. R. operative Versorgung (Plattenosteosynthese)
- Ggf. Primär-OP bei Luxation im OSG mit Fixateur externe

Obere Sprunggelenkfrakturen (OSG)

Einteilung ▶ Abb. 10.12.
- **Weber A:** Fraktur der Fibula unterhalb der Syndesmose
- **Weber B:** Fraktur der Fibula in Höhe der Syndesmose
- **Weber C:** Fraktur der Fibula oberhalb der Syndesmose
- **Maisonneuve-Fraktur:** hohe Fibulafraktur mit Syndesmosen- u. Membrana-interossea-Zerreißung

Vorgehen
- Ruhigstellung in Unterschenkelgipsschiene (▶ 10.2.3)
- Konservativ bei nichtdislozierter Weber-A-Fraktur für 6 Wo.
- i. d. R. operative Versorgung (Plattenosteosynthese, bei Maisonneuve mit Stellschraube)

OSG-Bandverletzung

Klinik Druckschmerz u. Hämatom ventrodistal des Außenknöchels nach Supinations-Innenrotations-Trauma. Vermehrter Talusvorschub im Vergleich zur Gegenseite.

Vorgehen
- i. d. R konservativ (bei Distorsion u. Außenbandruptur symptomatisch)
- Sprunggelenkorthese

Achillessehnenruptur

Klinik
- Klassisch verspürtes Reißen in der Wade mit lautem Knall. Vorkommen u. a. unter Glukokortikoid- u. antibiotischer Ther. mit Gyrasehemmer
- Path. Thompson-Test: fehlende Plantarflexion bei Kompression der Wade beim auf dem Bauch liegenden Pat. mit frei hängendem Fuß
- Tastbare Lücke im Bereich des Achillessehnenansatzes

Vorgehen Ruhigstellung in Spitzfußstellung (Unterschenkelgipsschiene ▶ 10.2.3) bis zur op. Sehnennahtrekonstruktion.

Fußwurzelfraktur

Vorgehen
- Rö Fuß in 2 Ebenen + Kalkaneus-Zielaufnahme
- Bei Frakturverdacht o. sicherer Fraktur CT-Diagnostik
- Unterschenkelgipsschiene
- i. d. R. operative Versorgung v. a. bei Talus- u. Kalkaneusfrakturen
- Bei Luxationsfrakturen ggf. primär op. Reposition u. Fixateur externe

Mittelfußfraktur

Vorgehen
- Rö Vorfuß in 2 Ebenen
- Unterschenkelgipsschiene
- Op. Versorgung elektiv bei Metatarsale-I- u. -V-Fraktur

Zehenfraktur

Vorgehen
- Rö Vorfuß in 2 Ebenen
- Dachziegelverband, ggf. Vorfußentlastungsschuh
- OP nur bei Dislokation (v. a. D1)

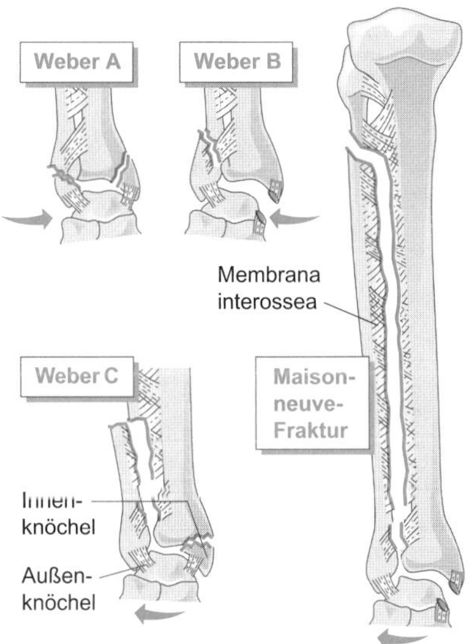

Abb. 10.12 Einteilung der Sprunggelenkfrakturen nach Weber [L106]

10.1.11 Kompartmentsyndrom

Schwellungsbedingte Abschnürung der Gefäß- u. Nervenleitungsbahnen mit Nekrosegefahr der distalen Extremitäten (v. a. Unterarm u. Unterschenkel).

Klinik

- Starker Schmerz mit pelzigem Gefühl
- Später Sensibilitätsausfall (v. a. interdigital I/II) bis zur Taubheit u. Pulslosigkeit
- Gewebsinnendruckmessung > 40 mmHg

Therapie

- Bei drohendem Kompartmentsy. Hochlagerung, Entfernung von Gips u. Verbänden
- Bei klin. Verdacht eines beginnenden Kompartmentsy. großzügig sofortige Faszienspaltung aller Faszien

10.1.12 DRG-Codes

Die wichtigsten DRG-Codierungen für traumatol. Notfälle sind ▶Tab. 10.5 zu entnehmen.

Tab. 10.5 DRG-Codes für traumatologische Notfälle

Krankheitsbild	DRG-Code
Schädel Hirn Trauma	S06.-
Hirnödem	G93.6
HWS-Distorsion	S13.-
Thoraxtrauma	S29.8
Pneumothorax	J93.8
Hämatothorax	J94.2
Perikardtamponade	I31.9
Aortenruptur	I71.8
Milzruptur	S36.04
Nierenruptur	S37.03
Schulterluxation	S43.0-
Rotatorenmanschettenruptur	S46.0
Claviculafraktur	S42.00
Scapulafraktur	S42.10
Proximale Humerusfraktur	S42.20
Distale Humerusfraktur	S42.40
Unterarmschaftfraktur	S52.6
Distale Radiusfraktur	S52.50
Scaphoidfraktur	S62.0
Mittelhandfraktur	S62.19
Fingerfraktur	S62.60
Fingerluxation	S63.10
Fingeramputation	S68.-
Hüftluxation	S73.00
Schenkelhalsfraktur	S72.00
Femurfraktur	S72.3
Patellafraktur	S82.0
Tibiakopffraktur	S82.1-
Unterschenkelfraktur	S82.9
Sprunggelenkfraktur	S82.88
Achillessehnenruptur	S86.0
Mittelfußfraktur	S92.3

Tab. 10.5 DRG-Codes für traumatologische Notfälle *(Forts.)*	
Krankheitsbild	**DRG-Code**
Fußwurzelfraktur	S92.28
Zehenfraktur	S92.5

10.2 Chirurgische Techniken

10.2.1 Regionalanästhesie

Lokalanästhetika: Übersicht

▶ Tab. 10.6.

KI für Lokalanästhetika (LA):

- Überempfindlichkeit (meist Unwissenheit des Pat.)
- Frage formulieren: „Haben Sie allergisch auf eine Spritze beim Zahnarzt reagiert?"
- Entzündung im zu punktierenden Gebiet
- Schwere Gerinnungsstörungen

Infiltrationsanästhesie

- Infiltration von der nicht betroffenen Seite
- Gesamtes Gebiet infiltrieren
- Ggf. direkt in die Wunde träufeln
- Einwirkzeit beachten!

Bruchspaltanästhesie

Die Anästhesie darf nicht mehr schmerzen als die Verletzung!

Tab. 10.6 Anwendung und Eigenschaften von Lokalanästhetika (nach Larsen)			
Substanz	**Anwendung u. Konzentration (%)**	**Wirkungseintritt, Wirkdauer[1]**	**Max. ED (mg)**
Lidocain (Xylocain®)	Oberfläche[2]: 2–4 Infiltration: 0,5–1 Nervenblock: 1–1,5	rasch 60–120 min	200 o. A.[3] 500 m. A.
Mepivacain	Infiltration: 0,25–0,5 Nervenblock: 1–1,5	relativ rasch	300 o. A.

[1] Die Wirkdauer hängt von der jeweiligen Blockadetechnik ab.
[2] Oberflächenanästhesie: Wirkung nach 5 min, Wirkdauer bei Lidocain etwa 15–20 min. Aufgrund schneller Resorption wird rasch hoher Plasmaspiegel erreicht!
[3] o. A. = ohne Adrenalinzusatz, m. A. = mit Adrenalinzusatz. KI für Adrenalinzusatz: Anästhesien in Endarteriengebieten (Finger, Ohren, Penis, Zehen) → Gangrängefahr, zirkuläre Injektion an den Extremitäten, Hypertonie, Glaukom, Mitralstenose, EPH-Gestose, Thyreotoxikose, Diab. mell., Arteriosklerose, Erkr. des Herzmuskels, paroxysmale Tachykardie, hochfrequente Arrhythmia absoluta, KHK, Behandlung mit trizyklischen Antidepressiva

10

Technik

- Anzuwenden bei Reposition (z. B. Radiusfraktur)
- Unbedingt steril arbeiten
- Anatomie von Nerven u. Gefäßen beachten
- Möglichst dir. Zugang zur Fraktur wählen
- Vor Applikation des LA Aspirationstest
- Verlängerte Einwirkzeit beachten!

Oberst-Leitungsanästhesie

Indikation

- Geeignet für Anästhesie der Finger u. Zehen
- Bei Einhalten längerer Einwirkzeit auch bei entfernten Entzündungen gut wirksam
- Vor Manipulation an der Verletzung Schmerztest, meist reicht längere Wartezeit!

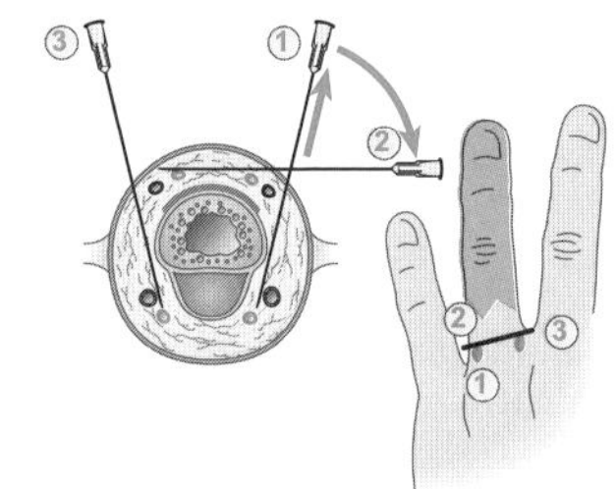

Abb. 10.13 Leitungsanästhesie nach Oberst [L106]

Punktionsort und Ausbreitung ▶ Abb. 10.13.

Blockade peripherer Nerven am Fuß

Indikation Eingriffe an Fuß u. Zehen (z. B. Hallux valgus, Dornwarzen).

Technik und Dosierung ▶ Tab. 10.7, ▶ Abb. 10.14

Tab. 10.7 Periphere Nervenblockade am Fuß

Nerv	Punktionsort	Technik	Dosierung
N. tibialis post.	bds. der A. tibialis post.	Kanüle senkrecht zur Haut einstechen (0,5–2 cm; ▶ Abb. 10.14)	je 2 ml Xylonest® 1 %
N. peroneus profundus	bds. der A. dorsalis pedis	Kanüle senkrecht zur Haut einstechen, oberhalb des Knöchels zw. Sehne des M. tibialis ant. u. M. hallucis longus	je 2 ml Xylonest® 1 %
N. saphenus	eine Handbreit oberhalb des Innenknöchels bis zur Achillessehne (▶ Abb. 10.14)	Infiltration eines subkutanen Hautwalls	5–10 ml Xylonest® 1 %
N. peroneus superficialis u. N. suralis	eine Handbreit oberhalb des Außenknöchels nach medial bis zur Achillessehne	Infiltration eines subkutanen Hautwalls	5–10 ml Xylonest® 1 %

10.2.2 Versorgung von Wunden

Eine wundumgebende Rasur nur sparsam durchführen, keine Rasur der Augenbrauen!!!

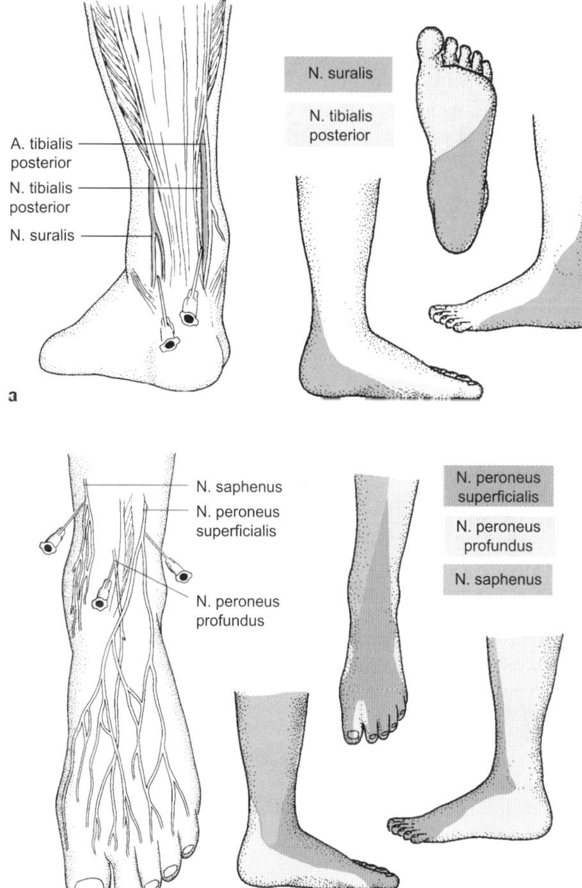

Abb. 10.14 Blockade peripherer Nerven am Fuß (li: Punktionsstellen, re: Anästhesieausbreitung [L157]:
a) N. tibialis posterior und N. suralis
b) N. fibularis profundus, N. fibularis superficialis und N. saphenus

Grundsätzlich gilt für Schnitt-, Platz- u. Quetschwunden:

- Vollständige Durchtrennung der Hautschichten → Primärnaht anstreben
- Wunddébridement (▶ Abb. 10.15) → v. a. bei unsauberen o. schlecht durchbluteten Wundrändern o. bei älteren Wunden (> 6 h)!

Nahttechniken

▶ Abb. 10.16

- Prim. Naht:
  - Monofiler nichtresorbierbarer Faden (z. B. Prolene, Ethilon)
  - Monofiler resorbierbarer Faden (z. B. Monocryl)
- Einzelknopf- o. Donati-Rückstichnaht
- Intrakutane Nähte fortlaufend mittels beider o.g. Nahtmaterialien o.
- Intrakutane Einzelknopfversorgung mittels resorbierbarer Fäden

Fadenzug nach 10–12 d (Ausnahmen: Nähte an Gesicht, Hals u. bei Kindern: 5–7 d)!

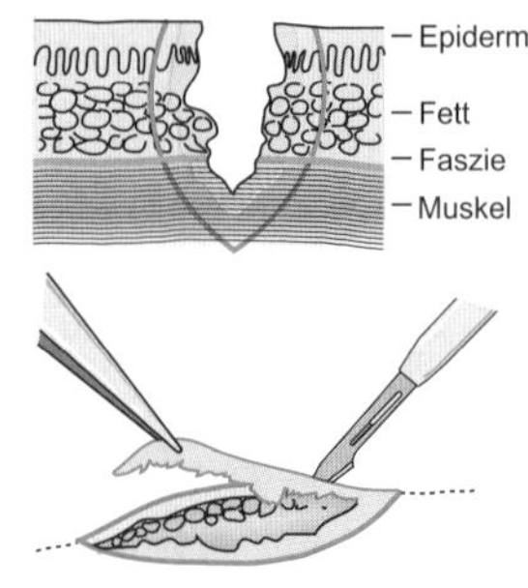

Abb. 10.15 Wundausschneidung [L139]

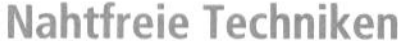

Nahtfreie Techniken

- Histoacryl(haut)kleber (z. B. Dermabond, Liquiband)
  - Wundränder adaptiert halten
  - Auf Abstand der Finger zum Wundrand achten
  - Kontakt mit dem Kleber vermeiden
  - Herstellerangaben (v. a. bzgl. Einwirkzeit) beachten
- Klammerpflaster (z. B. Steristrip, Leukostrip)

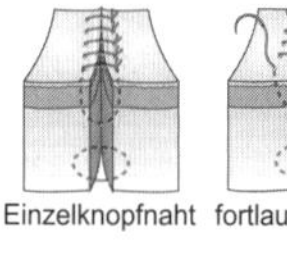

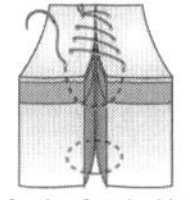

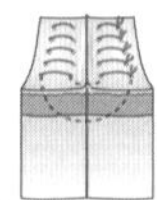

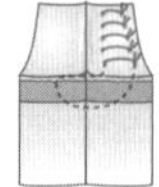

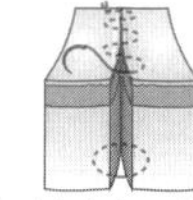

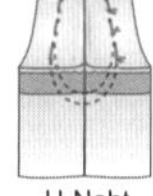

Abb. 10.16 Nahttechniken [L106]

Besondere Wunden

- **Lidverletzung:**
  - Tränenkanal am inneren Augenwinkel nicht alterieren
  - Lidschluss erhalten
  - Bei Gefährdung durch o. g. Probleme Vorstellung Augenarzt/Gesichtschirurg
- **Ohrverletzung:**
  - Knorpelnaht!
  - Othämatom sofort beim HNO-Arzt vorstellen
- **Lippenverletzung:**
  - Einzelne Naht von Mukosa, Muscularis u. Epidermis
  - Naht an der Lippenrotgrenze zur sauberen Rekonstruktion
- **Wangenverletzung:**
  - Einzelne Naht von Mukosa, Muscularis u. Epidermis
  - Verwendung schnell resorbierbarer Fäden in der Mundhöhle! (z. B. Vicryl rapid)
- **Bisswunden:**
  - Bisswunden immer entdeckeln bzw. ausschneiden, nicht nur „offen“ lassen (Katzenbisse verschließen sich oberflächlich schnell u. bedecken dann eine bakt. kontaminierte Höhle, Gefahr der Abszedierung u. Weichteilinfektion!!!)

- Ausreichende desinfizierende Spülung
- Antibiose eher großzügig (z. B. Amoxicillin/Sulbactam, Clindamycin)
- Bei Verletzungen durch wilde Tiere (v. a.in Endemiegebieten): **Tollwut → Richtlinien des RKI beachten** (www.rki.de/DE/Content/Infekt/EpidBull/Merkblaetter/Ratgeber_Tollwut.html)
- **Schusswunden:** sollten immer operativ exploriert werden

Stark verunreinigte Wunden

- Ausreichende Desinfektion
- Ggf. Débridement, Ausbürsten
- Großzügig sek. Wundheilung anstreben

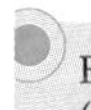

Für alle Wunden gilt: Tetanusimpfstatus beachten u. ggf. aktualisieren (▶ Tab. 10.8)!

Infektionsgefahren und Impfschutz

Verletzungen mit V. a. HIV-, Hepatitis-B- o. -C-Erreger ▶ 2.5.

Ein kompletter **Tetanus-Impfschutz** muss in folgenden Fällen gewährleistet sein (▶ Tab. 10.8):

- Bei allen offenen Wunden
- Bei Erfrierungen u. Verbrennungen
- Bei Wiederöffnung alter Wunden (Fremdkörperentfernung, Osteomyelitisbehandlung)

Tab. 10.8 Tetanus-Immunprophylaxe im Verletzungsfall

Vorgeschichte der Tetanus-Immunisierung (Anzahl der Impfungen)	Saubere, geringfügige Wunden		Alle anderen Wunden[1]	
	Td[2]	TIG[3]	Td[2]	TIG[3]
Unbekannt	ja	nein	ja	ja
0–1	ja	nein	ja	ja
2	ja	nein	ja	nein[4]
3 o. mehr	nein[5]	nein	nein[6]	nein

[1] Tiefe u./o. verschmutzte (mit Staub, Erde, Speichel, Stuhl kontaminierte) Wunden, Verletzungen mit Gewebezertrümmerung u. reduzierter O_2-Versorgung o. Eindringen von Fremdkörpern (z. B. Quetsch-, Riss-, Biss-, Stich-, Schusswunden): schwere Verbrennungen u. Erfrierungen, Gewebenekrose, septische Aborte.

[2] Kinder < 6 J. T, ältere Personen Td (d. h. Tetanus-Diphtherie-Impfstoff mit verringertem Diphtherietoxoid-Gehalt).

[3] TIG = Tetanus-Immunglobulin, i. Allg. werden 250 IE verabreicht. Dosis kann auf 500 IE erhöht werden, TIG wird simultan mit Td-/T-Impfstoff angewendet.

[4] Ja, wenn die Verletzung länger als 24 h zurückliegt.

[5] Ja (1 Dosis), wenn seit der letzten Impfung > 10 J. vergangen sind.

[6] Ja (1 Dosis), wenn seit der letzten Impfung > 5 J. vergangen sind.

10

10.2.3 Verband- und Gipstechnik

Wichtige Verbände

Gilchrist-Verband Schlauchmull in doppelter Armspannweite nach ⅔ einschneiden u. den Arm in das längere Ende einführen. Achselpolster einlegen. Kurzes Ende um den Hals führen u. danach um das Handgelenk verknoten. Langes Ende um den Rumpf führen, um distalen Oberarm schlingen u. fixieren. Öffnungen für Fingergrundgelenke u. Daumen einschneiden (▶ Abb. 10.17, ▶ Abb. 10.18).

Rucksackverband Gefüllter Schlauchverband von Armspannenlänge. Schlauchverband über den Nacken legen, über die Schlüsselbeine nach vorn, dann durch die Achseln nach hinten führen u. bei rückwärtig geneigten Schultern verknoten (▶ Abb. 10.19). Beim Anlegen des Verbands auf straffe Fixierung ohne Beeinträchtigung der Armdurchblutung achten. Tgl. Kontrolle u. ggf. Nachspannen des Verbands erforderlich.

Kopfverband Schlauchmull von dreifacher Kopflänge nach einem Drittel torquieren u. das kürzere Ende über den Kopf ziehen. Das längere Ende als zweite Lage über den Kopf ziehen, an der Stirn einschneiden u. die entstandenen Zipfel unter dem Kinn verknüpfen.

Gips- bzw. Casttechnik

- **Polsterung** so dünn wie möglich u. so dick wie nötig. Hierbei bes. auf druckgefährdete Stellen Rücksicht nehmen (▶ Abb. 10.20). Es darf nie Haut auf Haut zu liegen kommen.
- Bereits bei der Polsterung auf **regelrechte Gelenkstellung** achten (▶ Abb. 10.20), um eine Faltenbildung zu vermeiden. Die Polsterung sollte 2 cm über die geplante Gipslänge hinausgehen. Unterhalb des Verbands dürfen sich keine Pflaster befinden (Allergie), Wundverbände werden durch die Polsterung fixiert.

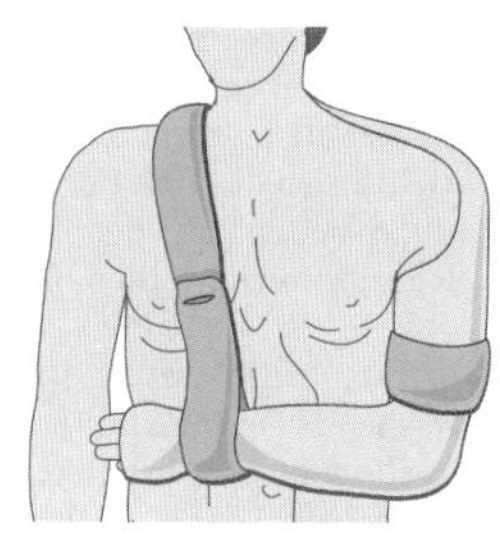

Abb. 10.17 Gilchrist-Verband [L106]

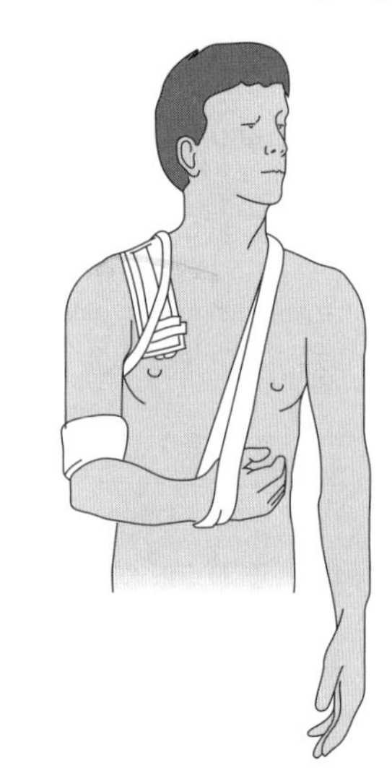

Abb. 10.18 Kombinierter Tape-Gilchrist-Verband (zur Stabilisierung des AC-Gelenks) [L139]

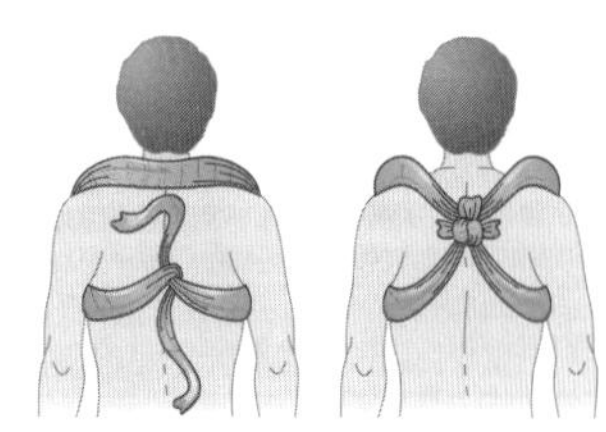

Abb. 10.19 Rucksackverband [L106]

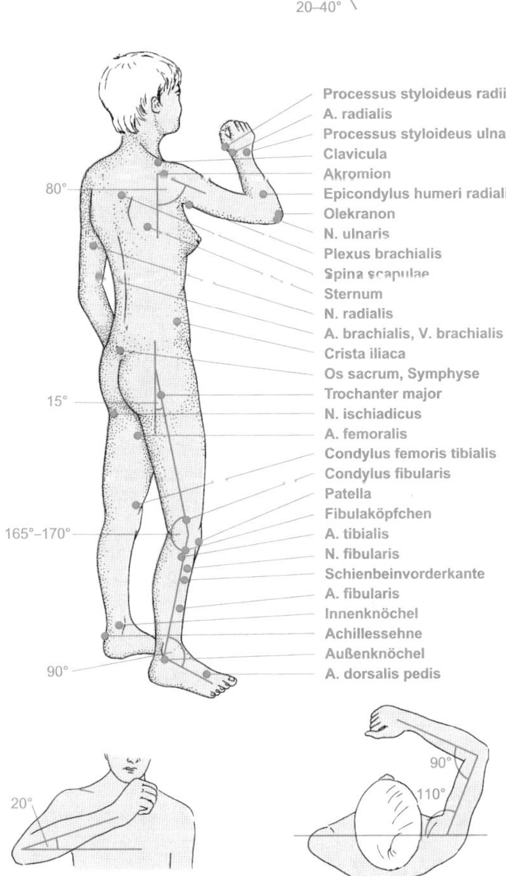

Abb. 10.20 Druckgefährdete Stellen und Funktionsstellung der Gelenke [L157]

Günstig ist eine 3-lagige Polsterung aus einem Baumwollschlauchverband zum Hautschutz, synthetischer Watte zur Polsterung u. Krepppapier zur Fixation der Polsterung u. Schutz derselben vor Feuchtigkeit.

- Bei einer Temperatur des kalten sauberen Tauchwassers von 20 °C beträgt der Zeitraum zwischen erstem Eintauchen u. letzter Modellierungsmöglich-

keit 5 min. Mit jedem Grad Temperaturerhöhung verkürzt sich diese Zeit um 10 s. Wassertemperatur darf nicht > 30 °C liegen.
- Gips wässern, bis keine Luftblasen mehr auftauchen u. anschließend vollständig ausdrücken.

Bei (Gips-)Verbänden unbedingt beachten
- Jeder zirkulär unelastisch angelegte Verband (auch nach OP o. bei Inf.) muss bis auf die Haut gespalten werden.
- Jeder Klage über einen Gips nachgehen, bis diese ausgeräumt ist.
- Obligatorische Gipskontrolle nach 24 h.
- Alle immobilisierenden Verbände der unteren Extremität erfordern eine Thromboseprophylaxe (▶ 20.2), auch ambulant.

Dorsale Fingerschiene Anlage von knapp über den Fingerspitzen bis 2 QF unterhalb der Ellenbeuge. Arm durch Aufstützen des Ellenbogens hochhalten lassen. Interdigitale Mullkompressen.

Kahnbeinschiene Anlage von den Metacarpale-Köpfchen bzw. der Hohlhandfurche bis 2 QF unterhalb der Ellenbeuge unter Einschluss der Daumengrundphalanx.

Dorsale Unterarmgipsschiene Anlage von den Metacarpale-Köpfchen bzw. der Hohlhandfurche bis 2 QF unterhalb der Ellenbeuge. Vor dem Wässern Gipslongette einschneiden, sodass ein Streifen zwischen Daumen u. Zeigefinger eingeschlagen werden kann.

Unterschenkelgipsschiene Anlage plantar von den eingeschlossenen Zehenspitzen bis 2 QF unterhalb der Kniekehle. Dorsal müssen alle 5 Zehennägel einsehbar sein. Zum Erzielen der Rechtwinkelstellung im OSG sollte das Kniegelenk bei Gipsanlage gebeugt sein.

Oberschenkelgipsschiene Anlage von einer Handbreit unterhalb der Leistenbeuge bis 1 cm über die Zehenspitzen. Dorsal müssen alle 5 Zehennägel einsehbar sein. Möglichst mit 2 Helfern arbeiten.

Extensionsverbände Eine *kurz dauernde* Extension zur Schmerzreduktion kann mithilfe von rutschfesten Schaumgummibändern (Notac®) über den Weichteilmantel erfolgen (▶ Abb. 10.21). Hierbei Hautläsionen unbedingt vermeiden.

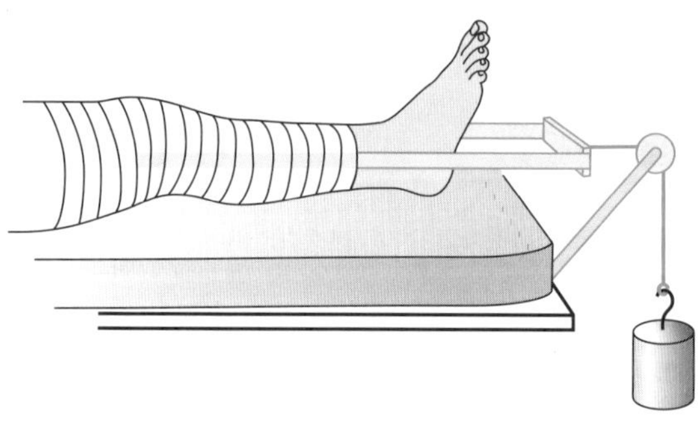

Abb. 10.21 Heftpflasterstreckverband [L139]

10.2.4 Punktionen

Punktionen dienen zur diagn. Wertung u. ther. Entlastung! An Proben für die Mikrobiologie u. Punktatcharakterisierung denken!

Gelenkpunktion

Indikationen

- Materialgewinnung zur Diagn. bei Gelenkergüssen
- Entspannung der Gelenkkapsel zur Schmerzerleichterung
- Medikamentenapplikation
- ! Rücksprache mit Hintergrund

Kontraindikation Inf. u. Hautschäden in der Umgebung der Punktionsstelle.

Eine Gelenkpunktion muss unter streng aseptischen Bedingungen durchgeführt werden (OP-Kleidung, steriles Abdecken). Das Punktat sollte in Blutkulturflaschen zur mikrobiol. Diagn. gelangen.

Techniken

- **Schultergelenk von dorsal:** Pat. sitzt mit hängendem Arm. Einstich 2 cm medial u. 2 cm kaudal des hinteren Akromionecks in Richtung auf den palpierten Proc. coracoideus.
- **Ellenbogengelenk von radial:** Pat. in Bauchlage, ggf. sitzend. Ellenbogengelenk 90° gebeugt. Gelenkspalt zwischen Radiusköpfchen u. Capitulum radii unter Rotation tasten.
- **Kniegelenk:** Pat. in Rückenlage mit gestrecktem Kniegelenk. Patella nach lateral drücken u. Gelenk von lateral in Höhe des Patellaoberrands punktieren.
- **Hüftgelenk von anterolateral:** Einstichstelle am Kreuzungspunkt einer horizontalen Linie durch die Symphyse u. einer vertikalen Linie durch die Spina iliaca anterior superior. Die A. femoralis liegt medial der Punktionsstelle. Stichrichtung nach medioapikal, wobei die Nadel zu jeder Körperebene im Winkel von 45° stehen soll.
- **Cave:** Bei putridem Asservat stat. Behandlung mit antibiotischer Therapie indiziert! I. d. R. Spülung u. Drainage mittels Arthroskopie!

Pleurapunktion

Indikationen

- Ergusspunktion zur Differenzierung Transsudat/Exsudat (immer sonografisch gestützt!)
- Therapie der Luftnot (**cave:** Reexpansionsödem bei großer Ergussmengenentlastung!), ggf. Katheteranlage
- Atemtherapie zur Entfaltung der Lunge anschließen! (z. B. Tri-ball, Mediflo)

Technik (▶ Abb. 10.22)

- Gerinnung beachten!
- Sonografische Markierung nach stabiler Lagerung!
- Steriles Arbeiten, ausreichende Desinfektion
- Am Oberrand der Rippe stechen!
- 90° zur Pleura stechen!

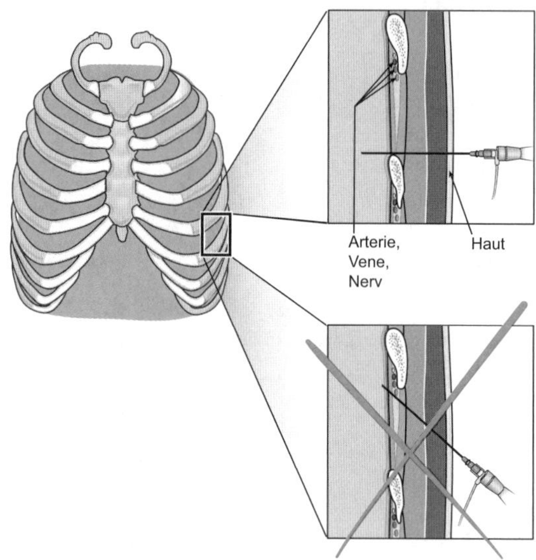

Abb. 10.22 Pleurapunktion [L139]

- Keine Tunnelierung: Verletzungsgefahr!!!
- Unter Aspiration vorschieben!
- Rö-Kontrolle (Erfolgskontrolle u. Komplikationsnachweis!)

Aszitespunktion

- Aszitescharakter (trüb, klar, Albumin, Zellzahl, Zytologie, Mikrobiologie)
- Therapie der Flüssigkeitslast (Druck, Luftnot), ggf. Kathetereinlage (**cave:** Hypoproteinämie!)

Technik

- Gerinnung beachten!
- Sonografische Markierung nach stabiler Lagerung!
- Steriles Arbeiten, ausreichende Desinfektion
- Meist gutes Fenster im li. Unterbauch
- Nicht durch Hernie eingehen (Fistelgefahr)
- Epigastrische Gefäße beachten!
- Unter Aspiration vorschieben, ggf. Katheteranlage

10.3 Kleine Chirurgie

10.3.1 Infektchirurgie

Erysipel/Phlegmone

- Eine definitive Trennung beider Krankheitsbilder ist aufgrund der gleichen Therapie u. ähnlichen klinischen Ausprägung nicht notwendig!
- Vorliegen einer bakt. Inf. der Haut o. tieferer Schichten!
- Verantwortliche Erreger sind typischerweise Streptokokken, manchmal Staphylokokken!

Therapie

- Lokal mit desinfizierenden u. kühlenden Verbänden (z. B. Octenisept, Rivanol)
- Ruhiglagerung der betroffenen Stelle
- Ggf. Markierung der Infektgrenzen
- Antibiose mit Penicillin (bei Allergie ggf. Cephalosporin/Clindamycin)
- Zeitnahe Verlaufskontrolle empfehlen u. dokumentieren!
- ! Bei rapid progredientem Verlauf, großer Infektfläche, starken Schmerzen o. jeglicher systemischer Symptomatik (z. B. Fieber) stat. Behandlung mit i. v. Therapie!

Bei Blasenbildung o. tastbarem Emphysem dringend an eine nekrotisierende Fasziitis o. Gasbrand denken! Diese Krankheitsbilder sind akute Notfälle u. bedürfen der umgehenden Therapie in einem chir. Zentrum (plastische Chirurgie, Druckkammer)!!!

Weichteilabszess

Kennzeichen Fluktuierender Verhalt in Komb. mit Entzündungszeichen.

Ursachen

- Endogen: z. B. infiziertes Atherom, Hidradenitis suppurativa
- Exogen: z. B. Fremdkörper, Injektion

Therapie

- Die Ther. eines Abszesses erfolgt immer chirurgisch! Primär steht die Entdeckelung für den Abfluss des Eiters im Vordergrund! (ggf. Abstrichentnahme!)
- Desinfizierender Verband (z. B. Betaisodona)
- Ursachenbehebung im Verlauf bedenken (z. B. Atheromexstirpation!)
- Ggf. Antibiose bei umgebendem Weichteilinfekt

10.3.2 Kleine Hand- und Fußchirurgie

Nageltrepanation bei Endgliedquetschung

- Bei subungualem Hämatom mit starken Schmerzen

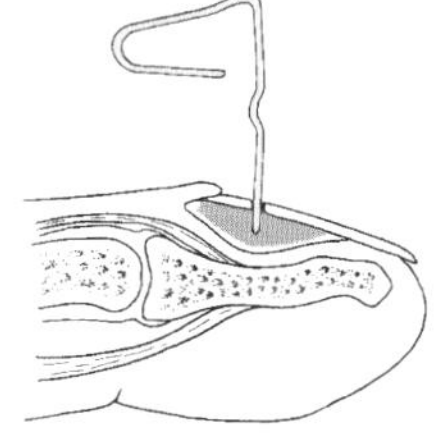

Abb. 10.23 Nageltrepanation [L106]

10

- Meist Abheben des Nagels sichtbar
- Entlastung durch Eindrehen einer Punktionskanüle, bis Blut an der Spitze erscheint oder
- Einbrennen durch glühend erhitzte Büroklammernadel (▶ Abb. 10.23)

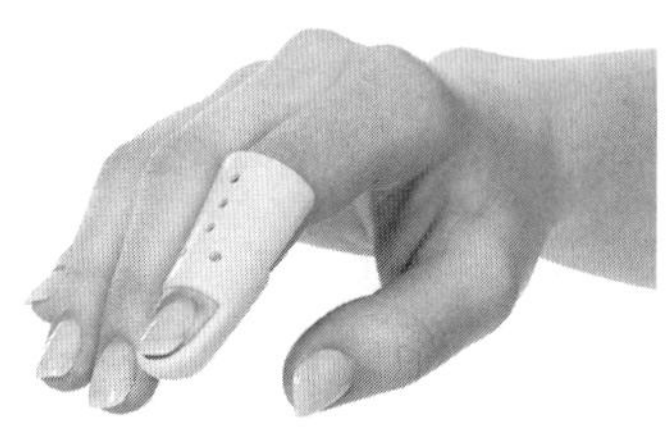

Abb. 10.24 Stack-Schiene [V763]

Nagelkranzfraktur

- Die Versorgung erfolgt i. d. R. konservativ mit Ruhigstellung (Stack-Schiene!) (▶ Abb. 10.24)
- Ggf. Entlastung des subungualen Hämatoms (s. Nageltrepanation!)

Nagel- und Nagelbettverletzungen

- Bei Einrissen sollte der Nagel gerade geschnitten werden. In das Nagelbett spießende Fragmente entfernen, damit der Nagel sauber nachwachsen kann.
- Bei Nagelwurzelluxationen sollte diese wieder unter den Wall reponiert u. mittels zweier lateraler Nähte fixiert werden (traumatische Nadel zur sauberen Durchbohrung des Nagelrandes verwenden!).

Strecksehnenruptur im distalen Interphalangealgelenk

- Häufiges Bagatelltrauma (Einstecken des Bettlakens)
- Unfähigkeit des Streckens im DIP-Gelenk

Bei geschlossenen Rupturen ist immer eine konservative Therapie mittels Stack-Schiene für 6–8 Wo. indiziert! Offene Verletzungen dieser Art o. alle sonstigen Sehnenverletzungen bedürfen der op. Revision (RS mit Hintergrund, ggf. Vorstellung in Handchirurgie)!

Weichteilinfektionen am Finger/Zeh

Vorgehen

- Débridement des Infekts mit Abtragen von Nekrosen
- Großzügig antibiotische Therapie indizieren! (z. B. Clindamycin)
- Nur leicht zugängliche Fremdkörper entfernen! (Keine ausgedehnte Gewebealteration zum Aufsuchen eines tief liegenden Fremdkörpers!)
- Die Finger müssen postop. in Funktionsstellung ruhig gestellt werden.
- Wunddrainage.
- **Paronychie** → Abschieben des Nagelwalls, Gegeninzision u. Lascheneinlage (▶ Abb. 10.25).
- **Panaritium** → Keilexzision, Débridement u. Drainage mit Lascheneinlage (▶ Abb. 10.26).

Bei beugeseitiger Inf. mit Funktionseinschränkung ist i. d. R. eine Versorgung im OP indiziert! Hierbei ist auf eine sichere Schonung der Sehnenfächer u. Nerven zu achten!

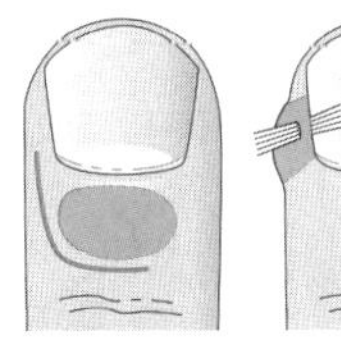
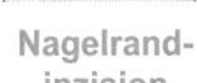

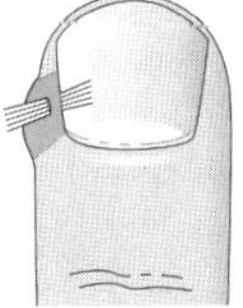

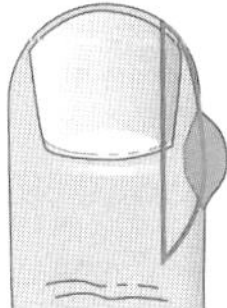

Abb. 10.25 Paronychie [L106]

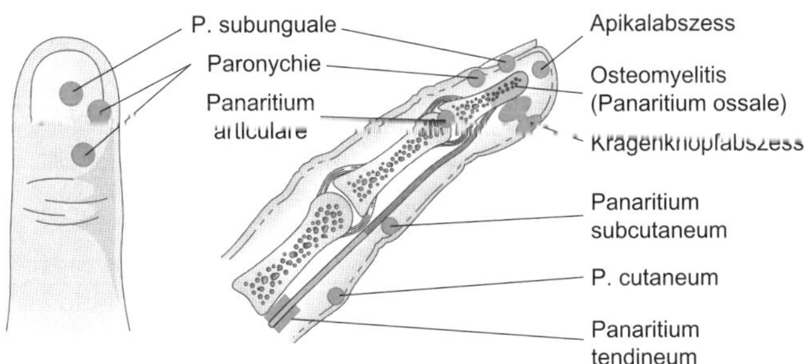

Abb. 10.26 Panaritien [L106]

10.4 Viszeralchirurgie

10.4.1 Notfalltabelle und Checkliste

Chir. Notfälle: ▶ Tab. 10.9.

Tab. 10.9 Chirurgische Notfälle		
Akutes Abdomen mit hämorrhagischem Schock	O_2-Gabe Schocklagerung Sono Abdomen Bei hämodynamischer Instabilität u. freier abdom. Flüssigkeit Notfalllaparotomie	Volumenther. (kristalline Infusion) Analgesie: Metamizol (1 g i. v.), Piritramid (7,5–15 mg als Kurzinfusion) Bei intraluminaler Blutung: ÖGD u. Koloskopie! Blut kreuzen!
Cholezystitis	Sonografischer Ausschluss Cholestase	Antibiose: Ceftriaxon (initial 4 g als ED, im Anschluss 2 g 1×/d. i. v.) + Metronidazol (500 mg 3 ×/d. i. v.) Analgesie: Metamizol (1 g, bis zu 4 ×/d) Bei Gallengangstein: ERCP u. Cholezystektomie im Intervall Ohne Gallengangstein: lap. Cholezystektomie < 72 h nach Diagnose

Tab. 10.9 Chirurgische Notfälle *(Forts.)*

Appendizitis	Ausschluss EUG (Beta-HCG i. U.) Ausschluss Harnleiterstein (Hämaturie, ggf. Sono/CT)	Antibiose: Cefuroxim (1,5 g) + Metronidazol (500 mg 3 ×/d) Bei Perforation, Abszess o. Peritonitis fortführend Analgesie: Metamizol (1 g, bis zu 4 ×/d) (Laparoskopische) Appendektomie Im Zweifel: großzügig Laparoskopie
Ileus	Volumenther. Großzügig CT mit venöser u. intestinaler Kontrastierung! Magensonde legen	Infusion (kristalline Lsg.) Analgesie: Metamizol (1 g i. v.) Bei Paralyse: Erythromycin (200 mg 1 ×/d) Antibiose bei Durchwanderung: Cefuroxim (1,5 mg i. v.) + Metronidazol (500 mg i. v.)
Mesenterialarterieninfarkt	Notfall-CT (nur venöse Kontrastierung) EKG (Vorhofflimmern) OP-Vorbereitung Prüfung interventionelle Embolektomie oder Lyseverfahren!	Antikoagulation (Heparin 5.000–10.000 IE) Antibiose: Cefuroxim (1,5 mg. i. v.) + Metronidazol 500 mg i. v.) Immer op. Exploration (ggf. nach lokaler Ther.) Großzügige Ind. zum Second-Look

Checkliste

First Impression Bewusstsein, Gesamt-AZ u. EZ? Haut (schwitzig? trocken? blass? rot? Ikterus?), Vitalparameter? Temperatur? Schmerzbedingte Schonhaltung?

Anamnese

- **Schmerzanamnese:** Beginn der Beschwerden, Schmerzlokalisation, Schmerzcharakter (stechend, dumpf, wellenartig, kolikartig), Dauer: Stunden, Tage, Wochen, Monate, Periodik, Progredienz
- Begleitbeschwerden (Schwitzen, Luftnot, Schwindel)
- **Vorerkr.** (Vorhofflimmern, Herzinfarkt, Gerinnungsstörung), abdom. Vorerkr./Voroperation (CED, Z. n. Laparotomie, Malignom)
- **Medikation:** Dauermedikation, Antikoagulanzien? Immunsuppressiva? Analgetika NSAR, Opiate (neue Schmerzen?), passager/gegenwärtig, Antibiotika (längere Infektbehandlung?)
- Letzter Stuhlgang, Qualität, Farbe (Verhalt?, Diarrhöen, Entfärbung), letzter Urin, Qualität, Farbe (Verhalt? Geruch? Schaum), Menses (Wann? Schwangerschaft?)

Klinische Untersuchung

- Palpation (p. m. Schmerz, Abwehrspannung, Gummibauch)
- Perkussion (luftgefüllt, Splenomegalie)
- Auskultation:
  - Abdomen (metallisch, Totenstille, pulsierendes Rauschen)
  - Lunge/Herz (Erguss, Pneumonie, Klappenvitium)
- Digitale peranale Untersuchung (Tumor, Obstipation, Blutung)
- Haut (Exsikkose, schwitzend, kaltschweißig)

Weiterführende sofortige Diagnostik Laborwerte: **Entzündungs-/Sepsismarker** (Leukozyten, CRP, PCT), ggf. Diff-BB, Gerinnung (INR, pTT), Transaminasen, Lebersyntheseleistung (GOT, GPT, Albumin, PCHE), **Cholestaseparameter** (Bili, AP, GGT), Elektrolyte (Na, K, Ca), Amylase, Lipase, BZ, Laktat, Urin (Leukos, Erys, Nitrit, β-HCG). Immer an Blutgruppe u. Kreuzblut denken!!!

Apparative Diagnostik

- **Sono**: freie Flüssigkeit (Aszites, Blut), Peristaltik, Kokarde, flüssigkeitsgefüllte Darmschlingen, Gallenblasenhydrops, Gallenblasenwand dreigeschichtet? Gallen- u. Pankreasgänge, Pankreatitis, Nierenbeckenkelchsystem gestaut?, Abszesse, Milzkapselhämatom, Aortenaneurysma, Invagination, Ovarialzyste, Tubargravidität, Kokardenphänomen bei Appendizitis, Leberrundherde
- **Rö:** Abdomen stehend o. LSL (freie Luft, Spiegelbildung, Fremdkörper)
- Rö Thorax (Erguss, Pneumothorax, Pneumonie, Zwerchfellhochstand)
- **CT** (nativ, Kontrastmittel intravenös u./o. intestinal)
- Evtl. weitere Untersuchungen: (KM-)CT, Angio-CT (Mesenterialinfarkt), Endoskopie (blutendes Ulkus)

10.4.2 Akutes Abdomen/unklare Abdominalschmerzen

Allgemeine differenzialdiagnostische Überlegungen

Symptomkomplex mit Manifestation starker abdom. Schmerzen u. zumindest drohendem o. bestehendem hämodynamischem u./o. respir. Versagen.

Abdominalschmerzen haben ihre Ursache nicht nur im Abdominalbereich (z. B. bei Myokardinfarkt, basaler Pleuritis).

!

- Die Schmerzintensität lässt nicht immer auf die Bedrohlichkeit einer Situation schließen – auch hinter undramatischen Beschwerden können sich lebensbedrohliche Situationen verbergen (z. B. Peritonitis beim Diabetiker o. unter Steroidmedikation).
- Wichtigste Entscheidung in der Nacht: Liegt eine sofortige OP-Ind. vor?

Abdominale Ursachen

Häufig stellt sich der Pat. mit einer Peritonitis- (▶ 10.4.3) o. Ileussymptomatik (▶ 10.4.4) vor. Verschiedenste Krankheitsbilder können zu diesem Zustand führen (▶ Abb. 10.27):

- **Appendizitis:** bei jüngeren Pat. häufig. Im Alter oft uncharakteristische Symptomatik (▶ 10.4.10). Schmerzen re. Unterbauch
- **Cholezystolithiasis/Cholezystitis:** häufige Krankheitsbilder (▶ 10.4.8). Bei Koliken vor Schmerzen unruhiger Pat., wellenförmiger Schmerz, oft Erbrechen. Schmerzen re. Oberbauch
- **Divertikulitis** (▶ 10.4.9): Schmerzen u. tastbare Walze im li. Unterbauch, Fieber, häufig gedeckte Perforation mit lokaler Abwehrspannung
- **Ulcus ventriculi/duodeni** (häufig): episodisch auftretende epigastrische Schmerzen, lokaler Druckschmerz im Epigastrium. Bei peritonealer Reizung: Ulkusperforation?

10

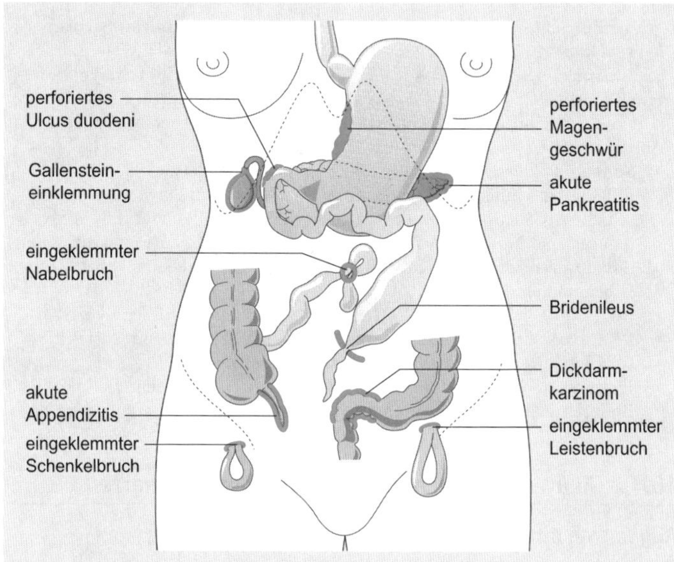

Abb. 10.27 Häufigste Ursachen des akuten Abdomens [L106]

- **Akute Pankreatitis:** häufig akuter Beginn, gürtelfömig in den Rücken ausstrahlende Schmerzen, aufgetriebenes druckschmerzhaftes Abdomen (Gummibauch), Übelkeit u. Erbrechen, ggf. Schock u. Sepsis (▶ 6.8)
- **Nierenkolik** (▶ 14.3): Pat. unruhig, stärkste Schmerzen, Ausstrahlung in Unterbauch, Hoden o. Schamlippen
- **Enterokolitis:** Übelkeit u. Erbrechen, Diarrhö
- **M. Crohn, Colitis ulcerosa:** manchmal Erstmanifestation, aber meist ist Pat. mit seinen Beschwerden vertraut. Notfallsituation: toxisches Megakolon bei Colitis ulcerosa
- **Einklemmende Hernien:** Bruchpforten untersuchen!
- **Gyn. Erkr.** (▶ 12.2.3): z. B. rupturierte EUG, Adnexitis
- **Retroperitoneales Hämatom:** z. B. unter Antikoagulanzienther.
- **Bauchschmerzen bei Kindern** ▶ 13.8.3
- **Koprostase u. Meteorismus:** häufige Ursache von abdom. Beschwerden bes. bei bettlägerigen Pat. Starke Schmerzen, oft verbunden mit thorakalem Engegefühl.

Extraabdominale Ursachen, die ein akutes Abdomen vortäuschen können

▶ Abb. 10.28.

- **Oberbauch:**
  - ACS (**cave:** EKG!, inkl. erweiterte Ableitungen! Labor! Troponin!)
  - Basale Pleuropneumonie
  - Pleuritis (Auskultation! Pleuraerguss?)
  - Pleuraempyem (gekammerter Pleuraerguss? Infektzeichen?)

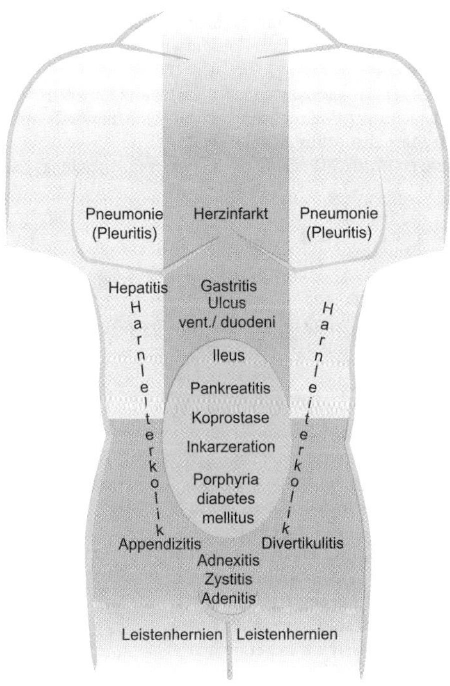

Abb. 10.28 Abdominalschmerz [L255]

- Interkostalneuralgie (Triggerpunkt? WS-Klopfschmerz?)
- Mediastinitis (schwerkrank? Boerhave-Sy.? Z. n. Thoraxeingriff?)
- Pseudoperitonitis diabetica: Oberbauchkrämpfe, Erbrechen, Acetongeruch (▶ 7.3.2)
- Neurol. Erkr.: z. B. Herpes zoster (▶ 20.5).
- Degenerative Erkr. des Bewegungsapparats: von WS, Becken u. Hüfte ausgehende Schmerzen ▶ 11.4
- Selten: Purpura Schoenlein-Henoch (v. a. Kinder), akute intermittierende Porphyrie (abdom. Koliken, gelegentlich Polyneuropathie; rötlicher, beim Stehen nachdunkelnder Urin), familiäres Mittelmeerfieber, Sichelzellenanämie, Mononukleose, HIV-Inf.)
- Intoxikationen (z. B. Blei), Medikamente (z. B. Theophyllin, Tiabendazol u. a.), extraabdom. Inf.

- **Unterbauch:**
  - Hodentorsion (Schwellung? Hodenschmerz?)
  - Muskuloskelettal (Coxarthritis? Leistenzerrung?)

Absolute Notfallsituationen

- **Mesenterialinfarkt:** schwierig zu diagnostizieren. Meist ältere Menschen mit KHK u. absoluter Arrhythmie. Plötzlich einsetzende starke Schmerzen mit auffallender Diskrepanz zwischen schlechtem Allgemeinbefinden u. relativ unauffälligem Abdominalbefund. Nach einem beschwerdearmen Intervall setzt ein zunehmender Verfall mit Ileusentwicklung, Peritonitis, Schock, Multiorganversagen ein.

- **Rupturierendes Aortenaneurysma** (▶ 4.2.5): plötzlich auftretender Abdominal- o. Rückenschmerz (Vernichtungsschmerz), fehlende Femoralispulse (50 %), protrahierter Blutungsschock (▶ 3.3.4).
- **Milz-, Leber-, Nierenruptur:** z. B. nach stumpfem Bauchtrauma, Mononukleose.

Allgemeines diagnostisches Vorgehen

> Jeder Pat. mit unklaren abdom. Beschwerden muss sofort angesehen u. eigenhändig untersucht werden. Der persönlich erhobene Befund ist auch für die Verlaufskontrolle wichtig!

Anamnese/Krankenakte → Checkliste ▶ 10.4.1.
Zusätzliche Fragen:

- **Schmerzauslösung durch:**
  - Fettreiche Mahlzeiten: Gallenwegserkr.
  - Miktion: Erkr. der Harnwege
  - Abdom. Peristaltik: Kolonstenose
  - Gehen: aortoiliakales Stealsy., Bauchwandprozesse, WS-Erkr.
  - Stehen: Inguinal- u. Femoralhernien
  - Liegen: Hiatushernie, akute Pankreatitis
  - Atmung: Pleuritis, subphrenischer Abszess
- **Alkoholanamnese:** Gastritis, Leberzirrhose, Ösophagusvarizen, Pankreatitis
- **Familienanamnese:** Karzinome, Leukosen, Porphyrie, familiäres Mittelmeerfieber

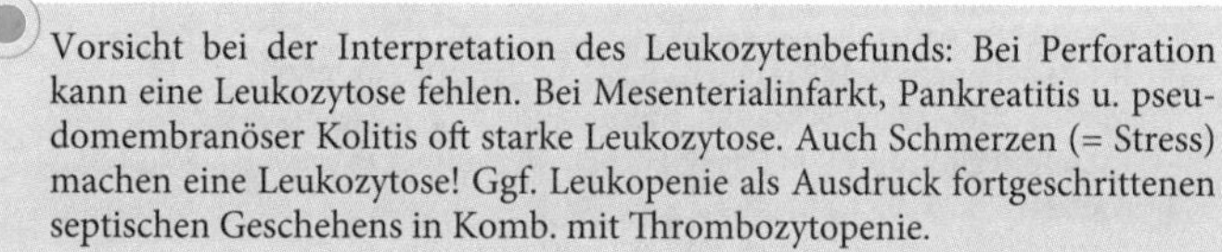

Vorsicht bei der Interpretation des Leukozytenbefunds: Bei Perforation kann eine Leukozytose fehlen. Bei Mesenterialinfarkt, Pankreatitis u. pseudomembranöser Kolitis oft starke Leukozytose. Auch Schmerzen (= Stress) machen eine Leukozytose! Ggf. Leukopenie als Ausdruck fortgeschrittenen septischen Geschehens in Komb. mit Thrombozytopenie.

Überprüfung der OP-Indikation Sofern Pat. nicht primär von einem Chirurgen gesehen wurde: Jeden akuten Bauch auch in der Nacht konsiliarisch von einem Chirurgen untersuchen lassen!

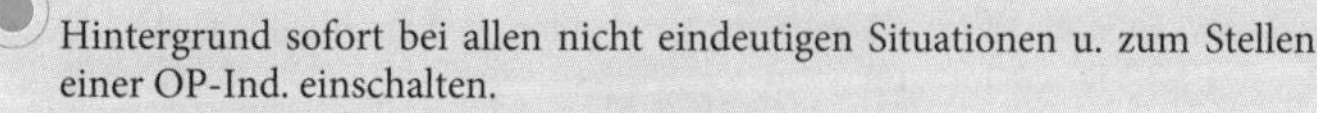

Hintergrund sofort bei allen nicht eindeutigen Situationen u. zum Stellen einer OP-Ind. einschalten.

Falls in der Nacht eine OP erforderlich wird:

- Anästhesie u. OP-Team in Bereitschaft versetzen
- EKG, Rö-Thorax, evtl. EK u. FFP bereitstellen lassen
- OP-Einwilligung. OP-Lagerung rechtzeitig klären!

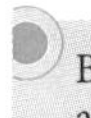

Vor einer Laparoskopie o. Laparotomie müssen immer Myokardinfarkt, LE, Pneumonie u. eine akute Rechtsherzinsuff. ausgeschlossen werden!

Allgemeines therapeutisches Vorgehen

Bei unklaren abdom. Symptomen sind die stat. Aufnahme u. Verlaufsbeobachtung obligatorisch.

Initiales Management

- **i. v. Zugang**
- **Nahrungskarenz**
- Monitoring der **Vitalparameter**
- Evtl. **Schockbehandlung** (▶ 3.3), Schmerzbekämpfung
- Evtl. Magensonde

Notfalllaparotomie bei jedem akuten Abdomen mit nicht stabilisierbarer Schocksymptomatik (nahezu immer Blutungen!).

Verlegung des Patienten

- **In ein anderes Krankenhaus:** Bei akuten Erkr., die aus technischen Gründen nicht im jeweiligen Haus behandelt werden können (z. B. rupturierendes Aortenaneurysma, ▶ 4.2.5), **frühzeitig bedenken!**
- **Auf die ITS:** bei allen akuten Situationen wie respir. Insuff., Kreislaufversagen u. Schocksymptomatik, Nierenversagen, Bewusstseinsstörungen, Stoffwechsel- o. E'lytentgleisungen

10.4.3 Peritonitis

Diffuse oder lokalisierte Entzündung des Bauchfells

- Prim. Peritonitis: systemische Inf. durch hämatogene Keiminvasion.
- Sek. Peritonitis: vom Magen-Darm-Trakt ausgehende Perforations- o. Durchwanderungsperitonitis

Klinik

- **Abwehrspannung** lokal o. diffus (bretthartes Abdomen) Loslassschmerz u. Klopfschmerz, paralytischer Ileus, Fieber, Übelkeit u. Erbrechen.
- Später hypovolämischer/septischer Schock, Oligurie, metab. Azidose, ggf. kompensatorisch respir. Alkalose (Ursachen/DD akutes Abdomen, ▶ 10.4.2).
- Ältere Pat. u. Kinder zeigen oft abgeschwächte o. atypische Symptome.
- **Cave:** Unter Glukokortikoidther. kann das brettharte Abdomen fehlen.

Diagnostisches Vorgehen

- Checkliste ▶ 10.4.1
- Ergänzend ggf. Laparoskopie, Endoskopie

10

Therapeutisches Vorgehen
- **Nahrungs- u. Flüssigkeitskarenz,** Blasenkatheter, Magensonde, i. v. Zugang, evtl. ZVK
- **Bei stabilem Kreislauf:**
  - Sofortige OP, sonst zuerst Schockther. bzw. ausreichende Kreislaufstabilisierung (▶ 3.3.2)
  - OP-Ausnahme: sichere Pneumokokkenperitonitis (sehr selten, in der Nacht auch i. d. R. nicht diagnostizierbar)
- **Kalkulierte Antibiotikather.:**
  - z. B. mit Piperacillin/Tazobactam (Tazobac®) 3 ×/d 4,5 g i. v. (▶ 20.1.2). Alternativ Imipenem o. Meropenem. Im weiteren Verlauf ggf. Umsetzung nach intraop. Abstrich u. mikrobiol. Befund
  - Postop. intensivmed. Überwachung

10.4.4 Ileus

- **Mechanischer Ileus:** Verschluss des Darmlumens. Dadurch starker Flüssigkeitsverlust in das Lumen u. die ödematöse Darmwand o. durch Erbrechen → Hypovolämie, E'lytentgleisung, Schock
- **Paralytischer Ileus:** Lähmung der Darmmotorik

Differenzierung
- Mechanischer Ileus:
  - hoher Ileus (z. B. Duodenalkarzinom)
  - tiefer Ileus (z. B. Kolonkarzinom)
- Funktioneller Ileus:
  - paralytisch (Pankreatitis)
  - toxisch (z. B. Blei)
  - vaskulär (z. B. Mesenterialarterienembolie)

Klinik
- **Mechanischer Ileus:**
  - Übelkeit, Erbrechen
  - Starkes Krankheitsgefühl
  - Diffuser krampfartiger o. dumpfer Schmerz?
  - Kolikartige Schmerzen, Wind- u. Stuhlverhalt, Erbrechen, evtl. Koterbrechen (Miserere)
  - Auskultatorisch metallisch klingend (mechanischer Ileus) bis „totenstill" (Paralyse)
  - Digitale anale Untersuchung (Blut, leere Ampulle, tastbarer Tumor)
  - Manchmal äußerlich erkennbare Darmsteifungen. Narben (zurückliegende OP, Bridenbildung, Adhäsionsileus).
  - Bei Dickdarmverschluss massiv geblähtes, zunächst wenig druckschmerzhaftes Abdomen. Mit zunehmender Dauer Übergang in paralytischen Ileus
- **Paralytischer Ileus:**
  - Stark aufgetriebener, druckempfindlicher Leib, Erbrechen, häufig Singultus, Flüssigkeitsverlust
  - Auskultatorisch „Totenstille"

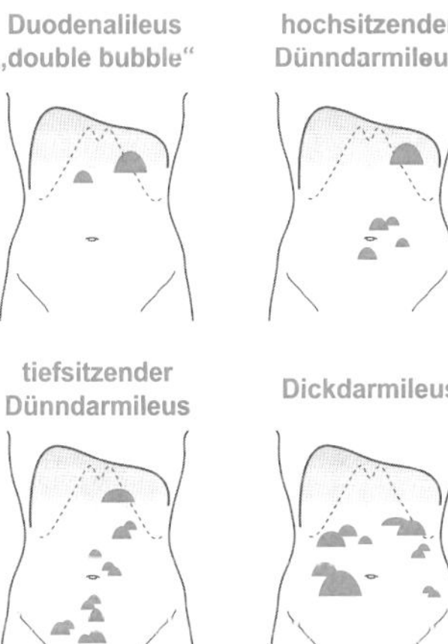

Abb. 10.29 Röntgenbefunde bei Ileus [L106]

Komplikationen

- Hypovolämischer Schock, E'lytentgleisung (Hypokaliämie, Hyponatriämie)
- Metab. Azidose (Bikarbonatverluste über Sonde aus dem Darm, vermehrter Säureanfall durch katabole Stoffwechselsituation, Laktatspiegel ↑)
- Sepsis infolge einer Durchwanderungsperitonitis (Darmwandnekrose), Schock, ARDS, ANV

Diagnostisches Vorgehen

- **Rö Thorax:** obligat z. A. einer thorakalen Ursache der Darmparalyse (Pneumonie o. Pleuritis). Freie Luft? (▶ Abb. 10.29)
- **Rö Abdomen Übersicht u. Linksseitenlage:** Luftgeblähte Darmschlingen mit Flüssigkeitsspiegeln, stehende Schlingen? Freie Luft?
- Evtl. **Gastrografinschluck, Kolonkontrasteinlauf** (kein Barium!) o. **Angio-CT.** Bei V. a. Mesenterialinfarkt sofort Angio-CT in Interventionsbereitschaft. Wenn nicht möglich, sofort OP: RS Hintergrund
- **Sono:** freie Flüssigkeit, flüssigkeitsgefüllte Darmschlingen, Pendelperistaltik, Darmschlingenkonglomerate, Abszesse, Gallenwege, Pankreatitis, Nierenbeckenkelchsystemaufstau, Bauchaortenaneurysma

Therapeutisches Vorgehen

- Nahrungskarenz
- i. v. Zugang u. Volumenther. (bei Durchwanderungsperitonitis, Pankreatitis)
- Antibiose (Durchwanderungsperitonitis)
- Legen einer Magensonde
- Hämodynamische Stabilisierung
- Prim. Intensivther. bei paralytischem Ileus (z. B. Pankreatitis)
  - Ausschluss akuter operationspflichtiger KO
- Prim. dringliche OP (z. B. Tumorileus)
  - Korrelation Patientenzustand mit Diagnose
  - Funktionelle Operabilität des Pat. (z. B. bei multimorbidem o. akut ausgezehrten Pat. eher primär nur Stomaanlage zur Entlastung u. Erholung bis zur zweizeitigen sanierenden OP)

10

10.4.5 Hohlorganperforation

Häufigste Darstellung der Perforation in Form von „freier Luft"! (▶ Abb. 10.30).

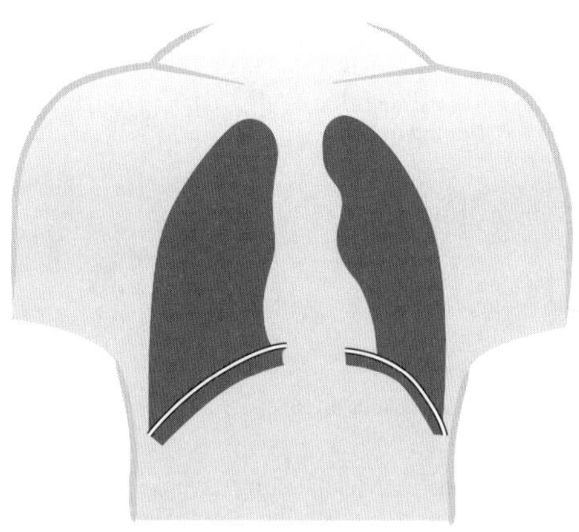

Abb. 10.30 Freie Luft [L106]

Differenzialdiagnose

- Magen/Duodenum:
  - Gastroskopie in den letzten Tagen
  - Einnahme von NSAR (z. B. postop., orthopädische Behandlung)
  - Bek. Ulzera
- Dünndarm:
  - Seltenere Entität
  - Anamnestisch Kortikosteroidther.
  - Anamnestisch Behandlung eines Lymphoms im Darm
- Kolon
  - Koloskopie in den letzten Tagen
  - Anamnestisch Behandlung eines Lymphoms im Darm
  - Meistens komplizierte Divertikulitis
  - Fremdkörperverletzung (anamnestisch autoerotisch?)

Klinik Symptomatik des akuten Abdomens (plötzlich stechender Schmerz)

Diagnostisches Vorgehen

- **Labor:** BB, CRP, E'lyte, Krea, Laktat, CK, Troponin, Quick, PTT, Blutgruppe u. Kreuzblut
- **EKG**
- Rö Abdomen mit „freier Luft" a.-p. und Linksseitenlage
- Im CT lokalisierter Abszess um Hohlorgan herum (z. B. Divertikulitis – gedeckte Perforation)

Therapeutisches Vorgehen

- i. v. Zugang u. Volumenther.
- i. v. Antibiose (z. B. Cefuroxim/Metronidazol, Piperacillin/Tazobactam)
- Analgesie (z. B. Metamizol, Piritramid)
- Vorbereitung zur OP (i. d. R. Laparotomie)
  - Klärung Intensivkapazität (Krankheitsbild mit hoher Mortalität)

10.4.6 Abdominal bedingter hämorrhagischer Schock

Differenzierung

- Spontane Milzruptur:
  - Anamnestisch (Riesenmilz) bei Lymphom
  - Mononukleose
- (Gedeckt) rupturiertes Bauchaortenaneurysma
  - Anamnestisch bek. Aneurysma
- Retroperitoneales Hämatom
  - Anamnestisch Leistenpunktion (z. B. Herzkatheter)
  - Z. n. Bagatellsturz (Wirbelkörperfraktur in Komb. mit (Mehrfach-)Antikoagulation
- GIT-Blutung (intra- o. extraluminal)

Klinik

- Hämorrhagie (Tachykardie, Hypotonie, verlängerte Rekapillarisierungszeit)
- Vegetative Begleitsymptomatik (Schwindel, Kollaps, Kaltschweißigkeit)
- Laborchemischer Hb-Abfall
- Teerstuhl/Kaffeesatzerbrechen (bei intraluminaler GI-Blutung)
- Sonografischer Nachweis freier Flüssigkeit o. einer Organruptur
- Antikoagulanzien erfragen

Therapie

- i. v. Zugang
- Volumentherapie
- Kreuzblutabnahme u. Einkreuzen von EKs
- Permissive Hypotension
- Bei Stabilisierung u. fehlendem Hinweis auf intraluminale GI-Blutung → Angio-CT zur Blutungslokalisation
- Eruierung einer interventionellen Therapieoption (z. B. angiografisches Coiling bei retroperitonealem Hämatom)
- Ausmessen eines Aortenstentgrafts
- Bei Stabilisierung u. Zeichen der intraluminalen GI-Blutung → Endoskopie
- Bei progredientem hämorrhagischem Schock ohne Stabilisierungserfolg sofortige Notfalllaparotomie ohne Rücksichtnahme auf die Entität!

10.4.7 Mesenteriale Ischämie

Akut lebensbedrohlicher Notfall mit einer hohen Letalität aufgrund der oft diffusen Klinik u. dadurch verschleppten Diagnostik. Häufig schwierige Diagnose bei oft diffusen Schmerzen ohne wegweisende Rö- o. Sono-Befunde.

Klinik

- Diffuser Schmerz, plötzlicher stärkster (Ischämie-)Schmerz, anschließendes schmerzarmes Intervall
- Ggf. (absolute) Arrhythmie
- Erhöhtes Serumlaktat (unspezifisch!)
- Erhöhte Infektparameter bis zur Sepsis
- Charakteristischer blutig schleimiger Abgang peranal

Differenzialdiagnose

- Akuter embolischer Verschluss: meist bei älteren, multimorbiden Pat., Vorhofflimmern ohne adäquate Antikoagulation
- Akuter thrombotischer Verschluss: meist Pat. mit multilokulärer AVK
- Nichtokklusive mesenteriale Ischämie (NOMI): meist Pat. nach Herz-OP o. kardiogenem Schock (Low-Output-Sy.)

Diagnostisches Vorgehen

- Bei Verdacht sofortiges Notfall-Angio-CT initiieren!!
- **Cave:** nur i. v. Kontrastierung, keine intestinale Kontrastierung (zu hoher Zeitverlust!)
- **Labor:** BB (typisch ausgeprägte Leukozytose), CRP, E'lyte, Krea, Laktat, CK, CK-MB, Troponin, Quick, PTT, Blutgruppe, Kreuzblut, Urinstatus
- **EKG:** Vorhofflimmern

Therapeutisches Vorgehen

! Schnelle Diagnosestellung v. a. durch Klinik, Leukozytose u. Laktaterhöhung.

! Bolusgabe Heparin 5.000–10.000 IE, hämodynamische Stabilisierung (Intensivtherapie).

! Interventionell: Angiografie mit Aspirationsthrombektomie, ggf. lokale Lyse, ggf. Stent (bei Stenose der A. mesenterica superior [AMS], ggf. lokale Injektion von Papaverin, Iloprost (bei NOMI).

! Operativ: Laparotomie mit Thrombektomie der AMS, ggs. Darmresektion (Anastomosen vermeiden! AP ermöglicht auch die Beurteilung der Darmwandvitalität!).

! Oft ist eine sequenzielle Ther. mit interventioneller Ther. u. anschließender Laparotomie zur Resektion der demarkierten gangränösen Areale indiziert.

- **Cave:** programmierte Re-Laparotomie nach 12–48 h zur erneuten Beurteilung u. ggf. Nachresektion.

10.4.8 Gallenkolik und Cholezystitis

Erkr. ggf. mit Steinbildung, Prägung durch Obstruktion u. Entzündungen

Klinik

- Kolikartige Schmerzen (Cholezystolithiasis, Choledocholothiasis)
- Druckschmerz mit lokaler Abwehrspannung im re. Oberbauch, häufig Ausstrahlung in die re. Schulter (Cholezystitis, Pankreatitis)
- Schwere septische Verlaufsform: Fieber, Schüttelfrost u. ggf. Ikterus (Cholangitis, Pankreatitis)
- Selten Migration eines Steins in den Darm mit konsekutiver Okklusion (Gallensteinileus)
- Symptome häufig nach fettreicher Mahlzeit

- Unspez. Symptome mit Abgeschlagenheit, Übelkeit, Erbrechen
- Urinverfärbung (braun) u. Stuhlentfärbung (bei Cholestase)
- **Cave:** Bei Cholezystitis auch an akute Hepatitis, Pyelonephritis, subdiaphragmatischen Abszess o. Leberabszess sowie re-basale Pneumonie denken!

Diagnostisches Vorgehen

- Goldstandard ist die Sonografie → Steindarstellung in der Gallenblase u. im Gangsystem, Gallenblasenwandverdickung mit Dreischichtung bei Cholezystitis u. Darstellung der extrahepatischen Cholestase bei Choledocholithiasis
- Labor (Entzündungswerte, Cholestaseparameter u. Pankreasenzyme)
- Urinstatus z. A. Nierenstein
- Vitalparameter (Sepsis), Temperatur (Fieber)

Therapeutisches Vorgehen

Allgemein:

- i. v. Zugang
- Analgesie (Metamizol, Butylscopolamin, ggf. Pethidin)
- Morphingabe bei Spasmogenität im Gallensystem kontraindiziert
- Volumentherapie
- Antibiose bei Inf. (Ceftriaxon, Metronidazol)

Spezifisch:

- **Cholezystitis** → frühelektive laparoskopische Cholezystektomie (Ind.: erhöhtes Entzündungslabor, keine Cholestaseparameter, sonografische Zeichen der Cholezystitis)
- **Cholezystolithiasis** → elektive laparoskopische Cholezystektomie (Ind.: kein Infektlabor, keine Cholestasewerte, sonografische Zeichen der Cholezystolithiasis)
- **Choledocholithiasis** → zeitnahe ERCP (Ind.: keine Entzündungswerte, hohe Cholestasewerte, sonografisch extrahepatische Cholestase)
- **Cholangitis** → sofortige ERCP (Ind.: hohe Entzündungswerte, hohe Cholestasewerte, sonografisch Cholestase)
- **Biliäre Pankreatitis** → sofortige ERCP u. laparoskopische Cholezystektomie elektiv im Intervall (Ind.: hohe Entzündungswerte, hohe Cholestasewerte, hohe Pankreasenzyme, sonografische Zeichen der Cholestase u. Pankreatitis)

10.4.9 Divertikulitis

Neben der Appendizitis häufigstes entzündl. Krankheitsbild (eher beim älteren Menschen).

Klinik

- Druckschmerz meist im li. Unterbauch mit lokaler Abwehrspannung
- Anamnestisch bek. Divertikel? Rezid. Ereignis?
- Bei freier Perforation: Peritonitis, schwerer Verlauf, Sepsis u. Schockzeichen

Risiko der Perforation erhöht bei:

- NSAR, Kortikosteroiden, Opiaten
- Rauchen, Diab. mell.
- Immunsuppression

Diagnostisches Vorgehen

- Sono: Walze im li. Unterbauch mit Projektion auf das Sigma (Ausschluss Appendizitis o. gyn. abszedierende Ursache). Abszessdarstellung im li. Unterbauch

- Labor: erhöhte Entzündungswerte (Leukos, CRP, PCT), Ausschluss anderer Ursachen (Zystitis, Pyelonephritis)
- CT Abdomen: Abgrenzung anderer DD, Festlegung des Stadiums der Divertikulitis

Allgemeines therapeutisches Vorgehen

- i. v. Zugang
- Volumentherapie

Stadiumspezifisches therapeutisches Vorgehen ▶ Tab. 10.10.

Tab. 10.10 Stadien und Therapie der Divertikulitis

Typ	Klinik		Therapie
0	Asymptomatische Divertikulose		
	Zufallsbefund asympt., keine Erkr.		
1	Akute unkomplizierte Divertikelkrankheit/Divertikulitis		
1a	Divertikulitis/ Divertikelkrankheit ohne Umgebungsreaktion	• Auf die Divertikel beziehbare Symptome • Entzündungszeichen (Labor): optional • Typische Schnittbildgebung	
1b	Divertikulitis mit phlegmonöser Umgebungsreaktion	• Entzündungszeichen (Labor): obligat • Schnittbildgebung: phlegmonöse Divertikulitis	• Stat. Aufnahme bei starken Schmerzen • Antibiose (z.B. Cefuroxim/Metronidazol, Piperacillin/Tazobactam)
2	Akute komplizierte Divertikulitis wie 1b, zusätzlich:		
2a	Mikroabszess	Gedeckte Perforation, kleiner Abszess (≤ 1cm); minimale parakolische Luft	• Stat. Aufnahme • Nahrungskarenz • Antibiose (z.B. Cefuroxim/ Metronidazol, Piperacillin/Tazobactam) • Ggf. interventionelle Drainage (CT-gesteuert) bei Typ 2b • Sofortige OP bei Typ 2c
2b	Makroabszess	Para- o. mesokolischer Abszess (> 1 cm)	
2c	Freie Perforation	Freie Perforation, freie Luft/ Flüssigkeit, generalisierte Peritonitis	
2c1	Eitrige Peritonitis		
2c2	Fäkale Peritonitis		
3	Chronische Divertikelkrankheit; rezid. oder anhaltende sympt. Divertikelkrankheit		
3a	Sympt. unkomplizierte Divertikelkrankheit (SUDD)	• Typische Klinik • Entzündungszeichen (Labor): optional	
3b	Rezid. Divertikulitis ohne KO	• Entzündungszeichen (Labor) vorhanden • Schnittbildgebung: typisch	

Tab. 10.10 Stadien und Therapie der Divertikulitis *(Forts.)*

Typ	Klinik		Therapie
3	Chronische Divertikelkrankheit; rezid. oder anhaltende sympt. Divertikelkrankheit		
3c	Rezid. Divertikulitis mit KO	Nachweis von Stenosen, Fisteln, Konglomerat	• Nahrungskarenz • Sofortige OP bei Ileus
4	Divertikelblutung	Nachweis der Blutungsquelle	

Sonstige Therapie

- Vorbereiten zur Endoskopie
  - Laparoskopie (ggf. bei Typ 2c1 u. 3c)
  - Ansonsten Laparotomie
- Frühe OP bei fehlendem Erfolg nach max. 72 h bei Typ 2a, 2b
- Elektive OP bei erfolgreich behandeltem Typ 2a, 2b u. 3c ohne Ileus

10.4.10 Appendizitis

Häufiges Krankheitsbild (vorzugsweise beim jüngeren Menschen) mit i. d. R. klin. Diagnosestellung, jedoch DD beachten (z. B. M. Crohn, Extrauteringravidität, Adnexitis, Divertikulitis des re. Kolons o. elongierten Sigmas).

Klinik

- 12- bis 48-std. Vorgeschichte mit initial periumbilikalen Schmerzen u. Inappetenz, dann Einsetzen von Übelkeit u. Erbrechen
- Typische Schmerzsymptomatik: Druckschmerz im re. Unterbauch (McBurney), Loslassschmerz (ipsi- u. kontralateral), Psoasschmerz (v. a. bei retrozökaler A.)
- Lokale Abwehrspannung

Diagnostisches Vorgehen

- Sono: Kokarde im re. Unterbauch, v. a. jedoch Ausschluss von DD wie Ileitis terminalis, Harnstau (Stein), stielgedrehte Ovarialzyste
- Labor: Leukozytose, CRP-Erhöhung, Hinweise auf andere Ursachen wie pos. HCG-Test o. Hämaturie
- CT: v. a. bei älteren Pat. i. R. der Differenzialdiagnostik

Therapeutisches Vorgehen

- Subakute Klinik:
  - Verlaufskontrolle (ggf. stat. bei Schmerzen im re. Unterbauch ohne klassische Symptome)
  - Ggf. Antibiose (z. B. bei erhöhtem Infektlabor, etwa bei sonografischem Befund einer Lymphadenitis mesenterialis)
- Akute Klinik:
  - Zügige OP → Laparoskopie (Vorteil der gleichzeitig möglichen Umgebungsdiagnostik) o. offenes Verfahren (Wechselschnitt)
  - Bei lokalisiertem Abszess im CT ggf. nur CT-gesteuerte Drainage u. stat. Antibiose, ggf. OP im Verlauf

Im Zweifelsfall bei deutlicher Klinik Laparoskopie zur weiteren Klärung → die Appendizitis ist die häufigste Notfalloperation in der Viszeralchirurgie!

10.4.11 Hernien

Bauchwandschwäche mit Bildung einer Bruchpforte u. Austreten eines mit Eingeweide gefüllten Bruchsacks in die Bauchwand.

Klinik

- Tastbare Faszienlücke an typischen Stellen
  - Leiste, Nabel, Epigastrium, Lacuna vasorum
  - Narben
- Vorwölben beim Pressen von gefülltem Bruchsack durch die Bauchwandlücke, i. d. R. reponibel o. spontan reponierend
- Bei Einklemmung (Inkarzeration) fester Knoten, nicht reponibel u. mit starken Schmerzen einhergehend, bei Verschleppung Gefahr der Nekrose u. Gangrän des Inhalts
- Ggf. Ileussymptomatik u. Sepsis bei perforierter Gangrän

Diagnostik

- i. d. R. kling. Diagnose
- Ergänzende Sono zur Darstellung des Ausmaßes der Gangrän, ggf. freie Flüssigkeit o. Abszedierung
- Labor (hohe Infektwerte, LDH-Erhöhung, CK-Erhöhung)
- Bei Adipositas u. kleiner Hernie (z. B. inkarzerierte Schenkelhernie) manchmal CT zur Differenzierung notwendig

Therapie

- i. v. Zugang
- Analgesie
- Manchmal Hernienreposition unter Analgesie möglich, dann frühelektive OP
- Ansonsten sofortige OP

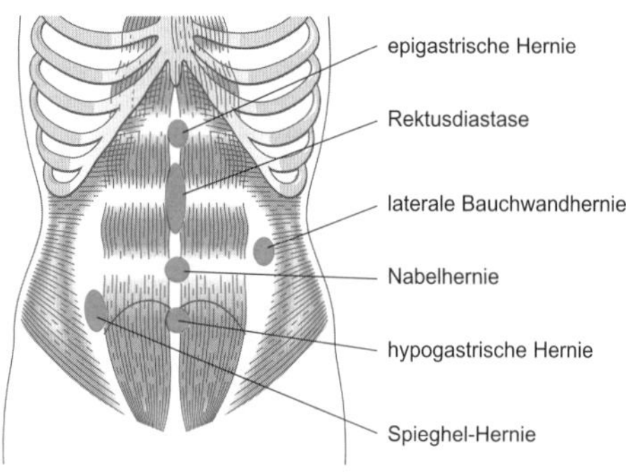

Abb. 10.31 Hernien [L106]

Leistenhernie

Klinik

- Hodenschwellung
  - Schmerzlos o. schmerzarm: am ehesten Hämatom → sonografische Korrelation
  - Verlaufskontrolle, Kühlen, Hochlagerung
- Extrem schmerzhaft: a. e. Ischämieschmerz, praller Hoden mit Abflussbehinderung (meist primär venös) → sonografischer Ausschluss eines relevanten Hämatoms, erfordert frühzeitige Revision bei Gefahr der Hodennekrose!
- Bauchschmerz
  - Kolikartig, ggf. mit Schulterschmerz – a. e. funktionell bei Z. n. Laparoskopie (TAPP)
  - Palpation mit weichem Bauch → Analgesie
  - Dumpf mit späterer Abwehrspannung – a. e. Harnverhalt (v. a. bei jungen Männern!)
- Miktionsanamnese, Sono → Einmalkatheter, ggf. Cholinergikagabe

10.5 Proktologie

10.5.1 Perianalthrombose

Klinik

- Häufiges Krankheitsbild in der Notaufnahme bei starken Schmerzen
- Unfähigkeit zu sitzen
- Hämatomgefüllte pralle bohnenförmige Struktur extraanal (keine Schleimhautbedeckung!)
- i. d. R. spontanes Auftreten

Therapie

- Konservativ (Analgesie oral o. lokal)
- Bei großen Knoten, starken Schmerzen o. Patientenwunsch Exzision in LA (Inzision ist wegen schneller Wiederfüllung nicht ausreichend)

10.5.2 Hämorrhoiden

Klinik

- Zu erkennen an der bedeckenden Analschleimhaut!
- **Einteilung:**
  - Grad 1: nur durch Proktoskopie sichtbar (keine Therapieind.)
  - Grad 2: Vorfall in den Analkanal beim Pressen mit obligater spontaner Reposition
  - Grad 3: Vorfall in den Analkanal auch spontan mit Möglichkeit der Reposition
  - Grad 4: Analprolaps (fehlende Repositionsmöglichkeit)
- Symptome: Jucken, Brennen, Schmerz nur bei thrombotischer Inkarzerierung!

Therapie

- Stuhlregulierende Maßnahmen (z. B. Laktulose)
- Empfehlung der proktol. Vorstellung

- Akute Behandlungsnotwendigkeit nur bei thrombotisch inkarzerierten Hämorrhoiden o. starker Blutung (stat. Aufnahme, Analgesie, Kühlen, baldige elektive OP, bei Blutung Tamponade, z. B. Alaunstreifen)

10.5.3 Analfissur

Klinik

- Schmerzhafte kleine Schleimhautverletzung
- Kein Knotennachweis
- Leichtere Blutung

Therapie

- Lokale Anästhetikasalben (z. B. Quinisocain)
- Stuhlregulierende Maßnahmen (z. B. Laktulose)
- Stat. Behandlung nicht notwendig
- Empfehlung proktol. Vorstellung

10.5.4 Analabszess

Klinik

- Starke Schmerzen perianal o. tief anal
- Ggf. sichtbare Schwellung/Rötung
- Bei digitaler Austastung häufig Schwellung tastbar im Analkanal
- Ggf. darstellbare Fistel
- Selten großer Abszess mit Sepsissymptomatik

Therapie

- i. d. R. stat. Aufnahme zur Proktoskopie u. Abszesssanierung
- Bis dahin Analgesie u. stuhlregulierende Maßnahmen

10.5.5 Pilonidalsinus

Klinik

- Porus im Bereich der Rima ani
- Differenzierung von aympt., abszediertem o. chron. Pilonidalsinus:
  - Asymptomatisch: Porus ohne Schmerz u. Sekretion
  - Abszediert: Schwellung, Rötung u. Schmerz paramedian der Rima ani
  - Chronisch: nässende, sezernierende Fistel ohne Schwellung o. Schmerz

Therapie

- Asympt. Pilonidalsinus: keine
- Abszedierter Pilonidalsinus:
  - OP mit Exzision u. sek. Wundheilung o.
  - Entdeckelung des Abszesses u. elektive Exzision im Intervall mit ggf. einzeitigem Verschluss
- Chron. P. keine akute Ther., jedoch Empfehlung der elektiven Versorgung

10.6 Postoperative Probleme

10.6.1 Checkliste

Checkliste

First Impression AZ des Pat? Schmerzen? Vigilanzstörung (Sepsis)? Blässe (Blutung)? Schwitzend? Luftnot? Kritische Situation?

Anamnese Was ist operiert worden? Wann ist der Zustand eingetreten? Risikooperation? Notfalleingriff?

- **Vorerkr.**: bek. Allergien?
- **Medikamentenanamnese:** Welche neuen Medikamente erhalten (Schmerzmittel)? Welche Medikamente postop. pausiert (Antikoagulanzien)?

Klinische Untersuchung Vitalparameter, Temperatur (Fieber früh postop.? Postaggressionssyndrom?), Rekapillarisierungszeit, Auskultation Abdomen (postop. Atonie?), Auskultation Lunge/Herz, Drainagefördermenge (plötzlich keine Förderung mehr o. sehr viel?), Drainagequalität (Blut, Galle, Chylus, Dünndarmsekret?)

Weiterführende sofortige Diagnostik

- **Labor:** Leukos, CRP, PCT, Krea, E'lyte, Cholestasewerte, CK, Troponin, D-Dimer (eher nicht verwertbar!)
- **EKG:** Tachyarrhythmie (Bedarfstachykardie o. kardiale KO?), Ischämiezeichen (postop. Infarkt?), Rechtsherzbelastungszeichen (Lungenembolie?)
- **Rö Thorax:** kardiale Stauung, Infiltrat, subphrenische Luftsichel (früh postop. zu erwarten)
- **Sono:** freie Flüssigkeit abdominal (Nachblutung?), Darmdistension (Ileus?) Verhalt subkutan im Zugangsweg (infizierte Wundheilungsstörung?), Nierenstauung (verletzter Ureter?)

10.6.2 Allgemeines

- In der frühen postop. Phase ist immer an eine prim. operationsbedingte Ursache einer Zustandsverschlechterung zu denken! → Bei jedem operierten Pat., der durch Symptome wie Anurie/Oligurie, RR-Abfall o. -Anstieg, Dyspnoe, Fieber, Schmerzen, Tachykardie, Übelkeit o. Veränderung der Bewusstseinslage auffällt, muss der Zusammenhang zur OP aufgeklärt o. ausgeschlossen werden.
- **Cave:** Verstopfte u. abgeknickte Drainagen u. Katheter immer für möglich halten. Hb bei akuter Blutung kann zunächst noch normal sein.

Vorgehen

Zur schnellen klin. Einschätzung der Situation standardisiertes Vorgehen am Bett, hierzu beim **Blick von oben nach unten** einschätzen (Checkliste ▶ 10.2.1)
Bei akutem klin. V. a. Blutung, Sepsis o. Herzinfarkt sofortige Verlegung auf ITS (wenn nicht prim. Reanimation, ▶ 3.2), sonst weitere Maßnahmen u. Diagn. auf peripherer Stat.

10.6.3 Leitsymptome

Schmerzen und Schmerztherapie

Schmerzprophylaxe (bei sicher zu erwartendem postop. Schmerz) erfordert i. d. R. niedrigere Dosen als Schmerzbekämpfung (▶ 1.3.2)! Unangemessen starke Schmerzen erfordern immer eine Ursachensuche!

Klinik

- Hypertonie
- Immobilität
- Erbrechen

Ursachen

- Unzureichende Analgesie
- Frühe Hüftluxation
- PONV
- Darmatonie

Therapie

- Analgetikagabe, bei Übelkeit i. v.
  - Basisanalgesie: Novalgin 1–2 g p. o. oder als Kurzinfusion in 100 ml NaCl 0,9 % max. 6-stdl.
  - Alternativ 0,5 g Ibuprofen p. o. oder Supp. (max. 3 g/24 h) bei spezieller Ind.
  - Bei Bedarf zusätzlich Oxygesic 10–20 mg p. o. bis zu 8-stdl. o. Targin 10/5–20/10 mg bis zu 6-stdl. Bei starken Schmerzen Basisanalgesie u. zusätzlich Morphin 10 mg p. o. Alternativ Dipidolor 0,1 mg/kg KG als Kurzinfusion i. v. in 100 ml NaCl 0,9 % über 20 min
  - Dipidolor 0,1 mg/kg KG als Kurzinfusion i. v. in 100 ml NaCl 0,9 % über 20 min

Dieses Schema ist auch in Komb. mit einem PDK möglich.

- Ursachenbehebung, Revision
- Antiemetische Ther. (z. B. Odansetron)
- Prokinetische Ther. (z. B. Erythromycin, feuchte Wärme, Einläufe)

Übelkeit und Erbrechen

Ursachen Paralytischer/mechanischer Ileus, Peritonitis, Volumenmangel, Hypotonie, Hypertonie, Narkoseüberhang, Opiate, Medikamente, Schmerzen.

Diagnostik Sono, ggf. Rö Abdomenübersicht u. Linksseitenlage, ggf. CT.

Therapie

- Bei postop. Übelkeit nach Ausschluss anders zu therapierender Ursachen: 1 Amp. (4 mg) Ondansetron (Zofran®) i. v., 1 Amp. (4 mg) Dexamethason (Fortecortin®) i. v. Adäquate Schmerzmedikation
- Bei Erbrechen: Magensonde auf Ablauf, ggf. nach RS mit dem Operateur legen

Fieber

Temperaturen bis 38 °C (rektal) sind postop. i. R. des Postaggressionssyndroms bis zum 3. Tag möglich. Bei frühem ausgeprägtem postop. Fieber o. schnellem Temperaturanstieg immer an septische Einschwemmung denken, sehr selten maligne Hyperthermie.

Ursachen Wundinfekt, Pneumonie, HWI, Phlebothrombose. Z. n. Darmeingriff → V. a. Anastomoseninsuff. mit Peritonitis o. Abszess.

! Alle Drainagen u. Zugänge sind mögliche Keimeintrittspforten.

Diagnostik Genaue körperl. Untersuchung inkl. Wund- u. Drainagekontrolle sowie ZVK-Einstichstelle. Urinstix, ggf. Rö Thorax, Sono Abdomen, ggf. CT (→ Prozesse im Retroperitoneum o. kleinen Becken). Stets Keimgewinnung (Abstriche, Blutkulturen, Urinkultur, ZVK-Spitze). Labor: BB, CRP, E'lyte, Krea, Gerinnung.

Therapie Sympt. Fiebertherapie. (▶ 1.3.4). Kalkulierte Antibiotikather.: nach Knochen- u. Weichteileingriffen z. B. Clindamycin 3 × 600 mg/d i. v., nach abdom. Eingriffen z. B. Tazobac 3 × 4,5 g. HWI ▶ 14.2, Fieber ohne sicheren Fokus ▶ 20.1.2, Fieber bei nosokomialer Pneumonie ▶ 20.1.3.

Hypotonie

Symptome Ggf. Bewusstseinsveränderung, Übelkeit, Frieren.

Ursachen Volumenmangel (Blutung/Sepsis/PDK), kardiale Dekompensation, LE, Medikamente.

Diagnostik RR, Halsvenenfüllungszustand, Labor, Sono, intra- u. periop. Ein- u. Ausfuhrbilanz. Medikamente überprüfen.

Therapie Volumenzufuhr, Schocklagerung, Schockther. (▶ 3.3).

Hypertonie

Symptome Ggf. Kopfschmerzen, gerötetes Gesicht.

Ursachen Schmerzen, Hypoxämie, Hypervolämie (v. a. möglich nach langer OP: Umverteilungsphänomen nach Extubation, fehlende Dauermedikation → Vergleich mit präop. Werten), Angst, volle Harnblase.

Diagnostik RR, Ein- u. Ausfuhrbilanz, Schmerzstärke.

Therapie Ursache therapieren. Ohne erkennbare Ursache ▶ 4.6.4.

Dyspnoe, respiratorische Insuffizienz

Klinik Veränderte Atemfrequenz (Brady- o. Tachypnoe), Unruhe, Verwirrtheit, Tachykardie.

Ursachen
- Direkt postop. → Verlegung der Atemwege durch Zurücksinken des Zungengrunds, Nachblutung, Pneumothorax, abgeknickte Bülau-Drainage
- Narkose-/Opiatüberhang
- Schonatmung wegen Schmerzen
- Lungenödem (bei Hypervolämie i. R. von Umverteilungsphänomenen, v. a. nach langer OP/Beatmungszeit)
- Pleuraerguss, Pneumonie
- Funktioneller Zwerchfellhochstand, abdom. Kompartmentsy.
- Immobilisation, LE

Diagnostik Auskultation! BGA, Rö-Thorax, EKG.

Therapie
- Sicherung der Oxygenierung → O_2-Gabe, Maskenbeatmung, Intubation nach Schwere der Klinik. Ggf. Bülau-Drainage
- Bei V. a. Opiatüberhang Antagonisierung (Naloxon) u. anschließende Überwachung (▶ 16.8.2)

- Ausreichende Analgesie
- Bei LE u. Lungenödem ▶ 5.2. Bei Hypervolämie: Diuretika (▶ 7.4)
- Antibiotika bei Pneumonie ▶ 5.5
- Atemtherapie u. Krankengymnastik

Tachykardie

Symptome Palpitationen, Luftnot, ggf. Thoraxschmerzen, RR-Anstieg/-Abfall.

Ursachen Schmerzen, Volumenmangel (Blutung, Sepsis), niedriger K^+-Spiegel, Medikamente.

Diagnostik Puls, RR, EKG, Drainagen, Labor, Schmerzskala.

Therapie Ursachen therapieren.

Anurie/Oligurie

Klinik

- Hypotonie
- Hypertonie
- Hypoproteinämie
- Nierenversagen (ggf. mit Proteinurie/Mikrohämaturie)

Ursachen

- Prärenal: Volumenmangel, prolongierte Hypotonie, längere Katecholamin-Ther., Hypoxämie u. stattgehabter (z. B. intraop.) RR-Abfall, OP-technische Ursachen? Hypoalimentation bei postop. Darmatonie
- Postrenal: Ureterverletzung, Blasenentleerungsstörung, verstopfter Dauerkatheter, Harnverhalt

Diagnostik Hydrierungszustand, RR, Labor, Sono. Urinkatheter auf Durchgängigkeit prüfen.

Therapie

- Volumengabe
- Einmalkatheterisierung bei Harnverhalt
- Ggf. Nierenersatzther. (vorher forcierte Diurese)
- Ggf. parenterale Ernährung
- Atoniebekämpfung

10.6.4 Spezifische postoperative Probleme

> Allgemein: Inf. im Bereich des Zugangswegs gefährden die darunter liegenden Fasziennähte u. ggf. eingebrachten Netze: frühzeitige Eröffnung von Haut u. Subkutis, offene Wundbehandlung.
> Bei allen laparoskopischen Eingriffen sind abdom. Beschwerden u. beginnender Peritonismus als Hinweis auf eine mögliche Dünndarmverletzung zu werten u. entsprechend abzuklären!

Schilddrüse/Nebenschilddrüse

Nachblutung

Meist nach Extubation binnen der ersten 12–24 h postop., Ausmaß nicht unterschätzen (oft Sickerblutungen).

Klinik
- Schwellung des Halses
- Engmaschige Überwachung, Halsumfang beachten, Kühlen
- Stridor, Atemnot
- Intensivüberwachung, ggf. Reintubation u. Revision

Diagnostik Klin. Einschätzung! Verluste über Drainagen > 200 ml insgesamt, Sek.: Sono, Labor (BB, Gerinnung).

Vorgehen Engmaschige Überwachung, ggf. frühzeitige Intubation, Hintergrund informieren u. Revision.

Oberstes Gebot: Freihalten der Atemwege. Der absolute Blutverlust ist nicht die Bedrohung!

Doppelseitige Rekurrensparese
- Tritt im Verlauf der ersten postop. Nacht auf. Eine einseitige Rekurrensparese macht keine respir. Probleme, i. d. R. nur Heiserkeit
- **Cave:** bei Stridor nach Extubation, Heiserkeit, zunehmende Luftnot → frühzeitige Verlegung auf die ITS

Klinik und Therapie
- Heiserkeit → einseitige Stimmbandlähmung → logopädische Ther.
- Luftnot → bds. Rekurrensparese → ggf. Reintubation/Tracheotomie, Logopädie, ggf. operative Stimmbandunterfütterung

Hypoparathyreoidismus
Häufig! Eine transiente postop. Unterfunktion tritt in 10–25 % auf.

Klinik Kribbelparästhesien (periorale Taubheit, Parästhesien, Krämpfe, Chvostek-Zeichen pos.).

Therapie
- Erniedrigter Serum-Kalziumspiegel → Substitution (bei laborchem. Hypokalzämie (< 2,2 mmol/l) Substitution auch ohne Symptome für 2–3 Wo.: 3 × 1.000 mg/d Kalzium sowie 2 × 0,5 µg/d 1,25-Dihydroxycholecalciferol)
- Persistierend erniedrigter Kalziumspiegel trotz Substitution → Bestimmung Parathormon, Substitution Kalzium u. 1,25-Dihydroxycholecalciferol, ggf. hochdosiert Hydrochlorothiazid-Gabe
- Hypokalzämische Krise ▶ 7.6.1.

Ösophagus/Ösophagusresektion
Diese Pat. werden grundsätzlich intensivmed. nachbetreut.

Insuffizienz der zervikalen Anastomose
Klinik Rötung im Bereich der Halswunde, Fluktuation, Wundsekretion, Temperaturerhöhung.

Diagnostik Labor: Entzündungszeichen, Gerinnung. Sono (Verhalt?), ggf. Hals-CT.

Vorgehen Bei Leukozytose, Temperaturerhöhung, nachgewiesenem Verhalt: RS Hintergrund. Ggf. Eröffnung der Halswunde zur offenen Wundbehandlung u. ggf. Planung von endoskopischer Diagn. u. Stentplatzierung, Einlage einer Magensonde. Bei sichtbarer Durchblutungsstörung des proximalen Magen- bzw. Kolonanteils sowie ausgedehnter Dehiszenz geplante op. Revision notwendig.

Insuffizienz der intrathorakalen Anastomose

Klinik Temperaturanstieg, ggf. „leise Klinik".

Diagnostik Labor: BB, Sono (Pleuraergüsse?), Rö-Thorax (Mediastinalverbreiterung?), Gastrografinschluck (Leckage), ggf. CT Thorax.

Therapie Zügige Ther.: 1. Wahl endoskopisch. Sofort breite antibiotische Abdeckung.

Fundoplicatio

- Eine leichte Dysphagie 8–10 d postop. ist zu erwarten. Bei Erbrechen von Magensaft, Völlegefühl nach Nahrungsaufnahme mögliche Ursache: Vagotomie.

! Zeichen einer peritonischen Reizung müssen sofort abgeklärt werden.

Diagnostik In der Nacht Ausschluss einer Ösophagus- (Gastroskopie) sowie einer Dünndarmverletzung bei laparoskopischer OP (klin. Befund Abdomen! Ggf. Rö Abdomen Übersicht u. Linksseitenlage – allerdings schwer beurteilbar bei zu erwartender freier Luft postop.).

Vorgehen

- Ösophagusverletzung: Stent, Magensonde
- V. a. Dünndarmläsion: sofortige Revision

Magen/Pankreas

Pyloruserhaltende Pankreaskopfresektion

- Gallenfistel: Sekretion von Galle über die abdom. Easyflow-Drainage als Zeichen der Anastomoseninsuff.
  → Überprüfung der Durchgängigkeit der intraluminalen Galledrainage, ggf. Anspritzen o. erneute Öffnung bei zuvor abgestöpselter Drainage
  → Antibiose zur Behandlung einer beginnenden Cholangitis
- Hypoglykämie: Bewusstlosigkeit mit Schwitzen 3 d nach OP u. Nachweis einer Hypoglykämie
- Zurückhaltung bei der Insulingabe, Glukagon ist mind. ebenso erniedrigt
- Ggf. gleichzeitige Substitution von Glukose u. Insulin

Zu früh gezogene Magensonde

Zu frühe Sondenentfernung kann durch Überdehnung zu Ischämie u. Nahtinsuff. führen.

Vorgehen Wiedereinlage → nur bei weiter aboral gelegenen Anastomosen zur Sekretableitung bis zum 3. postop. Tag, danach nur, wenn noch größere Mengen gefördert wurden. Nach Gastrektomie u. Ösophagusresektion (Lage der Magensonde über einer Anastomose) → Wiedereinlage nur bei dringender Ind. unter radiol. Kontrolle nach RS mit dem Hintergrund.

Blut oder Hämatin in der Magensonde

Differenzialdiagnose Direkt postop. intraluminäre Nachblutung, Stressulkusblutung.

Vorgehen

- RR, Pulskontrollen, ggf. ZVD, Hb-Kontrolle, Kreislaufstabilisation, Volumensubstitution.
- Bei Hb-Abfall: Endoskopie (Hintergrund!), ggf. endoskopische Blutstillung. Ist dies nicht möglich u. sind mehr als 4 EK erforderlich → Relaparotomie.

Gallenblase und Gallenwege

- Gallige Sekretion aus der Zieldrainage
- In Abhängigkeit von der Drainagemenge (< 100 ml/24 h) abwartendes Verhalten o. ERC am Folgetag planen (Aufklärung, nüchtern lassen, Hintergrund verständigen)

Ikterus

- **Ohne Eröffnung des Ductus choledochus:**
  - **Diagn.:** Labor: BB, CRP, Bili, GGT, AP, Lipase, Gerinnung. Temperatur, Sono (Erweiterung des Ductus choledochus? Postop. unsicher)
  - **Vorgehen:** Ind. zur ERC bei sonografisch deutlich erweitertem Ductus choledochus, Bili-, AP-, GGT-Anstieg, ggf. Leukozytose (i. d. R. am nächsten Tag, Aufklärung des Pat.!)
- **Mit Eröffnung des Ductus choledochus:**
  - Rö: T-Drain-Darstellung bei V. a. Koagelverstopfung
  - Vorgehen bei Koagelverstopfung: Spülbehandlung über T-Drain, Kontrolle der Cholestaseparameter

T-Drainage

Klinik Bei sistierendem Gallenfluss aus dem T-Drain während der ersten 3 postop. Tage: Luxation o. Verstopfung des T-Drains?

Diagnostik Bili-Kontrolle, GGT, AP. Elektiv Rö: T-Drain-Darstellung mit wasserlöslichem KM.

Vorgehen T-Drain anspülen nach RS mit Hintergrund. Wenn bildmorphol. außerhalb des Gallengangsystems verrutscht, RS Hintergrund. Meist kein akuter Notfall, engmaschige klinische Labor- u. Sono-Kontrollen.

Dünndarm/Kolon

Anastomosen-/Nahtinsuffizienzen, Darmwandnekrosen

Klinik Länger bestehende Darmatonie (Ileus ▶ 10.4.4). Druckschmerzhaftes, gespanntes Abdomen, persistierendes Fieber, schließlich Peritonitis ▶ 10.4.3.

Diagnostik

- Labor: BB, Gerinnung, E'lyte, Lipase, Bili, GGT, AP (DD: Cholezystitis, Pankreatitis)
- Rö: Abdomenübersicht u. Linksseitenlage (freie Luft, eingeschränkt verwertbar bis 3. Tag postop.)
- Sono Abdomen (freie Flüssigkeit?), CT Abdomen
- Bei tiefen kolorektalen Anastomosen Kolonkontrasteinlauf mit Gastrografin o. Endoskopie

Vorgehen RS Hintergrund. Jede Peritonitis erfordert eine sofortige Relaparotomie. Verlegung des Pat. auf ITS, Kontrolle der Vitalparameter, nüchtern lassen und i. v. Flüssigkeitssubstitution

Platzbauch

Einige Tage postop. Fasziendehiszenz o. im Vollbild plötzlicher Vorfall der Darmschlingen vor die Bauchdecke.

Vorgehen Untersuchung nach sterilem Abdecken mit sterilen Handschuhen, Abdecken mit feuchten sterilen Bauchtüchern, sofortige OP.

Mamma

Nachblutung: tritt während der ersten postop. Nacht auf. Eine später als 24 h postop. auftretende Armschwellung weist eher auf Lymphödem, Thrombose o. Thrombophlebitis hin.

Klinik Zunehmende lokale Schwellung u. Armschwellung, Drainageverluste, Tachykardie, RR-Abfall.

Diagnostik Umfangsmessungen, Inspektion, ggf. Sono. Labor: BB, Gerinnung.

Vorgehen Engmaschige Umfangs- u. Drainagekontrollen. Möglichst konservative Ther.: Kompression, Gerinnung optimieren. Hintergrund verständigen, ggf. Revision.

10.6.5 DRG-Codes

Die wichtigsten DRG-Codierungen für chir. Notfälle sind ▶ Tab. 10.11 zu entnehmen.

Tab. 10.11 DRG-Codes für chirurgische Notfälle

Krankheitsbild	DRG-Code
Akutes Abdomen	R10.0
Peritonitis	K65.0
Mechanischer Ileus	K56.1–K56.6
Paralytischer Ileus	K56.0
Appendizitis	K35.8
Cholezystitis, akut	K81.0
Cholezystitis, chronisch	K81.1
Cholangitis	K83.0
Choledocholithiasis	K80.5-
Sigmadivertikulitis	K57.21
Mesenteriale Ischämie	K55.0
Nachblutungen	T81.0
Einseitige Rekurrensparese	J38.02
Doppelseitige Rekurrensparese	J38.03
Hypoparathyreoidismus	E20.9
Anastomoseninsuffizienz	K91.83
Hernien	K46.-
Platzbauch	T81.3

11 Schmerzen am Bewegungsapparat

Barbara Kiehn

11

11.1 Notfalltabelle und Checkliste

Orthopädische Notfälle: ▶ Tab. 11.1.

Tab. 11.1 Orthopädische Notfälle

Diagnose	Maßnahmen	Medikament/Therapie
Akuter Gichtanfall	Kühlende Alkoholumschläge, Diclofenac-Salbe Betroffenes Gelenk ruhig lagern	• Colchicin: 1 mg in stdl. Abständen für 4 h, dann 2-stdl. 0,5–1 mg, max. Tagesdosis 8 mg • Indometacin: zusätzlich zur Colchicin-Ther. bei schweren Verläufen o. wenn Colchicin nicht gegeben wird. 100 mg rektal alle 4–6 h bis max. 400 mg/d mit Magenschutz
Akuter Nucleus-pulposus-Prolaps Konus-Kauda-Syndrom	Neurol. Untersuchung MRT/CT	Ausreichend Analgesie Ggf. OP-Vorbereitung o. neurochir. Verlegung
Gelenkempyem mit/ohne Kunstgelenk	Sterile Punktion (Mikrobiologie mit Resistogramm, sofort Gramfärbung, Zellzahlbestimmung, Glukose etc.) Labor (kleines BB, CRP, BSG, Gerinnung, ggf. hausspez. Parameter für OP) **Cave** Sepsis!	OP (arthroskop./offene Synovektomie u. Spülung, ggf. Kunstgelenkausbau/-wechsel) Antibiose (zunächst kalkulierte Antibiotikather. (z. B. Cephalosporine III, später nach Antibiogramm) Analgesie Krankengymnastik
Epiphyseolysis capitis femoris (ECF) **acuta** Akut-auf-chron. ECF	Sono Hüften bds. (Erguss, Stufe zw. Schenkelhalsmetaphyse u. abgerutschter Metaphyse) Rö Hüften bds. (Lauenstein 70–90° Flexion u. 45–50° Abduktion)	OP: notfallmäßige offene/geschlossene Reposition (unter Innenrotation u. Abduktion)

Checkliste

Anamnese Begleiterkr., Inf., Unfälle, OP, KO, Medikamente, Allergien, Drogen. *Familienanamnese:* Tumorerkr., Erbkrankheiten, Hauterkr., rheumatischer Formenkreis

Aktuelle Beschwerden

- **Intensität** (Schmerzskala 1–10): Freie Intervalle? Schmerzcharakter (brennend, stumpf, stechend, wandernd, elektrisierend, Ameisenlaufen)
- **Beginn der Beschwerden** (akut o. schleichend): zeitliches Auftreten, auslösende Faktoren (Trauma, iatrogen, z. B. Gelenkpunktion?)
- **Verstärkende o. lindernde Faktoren** (z. B. Husten, Pressen etc.)
- **Schmerzlokalisation u. -ausstrahlung** (genau zeigen lassen!)
- **Neurol. Symptome:** Lähmungen, Taubheit, Parästhesien, Miktions- o. Defäkationsstörungen, Kopfschmerz, Schwindel, Bewusstseinsstörungen

Klinische Untersuchung **Pat. immer zur Untersuchung entkleiden!**

- **Inspektion:** Haltung, Körperlange, Körperbau, Gangbild: Hinken (Schmerz-, Schon-, Verkürzungs-, Duchenne-, Versteifungs-, Lähmungshinken), Ataxie, Spastik. Gehhilfen? Prothesenbenutzung? Deformitäten: Längenunterschiede, Achsfehler. Haut: Schwellung, Rötung, Narben, Atrophien, Schwitzen, Kaltschweißigkeit, Blässe (Herzinfarkt, Aortendissektion), Fieber?
- **Palpation:** Gelenkbeweglichkeit nach der Neutral-Null-Methode, Stabilitätstests (Aufklappbarkeit?)
- Knochen-Weichteil-Konturen: Schwellung, Ödem, Tumor, Ganglion, Erguss, Rötung, Hauttemperatur, Krepitationen, Myogelosen, Muskeltonus, lokaler Druckschmerz, Kompressions-, Stauchungsschmerz, Umfangsdifferenzen. Lokale o. generalisierte Abwehrspannung im Abdominalbereich (prim. Erkr. eines Bauchorgans o. Harnverhalt bei benigner Prostatahyperplasie?). Solider/pulsierender Tumor?
- **Periphere Pulse:** Abgeschwächte o. fehlende Pulse? RR-Abfall (Aortendissektion)?
- Segmentale Irritationspunkte (meist in Austrittsnähe der segmentalen Spinalnerven)
- **Neurostatus:** Sensibilität, motorische Ausfälle (Zehenspitzen- u. Hackengang bei NPP), Reflexstatus (Arme: BSR, TSR, RPR; Beine: PSR, ASR, Babinski → Ausfall, Seitendifferenz?), Lasègue, Bragard, Valleix-Druckpunkte (Druckschmerz im Verlauf des N. ischiadicus), umgekehrter Lasègue
- **Vegetativum:** Blasen-, Mastdarm-, Genitalfunktion, Schweißsekretion
- **Psyche:** Glaubwürdige Beschwerden? Auffälligkeiten?

Weiterführende Untersuchung

- **Rö:** immer in 2 Ebenen (**cave:** Schwangerschaft, Minderjährigkeit)
- **Labor:** Entzündungsparameter (Leukos, CRP), Herzroutine bei Ausschluss Myokardinfarkt, Oberbauchwerte (kleines BB, GOT, GPT, CHE, Lipase, Amylase, Krea, Harnstoff, ggf. Schwangerschaftstest)
- **MRT/CT** der entsprechenden WS-Segmente: notfallmäßig bei V. a. absolute OP-Ind. beim Cauda-equina-Sy. mit Blasen-, Mastdarmstörung sowie Reithosenanästhesie, bei akut einsetzender Lähmung der Fuß- u. Zehenheber sowie des M. quadriceps u. bei V. a. ICB
- **Sono Abdomen:** Bei V. a. Aortenaneurysma, Cholezystitis, Nephrolithiasis, paranephritischen Abszess, Harnverhalt
- **EKG:** z. A. Herzinfarkt bei unklaren Brust-Schulter-Arm-Schmerzen
- **Gelenkpunktion:** Ausschluss Infekt, Hämarthros, reaktiv
- **Sono:** Gelenk, Muskulatur, Sehne

11.2 Nacken-, Schulter-, Armschmerzen

11.2.1 Differenzialdiagnose

▶ Tab. 11.2.

11

Tab. 11.2 Einteilung der Nacken-, Schulter-, Armschmerzen nach ihrem Verlauf

Verlauf	Erkrankungen
Akut	• Trauma (Fraktur o. Luxation) • Hämatom, ICB, Aortendissektion • Meningitis • Hypertonie • Herzinfarkt, Durchblutungsstörungen • Bakt., reaktive Arthritiden/Bursitiden • Milzinfarkt
Chronisch	• Degenerative Veränderungen • Posttraumatische Störung (Gelenkinstabilität, Fehlstellung, M. Sudeck) • Migräne • Angeborene Anomalien (Klippel-Feil-Sy., Os odentoideum, basiläre Impression) • Fehlhaltungen, Fehlbelastung • Chondrokalzinose
Akut u. chronisch	• Glaukom • Neuralgie N. occipitalis magnus, C2 • Neurol. Erkr. (Hemiplegie, Neurinome, Herpes zoster, Armplexusläsionen, Läsion der peripheren Nerven, Karpaltunnelsy., Sulcus-ulnaris-Sy.)
	• Tumoren, Metastasen u. Kompressionssy. (Pancoast-, Skalenussy.) • Funktionelle Störungen (Blockierungen) • Polymyalgia rheumatica, Spondylarthritis • Ansatztendinosen, Rotatorenmanschettendefekte, Sehnenrupturen • Periarthropathia humeroscapularis (PHS) • Spondylitis, Spondylodiszitis • Psychogen

Muskuloskelettale Ursachen

- **Trauma:**
  - Distorsionen, Schleudertrauma. Klinik: schmerzhafte Bewegungseinschränkung der HWS, Kopfschmerzen, ausstrahlende Schmerzen in Schulter u. Arme, ggf. Kribbelparästhesien in Armen u. Händen
  - Verletzungen, z. B. bei Verkehrsunfällen, gründlich dokumentieren (z. B. angeschnallt, Airbag-Auslösung, Alkoholkonsum?). Es kommt fast immer zu Nachfragen von Versicherungen
- **Degenerative Veränderungen:** meist nicht akut bzw. rezid. Osteochondrose, Spondylarthrose, Unkovertebralarthrose mit u. ohne radikuläre Symptomatik, chron./akute Nackenschmerzen, Nacken-Arm-Schmerzen ein- o. bds., Bewegungseinschränkung der HWS bei Blockierungen, pseudoradikuläre Dysästhesien, Omarthrose, Arthrose des Akromioklavikulargelenks, Impingement-Sy.
- **Blockierungen:** akuter Schiefhals mit Fehlstellung u. muskulärem Hartspann → Tortikollis. **Cave:** Tortikollis nach Überdosierung von Neuroleptika
- **Insertionstendopathien:** Sehnenansätze, Band- u. Kapselapparat druck- u. dehnungsschmerzhaft (z. B. Bizeps-, Supraspinatussehne)
- **Rotatorenmanschettenruptur:** traumatisch (selten) o. degenerativ (häufig), mit Humeruskopfhochstand im Rö-Bild. Degenerative Rupturen zeichnen sich häufig durch Nachtschmerz aus, einhergehend mit wenig Bewegungsver-

lust. Bei traumatischen Rupturen → Verlust der aktiven Abduktion (M. supraspinatus) bzw. Außenrotation (M. infraspinatus): Pseudoparalyse

- **Periarthropathia humeroscapularis (PHS):** unpräziser Sammelbegriff für mehrere degenerative Erkr. im Schulterbereich
  - **PHS simplex tendinotica:** Schmerzen bei Rotation u. Abduktion. Nächtl. Spontanschmerz beim Liegen auf der erkrankten Seite. Schmerzverstärkung unter Belastung
  - **Supraspinatussy.:** Schmerzmaximum am Schulterdach an der Insertionsstelle der Sehne. Schmerzen bei Seithebung zwischen 60 u. 80°, Verstärkung bei Innenrotation u. Anheben gegen Widerstand
  - **Biceps-longus-Sy.:** Schmerzlokalisation entlang der langen Bizepssehne. Bizepsanspannschmerz bei Abduktion, Streckung u. Innenrotation, Druckschmerz im Sulcus intertubercularis, Crepitatio
  - **PHS acuta:** plötzlich auftretende heftige Schmerzen, bis in die Finger ausstrahlend. Schulter druckdolent, oft gerötet u. überwärmt. Funktionstest wegen Schmerzen nicht möglich
  - **PHS pseudoparalytica:** plötzliches Auftreten nach Krafteinwirkung (Sturz o. Heben). Neurol. unauffällig. Der passiv abduzierte Arm kann aktiv nicht gehalten werden (meist Ruptur der Supraspinatussehne)
  - **PHS ankylosans:** blockierte Schulter mit aktiver u. passiver Bewegungseinschränkung. Gelenkverklebungen nach zu langer Ruhigstellung (Arthrofibrose)
- **Rheumatoide Arthritis:** Gelenkschwellungen mit schmerzhafter Bewegungseinschränkung, Morgensteifigkeit. BSG u. CRP ↑, pos. Anti-CCP (AK gegen zyklisches citrulliniertes Peptid), häufig RF pos. (aber unspezifisch!), HLA-B27 mitbestimmen
- **Spondylarthritis:** Schwellung der Sternoklavikular- u. WS-Gelenke
- **Bakt. Arthritiden:** Erguss, Überwärmung, schmerzhafte Bewegungseinschränkung, Infektsymptomatik bis zur Sepsis
- **Bursitis:** z. B. Bursitis subacromialis. Lokaler Druckschmerz, Schwellung bis zur Rötung

Neurologische Ursachen

- **Herpes zoster:** reißende segmentale Schmerzen, mit wässrigem Inhalt gefüllte Bläschen einige Tage später
- **Läsionen des Armplexus:** traumatisch o. Kompression durch z. B. Tumoren (z. B. Pancoast-Tumor, Neurinome, Parkbandläsion), Bestrahlung
- **Bandscheibenvorfall** mit u. ohne radikuläre Symptomatik (radikuläre Nacken-Schulter-Arm-Schmerzen mit u. ohne Parästhesien, manchmal Husten- u. Niesschmerz, Bewegungseinschränkung, Reflexdifferenzen, Paresen, Querschnittssymptomatik bei medialem Vorfall möglich)
- **Meningitis**
- **ICB** (z. B. SAB)

Durchblutungsstörungen

- **pAVK:** blasse, kühle Haut, Pulsabschwächung o. -defizit, Ruhe- o. Bewegungsschmerz
- **Armvenenthrombose:** Schmerzen, livide Verfärbung u. Schwellung des Arms
- **Durchblutungsstörungen** durch angeborene Fehlbildungen o. path. posttraumatische Veränderungen (Kompression z. B. durch Halsrippen, M. scalenus, kostoklavikuläres Sy.)
- **Aneurysma dissecans**

11

Kardiale Ursachen AP, Myokardinfarkt, Perikarditis, funktionelle Herzbeschwerden.

Pulmonale Ursachen Pleuraschmerzen (meist atemabhängig, oft Pleurareiben auskultierbar).

Gastrointestinale Ursachen Cholezystitis, Milzinfarkt, -ruptur, Pankreatitis.

- Bes. dringlich sind Schulter- u. Nackenschmerzen bei V. a. Meningitis, ICB, Myokardinfarkt, Aneurysma dissecans, Milzinfarkt, -ruptur u. Durchblutungsstörungen.
- Umgehende Diagn. u. Ther. sind erforderlich bei Verletzungen im HWS-Schulter-Bereich u. beim Bandscheibenvorfall.
- Bei den meisten Schmerzen handelt es sich jedoch um weniger akute Situationen, die warten können, wenn man anderweitig gefordert ist.

11.2.2 Diagnostisches Vorgehen

Anamnese ▶ 11.1.

Körperliche Untersuchung
- Bewusstseinslage: verändert bei Meningitis, ICB
- Meningismus, Opisthotonus
- Schmerzen o. Bewegungseinschränkungen bei aktiver o. passiver Bewegung (z. B. Insertionstendinosen, Neuritiden, Blockierungen, Verletzungen)
- Druck- o. Stauchungsschmerzen (z. B. knöcherne Verletzungen, Diskusprolaps)
- Muskulärer Hartspann, Myogelosen
- Neurol. Status: Sensibilität, motorische Ausfälle, Reflexdifferenzen (▶ Tab. 11.3, ▶ Abb. 11.1)

Tab. 11.3 Synopsis von Wurzelreizsyndromen im HWS-Bereich

Wurzel	Dermatom	Kennmuskeln	Reflexe
C3/4	Schmerz bzw. Hypalgesie im Schulterbereich	Abschwächung der Schulterhebung	Keine fassbaren Reflexstörungen
C5	Schmerz bzw. Hypalgesie etwa unter dem Ansatz des M. deltoideus	M. biceps brachii (Flexion im Ellenbogen ↓)	BSR ↓
C6	Radialseite des Ober- u. Vorderarms, bis zum Daumen abwärts ziehend	Paresen der Handgelenkhebung (M. extensor carpi radialis) u. der Beugung im Ellenbogengelenk (M. biceps brachii)	Abschwächung von RPR u. BSR
C7	Dermatom lateral-dorsal vom C6-Dermatom, zum zweiten bis vierten Finger ziehend (insb. dritter Finger)	Parese M. triceps brachii, M. pronator teres, gelegentlich der Fingerbeuger. (Ellenbogenextension ↓, Flexion im Handgelenk ↓) Oft sichtbare Atrophie des Daumenballens	Abschwächung o. Ausfall des TSR

Tab. 11.3 Synopsis von Wurzelreizsyndromen im HWS-Bereich *(Forts.)*

Wurzel	Dermatom	Kennmuskeln	Reflexe
C8	Dermatom ist der kleinfingerseitige Unterarm	Parese der kleinen Handmuskeln (Fingerabduktion u. -adduktion ↓). Sichtbare Atrophie insb. des Kleinfingerballens	Abschwächung TSR u. Trömner-Zeichen (Fingerbeugereflex)
Th1	Dermatom über dem medialen Epikondylus	Finger spreizen ↓	

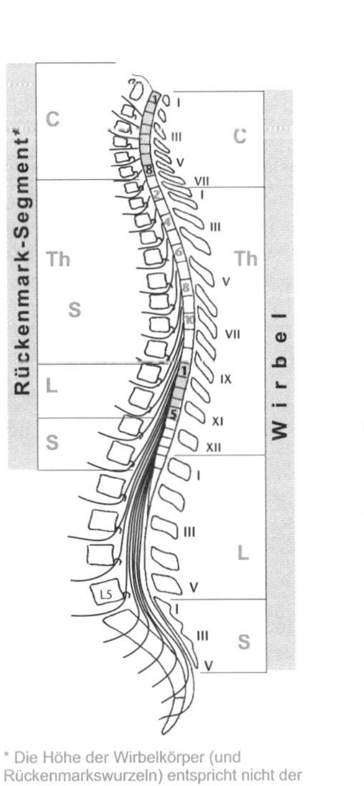

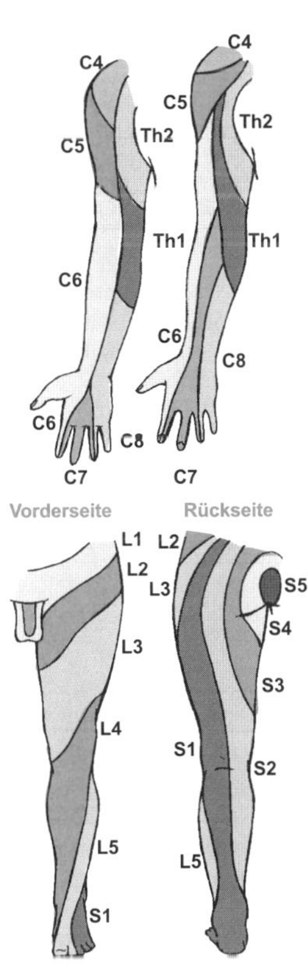

Abb. 11.1 Wirbelkörper, Segmente und Dermatome; Wirbelkörper und korrespondierende Rückenmarksegmente (li); Dermatome von unterer und oberer Extremität (re) [A300]

Weiterführende Diagnostik

- **Labor:** BB, CRP, BSG, Gerinnung bei V. a. Meningitis o. ICB
- **Rö HWS** in 2 Ebenen:
  - Bei Bedarf (Verletzungen) auch nachts Spezialaufnahmen (z. B. Schrägaufnahmen bei V. a. Instabilitäten, Dens-Zielaufnahme)
  - ! Bei HWS-Distorsion bei frischen Verletzungen keine Funktionsaufnahmen (Gefahr der Querschnittlähmung bei Frakturen). Bei unklaren Rö-Befunden Hintergrund hinzuziehen u. CT durchführen
- **Sono** bzw. **Rö Schulter** in 2 Ebenen: Verletzungen o. Verkalkungen im Bandapparat o. im Verlauf der Sehnen
- **Duplex-Sono** (wenn nicht möglich, Phlebografie) bei V. a. Armvenenthrombose
- **CT Schädel** bei V. a. ICB, CT HWS bei Verletzungen, Einblutungen (Schluckstörung, Globusgefühl)
- **Sono** u. **CT Thorax** bei V. a. disseziierendes thorakales Aortenaneurysma
- **Rö, MRT, CT:** je nach Lokalisation bei Bandscheibenschäden

11.2.3 Therapeutisches Vorgehen

Stationäre Patienten

- Bei leichteren Beschwerden auf dem Boden degenerativer Veränderungen u. bei muskulärem Hartspann zunächst Versuch mit lokaler Wärme- (meist chron. Stadium) o. lokaler Kälteapplikation (eher im akuten Stadium), Antiphlogistika (z. B. NSAR: Diclofenac 2 × 75 mg, Höchstdosis 150 mg/d mit Magenschutz: Omeprazol 40 mg), ggf. mit Muskelrelaxanzien (z. B. Tetrazepam 50 mg oral; **cave:** eingeschränktes Reaktionsvermögen!)

> Diclofenac, 2 × 75 mg, für Pat. **mit ASS** in der Hausmedikation, sonst z. B. Ibuprofen, 4 × 600 mg, **ohne ASS** in der Hausmedikation.

- Bei **Tortikollis** nach Ausschluss von HWS-Verletzungen Antiphlogistika u. Muskelrelaxanzien (s. o.). Wärmeapplikation, wenn vom Pat. toleriert. Akupunktur
- **PHS acuta:** Analgetika. Ibuprofen 3 × 400 mg, Höchstdosis 2,4 g/d, oder Metamizol 4 × 500 mg, Höchstdosis 4 g/d, oder Tramadol 2 × 150 mg, Höchstdosis 600 mg/d p. o. (möglichst in retardierter Form). Kühlung

Ambulante Patienten

- Leichtere Beschwerden bei bek. o. eindeutiger Ursache können sympt. anbehandelt werden → haus- o. fachärztl. Behandlung
- Bei schweren Verletzungen o. Begleitverletzungen, nahezu Immobilität bei starken Schmerzen → Pat. stat. aufnehmen
- Ist die Ursache der Beschwerden unklar, oder handelt es sich um neu aufgetretene Schmerzen → Pat. zur weiteren Diagn. u. Beobachtung stat. aufnehmen

11.3 Kreuz- und Rückenschmerzen

11.3.1 Differenzialdiagnose

Den mitten in der Nacht auftauchenden Pat. mit Rückenschmerzen nicht bagatellisieren. Krankheitsbilder mit akutem Handlungsbedarf müssen erkannt werden, z. B.
- Konus-Kauda-Sy.
- Akuter Bandscheibenvorfall mit manifesten Paresen
- Herzinfarkt, disseziierendes Aortenaneurysma, akute Pankreatitis (Schmerzausstrahlung in den Rücken!)

Vertebrale Ursachen Schmerzzunahme bei Bewegung, lokalisierter Druck- u. Klopfschmerz, paravertebrale Muskelverspannungen (Myogelosen, Hartspann).
- **Degenerative Erkr. der WS:** Spondylose (Wirbelkörper), Chondrose (Bandscheibe), Spondylarthrose (Wirbelgelenke), Spondylolyse (Spaltbildung in der Interartikularregion des Wirbelbogens, „Hundehalsband") u. Spondylolisthesis (Ventralgleiten des WK), Spondylosis deformans, M. Scheuermann, M. Forestier
- **Neoplasien:** Knochenmetastasen, prim. Knochentumoren, Tumoren im Wirbelkanal, Plasmozytom
- **Entzündl. Erkr.:** Spondylodiszitis, Spondylitis bei Tbc, M. Bang
- **Anomalien der WS:** Skoliose, Spina bifida, Keil-, Blockwirbel
- **Knochenstoffwechselstörungen:** Osteoporose, Osteomalazie, M. Paget
- **Frakturen,** osteoporotische Sinterungen der WK

Extravertebrale Erkrankungen Die Schmerzen sind meist permanent u. auch in Ruhe vorhanden, nicht bewegungs- u. belastungsabhängig. Meist liegen zusätzliche Symptome vor.
- **Gastrointestinale Erkr.:**
  - Ösophagitis (retrosternale Schmerzen bes. nachts, Rückenschmerzen im Bereich der BWS)
  - Gastroduodenale Ulzera (Schmerzen zwischen Th5 u. Th10)
  - Pankreatitis (gürtelförmig in den Rücken ausstrahlend); Pankreaskarzinom (auch im unteren Teil der BWS)
  - Gallenkolik o. Cholezystitis (z. T. Ausstrahlung in Rücken u. re Schulterregion, manchmal nur Rückenbeschwerden)
  - Akute u. chron. entzündl. Darmerkr. (Durchfall u. Rückenschmerzen)
  - Rektumkarzinom (Schmerzen im Sakralbereich)
- **Kardiovaskuläre Erkr.:**
  - Myokardinfarkt/ACS
  - Thorakales Aortenaneurysma (akute Schmerzen bei Dissektion o. Ruptur im Bereich Th5–Th7, zwischen den Schulterblättern)
  - Abdom. Aortenaneurysma (Rücken-, Flankenschmerzen, Blutungsanämie u. Schock, Femoralispulse können fehlen)
- **Erkr. der Lunge:**
  - Pneumonien/Pleuritis
  - Sarkoidose u. Löfgren-Sy. (Husten, Dyspnoe, Arthralgien u. Rückenschmerzen)

- **Hämatol. Erkr.:** Sichelzellenkrise mit massivsten thorakolumbalen Schmerzen
- **Nephrol. Erkr.:**
  - Pyelonephritis (Fieber, Schüttelfrost, Rücken- u. Flankenschmerzen)
  - Nephrolithiasis (Koliken, Flankenschmerz)
- **Immunol. u. rheumatol. Erkr.:** Praktisch alle rheumatischen Erkr. weisen im Verlauf Rückenschmerzen auf. Sakroiliitis oft ursächlich für lumbosakrale Schmerzen (Spondylitis ankylosans)
- **Urol. u. gyn. Erkr.**
- **Neurol. Erkr.:** Neuritis, Herpes zoster, Tumoren, Borreliose, diab. Neuropathie
- **Psychosomatische Beschwerden**

11.3.2 Syndrombezeichnungen

Übersicht

Folgende Syndrome fassen lediglich unspez. klin. Symptome zusammen. Sie sind keine Diagnosen! Zahlreiche DD sind möglich. Eine subtile Anamnese u. genaue klin.-neurol. Untersuchung sind Pflicht! Wenn nötig, interdisziplinäres Vorgehen.

- **Lumbago:** „Hexenschuss", akuter Kreuzschmerz
- **Lumbalgie:** chron. Kreuzschmerz ohne radikuläre Ausstrahlung
- **Radikuläre Schmerzen:** segmentale Schmerzausbreitung entlang eines Dermatoms. Ggf. Ausfall von Kennmuskeln durch Kompression der Nervenwurzel
- **Pseudoradikuläre Schmerzen:** ausstrahlender Schmerzen, die keinem Nerv zugeordnet werden können, ausgehend von Muskulatur, Bandscheiben, Zwischenwirbelgelenken
- **Lumboischialgie** (Femoralgie/Ischialgie): Kreuzschmerz mit Ausstrahlung ins Bein, entsprechend dem Nervenverlauf

Lumbago

Plötzlich auftretender Kreuzschmerz mit steifer Fehlhaltung der LWS durch Wurzelreizung (Protrusio der Bandscheibe o. beginnender Diskusprolaps, Blockierung eines Iliosakralgelenks). Verstärkung durch bestimmte Bewegungen (z. B. Vorneigen, Heben, Drehen). Ein nachweisbares, somatisches Korrelat kann fehlen.

Klinik

- Akut o. langsam einsetzender Schmerz im Bereich der LWS o. des lumbosakralen Übergangs
- Gelegentlich einschießende Schmerzen im Ausbreitungsgebiet eines Dermatoms, eher pseudoradikulär. Selten Sensibilitätsstörungen o. motorische Paresen
- Schmerzbedingt eingeschränkte bis aufgehobene LWS-Beweglichkeit
- Schmerzreflektorische Myogelosen, muskulärer Hartspann
- Lasègue neg.

Lumboischialgie (Femoralgie/Ischialgie)

Akut bis chron. auftretender Kreuzschmerz mit Schonhaltung der LWS meist durch Veränderungen der lumbalen WS aufgrund degenerativer Prozesse (z. B. Reizung der Nervenwurzeln durch osteophytäre Anbauten o. Bandscheibenvorfälle), aber auch extravertebrale Ursachen, z. B. Sakroiliitis, urol. Erkr. (Pyelonephritis, Ureterkolik), gyn. Erkr. (Retroflexio uteri, gyn. Tumoren, Schwangerschaft).

Klinik

- Wie Lumbago
- Schmerzausbreitung radikulär entlang eines Dermatoms, entlang des N. ischiadicus (Ischialgie) o. N. femoralis (Femoralgie) in ein Bein
- z. T. mit Sensibilitätsstörungen u./o. muskulären Schwächen
- Lasègue meist pos.

Diagnostisches Vorgehen

- **Untersuchung:** motorische, sensible Ausfälle, Reflexstatus, Lasègue. Druckschmerz, Myogelosen?
- **Rö:**
  - LWS in 2 Ebenen: Fehlstellung, alte Frakturen, osteoporotische Sinterung, Osteolysen?
  - Beckenübersicht: bei Innenrotationsschmerz, Bewegungseinschränkung. Coxarthrose?
  - Iliosakralgelenke: Osteolysen?
- **MRT/CT:** bei sensomotorischen Ausfällen. Nachweis eines Diskusprolapses?
- **Sono:** intraabdom. Ursachen. Aortenaneurysma?

Therapeutisches Vorgehen

In der Akutphase:

- Ausgeprägter Schmerzsymptomatik → stat. Aufnahme, kurzfristige Ruhigstellung im **Stufenbett** (Flexion von 90° im Hüft- u. Kniegelenk)
- Wenn Pat. es als angenehm empfindet, lokale Thermother. (ausprobieren, ob Wärme o. Kälte)
- Je nach Beschwerdebild **Analgetika:** z. B. Diclofenac 2 × 75 mg **mit ASS** in der Hausmedikation, Ibuprofen 3 × 400 mg, Höchstdosis 2,4 g/d, **ohne ASS** in der Hausmedikation mit Magenschutz (Omeprazol 40 mg) kombinieren oder Metamizol 4 × 500 mg, Höchstdosis 4 g/d, oder Tramadol 2 × 150 mg, Höchstdosis 600 mg/d p. o., u. ggf. Muskelrelaxanzien (z. B. Tetrazepam 50 mg oral; **cave:** eingeschränktes Reaktionsvermögen!)
- Bei **ausgeprägter Schmerzsymptomatik,** kaum untersuchbarem Pat.: lebensbedrohliche Erkr. ausschließen u. sofortige Analgesie mit z. B. „Würzburger" Perfusor (400 mg Tramadol, 2,5 g Metamizol u. 20 mg Metoclopramid. **Cave:** bei Überdosierung u. a. Übelkeit, Blasenentleerungsstörungen). Oder: 7,5 mg Piritramid s. c. max. alle 6 h. Zusätzlich Thromboseprophylaxe
- Bei **Schwangeren** zunächst Versuch mit Wärmflasche, Lagerungen. Manchmal ist es auch hilfreich, verspannten Pat. den Rücken einzureiben. Paracetamol nur bei strenger Ind.

> Häufig stellen sich Pat. mit Lumboischialgien vor. Bei geringer Symptomatik können sie sympt. behandelt werden u. ambulant bleiben. Jedoch Diskusprolaps durch eine gründliche neurol. Untersuchung ausschließen! Im Zweifel stat. aufnehmen.

11.3.3 Lumbaler Bandscheibenvorfall

Ätiologie Häufig Altersdegeneration der Bandscheibe durch chron. Mikrotraumen, Manifestation durch ein weiteres traumatisierendes Ereignis (Zerrung o. Verhebetrauma). Wenige Stunden bis Tage danach kommt es durch ein weiteres banales Trauma wie Husten, Bücken o. beim Stuhlgang zum akut einsetzenden lumbalen Schmerz o. zur neurol. Symptomatik, am häufigsten im Bereich L4/5 u. L5/S1.

Vorsicht bei der Diagnose „Bandscheibenvorfall" bei Pat. > 65 J. Hier sind akute Nucleus-pulposus-Prolapse (NPP) die Ausnahme.

Klinik

- Meist plötzlich einsetzender Schmerz im Sinne einer Lumbago o. Lumboischialgie. Schmerzen in segmentaler Ausbreitung, Verstärkung durch Husten, Niesen, Pressen. Kribbel- o. Taubheitsgefühle im betroffenen Segment, meist L5/S1, einhergehend mit einer motorischen Schwäche z. B. N. peroneus (Fußheberschwäche?). Reflexverlust? Lasègue pos.
- Blasen-Mastdarm-Störung (unwillkürlicher Harn- o. Stuhlabgang, -verhalt!)?

! Immer auch Genitalregion untersuchen z. A. eines medialen Bandscheibenvorfalls: Sensibilitätsprüfung im Genital- u. Analbereich (Reithosenanästhesie), Sphinktertonus

- Schonhaltung mit reflektorischer Skoliose bis zur vollständigen Bewegungsunfähigkeit

Eine akute Cauda-equina-Lähmung mit Blasen-Mastdarm-Störung u. Reithosenanästhesie, eine akut einsetzende Lähmung der Fuß- u. Zehenheber sowie des M. quadriceps stellen eine absolute OP-Ind. dar. Bei Unklarheiten immer Hintergrund hinzuziehen!

Diagnostisches Vorgehen Wie bei Lumbago, Lumboischialgie (▶ 11.3.2).

- **Neurol. Untersuchung** ▶ Tab. 11.4, ▶ Abb. 11.1.
- **MRT/CT:** genaue Lage von Nucleus-pulposus-Prolaps o. -Protrusion, Höhe u. Ursache der Kompression.

! Sympt. NPP auf 2 Höhen sind Raritäten, aber viele NPP sind asymptomatisch. Deshalb Misstrauen ggü. der Bildgebung! Die Befunde sind nur bei entsprechendem klin. Korrelat zu verwenden.

- **Myelo-CT** (Myelografie) bei unklaren Fällen.
- **EMG u. NLG:** Objektivierung der neurol. Ausfälle.

Konservative Therapie Wie bei Lumbago/Lumboischialgie. Außer bei funktionell bedeutsamen neurol. Paresen ist die Schmerzbehandlung entscheidend. Misserfolg einer konservativen Behandlung nicht > 2 Wo. tolerieren, dann OP-Ind. erneut überprüfen. Treten Paresen auf, MRT/CT der entsprechenden LWS-Segmente.

OP-Ind.: meist sehr schwierige Entscheidung. Hier immer Hintergrund hinzuziehen.

Tab. 11.4 Synopsis der lumbalen Wurzelsyndrome			
Wurzel	**Dermatom**	**Motorik**	**Reflexe**
L3	Schmerz, Sensibilitätsstörung quer über Oberschenkelvorderseite zum Condylus medialis ziehend	Parese des M. quadriceps u. der Hüftadduktoren (Kniestreckung ↓, Hüftadduktion ↓)	PSR fehlend o. abgeschwächt
L4	Oberschenkelaußenseite über Patella u. Innenseite des Unterschenkel	Parese des M. quadriceps u. M. tibialis ant. (Kniestreckung ↓, Supination ↓)	PSR fehlend o. abgeschwächt
L5	Knieaußenseite, ventrolateraler Unterschenkel, Fußrücken, Großzehe	Parese des M. extensor hallucis longus, M. extensor digitorum brevis (Fersengang ↓, Fußheber ↓, Zehenheber ↓)	Tibialis-post.-Reflex* fehlend o. abgeschwächt
S1	Laterodorsaler Ober- u. Unterschenkel, Ferse, Kleinzehe	Parese der Mm. triceps surae, peroneus, gluteus maximus (Zehengang ↓, Fußsenker ↓, Pronation ↓)	ASR fehlend o. abgeschwächt

* Der TPR ist nur zu 30 % auslösbar!

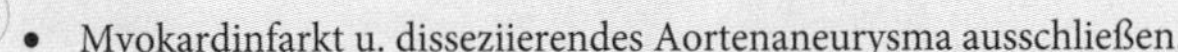

- Myokardinfarkt u. disseziierendes Aortenaneurysma ausschließen.
- Bei Rückenschmerzen mit akuten Lähmungserscheinungen/Taubheit ist auch nachts eine umfangreiche Diagn. u. ggf. Ther. nötig.
- Bei Verletzungen muss Pat. immobilisiert bleiben, bis eine Entscheidung über Stabilität o. Instabilität getroffen ist. Im Zweifel Hintergrund verständigen.

11.4 Akute Gelenkschmerzen

11.4.1 Einteilung

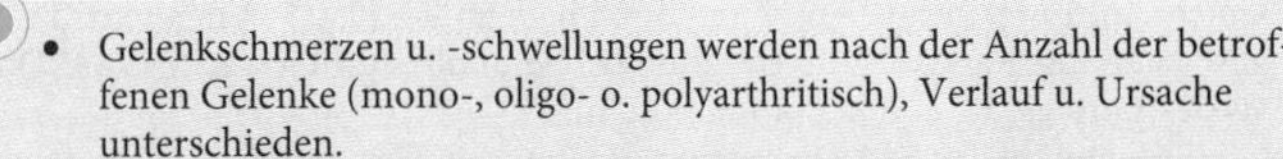

- Gelenkschmerzen u. -schwellungen werden nach der Anzahl der betroffenen Gelenke (mono-, oligo- o. polyarthritisch), Verlauf u. Ursache unterschieden.
- Wichtig im Nachtdienst ist es, die **septische Arthritis,** eine **infizierte Prothese,** die **Epiphyseolysis capitis femoris** u. den **Gichtanfall** zu erkennen.

11.4.2 Monarthritische Symptomatik

Bakterielle Arthritis

Ursachen

- Dir. Inf. durch Punktion, postop., Verletzung: Erreger meist Staphylokokken
- Hämatogen i. R. einer Bakteriämie (kann auch asympt. verlaufen)
- Metastatischer Gelenkbefall z. B. bei Gonorrhö, Salmonellosen, Staphylokokken u. immunsupprimierten Pat. (Zytostase, HIV)

Klinik Meist monoartikulär an großen Gelenken, starke Schmerzen u. Entzündungszeichen: Fieber, Rötung, Schwellung, Erguss, Funktionseinschränkung, evtl. Zeichen einer Sepsis (aber auch fast asympt. bei Rheumatikern unter Kortikoid- o. NSAR-Ther.)!

Diagnostisches Vorgehen Anamnese (Punktion?), Labor (CRP, Leukos), Gelenkpunktion mit bakteriol. (Antibiogramm!) Bestimmung der Zellzahl, Erregernachweis (sofort: Gramfärbung), Untersuchung, bei V. a. septisches Geschehen Blutkulturen.

Therapeutisches Vorgehen Ziele: Sanierung des Infekts u. Wiederherstellung der Gelenkfunktion!

- Entlastungspunktion. **Jeder Gelenkinfekt zwingt zur unverzüglichen OP** (arthroskopisch, offen, ggf. geplanter Second-Look, Vac-Instill-System, ggf. Entfernung aller alloplastischen intraartikulären Implantate)

! **Cave:** Gelenkpunktionen unter sterilen Bedingungen durchführen! Hintergrund!

- Bei unbek. Erreger zunächst kalkulierte Antibiotikather. (z. B. Cephalosporine II (▶ 20.1.2), später nach Antibiogramm)

Gichtanfall

Meist adipöse Männer > 40 J. Klassische Lokalisation: Großzehengrundgelenk (seltener z. B. Sprung- o. Daumengrundgelenk).

Ursachen

- **Prim. Hyperurikämie:** durch Ausscheidungsstörung o. Überproduktion. Auslösend für den akuten Anfall sind oft Ess- o. Trinkexzesse.
- **Sek. Hyperurikämie:** vermehrter Zelluntergang, z. B. bei myelo- o. lymphoproliferativen Erkr., Zytostatika- o. Strahlenther.; Gewichtsreduktion mit Ketosen. Hemmung der Harnsäureausscheidung z. B. durch Diuretika.

Klinik Hochakute, extrem schmerzhafte Monarthritis, Rötung, Schwellung des betroffenen Gelenks, stark berührungsempfindlich.

Diagnostisches Vorgehen Klinik, Harnsäurewerte, Leukozytose, BSG-Erhöhung. Zeichen einer Hyperurikämie, z. B. Gichttophi (kleine Knötchen durch Harnsäureablagerung in Gelenknähe o. an Ohren).

Therapeutisches Vorgehen

- **Colchicin,** 1 mg, in stdl. Abständen für 4 h, dann 2-stdl. 0,5–1 mg, max. Tagesdosis 8 mg. Rasche Dosisreduktion bei Befundbesserung: am 2. Tag ½ Dosis des Vortags, am 3. Tag nur noch 1,5 mg
  ! NW: Durchfälle, KM-Depression, Haarausfall. Dosisempfehlungen daher nicht überschreiten
- **Indometacin:** zusätzlich zur Colchicin-Ther. bei schweren Verläufen o. wenn Colchicin nicht gegeben wird. 100 mg rektal alle 4–6 h bis max. 400 mg/d mit Magenschutz, über 2–3 d ausschleichen
- Besteht ein Gichtanfall schon > 2 d: Prednisolon 30–50 mg oral für 2 d in Komb. mit Colchicin
- **Lokalther.:** kühlende Alkoholumschläge, Diclofenac-Salbe. Betroffenes Gelenk ruhig lagern

Chondrokalzinose („Pseudogicht")

Ursachen Kalziumpyrophosphatablagerungen intra- o. periartikulär. Rezid. Schübe bei familiärer Form o. vereinzelte Attacken bei „idiopathischer" Form.

Klinik Zumeist Kniegelenk betroffen. Subakute rezid. Polyarthropathie. Ähnlich wie Gichtanfall.

Diagnostisches Vorgehen

- **Rö:** Meniskusverkalkung, Verschattungen in Sehnen, Bandscheiben, Symphysen
- Nachweis von Kalziumpyrophosphat im Gelenkpunktat (Tagdienst)

Therapeutisches Vorgehen Symptomatisch, Punktion des Ergusses, Injektion von Glukokortikoiden, NSAR, Kryother.

Traumatischer Gelenkerguss

Blutiger o. seröser Gelenkerguss.

Ursache Distorsionen, Kreuzbandrupturen, Marcumar®-Ther., Gerinnungsstörungen (Hämophilie A, B).

Diagnostisches Vorgehen

- **Anamnese**
- **Körperl. Untersuchung:** „tanzende" Patella
- **Rö:** Knie in 2 Ebenen: Tibiakopffraktur, knöcherne Bandausrisse?
- **Kniepunktion:** 70 % Hämarthros bei vorderer Kreuzbandruptur. Fettaugen sind Hinweis auf osteokartilaginäre Fraktur
- **MRT** (Begleitverletzungen bei vorderer Kreuzbandruptur), CT (Ausmaß der Tibiakopffraktur)

Therapeutisches Vorgehen Ggf. Ruhigstellung in Mecronschiene, Thromboseprophylaxe, NSAR, Kryother.

Aktivierte Arthrose

Ursache Auftreten entzündl. Gelenkveränderungen (Schwellung, Rötung, Schmerzen) nach Überlastung bei bestehenden degenerativen Veränderungen.

Diagnostisches Vorgehen Anamnese, Rö, Gelenkpunktion.

Therapeutisches Vorgehen Symptomatisch, Entlastungspunktion, mit ggf. gleichzeitiger i. a. Gabe von Kortison, NSAR, Kryother.

Reaktive (para-/postinfektiöse) Arthritis

Oft junge Männer. Meist Wochen **postenteritisch** (Yersinien, Shigellen, Salmonellen), **posturethritisch** (Chlamydien, Mykoplasmen), Post-Streptokokken (Vollbild: **rheumatisches Fieber;** selten!) o. nach Konjunktivitis.

Klinik

- Arthritis ohne weitere extraartikuläre Manifestation und z. B. Tonsillitis/Pharyngitis; große Gelenke der unteren Extremität. Häufig hohes Fieber zu Beginn, RF neg.
- **Morbus Reiter:** variables klin. Bild. Die reaktive Arthritis folgt i. Allg. der Urethritis u. der Konjunktivitis/Iridozyklitis (Reiter-Trias). Letztere können fehlen o. auch nicht bemerkt werden. Oft zusätzlich Schleimhautveränderungen: erosive Balanitis, papulopustulöse parakeratotische Exantheme an Handflächen u. Fußsohlen, Stomatitis. Oligoarthritis der unteren Extremität mit zusätzlich Enthesiopathien im Fersenbereich.

Diagnostisches Vorgehen Klinik, BSG ↑, bei Inf. mit Chlamydien, Mykoplasmen o. Shigellen Serologie bzw. Kultur pos.; ASL-Titer-Verlauf. HLA-B27 in 80 % pos., RF neg. Bei florider Urethritis Abstrich zum Erregernachweis.

Therapeutisches Vorgehen Bei florider Synovitis NSAR, Tetrazykline bei Chlamydien- o. Mykoplasmennachweis.

Lyme-Arthritis

Ursache *Borrelia burgdorferi* (Übertragung durch Zeckenstich).

Klinik Unspez. Allgemeinsymptome u. Arthralgien in der Frühphase nach Zeckenstich, in 70 % d. F. Erythema chronicum migrans, als Spätsymptom nach Wo. bis Mon. chron. Arthritis (häufig Kniegelenk). In 15 % Beteiligung des Nervensystems (Meningitis, Enzephalitis, Radikulitis, Fazialisparese).

Diagnostisches Vorgehen Anamnese (Zeckenstich, evtl. Erythema migrans), Serologie (Borrelien-AK).

Therapeutisches Vorgehen Frühstadien: Doxycyclin 200 mg/d über 21 d. Bei schweren Fällen Ceftriaxon 2–4 g i. v. über 3 Wo.

11.4.3 Polyarthritische Symptomatik

Akuter Schub einer rheumatoiden Arthritis

Klinik

- Typischerweise symmetrischer Befall der Grund- u. Mittelgelenke der Hände u. Füße u. der Handgelenke, aber auch Befall großer Gelenke (Knie, Hüften)
- Schmerzen auch durch periartikuläre Manifestationen (z. B. massive Tenosynovialitis)
- Schmerzbedingte Bewegungseinschränkung, „ausgeprägter Ganzkörperschmerz", nahezu immobil, Schwellung u. Fehlstellung, Deformation der Gelenke (Ulnardeviation der Langfinger, Knopfloch-, Schwanenhalsdeformität etc.)

Diagnostisches Vorgehen Anamnese, Klinik, Sono, Rö, Labor (RF in 75 %, ANA in 40 % pos., CCP-AK, Entzündungszeichen: Leukos, CRP, BSG, Elektrophorese).

Therapeutisches Vorgehen Eine kausale Ther. gibt es bislang nicht. Medikamentöse u. physikalische Ther. stehen an erster Stelle. Die medikamentöse Einstellung erfordert viel Erfahrung u. gehört in die Hände eines Facharztes mit der Zusatzbezeichnung „internistische/orthopädische Rheumatologie".

- Milder Verlauf: NSAR
- Schwerer Verlauf: passager hoch dosiert Glukokortikoide. Rheumatol. Fachkonsil
- **Cave:** schrittweise Reduzierung der tgl. Kortisondosis (2,5 mg pro Woche!), Gefahr der Addison-Krise
- Ggf. Gelenkpunktion

Arthritis bei Kollagenosen und Vaskulitiden

Systemischer Lupus erythematodes, Sklerodermie, Dermatomyositis, Wegener-Granulomatose/Arthritis, Polymyositis, Sharp-Sy.

Klinik Arthralgien häufig der Hand-, Finger- o. Kniegelenke. Begleitend häufig Myalgien. Raynaud-Phänomen, Hypergammaglobulinämie.

Diagnostisches Vorgehen Anamnese (bek. Kollagenose, typische Hautveränderungen o. a. Begleitsymptome).

Therapeutisches Vorgehen Zunächst symptomatisch. NSAR, ggf. Glukokortikoide. Weiterbehandlung durch Rheumatologen.

Psoriasis-Arthritis

Meist Befall kleiner Gelenke als asymmetrische Arthritis, z. T. Strahlbefall (z. B. Wurstfinger). Typische Hautveränderungen können fehlen. Beteiligung des Achsenskeletts: Enthesiopathie (Ferse), Sakroiliitis, Sternoklavikulararthritis.

11

Löfgren-Syndrom

Akute Sarkoidose. Symmetrische Arthritis der Sprunggelenke, begleitend Erythema nodosum, Husten, Fieber.

Diagnostisches Vorgehen Klinik, Rö-Thorax (Hilus-Lk-Vergrößerung bds.). Thorax-CT bei Lk-Vergrößerung.

Therapeutisches Vorgehen Zunächst symptomatisch. NSAR, ggf. Glukokortikoide, ggf. Gelenkpunktion. Weiterbehandlung durch Internisten.

Arthritis bei chronischen Enteropathien

M. Crohn, Colitis ulcerosa: akuter, auch oligoartikulärer Befall von Knie-, Sprung-, Hand- u./o. Fingergelenken, sakroiliakal.

Diagnostisches Vorgehen Anamnese (bek. CED).

Therapeutisches Vorgehen Zunächst symptomatisch. Paracetamol, Metamizol, ggf. Glukokortikoide. Weiterbehandlung durch Internisten.

11.4.4 Weiterführende Diagnostik

Für den nächsten Tag planen:

- **Labor:**
  - Entzündungsparameter (CRP, kleines BB, BSG, Serumelektrophorese)
  - Bei V. a. **Infektarthritis** Yersinien-, Shigellen-, Salmonellen-, *Campylobacter*-Serologie
  - Bei V. a. **Lyme-Arthritis** Borrelien-AK
  - Bei V. a. **reaktive Arthritis** Chlamydien-, Mykoplasmen- u. Shigellenserologie
  - Bei V. a. **Virusarthritis** Virusserologie mit Urethraabstrich
  - Bei V. a. **rheumatisches Fieber** ASL-Titer-Verlauf, Anti-DNAse. Evtl. Bestimmung von HLA-B27
  - Bei V. a. **Kollagenose** o. **rheumatoide Arthritis** ANA, RF, CCP-AK, ENA, Serumelektrophorese etc.
- **Rö** des betroffenen Gelenks, evtl. Skelettszintigrafie

11.4.5 Therapeutisches Vorgehen

Allgemeine Therapie

- Initiale sympt. Ther. mit NSAR, z. B. Diclofenac 2 × 75 mg p. o. oder als Supp. oder Ibuprofen 3–4 × 400–600 mg p. o., begleitender Magenschutz, z. B. Omeprazol 40 mg p. o.
- Zusätzlich: kühlende Umschläge, kurzfristige Ruhigstellung des betroffenen Gelenks
- Weitere spezielle Ther. nach Diagnosesicherung im Tagdienst

- Gastrointestinale NW der NSAR sind durch Gabe von Suppositorien nicht vermeidbar, da die gleichen Serumspiegel erreicht werden.
- Bei Komb. von Steroiden mit NSAR besteht ein erhöhtes Ulkusrisiko (zusätzlich PPI)!

Aufnahme ambulanter Patienten

- Stat. Aufnahme bei V. a. bakt. Arthritis o. floriden Schub einer rheumatoiden Arthritis, Kollagenose, Vaskulitis u. bei unklaren ausgeprägten Gelenkschwellungen zur weiteren Abklärung.
- Eine amb. Behandlung ist bei aktivierter Arthrose, leichteren Gichtanfällen o. reaktiven Arthritiden möglich.

11.5 Epiphyseolysis capitis femoris (ECF)

Synonyme Hüftkopfepiphysenlösung, Coxa vara adolescentium.

Ätiologie und Pathogenese Vorwiegend bei Jungen (m : w = 3 : 1), im präpubertären Wachstumsschub (zwischen dem 9. Lj. bis zum Wachstumsabschluss), zu 50 % doppelseitig. Die Kinder sind meist deutlich übergewichtig (Dystrophia adiposogenitalis) oder (seltener) von eunuchoidem Hochwuchs (hormonelle Faktoren!), oder es liegen endokrine Mangelzustände vor (Hypothyreose, Wachstumshormonmangel, Hypogonadismus, Kinder sind außerhalb des üblichen Altersfensters!).

- **Akute Form (ECF acuta):**
  - Selten
  - Komplette Lösung der Epiphysenfuge
  - Hämarthros
  - Störung der Gefäßversorgung des Femurkopfes
  - Einschränkung der Belastbarkeit
  - Kurze Anamnesedauer, max. 3 Wo.
  - ! Notfall
- **Lenta-Form (ECF lenta):**
  - Häufig
  - Aufgelockerte Epiphysenfuge
  - Erhaltene Belastbarkeit (aber auch eingeschränkte Belastbarkeit!)
  - Allmähliche Verbreiterung im ventral-kranialen Epiphysenbereich (ECF imminens) vor Dislokation

- Die **Lenta-Form** kann in jedem Stadium zum Stillstand kommen (Verknöcherung der Wachstumsfuge), aber auch akut dislozieren!
- Bis zu 80 % Nekroserate des Hüftkopfes.

- **Akut-auf-chron. ECF:**
  - 15–20 %
  - Akuter Abrutsch, der sich auf einem zuvor unbemerkt entstandenen chron. Abrutsch aufpfropft
  - Hämarthros

Wichtige Differenzialdiagnosen

- Coxitis (Anamnese, BB)
- Schenkelhalsfraktur (Anamnese, Rö)
- M. Perthes (ab 3. Lj.)

Klinik

- Beschwerden im Kniegelenk u. an der Oberschenkelvorderseite (meist Bagatellisieren der Symptome u. damit Diagnose- u. Ther.-Verzögerung über Wo. u. Mon.!) bis zur akuten Belastungsunfähigkeit.
- Schonhaltung in Außenrotation u. Abduktion, intermittierendes Hinken.
- Bein verbleibt in Außenrotation bei der Innenrotationsprüfung mit gebeugter Hüfte (pos. Drehmann-Zeichen).
- Für die akuten Beschwerden haben Pat. meist eine plausible Erklärung, z. B. Sturz im Sportunterricht, Stolpern. Selten findet sich ein für die Auslösung des Geschehens adäquates Trauma.

Diagnose

- Rö-Untersuchung beider Hüften! Lauenstein: 70–90° Flexion u. 45–50° Abduktion (zeigt die Dorsalposition der Epiphyse und a. p.)
- Abkippwinkel messen
- Ultraschall: Erguss, Stufe zwischen Schenkelhalsmetaphyse u. abgerutschter Epiphyse
- MRT nur bei Frage der Hüftkopfnekrose, Labrumläsion o. Impingement-Symptomatik

Therapie In allen Stadien grundsätzlich operativ!

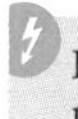

Bei der ECF acuta notfallmäßige offene/geschlossene Reposition (unter Innenrotation u. Abduktion), Fixation der Epiphyse unter gleichzeitiger Hämatomentlastung!

Bilaterale Therapie In 25–40 % betrifft die ECF beide Hüftgelenke, oder es kommt innerhalb von 6–12 Mon. zum Abgleiten der unbeteiligten Seite. International wird die prophylaktische Fixierung der gesunden Seite kontrovers diskutiert. Bei sorgfältiger OP-Technik ist das Risiko, Komplikationen durch die Verschraubung zu erleiden, gering, es kann jedoch (in Ausnahmefällen) der ausdrückliche Wunsch der Familie sein, auf die Versorgung zu verzichten.

Wechselwirkung zwischen ASS und NSAR!

ASS bindet irreversibel an COX-1 mit der Folge einer Hemmung der Thrombozytenaggregation.

Ibuprofen o. Metamizol (reversible Bindung an COX-1) verhindern den Zugang von ASS an die Bindungsstelle. ASS wird abgebaut u. ausgeschieden, bevor es an COX-1 binden kann.

Da die Wirkung von ASS bei irreversibler Bindung an COX-1 mehrere Tage anhält, beeinträchtigt die gleichzeitige Gabe von ASS u. Ibuprofen bzw. Metamizol für 3–5 d die Blutgerinnung.

11.6 DRG-Codes

Die wichtigsten DRG-Codierungen für Erkr. des Bewegungsapparats sind ▶Tab. 11.5 zu entnehmen.

Tab. 11.5 DRG-Codes: Schmerzen am Bewegungsapparat

Krankheitsbild	DRG-Code
Rotatorenmanschettenruptur	M75.1
Periarthropathia humeroscapularis	M75.0
Biceps-longus-Syndrom	M75.2
Spondylarthritis inkl. M. Bechterew	M45.09
Bursitis	M71.19
Tortikollis	M43.6
Lumbago	M54.5
Lumboischialgie	M54.4
Bakterielle Arthritis	M00.99
Gicht	M10.99
Chondrokalzinose	M11.29
Lyme-Arthritis	M01.29
Psoriasis-Arthritis	L40.5+
Löfgren-Syndrom	M14.8*/ D86.8+
Epiphyseolysis capitis femoris	M93.0

12 Gynäkologie und Geburtshilfe

Cordula Franz

12.1 Notfalltabelle und Checkliste

Notfallmaßnahmen: ▶ Tab. 12.1.

Tab. 12.1 Gynäkologische und geburtshilfliche Notfälle

Diagnose	Maßnahmen	Medikament/Therapie
Extrauterin-gravidität (EUG)	Sofortige Laparoskopie, möglichst in gyn. Abt.	Bei hypovolämischem Schock ▶ 3.3.4
Stieldrehung eines Ovars	Verlegung in gyn. Abt., notfallmäßige Laparoskopie und Detorquierung	Analgetika, z. B. Metamizol 1 g i. v., Butylscopolamin 1 Amp. als Kurzinfusion
Hb-relevante vaginale Blutung ex utero	Nach Möglichkeit Ursache erurieren (Hypermenorrhö? Abort? ...), Verletzungen ausschließen Ggf. Tamponade Ggf. operatives Vorgehen, Abrasio	Bei hypovolämischem Schock ▶ 3.3.4 Tranexamsäure 1–2 g i. v.
Vaginale Blutung in der (späten) Schwangerschaft • Placenta praevia • Vorzeitige Plazentalösung	Sofortige Konsultation der gyn. Abt.	Bei hypovolämischem Schock ▶ 3.3.4
HELLP-Syndrom	Sofortige Konsultation der gyn. Abt.	
Eklampsie	Pat. vor Eigenverletzung schützen Sofortige Konsultation der gyn. Abt.	Magnesium initial langsam 4–6 g i. v., Erhaltungsdosis 1 g/h Diazepam 10 mg i. v.
Nabelschnurvorfall	Beckenhochlagerung Vaginale Untersuchung, führenden Kindsteil hochschieben, um Nabelschnurkompression zu verhindern Sofortige Verlegung in die Gynäkologie zur Notsectio	Partusisten® intrapartal (Fenoterol) i. v. (1 ml + 4 ml NaCl langsam fraktioniert) bis zur Wehenfreiheit
Atone Nachblutung	Großlumigen i. v. Zugang sicherstellen, EK kreuzen Credé-Handgriff, ggf. bimanuelle Kompression des Uterus Blasenentleerung Ggf. Kürettage, Tamponade, Hysterektomie	Bei hypovolämischem Schock ▶ 3.3.4 Oxytocin (z. B. Syntocinon®): 3 IE als Bolus, zusätzlich 10–40 IE in 500 ml NaCl-/Ringerlaktat-Lsg., Startdosis 500 ml/h Misoprostol (Cytotec®) 800–1.000 µg (4–5 Tbl.) rektal Bei fortbestehender Blutung: Sulproston, z. B. Nalador® 500 µg (= 1 Amp.) auf 50 ml NaCl 0,9 % über Perfusor, Start- und Erhaltungsdosis 10 ml/h, steigern bis 50 ml/h

Tab. 12.1 Gynäkologische und geburtshilfliche Notfälle *(Forts.)*

Diagnose	Maßnahmen	Medikament/Therapie
Fetale Anpassungsstörung	Kind wärmen, stimulieren Bei fehlender Spontanatmung: 5 Blähhübe (21 % O_2) Anschließend überprüfen, ggf. Beatmung/CPAP fortsetzen Verhältnis Kompression : Beatmung = 3 : 1	Ggf. Suprarenin® intratracheal

Checkliste

First Impression AZ der Pat.? Schmerzsymptomatik? Vitalparameter?

Anamnese

- Aktuelle Beschwerden: Schmerzen (Schmerzcharakter?), Blutung, Juckreiz etc.
- Relevante Vorerkrankungen (z. B. Myome, Ovarialzysten, Endometriose, Malignome etc.)
- Vorausgegangene gyn. u. abdom.-chir. Eingriffe
- Anzahl der Schwangerschaften, Anzahl und Art der stattgehabten Geburten
- Zeitpunkt der letzten gyn. Vorsorge, etwaige Besonderheiten
- Regelanamnese (Zeitpunkt und Besonderheiten, letzte Menses), Verhütung?
- Bei Schwangerschaft: SSW? Mutterpass vorhanden? Bereits intrauteriner Sitz gesichert (Frühschwangerschaft), Besonderheiten im bisherigen Schwangerschaftsverlauf, Kindsbewegungen etc.
- Nikotin?

Medikamentenanamnese Antikonzeption? Beschwerden bereits anbehandelt (Antibiose, Antimykotikum?)

Klinische Untersuchung Adaptiert an den jeweiligen Vorstellungsgrund (Schmerzen? Blutung? Etc.). Bei internistischen Erkrankungen in der Schwangerschaft analog zu nichtschwangeren Pat.

- *Gyn.:* abdom. Palpation (Druckdolenz, Abwehrspannung?, Nierenlager), vaginale Inspektion, ggf. vaginale Untersuchung, Spekulumuntersuchung i. d. R. durch Gynäkologen
- *Mammae:* Inspektion, Palpation (hierfür im Uhrzeigersinn alle Quadranten abtasten, auch retromamillär), axilläre Lk-Schwellung?
- *Geburtshilfe:* Abdomen weich? Fundusstand? Kontraktionen? Vaginale Blutung o. Flüssigkeitsabgang? Ggf. orientierende Sono (Herzaktion pos.?); bei Geburtsbestrebungen ggf. vaginale Untersuchung (Muttermund? Köpfchen?); weiterführende schwangerschaftsbezogene Untersuchung i. d. R. durch Gynäkologen

Weiterführende sofortige Diagnostik

- **Labor:** beschwerdebezogen, nicht jede Pat. braucht ein Gesamtlabor!
  - *Vag. Blutung:* Hb, bei V. a. Schwangerschaft β-HCG, je nach AZ ggf. erweitertes Labor, bei Schwangeren immer Bestimmung Rhesus-Faktor, sofern nicht bekannt
  - *Unterbauchschmerzen:* BB, CRP, U-Status, bei V. a. Schwangerschaft β-HCG
  - *Kopfschmerzen, Übelkeit, Hypertonus in der Schwangerschaft:* BB, Transaminasen, Haptoglobin, Protein i. U.
- **Apparative Diagnostik:** Bei Schwangeren, sofern möglich: CTG/Herztonableitung

12.2 Gynäkologische Probleme

12.2.1 Gynäkologische Untersuchung/Anamnese

12

Leitpunkte der Untersuchung

- Die gyn. Untersuchung besteht aus verschiedenen Aspekten. Während die abdom. Untersuchung (Druckdolenz? Abwehrspannung?) analog der internistisch/chir. Praxis durchgeführt werden kann, werden für eine über die Inspektion hinausgehende Untersuchung des Genitales sowohl Instrumente als auch Erfahrung benötigt, sodass diese im Regelfall nur durch Geübte erfolgen sollte.
- Im Notfall kann ein OP-Tisch mit hochgeklappten Beinhalterungen anstelle eines gyn. Stuhls benutzt werden. Gyn. Untersuchungen können unangenehm bis schmerzhaft sein und massiv das Schamgefühl verletzen. Das diagn. Schwergewicht liegt also auf der Anamnese.
- Eine Inspektion und Palpation der Mammae ist hingegen bei Bedarf ohne spezielle Hilfsmittel möglich.
- Bei entsprechender Symptomatik sollten im Dienst eine abdom. Palpation (Druckdolenz, Abwehrspannung?) sowie die Inspektion und Palpation der Mammae durchgeführt werden. Gyn. Tumoren lassen sich nur selten eindeutig tasten.

Leitpunkte der Anamnese

Allgemeines

- Aktuelle Beschwerden: Schmerzen (Schmerzcharakter?), Blutung, Juckreiz, …
- Vorausgegangene gyn. und abdominalchir. Eingriffe
- Anzahl der Schwangerschaften, Anzahl und Art stattgehabter Geburten
- Zeitpunkt der letzten gyn. Vorsorge, etwaige Besonderheiten

Zwischen prä- und postmenopausalen Frauen unterscheiden.

Prämenopausale Frauen

Regelanamnese:

- Zeitpunkt der letzten Regel (1. Blutungstag)?
- War die Blutung wie immer?
- Dauer und Frequenz der Menstruation, Eintritt regelmäßig?
- Blutungsstärke? Mehr als 5 Binden/Tampons pro Tag?
- Zwischenblutung? Kohabitationsblutung?
- Gab es Beschwerden? Dysmenorrhö? Defäkationsschmerz? Schmerzen außerhalb der Menses? Dyspareunie?

Verhütung (explizit erfragen!): Welche Methoden? Einnahme von Hormonpräparaten (oral, vaginal, subkutan, transdermal)? Spirale (= IUP; Hormonspirale Mirena® o. Cu-IUP)? Kondom? Sonstige?

Gyn. Vorerkr./OPs: z. B. Myome, Ovarialzysten, Endometriose, Malignome, Sterilisation?

Schwangerschaftsanamnese:

- Gesicherte Schwangerschaft:
  - In welcher Schwangerschaftswoche (SSW)? Mutterpass?
  - Bei Frühschwangerschaft: Intrauteriner Sitz bereits beim FA bestätigt? Herzaktion bereits gesehen?

- Blutung? Wehen? Schmerzen? Fruchtwasserabgang? Kopfschmerzen? Sehstörungen?
- Vorausgegangene Schwangerschaften und Geburten?
- Besonderheiten in dieser o. vorausgegangenen Schwangerschaften?
- Vorausgegangene Fehlgeburten, EUGs?

- Vermutete, bisher nicht diagnostizierte Schwangerschaft?
- Letzte Regel? Blutungsart wie immer (Stärke und Dauer)?

! Bei EUG evtl. nur minimale kurze Blutung. Diese kann aber auch zyklusgerecht sein!

- Subjektive Graviditätszeichen (Spannung der Mammae, Übelkeit, Ausbleiben der Regel) können, müssen aber nicht vorhanden sein.

Postmenopausale Frauen Frauen, die seit mind. 1 J. keine Menstruation mehr haben.

- **Menopause:** Seit wann?
- **Medikamenteneinnahme:** Hormonersatztherapie?

12

12.2.2 Vaginale Blutung

Differenzialdiagnose

- Jede postmenopausale Blutung muss im Verlauf abgeklärt werden (Ausschluss Karzinom).
- Bei prämenopausalen Frauen, insb. bei gleichzeitigen Unterbauchschmerzen immer Schwangerschaft (**cave:** EUG!) ausschließen.

- **Zyklusunregelmäßigkeiten:** häufigste Ursache für vaginale Blutungen (▶ Tab. 12.2)
  - Zwischenblutung, leichte Schmierblutung während Pilleneinnahme o. kurz vor eigentlicher Menses. Mögliche Ursachen: Zervix- o. Korpuspolyp, gestörte Frühgrav., unregelmäßige Pilleneinnahme, Stress u. a.
  - Dauerblutung o. Menorrhagie/Hypermenorrhagie häufig bei Follikelpersistenz, aber auch bei Myomen, disloziertem IUP
- **Kontaktblutung:** leichte schmerzlose Blutung nach Geschlechtsverkehr, meist bedingt durch Portioektopie; selten durch Zervix-Ca
- **Verletzungsblutung:** durch Prellung, Fremdkörper, Pfählung, als Kohabitationsverletzung o. nach Vergewaltigung. Leichte bis starke vaginale Blutung, ggf. Symptome eines akuten Abdomens mit/ohne Schocksymptomatik. Fremdkörper darf nicht entfernt werden!
- **Zervizitis/Endometritis:** leichte hellrote Blutung mit Pruritus, Fluor und Schmerzen
- **Blutungen in der Schwangerschaft:** Abort, EUG, Blasenmole/Chorionepitheliom, Placenta praevia, Randsinusblutung, Zeichnungsblutung, vorzeitige Plazentalösung, Kontaktblutung u. a.

Jede Blutung in der Schwangerschaft sollte vom Gynäkologen abgeklärt werden.

Tab. 12.2 Definition der wichtigsten Blutungsstörungen

Blutungsstörung	Definition, Ursachen
Störungen der Blutungsstärke	
Hypermenorrhö	Verstärkte Periodenblutung (> 60–80 ml/d). Begünstigt z. B. durch Myome, Adenomyosis uteri, Kupfer-IUP, Polypen
Störungen der Blutungsdauer	
Metrorrhagie	Zusatzblutung außerhalb der Periode, die sehr stark sein kann. Oft am Beginn der Menopause als Meno-/Metrorrhagie, bei Myomen und Kuper-IUP
Menorrhagie	Verstärkte und verlängerte Periodenblutung (> 7 d); als Notfall eher selten. Oft in Komb. mit Metrorrhagie, bei Myomen und Kupfer-IUP-Trägerinnen häufiger
Dauerblutung	> 14 d, zyklusabhängig, z. B. bei Follikelpersistenz, Myome
Störungen der Blutungsdauer	
Spotting	Meist prä- o. postmenstruelle Schmierblutung, auch als Ovulations- o. Mittelblutung in Zyklusmitte, dann oft mit „Mittelschmerz" (▶ 12.2.3). Bei Einnahme der „Pille" als sog. Durchbruchsblutung
Störungen der Blutungshäufigkeit	
Sek. Amenorrhö	Ausbleiben der Periodenblutung (Grav., polyzystische Ovarien [PCO], Anorexie, Anämie u. a.)
Oligomenorrhö	Deutlich verlängerte Zyklen (> 35 d), z. B. bei PCO
Polymenorrhö	Verkürzte Zyklen (< 25 d)

Diagnostisches Vorgehen

Allgemeine Anamnese ▶ 12.2.1

Spezielle Anamnese

Immer an mögliche Frühgravidität denken!

- **Gyn. Anamnese:**
  - Blutungsstärke (über- vs. unterperiodenstark)? Blutungsfarbe (alt- vs. frischblutig)?
  - Blutung nach sek. Amenorrhö?
  - Graviditätszeichen? Schwangerschaftstest durchgeführt?
  - IUP-Trägerin? Myome bekannt? Endometriumhyperplasie? (Alle können Hypermenorrhö und Meno-/Metrorrhagien verursachen.)
  - Pilleneinnahme bzw. Präparatwechsel? Pille einmal vergessen? Aktuelle bes. Stressfaktoren? (als Ursache für Schmierblutung o. Spotting)
  - Unterleibsschmerzen?
  - Menopause? Letzte Vorsorge?
  - Manipulation (Geschlechtsverkehr, gyn. Untersuchung) in den vorangegangenen Stunden?

- **Gewichtsabnahme?** Unspez., evtl. Hinweis auf Karzinom
- Einen **Unfallhergang** o. eine mögliche Vergewaltigung behutsam erfragen!

Körperliche Untersuchung
- **RR und Puls:** Hypotonie und Tachykardie als Hinweis auf Volumen-/hämorrhagischen Schock bei massiver Blutung
- **Haut/Schleimhäute:** Blässe als Hinweis auf eine stärkere/längere Blutung
- **Abdomen:** Abwehrspannung generalisiert/lokalisiert, akutes Abdomen
- **Farbe und Ausmaß der Blutung:** Koagelabgang? Abgehendes Trophoblastgewebe?

Sofortige Untersuchungen

! **Schwangerschaftstest** (β-hCG im Urin). Schwangerschaft bei Frauen im reproduktionsfähigen Alter immer ausschließen

- **Labor:** BB. Je nach Bedarf ggf. Erweiterung um Gerinnungsdiagnostik und weitere Parameter (Krea, K^+, Quick, PTT, AT III, Fibrinogen bei stärkerer Blutung).
  Bei pos. Schwangerschaftstest immer Bestimmung Rhesusfaktor, sofern nicht bekannt (Mutterpass)

12

Therapeutisches Vorgehen

Sofortmaßnahmen bei massiver Blutung
- **Tamponade:** Feste Streifentamponade aus einer Mullbinde oder, wenn vorhanden, fertige Tamponade vorsichtig u. fest in die Scheide schieben. Pat. liegt dabei mit leicht angezogenen u. gespreizten Beinen auf einer Untersuchungsliege. Tamponade liegt meist korrekt, wenn Pat. ein Druckgefühl angibt.
  Cave: ggf. zuvor Anlage Blasenkatheter, mögliche Miktionsproblematik.
- **i. v. Zugang** u. rasche Volumensubstitution, z. B. mit NaCl 0,9 % o. Ringer-Lsg.

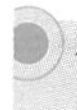

Vaginalsono u. Spekulumeinstellung zur weiteren Differenzierung für darin Geübte. Am besten Verlegung in gyn. Abt. bzw. gyn. Hintergrund informieren.

Weitere Maßnahmen je nach Symptomatik
- **Bei Schocksymptomatik** ▶ 3.3, bei akutem Abdomen OP
- **Mäßig starke (Regel-)Blutungsstörungen:** Vorstellung bei niedergelassenem Gynäkologen je nach Kreislaufsituation umgehend o. am nächsten Tag

Keine sofortige Therapie ist erforderlich bei folgenden Blutungen:
- Schmier- bzw. Zwischenblutungen (Spotting). Beruhigung der Pat. In den nächsten Tagen Vorstellung beim Gynäkologen
- Postmenopausale Blutungen. Am nächsten Tag Vorstellung beim Gynäkologen zum Karzinomausschluss
- V. a. Kontaktblutung. Beruhigung der Pat. In den nächsten Tagen Vorstellung beim Facharzt

12.2.3 Unterleibsschmerzen

Differenzialdiagnose

Regelabhängige Unterleibsschmerzen

Dysmenorrhö

- In Zusammenhang mit der Menstruation auftretende krampfartige Unterleibsschmerzen, evtl. mit Übelkeit, Erbrechen u. Kopfschmerzen bis zur Migräne
- Häufig. Bei Cu-IUP-Trägerinnen u. bei (subserösen) Myomen oft auch kombiniert mit Hypermenorrhö o. Meno-/Metrorrhagie

Endometriose

- Nester von Endometriumzellen außerhalb des Endometriums; können u. a. im gesamten Bauchraum auftreten.
- Verursachen oft v. a. prä- u. perimenstruelle Schmerzen. Bei großen Endometriosenestern auch persistierende Schmerzen, Menorrhagie, Dysurie, Dyspareunie, Defäkationsschmerz, Dysmenorrhö trotz Pille.

Mittelschmerz

- Schmerzen in Zyklusmitte (durch Ovulation) mit vorübergehender peritonealer Reizung
- Evtl. Symptomatik einer Unterbauchperitonitis. Selten akutes Abdomen durch art. Blutung post ovulationem!

Überstimulationssyndrom

- Bei Frauen unter/nach Sterilitätsbehandlung: Durch den Hormoneinfluss massive Zystenbildung u. Vergrößerung der Ovarien, im Extremfall mehr als faustgroß
- **Klinik:** Symptomatik reicht von mäßigen (einseitigen) Unterleibsschmerzen bis zum Bild eines akuten Abdomens mit Abwehrspannung, Übelkeit, Erbrechen, Durchfall. Bei schwerer Ausprägung zusätzlich Aszites, Hydrothorax, Dyspnoe, Hypovolämie, Oligurie, Elektrolytentgleisungen, Blutgerinnungsstörungen u. Hämokonzentration (Gefahr einer Thrombembolie)

! Gefahr der Ovarialzystenruptur bzw. -stieldrehung. Spontane Rückbildung der Symptome im Idealfall ca. 3 d nach Einsetzen der Menstruation

Extrauteringravidität (EUG) Einnistung einer befruchteten Eizelle außerhalb der Gebärmutter (meist tubar).
Klinik: kurze sek. Amenorrhö (letzte normale Regel vor 6–8 Wo.), oft vor bzw. seit einigen Tagen Schmierblutung (bis periodenstark), subjektive Schwangerschaftszeichen bzw. pos. Schwangerschaftstest.

- Bei **Tubarabort** zunehmende, wehen- bis krampfartige, meist einseitige Unterbauchschmerzen, z. T. mit lokaler Abwehrspannung
- Bei **Tubarruptur** akut einsetzender seitenbetonter Zerreißungsschmerz mit Zeichen des akuten Abdomens bis hin zum hypovolämischen Schock, i. d. R. ohne vaginale Blutung. Prädisponierende Faktoren: frühere Aborte/EUG, vorausgegangene Adnexitis, Sterilitätsbehandlung u. IUP-Trägerstatus

> Die EUG ist ein Notfall mit akuter Lebensgefahr! Sofortige Laparoskopie in gyn. Abt. erforderlich!

Regelunabhängige Unterleibsschmerzen

PID (Pelvic Inflammatory Disease, Salpingitis, Adnexitis) Entzündung des kleinen Beckens bzw. von Tube u. Ovar durch Bakterien (Chlamydien, *Neisseria gonorrhoeae, Gardnerella vaginalis, E. coli* u .a.).

- **Klinik:**
  - Meist akut einsetzender, evtl. seitenbetonter Unterleibsschmerz, evtl. Übelkeit u. Erbrechen durch Begleitperitonitis (DD Appendizitis! ▶ Tab. 12.3), Fluor (gelblich-grünlich, übel riechend), evtl. Schmierblutung, Entzündungszeichen
  - Meist junge, heterosexuell aktive Frauen
- **Auftreten:** häufig postmenstruell, nach Abort, Abrasio o. IUP-Einlage o. postkoital
- **Sonderform:** Fitz-Hugh-Curtis-Sy.: meist durch Chlamydien verursachte Schmerzen im re oberen Abdominalquadranten. Es handelt sich um eine Entzündung des die Leber umgebenden Gewebes, sog. Perihepatitis, das zu ausgeprägten Adhäsionen zwischen Leber, Zwerchfell u. Bauchwand führen kann.

Tab. 12.3 DD Appendizitis – Adnexitis – EUG

	Appendizitis	Adnexitis	EUG
Schmerz	rechtsseitig, über Mc-Burney, bzw. wandernd (Bauchnabel)	im kleinen Becken, evtl. seitenbetont, eher ziehend, oft bds.	einseitig, stechend, krampfartig, evtl. auch gesamter Unterbauch
Befund	Appendizitiszeichen, Übelkeit, Stuhlverhalt	Druckschmerz. Gyn.: Portioschiebeschmerz, teigige Resistenz	evtl. Schmierblutung. Gyn.: Portio bei Druck schmerzhaft
Fluor	keiner	evtl. übel riechend, eitrig	keiner, evtl. Blut
Regelanamnese	unauffällig	häufig postmenstrueller Beginn, Regel unauffällig	sek. Amenorrhö, subjektive o. objektive Schwangerschaftszeichen
Temperatur	rektal/axilläre Differenz meist > 1,0 °C	meist kein Fieber	normal bis gering ↑, keine Differenz
Labor	Leukos meist > 10.000/µl, β-hCG im Urin neg.	Leukos mäßig ↑, β-hCG im Urin neg.	Leukos oft nicht erhöht, β-HCG im Urin pos.
Sonografie	gyn. o. B.	freie Flüssigkeit, Ovarien unscharf, teils Tube darstellbar, solider Adnextumor	freie Flüssigkeit, „leerer" Uterus, Tube evtl. verdickt, ggf. extrauterine Fruchtblase
Komplikationen	Akut: Perforation, Peritonitis, Abszess; Begleitadnexitis Chron.: Adhäsionen/ Ileus	Akut: Pelveoperitonitis, Tuboovarial- u. Douglasabszess Chron.: Rezidive, EUG, Adhäsionen, Tubenverschluss	Akut: abdom. Blutung, Tubarruptur, Schock Chron.: Rezidiv-EUG bei tubenerhaltender OP, Tubenverschluss

12

Endometritis Entzündung der Gebärmutterschleimhaut, meist postpartal, seltener nach diagn. u. ther. Eingriffen.

- **Klinik:** Unterbauchschmerz, Blutungsstörungen, Entzündungszeichen, ggf. Fieber. Im Wochenbett meist als Endomyometritis mit Entzündung der Uterusmuskulatur: Unterbauchschmerzen mit großem, weichem, druckdolentem Uterus (sog. Uteruskantenschmerz), Stirnkopfschmerz, vermehrt übel riechendem Wochenfluss
- **KO:** PID, Salpingitis, Pelveoperitonitis bis zur lebensbedrohlichen Puerperalsepsis (durch Streptokokken A) mit klin. Zeichen des septischen Schocks ▶ 3.4

Ovarialzysten(-ruptur) Ovarialzysten sind häufig, meist funktionelle, hormonaktive Zysten (Follikelzysten), oft auch asympt. Kommen fast nur während der Geschlechtsreife vor, gehäuft kurz nach der Pubertät u. perimenopausal, iatrogen beim Überstimulationssy.

- **Klinik:**
  - Mit wachsender Größe zunehmende, meist einseitige eher stechende Unterbauchschmerzen
  - Bei Ruptur plötzliche, heftige Schmerzen, Übelkeit u. Erbrechen mit (lokaler) Abwehrspannung bis zur Symptomatik eines akuten Abdomens. Seltener sind Zystenblutungen, die symptomarm beginnen u. durch zunehmend starken Blutverlust zum akuten Abdomen u. Volumenmangelschock führen können
  - Oft Abklingen der Symptomatik nach akuter Schmerzspitze (Druckentlastung nach Ruptur)

Stieldrehung eines Ovars Fast ausschließlich bei vergrößertem Ovar (Ovarialzyste, Adnextumor, Überstimulationssyndrom u. a.

- **Klinik:** akute, starke, einseitige Unterleibsschmerzen bis zum akuten Abdomen. Häufig nach heftiger o. abrupter Bewegung

! Akuter Notfall, da ein stielgedrehtes Ovar innerhalb weniger Stunden per Laparoskopie detorquiert werden muss, um eine Nekrose bzw. ein Absterben zu verhindern

Karzinome

- Sie fallen selten notfallmäßig durch Schmerzen auf.
- Bei fortgeschrittenen Karzinomen durch erhebliches Größenwachstum Verdrängungserscheinungen mit Schmerzen u. je nach Lokalisation u. Ausdehnung Beeinträchtigung der Nachbarorgane Blase, Ureter u. Darm
- Oft Blutungsstörungen (postmenopausale Blutung!), Ausfluss, Gewichtsverlust, evtl. rezid. HWI

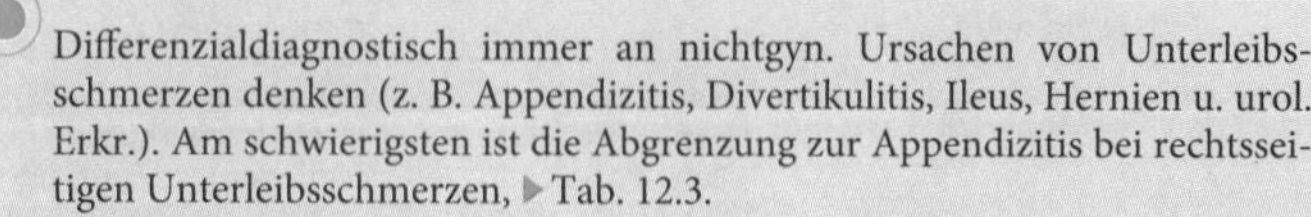

Differenzialdiagnostisch immer an nichtgyn. Ursachen von Unterleibsschmerzen denken (z. B. Appendizitis, Divertikulitis, Ileus, Hernien u. urol. Erkr.). Am schwierigsten ist die Abgrenzung zur Appendizitis bei rechtsseitigen Unterleibsschmerzen, ▶ Tab. 12.3.

Diagnostisches Vorgehen

Allgemeine Anamnese ▶ 12.2.1.

Spezielle gynäkologische Anamnese

- Aktueller Zyklustag (bei unmittelbar bevorstehender o. bestehender Menses: Dysmenorrhö, Endometriose möglich. In Zyklusmitte: Mittelschmerz, evtl.

Überstimulationssy. Wenn Menses vor 6–8 Wo.: EUG, Schwangerschaft möglich)
- Schmerzcharakter: Beginn plötzlich o. schleichend? Ein- o. beidseitig? Krampfartig o. persistierend?
- Adnextumor o. Ovarialzyste bekannt?
- IUP-Trägerin? (Begünstigt Dysmenorrhö, Adnexitis, Endometritis, EUG)
- Myome bekannt? (Führen u. a. zu Dysmenorrhö u. Blutungsstörung. Stieldrehung subseröser Myome ist möglich)
- Vorangegangene Sterilitätsbehandlung? (V. a. Überstimulationssyndrom; EUG)
- Endometriose bekannt? (Kann heftige perimenstruelle Beschwerden auslösen. Dysurie, Defäkationsschmerz, Dyspareunie)
- Graviditätszeichen (subjektiv o. objektiv)? (V. a. EUG!)
- Schmierblutung? (Hinweis auf EUG, Adnexitis/Endometritis)
- Entzündungszeichen? (V. a. Adnexitis, Endometritis; DD: Appendizitis)
- Ausfluss? (Zusammen mit Entzündungszeichen u. Unterleibsschmerzen z. B. bei Adnexitis u. Endometritis)
- Kürzlich erfolgte Abrasio o. Abort? (evtl. Adnexitis bzw. Endometritis)
- Wochenbett? (V. a. Endomyometritis. Bei Fieber unklarer Genese postpartal ggf. Ovarialvenenthrombose als Rarität ausschließen)
- Abort, EUG o. Adnexitis in der Anamnese?

Besonderes Augenmerk auf
- Vaginale Blutung
- Wochenfluss bei kurzzeitig zurückliegender Geburt: Farbe, Geruch, Schmerzen

Sofortige Untersuchungen

1. **Schwangerschaftstest** (β-hCG im Urin): Schwangerschaft bei Frauen im reproduktionsfähigen Alter immer ausschließen
2. **Sono:** zur weiteren Differenzierung (freie Flüssigkeit im Douglas, Adnextumoren (V. a. stielgedrehte Ovarialzyste), Myome etc.)
3. **Labor:** BB, CRP, ggf. E'lyte, ggf. Krea, ggf. Gerinnungsparameter. Bei V. a. Überstimulationssy. Albumin. Bei V. a. blutende EUG Blutgruppe abnehmen bzw. EK kreuzen
4. **Mikrobiologie:** wenn möglich Abstrichentnahme (vaginal/zervikal) vor Einleiten einer Antibiotikatherapie

Therapeutisches Vorgehen

Sofortmaßnahmen bei starken Schmerzen

- Großlumiger i. v. Zugang
- Analgesie, z. B. mit Metamizol (Novalgin®) u./o. Butylscopolamin (Buscopan®) i. v.

Verlegung in gyn. Abt. bzw. gyn. Hintergrund informieren.

Weitere Maßnahmen je nach Symptomatik

- Bei Schocksymptomatik ▶ 3.3, bei akutem Abdomen OP
- **Akut behandlungsbedürftige PID/Adnexitis/Endomyometritis:** antibiotische Ther. nach Standard des Hauses je nach zu erwartendem Keimspektrum.

Meist z. B. mit Cefuroxim u./o. Metronidazol, bei V. a. Adnexitis auch mit Doxycyclin, ggf. auch 3er-Kombinationsther. Mikrobiol. Vaginalabstrich vor Antibiotikather. zur Keimidentifizierung sinnvoll
Im Wochenbett ggf. zusätzliche Gabe von Oxytocin als Uterotonikum
- **Schweres Überstimulationssyndrom:** gyn. Übernahme, ggf. sogar Überwachung auf der ITS erforderlich! Engmaschige Kontrolle von Hkt, Nierenfunktion (Krea, Na^+, K^+, Urinausscheidung), Gerinnung u. RR. Flüssigkeitsbilanz, Steigerung der Diurese, Thromboseprophylaxe mit NMH, ggf. Pleura- u. Aszitespunktion erforderlich! Operative Intervention nur bei akutem Abdomen (bei V. a. Stieldrehung o. Ruptur mit Blutung)

Keine sofortige Therapie erforderlich bei:
- **Schmerzen bei Dysmenorrhö:**
  - Bei jungen Frauen mit Paracetamol beginnen, evtl. in Komb. mit Spasmolytika (z. B. Buscopan plus® Tbl. o. Supp.). Als Dauertherapie kann Mönchspfeffer (z. B. Agnus castus®) eingenommen werden. Außerdem helfen Magnesium oral, Entspannung u. Wärme, z. B. Wannenbad, Wärmflasche. Bei Therapieresistenz Ibuprofen 400–800 mg p. o. nach Bedarf.
  - ! Dysmenorrhö trotz Antibabypilleneinnahme u./o. Defäkationsschmerz sowie ggf. Dyspareunie weisen auf eine Endometriose hin.
  - Zur Abklärung, insb. bei neu aufgetretener Dysmenorrhö (evtl. Uterus myomatosus, Korpuspolypen, Endometriose o. Uterusfehlbildungen als organische Ursache) in den nächsten Tagen Vorstellung beim Gynäkologen.
- **„Mittelschmerz“:** i. d. R. ist keine Therapie erforderlich, evtl. sympt. Schmerzmittel u. Ruhe
- **V. a. Überstimulationssyndrom:** bei leichter Symptomatik Bettruhe, kein Geschlechtsverkehr, Anstrengung meiden (Gefahr der Stieldrehung der Ovarien). Evtl. sympt. Schmerzmittel. Baldmöglichste Vorstellung beim Gynäkologen
- **V. a. Adnexitis, Endometritis, PID:** bei mäßig ausgeprägter Symptomatik Analgetika, Antiphlogistika, Antibiose, kein Geschlechtsverkehr. Amb. gyn. Vorstellung möglichst umgehend
- **Endomyometritis (im Wochenbett):** nur bei leichter Symptomatik (leichte Temperaturerhöhung) Kontraktionsmittel Oxytocin i. m. oder i. v.. Baldmögliche Vorstellung beim Gynäkologen

12.2.4 Sexuelle Gewalt/Vergewaltigung

Wenn eine Frau nach einer für sie äußerst entwürdigenden sexuellen Gewalttat ins KH kommt, braucht sie Hilfe. Diese sollte sich nicht auf eine med. Versorgung beschränken, sondern bedeutet hauptsächlich menschliche, psychische Unterstützung: Verständnis, Einfühlsamkeit u. ihre Glaubwürdigkeit nicht infrage zu stellen.

Vorgehen nach sexueller Gewalt/Vergewaltigung

Die meisten Frauen stehen kurz nach der Tat unter Schock. Dies kann sich in unverständlich wirkenden Reaktionen o. Reaktionsunfähigkeit äußern. Die Spanne des äußeren Verhaltens reicht von Ruhe u. Gelassenheit (oft ein Zeichen völliger Verwirrung) über totale Erstarrung bis zu völligem Aufgelöstsein u. Zusammenbruch u. ist individuell ganz unterschiedlich. Allen Frauen gemeinsam ist das Ge-

fühl von Angst, Ohnmacht, Demütigung, Kontrollverlust über das eigene Leben u. Beschmutzung.
Wenn deutliche Verletzungen vorliegen (z. B. V. a. Fraktur o. Wunden), müssen diese untersucht u. behandelt werden – nach Möglichkeit von (o. in Gegenwart) einer Frau. Die durch Gewaltanwendung entstandenen weniger gravierenden Verletzungen (z. B. Prellungen) können auch bei einer evtl. später erfolgenden erweiterten gyn. Untersuchung zur Beweissicherung beurteilt werden. Alle Befunde unbedingt dokumentieren, ggf. auch fotografieren (nach Möglichkeit mit Lineal o. a. Größenvergleich, Übersichts- u. Detailaufnahmen).

- **Erste Beweismittel sichern:** Während der Tat getragene Kleidungsstücke mit Unterwäsche u. Slipeinlagen aufheben. Duschen erst nach der gyn. Untersuchung.
- **Gyn.-forensische Untersuchung:** darf nur von Gynäkologe/-in durchgeführt werden. Am besten möglichst bald nach dem Gewaltakt, da ein Abstrich (Spermien) möglichst schnell durchgeführt werden muss. Es kann erst die gyn. Untersuchung u. später eine Anzeige erfolgen. Begleitung durch eine Vertrauensperson (Freundin, Notrufgruppe) zu dieser Untersuchung ist sinnvoll.
- **Anzeige erstatten:** bei der Polizei. Meist ist es günstiger, sich an eine auf sexuelle Gewalttaten spezialisierte Abt. zu wenden. Ob die Frau eine Strafanzeige erstattet, entscheidet sie selbst. Es besteht keine Verpflichtung. Eine erfolgte Strafanzeige kann jedoch nicht zurückgezogen werden (Offizialdelikt). Es wird nur ein geringer Prozentsatz der erfolgten Vergewaltigungen angezeigt. In sehr vielen Fällen sind Verwandte o. Bekannte die Täter, und die Frau ist dann später meist großen Repressalien ihrer Umgebung ausgesetzt. Eine Anzeige muss nicht sofort erfolgen. Die Entscheidung darüber kann in Gesprächen mit Frauen der Notrufgruppe u./o. mit einer Anwältin getroffen werden. Ggf. an Schweigepflichtsentbindung denken.
- **Beratung:** insb. auch zu den Themen postkoitale Kontrazeption ▶ 12.2.5, sexuell übertragbare Erkr. (BE auf Hepatitis B/C u. HIV zum Zeitpunkt der Erstuntersuchung sowie Kontrolle im Intervall). Ggf. Blutalkoholbestimmung u. Drogenscreening je nach Anamnese. (**Cave:** Ergebnisse nicht akkreditierter Labore forensisch nur eingeschränkt verwertbar; falls bereits Anzeige erstattet wurde, die Proben der Polizei zur Weiterleitung an ein entsprechendes Institut mitgeben).
- **Hilfe u. Beistand:** In jedem größeren Ort, evtl. der nächstgelegenen Stadt, gibt es Beratungsstellen, in denen fachkundige Frauen aus unterschiedlichen Bereichen arbeiten. Die Telefonnummern stehen im Telefonbuch unter folgenden Stichworten: (Frauen-)Notruf, Gruppe für (vergewaltigte u. misshandelte) Frauen (u. Mädchen), Frauenberatungsstelle, Frauenzentrum, Frauenzimmer, Frauentreffpunkt o. Frauen helfen Frauen. Kommt in der Nacht kein dir. Kontakt zustande, gibt es auf alle Fälle einen Anrufbeantworter, und es erfolgt am nächsten Tag ein Rückruf. Auch jede Polizeidienststelle kann Auskunft über solche Notrufnummern u. ein mögliches Verfahren geben. Ein solcher Anruf verpflichtet nicht zur Anzeige.
- **Übernachtung abklären:** Falls die Frau nachts nicht zu einer gyn. Untersuchung möchte u. kein dir. Kontakt zu einer Notrufgruppe zustande gekommen ist, sollte geklärt werden, wo u. wie die Frau übernachten kann. Wenn zu Hause auch ihr Vergewaltiger wohnt, kann sie nicht zurück. Auch allein möchte sie oft nicht nach Hause. Es gibt folgende Möglichkeiten:
  - Freundin bzw. Vertrauensperson informieren, bei der die Frau übernachten kann.

- Frauenhäuser ermöglichen (auch für längere Zeit) Übernachtung u. qualifizierte Betreuung.
- Hotelübernachtung, wird evtl. teilweise vom Sozialamt bezahlt.
- Stat. Krankenhausaufnahme. Am nächsten Tag kann dann i. d. R. mit dem Sozialdienst u. Beratungsstellen ein weiteres Verbleiben abgeklärt werden.

Die Frau hat das Recht, die gyn.-forensische Untersuchung von einer Gynäkologin/einem Gynäkologen ihrer Wahl durchführen zu lassen.

Wenn möglich, Beweismittel sichern u. eine gyn.-forensische Untersuchung durchführen, auch wenn die Frau zurzeit keine Anzeige erstatten möchte. Dadurch kann eine mögliche spätere Anzeige wirkungsvoll unterstützt werden. Kann auch anonym erfolgen (ASS = Anonyme Spurensicherung nach Sexualstraftaten).

12.2.5 Postkoitale Kontrazeption

Indikation

Meist ein geplatztes Kondom: Entfernung, falls überhaupt erforderlich, (unter Spekulumeinstellung mit Kornzange) durch Gynäkologen am nächsten Tag.

Maßnahmen

„Pille danach" (EllaOne®, PiDaNa®)

Seit März 2015 sind postkoitale Kontrazeptiva in Deutschland rezeptfrei erhältlich. Dennoch kann eine ärztl. Beratung sinnvoll sein, bei Pat. < 20 J. werden die Kosten der Medikation bei entsprechender Rezeptierung durch die GKV übernommen.

Bei rechtzeitiger Einnahme (PiDaNa® < 72 h, EllaOne® < 120 h postkoital) sehr hohe Zuverlässigkeit.

! In jedem Fall eine schon bestehende Schwangerschaft durch einen Schwangerschaftstest ausschließen.

- **Ind.:** bei vermutlichem Versagen der Kontrazeption u. nicht möglicher Vorstellung bei einem Gynäkologen am nächsten Tag. Bei unregelmäßigem Zyklus u. jungen Pat. eher großzügige Ind. insb. in der 1. Zyklushälfte.
- **Wirkung:** verschiebt Ovulation. Beide Pillen wirken nicht implantationshemmend u. auch nicht abortiv.
- **Anwendung:**
  - EllaOne® 30 mg Ulipristalacetat: 1 Tbl. vorzugsweise baldmöglichst, aber spätestens < 120 h nach ungeschütztem Verkehr einnehmen.
  - PiDaNa®: 1.500 µg Levonorgestrel: 1 Tbl. vorzugsweise innerhalb von 12 h nach ungeschütztem Verkehr u. nicht später als 72 h einnehmen.
  - Auf die strikte Einhaltung der zeitlichen Einnahmevorschriften hinweisen. Bei einer evtl. eintretenden Grav. ist keine erhöhte fetale Fehlbildungsrate, allerdings ein (fraglich) erhöhtes EUG-Risiko bekannt. Bei stillenden Frauen: Nicht gestillt werden sollte nach EllaOne® für 1 Wo., nach PiDaNa® für 8 h. Sicherheit in Abhängigkeit des Körpergewichts: PiDaNa® weniger wirksam ab 70 kg, EllaOne® weniger wirksam ab 90 kg.

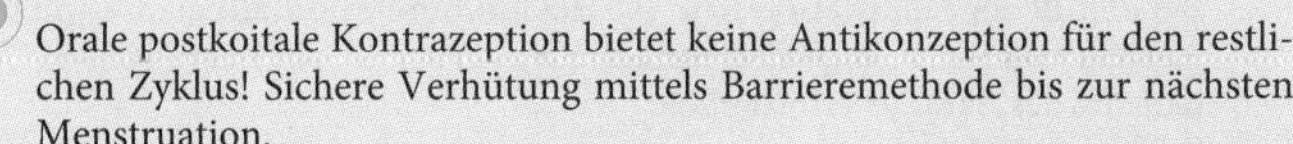

Orale postkoitale Kontrazeption bietet keine Antikonzeption für den restlichen Zyklus! Sichere Verhütung mittels Barrieremethode bis zur nächsten Menstruation.

- **NW:** selten Übelkeit, Schwindel, Brustspannen, Menstruationsunregelmäßigkeiten. Bei Erbrechen innerhalb von 3 h nach Einnahme ist die erneute Gabe indiziert.
- **KI:** bestehende Schwangerschaft, schweres Asthma bronchiale, postkoitale Kontrazeption schon einmal im selben Zyklus, Malabsorptionssy. wie M. Crohn, schwere Leberfunktionsstörungen, hereditäre Galaktoseintoleranz, Laktasemangel o. Glukose-Galaktose-Malabsorption. Bei thrombophiler positiver Eigen-/Familienanamnese ggf. Thromboseprophylaxe.

Intrauterinpessar (Cu-IUP) Alternative zur „Pille danach“: Einsetzen eines IUP innerhalb der ersten 5 d postkoital (durch Gynäkologen) bewirkt eine Nidationshemmung. Sehr hohe Zuverlässigkeit. Nachteil: Gefahr der Induktion einer Adnexitis. Vorteile: keine Übelkeit, keine Zyklusstörungen, einsetzbar auch bei KI gegen Hormone.

12.2.6 Mastitis

Ursache Meist stillende Frauen betroffen: Mastitis puerperalis. Eine der häufigsten KO im Wochenbett. Erreger: in 90 % *Staph. aureus.* Ursache oft mangelnde Entleerung der Brust (Milchstau), Hautdefekte an der Mamille, Stress! Rauchen als (Haupt-)Risikofaktor.

Klinik Schmerzhafte Knoten o. Schwellung mit regionaler Überwärmung, Rötung u. Druckdolenz. Evtl. fluktuierender Abszess (Gefahr der Spontanperforation). Vergrößerung der axillären Lk, rascher Fieberanstieg bis 40 °C, Krankheitsgefühl sowie Entzündungsparameter (CRP u. Leukos ↑) schon bei leichter Mastitis möglich. Im Ultraschall evtl. Einschmelzung sichtbar bei Abszess.

Therapeutisches Vorgehen

- **Basisther.:** gute u. regelmäßige Brustentleerung der entsprechenden Seite, regelmäßiges Anlegen o. Ausstreichen der Brust zur Mamille hin (da Mastitis oft durch Milchstau), ggf. auch Abpumpen. Vor dem Stillen 5 min feuchte Wärme, nach dem Stillen Milch perimamillär antrocknen lassen, Kühlung der Brust durch Quarkwickel, Wickel mit Weißkohlblättern, Eisblase o. Alkoholumschläge (Brustwarze aussparen!). Fester BH (auch nachts) o. Hochbinden der Brust, synthetische Materialien vermeiden. Am nächsten Tag Kontrolle durch Gynäkologen o. Hebamme. Bei persistierender Symptomatik bzw. Verschlimmerung stat. Aufnahme. NSAR erlaubt
- **Trigger vermeiden:** Nikotinkarenz, Entfernen von Fremdkörpern (Nippel-Piercings etc.)
- Körperl. Schonung
- **Erweiterte Maßnahmen:**
  - **Bei fortgeschrittener Mastitis,** Fieber seit mehreren Tagen: zusätzliche orale antibiotische Ther. mit z. B. Flucloxacillin (Staphylex®) 3 × 1 g/d o. Sulbactam/Ampicillin (Unacid®) 2 × 375–750 mg/d. Bei Penicillinallergie Cephalosporine z. B. Cefuroxim 3–4 × 500 mg/d o. Clindamycin (3 × 300 mg/d). Stillen weiterhin möglich

- Bei **deutlicher Fluktuation bzw. Abszessbildung/Spontanperforation** u. Austritt von Pus baldige stat. Aufnahme in gyn. Abt. zur operativen Sanierung des Befunds erforderlich
- Bei Fieber **Milch** nicht zwingend verwerfen. Bei Einschmelzung bzw. Abszessbildung u. ggf. Eiteraustritt Milch der betroffenen Seite verwerfen.
- **Abstillen** ist selten indiziert, daher nur in Absprache mit Gynäkologen o. auf ausdrücklichen Wunsch der Mutter. Primär konservativ, Hebammenbetreuung!, strenge Ind.-Stellung für medikamentöses Abstillen (**cave:** Rote-Hand-Brief): Bromocriptin (Pravidel®) 3–4 × 1,25 mg/d für 14 d (NW: Hypotonie, Schwindel)
- **Bei Mastitis außerhalb des Wochenbetts** (Mastitis nonpuerperalis) Ther. mit Sulbactam/Ampicillin (Unacid®) 2 × 375–750 mg/d o. Clindamycin (3 × 300–450 mg/d) über 10–14 d o. Ciprofloxacin 2 × 500 mg u. Metronidazol 2 × 400 mg/d. Zusätzlich Vorstellung Gynäkologe u. Mammografie nach Therapieabschluss empfehlen

12.3 Probleme in der Schwangerschaft

12.3.1 Stationäre Aufnahme von schwangeren Patientinnen

Ob Schwangere mit vorwiegend internistischen (chir.) Problemen grundsätzlich auf einer nicht geburtshilfl. Station aufgenommen werden, wird i. d. R. vom Chefarzt der Abt. entschieden u. sollte vor Nachtdienstantritt geklärt werden. Ansonsten Hintergrund fragen. Evtl. Aufnahme in der Nacht u. am nächsten Tag Verlegung. Generell RS mit Gynäkologen. Hauptaufnahme-Ind. beachten.
Vorsicht bei Medikamentenverordnung (▶ 20.3).

12.3.2 Vaginale Blutung in der Schwangerschaft

Frühschwangerschaft

Portioektopie ▶ 12.2.2.

Abort Im mütterlichen Alter zwischen 20 u. 29 J. gehen ca. 50 % der Konzeptionen spontan zugrunde. Nur etwa 10–15 %, bezogen auf die Anzahl der Geburten, sind klin. als Abort (Fehlgeburt) erkennbar. Bei der Mehrzahl der Aborte bleibt die Ursache unklar. Übersicht ▶ Tab. 12.4.

- **Frühabort:** bis zur 12. –14. SSW, häufig
- **Spätabort:** nach 12. –14. SSW, selten, meist mütterliche Abortursachen

Blasenmole

- **Def.:** hydropische Umwandlung der Chorionzotten der Plazenta in bis haselnussgroße, mit heller Flüssigkeit gefüllte Bläschen, die durch dünne Stiele miteinander verbunden sind. Frühzeitige Entwicklungsstörung der Frucht. Häufigkeit: 1 : 3.000 Schwangerschaften
- **Klinik:** wie bei Abort. Uterine Blutung, ziehende wehenartige Unterleibsschmerzen, vereinzelt Abgang von Bläschen aus Zervikalkanal, häufig Hyperemesis gravidarum

Tab. 12.4 Übersicht der verschiedenen Aborte

	Blutung/Schmerz	Klinik	Bedeutung/Therapie
Abortus imminens	Schmierblutung bis leichte Blutung Kein Schmerz – leicht ziehend Kaum Beschwerden	Sono: intakte Grav., Zervikalkanal geschlossen	Drohender Abort → körperl. Schonung, supportive Medikation (Progesteron, Magnesium)
Abortus incipiens	Regel- bis überregelstarke Blutung Wehenartige Schmerzen	Sono: Grav. noch o. nicht mehr intakt, Zervikalkanal meist offen	In Gang befindlicher Abort, nicht mehr aufzuhalten → körperl. Schonung
Abortus completus	Regel- bis überregelstarke Blutung Wehenartige Schmerzen	Sono: Cavum leer, Zervikalkanal meist offen	Kompletter Abort, sonografisch keine Reste in utero → Abrasio nur bei starker Blutung
Abortus incompletus	Regel- bis überregelstarke Blutung Wehenartige Schmerzen	Sono: Grav. nicht mehr intakt, intrakavitäre Reste darstellbar, Zervikalkanal meist offen	Inkompletter Abort, d. h. noch Abortreste in utero → Abortabrasio
Missed abortion	Keine bis leichte Schmierblutung Kein Schmerz bis leicht ziehend Oft kein Brustspannen/keine Schwangerschaftsübelkeit mehr	Sono: Grav. darstellbar, neg. Herzaktion, nicht zeitgerechte Entwicklung	Verhaltener Abort, d. h. abgestorbene Frucht verbleibt in utero → Abortabrasio! (je nach SSW u. Klinik auf spontanen Abort warten möglich)
Abortus febrilis	Leichte bis stärkere Blutung Meist Unterleibsschmerzen	Fieber > 38 °C, ggf. Schüttelfrost, ggf. putrider Fluor, ggf. Sepsiszeichen	Septischer Abort → Antibiotikather. u. Abortabrasio
EUG	Keine bis leichte Blutung Meist seitenbetonter Unterbauchschmerz	Sono: kein Embryo in utero nachweisbar, ggf. Pseudogestationssack	Perforationsgefahr mit evtl. art. Blutung u. Peritonitis → Laparoskopie, ggf. auch Abrasio
Blasenmole	Leichte bis stärkere Blutung Evtl. Unterleibsschmerzen	Sono: typisches „Schneegestöber", stark erhöhtes β-hCG i. S.	Sehr weicher vergrößerter Uterus → Abrasio

- **Gyn. Untersuchung:** auffällig schnell wachsender, sehr weicher Uterus, fehlende Vitalitätszeichen, im Ultraschall typisches „Schneegestöber"
- **Labor:** mehrmals stark erhöhte β-hCG-Werte
- **Gefahren:** Blutungen u. Perforationsgefahr bei Kürettage, Inf., EPH-Gestose, Torsion o. Ruptur von Lutein-(Ovarial-)Zysten. Maligne Entartung möglich

Zervixkarzinom Vorkommen: ca. 1,5–12 Neuerkr. pro 10.000 Schwangerschaften. Die Schwangerschaft selbst hat keinen Einfluss auf den Verlauf des Karzinoms. Beginn der Ther. erfolgt i. d. R. nach Sectio in der 34. SSW. Ausnahme: pos. Lk

Spätschwangerschaft

Placenta praevia

- **Klinik:** schmerzlose intermittierende o. konstante Blutung in der Schwangerschaft o. unter der Geburt ohne ersichtliche Ursache. Die Blutung beginnt i. d. R. vor dem Blasensprung.
- **KO:** schwere Blutung, Inf., Luftembolie, fetale Asphyxie. Kindl. Mortalität um 10 %! Mütterl. Mortalität ↑, bei Ausnutzung aller klin. Möglichkeiten < 1 %.

> Keine vaginale Tastuntersuchung. Erhöhtes Blutungsrisiko.
> - Mutterpass einsehen: Placenta praevia wird i. d. R. schon während der Schwangerschaft sonografisch diagnostiziert.

Vorzeitige Plazentalösung

- **Def.:** teilweise o. vollständige Ablösung der normal sitzenden Plazenta von ihrer Haftfläche vor o. unter der Geburt, oft mit Blutungen aus mütterl. u. kindl. Gefäßen.
- **Klinik:** Mutter (durch Schock u. Gefahr von DIC) u. insb. Kind in Lebensgefahr! Heftiger, plötzlich auftretender Unterbauchschmerz (Dauerwehen!) mit sehr hartem „Holzuterus", allg. Unwohlsein (Angst, Schwindel, Atemnot, Ohnmacht), in 75 % d. F. Blutung nach außen (starke Blutungen seltener), nachlassende Kindsbewegungen, Schocksymptomatik.

Randsinusblutung

- **Def.:** Blutung aus dem Randbereich der Plazenta, gehäuft bei tiefem Plazentasitz (tritt i. d. R. erst unter der Geburt auf). Meist keine lebensgefährlichen KO zu erwarten.
- **Klinik:** diskontinuierliche, leichtere (schmerz- u. wehenfreie) Blutung. Wird oft durch das tiefertretende kindl. Köpfchen komprimiert u. sistiert folglich.

Variköse Blutung In der Schwangerschaft auftretende Varizen in der Scheide o. am äußeren Genitale können starke Blutungen hervorrufen.

Portio- bzw. Zervixpolyp Lokalisierte Hyperplasie der Zervixschleimhaut. Eine maligne Entartung ist sehr selten. Durch gesteigerte Durchblutung in der Schwangerschaft vulnerabler, z. B. Kontaktblutungen nach gyn. Untersuchung o. Geschlechtsverkehr. I. d. R. leichte, schmerzlose Blutung.

Weitere Ursachen Zervix-Ca, Portioektopie/-erosion.

Diagnostisches Vorgehen

Anamnese

Frühschwangerschaft

- **Mutterpass vorhanden? – Einsehen!** Schwangerschaftsdauer? Intrauteriner Sitz bereits gesichert? Vorherige Blutungen? Kurz zurückliegende vaginale Manipulation (Geschlechtsverkehr, gyn. Untersuchung)?
- **Bereits Abort(e) bei früheren Schwangerschaften?** Kann auf erneuten Abort o. EUG hinweisen
- **Sterilitätsbehandlung, IUP-Trägerin,** frühere EUG u./o. Adnexitis als prädisponierende Faktoren für EUG
- **Art der Blutung:**
  - Diskrete (bräunliche) Schmierblutung? EUG, Missed Abortion

- Schmerzlose bis geringfügig schmerzhafte Blutung? Hinweis auf Abortus imminens, Portioektopie o. auch Zervix-Ca
- Stärkere bis starke Blutung mit Koagel- o. Gewebebeimengung? Dringender V. a. Abortus incipiens o. incompletus
- Stärkere bis starke Schmerzen mit Blutung? Evtl. Abortus incipiens o. incompletus.
- Bläschen (ähnlich kleinen Weintrauben) in der Blutung? Dringender V. a. Blasenmole!
- Erneute Blutung o. sehr lang anhaltende Blutung im Wochenbett? An Chorionepitheliom (selten) o. Plazentareste (häufig) denken

- **Fieber?** Abortus febrilis (bis 38 °C) o. septischer Abort bei > 38 °C
- **Schüttelfrost, Kreislaufkomplikationen?** → septischer Abort

Spätschwangerschaft, kurz vor oder unter der Geburt

- Schmerzlose Blutung? Bei Placenta praevia, Randsinusblutung, variköse Blutungen, Portioektopie u. -polyp; Zervix-Ca
- Heftige, plötzlich auftretende Unterleibsschmerzen? Hochgradiger V. a. vorzeitige Plazentalösung
- Präeklampsie? Gestationshypertonie? Eklampsie? HELLP-Sy.? Erhöhtes Risiko für vorzeitige Plazentalösung
- Allg. Unwohlsein bis hin zur Schocksymptomatik? Vorzeitige Plazentalösung
- Varizen bereits bekannt? Variköse Blutung wahrscheinlich
- Gyn. Untersuchung o. Geschlechtsverkehr in den letzten Stunden? Kontaktblutung bei Portioektopie bzw. Portiopolyp
- Zeichnungsblutung

Körperliche Untersuchung

- **Allgemeinzustand:**
  - Hautkolorit, Anämiesymptomatik?
  - Schwer kranke Frau, Schocksymptomatik in Terminnähe? Hochgradiger V. a. Plazentalösung
  - Schwer kranke, fiebrige Frau mit Kreislaufsymptomatik, evtl. nach unsachgemäßer Interruptio? Septischer bzw. febriler Abort
- **Abdom. Untersuchung:** Abdomen weich? Druckschmerz? Fundusstand?
- **Gyn. Untersuchung:**
  - Koagel o. Gewebe in der vaginalen Blutung? Deutlicher Hinweis auf stattfindenden Abort. Bei Bläschen in der vaginalen Blutung V. a. Blasenmole
  - Sono zur weiteren Differenzierung (Placenta praevia, vorzeitige Plazentalösung etc.)
  - ! Bei V. a. Placenta praevia unnötige vaginale Manipulation vermeiden

Therapeutisches Vorgehen

Jede Blutung in der Schwangerschaft sollte vom Gynäkologen abgeklärt werden.

Basistherapie

- **i. v. Zugang,** bei stärkerer Blutung zügige Infusion (z. B. NaCl 0,9 %). Ggf. Legen mehrerer Zugänge, Kreuzblut abnehmen, ggf. EK u. FFP bereitstellen
- Schonender u. rascher Transport in die Gynäkologie, bei fortgeschrittener Schwangerschaft in Linksseitenlage (Vena-cava-Kompressionssy.)

- **Fritz-Lagerung:** ausgestreckte Beine übereinanderschlagen lassen
- **Spekulumeinstellung, Sono** durch darin Geübten, sonst gyn. Konsil
- **Schockther.** (▶ 3.3)

- Bei Rh-neg. Pat. Anti-D-Prophylaxe (z. B. Rhophylac® 300 µg i. v. oder i. m.) baldmöglichst binnen 72 h durchführen.
- Keine Tamponaden. Mehrere Vorlagen o. Handtücher, um Blutung aufzufangen.

Frühschwangerschaft Je nach gyn. Untersuchungsbefund u. Blutungsstärke abwartendes Vorgehen o. Abortabrasio (unmittelbar o. geplant).

Spätschwangerschaft

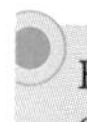

Eine Schocksituation mit Absinken des art. Mitteldrucks hat auch eine Minderperfusion der uteroplazentaren Einheit u. damit eine Asphyxie des Kindes zur Folge.

Unmittelbare Vorstellung in der Gynäkologie, nach Rücksprache ggf. Wehenhemmung für den Transport.

12.3.3 (Abdominale) Schmerzen, vorzeitige Wehen

Frühschwangerschaft

- Abort
- EUG
- Es können auch schon am Ende des 1. Trimenons durch Auflockerung des Gewebes u. beginnender Ausdehnung der Gebärmutter hartnäckige Kreuzschmerzen mit ausgeprägten Ischialgien auftreten.

Spätschwangerschaft

- **Vorzeitige Wehen:** werden nicht immer als solche erkannt, also bei Bauchschmerzen o. Ziehen in der Leiste in der Schwangerschaft daran denken! Meist krampfartige (menstruationsartige), wellenförmige Schmerzen im Unterleib, manchmal auch nur leichter Druck tief im kleinen Becken.
  - Leichte Wehen sind in der Schwangerschaft normal: bis zur 26. SSW 2 Kontraktionen/h, 26.–28. SSW 3 Kontraktionen/h, steigert sich bis auf 4 Kontraktionen/h in der 34.–37. SSW. Eine Kontraktionsfrequenz > 6/h mit einer Dauer von ca. 30 s ist überwachungs- bzw. therapiebedürftig.
  - Auch durch eine geringfügigere o. gar nicht registrierbare Wehentätigkeit kann es zu einer vorzeitigen Reifung des Muttermunds (Verkürzung bzw. Eröffnung) kommen. Diagnosesicherung nur durch gyn. Untersuchung. In allen Verdachtsfällen rasche gyn.-geburtshilfl. Untersuchung anstreben, da sowohl die vorzeitige Wehentätigkeit als auch die vorzeitige Zervixreifung Symptome der drohenden Frühgeburt darstellen.
  - Anamnestische Risikofaktoren: vorausgegangene Früh-/Totgeburten, > 2 Fehlgeburten, Mehrlingsschwangerschaft, Placenta praevia o. Plazentainsuff., HWI, vaginale Inf., erhöhte Fruchtwassermenge, Hydrozephalus.
- **Vorzeitige Plazentalösung**
- **HELLP-Sy.:** Oberbauchschmerzen, Thrombozytopenie, Leberenzyme ↑

- **Myom(e):** gutartige Tumoren der glatten (Uterus-)Muskulatur. Häufig. Durch Größenzunahme des Uterus bei fortschreitender Schwangerschaft können Myome zunehmende o. akute Bauchschmerzen verursachen. Myomerweichungen o. -nekrosen (selten) o. stielgedrehte subseröse Myome können zu einem akuten Abdomen führen. **Diagn.:** Sono. **Ther.:** baldige gyn.-geburtshilfl. Untersuchung, insb. z. A. von vorzeitiger Wehentätigkeit. Sympt. Analgesie
- **Flankenschmerz:** Stauungsniere, oft mit Pyelonephritis. Stauungsniere v. a. re-seitig relativ häufig in der Schwangerschaft

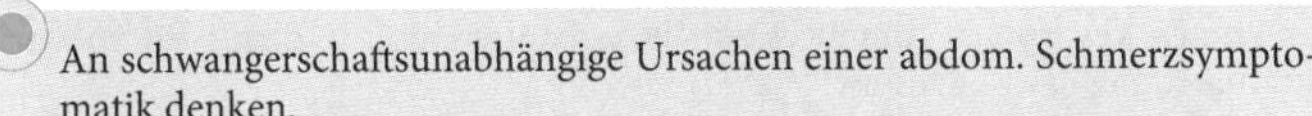

An schwangerschaftsunabhängige Ursachen einer abdom. Schmerzsymptomatik denken.

12.3.4 Fruchtwasserabgang/vorzeitiger Blasensprung

- **Def.:** Blasensprung u. Fruchtwasserabgang vor Beginn der (Geburts-) Eröffnungswehen.
- Je nach SSW u. Versorgungssituation vor Ort ggf. unmittelbar Verlegung in ein Perinatalzentrum veranlassen. Ausnahme: akute mütterl. Gefährdung.

Klinik

- **„Klassischer" Blasensprung:** plötzlicher, schwallartiger Abgang von nicht urinös riechender Flüssigkeit aus der Scheide. Flüssigkeitsabgang dann auch eher permanent u. nicht nur einmalig! Oft keine eindeutige Symptomatik, daher nicht zu entscheiden allein aufgrund der Anamnese. Menge kann sehr variabel sein.
- Häufig wird vaginaler Ausfluss o. geringer unwillkürlicher Urinabgang von der Schwangeren fälschlicherweise als Fruchtwasserabgang gedeutet. Die Lackmusprobe zur Unterscheidung des sauren Scheidenmilieus vom alkalischen Fruchtwasser ist insb. bei Scheidenentzündungen o. minimaler Blutbeimengung unsicher u. kann nur durch spezielle Tests (z. B. Actim Prom® Test) in einer gyn. Abt. sicher geklärt werden.

Therapeutisches Vorgehen

- Sofortige gyn.-geburtshilfl. Untersuchung anstreben.
- Bei V. a. vorzeitigen Blasensprung u. früher SSW Pat. sofort hinlegen bzw. leichte Beckenhochlagerung, da Gefahr des Nabelschnurvorfalls (Sog des Fruchtblasenlecks). Liegender Transport mit Beckenhochlagerung.
- Bei fortgeschrittener SSW weiß die Pat. i. d. R. von betreuender Hebamme/ Gynäkologen, ob der „Kopf schon fest" ist, dann regulärer Transport möglich.

Komplikationen

- **Amnioninfektionssyndrom (AIS):** Entzündung der Eihäute durch aufsteigende Inf. mit evtl. lebensgefährlichen Folgen für Mutter u. Kind. Parameter einer manifesten Inf.: Leukozytose (> 15.000/μl), mütterl. Fieber (> 38 °C axillär), fetale Tachykardie > 160/min über 20 min, CRP-Erhöhung, druckdolenter Uterus, zunehmende Wehentätigkeit, übel riechendes Fruchtwasser. Antibiotische Ther. sinnvoll bei Auftreten der typischen Parameter o. Blasensprung vor > 18 h.

- **Frühgeburt**
- **Nabelschnurvorfall** ▶ 12.2.5

12.3.5 Nabelschnurvorfall

Nach (vorzeitigem) Blasensprung fällt die Nabelschnur vor den führenden Teil (i. d. R. der Kopf) in die Vagina bzw. Vulva vor. Sie ist dort zu fühlen (pulsierend) o. zu sehen.
Hierdurch wird die Nabelschnur in jeder Wehe zwischen Kopf u. Beckenwand zusammengedrückt, dadurch verminderte Blutversorgung des Kindes. Mit dem Tiefertreten des Kopfes kommt es zur Dauerkompression u. damit zur völligen Unterbrechung der Blutzufuhr!

Therapeutisches Vorgehen

- Beckenhochlagerung der Schwangeren
- Mit der steril behandschuhten Hand in die Scheide eingehen u. den vorangehenden Teil, meist den Kopf, bis zur Schnittentbindung nach oben schieben, sodass die Nabelschnur entlastet ist
- Partusisten® intrapartal (Fenoterol) i. v. (1 ml + 4 ml NaCl langsam fraktioniert) bis zur Wehenfreiheit
- So schnell wie möglich in den Kreißsaal → Notsectio!

12.3.6 Notgeburt

Transport der Gebärenden

- Die Gebärende darf nicht mehr transportiert werden, wenn die Geburt durch regelmäßige u. zunehmende Wehen so weit fortgeschritten ist, dass der kindl. Kopf bereits in der Scheide sichtbar ist. Ggf. kann noch eine Hebamme/ein Geburtshelfer verständigt werden.
- Zur Beruhigung: Wenn eine Geburt so rasch fortschreitet, dass sie zum Notfall wird, kann auch von einer komplikationslosen Beendigung u. einem lebensfrischen Neugeborenen ausgegangen werden.

Fragen der Schwangeren/Nachsehen im Mutterpass, ob Schädel- o. Beckenendlage!

Vorgehen bei Schädellage

- **Lagerung:** mit erhöhtem Oberkörper. Die Beine werden von der Gebärenden meist automatisch angezogen. Möglichst steriles Tuch unterlegen. In der Wehe wird zur Unterstützung beim Pressen der Kopf angehoben, Kinn auf die Brust.
- **Pressen nur bei vollständig eröffnetem Muttermund (MM):** MM ist vollständig eröffnet, wenn zwischen den tastenden, gespreizten Mittel- u. Zeigefinger mehr als 10 cm Entfernung liegen u. kein MM-Wulst mehr zu fühlen ist. (Man tastet nur die Scheidenwände u. den Kopf des Kindes ohne Uterusrandsaum; MM ist verstrichen.)
- **Zur Verminderung von Weichteilverletzungen und zur Geschwindigkeitsregulierung** beim Hervortreten des kindl. Kopfes Dammschutz versuchen (▶ Abb. 12.1). Die Gebärende hat die Beine gespreizt und angezogen. Auf ihrer rechten Seite stehend, wird die rechte Hand mit abgespreiztem Daumen

gegen den Damm gedrückt, die li Hand liegt auf dem vorangehenden Teil des Kindes (Kopf) und kann diesen so zurückhalten, dass der Kopf nicht zu schnell durchtritt.

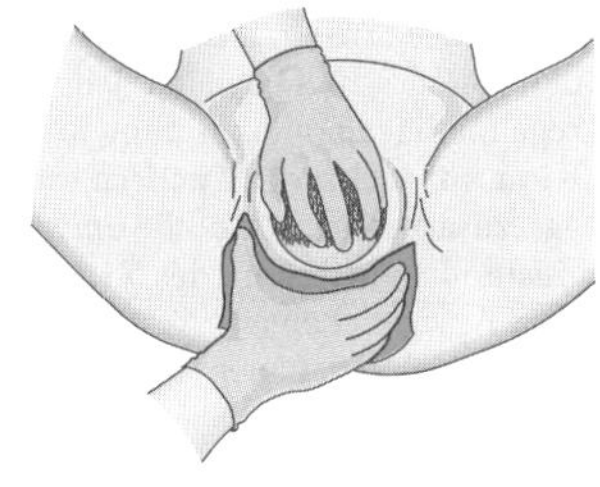

Abb. 12.1 Dammschutz [L157]

- Nur falls das Kind „schlecht kommt" und am Damm „hängen" bleibt, mediolaterale **Episiotomie** schneiden. **Cave:** Episiotomie nicht zu früh schneiden. Weniger schmerzhaft, wenn in der Wehe geschnitten wird. Nur Episiotomieschere (mit kurzen, stumpfen, kräftigen Branchen) verwenden. Nahtversorgung von Gynäkologen nach Verlegung i. d. R. ausreichend (Ausnahme: starke Blutung).
- **Wenn der Kopf des Kindes geboren ist** und er sich mit dem Hinterhaupt zur li o. re Seite gedreht hat, bds. seitlich den Kopf mit flachen Händen halten u. bei der nächsten Wehe sanft in Richtung Unterlage ziehen. Wenn dann die vordere (obere) Schulter unterhalb der Symphyse in der Scheide zu sehen ist, Kopf vorsichtig in Richtung Symphyse anheben. Dadurch wird auch die hintere Schulter entwickelt. Der übrige Körper folgt dann leicht.
- **Absaugen nur in Ausnahmefällen,** z. B. grünes Fruchtwasser, da durch Absaugen oft vasovagaler Reflex mit anschließender iatrogen herbeigeführter Bradykardie o. auch Apnoe ausgelöst wird! Falls jedoch erforderlich, Kind mit dünnem, sterilem Absaugkatheter mit dem Mund (um den Sog selbst bestimmen zu können) in Mund u. Rachen, zuletzt evtl. in der Nase, absaugen. Bei V. a. Mekoniumaspiration tracheales Absaugen erforderlich!
- **Abnabelung** mit zwei sterilen Kocher-Klemmen (o. Nabelklemme, falls vorhanden) ca. 10 cm vom Nabel entfernt. Nabelschnur mit einer (sterilen) Schere zwischen den Klemmen durchtrennen. Das endgültige Abnabeln erfolgt bei der späteren Versorgung.

Tab. 12.5 Neugeborenen-Index (Apgar)

Punkte	0	1	2
Herzfrequenz	fehlt	< 100	> 100
Atmung	fehlt	langsam o. unregelmäßig	regelmäßig, Kind schreit
Reflexe/Absaugreaktion	fehlt	Grimassieren	Husten, Niesen
Hautfarbe	zyanotisch, blass	Stamm rosig, Extremitäten blau	rosig
Muskeltonus	schlaff	mittel, geringe Beugung	gut, aktive Bewegung

Bewertung:
9–10 Punkte: optimal lebensfrisch, 7–8 Punkte: normal lebensfrisch, 5–6 Punkte: leichter Depressionszustand, 3–4 Punkte: mittlerer Depressionszustand, 0–2 Punkte: schwerer Depressionszustand

- **Kind mit warmen Tüchern abreiben:** Insb. das Reiben des Rückens unterstützt reflektorisch das Einsetzen der Spontanatmung, oft von dem erlösenden ersten Schrei begleitet. Jedoch schreit nicht jedes Kind nach der Geburt, regelmäßige Spontanatmung u. Hf > 120/min sind völlig ausreichend.
- **Kind mit mehreren Tüchern warm u. trocken einpacken,** zum Transport ggf. zusätzlich mit Alufolie umwickeln (Unterkühlungsgefahr).
- **Zustandsbeurteilung des Neugeborenen** (mind. nach 1 bzw. 5 min) nach dem Apgar-Schema (▶ Tab. 12.5).
- Wenn vorhanden, der Mutter direkt nach der Abnabelung 1 Amp. (3 IE) Oxytocin i. v. geben. Dies dient der schnellen Plazentalösung u. damit einer Minimierung des Blutverlusts. Nicht an der Nabelschnur ziehen!
- Die Plazenta unbedingt mit in die geburtshilfl. Abt. bringen, u. a. zur Kontrolle auf Vollständigkeit.
- **Gratulieren nicht vergessen** (nach Geburt der Plazenta)!
- Schonender Transport in die geburtshilfl. Klinik.
- Geburtszeitpunkt aufschreiben (wegen Standesamt, Apgar-Berechnung etc.).

Vorgehen bei Beckenendlage

Ca. 5 % aller Geburten.

> Bei Beckenendlage ist die Anwesenheit eines gyn. Oberarztes aus forensischen Gründen zwingend erforderlich.

Falls der gyn. Oberarzt nicht mehr rechtzeitig eintrifft (Notfallsituation), empfiehlt sich folgendes Vorgehen:

! Oberstes Gebot: **Abwarten u. nicht am Kind ziehen!** Zunächst warten, bis Steiß geboren, d. h. nur halten (gürtelförmiges Umfassen des Steißes mit beiden Händen u. warten, bis Schulterblattspitzen zu sehen sind). Komplikationen bei Zug → Hochschlagen der Arme.

- Dann **Druck von oben** (z. B. Hebamme/Sanitäter). Kopf muss durch die Bauchdecke hindurch kräftig in das Becken gedrückt werden, damit die Arme nicht nach oben schlagen und der Kopf sich beugt und nicht deflektiert. Weiterhin nicht ziehen.
- **Mediolaterale Episiotomie** schneiden.
- **Entwicklung des Kindes:**
  - Steiß mit beiden Händen so umfassen, dass die Oberschenkel durch die Daumen des Arztes gegen den Bauch des Kinds gepresst werden. Die übrigen Finger liegen auf der Kreuzbein-Lenden-Rücken-Gegend des Kindes.
  - Jetzt langsam anheben – nicht ziehen – und Steiß in Rotationsbewegung um die Symphyse in Richtung Bauch der Mutter bewegen. Dabei Kind so bewegen u. halten, dass der Rücken nach vorn gekrümmt ist (Manualhilfe nach Bracht).
  - Durch kräftiges Aufdrücken des Steißes auf den Unterbauch der Mutter kommt es zur völligen Geburt von Armen, Schultern u. Kopf.
  - Der Kopf sollte nicht aus der Vagina herausschnellen.
  - Weitere Maßnahmen: z. B. Entwicklung nach Veit-Smellie, Armlösung nach Müller, Lövset, Bickenbach.

Komplikationen

Kein Einsetzen der Spontanatmung

- Bei jeder drohender Komplikation: Hintergrund informieren (lassen), ebenso diensthabenden Anästhesisten u. Pädiater zur weiteren Versorgung hinzuziehen.
- **Zunächst Kind in warme Handtücher einpacken und Rücken über der WS mit Handtuch reiben.**
- **Kindl. Hf abhören,** ggf. Nabelschnurpuls palpieren (gibt auch Information über Blutdruck).
- Falls nach ca. 60 s keine Hf vorhanden o. Hf bradykard (< 100/min) ist, **abnabeln.** Säugling, eingepackt in warme Handtücher, gerade auf den Rücken legen, Atemwege freimachen (Esmarch-Handgriff), unter Wärmelampe legen und, falls Vernix, Blutkoagel, Fruchtwasser o. Mekonium zu sehen sind, vorsichtig **absaugen** (Mund vor Nase!). Dann wieder Rücken reiben, evtl. nochmals vorsichtig oral absaugen. Zum jetzigen Zeitpunkt nicht tief tracheal absaugen, da das oft zu einer Vagusreizung führt (→ Bradykardie)! Ruhe bewahren.
- Pulsoxymeter anlegen. Wenn die Maßnahmen nach 30 s nicht zum Einsetzen der Spontanatmung geführt haben, Kind korrekt auf dem Rücken lagern (Beine vom Behandler weg zeigend), Kopf in Schnüffelposition, Kopf nicht überstrecken, Nase zeigt zur Decke. **Lunge blähen, d. h. 5 Hübe O_2 21 %** (≅ 1–2 l O_2/min), Plateau 2–3 s anhalten. Bei Maskenbeatmung gilt: 1 Finger/kg KG, d. h., bei einem Kind mit 3 kg KG sollten zusätzlich zu den Daumen 3 weitere Finger den Beatmungsbeutel drücken. Überblähung vermeiden! Bei den meisten organisch gesunden Neugeborenen setzt nach diesen Maßnahmen die Spontanatmung ein, und die HF normalisiert sich.
- Nach Einsetzen der Eigenatmung mit Oxymeter überprüfen, ob sie ausreichend ist. Die Soll-Sättigung ist abhängig vom Lebensalter: Liegt sie nach 2 min noch bei 60 %, steigt sie im Verlauf kontinuierlich an und sollte nach 5 min 85 %, nach 10 min dann 90 % betragen. Klin. Zeichen einer ausreichenden Sättigung: rosiger Stamm u. rosige Mundschleimhaut. **Cave:** Eine Akrozyanose ist anfangs normal.
- Ist die **Atmung nicht suffizient und das Hautkolorit weiterhin schlecht,** das Kind schlaff, Maskenbeatmung fortsetzen u. O_2-Zufuhr moderat erhöhen. BGA aus warmer Ferse abnehmen, Temp. messen. Ggf. CPAP, sofern möglich.
- Bei **Ausbleiben der Spontanatmung** trotz Blähen bzw. Maskenbeatmung, O_2-Zufuhr erhöhen, um adäquate Sättigung zu erreichen (> 90 %). Bei fehlender Hf o. Hf < 60/min Herzmassage beginnen (Verhältnis Kompression/Beatmung = 3 : 1).
- Ziel: Hf von 90/min u. 30 Atemzüge/min. Thoraxkompressionstiefe: ⅓ des a.-p. Thoraxdurchmessers. Wiederbeurteilung der Hf alle 30 s.
- Bei weiter schlaffem Kind nasotracheale Intubation, Nabelvenenkatheter, Suprarenin® intratracheal.
- **Kind warm halten!** (Wärmelampe, feuchte Tücher wechseln)

Postpartale Nachblutung Wenn die Plazenta vollständig ausgestoßen ist und es bei großem, schlaffem Uterus zu einer starken vaginalen Blutung von > 500 ml kommt, besteht V. a. Uterusatonie.

- Hilfe hinzuholen, ggf. zweiten i. v. Zugang legen, ggf. EKs kreuzen.
- Uterus mit **Credé-Handgriff** halten: Dazu wird der ungefähr in Nabelhöhe stehende Uterusfundus von außen ganz tief umfasst, ausgedrückt u. festgehalten (▶ Abb. 12.2).

- Evtl. auch **bimanuelle Kompression des Uterus** durch zusätzliches Eingehen der Hand in die Vagina.
- **Kontraktionsförderung durch Blasenentleerung,** z. B. mit Einmalkatheter u. Auflagerung einer Eisblase.
- Blutung aus **Geburtsverletzungen ausschließen**
- Wenn vorhanden, **Kontraktions- bzw. Wehenmittel:**
  - Oxytocin (z. B. Syntocinon®, Orasthin®): 3 IE als Bolus, zusätzlich 10–40 IE in 500 ml NaCl-/Ringerlaktat-Lsg., Startdosis 500 ml/h. Die Bolusgabe Oxytocin (3 IE) kann vasodilatatorische Wirkung haben, daher **cave** bei mütterl. Hypotension u. kardiovaskulärer Belastung (Myokardischämie beschrieben). NW: HRST, Übelkeit, Flush, RR-Anstieg u. -Abfall
  - Als langsame einmalige i. v. Gabe 1 Amp. Pabal® (100 µg Carbetocin) in 100 ml NaCl 0,9 % als Kurzinfusion, offiziell nur zugelassen bei Atonie nach Kaiserschnitt (KI: Präeklampsie, Eklampsie, Leber- u. Nierenerkr., Epilepsie, kardiovaskuläre Erkr.)
  - Bei moderat persistierender Blutung PgE1-Derivat Misoprostol (Cytotec®) 800–1.000 µg (4–5 Tbl.) rektal möglich (keine Zulassung für Geburtshilfe, aber häufig Off-Label-Use)
  - Bei Versagen von Oxytocin PgE2-Prostaglandin-Dauerperfusor mit Sulproston, z. B. Nalador® 500 µg (= 1 Amp.) auf 50 ml NaCl 0,9 % über Perfusor, Start- u. Erhaltungsdosis 10 ml/h, steigern bis 50 ml/h. Tageshöchstdosis 1.500 µg. Kein Bolus, keine i. m. Gabe. Nicht gleichzeitig mit anderen Prostaglandinen! KI: Prostaglandinunverträglichkeit, Thyreotoxikose, ausgeprägtes Asthma bronchiale, Colitis ulcerosa, schwere Hypertonie u. a.
- Ggf. 1–2 g Tranexamsäure (Cyklokapron®) langsam i. v. Nicht gemeinsam mit Blutprodukten!
- Falls möglich, sofortige **instrumentelle Nachtastung (Kürettage),** sonst rascher Transport in gyn.-geburtshilfl. Abt./Klinik bzw. OP
- Bei weiterhin massiver Blutung manuelle Aortenkompression durch die Bauchdecken versuchen
- Ggf. Uterustamponade, als Ultima Ratio Hysterektomie

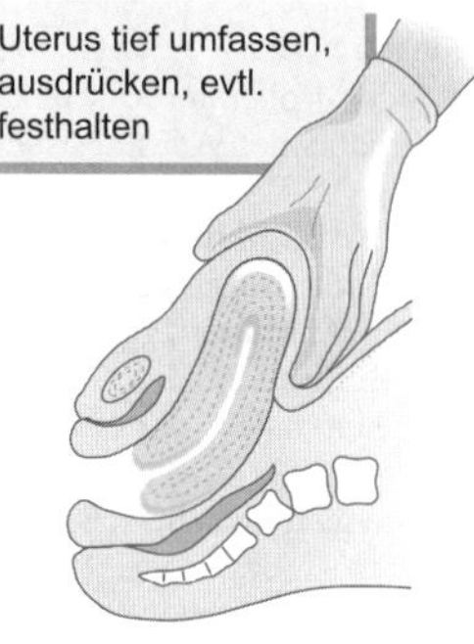
Uterus tief umfassen,
ausdrücken, evtl.
festhalten

Abb. 12.2 Credé-Handgriff [L157]

12.3.7 Unfälle während der Schwangerschaft

- Nach einem Unfall zunächst i. d. R. **Kontrolle der Schwangerschaft** (Sono: Fetale Herzaktionen nachweisbar?). Wenn die Unfallverletzungen es zulassen, Transport in gyn.-geburtshilfl. Klinik.
- **Transport in Linksseitenlage** (Gefahr des Vena-cava-Kompressionssy.).
- **Kreislaufstabilisierung:** Bei einer Schocksituation mit Absinken des art. Mitteldrucks ist auch das Kind durch eine verminderte Plazentadurchblutung gefährdet. Eine spezielle Ther. ist nicht erforderlich.

- **Bedrohlichste KO: vorzeitige Plazentalösung,** evtl. mit vaginaler Blutung u. Einsetzen vorzeitiger Wehen. Gefahr der Totgeburt.
- Ggf. vorzeitige Wehen nach RS mit Gynäkologie zunächst mit Fenoterol unterdrücken (drohende Frühgeburt!); ▶ 12.3.3.
- Ursachen einer vaginalen Blutung in der Schwangerschaft ▶ 12.3.2.
- Mögliche Verletzungen, z. B. eine geschlossene Fraktur, können ggf. später chir. versorgt werden.
- Kleinere Haut-/Weichteilverletzungen ohne abdom. Trauma werden chir. wie außerhalb der Schwangerschaft versorgt. Lokal- o. Leitungsanästhesie (ohne Adrenalin-Zugabe) inkl. Tetanusimpfung, wenn notwendig.
- Für jede Rö-Untersuchung strenge Ind. stellen! Für max. Strahlenschutz insb. des Abdomens sorgen. Möglichst kleine Aufnahmefelder u. optimale Einstellung wählen.

12.3.8 Schwangerschaftsassoziierte Krankheiten

Kreislaufregulationsstörung

Vena-cava-Kompressionssyndrom

Der vergrößerte Uterus komprimiert in Rückenlage die V. cava inf. → Abflussbehinderung der distal gelegenen Gefäßgebiete mit Minderung des venösen Rückflusses zum Herzen. Folge ist eine art. Hypotonie mit entsprechender Symptomatik für die Mutter, durch Minderperfusion der Plazenta besteht auch eine mangelhafte O_2-Versorgung des Fetus.

Klinik Schwindel, Kollaps bei Rückenlage.

Therapie (Links-)Seitenlagerung → sofortige Besserung der Beschwerden.

Hyperemesis gravidarum

Klinik Häufiges (5–10 ×/d), unstillbares Erbrechen, unabhängig von der Nahrungsaufnahme, im 1. Schwangerschaftsdrittel, meist in 6.–8. SSW einsetzend. Elektrolytentgleisung. Brennender Durst durch Wasserverlust, Exsikkose, Gewichtsverlust, übel riechender Atem (Acetongeruch), Temperaturanstieg (Durstfieber), Verschlechterung des Allgemeinbefindens; evtl. Ikterus u. ZNS-Symptomatik (Somnolenz, Delir).

Differenzialdiagnose Hepatitis, Gastroenteritis. Abgrenzung durch Anamnese (Umgebungserkr.?) u. Labor, bei Frühgestose evtl. Ketonkörper im Urin pos. (Stix).

Therapie Stat. Aufnahme, Nahrungskarenz, parenterale Ernährung mit Substitution von E'lyten u. ggf. Vit. sowie Ther. mit Dimenhydrinat (z. B. Vomex A®). Dies sollte zur erforderlichen Überwachung der Schwangerschaft auf einer geburtshilfl./gyn. Station erfolgen. Das „leichte" morgendl. Erbrechen in der Frühschwangerschaft bedarf i. d. R. keiner bes. Ther. bzw. der AZ vieler Schwangeren kann durch orale Vit.-B-Gaben (z. B. Nausema®), Dimenhydrinat (z. B. Vomex A® oral o. supp.) o. Meclozin (seit 2007 in Deutschland nicht mehr im Handel verfügbar) deutlich gebessert werden.

Hypertensive Erkrankungen in der Schwangerschaft

Gestationshypertonie (SIH = schwangerschaftsinduzierte Hypertonie)

Definition Nach der abgeschlossenen 20. SSW auftretende RR-Werte ≥ 140/90 mmHg ohne Proteinurie bei einer zuvor normotensiven Schwangeren.

Behandlungsbedürftig, wenn bei > 2 Kontrollen in Ruhe RR zwischen 140/90 u. 160/100 mmHg gemessen. Stat. Behandlung bei RR ≥ 150/100 mmHg indiziert.

Therapie Orale Langzeitther.

- Geeignet: **α-Methyldopa** (z. B. Presinol®). Mit 3 × 125 mg/d beginnen, bis max. 4 × 500 mg/d. Langsamer Wirkungseintritt. NW: bei > 2 g/d Gefahr des Mekoniumileus, fetale Lethargie.
- Eingeschränkt geeignet: **Betablocker,** z. B. Metoprolol (z. B. Beloc®) max. 200 mg/d (2 × 1 Tbl. à 100 mg o. 2–4 Tbl. à 50 mg). Langsamer Wirkungseintritt. Ein- u. ausschleichende Medikation. NW: Bradykardien, ggf. fetale Wachstumsretardierung. **Nifedipin retard** (z. B. Adalat®): 20–60 mg ret. oral, max. 120 mg/d (keine teratogenen Effekte, **cave:** tokolytische Wirkkomponente).
- Nicht geeignet: Diuretika, ACE-Hemmer, AT_1-Antagonisten, **Dihydralazin** (z. B. Nepresol) wegen ausgeprägter maternaler NW (Reflextachykardie, Kopfschmerzen, Tachyphylaxie) nicht mehr zu empfehlen.

Chronische Hypertonie

Bereits vor der Schwangerschaft o. vor der 20. SSW diagnostizierte Hypertonie. Ther. wie Gestationshypertonie.

Präeklampsie

Definition Gestationshypertonie mit Proteinurie > 300 mg/24 h. **Veraltete Terminologie:** Spät-, EPH-Gestose, Schwangerschaftsvergiftung.

Pathogenese Bis heute nicht ganz geklärt. Histol. Korrelat: mangelnde Invasion der Trophoblasten in die Spiralarterien vor der 20. SSW → erwünschte Gefäßdilatation bleibt aus → Widerstandserhöhung der Gefäße → Hypertonie, verminderte Plazentaperfusion, Wachstumsretardierung des Fetus etc.

Diagnostik Die Diagnose kann auch ohne Proteinurie gestellt werden, wenn nach der 20. SSW hämatol. Störungen (Thrombozytopenie < 100.000/µl), Nierenfunktionsstörungen, neurol. Auffälligkeiten (Kopfschmerzen, Sehstörungen), Leberfunktionsstörungen (Oberbauchschmerzen, Transaminasenanstieg) o. eine fetale Wachstumsretardierung festgestellt werden.

Klinik

- Hypertonie ≥ 140/90 mmHg
- Proteinurie > 3 g/l im 24-h-Urin
- Ödeme (nach neueren Klassifikationen gehören sie nicht mehr zur Definition!)

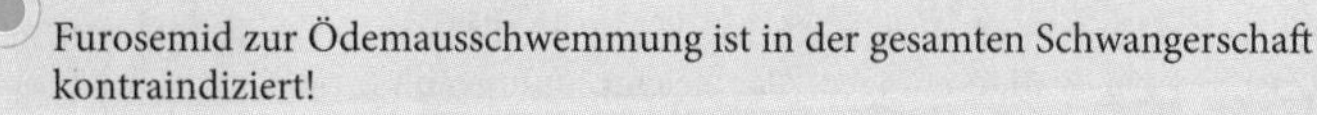

Furosemid zur Ödemausschwemmung ist in der gesamten Schwangerschaft kontraindiziert!

Übergang in eine drohende Eklampsie bei Hinzutreten von ZNS-Symptomen (Kopfschmerzen, Ohrensausen, Augenflimmern, Sehstörungen, Somnolenz, Übelkeit, Erbrechen, Hyperreflexie).

Eklampsie

Definition Tonisch-klonische Krämpfe i. R. einer Präeklampsie, Zyanose, Bewusstlosigkeit, Zungenbiss u. im Anschluss Koma. Diese Situation ist für Mutter u. Kind außerordentlich gefährlich und mit einer hohen Mortalität belastet! **Cave:** Nur in 50 % mit Hypertonie assoziiert. Hypertonie u. Proteinurie können sogar fehlen!

Therapie Stat. Aufnahme zur engmaschigen Überwachung u. Ther. von Mutter u. Kind auf geburtshilfl./gyn. Station.

Bei sehr hohem RR oder hypertensiver Krise:

- Hintergrund verständigen!
- Nifedipin: (oral) initial 5 mg, Wdh. nach 20 min
- Urapidil (Ebrantil®): (i. v.) initial 6,25 mg langsam über 2 min, danach 3–24 mg/h (Perfusor)
- Dihydralazin (Nepresol®): (i. v.) initial 5 mg langsam über 2 min, danach 2 20 mg/h (Perfusor) o. 5 mg alle 20 min

! RR darf nicht zu schnell gesenkt werden und nicht < 140/90 mmHg, da es sonst zu einer uteroplazentaren Minderperfusion und damit zur kindl. Asphyxie kommen kann

Bei (drohender) Eklampsie:

- **Magnesium** initial langsam 4–6 g i. v. in 50 ml in 15–20 min als Kurzinfusion o. über Perfusor. Erhaltungsdosis 1 g/h. Dosierung nach Auslösbarkeit des PSR: bei aufgehobenem PSR Dosis verringern. NW: Somnolenz bis Atemstillstand! Deshalb Kontrolle der Atemzugfrequenz (≥ 14/min), Nierenfunktion. Antidot: Kalzium-Sandoz® 20 % (1 Amp.) i. v.
- **Diazepam** (z. B. Valium®) 10–30 mg sehr langsam i. v. (Amp. à 10 mg). Weitere Injektionen nach 3–4 h entsprechend der Wirkung bis max. Dauertropf 3–4 mg Diazepam®/kg KG/24 h
- So schnell wie möglich Aufnahme in geburtshilfl. Klinik, meist zur Sectio

HELLP-Syndrom

Definition Sonderform der Präeklampsie mit Hämolyse (H), erhöhten Leberenzymen (EL) u. niedrigen Thrombozytenzahlen (LP). Häufigkeit: 1 : 150–300 Geburten.

Klinik Schmerzen im re Oberbauch bzw. Epigastrium (Leitsymptom). Evtl. Übelkeit u. Erbrechen, teilweise Hypertonie, häufig ohne Prodromi! **Cave:** Auch ohne Proteinurie u. Hypertonie (15 %) möglich!

Risiko der intravasalen Koagulopathie (DIC), Abruptio placentae sowie Leberruptur, Niereninsuff., Lungenödem, Aszites, Pleuraerguss bis hin zum Multiorganversagen.

Differenzialdiagnose Akute Hepatitis, gastrointestinale Viruserkr., Cholezystolithiasis, Medikamentenintoxikation, ITP. Die Anamnese (Umgebungserkr. bei Hepatitis, Gallensteine bekannt? Medikamentenanamnese?) kann Hinweise geben, Sicherheit nur durch Laboruntersuchungen (GOT, GPT, GGT, Hp, BB mit Thrombozyten u. Gerinnung, Harnsäure, Krea, LDH, Bili [ind.], Gesamteiweiß, Eiweiß im Urin).

Therapie Bei V. a. HELLP-Sy. ist eine unverzügliche stat. geburtshilfl. Aufnahme erforderlich. Meist wird eine rasche Schwangerschaftsbeendigung (i. d. R. Sectio caesarea) angestrebt. Postpartale Überwachung auf der ITS.

Nierenerkrankungen

Die schwangerschaftsbedingte Weitstellung von Harnleiter, Nierenkelchen u. -becken mit Harnaufstau u. Reflux begünstigt aufsteigende HWI (Bakteriurie mit Keimzahlen > 10.000/ml Harn bei 5–10 % aller Schwangeren) u. die Ausbildung ein- o. beidseitiger Stauungsnieren. Weiterer prädisponierender Faktor: mögliche Abknickung der Ureteren durch den wachsenden Uterus.

Stauungsniere

12

Klinik Flankenschmerz, klopfschmerzhaftes Nierenlager (meist re), Verminderung der Urinausscheidung u. verstärkte Flüssigkeitseinlagerung. Gefahr der Keimaszension u. Ausbildung einer Pyelonephritis.

Diagnostik Sono, Urinsediment (begleitender HWI?), evtl. Urinkultur.

Therapie Bei leichter Symptomatik Bettruhe, evtl. Analgetika (▶ 20.3) u./o. Spasmolytika (z. B. Buscopan®), sympt. Entlastung durch kontralaterale Seitenlage/Hängebauchposition. Bei zusätzlichem HWI Antibiotikather. erforderlich (z. B. Ampicillin 3 × 1 g/d, Einmalgabe Fosfomycin [Monuril®], Amoxicillin 3 × 1 g/d o. Cephalosporine). Am besten Antibiotikather. an Urinkultur bzw. Antibiogramm anpassen. Am nächsten Tag Vorstellung beim Gynäkologen. Ausgeprägtere Symptomatik: Verlegung in gyn.-geburtshilfl. Abt., je nach Befinden der Pat. u. Art des Hauses noch in der Nacht o. am nächsten Tag. Je nach Befund kann Harnleiterschienung indiziert sein!

Pyelonephritis gravidarum

Häufigkeit 2 % aller Grav.

Cave: potenziell gefährliche Erkr., da sich jederzeit eine Pyelonephrose o. (sehr selten) eine Urosepsis entwickeln kann!

Klinik Fieber > 38 °C, Flankenschmerz mit klopfschmerzhaftem Nierenlager, meist re. Pollakisurie u. Dysurie können fehlen.

Diagnostik Urinsediment u. -kultur mit Antibiogramm, vor Beginn einer Antibiotikather. Labor (BB, CRP, Krea), Sono (Stauungsniere?).

Therapie

- Stat. Aufnahme, wenn möglich gyn./geburtshilfl. Abt.
- Bettruhe. 4 × tgl. Fiebermessen
- Ein- u. Ausfuhrkontrolle, Ausfuhr > 1.500 ml/d
- Beginn der antibiotischen Ther. (nach Uricult) mit Amoxicillin (z. B. Augmentan®) 3 × 1 g i. v. oder 2 × 2 g i. v. tgl., Cephalosporin wie Cefuroxim o. Cefotaxim (Claforan®) 2 × 2 g i. v., weiter nach Antibiogramm

12.4 DRG-Codes

Die wichtigsten DRG-Codierungen bzgl. gyn. u. geburtshilfl. Erkr.: ▶ Tab. 12.6.

Tab. 12.6 DRG-Codes: gynäkologische und geburtshilfliche Probleme

Krankheitsbild	DRG-Code
Gynäkologie	
Entzündliche Krankheiten der Mamma [Brustdrüse]	N61
Salpingitis u. Oophoritis	N70.-
Zu starke, zu häufige o. zu seltene Menstruation	N92.-
Schmerz u. a. Zustände im Zusammenhang mit den weiblichen Genitalorganen u. dem Menstruationszyklus	N94.-
Geburtshilfe	
Extrauteringravidität	O00.-
Spontanabort	O03.-
Komplikationen nach Abort, Extrauteringravidität u. Molenschwangerschaft	O08.-
Schwangerschaftsdauer	O09.-!
Vorher bestehende Hypertonie, die Schwangerschaft, Geburt u. Wochenbett kompliziert	O10.-
Chronische Hypertonie mit aufgepfropfter Präeklampsie	O11
Gestationshypertonie [schwangerschaftsinduzierte Hypertonie]	O13
Präeklampsie	O14.-
Eklampsie	O15.-
Blutung in der Frühschwangerschaft	O20.-
Übermäßiges Erbrechen während der Schwangerschaft	O21.-
Infektionen des Urogenitaltrakts in der Schwangerschaft	O23.-
Diabetes mellitus in der Schwangerschaft	O24.-
Vorzeitiger Blasensprung	O42.-
Placenta praevia	O44.-
Vorzeitige Plazentalösung	O45.-
Vorzeitige Wehen u. Entbindung	O60.-
Postpartale Blutung	O72.-
Spontangeburt eines Einlings	O80
Sonstige Wochenbettinfektionen	O86.-
Infektionen der Mamma [Brustdrüse] im Zusammenhang mit der Gestation	O91.-

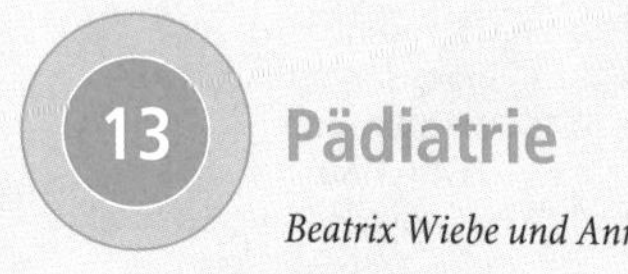

13 Pädiatrie

Beatrix Wiebe und Annika Paulun

13.1 Notfalltabelle und Checkliste

Pädiatrische Notfälle: ▶ Tab. 13.1.

Tab. 13.1 Pädiatrische Notfälle

Diagnose	Maßnahmen	Medikament/Therapie
Herz-Kreislauf-Stillstand (ERC-Leitlinien)	• Beutel-Masken-Ventilation • Herzdruckmassage (15 ×) • Monitoring von Sauerstoffsättigung u. Hf • i. v. oder i. o. Zugang • Adrenalin 1 : 10.000 aufziehen • Defibrillator anschließen • 4 H's u. HITS ausschließen • Päd. Notfallteam anfordern	• 5 initiale Beatmungen, 100 % Sauerstoff • CPR 15 : 2 • Adrenalin i. v. 10 µg/kg KG = 0,1 ml/kg KG der 1:10.000-Lsg., alle 3–5 min wdh. • Defibrillation mit 4 J/kg KG
Dyspnoe	• Sauerstoffvorlage, ggf. Beutel-Masken-Ventilation • Monitoring von Sauerstoffsättigung u. Hf • Kind beruhigen, Eltern einbeziehen • Oberkörperhochlagerung • Anamnese (Aspirationsereignis?) • Erweiterte Atemwegssicherung vorbereiten	• 100 % Sauerstoff • Tubusgröße: ID = (Alter in Jahren/4) + 4 (ungeblockt) o. + 3,5 (geblockt) • Larynxmaske: – 2–5 kg KG: Größe 1 – 5–10 kg KG: Größe 1,5 – 10–20 kg KG: Größe 2 – 20–30 kg KG: Größe 2,5 – 30–50 kg KG: Größe 3
Status asthmaticus	• Sauerstoffvorlage • Monitoring von Sauerstoffsättigung u. Hf • Kind beruhigen, Eltern einbeziehen • Oberkörperhochlagerung • Inhalationsther. • Nichtinvasive Beatmung (NIV) vorbereiten	• Salbutamol-Dosieraerosol 2–4(–8) Hübe mit Inhalierhilfe (Spacer) o. Salbutamol 0,5 % 10–20 Tr. absolut • Ipratropiumbromid-Dosieraerosol 2–4 Hübe • Ggf. Dauerinhalation • Prednisolon 2 mg/kg KG i. v. o. Prednisolon 100 mg absolut rektal • Magnesiumsulfat 50 mg/kg KG (max. 2,5 g) i. v. über 20 min • Theophyllin 5 mg/kg KG i. v. als Bolus, dann 0,5–1,2 mg/kg KG/h als Dauerinfusion • Reproterol 10 µg/kg KG i. v. über 10 min, dann 0,2–2 µg/kg/min
Pseudokrupp	• Kind beruhigen, Eltern einbeziehen • Ggf. Zufuhr kalter Luft (offenes Fenster) • Nach Adrenalin-Inhalation stat. Überwachung organisieren	• Inhalation mit Adrenalin 0,5–2 mg pur in NaCl 0,9 % • Prednisolon 100 mg rektal

13

Tab. 13.1 Pädiatrische Notfällle *(Forts.)*

Diagnose	Maßnahmen	Medikament/Therapie
Epiglottitis	• Sauerstoffvorlage • Kind beruhigen, Eltern einbeziehen • Impfstatus erfragen • Antibiotische Ther. • Päd. Notfallteam anfordern	• Prednisolon 2 mg/kg KG i. v. oder Prednisolon rektal 100 mg absolut • Inhalation mit Adrenalin 0,5–2 mg pur • Cefuroxim 100 mg/kg KG/d in 3 Einzeldosen • Intubation vorbereiten, Durchführung aber nur durch erfahrenen Kollegen, ggf. in Koniotomie-Bereitschaft
Septischer Schock	• i v. oder i. o. Zugang etablieren • Rasche u. ausreichende Volumengabe • Sauerstoffvorlage, ggf. Beutel-Masken-Ventilation • Frühzeitige Inotropika-Ther. • Antibiotische Ther. • Sedierung u. Intubation nur unter Inotropika-Ther.	• Volumenther.: 20 ml/kg KG balancierte Volle'lytlsg. (z. B. Ringer-Acetat) als Bolus, ggf. bis zu 3 × wdh. in den ersten 15 min • Cefotaxim 200 mg/kg KG/d in 3 Einzeldosen o. Ceftriaxon 100 mg/kg KG/d in 1 Einzeldosis • Adrenalin 0,01–0,1(–1,0) µg/kg KG/min • Noradrenalin 0,01–0,1(–0,2) µg/kg KG/min • S-Ketamin 0,5–1 mg/kg KG • Midazolam 0,2 mg/kg KG
Anaphylaxie	• Adrenalingabe i. m.: Adrenalin pur aufziehen o. per Autoinjektor • Sauerstoffvorlage, ggf. Beutel-Masken-Ventilation • i. v. oder i. o. Zugang etablieren • Anamnese	• Adrenalin i. m. 10 µg/kg KG = 0,01 ml/kg KG der 1:1.000-Lsg. (pur) • Adrenalin i. v. (nur bei drohendem Herz-Kreislauf-Stillstand) 0,01–0,1(–1,0) µg/kg KG/min als Dauerinfusion • Volumenther.: 20 ml/kg KG balancierte Volle'lytlsg. (z. B. Ringer-Acetat) als Bolus • Prednisolon 2 mg/kg KG i. v. • Dimetinden 0,1 mg/kg KG i. v. • Clemastin 0,05 mg/kg KG i. v.
Supraventrikuläre Tachykardie	• i. v. oder i. o. Zugang etablieren, möglichst herznah • 12-Kanal-EKG anschließen • Defi anschließen • Reanimationsbereitschaft herstellen • Ggf. Pädiater o. Kinderkardiologen anfordern	• Adenosin 0,1 mg/kg KG i. v. als Bolus, rasche Applikation, 5 ml NaCl 0,9 % nachspülen • Adenosin i. v., ggf. in erhöhter Dosis wdh. (0,2–0,3 mg/kg KG) • Elektrische Kardioversion (unter Reanimationsbereitschaft): 1 J/kg KG synchronisiert, dafür: • Analgosedierung: S-Ketamin 0,5 mg/kg KG, Midazolam 0,1 mg/kg KG

Tab. 13.1 Pädiatrische Notfällle *(Forts.)*

Diagnose	Maßnahmen	Medikament/Therapie
Zerebraler Krampfanfall	• Sichere Lagerung • Zeit stoppen • Sauerstoffvorlage etablieren • Erweiterte Atemwegssicherung vorbereiten • Ggf. päd. Notfallteam anfordern	• **1. Stufe:** Diazepam rektal (Rektiole): 5 mg (< 15 kg KG) o. 10 mg (> 15 kg KG) • Midazolam nasal o. bukkal 0,3 mg/kg KG • Lorazepam i. v. 0,1 mg/kg KG • Diazepam i. v. 0,2–0,5 mg/kg KG • Max. 2 Benzodiazepine • **2. Stufe:** Valproat 20–40 mg/kg KG i. v. über 5–10 min, Phenytoin 15–20 mg/kg KG i. v. über 15–20 min • **3. Stufe:** Thiopental- o. Propofolnarkose • Atemweg sichern
Verbrennung/ Verbrühung	• Ausreichende Analgosedierung, z. B. intranasal • Kind beruhigen, Eltern einbeziehen • Ausmaß der Verbrennung/Verbrühung abschätzen (Handfläche des Kindes = 1 % KOF) • Wunde steril abdecken • Ggf. Transport in Brandverletztenzentrum organisieren	• Fentanyl nasal 2 µg/kg KG • Midazolam nasal 0,3 mg/kg KG • S-Ketamin i. v. 0,5 mg/kg KG • Midazolam i. v. 0,1 mg/kg KG

Checkliste

! Immer Alter des Kindes berücksichtigen!

! Neugeborene (NG) u. junge Säuglinge (Sgl.) immer zeitnah untersuchen

! Information Hintergrunddienst erforderlich?

First Impression AZ des Pat.? (Einschätzung ▶ 13.7.1) Dyspnoe, Vigilanz? Muskeltonus? Hautfarbe? Exanthem o. Petechien? Exsikkosezeichen?

Anamnese Seit wann bestehen welche Symptome? Unspez. Symptome: Fieber, Erbrechen, Bauchschmerzen, Dyspnoe ▶ Tab. 13.10. Was ist in den letzten 24 h passiert? Akutes Ereignis? Bei Sgl. Trinkverhalten? Anamnese plausibel? Immer Kinderuntersuchungsheft u. Impfpass zeigen lassen!

Klinische Untersuchung

! Immer vollständige Untersuchung; immer aktuelles Gewicht u. (Rektal-) Temperatur bestimmen lassen; auf warme Umgebungstemperatur achten.

- Reihenfolge: Lunge (Dyspnoezeichen, seitengleiches Atemgeräusch, drohende resp. Insuff.); Herz-Kreislauf (Herzgeräusch, Leistenpulse, Mikrozirkulation), Neurologie (Vigilanz, Meningismuszeichen, Krampfanfälle), Haut (Turgor, Exanthem, Petechien), HNO (Racheninspektion, Tragusdruckschmerz, Otoskopie), Abdomen (Abwehrspannung, umschriebener Befund, Peristaltik vorhanden), Skelett (Bewegungseinschränkung, Prellmarken).

13

Diagnostik

- Pulsoxymetrie, BGA: bei drohender respir. Insuff. sofort
- V. a. Sepsis/Meningitis: Pulsoxymetrie, BGA, pDTI mit BE, BK, evtl. Blasenpunktion, LP
- Bildgebende Diagnostik: möglichst immer Sono, Rö-Untersuchungen nur bei strenger Ind.-Stellung

13.2 „Ein Kind ist kein kleiner Erwachsener, sonst wäre es ein Zwerg": Allgemeines zum Verständnis im Umgang mit Kindern

13.2.1 Einführung

13

Die Einschätzung eines kranken Kindes kann gerade den Unerfahrenen vor große Probleme stellen. Respekt vor der ungewohnten „Größe" der Pat., vor unbek. Erkr., wenig eingeübte Arbeitstechniken u. der Erwartungsdruck vonseiten der Eltern erhöhen oft den eigenen Stress. Dieses Kap. hilft, die richtigen Fragen zu stellen, sinnvolle diagn. Methoden anzuwenden u. eine gezielte Ther. zu beginnen. Bes. Augenmerk ist auf die Versorgung des kritisch kranken Kindes gelegt, da sich die notwendigen, oft entscheidenden Erstmaßnahmen häufig von denjenigen im Erw.-Alter unterscheiden.

13.2.2 Tipps zum Umgang mit kranken Kindern

- **Sich auf „Augenhöhe" des Kindes begeben:**
  Die einzelnen Untersuchungsschritte in verständlichen Worten ankündigen u. dem Kind erklären, was es erwartet.
- **Die enge Eltern-Kind-Bindung akzeptieren:**
  Die Eltern in die Untersuchung des Kindes einbeziehen, z. B. das Kind auf dem Schoß eines Elternteils untersuchen. Da oft keine Eigenanamnese möglich ist, den Eltern aufmerksam zuhören.
- **Unterschiedliches emotionales Denken u. Verständnis respektieren:**
  Angstauslösende Instrumente außerhalb des kindl. Blickfeldes des Kindes legen. Darauf achten, bei der Untersuchung des Kindes warme Hände zu haben, um Abwehrreaktionen vorzubeugen (Stethoskopmembran anwärmen). Vorschulkindern kann z. B. der Gebrauch des Stethoskops demonstriert werden. Kleinkinder lassen sich durch Spielsachen ablenken. Mithilfe von Puppen kann dem Kind eine Untersuchung o. eine Erkr. anschaulich erklärt werden.
- **Kinder haben eine eigene Wahrnehmungswelt:**
  „Schmerzen" z. B. werden häufig diffus als Bauchschmerzen angegeben, ohne dass ein tatsächlicher abdom. Befund vorliegt.

13.2.3 Kinder als Patienten in der Notfallambulanz

Besonderheiten

- Die Vorstellung eines Kindes in der allg. Notfallambulanz – insb. im Nachtdienst – wird eher die Ausnahme sein u. erfolgt meist aufgrund eines akuten, oft unspez. Symptoms (z. B. Fieber) o. eines akuten Ereignisses (z. B. Sturz).
- Eltern/Pflegepersonen, die ihr Kind im Notfalldienst vorstellen, machen sich oft große Sorgen, auch wenn Symptome o. geschilderte Ereignisse objektiv zunächst von geringem Krankheitswert zu sein scheinen.
- Eltern/Pflegepersonen von Kindern mit bek. chron. Erkr. werden ihr Kind i. d. R. nur bei triftigen Gründen im Nachtdienst vorstellen.

Aufgaben des diensthabenden Arztes (Nichtpädiaters)

- **Triage-Konzept:** Bei Ankündigung eines päd. Pat. in der Ambulanz sollte das Kind zeitnah untersucht bzw. von med. geschultem Personal gesehen werden, um zu entscheiden, ob das Kind ernstlich erkrankt ist oder nicht.
- Kurze Anamnese erheben, sich ersten Eindruck verschaffen, Basisdiagnostik überlegen u. Therapieoptionen erwägen: All dies muss rasch erfolgen, um Grundsätzliches zu entscheiden:
  - Kann ich diesen Fall allein lösen?
  - Welchen Kollegen muss ich um Unterstützung bitten? (Rufnummern s. u.)
  - Amb. Betreuung möglich? Stat. Überwachung notwendig?
  - Transport in Kinderklinik notwendig? Durch Eltern? Durch Rettungsdienst/NAW?
- Das Vertrautmachen mit dem Kindernotfallequipment der eigenen Klinik ist essenziell:
  - Wo befindet sich der Kindernotfallkoffer?
  - Was befindet sich im Kindernotfallkoffer?
  - Könnte ich im Notfall damit umgehen?
  - Wie funktionieren Absaugvorrichtung, Pulsoxymetrie/EKG?
  - Welche Möglichkeiten der Basisdiagnostik für Kinder stehen zur Verfügung? BGA/Ultraschall?

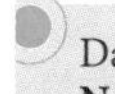

Das Triage-Konzept trifft insb. auf NG u. junge Sgl. zu:
Neugeborene u. Säuglinge niemals in der Ambulanz warten lassen!!

13.2.4 Kind ist nicht gleich Kind

Lebensabschnitte ▶ Tab. 13.2.

Tab. 13.2 Lebensabschnitte des Kindes

Frühgeborenes	Geburt vor der vollendeten 37. SSW
Neugeborenes	1. bis 28. Lebenstag
Säugling	29. Lebenstag bis 1. Lj
Kleinkind	2. bis 6. Lj.
Schulkind	7. bis 10. Lj.
Jugendlicher	11. bis 20. Lj.

Abschätzen des Lebensalters ▶ Tab. 13.3.

Tab. 13.3 Abschätzen des Lebensalters	
Säugling ohne Milchzähne	< 6-8 Mon.
Kind mit vollständigen Schneidezähnen	12-15 Mon.
Kind mit offener Fontanelle	< 12 (18) Mon.
Kind mit Windeln	< 3–4 J.
Kind mit Lücken im Milchgebiss	> 6 J.
Kind mit Fahrradunfall	> 4–5 J.

Normwerte physikalischer Messgrößen Herzfrequenz (Hf), Atemfrequenz (Af), Blutdruck (RR), Gewicht, Körperoberfläche (KOF) ▶ Tab. 13.4.

Tab. 13.4 Normwerte physikalischer Messgrößen					
	Hf (/min)	**Af (/min)**	**RR (mmHg)**	**Gewicht (kg KG)**	**KOF (m²)**
Neugeborenes	130–160	40–50	70/30	3,5	0,25
Säugling (12 Mon.)	120–140	30–40	80/40	10	0,5
Kleinkind	100–120	25–30	90/60	20	0,75
Schulkind	85–110	12–20	100/75	40	1

Es ist wichtig, das Gewicht eines Kindes abschätzen zu können, da im Kindesalter – auch im Notfall – alle Medikamente u. Volumendosierungen gewichtsbezogen appliziert werden müssen.

13.2.5 Grundlegendes zu Wachstum und Entwicklung

Als Entwicklung bezeichnen wir die Entfaltung von Fähigkeiten. Im Rahmen der gesetzlich vorgeschriebenen Kindervorsorgeuntersuchungen werden die Meilensteine der Entwicklung überprüft. Anhand von Perzentilenkurven werden somatische Wachstumsparameter dokumentiert. Entwicklung wird in statomotorische (▶ Tab. 13.5), intellektuelle u. emotionale Entwicklung sowie Sprachentwicklung differenziert.

Tab. 13.5 Meilensteine der statomotorischen Entwicklung	
Neugeborenes	Ungerichtete Bewegungen
2. Mon.	Kopf kann in Bauchlage gehoben werden
4. bis 6. Mon.	Greift nach Gegenständen
6. Mon.	Spielt in Rückenlage mit den Füßen
7. Mon.	Dreht sich vom Rücken auf den Bauch
8. Mon.	Sitzt frei

Tab. 13.5 Meilensteine der statomotorischen Entwicklung *(Forts.)*	
9. bis 12. Mon.	Geht mit Unterstützung
1½ J.	Läuft frei
3 J.	Fährt Dreirad, hüpft eine Stufe beidbeinig
4 J.	Geht Treppen sicher mit Beinwechsel
5 J.	Hüpft fünfmal auf je einem Bein

13.2.6 Besonderheiten der kindlichen Anatomie und Physiologie: „Kinder sind anders!"

Respirationstrakt

Anatomische Besonderheiten des Respirationstraktes bedingen Unterschiede bei Reanimationsmaßnahmen, Physiol. Unterschiede bedingen z. B. die angemessene Einschätzung eines drohenden Schockgeschehens.

13

- Rachenraum/Larynx:
  - Kehlkopf 1–2 Wirbelkörper höher als beim Erw.
  - Zunge relativ groß
  - Engste Stelle: Höhe Krikoid, nicht Stimmritzenebene → **cave:** Intubation, nicht mit Gewalt! Lieber kleineren Tubus wählen
- Geringe FRC: begrenzte Sauerstoffreserve → gute Präoxygenierung, rasche respir. Erschöpfung möglich

Herz-Kreislauf-System

- Maßgeblicher Parameter für das kindl. Herzzeitvolumen (HZV) ist die Herzfrequenz (Hf): **Je kleiner das Kind, desto mehr ist das HZV frequenzabhängig.**
- Jede Bradykardie im Kindesalter ist bis zum Beweis des Gegenteils durch Hypoxie bedingt.
- Die Blutdruckmessung ist für die Erkennung des kindl. Schocks nicht geeignet; i. d. R. ist der Blutdruck normal bis leicht erniedrigt u. bricht dann plötzlich bei dekompensiertem Schockgeschehen zusammen.
- Kinder können auch bei Volumenverlusten relativ lange einen normalen Blutdruck aufrechterhalten: Sie haben ein höheres Blutvolumen/kg KG als Erw., absolut ist das Blutvolumen aber geringer → Blutverluste werden daher häufig unterschätzt.
  Beispiel: 12 Mon. altes Kind wiegt ca. 10 kg u. verfügt über ca. 800 ml Blut!!

Nervensystem

- Myelinisierung erst mit 12 J. abgeschlossen → geringere Krampfschwelle (Fieberkrampf, ▶ 13.8.1)
- Empfindlicher für Hypoxie
- Schlechterer Schutz des ZNS/Rückenmarks durch WS u. Muskulatur → Verletzungen des ZNS auch ohne knöcherne Verletzungen bei Trauma möglich
- Besonderheit: offene Fontanelle → ermöglicht Evaluation Turgor, Hirndruck
- Besonderheit: offene Schädelnähte 1. Lj. → Hirndruckzeichen oft subtiler, Kopfumfangskurve beachten, Kindervorsorgeheft einsehen, Kopfumfang erneut messen!

Temperaturregulation

- Dünne Haut, wenig subkutanes Fettgewebe → tiefere Verbrennungsschäden bei verhältnismäßig geringer Temperatur
- Vorsichtig bei Untersuchung des unbekleideten Kindes u. bei Transport→ rascher Wärmeverlust
- Größere KOF im Verhältnis zum Gewicht → Hypothermiegefahr
- Kältezittern bei NG u. jungen Sgl. zur Wärmeregulation noch nicht möglich

13.3 Arbeitstechniken

13.3.1 Grundsätzliches

13

> Grundsätzlich unterscheidet sich die Durchführung der Arbeitstechniken bei Kindern nicht von der bei Erw. Es gibt nur wenige Besonderheiten: Insb. die Ind. zur Blutentnahme muss immer kritisch geprüft werden.

13.3.2 Blutentnahme

> Für das BB reichen wenige Tropfen, für E'lyte u. CRP ggf. 0,5–1,0 ml.

- Labore benötigen oft nur geringe Mengen Blut, ggf. vorher abklären.
- Eltern entscheiden lassen, ob sie bei der Blutentnahme dabei sein möchten. Manche Eltern entscheiden sich v. a. bei Sgl. dagegen u. kommen erst zum Trösten wieder, viele können aber beruhigend auf ihr Kind einwirken.

Kapilläre Blutentnahme

Möglichkeit der zeit- u. patientennahen Bestimmung von ausgewählten Parametern, je nach Verfügbarkeit, z. B. Blutgaswerte (mit) Hb, E'lyte, BZ, Laktat, evtl. Met-Hb, Gesamt-Bili etc.

Material

- Pen mit einstellbarer Eindringtiefe, Hautdesinfektionsmittel, Tupfer, Pflaster
- Kapillarröhrchen, BZ-Messgerät, ggf. kleines Blutröhrchen mit Steigrohr (EDTA/Serum)

Durchführung

- Punktionsort bei Sgl. seitliche Ferse, bei älteren Kindern seitliche Fingerkuppe
- Durchblutungsfördernde Salben sind obsolet!
- Hautdesinfektionsmittel auftragen, trocknen lassen (30 s)
- Ferse o. Finger in einer Hand fixieren, Pen ansetzen u. auslösen
- Ersten Tropfen abwischen (Haut um die Einstichstelle soweit wie notwendig zusammendrücken, nicht quetschen)
- Kapillare luftfrei mit Blut füllen, ggf. Blutröhrchen mit Blut füllen

Venöse Blutentnahme

- Wenn stat. Aufnahme wahrscheinlich erscheint, venöse Blutentnahme möglichst mit Anlage einer periphere Verweilkanüle verbinden (s. u.)

- Nicht zu kleine Kanülen verwenden, mind. 20 G/gelb, sonst Gefahr der Gerinnselbildung bei engem Kanülenlumen u. hoher Blutviskosität

Material Kanülen 20 G/gelb, Hautdesinfektionsmittel, Tupfer, Stauschlauch (bei größeren Kindern), Pflaster, Blutröhrchen, ggf. Spritzen, sterile Handschuhe u. sterile Kanüle für Blutkulturabnahme.

Durchführung ▶ Abb. 13.1.

- In Ruhe geeignete Vene suchen, nicht blind stechen. Vene muss gesehen, nicht unbedingt gefühlt werden:
  - Bei Sgl. u. kleinen Kindern: venöser Hand- o. Fußrückenplexus o. V. temporalis superficialis
  - Bei größeren Kindern: Handrückenplexus, V. basilica o. V. cubitalis (▶ Abb. 13.2)
- Transillumination mit roter Kaltlichtquelle kann sehr hilfreich sein.
- Kühle Extremitäten ggf. in warme Tücher einschlagen u. warten, bis Venen dilatiert sind.
- Bei elektiver Ind. ggf. topische Lokalanästhesie (z. B. EMLA®) anwenden (20 min Einwirkzeit).
- Sgl. u. kleine Kinder gut fixieren, auch wenn sie ruhig u. kooperativ wirken, insb. bei Punktion am Kopf.
- Bei kleinen Kindern immer von Pflegekraft (nicht von den Eltern) helfen lassen. Eltern sollen ausschließlich das Kind trösten.

13

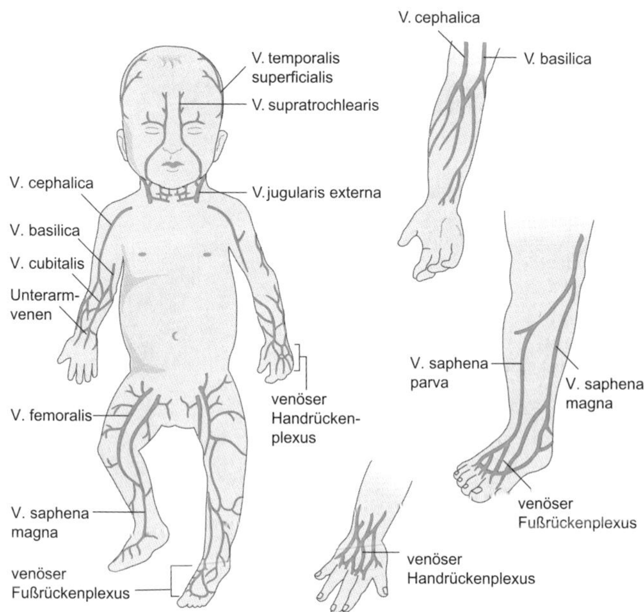

Abb. 13.1 Venenpunktionsstellen [A300–157]

- Stauen bei Punktion an der Hand durch eigene festhaltende Hand o. durch Pflegekraft.
- Vene punktieren u. Blut frei in Röhrchen abtropfen lassen. Beim Abziehen mit Spritze o. Vakuumsystemen kollabieren Venen rasch. Bei Sgl. ggf. Konus der Kanüle abbrechen u. Blut dir. aus Nadel abtropfen lassen, dies verhindert Gerinnen des Blutes im Konus.

Bei Gefäßen am Kopf häufig nur schwierige Unterscheidung zwischen Vene u. Arterie möglich. Bei Blutentnahme nicht relevant, bei Anlage eines Zugangs unbedingt art. Lage ausschließen (s. u.).

Arterielle Blutentnahme

Sehr seltene Ind., ggf. bei schwierigen Venenverhältnissen u. rascher Notwendigkeit zur Bestimmung der Blutgaswerte.

Material s. venöse Blutentnahme.

Durchführung

- Geeignete Arterien: A. radialis, A. ulnaris o. oberflächliche Arterien am Kopf
- Transillumination mit roter Kaltlichtquelle kann hilfreich sein
- Kind durch Hilfsperson gut fixieren lassen, Arterie punktieren, Konus an Kanüle nicht abbrechen. Blut frei in Röhrchen tropfen lassen
- Nach Punktion Arterie gut abdrücken, Druckverband anlegen

13.3.3 Periphervenöser Zugang

Bei stat. Aufnahme u. noch unklarem Zustand des Kindes ist die Anlage einer peripheren Verweilkanüle immer indiziert. Im evtl. später kritischeren Zustand ist eine Zugangsanlage erheblich schwieriger.

Material

- Geeignete Verweilkanüle: 26 G/lila (NG), 24 G/gelb (Sgl. u. Kleinkinder), 22 G/blau (größere Kinder)
- Verbindungsschlauch mit NaCl 0,9 %, Hautdesinfektionsmittel, Tupfer, Pflaster

Durchführung

- Punktionsstelle suchen u. Kind fixieren wie bei Blutentnahme (s. o.; ▶ Abb. 13.2)
- Vene punktieren u. kurz warten, ggf. Verzögerung, bis Bluteintritt in Konus sichtbar. Nadel entfernen, Verweilkatheter vorschieben
- Blut aus venöser Verweilkanüle abtropfen lassen, falls Blutentnahme erforderlich
- Bei Punktion am Kopf u. in der Ellenbeuge art. Lage sicher ausschließen mittels BGA o. Spülen mit NaCl 0,9 %: Bei art. Lage Abblassen

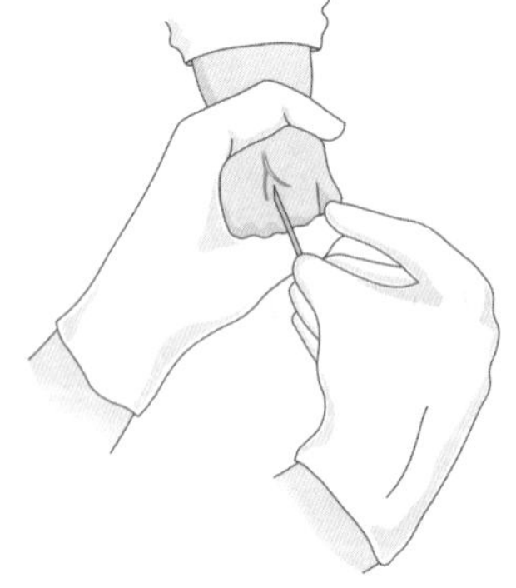

Abb. 13.2 Punktion der Handrückenvene beim Kind [A300–157]

der Peripherie beim Spülen. Bei art. Lage o. jeglichem Zweifel Zugang sofort entfernen, gut abdrücken

- Bei versehentlicher intraart. Injektion eines Wirkstoffs sofort reichlich NaCl 0,9 % nachspülen
- Kind weiterhin fixieren, Zugang sichern, z. B. mit 2 langen Pflasterstreifen als Zügel unter Flügel u. zwei weiteren Pflasterstreifen quer über Flügel; ggf. Verband um Kanüle legen, um akzidentelles Entfernen zu vermeiden

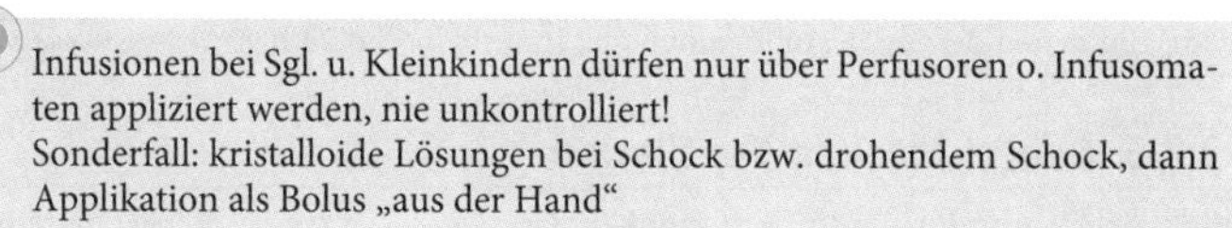

Infusionen bei Sgl. u. Kleinkindern dürfen nur über Perfusoren o. Infusomaten appliziert werden, nie unkontrolliert!
Sonderfall: kristalloide Lösungen bei Schock bzw. drohendem Schock, dann Applikation als Bolus „aus der Hand"

13.3.4 Intraossäre Kanüle

Ind. bei kritisch krankem Kind im Schock, wenn Anlage einer peripheren Verweilkanüle länger als 1 min dauert (Reanimationsleitlinien 2015 des ERC). Vergleichbar mit ZVK, Applikation von Volumen u. allen Medikamenten möglich, Blutentnahme eingeschränkt möglich.

Material

- Intraossäre Injektionsnadel (z. B. Fa. Cook) 3 cm, 14 o. 16 G o. halbautomatische Systeme (z. B. EZ-IO®) mit roter 1,5-cm-Nadel (< 40 kg KG) o. blauer 2,5-cm-Nadel (> 40 kg)
- Verbindungsschlauch mit NaCl 0,9 %, Hautdesinfektionsmittel, Tupfer, Pflaster o. Fixiersystem

Durchführung

- Geeignete Punktionsstelle aufsuchen, bei Kindern proximale mediale Tibia (einige cm unter der Tuberositas tibiae; ▶ Abb. 13.3)
- Nadel durch Haut stechen, bis Knochenwiderstand spürbar. Dann entweder Cook-Nadel eindrehen o. halbautomatische Kanüle einbohren, bis Widerstandsverlust spürbar. Trokar entfernen, Schlauch anschließen, Aspirations-

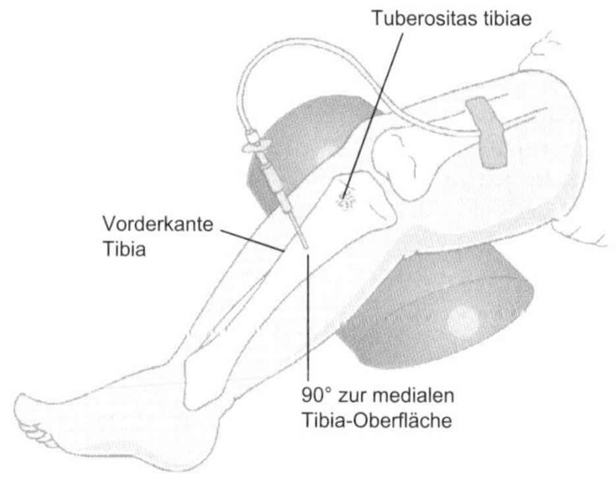

Abb. 13.3 Intraossäre Punktionstechnik [A300–157]

versuch (manchmal keine Aspiration möglich), ggf. Blut asservieren für BGA etc.

- Mit 10 ml NaCl 0,9 % spülen, um Knochenmarkdébris zu entfernen
- Nadel mit beiliegendem Fixiersystem o. dicken Pflasterstreifen fixieren
- Oberschenkel gut beobachten, bei kleinen Kindern prim. Durchbohren des Knochens o. sek. Dislokation der Kanüle möglich, bei Volumengabe meist rasch am praller werdenden Oberschenkel spürbar, dann Kanüle sofort entfernen
- Nach Stabilisierung des Kindes Anlage einer peripheren Kanüle o. eines ZVK u. Entfernen der i. o. Kanüle, möglichst innerhalb von 24 h

13.3.5 Beutel-Masken-Ventilation

Wichtigste Technik beim kritisch kranken Kind, da meist ein respir. Problem im Vordergrund steht.

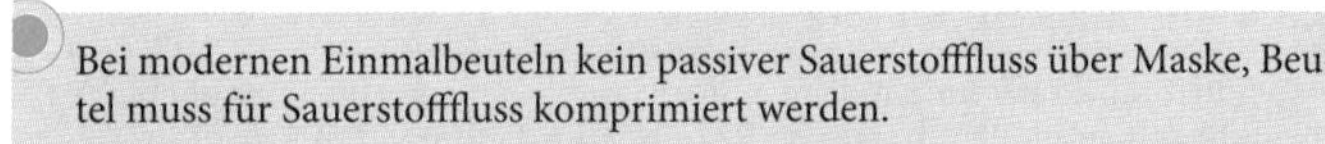

Bei modernen Einmalbeuteln kein passiver Sauerstofffluss über Maske, Beutel muss für Sauerstofffluss komprimiert werden.

13

Alternativ Dekonnektion des Reservoirs u. alleinige Vorlage des Reservoirs für passive Sauerstoffzufuhr, dann jedoch Zufuhr über Nasenbrille sinnvoller → bei Zweifel über richtige Beutelgröße immer größeren Beutel verwenden.

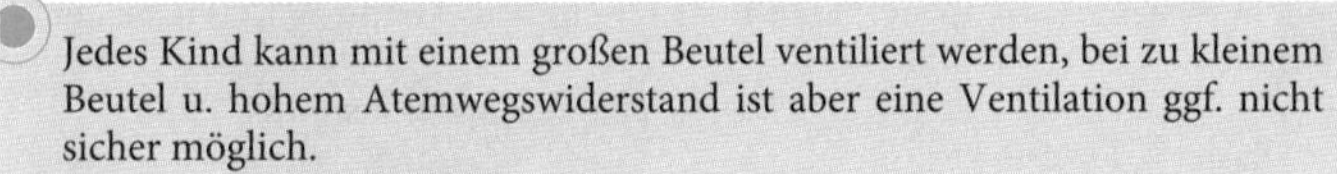

Jedes Kind kann mit einem großen Beutel ventiliert werden, bei zu kleinem Beutel u. hohem Atemwegswiderstand ist aber eine Ventilation ggf. nicht sicher möglich.

Material

- Selbstfüllender Beatmungsbeutel mit Reservoir: ca. 200 ml (für NG u. Sgl.), ca. 600 ml (Kleinkinder ca. 1.500 ml (größere Kinder u. Erw.)
- Ggf. PEEP-Ventil, bei Kinderbeuteln häufig eingebautes Druckbegrenzungsventil (40 cmH_2O), ggf. zusätzlich Manometeranschluss vorhanden
- Passende Maske, verschiedenste Formen u. Typen vorhanden
- Guedel- u. Wendel-Tuben in verschiedenen Größen

Durchführung

- An Kopf des Pat. stellen, Kopf positionieren, bei Sgl. eher Schnüffelposition, bei größeren Kindern Kopf überstrecken.
- Maske mit C-Griff über Mund u. Nase fixieren.
- Kind beatmen; bei jedem Atemzug auf Thoraxexkursionen achten.
- Bei dicht sitzender Maske u. fehlenden Thoraxexkursionen Kopf neu positionieren.
- Bei Schwierigkeiten Einlage eines Guedel- o. Wendel-Tubus erwägen.
- Bei hohem Atemwegswiderstand ggf. Überdruckventil schließen.
- Bei schwieriger Maskenposition 2-Helfer-Methode anwenden: Ein Helfer hält die Maske im Doppel-C-Griff, ein Helfer beutelt.

13.3.6 Supraglottische Atemhilfen

Bei Kindern ist die Larynxmaske die supraglottische Atemhilfe der Wahl. Gute Möglichkeit zur Atemwegssicherung bei schwierigem Atemweg o. Unerfahrenheit in der Intubation von Kindern.

Cave: Kein sicherer Aspirationsschutz! Moderne Larynxmasken bieten jedoch die Möglichkeit zur Einlage einer Magensonde zur Aspiration des Mageninhalts.

Larynxtuben sind aufgrund der kindl. Anatomie obsolet.

Material Larynxmaske, gerade o. gebogen, in verschiedenen Größen:

- Größe 1: < 5 kg KG
- Größe 1,5: 5–10 kg KG
- Größe 2: 10–20 kg KG
- Größe 2,5: 20–30 kg KG
- Größe 3: 30–50 kg KG

Durchführung

- Kind sedieren, Kopf positionieren (Schnüffelstellung). Je größer das Kind, desto mehr überstrecken; Mund öffnen
- Larynxmaske über Zunge einschieben, bis Widerstand spürbar. Cuff mit vorgeschriebener Menge an Luft blocken
- Beutel o. Beatmungsgerät anschließen. Auf Thoraxexkursionen u. Veränderungen der Sauerstoffsättigungswerte achten

13

13.3.7 Endotracheale Intubation

- Bei entsprechender Erfahrung ist die endotracheale Intubation die Methode der Wahl zur Atemwegssicherung u. die einzige Methode mit sicherem Aspirationsschutz.
- Bei fehlender Erfahrung können wiederholte Fehlversuche das Kind erheblich gefährden. Eine sichere Oxygenierung mittels Beutel-Masken-Ventilation o. eine supraglottische Atemhilfe ist dann der endotrachealen Intubation vorzuziehen.
- Ziel ist die Oxygenierung des Kindes, nicht zwingend die Intubation.

Die **nasotracheale Intubation** bietet zwar die Möglichkeit der sicheren Fixierung des Tubus, ist aber technisch schwieriger → Im Notfall u. bei fehlender Erfahrung ist die orotracheale Intubation zu bevorzugen.

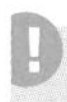

Die engste Stelle des Atemwegs bei Kindern liegt unterhalb der Stimmritze. Bei Widerstand keine Gewalt anwenden, ggf. kleinere Tubusgröße wählen.

Material

- Tuben in verschiedenen Größen (Größe = Innendurchmesser [ID] in mm): 2,0 (Frühgeborene < 750 g) bis 8,0 (Erw.). Ab Größe 3,0 geblockte u. ungeblockte Tuben verfügbar:
  - Passende Tubusgröße ungeblockt: (Alter/4) + 4
  - Passende Tubusgröße geblockt: (Alter/4) + 3,5
  - **Faustregel:**
    - Kleinfingerdicke des Pat. = passende Tubusgröße
    - Ab (6) 8 J. Tubus mit Cuff verwenden (ggf. auch schon vorher!)
- Führungsstab (bei orotrachealer Intubation)

- Spatel gerade (Miller) o. gebogen (Mac): Größe 00 (Frühgeborene bis ca. 2,0 kg), Größe 0 (NG), Größe 1 (kleine Kinder), Größe 2 (größere Kinder)
- Magill-Zange klein u. groß
- Ggf. Videolaryngoskop, meist nur verfügbar mit Spatelgröße 1 o. größer
- Absaugmöglichkeit

Durchführung

- i. v. Medikamente zur Intubation (Sedierung):
  - **Esketamin (0,5–1,0 mg/kg KG) u. Midazolam (0,2 mg/kg KG) o.**
  - **Propofol 1 % (1–3 mg/kg KG) u. Remifentanil (1–2 µg/kg KG)**
- Kopf positionieren, bei Sgl. Schnüffelstellung, bei älteren Kindern überstrecken
- **Orotracheale Intubation:**
  - Laryngoskop mit li. Hand in re. Mundwinkel einführen. Stimmritze einstellen
  - Absaugkatheter bereithalten, ggf. unter Sicht absaugen
  - Tubus mit Führungsstab anreichen lassen u. mit re. Hand in Stimmritze einführen
  - Führungsstab durch Hilfsperson entfernen lassen
  - Tubus vorsichtig, ggf. unter Drehbewegungen vorschieben
  - Lagekontrolle durchführen u. Tubus am Mundwinkel fixieren
- **Nasotracheale Intubation:**
  - Tubus über Nase in Rachen einführen
  - Laryngoskop einführen, Stimmritze darstellen u. Tubusspitze aufsuchen
  - Ggf. Tubusspitze zurückziehen, bis Spitze sichtbar wird
  - Magill-Zange anreichen lassen, Tubusspitze fassen u. in Stimmritze einführen
  - Entweder mit Magill-Zange nachfassen, Tubus tiefer schieben bis Markierung auf Stimmritzenebene o. Tubus per Hand tiefer drehen
  - Lagekontrolle durchführen u. Tubus am Nasenloch fixieren
- **Lagekontrolle:**
  - Auskultation (bei kleinen Kindern oft unsicher)
  - Anstieg der Sauerstoffsättigung (kann verzögert sein)
  - Endexspiratorisches CO_2 messen mittels Farbumschlag-Kapnometer o. Kapnometrie am Beatmungsgerät (schließt zu tiefe Tubuslage nicht aus!)
  - Radiol. Lagekontrolle u. ggf. Lagekorrektur

13.3.8 Lumbalpunktion

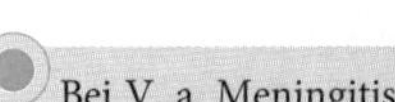

Bei V. a. Meningitis ist eine Lumbalpunktion immer indiziert, bei schlechtem Zustand des Kindes darf die Ther. aber nicht durch Diagnostik verzögert werden.
Insb. bei Sgl. u. kleinen Kindern ist die Durchführung nicht trivial, daher großzügig erfahrenen Kollegen hinzuziehen.
Sehr wichtig ist die richtige Fixierung des Kindes, daher unbedingt eine erfahrene Pflegekraft hinzuziehen.

Kontraindikationen Thrombozytopenie < 50/µl, Gerinnungsstörung, erhöhter intrakranieller Druck (im Zweifelsfall vorher CT o. MRT indiziert), Schock. Ausschluss Hirndruck/Stauungspapille: Funduskopie/Schädel-Sono/cCT.

Material

- Spinalnadel 22 G/schwarz (für Sgl. kurz, für größere Kinder lang)
- Mind. 3 Probenröhrchen, besser 4 o. 5. Röhrchen nummerieren
- Hautdesinfektionsmittel, sterile Pflaumentupfer, Pflaster
- Sterile Unterlage, steriles Lochtuch, sterile Handschuhe, steriler Kittel, Mundschutz, Haube
- Mind. 2 Hilfspersonen: 1 Person fixiert das Kind, 1 Person reicht die Röhrchen an
- Ggf. Analgetika u. Sedativa (Morphin, Esketamin, Midazolam), dann immer erweitertes Atemwegsmanagement vorbereiten u. in Kinderanalgesie erfahrenen Kollegen hinzuziehen

Durchführung ▶ Abb. 13.4.

- Sgl. in gebeugter Seitenlage o. in Sitz-Hock-Position fixieren, größere Kinder im Sitzen vornübergebeugt.
- Auch größere Kinder gut fixieren, um unwillkürliches Zucken beim Einstechen zu vermeiden.
- Der Rücken muss exakt gerade fixiert sein. Lieber Zeit lassen u. Kind in Ruhe neu positionieren u. fixieren als Fehlversuche zu riskieren.
- Zunächst unsteril Punktionsstelle L4/L5 suchen: Verbindungsstelle zwischen beiden Darmbeinkämmen ziehen (entspricht L3/L4) u. einen Interspinalabstand tiefer gehen (entsprechend L4/L5). Punktionsstelle mit einem Fingernagel markieren.
- Steril anziehen, Punktionsstelle steril abwaschen, Lochtuch aufkleben.
- Steril nun erneut Punktionsstelle aufsuchen, durch großes Lochtuch, das gesamten Rücken bedeckt, ist steriles Tasten möglich.
- Nadel durch die Haut stechen, mit beiden Händen fixieren, an Rücken abstützen, dann vorsichtig u. langsam in den Spinalkanal vorschieben. Bei Sgl. gerade Punktionsrichtung, bei älteren Kindern leicht kraniale Richtung. Beim Durchstechen in den Spinalkanal leichter Widerstandsverlust, bei sehr kleinen Kindern jedoch kaum spürbar.

Distanz Haut–Liquorraum
Bei Sgl. beträgt der Abstand zum Spinalraum ggf. nur 1 cm!
Bei 3- bis 5-Jährigen: ca. 5 cm
Bei adipösen Jgl.: ≥ 9 cm

- Wenn der Spinalraum mutmaßlich erreicht ist, Mandrin zurückziehen u. abwarten, ob Liquor kommt. Mandrin steril ablegen. **Cave:** Bei kleinen Kindern Geduld haben, Liquor fließt ggf. sehr langsam.
- Röhrchen in nummerierter Reihenfolge mit jeweils 10 Tr. Liquor füllen (mitzählen!).
- Anschließend noch sterilen Mandrin wieder einige Zentimeter in Nadel einführen, um Liquorfluss zu stoppen. Mandrin nicht bis zum Anschlag einführen, um Verletzungen zu vermeiden.
- Dann Nadel entfernen, Pflaumentupfer mit Klebestreifen auf Punktionsstelle fixieren u. Kind in Seitenlage bringen.
- **Blutiger Liquor:** möglich bei Zustand nach ICB, häufiger jedoch durch Verletzung des Venenplexus bei zu tiefer Punktion. Einige Tropfen abtropfen lassen, manchmal wird der Liquor klarer u. kann verwendet werden. Bei tief blutigem Liquor Nadel entfernen u. ggf. einen Interspinalabstand höher erneut punktieren, erfahrenen Kollegen hinzuziehen.

13

- **Probenversand:** 1. Röhrchen immer für Liquorkultur (höchste Wahrscheinlichkeit, mögliche Bakterien zu identifizieren), letztes Röhrchen immer für Status (am wenigsten Verunreinigung bei evtl. blutiger Punktion) inkl. Zellzahl u. Differenzierung, Eiweiß, Laktat, Glukose. Röhrchen 2–4 für weitere Diagnostik, z. B. Herpes- o. a. Viren-PCR, Stoffwechseldiagnostik etc. Nicht benötigte Röhrchen beschriftet im Kühlschrank aufbewahren für evtl. spätere Diagnostik.
- **Besonderheiten bei Neugeborenen:** häufig „trockene", also frustrane Punktion, obwohl richtiger Interspinalraum gewählt wurde. Dann immer erfahrenen Kollegen hinzuziehen. Der Liquor hat einen höheren Eiweißgehalt u. wirkt evtl. xanthochrom, eine Zellzahl bis 12/µl ist noch normal. Zur Interpretation bei NG immer Rücksprache mit Kinderklinik empfehlenswert, bei krankem Kind Therapie jedoch nicht verzögern u. im Zweifelsfall beginnen.

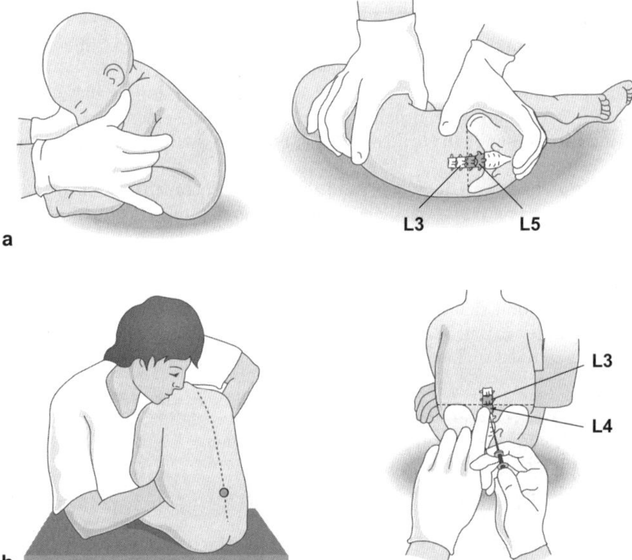

Abb. 13.4 Technik der Lumbalpunktion:
a) beim Säugling
b) beim älteren Kind [L157]

13.4 Kardiopulmonale Reanimation im Kindesalter (ERC-Leitlinien)

13.4.1 Einführung

Im Kindesalter wird ein Schockgeschehen oft sehr lange u. gut kompensiert, jedoch kann es im Verlauf zu einer rasanten Dekompensation kommen. Das Wichtigste ist das Erkennen des kritisch kranken Kindes u. das frühzeitige Handeln, um einen Herz-Kreislauf-Stillstand primär zu vermeiden.

Ein **Herz-Kreislauf-Stillstand** im Kindesalter hat in den meisten Fällen eine respir., also **hypoxische Ursache**. Der Herzstillstand erfolgt sek. aufgrund der Hypoxie. Die wichtigste Maßnahme besteht somit in der raschen Öffnung der Atemwege u. der Applikation von Sauerstoff zur Beseitigung der Hypoxie.
Sehr selten (z. B. bei prim. herzkranken Kindern) kommt es zu einem **kardial bedingten Herz-Kreislauf-Stillstand.** Nach Öffnen der Atemwege u. Applikation von Sauerstoff soll daher auch im Kindesalter rasch ein Defibrillator zur Rhythmusanalyse u. ggf. Defibrillation angeschlossen werden.

13

Die aktuellen (2015) Reanimationsleitlinien des *European Resuscitation Council* (ERC) sind auf der Homepage des *German Resuscitation Council* (GRC) kostenfrei abrufbar: www.grc-org.de/leitlinien2015.

- Kapitel 06: „Lebensrettende Maßnahmen bei Kindern“
- Kapitel 07: „Die Versorgung u. Reanimation des Neugeborenen“ (ausschl. für NG unmittelbar nach der Geburt im Kreißsaal)

Die **Basismaßnahmen der kardiopulmonalen Reanimation** („Basic Life Support“, BLS) bei Kindern u. die **erweiterten Reanimationsmaßnahmen** („Advanced Life Support“, ALS) sind in ▶ Abb. 13.5 bzw. ▶ Abb. 13.6 zusammengefasst.

13.4.2 Besonderheiten der Reanimation im Kindesalter

- Puls max. 10 s tasten. Keine Verzögerung der Reanimation, bei leblos erscheinendem Kind sofortiger Start der CPR-Maßnahmen.
- Beginn mit 5 initialen Beatmungen.
- Bei Sgl. u. kleinen Kindern Kopf nicht extrem überstrecken, sondern Lagerung in Schnüffelposition (▶ Abb. 13.7). Wenn keine Thoraxexkursionen sichtbar sind, Kopf repositionieren.
- Beginn der Herzdruckmassage bei kleinen Kindern schon bei anhaltender Bradykardie < 60/min trotz adäquater Ventilation.
- Eltern können bei der Reanimation ihres Kindes prinzipiell anwesend sein, wenn sie dies möchten. Häufig können sie hierdurch die Ereignisse anschließend besser verarbeiten. Voraussetzung ist das Einverständnis des verantwortlichen Arztes. Idealerweise steht den Eltern während der Reanimation ein Ansprechpartner zur Verfügung.

13

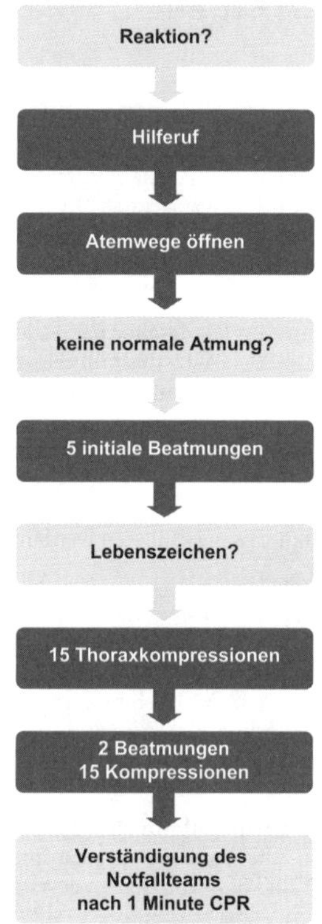

Abb. 13.5 Pädiatrische BLS-Maßnahmen [F781-005; L157]

13.4.3 Equipment

- In vielen Kliniken gibt es einen separaten Kindernotfallkoffer mit dem gesamten Equipment für Blutentnahme, periphere Venenkanüle, i. o. Kanüle u. zur Atemwegssicherung (▶ 13.3).

! Vor dem ersten Nachtdienst unbedingt mit dem verfügbaren Equipment vertraut machen.

- Defibrillator mit Kinderpaddles o. Kinder-Klebeelektroden.

Merk- u. Dosierhilfen (z. B. Kindernotfalllineal) sind beim Kindernotfall unverzichtbar, idealerweise liegen sie dem Kindernotfallkoffer bei: www.notfalllineal.de.

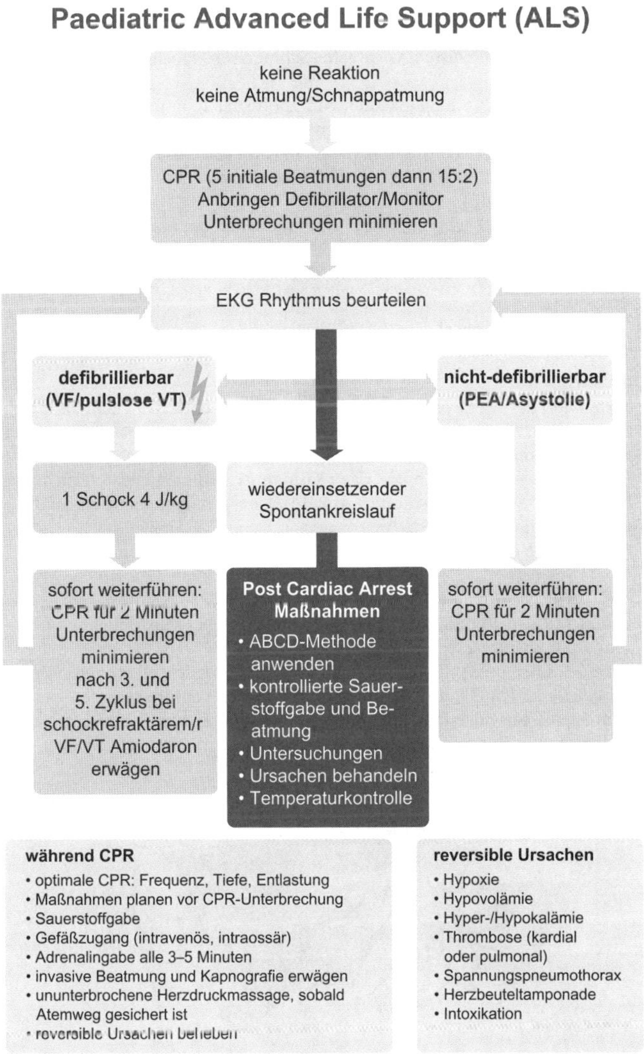

Paediatric Advanced Life Support (ALS)

keine Reaktion
keine Atmung/Schnappatmung

CPR (5 initiale Beatmungen dann 15:2)
Anbringen Defibrillator/Monitor
Unterbrechungen minimieren

EKG Rhythmus beurteilen

defibrillierbar (VF/pulslose VT)

1 Schock 4 J/kg

sofort weiterführen:
CPR für 2 Minuten
Unterbrechungen minimieren
nach 3. und 5. Zyklus bei schockrefraktärem/r VF/VT Amiodaron erwägen

wiedereinsetzender Spontankreislauf

Post Cardiac Arrest Maßnahmen

- ABCD-Methode anwenden
- kontrollierte Sauerstoffgabe und Beatmung
- Untersuchungen
- Ursachen behandeln
- Temperaturkontrolle

nicht-defibrillierbar (PEA/Asystolie)

sofort weiterführen:
CPR für 2 Minuten
Unterbrechungen minimieren

während CPR

- optimale CPR: Frequenz, Tiefe, Entlastung
- Maßnahmen planen vor CPR-Unterbrechung
- Sauerstoffgabe
- Gefäßzugang (intravenös, intraossär)
- Adrenalingabe alle 3–5 Minuten
- invasive Beatmung und Kapnografie erwägen
- ununterbrochene Herzdruckmassage, sobald Atemweg gesichert ist
- reversible Ursachen beheben

reversible Ursachen

- Hypoxie
- Hypovolämie
- Hyper-/Hypokalämie
- Thrombose (kardial oder pulmonal)
- Spannungspneumothorax
- Herzbeuteltamponade
- Intoxikation

Abb. 13.6 Pädiatrische ALS-Maßnahmen [F781-005; L157]

13.4.4 Feststellen des Herz-Kreislauf-Stillstands

- Auf Lebenszeichen wie Husten, Spontanbewegung u. Atemtätigkeit achten
- Bewusstsein prüfen durch Ansprache, Schmerzreiz, Hochheben. Kein Schütteln bei Sgl.!
- Atmung prüfen durch Beobachten von Thoraxexkursionen sowie Fühlen u. Hören des Luftstroms beim Einatmen
- Pulstasten kann bei leblos erscheinendem Kind vernachlässigt werden, auf keinen Fall länger als 10 s suchen. Beim Sgl. A. brachialis o. A. femoralis, beim älteren Kind A. carotis o. A. radialis
- Mit Reanimation beginnen, dafür Kind in Rückenlage auf harte Unterlage (Boden) legen u. Hilfe anfordern
- Monitoring (Hf, Sauerstoffsättigung, Blutdruck) etablieren

13.4.5 ABCDE-Regel

A = Atemwege

- Inspektion der Atemwege, sichtbare Fremdkörper entfernen, kein blindes Auswischen.
- Absaugen von Mund u. Rachen mit großem Absaugkatheter.
- Korrekte Lagerung des Kopfes, dazu Kinn mittels Esmarch-Handgriff anheben. Bei Sgl. Schnüffelposition (▶ Abb. 13.7), bei größeren Kindern Kopf überstrecken (▶ Abb. 13.8).
- Guedel- o. Wendel-Tuben können helfen, den Atemweg offen zu halten.

B = Beatmung

- Beutel-Masken-Ventilation mit 100 % Sauerstoff über selbstfüllenden Beatmungsbeutel mit Reservoir, Flow 10–15 l/min.
- Größe des Beatmungsbeutels ist nachrangig, im Zweifelsfall größeren Beutel wählen. Jedes Kind kann mit einem großen Beutel ventiliert werden; bei hohem Atemwegswiderstand, z. B. nach Aspiration, reicht kleiner Beutel jedoch evtl. nicht aus. Bei schwieriger Beutel-Masken-Ventilation ggf. 2-Helfer-Methode anwenden.

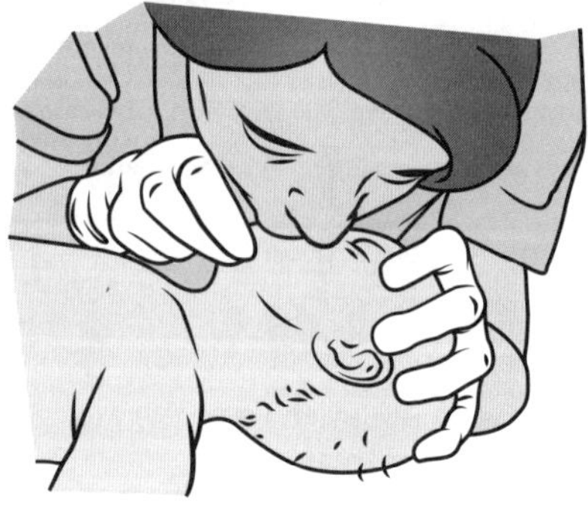

Abb. 13.7 Mund-zu-Mund/Nase-Beatmung beim Säugling [F781–005]

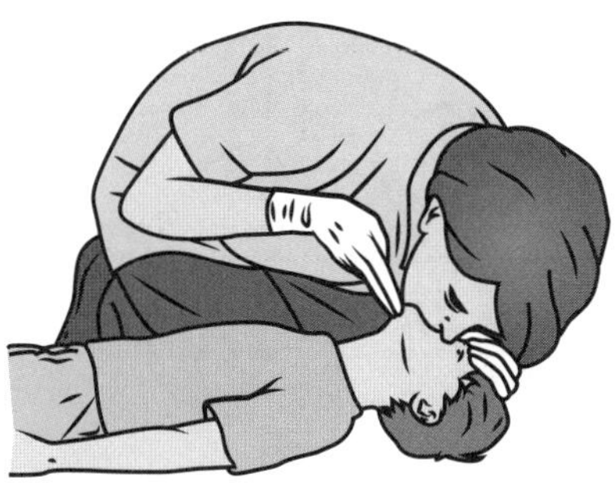

Abb. 13.8 Mund-zu-Mund-Beatmung beim Kind: Kopf ist überstreckt [F781–005]

- Passende Maske auswählen: Maske muss Mund u. Nase einschließen u. dicht sein.
- Bei jedem Atemhub auf Thoraxexkursionen achten, ggf. Kopf neu positionieren, Guedel- o. Wendel-Tubus platzieren o. höheren Beatmungsdruck aufbauen.
- Wenn keine Hilfsmittel vorhanden sind, beim Sgl. Mund-zu-Mund/Nase- (▶ Abb. 13.7) bzw. beim größeren Kind Mund-zu-Mund-Beatmung (▶ Abb. 13.8).
- 5 initiale effektive Beatmungshübe von je 1 s Dauer.
- Bei weiterhin fehlenden Lebenszeichen mit Herzdruckmassage beginnen.
- **Kompression/Ventilation im Verhältnis 15 : 2.**
- Bei intubiertem Kind fortlaufende Ventilation; Frequenz ca. 20/min.
- Die Intubation beim Kind ist schwierig u. erfordert Übung. Eine effektive nichtinvasive Ventilation ist immer besser als eine Intubation mit evtl. mehreren Fehlversuchen u. sollte daher fortgeführt werden, bis ein in Kinderintubation erfahrener Kollege vor Ort ist.
- Im Notfall ist die Intubation oral einfacher u. schneller als nasal u. sollte bevorzugt werden.
- Ggf. supraglottische Atemhilfe mittels Larynxmaske bevorzugen.
- Larynxtuben sind bei Kindern aufgrund der kindl. Anatomie obsolet.

Wichtig ist die Oxygenierung des Kindes, nicht die Intubation!

C = Circulation (Kreislauf)

- Thoraxkompressionen in allen Altersklassen im unteren Drittel des Sternums
- Kompressionstiefe ca. ⅓ des Thoraxdurchmessers, nach jeder Kompression auf vollständige Entlastung achten
- Frequenz 100–120/min
- **Bei nichtinvasiver Beatmung Kompression/Ventilation im Verhältnis 15 : 2, nach endotrachealer Intubation fortlaufende Thoraxkompressionen**
- Herzdruckmassage:
  - Beim Sgl.: Thorax mit beiden Händen umfassen, mit beiden Daumen unteres Sternumdrittel eindrücken (▶ Abb. 13.9)
  - Beim Kind: mit einer Hand (▶ Abb. 13.10) o. mit zwei Händen wie beim Erw. (▶ Abb. 13.11)

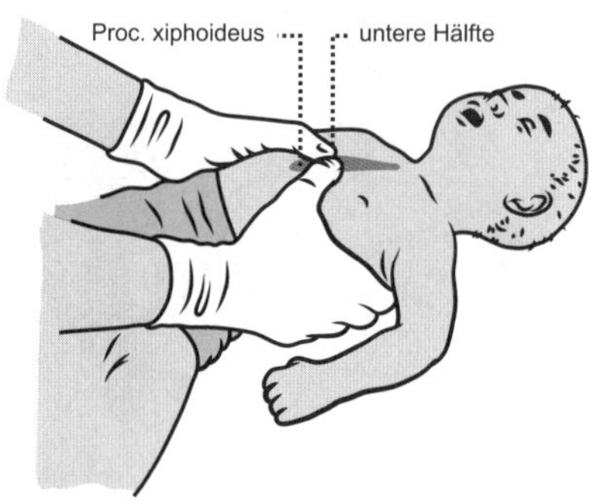

Abb. 13.9 Herzdruckmassage beim Säugling [F781–005]

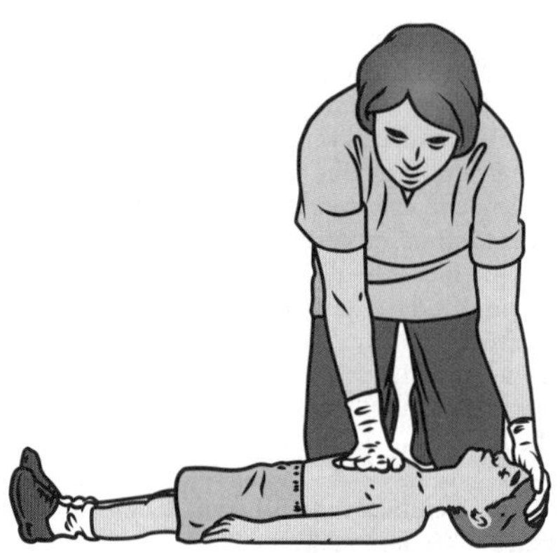

Abb. 13.10 Herzdruckmassage beim Kind mit einer Hand [F781–005]

D = Drugs (Medikamente)

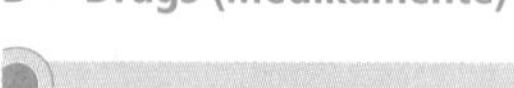

Sicheren Gefäßzugang schaffen, für max. 1 min Anlage einer peripheren Venenkanüle versuchen, danach i. o. Kanüle legen.

Adrenalin

- 1 : 10.000 verdünnen: 1 Amp. Adrenalin à 1 mg ad 10 ml NaCl 0,9 %
- 0,01 mg/kg KG Adrenalin = 0,1 ml/kg KG der 1:10.000-Lsg. pro Bolusgabe
- Bei Asystolie o. pulsloser elektrischer Aktivität (häufig im Kindesalter) so früh wie möglich Adrenalin applizieren u. alle 3–5 min wdh. (▶ Abb. 13.12)
- Bei defibrillierbarem Rhythmus (selten im Kindesalter) Adrenalin nach 3. Defibrillation applizieren, dann ggf. alle 3–5 min wdh. (▶ Abb. 13.13)

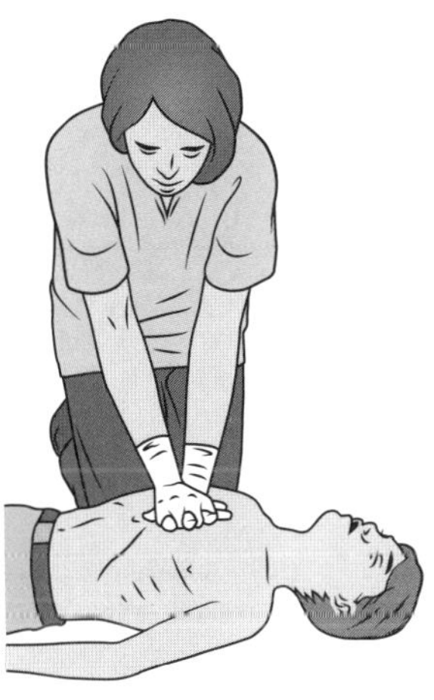

Abb. 13.11 Herzdruckmassage beim Kind mit zwei Händen [F781–005]

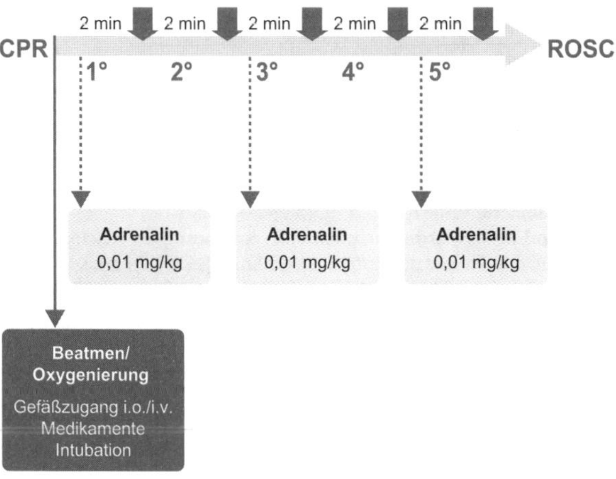

Abb. 13.12 Algorithmus bei nicht defibrillierbaren Rhythmen (im Kindesalter häufig) (ROSC = „return of spontaneous circulation", Rückkehr eines Spontankreislaufs) [F781–005]

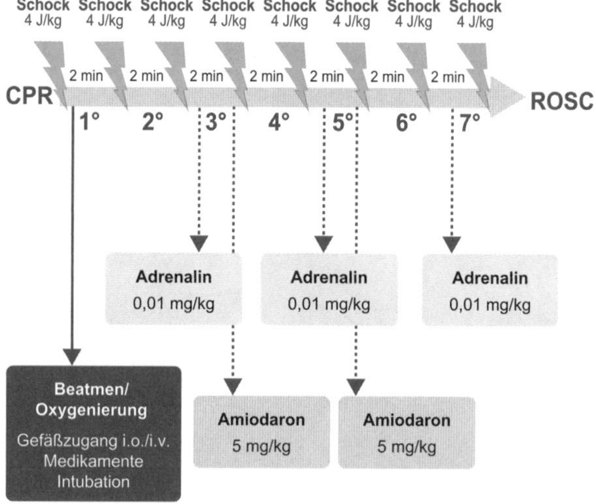

Abb. 13.13 Algorithmus bei defibrillierbaren Rhythmen (im Kindesalter sehr selten) (ROSC = „return of spontaneous circulation", Rückkehr eines Spontankreislaufs) [F781–005; L157]

Amiodaron Nur bei defibrillierbarem Rhythmus 5 mg/kg KG nach 3. Defibrillation, ggf. Wdh. nach 5. Defibrillation.

Volumen

- Bei fast jeder Reanimation besteht eine Hypovolämie; daher nach Adrenalingabe rasch Volumen applizieren.
- I. d. R. balancierte Volle'lytlsg., z. B. Ringer-Acetat.
- **Initial 20 ml/kg KG**, Erfolg sichtbar an Verbesserung der Rekapillarisierungszeit, ggf. wdh. Bedarf kann bis zu 150 ml/kg KG betragen.
- Andere Lösungen nur bei bes. Ind. (EK, FFP, Albumin).

Natriumbikarbonat (NaBi)

- Keine Ind. zum routinemäßigen Puffern unter Reanimation
- Bei Nachweis einer metab. Azidose u. suff. CO_2-Elimination kann Puffern mit NaBi 8,4 % sinnvoll sein
- *Dosierung:* NaBi 8,4 % in ml = BE × kg KG × 0,3. Zunächst 50 % der errechneten Dosis als Kurzinfusion applizieren, dann Kontrolle der Blutgaswerte
- NaBi 8,4 % immer 1 : 1 mit Aqua mischen, immer separat von Katecholaminen applizieren, bei peripherer Applikation Verdünnung 1 : 2 mit Aqua

Glukose

- Bei Hypoglykämie gezielter Ausgleich der Glukosewerte
- Keine glukosehaltigen Lsg. als Volumenersatz verwenden

13

Kalzium

- Keine routinemäßige Kalziumgabe
- Ind. bei Hypokalzämie, Hypermagnesiämie, Hyperkaliämie u. Überdosierung von Kalziumantagonisten

Magnesium

- Keine routinemäßige Magnesiumgabe
- Ind. bei Hypomagnesiämie u. Torsade-de-pointes-VT, dann 0,05 mg/kg KG

E = Electricity (Defibrillation)

- Ind. bei Kammerflimmern u. pulsloser ventrikulärer Tachykardie, beim Kind sehr selten
- Häufiger bei prim. herzkranken Kindern, ggf. Eltern nach Herzpass fragen
- Wenn vorhanden, immer Klebepaddles für Kinder verwenden
- Bei Sgl. ein Paddle auf Brustkorb u. ein Paddle auf Rücken kleben, bei größeren Kindern Klebeposition wie bei Erw. (▶ Abb. 13.14)
- Energiedosis 4 J/kg KG, bei ausbleibendem Erfolg alle 2 min wdh. (▶ Abb. 13.13)

13

Reversible Ursachen: 4 Hs u. HITS ausschließen o. erkennen u. beheben.

- Hypoxie
- Hypovolämie
- Hyper-/Hypokaliämie, Hypokaliämie u. a. E'lytstörungen
- Hypothermie

- Herzbeuteltamponade
- Intoxikation
- Thrombembolische Ereignisse
- Spannungspneumothorax

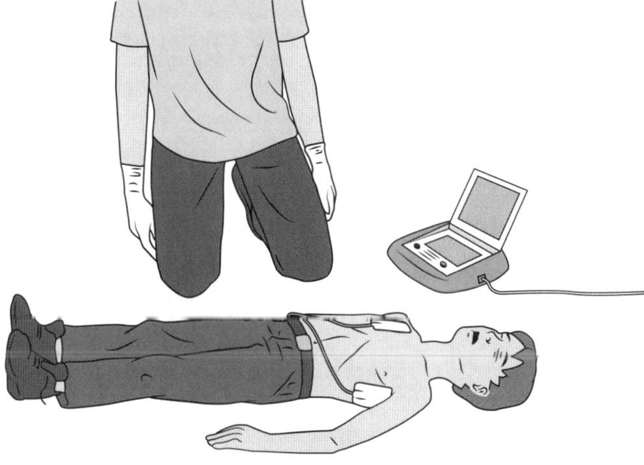

Abb. 13.14 Position der Klebepaddles beim Kind [F781–005]

13.4.6 Fremdkörperaspiration

Häufiger Notfall bei Kindern, häufig Nahrungsmittelstückchen o. kleine Spielzeugteile. Typische Anamnese mit plötzlichem Husten u. Zyanose beim Essen o. Spielen.

Vorgehen je nach Zustand des Kindes ▶ Abb. 13.15.

- **Bei wachem Kind u. effektivem Husten:** Kind beruhigen u. zum Husten ermutigen.
- **Bei ineffektivem Husten** (stilles, leises Husten, Zyanose, keine Einatmung möglich) u. **erhaltenem Bewusstsein:** 5 Rückenschläge zwischen die Schulterblätter, dafür Sgl. u. kleine Kinder übers Knie legen. Anschließend umdrehen u. beim Sgl. 5 Thoraxkompressionen (Druckpunkt wie bei Herzdruckmassage, aber schärfer u. mit geringerer Frequenz), beim älteren Kind (> 1 J.) 5 abdom. Kompressionen (Heimlich-Manöver) durchführen. Ziel jeder Kompression ist es, den Fremdkörper nach oben zu befördern.
- **Bei bewusstlosem Kind:** Kind auf harte Unterlage legen u. kardiopulmonale Reanimation durchführen (▶ 13.4.5).

13

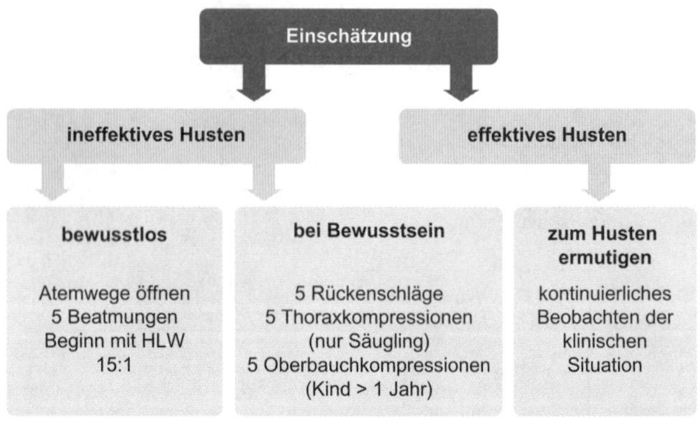

Abb. 13.15 Algorithmus: Fremdkörperentfernung beim Kind [F781–005; L157]

13.5 Anamnese

Die Vorstellung eines Kindes im Nachdienst erfolgt i. d. R. aufgrund eines Symptoms (Fieber, Husten, Erbrechen, Bauchschmerzen etc.) o. eines akuten Ereignisses (Sturz etc.).

Eine sorgfältige Anamnese ist die Grundlage für eine tragfähige Diagnose.

Meist geben die Eltern/Pflegepersonen die wesentlichen Informationen. Hintergründige Fragen werden oft nicht vor dem Kind angesprochen. Andererseits sind Schulkinder o. Jgl. nicht immer bereit, ihre Probleme vor den Eltern darzulegen.

Immer Kinderuntersuchungsheft u. Impfpass zeigen lassen!

Inhalte des Anamnesegesprächs

- **Aktueller Anlass der Vorstellung:** Wenn es die Zeit/Situation erlaubt, sollten die Eltern/Pflegepersonen ohne Unterbrechung u. Zwischenfragen das Anliegen vortragen können.
- **Gezielte Fragen:**
  - Beginn, zeitlicher Verlauf, weitere Symptome der akuten Erkr.
  - Eigenanamnese inkl. Impfungen
  - Fragen zur körperl. u. geistigen Entwicklung
  - Bei NG: immer Risikofaktoren bzgl. Schwangerschaft u. Geburt (Mutterpass) erfragen
  - Ernährung: Stillen, Formulamilch, Essgewohnheiten bei älteren Kindern
  - Familienanamnese: familiäre Erkr. u. Gewohnheiten
  - Soziale Anamnese

Erst Vertrauen gewinnen, dann untersuchen.
Bereits während des Anamnesegesprächs kann sich das Kind an die Umgebung gewöhnen, man hat das Kind im Blick u. kann sich einen ersten Eindruck verschaffen.

13

13.6 Körperliche Untersuchung

13.6.1 Grundsätzliches

Auch bei der körperl. Untersuchung sind altersspez. Besonderheiten zu beachten. Neben der Erhebung von einzelnen Befunden ist es wichtig, den AZ u. die Gefährdung des Kindes rasch einzuschätzen (Checkliste ▶ 13.1).
Die Erfassung eines potenziell bedrohlichen Zustands muss vor allen weiteren Maßnahmen erfolgen.

- Kinder nie ausschließlich symptombezogen untersuchen, sondern stets vollständig, d. h., Sgl. immer komplett ausziehen lassen, Kleinkinder evtl. zunächst leicht bekleidet auf dem Schoß der Eltern untersuchen, dann komplett ausziehen lassen.
- Gerade bei jungen Sgl. muss auf eine warme Umgebungstemperatur (Wärmelampe) geachtet werden.
- Stethoskopmembran u. Hände anwärmen, um Abwehrreaktionen vorzubeugen.
- Immer Temperatur messen.
- Bei Sgl. immer Körpergewicht bestimmen.
- Die einzelnen Untersuchungsschritte laut ansagen und, wenn möglich, dem Kind erklären o. einzelne Prozeduren an den Eltern o. an einer Puppe vorher demonstrieren (Blutdruckmessen, Auskultation, Temperatur messen).
- Keine Untersuchungen gegen den Widerstand des Kindes erzwingen (Ohr-/Racheninspektion, rektale Untersuchung).

- Untersuchungsgang gut planen; schmerzhafte o. unangenehme Prozeduren erst am Schluss durchführen (Ohr- u. Racheninspektion, Blutentnahme).

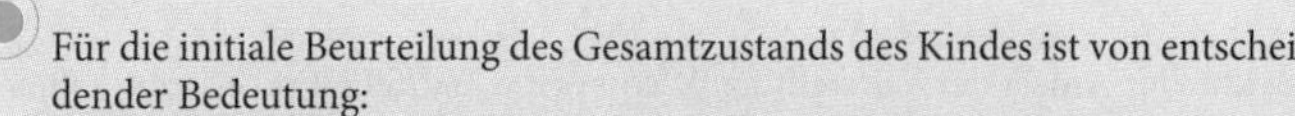

Für die initiale Beurteilung des Gesamtzustands des Kindes ist von entscheidender Bedeutung:

- Wirkt das Kind krank o. schwer krank?
- Sind die Atemwege verlegt, besteht Dyspnoe?
- Ist die Haut ungewöhnlich blass, marmoriert o. zyanotisch?
- Bestehen Hautveränderungen wie Blutungen, Ausschläge?
- Wie ist die Bewusstseinslage?
- Hält das Kind Blickkontakt?

13.6.2 Einschätzung des Allgemeinzustands

- **Hautkolorit:** blassgrau, zyanotisch, marmoriert, gestörte Mikrozirkulation ↔ allseits rosig
- **Körper- u. Kopfhaltung**: Schonhaltung, muskuläre Hypotonie, schlapp
- **Mimik:** zufrieden ↔ leidend ↔ ängstlich
- **Augen:** ikterisch, haloniert ↔ klarer Blick
- **Atmung:** Tachypnoe, Einziehungen, Nasenflügeln, Stridor, Giemen, Stöhnen

Verhalten des Kindes

- **Vigilanz:** wach, orientiert, schläfrig, eingetrübt, somnolent
- **Reaktionen:** adäquat, Schmerzreiz, Abwehr, hyperexzitabel, opisthoton, lichtscheu, berührungsempfindlich
- **Trink-, Nahrungsverweigerung**

Hinweise für ausreichenden AZ

- **Abwehr:** Je mehr Mimik u. Lärm, desto undramatischer ist der Zustand. Kräftige zornige Abwehr spricht gegen kritischen AZ.
- **Interesse:** Ein interessiert wirkendes Kind ist nicht schwer beeinträchtigt.
- **Aktivität:** Ein ins Untersuchungszimmer laufendes Kind ist meist in ausreichendem AZ.

Alarmzeichen

- **Haut:** marmoriert o. blassgrau, verlängerte Rekapillarisierungszeit > 3 s → Schockzeichen, Sepsis, Hypothermie
- **Zyanose:** respir. o. Herz-Kreislauf-Insuff.
- **Starrer Blick,** seltener Lidschlag, halonierte Augen, wach erscheinendes, aber sich nicht wehrendes Kind (z. B. bei Exsikkose)
- **Schonhaltung des Kopfes,** Opisthotonus, berührungsempfindlich, lichtscheu (z. B. bei Meningitis)
- **Anhaltend schnelle Atemfrequenz,** angestrengte Atmung mit jugulären/supraklavikulären/interkostalen Einziehungen, Nasenflügeln

13.6.3 Beurteilung von „Schmerzen"

Grundsätzliches

- Aussagen über Lokalisation, Art, Dauer u. mögliche Ursache eines Schmerzes sind höchstens vom Schulkind einigermaßen zuverlässig zu erwarten.
- Je kleiner das Kind ist, desto weniger kann man sich auf die Schilderung verlassen, umso mehr muss man aus dem **Ausdrucksbild** auf die Ursachen schließen.
- Bei Kindern sind Verhaltensmerkmale wie Gesichtsausdruck, Weinen, Motorik, Körperhaltung, Aktivität, Ruhelosigkeit, Apathie u. die äußere Erscheinung als stichhaltige Indikatoren für das Vorhandensein von Schmerz zu berücksichtigten.

Schmerzerfassung

Für Kinder bis zum Alter von 4 J. erfolgt die Schmerzmessung mithilfe der „**Kind**lichen **U**nbehagens **u**nd **S**chmerz**s**kala (KUSS)" (▶ Tab. 13.6). Für Kinder ab etwa dem 4. Lj. kann zur Selbsteinschätzung am besten die *Faces Pain Scale* (6 Gesichter, ▶ Abb. 13.16) verwendet werden. Ab dem Schulalter ist auch der alternative Einsatz numerischer Rating-Skalen o. visueller Analogskalen (▶ Abb. 13.17) möglich (AWMF-Leitlinie 001/12 Analgesie, Sedierung u. Delirmanagement in der Intensivmedizin, S. 139).

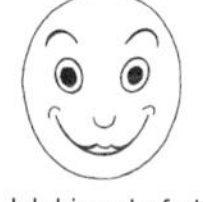
„Ich bin sehr froh, weil ich keine Schmerzen habe"

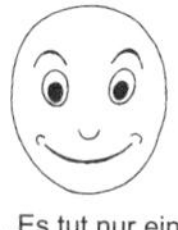
„Es tut nur ein wenig weh"

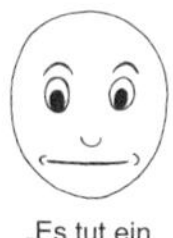
„Es tut ein bisschen mehr weh"

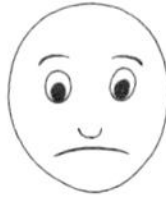
„Es tut noch mehr weh"

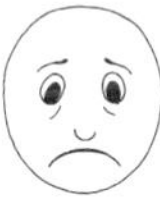
„Es tut ziemlich weh"

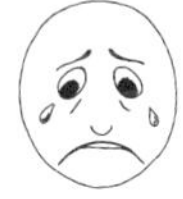
„Es tut so weh, wie ich mir nur vorstellen kann"

Abb. 13.16 Faces Pain Scale [L190]

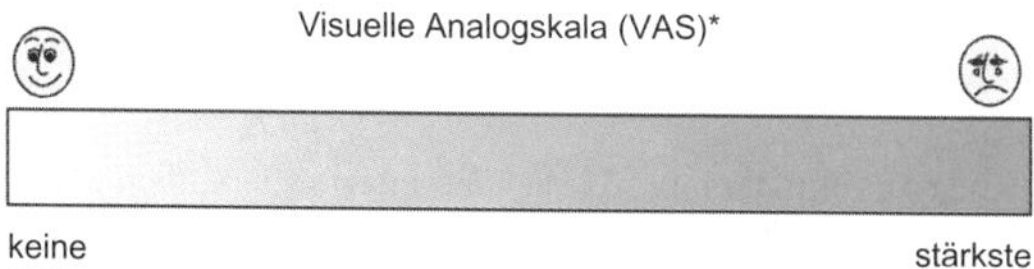

Abb. 13.17 Visuelle Analogskala (VAS) [L138]

Tab. 13.6 KUSS-Skala

Beobachtung	Bewertung	
Weinen	gar nicht	0
	Stöhnen, Jammern, Wimmern	1
	Schreien	2
Gesichtsausdruck	entspannt, lächelnd	0
	Mund verzerrt	1
	Mund u. Augen grimassieren	2
Rumpfhaltung	neutral	0
	unstet	1
	Aufbäumen, Krümmen	2
Beinhaltung	neutral	0
	strampelnd, tretend	1
	an den Körper gezogen	2
Motorische Unruhe	nicht vorhanden	0
	mäßig	1
	ruhelos	2
Punktsumme		

Schmerzerleben

Abhängig vom Entwicklungsalter wird Schmerz unterschiedlich erlebt u. geäußert, z. B.:

- **Schreien** bei Sgl. u. Kleinkindern: diffuses Unbehagen o. umschriebener somatischer Schmerz? Banal: Hunger? Feuchte Windel? Übermüdung?
- **Ohrenschmerz:** intensives, anhaltendes Schreien, schmerzvoller Gesichtsausdruck
- **Säuglingskoliken** o. z. B. **Invagination:** Schreiattacken mit Anziehen der Beine

Säuglingskolik
Ansonsten gesunde, nicht hungrige Sgl. mit intermittierendem u. sonst nicht erklärbarem Schreien über mehr als 3 h/d über mind. 1 Wo. ohne Gedeihstörung

- Kleinkinder geben oft **diffuse periumbilikale Bauchschmerzen** an („Aua Bauch"): Abdominalbefund von Krankheitswert? **Ggf. als Begleitsymptom bei:** Pneumonie? Pyelonephritis? Vergiftung? Erstmanifestation eines Diab. mell.? Ketoazidose?
- **Extremitätenschmerzen:** Kinder klagen häufig über Schmerzen in den Beinen bei banalen Inf. Immer sorgfältige Untersuchung der betroffenen Gelenke (Überwärmung, Rötung, Schwellung? Bewegungseinschränkung? Infektursache?)

Windelschau

Beim Sgl. u. Kleinkind erhält man zusätzliche Informationen durch die Untersuchung der Windel:

- Ist sie beim Sgl. länger als 6 h trocken → Hinweis auf Flüssigkeitsmangel (→ Trinkanamnese, Durchfall? Erbrechen?)
- **Urin:** auffällige Färbung?
  - dunkel → konzentriert
  - braun → ikterisch
  - blutig, übel riechend → HWI

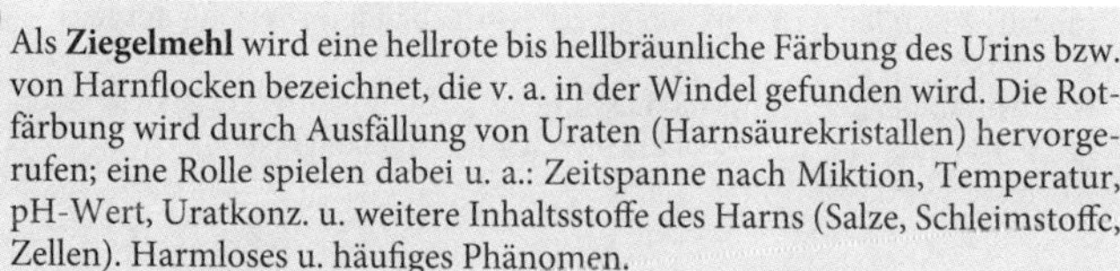

Als **Ziegelmehl** wird eine hellrote bis hellbräunliche Färbung des Urins bzw. von Harnflocken bezeichnet, die v. a. in der Windel gefunden wird. Die Rotfärbung wird durch Ausfällung von Uraten (Harnsäurekristallen) hervorgerufen; eine Rolle spielen dabei u. a.: Zeitspanne nach Miktion, Temperatur, pH-Wert, Uratkonz. u. weitere Inhaltsstoffe des Harns (Salze, Schleimstoffe, Zellen). Harmloses u. häufiges Phänomen.

- **Stuhl:**
  - **Mekonium (Kindspech):** Ansammlung von eingedickter Galle, Haaren, Hautzellen u. Fruchtwasser. Mekonium ist schwarz, zäh u. teerartig. (1. bis 2. Lebenstag).
  - **Übergangsstuhl:** schwarz-grüne, dann gelb-grüne Farbe, die Konsistenz wird zunehmend weicher. (1. Lebenswo.), dann
  - **Muttermilchstuhl:** Die Farbe ist senfbraun bis hellgelb, die Konsistenz ist wässrig, weich-flüssig, zäh-schleimig o. quarkartig. Fruchtiger Geruch. Ab dem 4. Tag entleert das ausreichend gestillte Baby mind. 4 Stuhlgänge am Tag.
    Stuhlfrequenz bei gestillten Kindern wenig aussagekräftig: Zwischen 1 × in 10 d u. 10 × an 1 d ist normal!

13.6.4 Organbezogene Untersuchungsbefunde

Herz-Kreislauf-System

Grundsätzliches Primär kardiale Probleme sind beim Kind selten, eine ausführliche kardiale Untersuchung ist selten notwendig. **Ausnahme:** NG u. junge Sgl. mit angeborenen Herzfehlern, die nicht bekannt sind.

Herzgeräusch, Zyanose, Zeichen der Herzinsuff. sind Leitsymptome. Immer muss bei NG u. jungen Sgl. die vergleichende Qualität der Radialis- u. Femoralispulse beurteilt werden, um abgeschwächte Pulse an der unteren Extremität zu entdecken, die das wichtigste u. gelegentlich einzige Hinweiszeichen für eine Aortenisthmusstenose sind!

Beurteilung

- **Mikrozirkulationsstörung:**
  - Klin. Zeichen ist blasse, marmorierte, kühle Haut.
  - *Rekapillarisierungszeit:* kurzes Eindrücken der Haut an der Stirn o. am Sternum: Werte > 2 s gelten im Kindesalter als path. *Oder*

- *Nagelbettprobe:* Nach Druck auf Nagel wird Nagelbett normalerweise nach ca. < 3 s wieder rosig → Unterscheidung periphere/zentrale Zyanose

- **Auskultation:** systolische akzidentelle Geräusche bei gesunden Kindern u. Jgl. häufig, ebenso funktionelle Geräusche (z. B. bei Fieber). Organische Geräusche sind dagegen selten!
- **Herzfrequenz/Herzrhythmus:** oft ausgeprägte, atemabhängige Sinusarrhythmien.
  Je kleiner die Kinder, desto variabler der Puls (schießt bei Fieber o. Schreien rasch in die Höhe).
- **Pulsqualität:** Solange ein kräftiger Puls an A. radialis, A. brachialis o. A. femoralis zu fühlen ist, kann von einem ausreichenden Kreislauf ausgegangen werden.
- **Blutdruck:** Bei der Blutdruckmessung muss auf die korrekte Manschettengröße geachtet werden: ⅔ Oberarm o. Unterschenkellänge!
  Normwerte ▶ Tab. 13.4

Atmung

Grundsätzliches

13

> Bei jedem Hinweis auf relevante Atemstörung muss mittels Pulsoxymetrie umgehend eine Objektivierung der Situation erfolgen.

Beurteilt werden:

- **Frequenz:** Eupnoe (Normwerte beachten, ▶ Tab. 13.4), Tachypnoe. Bradypnoe sehr selten, Hinweis auf neurol. Problematik
- **Atemmuster:** Dyspnoe, Einsatz der Atemhilfsmuskulatur (sternale, juguläre, subkostale Einziehungen, Nasenflügeln). Giemen, Stridor (inspiratorisch, exspiratorisch)
- **Auskultation:** Atemgeräusch junger Kinder klingt schärfer im Vergleich zu älteren Kindern u. Erw. und ist auch in der Exspiration zu hören (sog. pueriles Atemgeräusch). Bronchopneumonie beim Sgl./Kleinkind auch ohne path. Auskultationsbefund möglich.
  Seitengleiches Atemgeräusch?

Gastrointestinaltrakt

Grundsätzliches

> Insb. bei Neugeborenen u. jungen Sgl. ist galliges Erbrechen stets ernst zu nehmen u. muss diagn. mittels Ultraschall abgeklärt werden.

- Immer nach Voroperationen fragen: z. B. galliges Erbrechen bei Z. n. Bauch-OP als Hinweis auf Bridenileus.
- Bei akuter Gastroenteritis kann eine relevante Exsikkose bereits eingetreten sein, bevor massive Durchfälle entleert werden.

Beurteilung

- **Gesamteindruck:** Wirkt das Kind gequält? Lässt sich das Abdomen berühren? Zieht das Kind die Beine an?
  Insb. Schreiattacken können bei jungen Sgl. auf eine Invagination hinweisen!!

- **Inspektion:**
  - **Turgor** (Hinweise auf Dehydratation/Exsikkose): eingesunkene Fontanelle beim Sgl., stehende Hautfalten, halonierte Augen, seltener Lidschlag, trockene Schleimhäute
  - **Abdomen:** eingesunken, ausladend, vorgewölbt, verfärbt
- **Auskultation:** Darmgeräusche plätschernd, spärlich, hochgestellt (Ileus)
- **Palpation:** Abwehrspannung, Druckschmerz (lokal/diffus), Resistenzen. Größe von Leber u. Milz; bei jungen Sgl. ist Leber physiol. 1–2 cm unter Rippenbogen zu tasten.
- **Rektale Untersuchung:** selten erforderlich; bei V. a. Obstipation sinnvoll. Blut am Fingerling: Invagination? Ileus?
- **Stuhlverhalten:** Stuhlfrequenz, Stuhlkonsistenz

Sonderfall: Säuglingsnabel
- Moderne Nabelpflege beim NG besteht aus einer offenen, *trockenen* Pflege, also keine Anwendung von Puder o. Nabelpflastern!
- Bei ausreichend abgetrocknetem Nabel wird die Nabelklemme in der Geburtsklinik i. d. R. vor Entlassung des NG entfernt.
- Bei einer Untersuchung sollte der Nabelschnurrest stets trocken sein!
- Kurz vor Abfall des Nabelschnurrestes (6–10 d) ist der Nabelgrund leicht blutig.
- Der Nabelring bleibt lange noch „wulstig".
- Der Nabelgrund muss trocken sein → Ductus omphaloentericus? Persistierender Urachus?
- Übel riechender Nabel mit periumbilikaler Rötung → V. a. Omphalitis (muss systemisch antibiotisch behandelt werden; Fäulnisgeruch spricht für gramneg. Erreger).

13

Urogenitaltrakt

Beurteilung

- Hoden:
  - **Hydrozele:** prall-elastisch, kaum schmerzhaft → Diaphanoskopie pos.
  - **Hodentorsion:** livide, schmerzhaft, derb, meist einseitig → Diaphanoskopie neg.
- Weibliches Genitale: Gerötet, übler Geruch, Fremdkörper? Ausfluss?

Neurologische Untersuchung

Grundsätzliches

- Bei **Störungen der Bewusstseinslage** muss rasch entschieden werden:
  - Trauma?
  - Meningitis?
  - Krampfanfall?
  - Schwerwiegende Exsikkose?
  - Ingestion/Intoxikation?
  - Endokrine Entgleisung?
- Anamnese u. klin. Untersuchung erfolgen parallel.
- Differenzialdiagnostik rasch einleiten.
- Bei relevanten Befunden sofortiges Hinzuziehen von Pädiater/Neurochirurg.

Sonderfall: Offene Fontanelle bei Säuglingen
- Schließt sich im 1. Lj.
- Vorgewölbt, prall-elastisch → Meningitis, Hirndruck
- Eingesunken → Exsikkose

Beurteilung
- **Vigilanz:** Wachheitsgrad, Orientierung, Reaktion auf Reize
- **Muskeltonus:** hypoton, hyperton, symmetrisch
- **Reflexstatus:** MER, Primitivreflexe im 1. Lj., seitengleich
- **Path. Reflexe:** z. B. Babinski
- **Hirnnervenprüfung:** Augenmotilität, Pupillomotorik, Fazialisprüfung etc.
- **Meningismusprüfung** (▶ Abb. 13.18): je kleiner das Kind, desto unzuverlässiger!
  - *Nackensteifigkeit:* Schmerzen, Abwehrreaktion beim passiven Anheben des Kopfes in Rückenlage
  - *„Kniekuss":* beim älteren Kind aktiv, beim kleineren Kind passiv. Kind wird in Kniekehlen u. Nacken gefasst u. passiv gebeugt, bis die Stirn die Knie berührt
  - Kind will seitlich liegen mit Beugung in Hüft- u. Kniegelenken, Ophisthotonus
  - Pos. Zeichen nach Lasègue, Kernig, Brudzinski
  - Sonstige klin. Hinweise: plötzlich einsetzende Kopfschmerzen, Übelkeit, Erbrechen, wechselnde Vigilanz, Sonnenuntergangsphänomen
  - Krampfanfälle (fokal, primär o. sek. generalisiert)

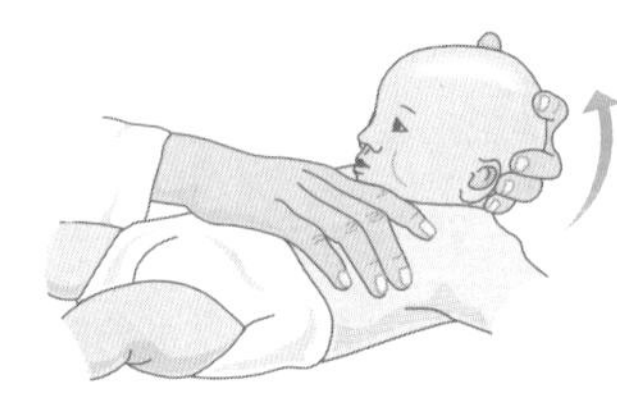

Abb. 13.18 Meningismusprüfung beim Säugling [L157]

13

HNO-Bereich

Grundsätzliches
- Virale u. bakt. Inf. im HNO-Bereich bilden die Hauptinfektionsquelle bei Kindern jeder Altersstufe außerhalb der Neugeborenenperiode.
- Eine orientierende Inspektion ist bei jeder Untersuchung notwendig.

Besonderheiten beim Neugeborenen
Banale Rhinitis kann vor allem beim Stillen die Nahrungsaufnahme behindern. Atemstörungen bis hin zu Apnoen sind häufig.

Beurteilung
- **Konjunktiven:** gerötet, eitrige Sekretion
- **Racheninspektion:** Ältere Kinder kooperieren meist gut, Sgl. gut fixieren. Mögliche Befunde:
  - **Weiße, nicht abwischbare Beläge** (Sgl.) durch Soor (Milchreste sehen ähnlich aus, sind aber abwischbar)
  - **Geröteter Rachenring** des ganzen Pharynx mit aufgelockerter Schleimhaut (z. B. bei Virusinfekt)

  - Beim älteren Kind vergrößerte, glänzend geschwollene u. evtl. belegte **Tonsillen** bei Tonsillitis (z. B. Streptokokken, aber auch EBV, Adenoviren)
  - **Trockene Schleimhäute:** bei Exsikkose
  - **Ulzerationen:**
    - An Zahnfleisch o. Wangenschleimhaut bei Stomatitis aphthosa
    - Mit rotem Wall an Rachenhinterwand bei Herpangina (Coxsackie)
- **Zunge:** vorstehende rote Papillen („Erdbeerzunge") bei Scharlach, evtl. auch bei anderen Infektionskrankheiten. Belegte Zunge: unspez. Krankheitszeichen
- **Otoskopie:** Beim Sgl. das Ohrläppchen nach hinten u. unten ziehen, beim älteren Kind nach hinten aufwärts. Kind gut fixieren (auf dem Schoß der Pflegekraft). Untersuchung u. U. im Liegen. Ohrenspiegel gut am Kopf des Kindes abstützen, um Verletzungen durch plötzliche Bewegungen zu vermeiden. Mögliche Befunde:
  - Klin. Hinweis für **akute Otitis media**: einseitig stark gerötetes, reflexloses, evtl. vorgewölbtes Trommelfell (oft basal mit „Gefäßinjektion" beginnend). Tragusdruckschmerz
    - Beim Sgl.: unspez. (z. B. graurötliches o. graumattes Trommelfell → Pädiater!). Fieber, beeinträchtigter AZ, starke Unruhe, Reizbarkeit, Schreiattacken, Nahrungsverweigerung, Durchfall
    - Kleinkind: hohes Fieber, Blässe, Ohrenschmerzen, Tragusdruckschmerz; evtl. Druckschmerz über Mastoid, Lk-Schwellungen retro- u. infraaurikulär
  - **Trommelfell:** bds. Rötung bei Virusinfekt, Retraktion bei chron. Otitis, matt bei Paukenerguss. Schwellung u. Rötung des Gehörgangs bei Otitis externa

Haut

Grundsätzliches

Grundsätzlich muss unterschieden werden zwischen:

- Hautausschlag (Exanthem/Enanthem)
- Umschriebenen Hautveränderungen (Effloreszenzen)
- Hauteinblutungen (Petechien, Sugillationen)
- Hautverfärbungen (Blässe, Zyanose, Ikterus)

> Es muss also entschieden werden, ob es sich um eine Erkr. der Haut (z. B. Neurodermitis) o. um eine Hauterscheinung bei Vorliegen einer Erkr. eines anderen Organsystems handelt. Häufig kann die nachtdiensthabende Ambulanzpflegekraft Ordnung in das Fleckenchaos bringen!

Mögliche Befunde:

- **Exanthem/Enanthem:** Beschreibung der Morphe u. Verteilung. Einordnung in bek. Krankheitsbilder (Masern, Röteln, Windpocken etc.) möglich? (z. B. wassergefüllte Bläschen auf gerötetem Grund: V. a. Herpesinf.).
  Impfpass vorlegen lassen
- **Effloreszenzen/Ekzem:** Prädilektionsstellen Neurodermitis (Beugefalten, Kniekehlen, retroaurikulär), beim Sgl. Kopfhaut.
  Honiggelbe Krusten: Staphylokokken/Streptokokken (Impetigo cont.)
- **Hauteinblutungen:** Petechien lassen sich nicht wegdrücken!! Zunahme der Petechien u. krankes Kind → an **Meningokokkensepsis** denken (▶ 13.10.7). Spielhämatome o. Prellmarken?
- **Hautverfärbungen:** Zyanose zentral/peripher. Blässe. Ikterus (insb. bei NG) → objektivieren durch Pulsoxymetrie, BGA

13

13.7 Diagnostik

13.7.1 Besonderheiten

Es gibt keine „Routinediagnostik“ bzw. kein „Routinelabor“ bei Kindern!

- Bei Kindern werden bei Vorstellung in der Notfallambulanz nur wenige diagn. Instrumente benötigt. Genaue Anamnese u. gründliche körperl. Untersuchung können helfen, sinnlose diagn. Maßnahmen zu verhindern.
- Alle diagn. Maßnahmen müssen dem Kind (je nach Altersstufe) erklärt u. mit den Eltern/Pflegepersonen abgestimmt werden.
- Die Interpretation von Messgrößen u. Laborparametern sowie die Befundung von Rö- u. sonografischen Untersuchungen muss altersspez. Besonderheiten berücksichtigen.

13.7.2 Basisdiagnostik

Unabhängig vom Alter des Kindes sind stets folgende Parameter zu bestimmen (evtl. schon durch das Ambulanzpflegepersonal):

Gewicht
- Aktuelles Gewicht! Das heißt: Kind wiegen lassen, sich nicht auf Anamnese verlassen.
- Frage nach Gewichtsverlauf ist wichtig zur Abschätzung des Flüssigkeitsverlustes bei Dehydratation.
- Bei **Neugeborenen:** Gewichtsverlust postnatal von 10 % ist physiol., Geburtsgewicht sollte nach 14 d wieder erreicht sein. Kindervorsorgeheft einsehen!

Temperatur
- Messung der Körpertemperatur bei Kindern bis zum Schulalter obligat
- Immer rektal messen, Ohrthermometer nur orientierend

Herzfrequenz Altersabhängige Werte
- Vom NG zum Jgl. abnehmend (▶ Tab. 13.4)
- Bei Fieber u. Belastung ↑

Pulsoxymetrie
- Bei jedem „krank wirkenden“ Kind (in Ruhe bei gutem Signal > 95 %)
- Bei krank wirkenden NG u. Sgl. z. A. Aortenisthmusstenose Messung am Fuß

13.7.3 Labordiagnostik

In der Pädiatrie reichen für die akute Beurteilung wenige Parameter aus. Beachte: Normwerte oft altersspezifisch.

Blutgasanalyse (BGA) Kapillär, venös, arteriell. Wichtigster Parameter zur sofortigen Einschätzung der metab. u. respir. Situation, insb. zur Einschätzung von Dehydratationszuständen u. bei Erbrechen. **Bestimmt werden sollten:**

- pH, pCO_2, pO_2/Sättigung, Standardbikarbonat, Base Excess, Hb, BZ
- Natrium, Kalium, Kalzium, Laktat, evtl. Met-Hb, Bili

Normwerte u. Interpretation entsprechen den Werten bei Erw.

„Infektionslabor"

- **Diff-BB:**
  - *Leukozytose* mit überwiegend granulozytären Zellen u. Linksverschiebung (Stabkernige) → bakt. Inf.
  - *Leukopenie,* Anämie, Thrombopenie → bei schlechtem AZ. Verdächtig für Spätphase (drohende Sepsis). Warnzeichen!
- **CRP:** Akute-Phase-Protein; steigt erst mit Latenz von bis zu 24 h an
  Ein neg. CRP schließt eine schwerwiegende Inf. in der Frühphase nicht aus!
- Interleukin-6/-8: Infektionsparameter, die sehr rasch (Frühphase) ansteigen. Erreichen ihre Maxima innerhalb der ersten 8 h, fallen rasch ab.
- Procalcitonin (PCT): steigt ebenfalls bereits in Frühphase an, Hinweis auf SIRS
- Urinstatus: immer bei V. a. HWI: möglichst Spontanurin, bei Sgl. schwierig (Beutel)

13.7.4 Bildgebende Diagnostik

13

Grundsätzliches

- Viele Fragestellungen sind mittels Ultraschalluntersuchung zu klären.

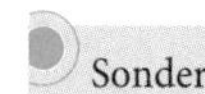

Sonderfall: Solange die große Fontanelle noch offen ist, ist ein standardisiertes Schädel-Sono inkl. transkranieller Doppler-Sono möglich.

- Es sind bes. Schallköpfe u. viel Erfahrung erforderlich.
- Klären Sie, in welchem Rahmen in der Notfallambulanz päd. Ultraschalluntersuchungen möglich sind.
- Rö-Aufnahmen u./o. CT- Untersuchungen sind im Kindesalter nur streng indiziert durchzuführen.
  Gerade bei Kindern muss auf Gonadenschutz u. die Einhaltung von Strahlenschutzrichtlinien geachtet werden.

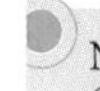

NG u. Sgl. mit neurol. Auffälligkeiten müssen umgehend schädelsonografisch abgeklärt werden.

Indikationen zur Ultraschalluntersuchung

- **ZNS:** NG/Sgl.: standardisiertes Schädel-Sono (koronar/parasagittal), auch transkraniell inkl. Doppler-Sono
  Fragestellung: Blutung, Fraktur, Raumforderung, Meningitis
- **Abdomen:** in jedem Alter möglich
  Fragestellung: Organgröße, Organparenchymstruktur, freie Flüssigkeit, Enteritis, Invagination, Appendizitis
  Insb. bei stumpfem Bauchtrauma auch ohne äußerliche Prellmarken
- **Echokardiografie:** in jedem Alter, nur durch erfahrene Kollegen
  Fragestellung: normale Anatomie- u. Flussverhältnisse, Herzinsuff., kardiale Funktion
- **Hüfte:** in jedem Alter bei Bewegungseinschränkung
  Fragestellung: Erguss (Coxitis fugax)
- **Thorax:** bei V. a. Pleuraerguss

Indikationen zur Röntgenuntersuchung

- **Thorax:** in jedem Alter
  Fragestellung: pneumonische Infiltrationen, Erguss, Atelektase, Obstruktion, insb. bei seitendifferentem Atemgeräusch z. A. Pneumothorax o. bei. V. a. Fremdkörperingestion
- **Abdomen:** in jedem Alter
  Fragestellung: Ileus (Spiegelbildung), Perforation (freie Luft), Fremdkörper?

Die Ind. zur Abdomenübersichtsaufnahme sollte nur in Zusammenarbeit mit einem Facharzt für (Kinder-)Chirurgie gestellt werden, u. zwar erst nach einer fachärztlichen körperl. Untersuchung.

- **Bewegungsapparat:** bei Trauma/Bewegungseinschränkung in Absprache mit dem diensthabenden (Kinder-)Chirurgen

13

13.8 Unspezifische Symptome: Differenzialdiagnose und Therapie

13.8.1 Fieber

Fieber = Temperatur > 38,0 °C.

Fieber ist eines der häufigsten klin. Symptome bei Sgl. u. Kleinkindern – aber es ist keine Krankheit. Trotzdem löst das fiebernde Kind nicht nur bei den Eltern Unsicherheit u. Sorge aus, sondern ist auch im Ambulanzbereich regelhaft Anlass für unstrukturierte Diagnostik u. übermäßigen Einsatz von Antipyretika (sog. „Fieberphobie").

Goldstandard ist die rektale Temperaturmessung. Axillare Messung -0,5 °C, sublinguale Messung -0,3 °C ggü. rektaler Messung!!

Voraussetzungen einer amb. Ther. bei Kindern > 3 Mon. in gutem AZ mit Fieber ohne Fokus:

- Keine die Immunabwehr beeinträchtigende Grunderkr. o. Ther.
- Kein angeborener o. erworbener Immundefekt
- Bisher gesundes, sich normal entwickelndes Kind
- Verständige Eltern
- Gesicherte zügige Wiedervorstellung bei Verschlechterung o. neuen Symptomen
- Kinderärztl. Wiedervorstellung am nächsten Tag gesichert

Wichtiger als die Gabe von Antipyretika ist die Sicherstellung einer ausreichenden Zufuhr von Flüssigkeit u. Energieträgern.
Faustregel: Flüssigkeitsbedarf des Kindes steigt um etwa 10–15 % pro °C über der normalen Körpertemperatur.

Übersicht ▶ Tab. 13.7.

Tab. 13.7 Fieber

	„Red Flags"	DD	Anamnese	Untersuchung	Weitere Diagnostik	Maßnahmen
Neugeborene (NG)	• Fieber ist bei NG immer ein Alarmsignal u. muss stat. abgeklärt u. behandelt werden • Bei NG nie Fieber senken ohne weitere Diagnostik • **Cave:** auch Untertemperatur ist beim NG ein ernst zu nehmendes Symptom	• Early-Onset-Sepsis (< 72 h postnatal • Late-Onset-Sepsis (> 72 h postnatal) • Urosepsis • Meningitis • Durstfieber • Gastroenteritis (z.B. Rotaviren) • Zu warme Kleidung	• Mutterpass und Kinderuntersuchungsheft zeigen lassen • Geburtsmodus • Blasensprung > 18 h vor Geburt • Fieber o. CRP der Mutter unter Geburt • Gruppe-B-Streptokokken-Besiedlung der Mutter • Pränatal bek. Auffälligkeiten, z. B. Nierenbeckenerweiterung • Trinkgewohnheiten • Letzte Mahlzeit • Gewichtsverlauf • Schlafgewohnheiten • Auffälliges Schreien • Geschwister o. Eltern mit aktuellem Infekt o. Herpesinfektion • Stuhlverhalten • Seit wann besteht Fieber?	• NG immer komplett entkleiden • Vigilanz • Rekapillarisierungszeit • Hautturgor • Petechien • Bläschen, Hautveränderungen • Fontanelle im/unter/über Niveau • Urinproduktion (nasse Windel) • Meningismus (bei NG oft neg.) • Herzgeräusch • Darmgeräusche	• Immer Blutabnahme: BGA, Blutkultur, Diff-BB, CRP, ggf. IL-6 u. PCT • Immer Urinstatus u. Urinkultur (Beutel- o. Katheterurin) • Ggf. Lumbalpunktion mit Liquorstatus und Liquorkultur • Ggf. Rö-Thorax • Ggf. Sono	• Immer stat. Aufnahme bzw. arztbegleitete Verlegung in Kinderklinik • Immer kalkulierte i. v. antibiotische Ther. beginnen, z. B. Ampicillin (200 mg/kg KG/d in 3 ED) u. Gentamicin (5 mg/kg KG/d in 1 ED); bei Alter > 7 d zusätzlich Cefotaxim 100 mg/kg KG/d • Bei jeglichem V. a. Herpesexposition auch i. v. antivirale Ther. mit Aciclovir (60 mg/kg KG/d in 3 ED)

Tab. 13.7 Fieber *(Forts.)*

	„Red Flags"	DD	Anamnese	Untersuchung	Weitere Diagnostik	Maßnahmen
Sgl. u. Kleinkinder	• Vigilanzminderung • Petechien • Meningismus • Exsikkose • Fieber > 3 d muss auch bei stabilem AZ weiter abgeklärt werden	• Virale Atemwegsinf. • Virale GIT-Inf. • Pneumonie • Otitis media • Tonsillitis • HWI • Meningitis • Bakt. Sepsis (Meningokokken, Pneumokokken)	• Kinderuntersuchungsheft u. Impfpass zeigen lassen • Beginn u. Verlauf des Fiebers, max. Temp. • Bisher ergriffene Maßnahmen • Husten, Schnupfen, Erbrechen, Durchfall, Hautveränderungen • Übel riechender Urin • Veränderung der Vigilanz • Geschwister o. Eltern mit aktuellem Inf. • Reiseanamnese	• Immer rektal Fieber nachmessen • Sgl. immer komplett entkleiden • Vigilanz • Hautturgor • Rekapillarisierungszeit • Petechien • Bläschen, Hautveränderungen • Meningismus (kann neg. sein) • Trommelfelle • Tonsillen • RG, Obstruktion o. Minderbelüftung der Lungen • Darmgeräusche	• Großzügige Ind. zur Blutentnahme: BGA, Blutkultur, Diff-BB, CRP • Immer Urinstatus u. bei Auffälligkeiten Urinkultur (Beutel- o. Katheterurin) • Ggf. Lumbalpunktion • Ggf. Rö-Thorax • Ggf. Sono • Ggf. Rachenabstrich für Streptokokken-Schnelltest	• Bei Vigilanzveränderungen u. jeglichem Zweifel an stabilem AZ immer stat. Aufnahme bzw. Überweisung in Kinderklinik • Bei reduziertem AZ u. jeglichem V. a. Meningitis, Sepsis o. HWI kalkulierte i. v. antibiotische Ther. beginnen, z. B. Cefotaxim (200 mg/kg KG/d in 3 ED) • Paracetamol p. o. oder rektal, ED 10 mg/kg KG • Ibuprofen ab dem 3. Lebensmon. p. o. oder rektal, ED 10 mg/kg KG • Metamizol ab dem 6. Lebensmon. p. o., ED 10 mg/kg KG • Kein Aspirin vor 14. Lj.

Tab. 13.7 Fieber *(Forts.)*

	„Red Flags"	DD	Anamnese	Untersuchung	Weitere Diagnostik	Maßnahmen
Schulkinder u. Jgl.	• Vigilanzminderung • Petechien • Meningismus • Hohes Fieber > 3 d	• Virale Atemwegsinf. • Pneumonie • Otitis media • Tonsillitis • Virale GIT-Inf. • HWI • Meningitis • Bakt. Sepsis • EBV-Erstinf.	• Kinderuntersuchungsheft u. Impfpass zeigen lassen • Beginn u. Verlauf des Fiebers, max. Temp. • Husten, Schnupfen, Erbrechen, Durchfall, Hautveränderungen • Ohren-, Hals-, Bauch-, Kopfschmerzen, Dysurie • Exposition zu erkrankten Freunden o. Familienmitgliedern • Reiseanamnese	• Immer vollständige Untersuchung • Fieber nachmessen, bei Kleinkindern rektal, sonst z. B. im Ohr • Vigilanz • Petechien • Bläschen, Hautveränderungen • Meningismus • Trommelfelle • Tonsillen • Lungenauskultation • Darmgeräusche • Nierenklopfschmerz	• Bei gutem AZ u. fehlenden „Red Flags" nicht unbedingt weitere Diagn. notwendig • Bei verminderter Vigilanz o. schlechtem AZ Blutentnahme mit Blutkultur u. CRP, ggf. PCT • Ggf. Rö-Thorax • Ggf. Urinstatus • Ggf. Lumbalpunktion • Ggf. Rachenabstrich für Streptokokken-Schnelltest	• Bei Vigilanzveränderungen u. jeglichem Zweifel an stabilem AZ immer stat. Aufnahme bzw. Überweisung in Kinderklinik • Bei reduziertem AZ u. jeglichem V. a. Meningitis o. Sepsis kalkulierte i. v. antibiotische Ther. beginnen, z. B. Cefotaxim (200 mg/kg KG/d in 3 ED) • Paracetamol, Ibuprofen o. Metamizol p. o. (ED jeweils 10 mg/kg KG) • Kein Aspirin vor 14. Lj.

13

13.8.2 Erbrechen

Übersicht ▶ Tab. 13.8.

Tab. 13.8 Erbrechen

	„Red Flags"	DD	Anamnese	Untersuchung	Weitere Diagnostik	Maßnahmen
Neugeborene	• Fieber • Galliges Erbrechen • Stuhlerbrechen • Erbrechen im Schwall • Vigilanzminderung • Exsikkose: stehende Hautfalten, halonierte Augen, fehlende Urinproduktion (trockene Windel) • Kein Mekoniumabgang in den ersten 48 h • Nichterreichen des Geburtsgewichts nach 10. Lebenstag • **Cave:** Bei NG können alle Symptome unspez. sein, daher immer umfassende differenzialdiagn. Abklärung	• Vermehrtes Spucken, insb. nach der Mahlzeit, ohne Krankheitswert, physiol. gastroösophagealer Reflux • Hämatemesis nach dem Stillen bei blutigen Brustwarzen der Mutter • Hämatemesis dir. postnatal durch perinatal verschlucktes Blut • Hypertrophe Pylorusstenose • Volvulus • Fehlbildungen/Stenosen/Atresien des Magen-Darm-Trakts • Mekoniumpfropfsy. • Stoffwechselerkr., insb. AGS mit Salzverlust u. Galaktosämie	• Frequenz des Erbrechens • Farbe des Erbrochenen • Mutterpass u. Kinderuntersuchungsheft zeigen lassen • Pränatal bek. Auffälligkeiten im Bereich des Magen-Darm-Trakts • Familienanamnese insb. bzgl. Stoffwechselerkr. • Gewichtsverlauf • Trinkgewohnheiten • Letzte Mahlzeit • Mekoniumabgang, regelmäßiger Stuhlgang • Veränderungen des Stuhlgangs, Windel zeigen lassen • Ggf. Ergebnis des NG-Stoffwechselscreenings anfordern lassen • Bei voll gestillten Kindern Ernährung der Mutter	• NG immer komplett entkleiden u. vollständige körperl. Untersuchung durchführen • Aktuelles Gewicht • Vigilanz • Spontanes Bewegungsmuster • Rekapillarisierungszeit • Hautturgor • Abdomen: weich o. gespannt, Anziehen der Beine schon bei Berührung, gebläht, aufgetrieben • Darmgeräusche • Anus normal angelegt, Fistel bei Analatresie • Lunge: Tachydyspnoe, seitengleiches Atemgeräusch	• Großzügige Ind. zur Blutentnahme: BGA, BZ, Laktat, Ammoniak, E'lyte, BB, CRP, ggf. IL-6, Bili gesamt u. dir., Transaminasen • Abdomen-Sono • Schädel-Sono • Ggf. Rö-Abdomenübersicht • Ggf. erweiterte Stoffwechseldiagnostik: Aminosäuren im Plasma, organische Säuren i. U., Acylcarnitinprofil	• Nur bei sehr gutem AZ, fehlenden „Red Flags", normalem Trink- u. Stuhlverhalten u. unauffälligem Gewichtsverlauf amb. Ther., Verlaufskontrolle beim Kinderarzt empfehlen • Bei jeglichem Zweifel stat. Überwachung zur Beobachtung u. weiteren Diagn. • Rehydrierung enteral p. o. oder per Magensonde o. parenteral • Großzügige kinderchir. Vorstellung

Tab. 13.8 Erbrechen *(Forts.)*

	„Red Flags“	DD	Anamnese	Untersuchung	Weitere Diagnostik	Maßnahmen
Sgl. u. Kleinkinder	• Galliges Erbrechen • Stuhlerbrechen • Exsikkose • Vigilanzminderung • Meningismus • Gewichtsverlust • Blutige Stühle	• Virale GIT-Inf. • Fehlbildungen/Stenosen/Atresien des Magen-Darm-Trakts • Hypertrophe Pylorusstenose • Invagination • Appendizitis • Neurol. Erkr. mit Hirndruck • Stoffwechselerkr. • Vergiftungen	• Kinderuntersuchungsheft u. Impfpass zeigen lassen • Beginn u. Verlauf der Symptomatik, Frequenz des Erbrechens • Bisher ergriffene Maßnahmen • Trink- u. Essverhalten • Urinproduktion, Stuhlgang • Fieber • Geschwister o. Eltern mit ähnlichen Symptomen • Hinweise auf akzidentelle Vergiftung • Familienanamnese insb. bzgl. Stoffwechselerkr.	• Sgl. immer komplett entkleiden u. vollständige körperl. Untersuchung durchführen • Aktuelles Gewicht • Vigilanz • Meningismus • Hautturgor • Rekapillarisierungszeit • Petechien • Abdomen: weich o. Abwehrspannung, spez. Druckschmerz, Darmgeräusche • Laufen/Ein-Bein-Hüpfen (bei Kleinkindern) schmerzhaft o. unmöglich	• Bei „Red Flags“ immer Ind. zur Blutentnahme: BGA, BZ, Laktat, Ammoniak, BB, CRP, Transaminasen • Abdomen-Sono, ggf. Schädel-Sono, wenn Fontanelle noch offen • Ggf. Rö-Abdomen-Übersichtsaufnahme • Ggf. erweiterte Stoffwechseldiagnostik: Aminosäuren im Plasma, organische Säuren i. U., Acylcarnitinprofil • Ggf. Augenhintergrund spiegeln	• Bei „Red Flags“ immer stat. Aufnahme zur Beobachtung u. weiteren Diagn. • Großzügige kinderchir. Vorstellung • Nur bei fehlenden „Red Flags“ u. stabilem AZ amb. Ther., Verlaufskontrolle beim Kinderarzt empfehlen • Rehydrierung enteral o. parenteral • Ggf. Dimenhydrinat rektal (Sgl. 40 mg, Kleinkinder 70 mg)

Tab. 13.8 Erbrechen *(Forts.)*

	„Red Flags"	DD	Anamnese	Untersuchung	Weitere Diagnostik	Maßnahmen
Schulkinder und Jugendliche	• Galliges Erbrechen • Hämatemesis • Starke spez. Bauchschmerzen • Exsikkose • Vigilanzminderung • Meningismus • Deutliche Gewichtsabnahme	• Virale GI-Inf. • Mechanischer o. paralytischer Ileus • Appendizitis • Bei Mädchen gyn. Ursache: stielgedrehte Ovarialzyste, (ektope) Schwangerschaft • Neurol. Erkr. mit Hirndruck • Ketoazidose bei Erstmanifestation Diab. mell. • Zöliakie • Intoxikationen • Psychische Erkr.: habituelles Erbrechen, Essstörungen	• Beginn u. Verlauf der Symptomatik, Frequenz des Erbrechens • Bisher ergriffene Maßnahmen • Trink- u. Essverhalten • Stuhlgang • Fieber • Geschwister, Eltern o. Freunde mit ähnlicher Symptomatik • Bei Mädchen gyn. Anamnese • Hinweise auf akzidentelle o. bewusste Intoxikation • Hinweise auf Essstörung, Leidensdruck unter der Symptomatik	• Immer vollständige körperl. Untersuchung • Vigilanz, Meningismus • Hautturgor • Rekapillarisierungszeit • Abdomen: weich o. Abwehrspannung spez. Druckschmerz, Darmgeräusche • Laufen/Ein-Bein-Hüpfen nicht möglich o. schmerzhaft	• Bei „Red Flags" immer Ind. zur Blutentnahme: BGA, BZ, Laktat, Ammoniak, BB, CRP, Transaminasen, Lipase • Abdomen-Sono • Ggf. Rö-Abdomenübersicht • Ggf. Augenhintergrund spiegeln • Ggf. gyn. Konsil • Ggf. toxikol. Diagn. • Ggf. Zöliakie-Diagn. • Ggf. psychol. Konsil	• Bei „Red Flags" großzügige Ind. zur stat. Aufnahme • Rehydrierung enteral o. parenteral • **Cave:** psychol. Diagn. erst nach Ausschluss somatischer Ursachen • Ggf. Dimenhydrinat rektal (Kinder 70 mg, Jgl. 140 mg) oder i. v.

AGS = adrenogenitales Syndrom

13.8.3 Bauchschmerzen

Übersicht ▶ Tab. 13.9.

Tab. 13.9 Bauchschmerzen

	„Red Flags"	DD	Anamnese	Untersuchung	Weitere Diagnostik	Maßnahmen
Neugeborene	• Galliges Erbrechen • Fehlender o. verzögerter Mekoniumabgang • Fehlender regelmäßiger Stuhlgang • Blutiger Stuhl • Fieber • Trinkverweigerung • Exsikkose • Anhaltendes schrilles Schreien • Kolikartige Symptomatik • Tachydyspnoe • **Cave:** Bauchschmerzen als spez. Symptom sind bei NG schwierig zu identifizieren, daher müssen bei NG alle Symptome umfassend differenzialdiagn. abgeklärt werden	• Blähungen • Mekoniumpfropfsy. • Volvulus • Fehlbildungen/Stenosen/Atresien des Magen-Darm-Trakts • M. Hirschsprung • Nekrotisierende Enterokolitis (selten bei reifen NG) • Appendizitis (bei NG sehr selten • Invagination (bei NG sehr selten) • Hodentorsion • HWI/Pyelonephritis • Stoffwechselerkr. • Kuhmilchproteinintoleranz • Unspez. NG-Inf.	• Mutterpass u. Kinderuntersuchungsheft zeigen lassen • Pränatal bek. Auffälligkeiten im Bereich des Magen-Darm-Trakts • Familienanamnese insb. bzgl. Stoffwechselerkr. • Gewichtsverlauf • Trinkgewohnheiten • Letzte Mahlzeit • Mekoniumabgang, regelmäßiger Stuhlgang • Veränderungen des Stuhlgangs, Windel zeigen lassen • Ggf. Ergebnis des NG-Stoffwechselscreenings anfordern lassen • Bei voll gestillten Kindern Ernährung der Mutter (z. B. bes. scharf)	• NG immer komplett entkleiden u. komplett untersuchen • Vigilanz • Rekapillarisierungszeit • Hautturgor • Temperatur (immer rektal) • Anus normal angelegt, Fistel bei Analatresie • Abdomen: weich o. gespannt, Anziehen der Beine schon bei Berührung, gebläht, aufgetrieben • Darmgeräusche • Genitale, insb. Hoden • Urinproduktion (nasse Windel) • Lunge: Tachydyspnoe, seitengleiches Atemgeräusch, Stridor	• Großzügige Ind. zur Blutentnahme: BGA, BZ, Laktat, Ammoniak, E'lyte, BB, CRP, ggf. IL-6, Gesamt- u. dir. Bili, Transaminasen • Urinstatus • Abdomen-Sono • Ggf. Hoden-Sono • Ggf. Rö-Abdomenübersicht	• Nur bei sehr gutem AZ, fehlenden „Red Flags", normalem Trink- u. Stuhlverhalten u. unauffälligem Gewichtsverlauf amb. Ther., Verlaufskontrolle beim Kinderarzt empfehlen, ggf. entschäumende Mittel, z. B. Dimeticon 10 Tr. als ED zur Mahlzeit • Bei jeglichem Zweifel stat. Überwachung zur Beobachtung u. weiteren Diagn. • Großzügige kinderchir. Vorstellung

Tab. 13.9 Bauchschmerzen *(Forts.)*

	„Red Flags“	DD	Anamnese	Untersuchung	Weitere Diagnostik	Maßnahmen
Sgl. u. Kleinkinder	• Galliges Erbrechen • Stuhlerbrechen • Exsikkose • Vigilanzminderung • Blutige Stühle • Kolikartige Schmerzen mit beschwerdefreien Intervallen • Dysurie • Tachydyspnoe • **Cave:** insb. Kleinkinder projizieren viele Beschwerden in den Bauch, daher immer vollständige körperl. Untersuchung	• Blähungen • Obstipation • Virale GI-Inf. • Invagination • Volvulus • Appendizitis • Ileus, mechanisch o. paralytisch • M. Hirschsprung • Hodentorsion • Pyelonephritis • Zöliakie • Kuhmilchproteinintoleranz • Nahrungsmittelunverträglichkeit • Pneumonie	• Kinderuntersuchungsheft u. Impfpass zeigen lassen • Beginn u. Verlauf der Symptomatik • Trink- u. Essgewohnheiten • Letzte Mahlzeit • Stuhlgang • Gewichtsverlauf	• Immer vollständige Untersuchung • Vigilanz • Rekapillarisierungszeit • Hautturgor • Temperatur • Abdomen: weich o. gespannt, gebläht, aufgetrieben, spez. Druckschmerz, Darmgeräusche • Laufen/Ein-Bein-Hüpfen schmerzhaft o. unmöglich • Nierenklopfschmerz • Genitale, insb. Hoden • Lungenauskultation	• Blutentnahme: Diff-BB, CRP, E'lyte, Krea, BGA, BZ, Laktat • Urinstatus • Abdomen-Sono • Ggf. Hoden-Sono • Ggf. Rö-Abdomenübersicht • Ggf. Rö-Thorax	• Bei gutem AZ, fehlenden „Red Flags“, normalem Trink- u. Stuhlverhalten u. unauffälligem Gewichtsverlauf amb. Ther., Verlaufskontrolle beim Kinderarzt empfehlen, ggf. entschäumende Mittel, z. B. Dimeticon 10 Tr. als ED zur Mahlzeit • Bei jeglichem Zweifel stat. Überwachung zur Beobachtung u. weiteren Diagn. • Großzügige kinderchir. Vorstellung • Bei V. a. Obstipation abführende Maßnahmen, z. B. Klistier (z. B. Microklist®)

Tab. 13.9 Bauchschmerzen *(Forts.)*

	„Red Flags"	DD	Anamnese	Untersuchung	Weitere Diagnostik	Maßnahmen
Sgl. u. Kleinkinder *(Forts.)*						• Bei chron. Beschwerden weitere Diagn. beim Kinderarzt empfehlen
Schulkinder u. Jgl.	• Galliges Erbrechen • Stuhlerbrechen • Vigilanzminderung • Kolikartige Schmerzen • Spez. lokalisierte Schmerzen • Dysurie • Fieber	• Obstipation • Virale GI-Inf. • Appendizitis • Ileus, mechanisch o. paralytisch • Pyelonephritis • Pankreatitis • Bei weibl. Jgl. gyn. Ursache: beginnende Menarche, (ektope) Schwangerschaft, stielgedrehte Ovarialzyste • Zöliakie • CED • Nahrungsmittelunverträglichkeiten • Psychosomatische Beschwerden	• Beginn u. Verlauf der Symptomatik • Trink- u. Essgewohnheiten • Letzter Stuhlgang, regelmäßiger Stuhlgang • Bei weibl. Jgl. Menarche, letzte Menses • Gewichtsverlauf • Eigener V. a. Ursache der Beschwerden • Akute Belastungssituation in Familie o. Schule	• Immer vollständige Untersuchung • Vigilanz • Temperatur • Abdomen: weich o. gespannt, gebläht, aufgetrieben, spez. Druckschmerz, Darmgeräusche • Laufen/Ein-Bein-Hüpfen unmöglich o. schmerzhaft • Nierenklopfschmerz • Genitale, insb. Hoden	• Bei „Red Flags" immer Ind. zur Blutentnahme: BGA, BZ, Laktat, BB, CRP, E'lyte, Transaminasen, Lipase • Urinstatus • Abdomen-Sono • Ggf. Rö-Abdomenübersicht • Ggf. gyn. Konsil • Ggf. Zöliakie-Diagn., Calprotectin im Stuhl • Ggf. psychol. Konsil	• Bei „Red Flags" großzügige Ind. zur stat. Aufnahme zur weiteren Beobachtung • Bei V. a. Obstipation abführende Maßnahmen, z. B. Klistier • Bei chron. Beschwerden weitere Diagn. beim Kinderarzt empfehlen • **Cave:** psychol. Diagn. erst nach Ausschluss somatischer Ursachen

CED = chronisch-entzündliche Darmerkrankungen

13.8.4 Dyspnoe

Übersicht ▶ Tab. 13.10.

Tab. 13.10 Dyspnoe

	„Red Flags"	DD	Anamnese	Untersuchung	Weitere Diagnostik	Maßnahmen
Neugeborene	• Tachypnoe/Bradypnoe • Nasenflügeln • Thorakale Einziehungen • Zyanose • Fieber • Vigilanzminderung • Tachykardie • Trinkverweigerung • **Cave:** Bei NG sind fast alle Symptome unspez. u. bedürfen immer einer umfassenden differenzialdiagn. Abklärung • **Cave:** NG können Atembeschwerden lange kompensieren, die Dekompensation verläuft dann jedoch häufig rasant	• NG-Inf. • Konnatale Pneumonie • Virale Atemwegsinf. (RSV) • Verlegung der Choanen • Vitium cordis • Aspiration • Hypoglykämie • Enterothorax/konnatale strukturelle Lungenerkr. • Stoffwechselerkr. • Respir. Anpassungsstörung (nur dir. postnatal)	• Mutterpass u. Kinderuntersuchungsheft zeigen lassen • Geburtsmodus • Blasensprung > 18 h vor Geburt • Fieber o. CRP der Mutter unter Geburt • Gruppe-B-Streptokokken-Besiedlung der Mutter • Beginn u. Verlauf der Symptomatik • Trinkverhalten • Gewichtsverlauf • Ältere Geschwisterkinder mit aktueller Atemwegsinf.	• NG immer komplett entkleiden • Vigilanz • Spontanes Bewegungsmuster • Atemmechanik: Nasenflügeln, thorakale Einziehungen, Tachypnoe • Inspir. o. exspir. Stridor • Minderbelüftung einer Lungenseite • Rekapillarisierungszeit • Hautkolorit marmoriert o. zyanotisch • Hautturgor • Temperatur (immer rektal) • Herzgeräusch • Leistenpulse u. periphere Pulse tastbar	• Transkutane Sauerstoffsättigung • Immer Blutentnahme: BGA, Diff-BB, CRP, ggf. IL-6, BZ, Laktat, E'lyte • Bei Schwierigkeiten mind. kapilläre BGA, ggf. art. Punktion • Rö-Thorax • Orientierende Echokardiografie • Bei Fieber Urinstatus u. ggf. Lumbalpunktion	• Immer stat. Aufnahme u. Monitorüberwachung bzw. arztbegleitete Verlegung in Kinderklinik • Sauerstoffvorlage über Nasenbrille o. Maske mit Reservoir • Bei Schleimverlegung Mund u. Nase vorsichtig absaugen • Bei Obstruktion Inhalation mit 1 Tr./kg KG Salbutamol u. 2 Hüben Ipratropiumbromid u. Prednisolon rektal (100 mg absolut) • Bei inspir. Stridor Inhalation mit Adrenalin 1 : 1.000 1–2 ml pur

Tab. 13.10 Dyspnoe *(Forts.)*

	„Red Flags"	DD	Anamnese	Untersuchung	Weitere Diagnostik	Maßnahmen
Neugeborene	• **Cave:** Auch wenn die transkutane Sauerstoffsättigung im wachen Zustand noch im Normbereich liegt, kann sie im Schlaf um 10 % o. mehr abfallen			• Blutdruckdifferenz zwischen oberer u. unterer Extremität • Fontanelle im/über/unter Niveau		• Vorbereitungen für erweiterte Atemwegssicherung treffen: Beatmungsbeutel mit passender Maske, Guedel-/Wendel-Tubus, Larynxmaske, Intubationszubehör bereitlegen • Bei Fieber antibiotische Ther. beginnen (▶ Tab. 13.7) • Bei Zyanose u. V. a. Vitium cordis Venenzugang legen, Beginn mit Alprostadil-Dauerinfusion 16–20(–50–100) µg/kg/min. **Cave:** bei höheren Dosierungen Apnoegefahr, erweitertes Atemwegsmanagement vorbereiten. Rascher arztbegleiteter Transport in kinderkardiol. Zentrum

Tab. 13.10 Dyspnoe *(Forts.)*

	„Red Flags“	DD	Anamnese	Untersuchung	Weitere Diagnostik	Maßnahmen
Sgl. u. Kleinkinder	• Tachypnoe/Bradypnoe • Nasenflügeln • Thorakale Einziehungen • Zyanose • Vigilanzminderung • Trinkverweigerung • **Cave:** Sgl./Kleinkinder können Atembeschwerden lange kompensieren, die Dekompensation verläuft dann jedoch häufig rasant	• Virale Atemwegsinf., obstruktive Bronchitis/ Bronchiolitis (RSV) • Pneumonie • Pseudokrupp • Epiglottitis • Aspiration • Stoffwechselerkr. • Konnatale strukturelle Lungenerkr.	• Kinderuntersuchungsheft u. Impfpass zeigen lassen • Beginn u. Verlauf der Symptomatik • Vorerkr., erste o. wiederholte Episode • Geschwister o. Eltern mit aktuellem Inf., Besuch einer Gemeinschaftseinrichtung • Trinkverhalten • Gewichtsverlust	• Immer komplett entkleiden • Vigilanz • Spontanes Bewegungsmuster • Atemmechanik: Nasenflügeln, thorakale Einziehungen, Tachypnoe • Inspir. o. exspir. Stridor • Minderbelüftung einer Lungenseite • Husten bellend u. trocken o. feucht u. produktiv • Rekapillarisierungszeit • Hautkolorit marmoriert oder zyanotisch • Hautturgor • Temperatur (immer rektal)	• Transkutane Sauerstoffsättigung • Immer mind. BGA, wenn möglich erweiterte Blutentnahme: Diff-BB, CRP, BZ, Laktat, E'lyte • Rö-Thorax	• Großzügige Ind. zur stat. Aufnahme u. Monitorüberwachung • Sauerstoffvorlage über Nasenbrille o. Maske mit Reservoir • Bei Obstruktion Inhalation mit 10 Tr. Salbutamol u. 2 Hüben Ipratropiumbromid u. Prednisolon rektal (100 mg absolut) • Bei inspir. Stridor Inhalation mit Adrenalin 1 : 1000 2 ml pur • Gedanken machen über Möglichkeiten der erweiterten Atemunterstützung, z. B. CPAP, maschinelle Beatmung • Bei V. a. Aspiration Bronchoskopie planen

Tab. 13.10 Dyspnoe *(Forts.)*

	„Red Flags"	DD	Anamnese	Untersuchung	Weitere Diagnostik	Maßnahmen
Schulkinder u. Jgl.	• Tachypnoe/Bradypnoe • Zyanose • Vigilanzminderung • Einsatz der Atemhilfsmuskulatur • Angst/Panik	• Pneumonie • Asthma • Aspiration • Pneumothorax • Intoxikation • Ketoazidose (Kußmaul-Atmung) bei Erstmanifestation Diab. mell.	• Kinderuntersuchungsheft u. Impfpass zeigen lassen • Beginn u. Verlauf der Symptomatik • Vorerkr., erste o. wiederholte Episode • Geschwister, Eltern o. Freunde mit aktuellem Inf. • Hinweise auf akzidentelle o. bewusste Intoxikation	• Immer vollständige körperl. Untersuchung • Auskultation der Lunge: RG, Obstruktion, Stridor. Minderbelüftung • Husten trocken o. produktiv • Temperatur	• Transkutane Sauerstoffsättigung • Immer mind. BGA, wenn möglich erweiterte Blutentnahme: Diff-BB, CRP, BZ, E'lyte • Rö-Thorax • Bei bek. Asthma ggf. FEV_1 o. wenn möglich vollständige Lungenfunktionstestung • Ggf. toxikol. Diagn.	• Bei „Red Flags" großzügige Ind. zur stat. Aufnahme u. Überwachung • Sauerstoffvorlage über Maske mit Reservoir • Bei Obstruktion Inhalation mit 20 Tr. Salbutamol u. 4 Hüben Ipratropiumbromid, ggf. Wdh. o. Dauerinhalation (▶ Tab. 13.1) • Bei Pneumothorax Anlage Thoraxdrainage durch erfahrenen Kollegen • Bei V. a. Aspiration Bronchoskopie planen • Bei Angst/Panik ggf. milde Sedierung, z. B. mit Midazolam o. Lorazepam • Bei V. a. Intoxikation Monitorüberwachung, RS mit Giftnotrufzentrale

13.9 Das kranke Neugeborene

13.9.1 Grundsätzliches

- **Neugeborene niemals im Ambulanzbereich warten lassen.**
- Am Anfang der eigenen Kliniktätigkeit **immer** fachärztliche Mitbeurteilung veranlassen.
- Eltern, die ihr NG nachts in einer Klinik vorstellen, sind **immer** ernst zu nehmen.

Die Einschätzung eines Neugeborenen setzt Kenntnisse über anatomische u. physiol. Besonderheiten dieser Altersstufe voraus. Grundvoraussetzungen sind Interpretation u. Kenntnisse der Inhalte von Mutterpass u. Kindervorsorgeuntersuchungen U1 u. U2.

13

13.9.2 Welche Informationen sind wichtig?

Mutterpass

! Alter der Mutter, Vorerkr., Blutgruppe (Rh-Prophylaxe), HbsAg-Status, Röteln-Titer, HIV durchgeführt, Chlamydienuntersuchung, Lues-Suchtest
Nicht regelhaft: Serologien (z. B. Toxoplasmose, CMV)
Vorzeitiger Blasensprung? Gestationsdiabetes?

! **Vaginalabstrich auf Gruppe-B-Streptokokken (SSW 35–37)**

- Medikamenteneinnahme

U1 (1. Lebensstd.)

- Geburtsmodus (spontan, Sectio, Vakuumextraktion, Forcepsentbindung)
- Apgar-Werte, Nabelschnurarterien-pH (Normwert 7,22–7,42)
- Geburtsgewicht, Körperlänge, Kopfumfang
- Gabe Vitamin-K-Prophylaxe

U2 (3.–10. Lebenstag)

- Hörtest erfolgt? Sättigungsscreening erfolgt?
- Stoffwechselscreening, evtl. erweitertes Stoffwechselscreening erfolgt?
- Auffällige Untersuchungsbefunde? Einträge des Kinderarztes?
- 2. Vitamin-K-Prophylaxe erfolgt?
- Gewichtsverlauf?

Fragen, unabhängig vom Grund der amb. Vorstellung:

- Welche Nahrung?
- Gewichtsverlauf?
- Hebammenbetreuung?
- Wann ist das Kind zuletzt von Kinderarzt u./o. Hebamme gesehen worden?

13.9.3 Symptome

NG mit Fieber o. Untertemperatur (▶ 13.8.1), Erbrechen (▶ 13.8.2), Bauchschmerzen (▶ 13.8.3) o. Dyspnoe (▶ 13.8.4) müssen immer stat. aufgenommen u. umgehend fachärztlich untersucht werden.

Beim „richtig krank erscheinenden" NG:

- Fieber, Untertemperatur
- Trinkschwäche, Trinkverweigerung
- Erbrechen
- Blutige Stühle
- Apathie
- Unstillbare Schreiattacken
- Zyanose
- Tachypnoe
- Hepatomegalie
- Zeichen der Exsikkose
- Verlängerte Rekapillarisierungszeit
- Auffälliges Bewegungsmuster, Krampfanfälle nicht auszuschließen

Hinter diesen Symptomen können sich folgende schwerwiegenden Erkr. verbergen:

- Late-Onset-Sepsis mit/ohne Meningitis (▶ 13.10.7), Urosepsis (▶ 13.10.6)
- Angeborene Herzfehler (Herzgeräusch?, Leistenpulse? Laktatazidose?)
- RS-Virusinfektion
- Herpesenzephalitis
- Angeborene Stoffwechselerkr. (Guthrie-Test?, Laktatazidose?, Hyper-/Hypoglykämie?)
- Angeborene gastrointestinale Fehlbildungen (US-Abdomen, Rö-Thorax)
- Vit.-K-Mangelblutungen (Nabelbluten? BGA mit Hb, Gerinnungsparameter, Sono-ZNS)
- Intrazerebrale Blutungen bei angeborenen Gerinnungsstörungen (Gerinnungsanalytik, Sono-ZNS, BGA mit Hb)
- Trauma ((▶ 13.10.16, ▶ 13.10.17, ▶ 13.10.18)
- Kindesmisshandlung (▶ 13.11)
- Intoxikation (▶ 13.10.14)

13.9.4 Vorgehen

NG, die mit o. g. Symptomen vorgestellt werden, sind echte **Notfälle** u. müssen sofort in fachärztliche Betreuung.

Führende DD bei Zustandsverschlechterung eines NG ist bis zum Beweis des Gegenteils die **Sepsis**. Laborwerte geben wichtige Informationen, sollten aber notwendige Therapiemaßnahmen (Antibiotikather.) nicht verzögern.

Prozedere

- Pulsoxymetrie an den unteren Extremitäten, BGA mit Laktat
- **Bei drohender respir. Insuff. → Info Anästhesie sofort, dann Information des Hintergrunddienstes (Info Kinderklinik)**
- Körperl. Untersuchung mit Gewichts- u. Temperaturbestimmung, i. v. Zugang mit Blutentnahme (Diff-BB, Blutkultur, Serum-E'lyte, Krea, Harnstoff, CRP, Il-6, (PCT), Leberwerte, Gerinnungsparameter, evtl. Ammoniakbestimmung), Uringewinnung, evtl. Magenablaufsonde
- Immer richtig: 120 ml/kg KG/d HD5 % ansetzen, in RS mit Hintergrunddienst/Kinderklinik: kalkulierte Antibiotikather. beginnen
- Keine Lumbalpunktion vor Hirn-Sono, Blutbild u. optimalerweise Gerinnungsanalytik

- Abhängig von den Möglichkeiten der eigenen Klinik u. der eigenen Erfahrung: Sono, Echokardiografie, Rö-Thorax
- Transport in Kinderklinik nur mit ärztlicher Begleitung nach Voranmeldung

Neugeborenenikterus:
- Abhängig von SSW u. Lebensalter ist eine Erhöhung des indir. Bili physiol. Faustregel: Gesamt-Bili > 20 mg/dl (340 mmol/l) jenseits des 5. Lebenstages muss abgeklärt/therapiert werden (bis zum 5. Lebenstag auch bei teilweise deutlich niedrigeren Werten), zusätzliche Hämolyse? Hinweise auf BG-Unverträglichkeit? Sepsis?
- Diagnostik: BGA-Bestimmung, bei Serumbestimmung immer dir. Bili mitbestimmen z. A. Gallengangserkr.
  Faustregel: Anteil dir. Bili am Gesamt-Bili < 10 % bzw. < 2,0 mg/dl (34 mmol/l)
- Vorsicht: Trinkschwäche ist häufiges klin. Symptom eines NG-Ikterus

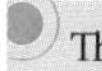

Therapiegrenzen bei Hyperbilirubinämie s. AWMF Leitlinie 024/007

13.10 Häufige pädiatrische Krankheitsbilder

13.10.1 Akute stenosierende Laryngotracheobronchitis (Pseudokrupp)

Ätiologie
- Schwellung der subglottischen Schleimhaut
- Meist in Zusammenhang mit banalen viralen Inf.

Klinik
- Prädilektionsalter 6 Mon. bis 3 J.
- Auftreten meist nachts
- Bellender Husten, inspiratorischer Stridor
- Einteilung:
  - **Leicht:** Husten, Stridor, Dyspnoe nur bei Aufregung
  - **Mittel:** Stridor in Ruhe, keine Zyanose
  - **Schwer:** Stridor, Dyspnoe in Ruhe, Zyanose, Blässe

Diagnostik
- Klin. Untersuchung bei eindeutiger Klinik auf Minimum beschränken, da Aufregung die Symptome verstärkt
- Keine Racheninspektion, keine Blutentnahme
- Temperatur messen (ggf. durch Mutter durchführen lassen)

Therapie
- Beruhigung von Kind u. Eltern, Kind nicht von Eltern trennen
- Frischluftzufuhr
- In jedem Stadium Prednisolon rektal 100 mg absolut
- Ab mittlerem Stadium Inhalation mit Adrenalin 1 : 1.000 (pur) 1–2 ml, ggf. wdh., Monitorüberwachung, anschließend stat. Überwachung o. Überweisung in nächste Kinderklinik

- Bei schwerem Stadium Intensivüberwachung, erweitertes Atemwegsmanagement durch erfahrenen Pädiater o. Anästhesisten planen

Differenzialdiagnosen

- Epiglottitis (Erreger meist HiB, daher bei geimpften Kindern sehr selten)
- Bakt. Tracheitis
- Fremdkörperaspiration
- Allergische Reaktion

13.10.2 Obstruktive Atemwegserkrankungen

Ätiologie

- Virale Inf., z. B. RS-Virus
- Bek. Asthma bronchiale

Klinik

- Husten, trocken o. feucht
- Pfeifendes Atemgeräusch, Giemen u. Brummen
- Verlängertes Exspirium, thorakale Einziehungen, Nasenflügeln

Diagnostik

- Anamnese, erstmalige o. rezid. Symptome, erkrankte Geschwister o. Freunde
- Pulsoxymetrie
- Auskultation: Atemgeräusche seitengleich, Giemen u. Brummen
- Ggf. Rö-Thorax, insb. bei seitendifferentem Atemgeräusch
- Blutentnahme mit Diff-BB, BGA u. CRP

Therapie

- Sauerstoffvorlage über Maske mit Reservoir
- Inhalation mit Salbutamol Dosieraerosol 2–4(–6–8) Hübe über Spacer, alternativ Salbutamol 0,5 % 10–20 Tr. absolut als Feuchtinhalation
- Inhalation mit Ipratropiumbromid Dosieraerosol 2–4 Hübe über Spacer
- Prednisolon 2 mg/kg KG i. v. oder Prednisolon rektal 100 mg absolut
- Bei Sgl. u. Kleinkindern großzügige Ind. zur stat. Überwachung o. weiteren päd. Abklärung, insb. bei Pulsoxymetrie < 96 % (**Cave:** im Schlaf häufig weiterer Abfall der Oxygenierung)
- Weitere Ther. bei Status asthmaticus ▶ Tab. 13.1

Differenzialdiagnosen

- (Broncho-)Pneumonie
- Fremdkörperaspiration
- Allergische Reaktion

13.10.3 (Broncho-)Pneumonie

Ätiologie

- Bei Kindern häufiger Bronchopneumonie als klassische Lobärpneumonie
- Virale o. bakt. Inf.
- Bei älteren Kindern auch atypische Erreger (Mykoplasmen, Chlamydien)

Klinik

- Husten, Tachydyspnoe, thorakale Einziehungen, Nasenflügeln, Rasselgeräusche
- Fieber, Blässe, Tachykardie
- Ggf. obstruktives Atemgeräusch

Diagnostik
- Pulsoxymetrie
- Auskultation: Seitendifferenz, Obstruktion, Rasselgeräusche
- Blutentnahme mit Blutkultur, Diff-BB, BGA, CRP
- Rö-Thorax

Therapie
- Sauerstoffvorlage über Maske mit Reservoir
- Bei Obstruktion Inhalation (s. dazu ▶ 13.10.2)
- Stat. Aufnahme bei schlechtem AZ, Sgl. < 6 Mon., Tachydyspnoe mit Sauerstoffbedarf, Pleuraerguss o. ausbleibender Besserung unter bereits etablierter oraler Ther.
- Antibiotische Ther.:
  - **NG:** Ampicillin 150 mg/kg KG/d in 3 ED i. v. + Gentamicin 5 mg/kg KG/d in 1 ED i. v. (ggf. + Cefotaxim 100 mg/kg KG/d in 3 ED i. v.)
  - **Sgl.:** Cefuroxim 100 mg/kg KG/d in 3 ED i. v.
  - **Kleinkinder:** Amoxicillin 80–100 mg/kg KG/d in 3 ED p. o. oder Cefuroximaxetil 30 mg/kg KG/d in 2 ED p. o., bei schwerem Verlauf Cefuroxim 100 mg/kg KG/d in 3 ED i. v.
  - **Schulkinder:** bei akutem Beginn Amoxicillin o. Cefuroxim (s. o.), bei schleichendem Verlauf Clarithromycin 15–20 mg/kg KG/d in 2 ED p. o. oder Azithromycin 10 mg/kg KG/d in 1 ED p. o.

Differenzialdiagnosen
- Infekt der oberen Atemwege
- Fremdkörperaspiration
- Allergische Reaktion
- Pneumothorax

13.10.4 Supraventrikuläre Tachykardie (SVT)

Ätiologie
- Idiopathisch
- Kardial: (bisher unbek.) akzessorische Leitungsbahn, Z. n. Herz-OP, Karditis
- Extrakardial: E'lytstörungen, Intoxikationen, Infektionen

Klinik
- Plötzliche Tachykardie mit Hf 180–300/min, starre Hf, keine Undulation, Anhalten für Minuten bis Tage
- Insb. bei längerem Verlauf Blässe, Unruhe, vermehrtes Schwitzen, Zyanose, Übelkeit, Erbrechen, Bauchschmerzen
- Bei kurzem Verlauf häufig sehr guter AZ ohne weitere Symptome

Diagnostik
- Beurteilung der Vigilanz, der hämodynamischen Stabilität u. des AZ
- 12-Kanal-EKG zur Diagnostik u. während gesamter Ther.: Schmalkomplex-Tachykardie, keine sichtbare P-Welle
- Blutdruck, Rekapillarisierungszeit, Pulsoxymetrie

Therapie

Hämodynamisch stabile Pat.:
- Bei kurzen Transportwegen Pat. unter Arztbegleitung u. Monitorüberwachung in Kinderklinik, wenn möglich mit kinderkardiol. Abt., verlegen.

> **!** Bei allen Therapieformen besteht die Gefahr des Kammerflimmerns, daher Ther. nur bei entsprechender Erfahrung bzw. in Anwesenheit erfahrener Kollegen u. immer in Reanimationsbereitschaft (Defi u. Atemwegsequipment im Zimmer).

- Vagale Stimulation, z. B. Valsalva-Manöver, Kältereiz im Gesicht, Eiswasser trinken lassen, Magensonde legen (bei Sgl.)
- Adenosin 0,1 mg/kg KG i. v., schnell spritzen über möglichst herznahen Zugang (z. B. PVK in Ellenbeuge), ggf. Wdh. mit 0,2 mg/kg KG u. 0,3 mg/kg KG

Hämodynamisch instabile Pat.:

- Immer erfahrenen Kollegen u. möglichst Kardiologen hinzuziehen, immer Intubations- u. Defibrillationsbereitschaft herstellen. Bei Unsicherheit über richtiges Vorgehen u./o. hämodynamischer Instabilität telefonische RS mit nächster Kinderkardiologie
- Milde Sedierung, z. B. Midazolam 0,1 mg/kg KG i. v. und Esketamin 0,5 mg/kg KG i. v., dann elektrische Kardioversion (synchronisiert, Kinder-Klebepatches verwenden) mit 0,5–1 J/kg KG, evtl. steigern bis 2 J/kg KG
- Nach Herstellen der Transportfähigkeit Verlegung in Kinderklinik mit kinderkardiol. Abt. zur weiteren Diagnostik (EKG-Ausdrucke mitgeben)

Differenzialdiagnosen

- Sepsis mit Sinustachykardie (dann meist keine starre Hf, sondern Variabilität je nach Agilität)
- Kardiogener Schock (z. B. bisher unerkanntes Vitium cordis bei NG/Sgl.)
- Distributiver Schock (z. B. Anaphylaxie)
- Kammertachykardie (breite QRS-Komplexe, bei Kindern sehr selten)

13.10.5 Anaphylaxie

Ätiologie

- Häufig Nahrungsmittel (z. B. Nüsse) o. Insektengift (Bienen, Wespen)
- Potenziell alle oral o. parenteral aufgenommenen Stoffe
- Rein kutane Reaktion (Urtikaria), häufig bei neuen Wasch- o. Pflegemitteln

Klinik Die Klassifizierung erfolgt immer nach dem schwersten Symptom:

- **Stadium I:** nur lokale Symptome wie Juckreiz, Flush, Urtikaria, Angioödem
- **Stadium II:** zusätzlich leichte systemische Symptome, z. B. Übelkeit, Erbrechen, Heiserkeit, Dyspnoe, Tachykardie, Hypotension o. kardiale Arrhythmie
- **Stadium III:** zusätzlich schwere systemische Symptome, z. B. Erbrechen, Defäkation, Larynxödem, Bronchospasmus, Zyanose, Schock
- **Stadium IV:** Atemstillstand, Herz-Kreislauf-Stillstand

> **!** Symptome können sich rasch verändern. Ständige Reevaluation ist notwendig!

Diagnostik

- Anamnese, Hinweise/Vermutung auf möglichen Auslöser, bereits ergriffene Maßnahmen
- Komplette körperl. Untersuchung, am besten nach dem ABC-Schema

13

Therapie

- **Stadium I:** orale Antihistaminika, z. B. Desloratadin (z. B. Aerius-Saft© 0,5 mg/ml), Kinder 1–5 J.: 2,5 ml, 6–11 J.: 5 ml, ab 12 J.: 10 ml. Zusätzlich ggf. Prednisolon 2 mg/kg KG i. v. oder rektal 100 mg absolut (Rectodelt©). Bei sicher gutem AZ u. keinerlei systemischen Symptomen amb. Ther. möglich.
- **Stadium II u. III:** als erste Maßnahme Adrenalin 0,01 mg/kg KG i. m. entweder per Autoinjektor (150 µg für Kinder 7,5–30 kg KG, 300 µg für Kinder 30–50 kg KG o. 500 µg für Kinder > 50 kg KG) o. Adrenalin 1 : 1.000 (= Adrenalin unverdünnt, davon 0,01 ml/kg KG i. m.). Bei Tachykardie Volumengabe als Bolus aus der Hand 20 ml/kg KG balancierte Volle'lytlsg.
  Erst danach Kortikosteroide (z. B. Prednisolon 2 mg/kg KG i. v.) u. Antihistaminika (z. B. Dimetinden 0,1 mg/kg KG i. v.).
  Stat. Aufnahme, Überwachung u. weitere Abklärung, ggf. Überweisung in nächste Kinderklinik
- **Stadium IV:** kardiopulmonale Reanimation nach ERC-Leitlinien (▶ 13.4)

! Bei jeglicher Unsicherheit bzgl. der Schwere des Stadiums ist die i. m. Gabe von Adrenalin immer gerechtfertigt.

- ▶ Tab. 13.1

13

Differenzialdiagnosen

- Sepsis, septischer Schock (▶ 13.10.6)
- Kardiogener Schock

13.10.6 Sepsis/septischer Schock

Ätiologie

- Grampos. o. gramneg. Bakterien, selten Viren, Pilze, Parasiten
- Häufig Meningokokken o. Pneumokokken

Klinik

- Schlechter AZ, graues Hautkolorit, verlängerte Rekapillarisierungszeit, ggf. Petechien
- Hyper- o. Hypothermie, Schüttelfrost
- Bewusstseinsstörung, Koma
- Art. Hypotonie. **Cave:** bei Kindern spätes Zeichen

Sonderform Waterhouse-Friderichsen-Sy.:

- Foudroyanter Verlauf einer bakt. Sepsis, meist durch Meningokokken o. Pneumokokken
- Ausfall der Nebennieren u. Verbrauchskoagulopathie durch massive bakt. Inf.
- Häufig Petechien mit rascher Progredienz zu Sugillationen

Diagnostik

- Anamnese, Kontakt zu anderen Erkrankten, bek. Fälle in Gemeinschaftseinrichtung
- Vollständige körperl. Untersuchung, Kind komplett entkleiden
- Blutentnahme mit Blutkultur, Diff-BB, CRP, BGA, BZ, Laktat, Krea, Harnstoff, GOT, GPT, Bili, LDH, Gerinnung
- Urinkultur u. Urinstatus
- Ggf. Lumbalpunktion
- Ggf. Rö-Thorax

> Bei schlechtem AZ die Therapie nicht durch Diagnostik verzögern! Bei grenzwertigen Befunden Monitorüberwachung u. engmaschige Reevaluation, im Zweifelsfall antibiotische Ther. beginnen!

Therapie

- Rasch venösen Zugang etablieren, bei Schwierigkeiten u. schlechtem AZ nach 1 min frustranem Versuch i. o. Zugang bevorzugen (ERC-Guidelines)
- Sauerstoffvorlage über Maske mit Reservoir
- Volumenther.: 20 ml/kg KG balancierte Volle'lytlsg. als Bolus aus der Hand (normale Infusion, auch Druckinfusion, ist zu langsam), ggf. wdh., manchmal bis 100 ml/kg KG in den ersten 15 min notwendig
- Rasche antibiotische Ther.: Cefotaxim 200 mg/kg KG/d in 3 ED i. v. oder Ceftriaxon 100 mg/kg KG/d in 1 ED
- Bei art. Hypotonie großzügiger Beginn mit Katecholaminen: Bei warmem Schock Noradrenalin 0,01–0,1 µg/kg/min i. v., bei kaltem Schock Adrenalin 0,01–0,1 µg/kg/min i. v. (über i. o. Zugang problemlos möglich, in Notfallsituation auch über peripher venösen Zugang)
- Bei respir. Insuff. Intubation erwägen, dazu Sedierung z. B. mit Esketamin 0,5–1 mg/kg KG i. v. und Midazolam 0,1–0,2 mg/kg KG i. v.

13

> Im Schock vor Sedierung Katecholamin-Ther. beginnen, sonst drohendes Kreislaufversagen. Intensivüberwachung, nach Stabilisierung ggf. Transport in geeignete Kinderklinik.

Differenzialdiagnosen

- Schock anderer Ursache, z. B. Anaphylaxie, kardiogener Schock
- Diab. Ketoazidose, insb. Erstmanifestation

13.10.7 Meningitis/Enzephalitis

Ätiologie

- Meist bakt. o. virale Erreger, sehr selten Pilze o. Parasiten
- KO bei Otitis media, Liquorfistel, implantierte Shunt-Systeme, Cochlea-implantate

Klinik

- Schlechter AZ, Kopfschmerzen, Somnolenz, Berührungsempfindlichkeit
- Meningismus (kann insb. bei kleinen Kindern fehlen), Krampfanfälle
- Hyperthermie, Hypothermie
- Petechien

Diagnostik

- Anamnese, Vorerkr., Kontakt zu kranken Kindern
- Vollständige körperl. Untersuchung, Kind komplett entkleiden
- Blutentnahme mit Blutkultur, Diff-BB, CRP, BGA, BZ, Laktat, Krea, Harnstoff, GOT, GPT, Bili, LDH, Gerinnung
- Liquorpunktion mit Liquorstatus, Liquorkultur u. Virusdiagnostik (PCR)

> **!** Bei schlechtem AZ Therapie nicht durch Diagnostik verzögern, im Zweifelsfall antibiotische u. antivirale Ther. beginnen u. Liquorpunktion später durchführen

Therapie

- Antibiotische Ther.: Cefotaxim 200 mg/kg KG/d in 3 ED i. v., bei NG u. Sgl. < 6 Wo. + Gentamicin 5 mg/kg KG in 1 ED i. v.
- Bei jeglichem Verdacht zusätzlich antivirale Ther.: Aciclovir 60 mg/kg KG/d in 3 ED i. v.
- Bei Krampfanfall z. B. Diazepam rektal (▶ 13.10.9)
- Stat. Überwachung, nach Stabilisierung ggf. Transport in Kinderklinik

Differenzialdiagnosen

- Sepsis
- Sonnenstich
- Migräne

13.10.8 Dehydratation

Ätiologie

- Gastrointestinaler Infekt mit Flüssigkeitsverlust über Erbrechen o. Diarrhö
- Trinkverweigerung bei fieberhaftem Infekt o. a. Grunderkr.
- Diab. insipidus (hypertone Dehydratation)

Klinik

- Schlechter AZ, Somnolenz, verlängerte Rekapillarisierungszeit
- Erbrechen, Diarrhö, Trinkverweigerung
- Trockene Schleimhäute, stehende Hautfalten, Oligurie o. Anurie (trockene Windel)
- Tachykardie, art. Hypotonie
- Gewichtsverlust

Diagnostik

- Anamnese u. vollständige klin. Untersuchung
- Hf u. Blutdruck
- Blutentnahme mit BGA, Diff-BB, Natrium, Kalium, BZ, Krea, Laktat, CRP, Serumosmolalität.
  Bei schwierigen Venenverhältnissen zumindest kapilläre BGA
- Urinstatus, Urinosmolalität

Therapie

- **Basisbedarf an Flüssigkeit:** 100 ml/kg KG/d für das 1.–10. Kilogramm + 50 ml/kg KG/d für das 11.–20. Kilogramm + 25 ml/kg/d für jedes weitere Kilogramm.
- Bei gutem AZ möglichst enterale Rehydratation, z. B. mittels Magensonde o. kontinuierlich kleine Mengen per Löffel anbieten: Glukose-E'lyt-Lsg. (z. B. Oralpädon©) o. gesüßter Tee.
- Bei schlechterem AZ o. anhaltendem Erbrechen stat. Überwachung u. parenterale Rehydratation:
  - **Normotone Dehydratation (Serum-Na 130–150 mmol/l):**
    Flüssigkeitsdefizit in Liter = 1 (Serum-Na/140) × 0,6 × kg KG
    Zufuhr des Basisbedarfs u. Flüssigkeitsdefizit in 24 h mittels balancierter Volle'lytlsg. ausgleichen

- **Hypotone Dehydratation (Serum-Na < 130 mmol/l):**
  Natriumdefizit = (140 – Serum-Na) × 0,6 × kg KG
  Flüssigkeitsausgleich u. Natriumausgleich, initial mit balancierter Volle'lytlsg., bei ausbleibender Besserung zusätzliche Natriumzufuhr, Ausgleich über 24–48 h anstreben
- **Hypertone Dehydratation (Serum-Na > 150 mmol/l):**
  Langsamer Ausgleich der Natriumkonz., **max. 10–15 mmol/l/d.** Rehydratation mit balancierter Volle'lytlsg., bei ausbleibender Besserung evtl. Lsg. mit ¾ der aktuellen Serum-Na-Konz. Engmaschige E'lytkontrollen. Großzügig Expertenrat einholen.

! Bei zu raschem Abfall der Na-Konz. Gefahr des Hirnödems!

! Bei hypertoner Dehydratation Diab. insipidus ausschließen

- Bei hypovolämischem Schock immer initial 20 ml/kg KG balancierte Volle'lytlsg. als Bolus aus der Hand, ggf. wdh., bis zu 60 ml/kg KG in der 1. Stunde.
- Unabhängig vom Serum-Natrium ist ein Rehydratationsbeginn mit balancierter Volle'lytlsg. nie verkehrt.

Differenzialdiagnosen
- Sepsis
- Diab. mell., Ketoazidose

13

13.10.9 Zerebraler Krampfanfall

Ätiologie
- Unkomplizierter o. komplizierter Fieberkrampf
- Zerebraler Krampfanfall bei fieberhafter Meningitis o. Enzephalitis (≠ Fieberkrampf)
- Afebriler zerebraler Krampfanfall
- Krampfanfall bei bek. Epilepsie
- Affektkrampf

Klinik
- **Unkomplizierter Fieberkrampf:** Alter 6 Mon. bis 5 J., generalisierter tonisch-klonischer Anfall, spontanes Sistieren nach max. 10 min, Fieber > 38,5 °C (häufig fällt Temperatur erst nach Krampfanfall auf)
- **Komplizierter Fieberkrampf:** Alter < 6 Mon. o. > 5 J., fokaler Anfall, Dauer > 15 min, mehrere Krämpfe innerhalb 24 h
  Cave: Bereits bei einem dieser Kriterien gilt der Fieberkrampf als kompliziert.
- **Zerebraler Krampfanfall bei Meningitis/Enzephalitis:** kann klin. ähnlich wie Fieberkrampf (unkompliziert o. kompliziert) erscheinen, in der Diagnostik findet man jedoch spez. Ursache
- **Afebriler zerebraler Krampfanfall:** in jedem Alter möglich, generalisierter o. fokaler Anfall, Dauer unterschiedlich
- **Krampfanfall bei bek. Epilepsie:** je nach Grunderkr. unterschiedliche klin. Erscheinungsformen
- **Affektkrampf:** meist im Kleinkindalter, generalisierter Anfall häufig mit Zyanose, Sekunden bis wenige Minuten, typische Anamnese mit ausgeprägtem Schreien u. Anhalten des Atems bis zur Bewusstlosigkeit

> ! Der Begriff Status epilepticus bezeichnet einen prolongierten Krampfanfall von > 15 min Dauer, sagt jedoch noch nichts über dessen Ursache aus.

13

Diagnostik

- Genaue Anamnese: Dauer des Anfalls, Hinweise auf Seitendifferenz, erster o. wiederholter Anfall, welche Medikamente wurden bereits gegeben (von Eltern o. Rettungsdienst). Insb. bei bek. Epilepsie kennen sich die Eltern i. d. R. sehr gut aus u. können genau über bereits bek. u. erstmalig aufgetretene Symptome berichten.
- Temperatur immer rektal nachmessen. Beim Fieberkrampf ist vorher häufig kein Infekt bekannt, da der Krampfanfall im ersten Fieberanstieg auftritt.
- Blutentnahme mit Blutkultur, Diff-BB, CRP, E'lyte, BZ, Laktat BGA

! Bei kompliziertem Fieberkrampf u. jeglichem V. a. Meningitis o. Enzephalitis immer Liquorpunktion mit Liquorstatus, Liquorkultur u. Virusdiagnostik

- Bei jeglicher Unsicherheit über bestehenden Hirndruck CT o. MRT erwägen, ggf. Rücksprache mit nächster Kinderklinik
- Bei offener Fontanelle Schädel-Sono

Therapie

- **Krampfanfall durchbrechen:**
  1. Stufe:
  - Midazolam nasal o. bukkal 0,3 mg/kg KG
  - Diazepam rektal (Rektiole) 5 mg (< 15 kg KG) o. 10 mg (> 15 kg KG)
  - Lorazepam i. v. 0,1 mg/kg KG
  - Diazepam i. v. 0,2–0,5 mg/kg KG
  - **Cave:** max. 2 Benzodiazepine

  2. Stufe:
  - Valproat 20–40 mg/kg KG i. v. über 5–10 min
  - Phenytoin 15–20 mg/kg KG i. v. über 15–20 min

  3. Stufe:
  - Thiopental- o. Propofolnarkose
  - Atemweg sichern
- **Fieber senken:**
  - Paracetamol 10–15 mg/kg KG/ED p. o. oder supp., max. 60 mg/kg KG/d in 3–4 ED
  - Ibuprofen 10 mg/kg KG/ED p. o. oder supp., max. 30 mg/kg KG/d in 3 ED
  - Metamizol 10 mg/kg KG/ED i. v., max. 40 mg/kg KG/d in 4 ED
  - **Unkomplizierter Fieberkrampf:** Krampfanfall bei Vorstellung in Klinik meist schon vorbei, daher lediglich Ursache für Fieber suchen (meist banaler Infekt, Otitis, Tonsillitis etc.). Stat. Überwachung, bis Kind fieberfrei ist, da es im Verlauf zu erneuten Krampfanfällen kommen kann, dafür ggf. Überweisung in nächste Kinderklinik. Bei typischer Anamnese u. stabilem AZ keine weitere Diagnostik notwendig, ggf. vor Entlassung EEG
  - **Komplizierter Fieberkrampf/Krampfanfall bei Meningitis/Enzephalitis:** nach Durchbrechen des Krampfanfalls nach Ursache suchen, Schädel-Sono, ggf. MRT-Schädel, EEG, großzügig antibiotische u. antivirale Ther. beginnen (s. Meningitis/Enzephalitis)
  - **Afebriler zerebraler Krampfanfall:** Nach Stabilisierung neuropäd. Diagnostik mittels EEG, Schädel-Sono, ggf. MRT, ggf. Stoffwechseldiagnostik
  - **Affektkrampf:** Bei typischer Anamnese keine weitere Diagnostik notwendig, Aufklärung der Eltern über Harmlosigkeit. Bei Unsicherheit ggf. stat. Aufnahme zur Überwachung u. Dokumentation des nächsten Ereignisses
- ▶ Tab. 13.1

Nach jedem Krampfereignis ist es empfehlenswert, das Kind nach Stabilisierung zur weiteren Diagnostik u. Überwachung in die nächste Kinderklinik zu verlegen.

Differenzialdiagnosen

- Konvulsive Synkope (Jgl.)
- Kardiale Synkope (selten)
- Psychogene Krampfanfälle (selten)

13.10.10 Invagination

Ätiologie

- Einstülpung eines proximalen Darmsegments in den angrenzenden distalen Darmanteil
- Prädilektionsstelle Invagination des Ileums in das Colon ascendens
- Prädilektionsalter 6–12 Mon.

Klinik

- Heftige kolikartige Bauchschmerzen, häufig beschwerdearme o. beschwerdefreie Intervalle
- Blutiger Schleim im Stuhl (himbeergeleeartig) (spätes Zeichen)
- Erbrechen
- Fieber
- Bei verspäteter Diagnose Schock

Diagnostik

- Anamnese u. komplette körperl. Untersuchung
- Tastbare Walze im rechten Unterbauch
- Abdomen-Sono: Kokarde darstellbar
- Ggf. Rö-Abdomenübersicht (kann bei eindeutigem Sono-Befund entfallen): Spiegelbildung, distendierte prästenotische Darmschlingen, luftleere poststenotische Darmschlingen

Therapie

- Bei noch gutem AZ Verlegung in Kinderklinik mit kinderchir. Abt.
- Bei sicherer Diagnose u. fehlendem Hinweis auf Perforation hydrostatische o. pneumatische Desinvagination
  Cave: nur durch erfahrenen Kollegen bzw. erfahrenen Chirurgen o. Radiologen
- Bei V. a. Perforation Laparotomie
- Bei typischer Anamnese, aber aktuell symptomfreiem Intervall stat. Überwachung u. ggf. erneute Diagnostik bei erneuten Beschwerden

Differenzialdiagnosen Alle Ursachen für akutes Abdomen, z. B.:

- Gastrointestinale Infekte
- Obstipation
- Mechanischer o. paralytischer Ileus
- Appendizitis

13

13.10.11 Obstipation

Ätiologie

- Ballaststoffarme Ernährung
- Mangelnde Trinkmenge
- Angeborene intestinale Stenosen, z. B. M. Hirschsprung

Klinik

- Häufig starke Bauchschmerzen, auch kolikartig möglich
- Letzter Stuhlgang vor mehreren Tagen, manchmal auch regelmäßiger Überlaufstuhl

Diagnostik

- Genaue Anamnese, Ess- u. Trinkgewohnheiten, bek. Obstipationsneigung
- Kind wirkt nicht schwer krank: rektale Untersuchung nur in Einzelfällen erforderlich
- Tastbare Stuhlwalzen im Unterbauch
- Abdomen-Sono: stuhlgefülltes Rektum u. stuhlgefüllte Darmschlingen darstellbar, keine sonstigen Auffälligkeiten

Therapie

- Abführende Maßnahmen: Microklist® (Sgl.), Klistier (ältere Kinder), abwarten, bis Wirkung eintritt (10–30 min), Kinder danach häufig vollständig beschwerdefrei
- Bei chron. Beschwerden Vorstellung beim Kinderarzt zur weiteren Abklärung u. Ernährungsberatung empfehlen

Differenzialdiagnosen Alle Ursachen für akutes Abdomen, insb. Appendizitis.

13.10.12 Appendizitis

Ätiologie Ursache unbekannt, kann in jedem Alter auftreten

Klinik

- Kind wirkt krank
- Akute Bauchschmerzen, primär epigastrisch, im Verlauf im re Unterbauch
- Erbrechen, Obstipation, Diarrhö
- Fieber

Bei atypischer Lage der Appendix auch andere Lokalisationen möglich, bei kleinen Kindern generell häufig keine genaue Lokalisation möglich.

Diagnostik

- Anamnese u. vollständige körperl. Untersuchung
- Abdomenuntersuchung: lokale Abwehrspannung, Druckschmerz im re Unterbauch (McBurney- u. Lanz-Punkt), kontralateraler Loslassschmerz
- Psoasdehnungsschmerz
- Einbeinhüpfen nicht möglich
- Blutentnahme mit Diff-BB (Leukozytose), CRP, E'lyte, Krea
- Urinstatus
- Abdomen-Sono durch erfahrenen Radiologen (schwierige Diagnose)

Therapie
- Bei sicherer Diagnose Appendektomie
- Bei Unsicherheit u. stabilem AZ stat. Aufnahme, abführende Maßnahmen (Klistier) u. engmaschige Reevaluation, ggf. Verlegung in nächste Kinderklinik mit kinderchir. Abt.

Differenzialdiagnosen Alle Ursachen für akutes Abdomen, insb. Obstipation u. Invagination.

13.10.13 Gastroenteritis

Ätiologie
- Virale Inf.: Rotaviren, Noroviren, Adenoviren etc.
- Bakt. Inf.: Salmonellen, Shigellen, Yersinien, *E. coli, Campylobacter* etc.

Klinik
- Rezid. Erbrechen u. Diarrhö
- Trinkverweigerung
- Exsikkose, Gewichtsverlust

Diagnostik
- Anamnese, Kontakt zu erkrankten Kindern
- Bei schlechtem AZ Blutentnahme mit Diff-BB, BGA, E'lyte, CRP, Krea, BZ, Laktat
- Urinstatus
- Stuhlkultur auf o. g. Erreger
- Abdomen-Sono z. A. anderer Ursachen
- Bei Unsicherheit großzügige Ind. für (kinder)chir. Konsil

Therapie
- Bei gutem AZ orale Rehydratation, ggf. ambulant möglich
- Dimetinden rektal (sedierend): 40 mg 1 ×/d (8–15 kg KG), 70 mg 1 ×/d (15–25 kg KG), 70 mg 2 ×/d (> 25 kg KG)
- Bei Exsikkose o. anhaltendem Erbrechen u. Trinkverweigerung stat. Aufnahme u. parenterale Rehydratation (▶ 13.10.8)

Differenzialdiagnosen
- Appendizitis
- Invagination
- Meningitis/Enzephalitis
- Migräne
- Hirndruck (morgendliches Nüchternerbrechen, keine Diarrhö)

13.10.14 Ingestion/Intoxikation

Ätiologie
- Meist akzidentell bei Kleinkindern: Pflanzen, Tabletten, Zigaretten, Haushaltsreiniger etc.
- Bewusster Drogenkonsum bei Jgl.: Alkohol, Marihuana, Tee aus giftigen Pflanzen (Fingerhut)
- Suizidale Absicht bei Jgl.: Paracetamol, Ibuprofen, Benzodiazepine, evtl. in Komb. mit Alkohol

Klinik Sehr unterschiedlich von völlig unbeeinträchtigt bis komatös.

Diagnostik

- Genaue Anamnese: Alter, Gewicht, Uhrzeit der Ingestion, Menge der ingestierten Substanz, sicherer o. nur vermuteter Vorfall
- Vollständige körperl. Untersuchung mit Erhebung der Vitalparameter: Hf, Af, Blutdruck, Pulsoxymetrie
- Wenn möglich Tablettenschachtel, Pflanzenteile, Erbrochenes etc. vorlegen lassen
- Immer RS mit Giftnotrufzentrale, z. B. Berlin 030/19240

Differenzialdiagnosen Zerebrale Inf., psychiatrische Erkr., Kindesmisshandlung.

Therapie

- Kein Erbrechen induzieren: so gut wie nie indiziert u. eher Gefahr der Aspiration
- **Keine Magenspülung!!**
- Med. Kohle oral ist meist ausreichend, 1 g/kg KG p. o.
- Bei Ingestion von schaumbildenden Substanzen Dimeticon 0,5 mg/kg KG p. o.
- Anweisungen der Giftnotrufzentrale zu Überwachung u. Ther. befolgen
- **Alkohol:** Monitorüberwachung, venösen Zugang legen, BZ messen, Rehydratation mit balancierter Volle'lytlsg., ggf. + Zusatz von 5 % Glukose. Intensivüberwachung bei GCS < 9
- **Nikotin/Ingestion von Zigaretten:**
  Unterscheide zwischen Zigarettentabak und Kippen (kondensiertes Nikotin!)
  Ungefährlicher Bereich für Kinder:
  - 6–9 Mon.: < $^1/_3$ Zigarette,
  - 9–12 Mon. $^1/_3$–$^3/_4$ Zigarette
  - 1–5 J. $^1/_2$–1 Zigarette
  - 6–12 J. $^3/_4$–1$^1/_2$ Zigaretten
  - > 12 J.: 1–2 Zigaretten
- Ind. zur Kohlegabe erst ab höhergradiger Ingestion
- **Paracetamol:** Leberschäden ab 250 mg/kg KG, Ther. ab 150 mg/kg KG ingestiertem Paracetamol. Paracetamol-Spiegelbestimmung 4 u. 16 h nach Ingestion.
  Antidot Acetylcystein: 150 mg/kg KG in 15 min i. v., dann 50 mg/kg KG in 4 h i. v., dann 100 mg/kg KG in 16 h i. v.

13.10.15 Verbrühung/Verbrennung

Ätiologie

- Verbrühungen häufiger als Verbrennungen
- Meist akzidentell, z. B. heißes Tee-/Kaffeewasser, heiße Suppe, Berührung heißer Gegenstände, Grillunfall
- Selten bewusst (Kindesmisshandlung), z. B. Eintauchen in heißes Wasser, Verbrennungen durch Zigaretten
- Thermische Schäden häufig ausgeprägter durch dünnere Subkutis!

Klinik Verbrühungen I–IV an unterschiedlichen Stellen, häufig Abdomen u. untere Extremität, seltener Gesicht (▶ Tab. 13.11).

> **!** Tiefeneinschätzung am Anfang häufig nicht sicher möglich. Starke Schmerzen bei Grad I u. II als Warnhinweis.

Tab. 13.11 Verbrühungsgrade: Tiefeneinschätzung

Grad	Betroffene Hautschicht	Kennzeichen
I	Epidermis	Rötung, Schwellung, trockene Wunde, reversibel
IIa	Oberflächliche Epidermis u. Dermis	Blasenbildung, Flüssigkeitsexsudation, schmerzhaft, reversibel
IIb	Tiefe Epidermis u. Dermis	Blasenbildung, Flüssigkeitsexsudation, schmerzhaft, Narbenbildung
III	Epidermis, Dermis u. subdermales Fettgewebe	Weiß-grau, trocken, nicht schmerzhaft, irreversibel
IV	Tiefere Schichten als Subdermis	Verkohlung, nicht schmerzhaft, irreversibel

! Symmetrische Verbrühungen an ungewöhnlichen Stellen (untere Extremität) sind Hinweis auf Kindesmisshandlung (▶ 13.11)!

Diagnostik

- Abschätzen der betroffenen Körperoberfläche (KOF): **Handfläche des Kindes entspricht 1 % der KOF**.

! Betroffene KOF wird initial meist überschätzt.

Therapie

- Ausreichende Analgetikather., initial am einfachsten nasale Medikamentenapplikation über MAD (Mucosal Atomization Device): z. B. Fentanyl 2 µg/kg KG u. Midazolam 0,3 mg/kg KG
- **Cave:** Paracetamol rektal stellt keine ausreichende analgetische Ther. dar.
- Wundversorgung unter ausreichender Analgesie: Eröffnen geschlossener Blasen u. Abtragen von Blasenresten, Octenisept-Lsg. u. Wundgaze, steriler Verband
- Anlage i. v. Zugang für Infusionsther.: balancierte Volle'lytlsg. 20 ml/kg KG/h, bei Schock initial 20 ml/kg KG als Bolus aus der Hand
- Bei Inhalationstrauma u. Gesichtsverbrennungen: Intubation durch erfahrenen Kollegen o. Anästhesisten
- Bei Augenbeteiligung Augen mit klarem sterilem Wasser spülen, dann Dexamethason-Augensalbe
- Nach Stabilisierung möglichst Verlegung in nächste Kinderklinik mit kinderchir. Abt. Ab > 10 % betroffener KOF, Verbrennung III. Grades o. schwieriger Lokalisation (Gesicht, Hände, Genitale) Ind. für Verlegung in Verbrennungszentrum. Bei Unsicherheit telefonische RS mit nächster Kinderklinik

Differenzialdiagnosen Meist eindeutiger Befund. Wichtig ist die genaue Anamnese, um eine mögliche Kindesmisshandlung nicht zu übersehen (▶ 13.11).

13.10.16 Schädelprellung/Schädel-Hirn-Trauma

→ AWMF Leitlinie 024/008 Schädel-Hirn-Trauma (SHT) im Kindesalter.

Ätiologie

- Banale Verletzungen, bei Sgl. Sturz vom Wickeltisch o. vom Sofa
- Verkehrsunfälle: Fahrrad/Auto, Fußgänger/Auto

Klinik

- **Schädelprellung:** keine Bewusstlosigkeit, keine neurol. Auffälligkeiten, kein Erbrechen
- **Leichtes SHT (Commotio cerebri):** GCS 15–13, kurze Bewusstseinsstörung bis max. 10 min, retrograde Amnesie, Übelkeit u. Erbrechen
- **Mittelschweres SHT (Contusio cerebri):** GCS 12–9, Bewusstlosigkeit > 10 min, spätere Schäden nicht auszuschließen
- **Schweres SHT (Compressio cerebri):** GCS < 9, Bewusstlosigkeit > 60 min

Diagnostik

- Genaue Anamnese zu Unfallhergang (beobachtet/nicht beobachtet), Bewusstlosigkeit, anschließendem Verhalten (viel Schreien, Trinkverweigerung, Erbrechen etc.)
- Vollständige körperl. u. neurol. Untersuchung, Kind komplett entkleiden, Hinweise auf weitere Verletzungen
- Bei aktuellen neurol. Symptomen zerebrale Bildgebung erwägen, CT o. Notfall-MRT, bei Sgl. immer vorher Schädel-Sono

13

> ! Bei unauffälliger Neurologie schließt eine unauffällige Bildgebung eine Verschlechterung in den nächsten Stunden nicht aus.

! Ein natives Rö-Bild des Schädels ist immer kontraindiziert, da es keine relevante Information liefert. Entweder initial keine Bildgebung u. engmaschige klin. Überwachung o. zerebrale Bildgebung mittels CT o. Notfall-MRT

Paediatric Glasgow Coma Scale (PGCS; ▶ Tab. 13.12)

- Standardisierte Erfassung des Bewusstseinszustands u. Verlaufsbeobachtung über die päd. Modifikation des bek. GCS
- Abfrage von Augenöffnen, motorischen u. verbalen Reizantworten
- Punktzahlen von 3–15 möglich, Koma bei GCS-Werten 3–8

Therapie

- **Schweres SHT:** Sicherung der Vitalfunktionen u. Hinzuziehen erfahrener chir. u. anästhesiol. Kollegen, ggf. Verlegung in Kinderklinik der Maximalversorgung mit Kinderneurochirurgie
- **Mittelschweres SHT:** zerebrale Bildgebung, bei Auffälligkeiten spez. Ther., wenn unauffällig, stat. Überwachung mit engmaschiger Reevaluation, initial ¼-stdl. Pupillenkontrollen
- **Leichtes SHT:** bei gutem AZ stat. Aufnahme u. engmaschige Reevaluation, initial ¼-stdl. Pupillenkontrollen. Bei jeglicher Auffälligkeit zerebrale Bildgebung
- **Schädelprellung:** Bei sicher vollkommen unauffälliger neurol. Untersuchung ist nach Aufklärung der Eltern amb. Überwachung möglich. Bei jeglicher Unsicherheit stat. Überwachung für 24 h, ggf. Überweisung in nächste Kinderklinik zur Mitbeurteilung

Differenzialdiagnosen Meist klare Anamnese u. klares Verletzungsmuster. Bei unklarer Anamnese o. wechselnden Aussagen der Eltern immer stat. Überwachung zur weiteren Beobachtung.

Tab. 13.12 Pädiatrische Glasgow Coma Scale (PGCS)

Reaktionen	Punkte
Verbale Antwort > 24 Mon.:	
Verständliche Sprache, voll orientiert	5
Unverständliche Sprache, verwirrt	4
Inadäquate Antworten, Wortsalat	3
Unverständliche Laute	2
Keine verbale Äußerung	1
Verbale Antwort < 24 Mon.:	
Fixiert, verfolgt, erkennt, lacht	5
Fixiert inkonstant, erkennt nicht sicher	4
Zeitweise erweckbar, trinkt nicht	3
Unverständliche Laute	2
Keine verbale Äußerung	1
Motorische Antwort:	
Gezieltes Greifen nach Aufforderung	6
Gezielte Abwehr auf Schmerzreize	5
Ungezielte Beugebewegung auf Schmerzreize	4
Ungezielte Armbeugung/Beinstreckung auf Schmerzreize	3
Streckung aller Extremitäten auf Schmerzreize	2
Keine motorische Antwort auf Schmerzreize	1
Gesamtpunktzahl berechnen!	
Okulomotorik: re./li. (PR = Pupillenreaktionen)	
Konjungierte Augenbewegungen, PR bds. pos.	
Konjungierte tonische Augenbewegungen bei o. g. Reflexen	
Divergenzstellung beider Bulbi bei o. g. Reflexen	
Keine Reaktionen bei o. g. Reflexen, keine PR	
Pupillenweite: 1 = max. eng, 2 = eng, 3 = mittelweit, 4 = max. weit	
Pupillenform: 1 = normal, 2 = entrundet	
Lichtreaktion: 1 = prompt, 2 = träge, 3 = keine	

13.10.17 Stumpfes Bauchtrauma

Ätiologie

- Häufig i. R. weiterer Verletzungen (Polytrauma)
- Sturz über Fahrradlenker, Verkehrsunfall mit Trauma durch Sicherungsgurt
- Bauchorgane bei Trauma weniger durch Rippenthorax u. Bauchmuskulatur geschützt als beim Erw.

Klinik

- Häufig nur milde Symptome o. völlige Symptomfreiheit, daher Anamnese sehr wichtig
- Evtl. abdom. Abdruck von Lenker, Sicherheitsgurt o. Ä. sichtbar

Diagnostik

- Genaue Anamnese zu Unfallhergang
- Blutentnahme mit Blutbild (Hb), BGA, E'lyte, BZ, Laktat, Gerinnung
- Urinstatus (Erys)
- Abdomenuntersuchung: spez. Druckschmerz, Abwehrspannung, tastbare Resistenz
- Abdomen-Sono durch erfahrenen Radiologen: freie Flüssigkeit, Hinweise auf Organverletzung (Leber, Milz, Nieren)

13

Therapie

- Immer Rücksprache mit Chirurgie, wenn möglich mit Kinderchirurgie, häufig ist konservative Ther. möglich, ggf. Verlegung in kinderchir. Zentrum
- Bei entsprechendem Unfallhergang auch ohne Symptomatik stat. Aufnahme zur Überwachung u. zeitnahen Reevaluation („zweizeitige Organrupturen")
- Wdh. der Hb-Bestimmung u. der Abdomen-Sono bei jeglicher Verschlechterung der Symptomatik o. spätestens nach 4 h

Differenzialdiagnosen Kindesmisshandlung, Hinweise auf andere ungewöhnliche Verletzungen.

13.10.18 Radiusköpfchen-Subluxation (Chassaignac-Lähmung)

Ätiologie Starker plötzlicher Zug am gestreckten, pronierten Unterarm, passiert häufig im spielerischen Umgang.

Klinik

- Schonhaltung des Unterarms in Einwärtsdrehung (Pseudoparese), auch auf Aufforderung keine Benutzung des Arms
- Typische Anamnese mit plötzlichem Beginn nach externem Zug am Arm

Diagnostik

- Bei typischer Anamnese u. Klinik Rö-Aufnahme des Arms ggf. nicht notwendig
- Im Zweifelsfall RS mit kinderchir. Abt.

Therapie

- Bei typischer Anamnese u. Klinik Repositionsversuch gerechtfertigt (▶ Abb. 13.19):
  Daumen auf das Radiusköpfchen legen, dann mit der anderen Hand unter Zug den Arm gleichzeitig strecken u. außenrotieren. Das Zurückschnappen des Radiusköpfchens kann häufig gefühlt werden. Anschließend sofortige Besserung der Symptomatik u. wieder normale Benutzung des Arms
- Bei Unsicherheit über richtiges Vorgehen Verlegung in nächste Kinderklinik

Differenzialdiagnosen Fraktur des Unterarms o. Ellenbogengelenks.

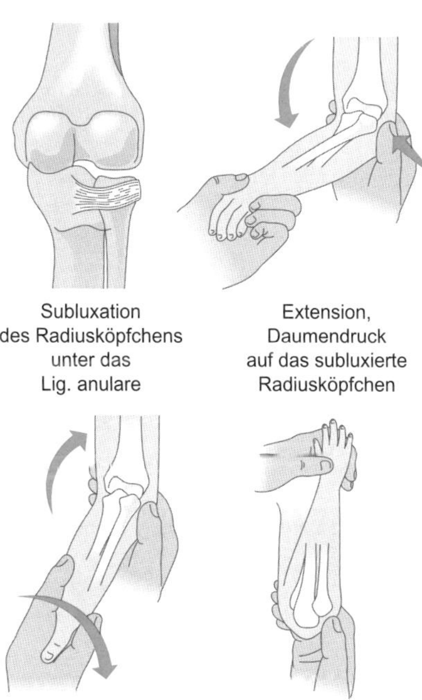

Abb. 13.19 Reposition Radiusköpfchen-Subluxation [A300-106]

13.10.19 Coxitis fugax (Hüftschnupfen)

Ätiologie

- Meist reaktive Arthritis bis 14 d nach viralem Infekt
- Häufigste Coxitis im Alter von 2–10 J.

Klinik

- AZ gut, Kinder nicht schwer krank
- Schmerzen in der Hüfte, Bewegungseinschränkung, Schonhaltung in Beugung, Abduktion u. Außenrotation
- Bei Kleinkindern häufig vollständiges Verweigern des Laufens
- Oft Projektion des Schmerzes in Kniegelenk o. Bein

Diagnostik

- Typische Anamnese mit vorausgegangenem viralem Infekt
- Sonografischer Ergussnachweis (ventrales Hüft-Sono) auf betroffener Seite
- Bei typischer Anamnese u. Sono kein Rö-Bild u. keine Blutentnahme notwendig
- **Cave:** Bei schwer krankem Kind mit hohem Fieber an bakt. Coxitis denken, dann Blutentnahme mit Entzündungsparametern, Überweisung in Kinderklinik

Therapie

- Eltern über Harmlosigkeit der Erkr. aufklären
- Hüfte schonen, solange Schmerzen bestehen
- Ibuprofen 30 mg/kg KG/d in 3 ED p. o. oder rektal für 3–5 d
- Bei ausbleibender Besserung Wiedervorstellung beim Kinderarzt empfehlen

Differenzialdiagnosen

- Coxitis i. R. einer juvenilen idiopathischen Arthritis
- Bakt. Coxitis
- Tuberkulöse Coxitis (sehr selten)

13.10.20 Einmaleins der Infektionskrankheiten

- Klassisch verlaufende viral o. bakt. bedingte Krankheitsbilder mit pathognomonischen Exanthemen/Enanthemen (▶ Tab. 13.13)
- Gute Informationen mit Bildatlas: www.paediatrie-in-bildern.de oder www.rki.de

Tab. 13.13 Infektionskrankheiten mit pathognomonischem Exanthem/Enanthem

Krankheit (Erreger)	Lokalisation	Morphe	Verlauf
Varizellen (Varicella-Zoster-Virus)	Generalisiert, auch am behaarten Kopf, Schleimhautbefall	Kleine, blassrote Flecken, die sich rasch zu Bläschen u. Pusteln umwandeln	Schubweiser Verlauf, alle Stadien gleichzeitig, „Sternenhimmel"
Masern (Masernvirus)	Generalisiert, beginnend hinter den Ohren, dann zentrifugal über Stamm u. Extremitäten ausbreitend	Stark gerötete, etwas unregelmäßig geformte, auch konfluierende Flecken, in selten Fällen hämorrhagisch	Bei Beginn des Exanthems Fieberschub, Koplik-Flecken im Rachen, Exanthem verschwindet in der Reihenfolge des Auftretens
Röteln (Rötelnvirus)	Generalisiert, im Gesicht beginnend, zentrifugale Ausbreitung über Stamm u. Extremitäten	Oft nur leicht gerötet, kleinfleckig makulös, ganz leicht erhaben, Einzeleffloreszenzen etwa stecknadelkopfgroß, nicht konfluierend	Begleitend nuchale Lk-Vergrößerungen, verschwindet in der Reihenfolge des Auftretens
Scharlach (Streptokokken Gruppe A)	Beginnt meist zentral: Leisten-, Hals-, Schulterbereich, im Gesicht bleibt die periorale Region blass	Meist stark gerötet, feinfleckig, teilweise zu großen Flächen konfluierend, bes. in zentralen Körperregionen	Ausbreitung vom Stamm aus, nach Abklingen unterschiedlich ausgeprägte, teils groblamelläre Schuppung, Lackzunge
Mononukleose (EBV)	Generalisierte, meist schnelle uncharakteristische Ausbreitung	Masern- o. rötelnähnlich, ausgeprägt rote Flecken, gelegentlich zentral livide, insb. bei begleitendem Arzneimittelexanthem (Ampicillin)	Exanthem nur bei 15 %, oft Juckreiz, zögerlich abklingend

Tab. 13.13 Infektionskrankheiten mit pathognomonischem Exanthem/Enanthem *(Forts.)*

Krankheit (Erreger)	Lokalisation	Morphe	Verlauf
Ringelröteln (Parvovirus B19)	Wangenerythem, generalisiert, bevorzugt Oberarmstreckseiten, Unterarmbeugeseiten	Masernähnlich bis großflächig, dann konfluierend, mit kokardenförmigen zentral lividen Effloreszenzen	Oft relativ flüchtig, klingt innerhalb weniger Tage ab
Exanthema subitum (HHV6)	Rumpf, dann Extremitäten	Feinfleckig, oft nur diskret gerötet	Sehr flüchtig, manchmal nur für wenige Stunden sichtbar, Auftreten bei bzw. kurz nach Entfieberung

Impfkalender www.rki.de/DE/Content/Kommissionen/STIKO/Empfehlungen/Aktuelles/Impfkalender.pdf?__blob=publicationFile?

13.11 Kindesmisshandlung

Es gibt **unterschiedliche Formen** von Kindesmisshandlung: körperl. Misshandlung, sexueller Missbrauch, emotionale Misshandlung u. Vernachlässigung.

Bei V. a. Schütteltrauma (s. u.) ist Eile geboten, da eine vitale Bedrohung des Kindes vorliegt.

Verdachtsmomente

- Kopfverletzungen
- Thermische Verletzungen (insb. scharf begrenzte Hautläsionen)
- Hämatome (insb. Griffspuren, Würgemale)
- Sonstige Hautverletzungen (untypische Lokalisationen)
- „Leading edges": typische Lokalisationen von unfallbedingten Verletzungen
- Knochenverletzungen (insb. mehrzeitige Verletzungen, metaphysäre Frakturen)
- Verletzungen im HNO-Bereich
- Verletzungen im Genitalbereich
- Intoxikationen
- Innere Verletzungen
- Psychische Auffälligkeiten
- Dystrophie
- Häufige Vorstellungen in Notfallambulanzen!

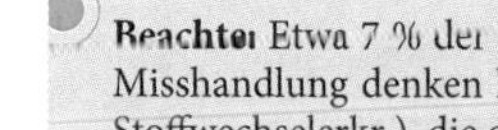

Beachte: Etwa 7 % der Kinder, deren Anamnese u. klin. Symptome an eine Misshandlung denken lassen, haben eine Grunderkr. (Gerinnungsstörung, Stoffwechselerkr.), die diese Symptome erklärt.

Vorgehen

- Bei o. g. theoretischen Verdachtsmomenten → Ist die Anamnese plausibel? Entwicklungsstand des Kindes berücksichtigen.

- Vorsicht, falls Geschwister, Haustiere o. Ungeschicklichkeit des Kindes für Verletzungsmuster verantwortlich gemacht werden.
- Jede Fraktur bei Kindern < 3 J. sollte kritisch hinterfragt werden.
- Bei V. a. nichtakzidentelle Fraktur → radiol. Skelettstatus (Babygramm obsolet).
- Konfrontation der Eltern mit der Verdachtsdiagnose „Kindesmisshandlung" sollte von einem erfahrenen Kollegen u. immer vor Zeugen durchgeführt werden.
  Was tun? Was lassen?
  Vorschlag: Stat. Aufnahme des Kindes veranlassen u. dann „weitersehen", bei nicht einzuschätzender Bedrohung in RS mit Hintergrunddienst o. Information des Kinderarztes/Jugendamtes am Folgetag.

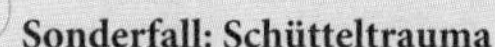

Sonderfall: Schütteltrauma
- Sgl. mit unklarer Bewusstseinstrübung u. Krampfanfällen ohne typisches Unfallereignis o. mit unglaubwürdig geschildertem Unfallereignis.
- Es werden keine eindeutigen Traumamechanismen genannt, allenfalls unglaubwürdige Bagatellursachen.
- „Griffspuren", insb. im Bereich von oberer Extremität, Brustkorb.
- Häufig schlechter o. lebensbedrohlicher AZ, Atemstörung, gespannte Fontanelle.
- Augenhintergrund: retinale Blutungen.
- Sonografische Zeichen des Hirnödems o. subdurale Hygrome/Blutungen.
- Vorgehen: bei entsprechender Anamnese, Klinik, Untersuchungsbefund: Stabilisierung des Kindes nach ABC-Leitlinien, sofort Sono, CCT/MRT, Laborparameter mit Gerinnungsanalytik, BGA, Blutgruppe, Kreuzblut.

13.12 DRG-Codes

Die wichtigsten DRG-Codierungen der Pädiatrie sind ▶ Tab. 13.14 zu entnehmen.

Tab. 13.14 DRG-Codes: pädiatrische Krankheitsbilder

Krankheitsbild	DRG-Code
Infektionen	
Diarrhö, Gastroenteritis, Enteritis ohne Erreger	A09.0
Sepsis, wenn kein Erregernachweis	A41.9
Virusmeningitis	A87.9
Stomatitis aphthosa	B00.2
Nervensystem	
Fieberkrampf	R56.0
Commotio cerebri, Gehirnerschütterung	S06.0x
Anfallsleiden	G40.x
Status epilepticus	G41.x

Tab. 13.14 DRG-Codes: pädiatrische Krankheitsbilder *(Forts.)*

Krankheitsbild	**DRG-Code**
Auge	
Orbitalphlegmone	H05.0
Akute Konjunktivitis	H10.x
Ohr	
Otitis media, eitrig akut	H66.0
Kreislaufsystem	
Supraventrikuläre Tachykardie	I47.1
Orthostatische Dysregulation	I95.1
Atmungssystem	
Rhinitis, Rhinopharyngitis, Schnupfen	J00
Sinusitis	J01.x
Pharyngitis, 0 Streptokokken, 8 viral, 9 n. n. b.	J02.x
Angina tonsillaris, 0 Streptokokken, 8 viral, 9 n. n. b.	J03.x
Akute Laryngitis, Krupp-Syndrom	J05.0
Infekt der oberen Atemwege	J06.8
Bronchopneumonie n. n. b.	J18.0
Lobärpneumonie n. n. b.	J18.1
Akute (obstruktive) Bronchitis	J20.9
Verdauungssystem	
Invagination	K56.1
Obstipation	K59.0
Haut	
Impetigo contagiosa, 1 Impetigo sekundär	L01.0
Lymphadenitis	Lo4.x
Atopische Dermatitis	L20.8
Windeldermatitis	L22
Urtikaria	L50.x
Urogenitalsystem	
Pyelonephritis	N10
Zystitis, akute	N30.0
Harnwegsinfekt	N39.0

13

Tab. 13.14 DRG-Codes: pädiatrische Krankheitsbilder *(Forts.)*	
Krankheitsbild	**DRG-Code**
Perinatalperiode	
Omphalitis	P38
Icterus neonatorum, n. n. b.	P59.9
Ernährungsprobleme Neugeborenes	P92.2
Symptome	
Dyspnoe, 1 Stridor, 4 Hyperventilation	R06.0
Bauchschmerzen	R10.x
Erbrechen, Übelkeit	R11
Hautausschlag	R21
Meningismus	R29.1
Fieber n. n b.	R50.9

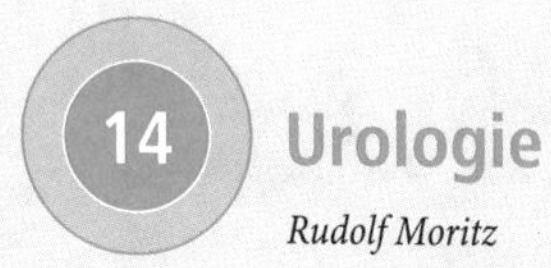

14 Urologie

Rudolf Moritz

14.1 Notfalltabelle und Checkliste

Notfallmaßnahmen: ▶ Tab. 14.1.

Tab. 14.1 Urologische Notfälle

Diagnose	Maßnahmen	Medikament/Therapie
Urosepsis	Gewinnung von Blut- u. Urinkultur Verlegung auf Intensiv- o. IMC-Station Arterie/ZVK Kreislaufstabilisierung Ursachenabklärung u. -beseitigung!	Breitbandantibiose ▶ 14.2.4
Nierenkolik	Schmerztherapie Bildgebung (native CT o. AUG) Ggf. Ableitung (DJ vs. NFK)	Metamizol 2,5 g i. v. Tamsulosin 0,4 mg p. o. Ggf. Piritramid 7,5 mg i. v. Ggf. Antibiose im Falle eines HWI
Akute Harnverhaltung	Einlage Blasenkatheter (DK o. SPK)	
Blasentamponade	Einlage Spülkatheter Ausräumung der Tamponade Blasenspülung Ggf. Vorbereitung zur Intervention in Narkose	
Niereninfarkt	Verlegung auf Intensiv- o. IMC-Station Kreislaufstabilisierung Schmerztherapie CT Abdomen	Interventionelle vs. operative Therapie Antikoagulation je nach ther. Vorgehen
Nierenverletzung	Verlegung auf Intensiv- o. IMC-Station CT Abdomen Kreislaufstabilisierung Schmerztherapie	Konservative vs. operative Therapie je nach Befund
Akutes Skrotum	Schmerztherapie	Im Zweifelsfall operative Exploration
Priapismus	Lokale Kühlung Lokalanästhesie („Peniswurzelblock")	Antibiose Parazentese

Checkliste

First Impression AZ des Pat.? Kaltschweißig? Unruhe? Schmerzen (Abdomen, Flanke)? Vitalparameter? Fieber? Schüttelfrost?

Anamnese Urol. Grunderkr. (Steine, Tumoren, Entzündungen?), Miktionsverhalten (Pollakisurie, Dysurie, Hämaturie?). Harnstrahlqualität? Urinstottern? Harnverhaltungen? Voroperationen? Einliegende Fremdkörper (Katheter, Prothetik)? Familienanamnese (Steine, Tumore)? Allergien?

Medikamentenanamnese Alphablocker, 5-Alpha-Reduktasehemmer, PDE-V-Hemmer, Antikoagulanzien, Anticholinergika, Neuroleptika, vorangegangene Antibiosen?

Klinische Untersuchung

- Abdomen: Abwehrspannung? Peritonismus? Druckschmerz? Auskultation → Peristaltik?
- Nierenlager: Klopfschmerz?
- Äußeres Genitale: Phimose? Urethramündung? Schwellung? Rötung? Ausfluss?
- Skrotum: Hodenektopie? Verhärtung? Schwellung? Rötung? Fluktuationen? Ggf. Auskultation → Skrotalhernie?
- Leiste: Hernien? Lymphadenopathie?
- DRU: Prostatagröße? Indurationen? Schmerzen? Fluktuationen? Verhärtungen? Rektumtumor? Hämatochezie?

Weiterführende Diagnostik Labor: Entzündungszeichen (BB, CRP), E'lyte, Nieren- u. Leberparameter, Gerinnung, TSH, ggf. PSA, ggf. Hodentumormarker (AFP, β-HCG, LDH)

Sonografie der Harnorgane

- **Nieren:** Lage, Form, Größe, Atemverschieblichkeit? Ektasie des NBKS, Steine, Tumoren?
- **Blase:** Füllung? Restharn? Raumforderungen? Fremdkörper? Wandstärke? Divertikel?
- **Hoden/Nebenhoden:** Raumforderung? Schwellung? Perfusion? Hydrozele? Varikozele?

Ggf. Computertomographie des Abdomens

- **Native Phase:** Stein in den ableitenden Harnwegen?
- **Venöse Phase:** Tumoren? Kompression der Harnwege? Lymphadenopathie?
- **Urografische Phase:** Drainage des oberen Harntrakts? Raumforderungen der Harnwege?

14

14.2 Harnwegsinfektionen und Urosepsis

14.2.1 Zystitis

Klinik

Pollakisurie, Nykturie, Dysurie, Algurie, Unterbauchschmerzen, Blasentenesmen, Mikro- o. (selten bei hämorrhagischer Zystitis) Makrohämaturie, kein Fieber, bei DK-Trägern Pyurie möglich.

Wichtig: Liegen ein Abflusshindernis, Fremdkörper im Harntrakt (Kathetersysteme) o. rezid. Inf. vor, oder ist eine Pyelonephritis (Fieber!) wahrscheinlich? Beim M sollten immer Hoden/Nebenhoden sowie Prostata z. A. einer akuten Epididymitis bzw. Prostatitis untersucht werden (▶ 14.2.2). Nachts therapiebedürftig sind sympt., akute HWI sowie die asympt. Bakteriurie bei Schwangeren.

Diagnostisches Vorgehen

Anamnese

- Miktionsbeschwerden?
- Fieber?
- Erstmanifestation? Rezid. Inf.?
- Vorangegangene/laufende Antibiotikatherapien?
- Allergien?

Körperliche Untersuchung

Palpation des Abdomens: Blasendruckschmerz.

Weitere sofortige Diagnostik

- **Urinstix:** Leukozyturie, Bakteriurie, Nitrit ggf. pos., evtl. Mikrohämaturie. Sediment am nächsten Tag kontrollieren
- **Urinkultur:** Infekt bei $\geq 10^5$ Keimen (aus M-Urin), bei $> 10^2$ (aus K-Urin) Keimen

! Vor (zunächst kalkuliertem) Ther.-Beginn immer Urinkultur mit Antibiogramm abnehmen

- **Sono:**
  - Bes. bei Flankenschmerz: Sono Nieren (Ektasie des NBKS, Steine, Schwellung/Pyelonephritis)
  - Bei hämorrhagischer Verlaufsform: Blase (Blasentamponade)
  - Beim M: sonografische Restharnbestimmung obligat

Therapeutisches Vorgehen

- **Erhöhte Trinkmenge** bis 3 l/d (endogener Spüleffekt, wenn von Nebenerkr. vertretbar), Metamizol (Novaminsulfon, Novalgin®) 3 × 20 Tr. = 500 mg p. o. Bettruhe u. feuchte Wärme sind bei F oft ausreichend.
- **Unkomplizierte Zystitis bei F:** Fosfomycin (Monuril®) 1 × 3.000 mg einmalig p. o. oder Nitrofurantoin retard (Furadantin ret. ®) 2 × 100 mg/d p. o. für 5 d. 2. Wahl: Ciprofloxacin (Ciprobay®) 2 × 250 mg/d p. o. für 5 d oder Levofloxacin (Tavanic®) 1 × 250 mg/d p. o. für 5 d.
- **Beim M:** Ciprofloxacin (Ciprobay®) abhängig von den Beschwerden 2 × 250 mg/d oder 2 × 500 mg/d p. o. Alternativ: Cefpodoximproxetil (Orelox®) 2 × 100 mg/d p. o. oder Cefuroxim (Zinacef®) 3–4 × 1,5 g/d i. v.; Antibiotika insgesamt über 7 d.
  Urol. Diagn. empfehlen.
- **Bei Gravidität:** Antibiotika über 7 d: Amoxicillin (Amoxypen®) 2 × 750 mg/d bis 2 × 1 g/d p. o. oder Cephalosporin (z. B. Cefpodoximproxetil®) 2 × 100 mg/d, ggf. gyn. Konsil.

! Bei Schwangeren sind Cotrimoxazol, Nitrofurantoin u. Gyrasehemmer kontraindiziert.

- **Bei Diab. mell.:** Antibiotika über 7 d mit Amoxicillin, Oral-Cephalosporin, Gyrasehemmer o. Cotrimoxazol.
- **Bei Katheterversorgung:** Wechsel des Fremdmaterials.

> Pat. bleibt i. d. R. ambulant. Darauf hinweisen, dass 3 d nach Beendigung der Antibiotikather. eine Urinkultur-Kontrolle erfolgen muss!

14.2.2 Prostatitis

Fieberhafte, eitrige Entzündung der Vorsteherdrüse, meist durch gramneg. Erreger.

Klinik

- Dysurie: Algurie, Strangurie, Pollakisurie. Gelegentlich initiale Makrohämaturie
- Fieber, Schüttelfrost, ausgeprägtes Krankheitsgefühl
- Schmerzen im Dammbereich, Defäkationsschmerz

Die Entstehung einer Prostatitis begünstigen DK-Behandlung, hohe Restharnwerte, Diab. mell., Immunsuppression, vorangegangene transurethrale Eingriffe o. Prostatabiopsie.

Diagnostisches Vorgehen

Anamnese

- Akute Miktionsbeschwerden?
- Bek. Prostatahyperplasie? Chron. obstruktive Miktionsbeschwerden?
- Z. n. transurethralem Eingriff/Prostatabiopsie?

Körperliche Untersuchung

- **Rektale Tastuntersuchung:** druckschmerzhafte, teigig-weiche Prostata (bei Abszessbildung sind ggf. Fluktuationen tastbar)
- **Prostataexprimat:** Leukos u. Bakterien (Gefahr der Auslösung eines septischen Schubs)

Weitere sofortige Diagnostik

- **Labor:**
  - BB, CRP, Krea
  - Blutkulturen (bei Fieber > 38,5 °C)
  - Urinsediment u. Urinkultur
  - Ggf. Urethraabstrich (Mykoplasmen u. Chlamydien)
- **Sono:** Blase (Restharn, Überlaufblase), Prostata, TRUS (Abszess)

Im akuten Stadium transurethral keine instrumentellen Untersuchungen durchführen.

Therapeutisches Vorgehen

- Stat. Aufnahme von amb. Pat.
- Bettruhe
- Vor Antibiotikagabe Urin- u. Blutkulturen abnehmen. Dauer der Antibiotikather. 10–14 d
- **Breitbandspektrum-Antibiotikum:** z. B. Gyrasehemmer (z. B. Ciprobay®) 2 × 500 mg/d p. o; alternativ: initial Cefuroxim 3–4 × 1,5 g/d i. v. gefolgt von Cefpodoximproxetil 2 × 100 mg/d p. o.
- **Bei kompliziertem Verlauf:** Ceftriaxon (Rocephin®) 1 × 2 g/d i. v. kombiniert mit Gentamicin (Refobacin®) 240 mg 1 × 1/d i. v. (bei eingeschränkter

Nierenfunktion Dosisanpassung). Alternativ: Cefotaxim (Claforan®) 3 × 2 g/d i. v. mit Gentamicin (Refobacin®) 1 × 5 mg/kg KG/d i. v. oder Ampicillin/Sulbactam (Unacid®) 3 × 3 g/d i. v. mit Gentamicin
- **Bei nosokomial erworbenen Inf. o. Ther.-Versagen** (z. B. bei DK-Trägern): Piperacillin/Tazobactam (Tazobac®) 3–4 × 4,5 g/d i. v., ggf. mit Gentamicin (Refobacin®) 1 × 5 mg/kg KG/d i. v., alternativ: Ciprofloxacin (Ciprobay®) 2 × 750 mg/d p. o. Auch möglich: Ceftazidim (Fortum®) 3 × 2 g/d i. v. kombiniert mit Gentamicin (Refobacin®) 1 × 5 mg/kg KG/d i. v. oder Imipenem (Zienam®) 3–4 × 1 g/d i. v., ggf. mit Gentamicin (Refobacin®) 1 × 5 mg/kg KG/d i. v.
- **Antiphlogistische/analgetische Ther.** Metamizol (z. B. Novagin®): 4–6 × 500–1000 mg/d p. o. oder i. v.
- Bei Restharnwerten > 100 ml o. Prostataabszess: Anlage eines SPDK ▶ 2.2.8

14.2.3 Pyelonephritis

Meist bakt. bedingte Entzündung von Nierenbecken u. Interstitium

Klinik

14

- Fieber > 38 °C
- Übelkeit u. Erbrechen, evtl. paralytischer Ileus
- Pollakisurie u. Dysurie im Vorfeld sind typisch, können aber fehlen

Diagnostisches Vorgehen

Anamnese

- Miktionsbeschwerden (Dysurie, Pollakisurie, Hämaturie)?
- Übelkeit?

Körperliche Untersuchung Flankenklopf- u. -druckschmerz?

Weitere sofortige Diagnostik

- **Labor:**
  - Blutkulturen, BB, Krea, CRP, Gerinnung
  - U-Status u. -sediment, Urinkultur
- **Sono Nieren:** Ektasie des NBKS, Steine, Abszess, Nierengröße?
- Ggf. CT Abdomen, falls Sono auffällig

Therapeutisches Vorgehen

- Amb. Pat. stat. aufnehmen.
- Bettruhe. Ausfuhr > 1.500 ml/d, evtl. Ein- u. Ausfuhrkontrolle
- Antibiotikather.: bei moderatem Verlauf orale Gabe von Ciprofloxacin (Ciprobay®) 2 × 500 mg/d für 5–7 d oder Cefpodoxim (Orelox®) 2 × 200 mg/d für 10 d. Bei schwerer Verlaufsform i. v. Ther. mit Ciprofloxacin (Ciprobay®) 2 × 400 mg/d i. v. oder Cefepim (Maxipime®) 2 × 1–2 g/d i. v. oder Piperacillin/Combactam (Tazobac®) 3 × 4,5 g/d i. v. (▶ 20.1.2). Dauer der i. v. Ther. bis ca. 2 d nach Entfieberung. Orale Ther. für insgesamt 10 d weiterführen
- Liegt ein Antibiogramm vor, ggf. entsprechende Ther.-Umstellung
- Bei rezid. Pyelonephritiden Ursachenklärung: Abflussstörung? Nephrolithiasis?

Die Pyelonephritis ist eine potenziell lebensbedrohende Erkr., bes. bei obstruktiver Ursache. Bei einer Dilatation des Nierenbeckens (infizierte Harnstauungsniere) besteht die Gefahr einer Urosepsis (hohe Letalität) → sofortige Entlastung des Harntrakts. Hintergrund kontaktieren!

14.2.4 Urosepsis

Akute HWI meist durch gramneg. Keime. Keiminvasion in die Blutbahn führt zur Urosepsis mit septischem Schock.

Klinik

- Stark reduzierter AZ, Unruhe, Verwirrtheit (insb. bei älteren Pat.), Somnolenz
- Fieber mit septischen Temperaturen. Auch afebrile Verläufe möglich
- Schüttelfrost, Erbrechen, Durchfall, Oligurie bis Anurie
- Evtl. periphere Zyanose, marmorierte Haut, Hypotonie bis Schock

Diagnostisches Vorgehen

Anamnese Prädisponierende Faktoren: Harnwegsobstruktion (z. B. Prostatahyperplasie, Harnsteinleiden), Katheter, Zystennieren, Schwangerschaft, Diab. mell., Immunsuppression, Tumorerkr.?

Körperliche Untersuchung

- Flankenschmerzen? Unterbauchschmerzen?

Weitere sofortige Diagnostik

- **Labor:**
  - BB, Krea (häufig ↑), E'lyte, CRP, Quick, PTT, evtl. gr. Gerinnungsstatus (AT III, Fibrinmonomere), BGA
  - U-Status, -kultur
  - Blutkulturen
- **Sono:** Ektasie des NBKS, Überlaufblase, Splenomegalie, Abszess?
- **CT:** Fokussuche
- **Röntgen Thorax:** Fokussuche. ARDS?

Die Urosepsis ist ein dramatisch verlaufendes Krankheitsbild, deshalb nicht viel Zeit mit Diagn. verschenken. Je früher die Ther., desto besser ist die Prognose (Letalität bis 50 %).

Therapeutisches Vorgehen

Initiales Management

- Behandlung auf Intensiv- o. Intermediate-Care-Station, nicht zu viel Zeit mit Diagn. verschenken
- Mind. einen großlumigen periphervenösen Zugang legen, danach ZVK
- Ggf. art. Zugang (invasive Blutdruckmessung)
- Ausreichende Flüssigkeitszufuhr mit Voll-E'lytlsg., z. B. Ringer-Lsg.
- Ggf. O_2 per Nasensonde (4–6 l/min)

14

- **Antibiotische Ther.:**
  - Cefotaxim (Claforan®) 3 × 2 g/d und Gentamicin (Refobacin®) 1 × 5 mg/kg KG/d (**cave:** Niereninsuff.) o. Ciprofloxacin (Ciprobay®) 2 × 400 mg/d i. v.; alternativ: Cefotaxim (Claforan®) 3 × 2 g/d i. v. oder
  - Piperacillin/Tazobactam (Tazobac®) 3–4 × 4,5 g/d i. v., ggf. mit Gentamicin (Refobacin®) 1 × 5 mg/kg KG/d i. v.

! Bes. bei Aminoglykosiden, weniger bei β-Laktamantibiotika u. Gyrasehemmern auf Dosisreduktion bei Niereninsuff. achten, ggf. im Verlauf Wirkspiegel bestimmen (Gentamicin-Talspiegel)

- Ther. des septischen Schocks (▶ 3.4), Stressulkus- u. Thromboseprophylaxe (▶ 20.2)
- Nach Stabilisierung der Vitalfunktionen Ausschalten o. Beseitigung der Infektionsquelle (z. B. Abszessspaltung, Ableiten einer Pyonephrose, Sanierung einer Pyozystitis durch Katheterableitung, ggf. notfallmäßige Ablatio testis o. Nephrektomie)

14.3 Nierenkolik

14.3.1 Definition

14

Rezid. krampfartige Schmerzen, häufig reflektorisches Erbrechen bei Darmatonie. Meist durch Konkremente o. Blutkoagel im Bereich des oberen Harntrakts (v. a. im Ureter).

14.3.2 Differenzialdiagnose

DD der Schmerzsymptomatik

- Gallenkolik (▶ 10.4.8), Appendizitis (▶ 10.4.10)
- Stielgedrehte Ovarialzyste, EUG, Adnexitis (▶ 12.2.3)
- Niereninfarkt (zur DD: Labor: Proteinurie, Hämaturie, sehr hohe LDH, GOT nur leicht ↑. EKG: oft absolute Arrhythmie, ▶ 4.3)
- Nierentumor/Nierenbeckentumor (Koagelabgang)
- Aortenaneurysma (▶ 4.2.5)
- Hämolytische Krise
- Lumboischialgie (bewegungsabhängiger Schmerz; ▶ 11.3.2)
- Weitere Ursachen des akuten Abdomens ▶ 10.4.2

DD „schattengebende Struktur" in der Röntgenübersicht

- Gallensteine (in der Durchleuchtung durch Herausdrehen vor dem Nierenschatten erkennbar)
- Verkalkte Rippenknorpel (Form u. Lage in Verlängerung der Rippen)
- Verkalkte Mesenterial-Lk (schollige Struktur, meist im Unterbauch)
- Phlebolithen (Verkalkungen der Venenwand im kleinen Becken)
- Pankreasverkalkungen (chron. Pankreatitis)
- Tabletten im Darm
- Projektil/Knöpfe

14.3.3 Diagnostisches Vorgehen

Anamnese

- Koliken? Flankenschmerzen? Übelkeit, Erbrechen? Seit wann?
- Schmerzausstrahlung in Leiste, Hoden o. Labien?
- Bek. Steinleiden?
- Bek. Nierentumor?
- Makrohämaturie?
- Fieber/Schüttelfrost?

Körperliche Untersuchung Abdom. Untersuchung (Flankenschmerz? Darmatonie?)

Weiterführende sofortige Diagnostik

- **Labor:**
  - U-Status u. -kultur (Hämaturie, Bakterien)
  - BB (Leukos), Krea, E'lyte, CRP, Gerinnung
- **Sono Abd.:** Ektasie des NBKS, Steinnachweis?

Für den nächsten Tag planen

- Urin sieben (Steingewinnung)
- Analyse lithogener Stoffe im Urin (Ca^{2+}, Mg^{2+}, Harnsäure, Phosphat, Zystin), pH; im Serum: Phosphat, Harnsäure, Parathormon, AP
- **Rö:** Abdomenübersichtsaufnahme im Liegen (80 % aller Steine sind röntgendicht); Untersuchung der Wahl: Low-Dose-CT (99 % Detektionsrate); ggf. AUG planen (erlaubt auch Beurteilung der Ausscheidungsleistung der betroffenen Niere)

14

14.3.4 Therapeutisches Vorgehen

Nicht warten! Wegen der starken Schmerzen besteht ein rascher Handlungsbedarf.

Sofortige Maßnahmen

- Pat. mit Nierenkolik stat. aufnehmen.
- Nachts initial konservative Ther. (bei fehlenden Sepsiszeichen).
- **Akutbehandlung der Kolik:** Metamizol (Novaminsulfon, Novalgin®) 2,5 g i. v. als Kurzinfusion (max. Tagesdosis beachten), Tamsulosin (Alna®) 0,4 mg/d p. o. (wirkt wahrscheinlich relaxierend auf die Muskulatur des oberen Harntrakts), Piritramid (Dipidolor®) 7,5 mg i. v. als Kurzinfusion (ggf. bei erneuter Kolik wdh.; beachte: max. Tagesdosis), ggf. Gabe von Metoclopramid 10 mg i. v. als Kurzinfusion (bessere Verträglichkeit).
- **Bei zusätzlicher HWI:** antibakterielle Ther. (▶ 14.2, ▶ 20.1).
- Die häufigste KO beim Ureterstein ist die Pyelonephritis mit Gefahr der Urosepsis → regelmäßige Temperaturkontrolle.
- Im Falle therapierefraktärer Schmerzen o. einer Superinf. muss eine Entlastung des Harntrakts angestrebt werden.

14.4 Akuter Harnverhalt

14.4.1 Klinik, Ursachen und DD

Die Harnblase kann – trotz Harndrang u. max. Füllung – nicht entleert werden.

Klinik und Ursachen Häufig ist die Blase als großer, prall-elastischer Unterbauchtumor tastbar. Bei älteren Pat. bei zunehmender Verwirrtheit an akuten Harnverhalt denken. Die häufigsten Ursachen sind: obstruktive Prostatahyperplasie (z. B. nach zusätzlichem übermäßigem Alkoholkonsum) u. postop. Harnverhalt – insb. nach Spinalanästhesie o. laufender Schmerztherapie mittels PCEA-Pumpe.

Der akute Harnverhalt fällt meist durch die Leitsymptome Harndrang, Unterbauchschmerzen u. Unruhe auf.

Differenzialdiagnose

- **Prostataadenom:** Nykturie, Pollakisurie, Harnnachträufeln, Harnstrahlabschwächung, subjektives Restharngefühl. Vergrößerte Prostata rektal tastbar
- **Prostata-Ca** (im fortgeschrittenen Stad.): höckrige, harte Prostata (Verhärtung meist in den lateralen Anteilen)
- **Prostatitis:** Algurie, Fieber, Schüttelfrost, druckschmerzhafte Prostata
- **Veränderungen von Blasenausgang o. Harnröhre:** bei Blasenhalssklerose, Harnröhrenstriktur, Tumoren. Bei Kindern: Harnröhrenklappen
- **Postop. Harnverhalt:** insb. nach Spinalanästhesie, laufende PCEA-Pumpe
- **Traumatischer Harnröhrenabriss:** Blutung aus der Harnröhre, rektal evtl. schmerzhafte Fluktuation tastbar
- **Medikamenten-NW:** Neuroleptika, Analgetika, Spasmolytika, Betablocker, Anticholinergika
- **Neurogene Ursache:** Diskusprolaps (L1–5), Konus-Kauda-Sy., Polyradikulitis, Tumor
- **Blasentamponade durch Blutung** z. B. nach TUR, bei Blasentumor, hämorrhagischer Zystitis o. nach Einnahme von Antikoagulanzien
- **Blasenfremdkörper o. -steine:** plötzlicher Harnstrahlabbruch, starke Tenesmen mit Ausstrahlung in die Penisspitze
- **Fremdkörper** in der Harnröhre
- **Phimose**

14.4.2 Diagnostisches Vorgehen

Bes. dringlich sind Unruhe, starke Schmerzen sowie Blutungen aus der Harnröhre.

Anamnese

- Fieber, Schüttelfrost (z. B. Prostatitis)?
- Bek. Prostatahyperplasie? Prostataerkr., Veränderungen der Miktion (Pollakisurie, Algurie, Nykturie, Überlaufsymptomatik)?

- Vorausgegangener gesteigerter Alkoholkonsum o. Flüssigkeitsexzess?
- (Unterbauch-)Schmerzen, quälender Harndrang, Harnträufeln (Überlaufblase)? Blutung aus der Harnröhre?
- Frühere Katheterisierungen (z. B. Harnröhrenstrikturen)?
- OP (z. B. Harnverhalt nach Spinalanästhesie, urol. OP)?
- Neurol. Erkr., z. B. Bandscheibenvorfall, Polyradikulitis (z. B. aufsteigende Lähmungserscheinungen)?
- Medikamente (Antidepressiva, Antikoagulanzien, Neuroleptika, Analgetika, Spasmolytika)?
- Trauma (z. B. Harnröhrenabriss)?

Körperliche Untersuchung

- **Äußerer Aspekt:** Ist Pat. unruhig, kaltschweißig u. blass?
- **Abd.:** palpabler Unterbauchtumor, prall-elastisch, Blasenhochstand (Palpation, Perkussion)
- **Inspektion der Genitalien** (Phimose, Verletzung, Entzündung)
- **Rektale Untersuchung** (Prostataveränderungen: Vergrößerung, Knoten, Druckdolenz, Fluktuationen)

Weitere sofortige Diagnostik

Sonografischer Nachweis: stark gefüllte Harnblase (Volumenbestimmung, Prostataadenom, Blasentumor, Blasentamponade, Stein, Fremdkörper, Kompression von außen)

Elektive Diagnostik

Labor (von nachrangiger Bedeutung):

- Bei V. a. Blasentamponade: BB, Hkt, Quick, PTT
- Bei V. a. Prostatitis: BB, CRP, PSA

14

14.4.3 Therapeutisches Vorgehen

Sofortige Maßnahmen

Im Nachtdienst i. d. R. sofortige Entlastung des Harnverhalts!

Entleerung der Harnblase **entweder** über einen **transurethralen** Katheter **oder** über eine **suprapubische** Ableitung.

Transurethraler Katheter Durchführung ▶ 2.2.8.

- Harnröhrenkatheterismus mit 14- o. 16-Ch.-DK (bei erwarteter längerer Liegedauer besser Silikonkatheter verwenden). I. d. R. gelingt die Katheterisierung mit einem Tiemann-Katheter (gebogene Spitze) besser, allerdings hierunter höheres Verletzungsrisiko
- Bei misslungenem Katheterisierungsversuch Anlage eines SPDK
- **Vorteile:** einfache Handhabung, geringes Blutungsrisiko
- **KO:** Via falsa, Inf., Harnröhrenstrikturen
- **KI:** akute Prostatitis, Harnröhrenveränderungen o. -verletzungen → Bei V. a. traumatischen Harnröhrenabriss ist eine Katheterisierung durch die Harnröhre ohne vorherige Diagn. (Urethrogramm) kontraindiziert.

Suprapubische Harnableitung (SPDK) Durchführung ▶ 2.2.8.

- **Ind.:** manifeste Harnröhrenstriktur, akute Prostatitis o. Urethritis, ausgeprägte Phimose, Verletzungen der Harnröhre, ausgeprägtes Mittellappenadenom

der Prostata (sog. „hohe Barre"), neurogene Blasenentleerungsstörungen, lang erwartete Liegezeit
- **Vorteile:** Vermeidung von Harnröhrenstrikturen durch transurethralen Katheterismus, Schonung der Urethraschleimhaut
- **KO:** Blutung, Verletzung von Darm, Gefäßen o. Prostata, Perforation der Blasenhinterwand
- **KI:** V. a. Blasentumor, Gerinnungsstörungen, Antikoagulanzien, Vor-OP im unteren Abdominalbereich, große Inguinalhernien, vermutete Darmadhäsionen im Stichfenster

Weiterbehandlung

Vorstellung in einer urol. Abt. zur weiteren Ursachenabklärung u. anschließenden Ther. (außer bei bek. Prostataadenom ohne erhöhte serol. Infektzeichen; hier amb. Ther./Diagn. möglich).

14.5 Hämaturie

14.5.1 Definitionen

14

- Blut ist im Urin bereits sichtbar, wenn sich 1 ml Blut in 1 l Urin befindet (**Makrohämaturie**).
- Eine **Mikrohämaturie** lässt sich nur mikroskopisch (> 4 Erys/Gesichtsfeld) o. im Teststreifen nachweisen. Die Mikrohämaturie ist nachts von untergeordneter Bedeutung, weshalb im Folgenden nur die Makrohämaturie berücksichtigt wird.

14.5.2 Differenzialdiagnose

Häufige Ursachen der schmerzhaften Hämaturie
- **Urolithiasis:** Flankenschmerzen, ggf. Ausstrahlung in Leisten- u. Genitalregion (▶ 14.3)
- **Hämorrhagische Zystitis:** Algurie, Pollakisurie, evtl. Unterbauchschmerzen (▶ 14.2.1)

Häufige Ursachen der schmerzlosen Hämaturie
- **Tumoren** in Nierenbecken, Ureter u. Blase: Abgang von Koageln/Bildung einer Blasentamponade möglich
- **Pyelonephritis u. Ureteritis:** dumpfer Flankenschmerz mit Fieber, Leukozyt- u. Bakteriurie ▶ 14.2.3
- **Interstitielle Nephritis, Papillennekrose:** sterile Leukozyturie, Proteinurie, Anämie (Schmerzmittelabusus, Schock)
- **Medikamentös induziert:** z. B. orale Antikoagulanzien, Cyclophosphamid
- **Hämorrhagische Diathese:** Thrombopenie, Purpura Schoenlein-Henoch, Hämophilie
- **Verletzungen:** z. B. durch Ziehen eines geblockten Katheters, Harnröhrenabriss, Blasenruptur, Pfählungsverletzung des Abdomens, Beckenfraktur

Seltenere Ursachen

- Alport-Sy.: familiäre idiopathische Hämaturie mit Schwerhörigkeit
- Nephrotoxikose: Quecksilber, Lösungsmittel, Phosphor, Alkohol, Insektizide
- Nierentrauma
- Uro-Tbc: sterile Leukozyturie
- Marschhämaturie: bei körperl. Belastung
- Blutkrankheiten: Leukämie, Sichelzellenanämie, Polyzythämie, M. Hodgkin, Hämophilie
- Infektionskrankheiten: Endocarditis lenta, Scharlach, Diphtherie, M. Bang, Bilharziose

Jede unklare Makrohämaturie muss stat. abgeklärt werden. Ein Pat. mit Mikrohämaturie – insb. bei unkompliziertem HWI – kann amb. bleiben.

14.5.3 Diagnostisches Vorgehen

Notfallmäßig müssen starke (z. B. unter Marcumar®) u. postop. Blutungen sowie alle Traumen des Urogenitaltrakts behandelt werden.

Die meisten anderen Blutungen sind weniger bedrohlich u. bedürfen i. d. R. einer weiteren Diagn. am nächsten Tag.

Anamnese

- Trauma (Nierenruptur, Blasenverletzung, Katheterismus)?
- Aktuelle OP (z. B. TUR Prostata, TUR Blase)?
- Schmerzen in Ruhe, beim Wasserlassen o. in der Nierengegend (Entzündungen)?
- Inf. in der Vergangenheit (Tage, Wochen: GN)? Fieber?
- Medikamente (z. B. Marcumar®, Cyclophosphamid), berufliche Exposition ggü. Giften (toxische Schäden)?
- Gewichtsverlust, Inappetenz (Tumor)?
- Herz-Kreislauf-Erkr. (Niereninfarkt, Nephrosklerose)?
- Bek. Blutkrankheiten o. Gerinnungsstörungen?
- Vorerkr.? Familienanamnese (Zystennieren, Alport-Sy.)?
- Steinanamnese?
- Bei F: letzte Menstruation?

Körperliche Untersuchung

- Abschätzen der Blutungsstärke (Rosé- vs. Rotwein? Koagelbeimengungen?)
- Prellmarken?
- Nierenlager schmerzhaft?
- Blasenhochstand? Schmerzen im Unterbauch?
- DRU

Weiterführende sofortige Diagnostik

- **U-Status u. -sediment:** Urin kann durch verschiedene Stoffe rot gefärbt sein: Blut, Hb, Myoglobin, Medikamente (Sulfonamide, Rifampicin), Nahrungsmittel (Rote Bete), Porphyrine. Bei F immer an eine Verunreinigung durch gyn. Blutungen denken
- **Labor:** BB, Gerinnung, Krea, E'lyte, CRP

- **Sono:** V. a. Nierenverletzungen, Nephrolithiasis, Pyelonephritis
- **CT:** V. a. Nierentrauma, Nephrolithiasis

Elektive Diagnostik Ausscheidungsurogramm/CT bei V. a. Urolithiasis, Pyelonephritis, Rö-Untersuchung für den nächsten Tag anmelden.

14.5.4 Allgemeines therapeutisches Vorgehen

- Bei jeder größeren Blutung i. v. Zugang (mind. eine grüne Verweilkanüle) zur Volumenther. u. für evtl. erforderliche i. v. Analgesie.
- Grunderkr. behandeln:
  - Hämaturie durch Medikamente (z. B. Marcumar®): wenn möglich absetzen
  - Gerinnungsstörungen korrigieren ▶ 9.3.4, ▶ 20.2
  - Pyelonephritis ▶ 14.2.3, hämorrhagische Zystitis ▶ 14.2.1
  - Nierenkolik ▶ 14.3
- Grundsätzlich bei Hämaturie Spülkatheter legen, Blase permanent mit Spüllsg. spülen.

14.5.5 Spezielle Krankheitsbilder

Blasentamponade

> Mit Blutkoageln gefüllte Harnblase (z. B. Post-OP, Tumorblutung, Verletzungen u. a.).

Klinik Makrohämaturie, ständiger Harndrang, Abgang von Blutkoageln. Pat. oftmals unruhig. Starke Schmerzen im Unterbauch

Diagnostik

- **Anamnese u. Untersuchung:** bek. Blasentumor, Prostata-Ca, -hyperplasie, Verletzungen, OP, Gerinnungsstörungen, Entzündungen? Prall gefüllte Harnblase, druckschmerzhaftes Abdomen
- **Labor:** Hb, Hkt, Quick, PTT
- **Sono:** Blase, Nieren

Therapie

- Kreislaufüberwachung, i. v. Zugang, ggf. Bereitstellung von Blutkonserven
- Verlegung in fachärztl. Betreuung zur Notfallzystoskopie. Legen eines 18- bis 24-Ch.-Hämaturie-DK, Dauerspülung
- BB-Kontrolle

Niereninfarkt

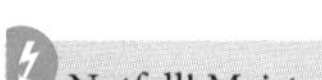

> Notfall! Meist embolisch bedingter akuter Verschluss einer Nierenarterie

Klinik Heftigste Nieren- u. Flankenschmerzen, Hämaturie/Proteinurie (fakultativ), Hypertonie.

Diagnostik

- **Anamnese u. orientierende Untersuchung:** bek. Herz-Kreislauf-Erkr. (z. B. VHF, art. Hypertonie, pAVK)? Körperl. Untersuchung (v. a. Herz u. Gefäße)
- **Labor:** BB, LDH massiv ↑, Na^+, K^+, Krea, Gerinnung (vor OP)
- **EKG** (VHF?)
- **Sono Nieren** mit Farbdoppler-Sono
- Bei dringendem klin. Verdacht: NMR-Angio

Therapie

- Bei Verdacht sofortige RS mit Hintergrund. I. d. R. ist eine operative/interventionelle Ther. unumgänglich.
- Schockther. (▶ 3.3)
- **Antikoagulation:** Bei geplanter OP nur Low-Dose-Heparin (▶ 20.2). Sofern keine OP möglich, evtl. lokale Lyse/interventionelle Gefäßeröffnung.

Nierenverletzungen

Klinik Unterschiedlich je nach Verletzungsart. Von relativ asympt. Formen bis zum schweren Schock.

Diagnostik

- **Anamnese u. körperl. Untersuchung:** Trauma, progrediente Flanken- u. Abdominalschmerzen? Hämaturie (80 % d. F.)? Hartspann der betroffenen Flanke? Prellmarken in den Flanken, dolentes Nierenlager, Zunahme des Bauchumfangs, beginnender Ileus? Rektale Untersuchung, Douglastumor, Schockzeichen?
- **Labor:** BB, Hkt, Quick, PTT, Na^+, K^+, Krea
- **U-Status:** Makro-, Mikrohämaturie?
- **Sono:** Hämatom intra- o. extrarenal, retroperitoneal?

! Bei Verdacht stets CT (mit KM)!

Therapie

- Genaue Beurteilung durch fachärztl. Betreuung: Einweisung in Urologie
- **Konservativ:** nur bei Nierenkontusionen u. subkapsulärem Nierenhämatom. Bettruhe, Schockther. (▶ 3.3), ggf. Antibiotikather. (z. B. Ampicillin 3 ×750 mg/d p. o.)
- **OP-Ind.:** offene Nierenverletzungen, persistierende schwere Makrohämaturie, konservativ nicht beherrschbarer Schock, Kombinationsverletzungen, sonografisch progredientes Hämatom, radiol. nachweisbares Extravasat, Gefäßverletzung

14.6 Akutes Skrotum

14.6.1 Definition

Akute schmerzhafte Schwellung des Skrotums. Es handelt sich i. d. R. um einen Notfall, welcher der stat. Aufnahme u. meist der sofortigen Ther. bedarf.

14.6.2 Differenzialdiagnose

Häufige Ursachen der schmerzhaften Hodenschwellung

- **Entzündung:**
  - Epididymitis: Fieber, subakuter bis akuter Beginn, evtl. Schmerzverminderung bei Anheben des Skrotums = pos. Prehn-Zeichen, Dysurie
  - Orchitis: starke Schmerzen, Fieber, progrediente Schwellung des Hodens, Rötung des Skrotums, meist keine Dysurie
- **Samenstrang-, Hydatidentorsion:** perakuter Beginn mit Übelkeit u. starken Schmerzen, meist bei Kindern u. Jgl. Prehn-Zeichen oft neg. Gefahr der irreversiblen Schädigung der Spermatogenese u. Hodenatrophie
- **Hodentumor:** Schwellung, Verhärtung, gelegentlich Schmerzen, Schweregefühl
- **Inkarzerierte Skrotalhernie:** starke Schmerzen, Symptome des akuten Abdomens, evtl. Plätscherperistaltik über dem Skrotum auskultierbar
- **Hämatozele**
- **Traumatische Hodenruptur**

Seltene Ursachen der schmerzhaften Hodenschwellung

- **Fournier-Gangrän (Fasciitis necroticans):** rasch progrediente Gangrän von Penis u. Skrotum. Dramatischer Krankheitsbeginn mit Fieber u. Schüttelfrost, fortschreitendes Genitalödem, zunehmende übel riechende Gangrän, Sepsis durch Anaerobier (meist bei urol. o. kolorektalen Erkr. o. Eingriffen)
- **Purpura Schoenlein-Henoch**
- **Skrotale Fettnekrose**

Ursachen der nicht akut schmerzhaften Hodenschwellung Hodentumor, Varikozele, Hydrozele, Skrotalhernie, Nebenhodentumor, Spermatozele. Selten: Nebenhoden-Tbc.

14.6.3 Diagnostisches Vorgehen

> Samenstrangtorsion, inkarzerierte Skrotalhernie, traumatische Hodenruptur sind absolute Notfälle!

Anamnese

- Bestehen starke Schmerzen?
- Brennen beim Wasserlassen, Ausfluss, bek. Prostatitis, Geschlechtskrankheiten?
- Plötzlicher Schmerzbeginn (Samenstrangtorsion)? Alter des Pat. (z. B. Neugeborene, Jgl./Pubertät)?
- Parotitis kurze Zeit zuvor (Mumpsorchitis)?
- Leistungsknick, Inappetenz, KG ↓, Rückenschmerzen (metastasierender Hodentumor)?
- Trauma? Z. n. Skrotal-OP (Varikozele, Herniotomie, Hydrozele)?

Körperliche Untersuchung

- **Palpation des Hodens:** Abgrenzung von Hoden u. Nebenhoden. Der Hoden ist etwa 4,5–5 cm groß u. durch einen Sulcus vom Nebenhoden getrennt. Bei Torsion schmerzhafter Hochstand u. evtl. ventral liegender Nebenhoden. Bei Epididymitis ist oft ein druckschmerzhafter, verhärteter u. geschwollener Nebenhoden tastbar. Untersuchung im Liegen u. Stehen (Varikozele füllt sich erst im Stehen, Leisten- o. Skrotalhernie sind oft erst im Stehen tastbar).
- **Auskultation:** Bei Skrotalhernie ist Peristaltik über dem Skrotum hörbar.

Weiterführende sofortige Diagnostik

- **Labor:** BB, CRP, Quick, PTT. Leukozytose bei Inf. Bei Samenstrangtorsion tritt eine Leukozytose erst nach Stunden auf.
- **Urin:** Leukozyturie bei Genital-Tbc, zusätzlich Bakteriurie bei Epididymitis. Bei V. a. Entzündung Harnröhrenabstriche u. Uricult zur Erreger- u. Resistenzbestimmung.
- **Sono:** zur schnellen Orientierung (Raumforderung, Abszess, Hydrozele, Spermatozele).
- **Doppler-Sono:** fehlender Nachweis der A. testicularis am oberen Hodenpol u. intratestikulär als Nachweis einer Samenstrangtorsion.

Kein Verfahren außer der operativen Freilegung schließt eine Torsion forensisch sicher aus!

14.6.4 Therapeutisches Vorgehen

Allgemeines

- Pat. mit akutem Skrotum unbedingt stat. aufnehmen.
- Die Weiterbehandlung des Pat. gehört in eine urol. Abt. → sofortige Kontaktaufnahme u. nach RS Pat. verlegen.

Samenstrangtorsion

! Absoluter Notfall!

- Die Samenstrangtorsion muss innerhalb der ersten 4–6 h operativ beseitigt werden, da es sonst zu irreversiblen Schäden der Spermatogenese u. zu Hodenatrophie kommt. Die operative Detorquierung gehört in die Hand eines erfahrenen Urologen.
- Jedes „akute Skrotum“ muss im Zweifel operativ freigelegt werden!

Inkarzerierte Skrotalhernie Sofort operative Freilegung u. Herniotomie.

Orchitis Meist viral bedingt, Epididymorchitis eher bakt. Vor Antibiotikather. Urin- u. ggf. Blutkultur abnehmen.

- **Antibiotikather.** (zunächst „blind“) mit z. B. Gyrasehemmer (z. B. Ciprobay®) 2 × 500 mg/d p. o.; alternativ: Cefixim 2 × 200 mg/d p. o. oder Cefuroxim 3 × 1,5 g/d i. v.
- **Bei kompliziertem Verlauf:** Cefotaxim (Claforan®) 3 × 2 g/d i. v. mit Gentamicin (Refobacin®) 1 × 5 mg/kg KG/d i. v.; alternativ: Ampicillin/Sulbactam (Unacid®) 3 × 3 g/d i. v. mit Gentamicin
- **Bei Nachweis von Chlamydien/Ureaplasma:** Doxycyclin 2 × 100 mg/d p. o. oder Levofloxacin (Tavanic®) 1 × 500 mg/d p. o.
- **Antiphlogistika:** z. B. Voltaren® resinat 1 bis max. 2 Kps./d
- **Analgetika,** z. B. Metamizol (Novaminsulfon, Novalgin®) 4 × 20 Tr. = 500 mg o. Tramadol (Tramal®) 100 mg = 1 Amp. i. v. (in Komb. mit Metoclopramid als Kurzinfusion)
- **Physikalische Begleitther.:** Hochlagerung mit Hodenbänkchen, ggf. Kühlung mit Eisbeuteln
- Bettruhe, Low-Dose-Heparinisierung

Epididymitis Meist gleichzeitig HWI o. Prostatitis. Vor Antibiotikather. Urin- u. ggf. Blutkulturen abnehmen; Dauer der Antibiotikather. ca. 14 d.

- **Antibiotikather.,** z. B. Gyrasehemmer (Ciprobay®) 2 × 500 mg/d p. o., alternativ: Cefixim 2 × 200 mg/d p. o. oder Cefuroxim 3 × 1,5 g/d i. v.

14

- **Komplizierter Verlauf:** Cefotaxim (Claforan®) 3 × 2g/d i. v. kombiniert mit Gentamicin (Refobacin®) 1 × 5 mg/kg KG/d i. v., alternativ: Ampicillin/Sulbactam (Unacid®) 3 × 1 g/d i. v. mit Gentamicin
- **Nosokomial erworbene Inf. o. Ther.-Versagen** (z. B. bei DK-Trägern): Piperacillin/Tazobactam (Tazobac®) 3 × 4,5 g/d i. v. mit Gentamicin (Refobacin®) 1 × 5 mg/kg KG/d i. v., altern. Ciprofloxacin (Ciprobay®) 2 × 500 mg/d p. o. oder Ceftazidim (Fortum®) 3 × 2 g/d i. v. kombiniert mit Gentamicin (Refobacin®) 1 × 5 mg/kg KG/d i. v. oder Imipenem (Zienam®) 3 × 1 g/d i. v. mit Gentamicin (Refobacin®) 1 × 5 mg/kg KG/d i. v.
- **Antiphlogistische Ther. mit Diclofenac:** Voltaren® resinat 1 bis max. 2 Kps./d
- Bettruhe, ggf. Kühlung mit Eisbeuteln, Hochlagern mit Hodenbänkchen
- **Bei Restharnbildung** Einlage eines SPBK

Fournier-Gangrän Notfall. Sofortige chir. Intervention, ausgedehnte Nekrektomie erforderlich!

Lieber eine Epididymitis zu viel operativ freigelegt als eine Hodentorsion übersehen!

14.7 Priapismus

14.7.1 Klinik und Differenzialdiagnose

Klinik Schmerzhafte Dauererektion ohne sexuelle Stimulation für > 2 h. Häufig starke Schmerzen. Nach einigen Stunden livide Verfärbung der Glans penis, gelegentlich kann der gesamte Penis verfärbt sein. Unterschieden werden ein High- sowie Low-Flow-Typ.

Differenzialdiagnose

- **Prim. idiopathischer Priapismus:** unklare Ursache, selten durch verlängerte sexuelle Stimulation
- **Sek. Priapismus:**
  - Nach Anwendung vasoaktiver Substanzen bei Schwellkörperautoinjektionsther. (SKAT) o. Einnahme von PDE-V-Hemmern zur Impotenzther.
  - Alkohol- u. Marihuanaabusus
  - Tiefe Beinvenenthrombose (▶ 4.8)
  - Bluterkr., z. B. Leukämie, Polyzythämie
  - Medikamente: Chlorpromazin, Kortison
  - Verletzungen: Penistrauma, Rückenmarksverletzungen
  - Lokale Entzündungen: Penisphlegmone, Kavernitis (spez., unspez.)
  - Sepsis, Urämie
  - Peniskarzinom, -metastasen
  - Tumoren im kleinen Becken: Prostata-, Rektum-CA, Schwellkörpermetastasen
  - Erkr. des ZNS: MS, apoplektischer Insult, Hirntumoren, tuberöse Sklerose
  - Stoffwechselerkr.: Diab. mell., Gicht

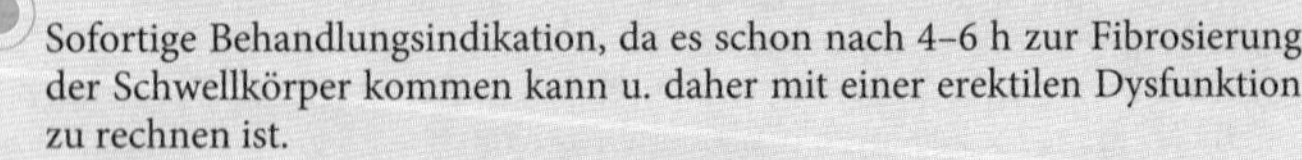

Sofortige Behandlungsindikation, da es schon nach 4–6 h zur Fibrosierung der Schwellkörper kommen kann u. daher mit einer erektilen Dysfunktion zu rechnen ist.

14.7.2 Diagnostisches Vorgehen

Anamnese
- Vorerkr., Medikamente, SKAT, Alkohol- u. Drogenabusus?
- Sexualanamnese: ungewöhnliche Sexualpraktiken (z. B. Einführung von Gegenständen in die Harnröhre)?

Körperliche Untersuchung
- **Inspektion, Palpation:** Corpora cavernosa derb u. steif. Glans u. Corpus spongiosum weich u. auspressbar. Suche nach Metastasen u. regionalen Lk. Lokale Infektionszeichen (Penisphlegmone, Kavernitis)?
- **Neurostatus** (Hinweise auf Seitendefizite, MS)

Weiterführende sofortige Diagnostik
Labor: BB, CRP (Inf., Bluterkr.), BZ (Diab. mell.), Krea (Urämie), Gerinnungsstatus (erhöhte Blutungsneigung, evtl. präop.).

14.7.3 Therapeutisches Vorgehen

Sofortige Maßnahmen
- **Jeden Pat. mit Priapismus aufnehmen.** Kontaktaufnahme Urologie
- **Peripherer Zugang** mit großlumiger Kanüle. Analgesie mit Tramadol (z. B. Tramal®) 100 mg = 1 Amp. als Mischspritze evtl. mit Metoclopramid (z. B. Paspertin®) 10 mg = 1 Amp. i. v. Bei Bedarf Sedierung mit Diazepam (z. B. Valium®) 10 mg i. v.
- **Anlage eines Peniswurzelblocks** mit 20 ml Scandicain o. Xylocain 1 %
- **Laterale stammnahe Punktion der Corpora cavernosa** mit einer 19-G-Butterfly-Kanüle u. Gewinnung von Blut. BGA-Kontrolle aus dem gewonnenen Blut zur Differenzierung zwischen High- (arterielle Werte) u. Low-Flow-Priapismus (venöse Werte)
- **High-Flow-Priapismus:** Parazentese beenden, stattdessen ergänzende Angio-CT o. -MRT des Beckens zur Suche nach einer häufig ursächlichen AV-Fistel. Diese ist dann im Verlauf zu versorgen.
- **Low-Flow-Priapismus:** Fortführen der Parazentese bis zur Rearterialisierung des gewonnenen Blutes (BGA-Verlaufskontrollen!), anschließend fraktionierte intrakavernöse Injektion von bis zu 1–2 mg Etilefrin (Effortil®, internationale Apotheke). Falls nach 10–15 min erfolglos, erneute Aspiration von Staseblut u. Injektion von 5 mg Etilefrin o. Injektion von 0,01–0,02 mg Noradrenalin intrakavernös, bis Detumeszenz eintritt. NW: Tachykardie, RR- Krisen, Arrhythmie, Myokardinfarkt (engmaschige Kontrolle des Pat. mit EKG u. RR-Monitoring), Nekrose im Bereich der Schwellkörper
- Lokale Kühlung, ggf. elastischer Wickel
- Verlegung in Urologie (ggf. Anlage eines kavernospongiösen Shunts)

14.8 Paraphimose

Klinik Durch die zurückgestreifte, relativ zu enge Vorhaut kommt es zur Drosselung der Durchblutung der Penisspitze u. zur ödematösen Schwellung von Präputium u. Glans. Der proximale Penis ist unauffällig.

14

Jede nicht reponierte Vorhaut bei transurethralem Katheterismus kann zu einer Paraphimose führen.

Therapeutisches Vorgehen

- Versuch manueller Reposition ▶ Abb. 14.1; ggf. vor Reposition Peniswurzelblock mit 20 ml Scandicain o. Xylocain 1 %
- Im Rahmen der Reposition Entfernung eines ggf. einliegenden Blasenkatheters
- Ödem der Glans penis auspressen (Glans u. Schnürring mit der gesamten Hohlhand komprimieren). Vorhaut nach vorn reponieren. Alternativ: Zeige- u. Mittelfinger beider Hände hinter den Präputialring legen. Glans penis mit beiden Händen komprimieren, Vorhaut überstreifen
- Reposition frustran → Verlegung in urol. Abt. zur operativen Revision (dorsale Inzision)

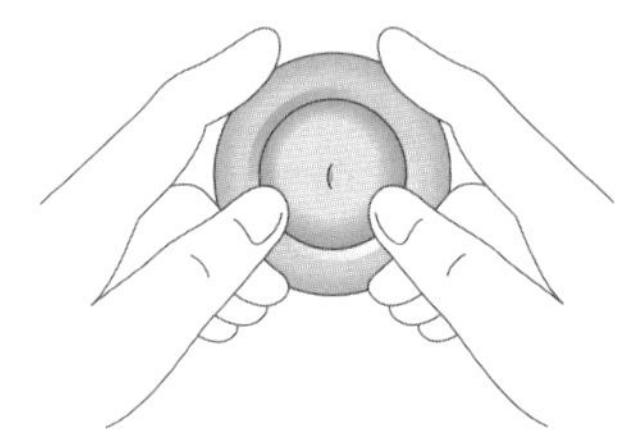

Abb. 14.1 Manuelle Reposition bei Paraphimose [L190]

Wird die Strangulation belassen, kann es zur Gangrän der Glans penis u. des Präputiums kommen.

14

14.9 DRG-Codes

Die wichtigsten DRG-Codierungen in der Urologie sind ▶ Tab. 14.2 zu entnehmen.

Tab. 14.2 DRG-Codes: urologische Erkrankungen

Krankheitsbild	DRG-Code
Akuter Harnverhalt	R33
Akutes Skrotum	N50.9
Algurie	R30.9
Epididymitis u. Orchitis	N45.-
Hämaturie	N02.-
Hodentorsion inkl. Samenstrangtorsion	N44.0
Niereninfarkt	N28.0
Nierenkolik	N23
Nierenverletzung	S37.0-
Paraphimose	N47
Polyurie	R35

Tab. 14.2 DRG-Codes: urologische Erkrankungen *(Forts.)*

Krankheitsbild	**DRG-Code**
Priapismus	N48.3-
Priapismus, Low-Flow-Typ	N48.30
Priapismus, High-Flow-Typ	N48.31
Prostatitis	N41.-
Pyelonephritis	N12
Skrotalhernie	K40.-
Urosepsis	A41.-
Zystitis	N30.-

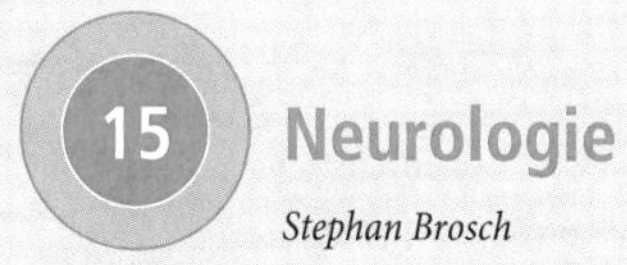

15 Neurologie

Stephan Brosch

15.1 Notfalltabelle und Checkliste

Neurol. Notfälle: ▶ Tab. 15.1.

Tab. 15.1 Neurologische Notfälle

Diagnose	Maßnahmen	Medikament/Therapie
Intrazerebrale Blutung	cCT mit KM-Angio (Blutungsquelle) Neurochir. Konsil Intensivmed. Überwachung RR_{syst} um 140 mmHg (120–160) 6-h-Verlaufs-CT	PPSB-Gabe bei Marcumar® (30 IE/kg + 10 mg Vit. K bei INR < 2) Antidotgabe bei NOAK (Idarucizumab 5 g bei Dabigatran) Fieber senken (Paracetamol, Novalgin) Urapidil/Nepresol-Perfusor
Hirninfarkt	cCT mit KM-Angio (Media-/Basilarisverschluss?) Neurol. Konsil: Lyse-Ind.? Gefäßverschluss: Neuroradiologie kontaktieren Stroke-Unit, O_2-Gabe RR_{syst} < 200 mmHg (Karotisstenose) RR_{syst} < 185 mmHg bei Lyse	Zeitfenster für Lyse/Thrombektomie: 4,5/6 h (Basilaris bis zu 24 h) Intravenöse rtPA-Lyse (0,9 mg/kg KG, max. 90 mg, 10 % Bolus, Rest über 1 h im Perfusor) Urapidil/Nepresol-Perfusor Fieber senken (Paracetamol, Novalgin)
Status epilepticus	cCT (bei nicht Wiedererlangen des Bewusstseins nach 15 min: Blutung, Ischämie, Hirnödem?) Atemwegssicherung (nicht Hände im Mund bei generalisiertem Anfall!) Intensivmed. Überwachung O_2-Gabe, BZ u. E'lyte prüfen	1. Lorazepam/Clonazepam 1–2 mg i. v. (ggf. erneut) 2. Levetiracetam 2–4 g i. v. als Kurzinfusion (250 ml NaCl 0,9 %) 3. Lacosamid 400 mg i. v. als Kurzinfusion (250 ml NaCl 0,9 %) 4. Phenytoin 750 mg i. v. (Perfusor über 1 h) 5. Propofol 4 mg/kg KG/h (ggf. bis zur Intubation) Fieber senken (Paracetamol, Novalgin)
Bakterielle Meningitis	Bei hochgradigem Verdacht: Isolation Schnelltest Meningokokken verschicken (Serum) cCT bei Hirndruckzeichen (Vigilanz, Erbrechen) LP u. unmittelbare Antibiotikagabe Intensivmed. Überwachung Umgebungsprophylaxe bei Meningokokken	Ceftriaxon 4 g/d i. v. (ggf. Reduktion je nach Mibi) Ampicillin 15 g/d i. v. Aciclovir 3 × 750 mg i. v. (bis zum Ausschluss via Liquorergebnisse) Dexamethason (4 ×10 mg über 4 d bei Pneumokokken) Fieber senken (Paracetamol, Novalgin)
Myasthene Krise	Laborkontrolle u. Infektbehandlung Aspirationsprophylaxe Intensivmed. Überwachung, ggf. NIV	Immunglobuline i. v. (IVIG), 1 g/kg KG (3–5 d) o. Plasmapherese (5 d) Pyridostigmin-Perfusor

Checkliste

First Impression

- Pat. wach/somnolent/soporös? Blickkontakt? Angst?
- Vitalparameter (RR, Puls, Temp., BZ, Atmung), Gangfähigkeit? Hautkolorit? Erbrechen?

Anamnese
- Symptombeginn?
- Analgetikaresistente Kopfschmerzen? Amnesie?
- Vaskuläre Risikofaktoren? Neurol. Erkr. in der Familie, bek. Epilepsie?
- Internistische Krankheiten, v. a. kardiale (KHK, Klappenfehler, Vorhofflimmern?)
- Grippaler Inf. (Begleitmeningitis)? Psychovegetative Faktoren?

Medikamentenanamnese Antikoagulation, ASS? Sedativa, Psychopharmaka? Betablocker? Antikonvulsiva?

Klinische Untersuchung
- **Neuro-Status:** Vigilanz u. Orientierung, Meningismus, Hirnnerven (Pupillo- u. Okulomotorik!), Paresen u. Hypästhesien, Koordination (Finger-Nase-Versuch), Babinski, Urin-/Stuhlabgang o. Zungenbiss?
- **Herz:** auffällige Geräusche (z. B. Klick bei Klappenersatz, Hinweise auf Vitien)?
- **Lunge:** Schwere Obstruktion o. Rasselgeräusche?
- **Hals:** Strömungsgeräusch über Karotiden?
- **Extremitäten:** Hinweise auf Thrombose (paradoxe Embolie bei PFO), Ödeme?

Weiterführende sofortige Diagnostik
- **12-Kanal-EKG:** Hinweise auf myokardiale Ischämie (Koinzidenz bei SAB/ICB/Ischämie)? (Hämodynamisch relevantes) Vorhofflimmern?
- **Labor:** Entzündungszeichen (BB, CRP), E'lyte (K^+, Na^+ bei Krampfanfällen u. unklarer Vigilanzminderung), Gerinnung (INR bei Lyse), Medikamentenspiegel (V. a. Intoxikation o. antikonvulsiver Medikation), Schilddrüsen-, Nieren- u. Leberwerte, CK, ggf. Troponin
- **cCT:** bei V. a. SAB/ICB, neuen Paresen (mit CT-Angio falls Thrombektomie/Lyse), Übelkeit u. Erbrechen (Antikoagulation o. ASS?), unklarer Vigilanzminderung, V. a. Meningitis (Hirndruckzeichen?), erstmaligen Krampfanfall u. Alkoholentzugsanfall
- **Liquorpunktion:** bei V. a. Meningitis, bei V. a. SAB (falls cCT neg.)
- **cMRT:** bei Wake-up-Stroke (Mismatch zwischen DWI u. FLAIR)
- **Rö-Thorax:** bei V. a. Pneumonie (Liegetrauma bei Schlaganfällen o. Triggerfaktor für Krampfanfälle)
- **Urinstatus:** HWI häufigster Triggerfaktor für Krampfanfälle im höheren Alter, zudem häufig in Komb. mit Exsikkose bei dementen/alten Pat. mit „Wesensänderung/Sprachstörung"

15

15.2 Neurologische Untersuchung

15.2.1 Klinische Untersuchung

Untersuchung von Bewusstseinslage und psychischem Zustand

- **Bewusstseinszustand:**
  - wach/somnolent (schläfrig, aber erweckbar)
  - soporös (durch heftige Reize kurz erweckbar, kein Blickkontakt)
  - komatös (nicht erweckbar) ▶ 3.7
- **Orientierung:** Zeit, Ort, Person, Situation

- **Stimmung:** freundlich, traurig, gehoben. Angemessenheit der Emotionen
- **Sprache:** Quantität (schweigsam, logorrhoisch), Artikulation, Verständnis?
- **Denkvermögen:** Logisch u. zusammenhängend? Einsicht in Sachverhalte? Formale Denkstörungen (z. B. Ideenflucht, Gedankenabreißen?)
- **Gedankeninhalte:** Zwänge, Wahnvorstellungen, Halluzinationen
- **Gedächtnis:** Kurzzeitgedächtnis (z. B. Wiederholen einer vierstelligen Zahl), rezentes Gedächtnis (Ereignisse vor 1 h), Langzeitgedächtnis (z. B. ältere persönliche Daten)

Meningismuszeichen

▶ Abb. 15.1.

Die aufgeführten Meningismuszeichen verschwinden mit zunehmender Bewusstseinstrübung.

- **Nackensteifigkeit:** Kopfneigung bis zur Brust möglich? Auch Kopfdrehung prüfen.
- **Lasègue:** gestrecktes Bein im Liegen anheben. Schmerzen bei Wurzelirritation, muskulärer Verspannung o. meningealer Reizung (z. B. Meningitis, SAB).
- **Umgekehrter Lasègue:** Prüfung wie Lasègue, in Bauch- o. Seitenlage. Schmerzen bei Wurzelreizung, jedoch nicht bei muskulärer Verspannung.
- **Kernig:** Pat. liegt mit in Hüft- u. Kniegelenk um 90° gebeugtem Bein auf dem Rücken. Schmerzen beim Strecken des Beins senkrecht nach oben (wie Lasègue).
- **Brudzinski:** Bei passiver Kopfbewegung nach vorn kommt es bei meningealer Reizung zu einem reflektorischen Anziehen der Beine.

Hirnnervenprüfung

- **Pupillomotorik:** Pupillen isokor, dir. u. indir. lichtreagibel
- **Okulomotorik:** Blickfolge horizontal u. vertikal
- **Gesichtsfeld:** Augen fixieren Nase des Untersuchers, jener bewegt Hände seitlich
- **Fazialisprüfung:** Asymmetrie? Verstrichene Nasolabialfalte? Stirnrunzeln, Augen zukneifen, Zähne zeigen, Backen aufblasen
  - **Peripher:** Stirnrunzeln nicht möglich, Bell-Phänomen (Lidschluss unvollständig, beim Augenschließen wird Drehung des Augapfels u. Bindehaut sichtbar)
  - **Zentral:** Stirnast intakt, kein Bell-Phänomen, Mundast betroffen!
- **Zungenbewegung, Gaumensegel symmetrisch, Schlucken**

Paresen

- **Proximal**: Arm- u. Beinhalteversuch: Absinken o. Pronation der Hände?
- **Distal**: Faustschluss, Fußhebung u. -senkung

Koordination

- **Finger-Nase-Versuch** (FNV): Pat. führt seinen Zeigefinger zur Nasenspitze.
- **Knie-Hacke-Versuch** (KHV): Ferse auf das Knie des anderen Beins setzen.
- **Ataxie:** unkontrollierte, überschüssige Bewegungen zum Ziel.
- **Dysmetrie:** Bewegung ruhig, aber Ziel verfehlend.

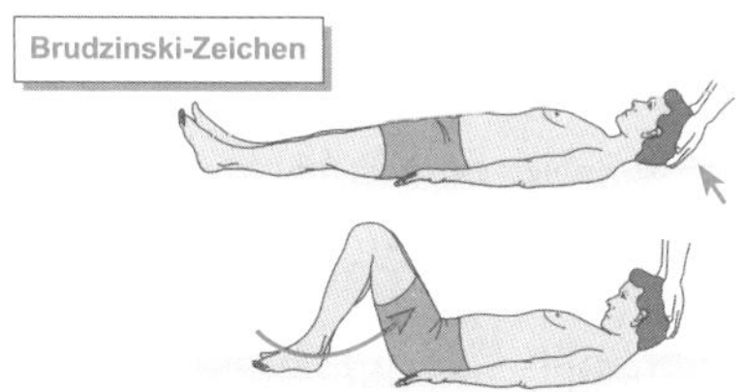

Positiver Brudzinski:
Passive Kopfbewegung nach vorn führt zum reflektorischen Anziehen der Beine

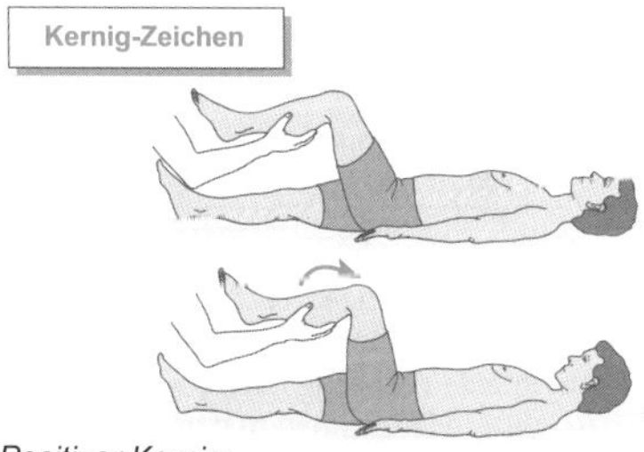

Positiver Kernig:
Hüft- und Kniegelenk um 90° gebeugt, Schmerzen und reflektorischer Widerstand beim Strecken des Kniegelenks nach oben

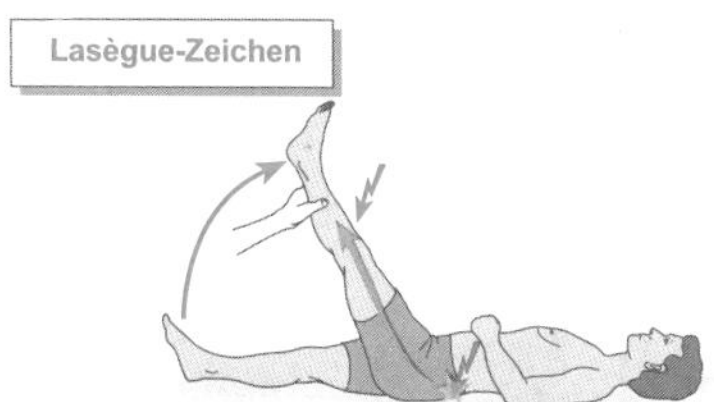

Positiver Lasègue:
Patient liegt flach, Anheben des Beins führt zu reflektorischem Widerstand und Rückenschmerz, der bis in die Wade ausstrahlt (positiv bei Bandscheibenvorfall, Ischias-Syndrom, „Meningismus")

Abb. 15.1 Meningismuszeichen [L106]

Prüfung der Sensibilität

Geprüft werden Berührungs-, Schmerz-, Temperaturempfinden (Desinfektionsspray) sowie der Vibrationssinn (Stimmgabel).

Reflexprüfung

Muskeleigenreflexe (MER) Monosynaptisch; keine Ermüdung. Bahnung (d. h. erleichterte Auslösung):

- **Jendrassik-Handgriff** (Fingerhakeln mit sich selbst), für die Beinreflexe
- Aufeinanderbeißen der Zähne, für die Armreflexe

Merkregel für die Reflexe u. ihre Segmente (▶ Tab. 15.2):

- **Steigerung**: Funktionsstörungen der Pyramidenbahnen (ZNS: Gehirn u. Rückenmark)
- **Abschwächung:** periphere Nervenschädigungen

Ein Reflex gilt nur als fehlend, wenn die Bahnung erfolglos war.

Tab. 15.2 Merkregel für die Reflexe und ihre Segmente

	ASR	PSR	RPR	BSR	TSR
Segment*	S1–2	L3–4	C5–6	C5–6	C7–8

* Ansteigende Folge der Segmentzahlen, wenn Reflexe am Körper von unten nach oben getestet werden
ASR: Achillessehnenreflex, PSR: Patellarsehnenreflex, RPR: Radiusperiostreflex, BSR: Bizepssehnenreflex, TSR: Trizepssehnenreflex

Kloni Rasche, wiederholte Abfolge von Eigenreflexen (= gesteigerte Reflextätigkeit) Seitendifferenz u. fehlende Erschöpfung sind path. (Pyramidenbahnschädigung).

- **Patellarklonus auslösen:** Patella ruckartig nach distal schieben
- **Fußklonus auslösen:** ruckartige Dorsalflexion des Fußes

Fremdreflexe Polysynaptisch; erschöpflich. Verlust der Fremdreflexe: empfindlicher Indikator für eine Pyramidenbahnschädigung.

- **Bauchhautreflexe** (**BHR**; Th9–12): in drei Höhen prüfen (Dermatome ▶ Abb. 15.2); mit stumpfer Spitze rasch u. energisch von lateral nach medial über die Bauchhaut streichen → sichtbares Zucken der Bauchmuskulatur

15

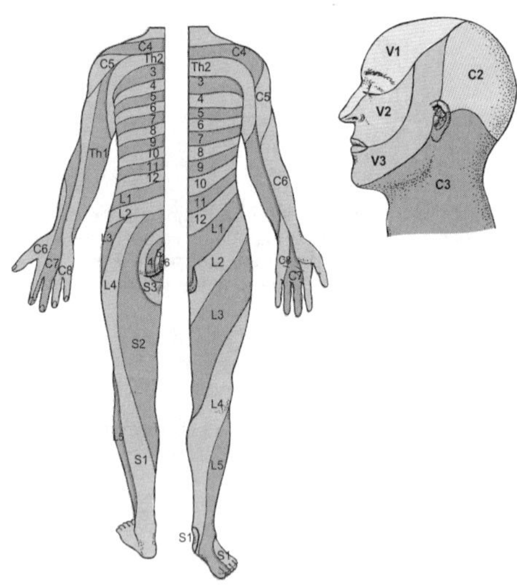

Abb. 15.2 Dermatome [L190]

- **Ausfall kann Frühzeichen bei MS** sein; wichtig zur Höhenlokalisation von RM-Läsionen
- Falsch neg. Ergebnisse z. B. bei **Adipositas**

Pathologische Reflexe Frühzeichen einer Pyramidenbahnläsion (*proximal* der Pyramidenbahnkreuzung – in der oberen Medulla oblongata – kontralateral, *distal* ipsilateral – inkl. Kleinhirn):

- **Babinski-Reflex:** Bestreichen des äußeren Randes der Fußsohle von der Ferse in Richtung Zehen: Dorsalextension der Großzehe + Plantarflexion der Zehen II–V
- **Gordon-Reflex:** Kneten der Wadenmuskulatur: wie Babinski
- **Oppenheim-Reflex:** kräftiges Bestreichen der Tibiakante nach distal: wie Babinski

15.2.2 Laborchemische Untersuchung

Liquoruntersuchung

Normalwerte Liquor

- Gesamteiweiß: 0,15–0,45 g/l
- Glukose: ≅ 70 % des BZ
- Zellzahl: < 5/µl, davon 60–70 % Lymphozyten, 30–40 % Monozyten
- Laktat < 2,1 mmol/l

- **Inspektion:** Eitrig, blutig?
- **Zellzählung, Diff-BB, mikroskopisches Direktpräparat** (Gramfärbung), bakteriol. Kultur (Pneumo-, Meningokokken)
- **Zuckergehalt:** ↓ bei bakt. Inf.
- **Laktat:** > 3,5 mmol/l bei bakt. Inf.
- **Eiweiß:** Gesamteiweiß; Elektrophorese (IgG, IgA, IgM, monoklonale IgG-Banden) im Vergleich mit Serumproteinen (Reiber-Schema)
- **Xanthochromer Überstand** nach Zentrifugation → Hinweis auf Einblutung in den Liquor (z. B. SAB)

15

15.3 Kopfschmerzen

15.3.1 Diagnostisches Vorgehen

Eine rasche Abklärung ist bei neurol. Symptomen u. Bewusstseinsstörung, Fieber o. vegetativer Begleitsymptomatik (z. B. Erbrechen) notwendig. Weniger dringlich sind chron. Kopfschmerzen, z. B. bei bek. „Wetterfühligkeit".

Anamnese

- Vigilanz, Orientierung (z. T. einziges Symptom bei Ischämie/SAB/ICB/Meningitis)?
- Beginn u. Dauer der Schmerzen: chron. rezid. (bekannt) o. erstmalig?
- Übelkeit, Erbrechen (z. T. einziges Symptom eines **Kleinhirninfarkts**)?

- Hirndruckzeichen: Erbrechen/Übelkeit, Visusstörung, Verwirrtheit, Vigilanzminderung?
- Seh-, Sprachstörung, Kraftminderung o. Parästhesien (zerebrale Ischämie)?
- Schwindel o. Gangunsicherheit? Synkope?
- Bes. seelische Belastungen (psychogene o. Spannungskopfschmerzen)?
- Kopftrauma in den letzten Wochen o. Monaten (z. B. Subduralhämatom)?
- **Grunderkr.: Fieber, Anämie, Hypertonie?** Vorhofflimmern, Arteriosklerose?
- Hinweise auf akute Inf.: Entzündungsparameter (häufig bei Virusinf.)?
- Neue Medikamente? Regelmäßige Einnahme von Analgetika?
- Neurol. Begleitsymptome → Pat. am Monitor überwachen

Untersuchung

- **EKG:** VHF als Auslöser zerebraler Ischämien?
- **LP:** bei V. a. Meningitis o. SAB (falls cCT neg.)
- **cCT:** bei V. a. ICB/SAB, Ischämie o. Sinusthrombose, posttraumatischen Kopfschmerzen, neurol. Symptomen u. unklarer Vigilanzminderung

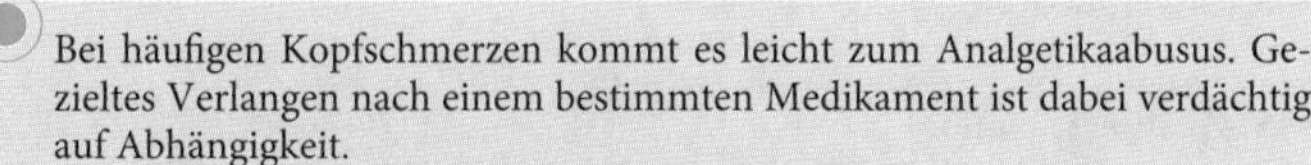
Bei häufigen Kopfschmerzen kommt es leicht zum Analgetikaabusus. Gezieltes Verlangen nach einem bestimmten Medikament ist dabei verdächtig auf Abhängigkeit.

15.3.2 Differenzialdiagnose

Ursachen akuter Kopfschmerzen

Sinusitis

- **Klinik:** frontal betonte bohrende o. klopfende Kopfschmerzen, Schmerzverstärkung bei Kopfneigung nach vorn. Klopfschmerzhaftigkeit über der betroffenen Nebenhöhle
- **Diagn.:** Klinik, ggf. radiol. Nachweis (cCT) verschatteter Nasennebenhöhlen mit Spiegelbildung
- **Ther.:** abschwellendes Nasenspray, Inhalationen, Ibuprofen (bis zu 2.400 mg/d), ggf. Unacid (bei Fieber u. Hinweisen auf bakt. Genese wie Eiter)

Posttraumatische Kopfschmerzen

- **Klinik:** Prellmarken o. a. Hinweise auf Trauma?
- **Diagn.:** z. A. Kalottenfraktur sowie intrakranieller Hämatome (epi- o. subdurales Hämatom) sofortiges cCT bei neurol. Ausfällen o. Bewusstseinsstörung, zudem *immer* bei blutverdünnender Medikation
- **Ther.:**
  - Novalgin o. Paracetamol 1.000 mg (i. v. oder p. o.)
  - Kein ASS (mögliche Blutungskomplikation)

Sek. Kopfschmerzen

- Hypertensive Krise
- Akutes Glaukom
- Zerebrale Hypoxie, z. B. durch Hypotonie, Herzinsuff., Anämie
- Fieber, Schlafmangel, Alkohol- u. Nikotinabusus (o. -entzug), Medikamente

Meningitis/Enzephalitis

- **Klinik:** Fieber, Meningismus, Hirnnervenlähmungen u. Bewusstseinstrübung. Kopfschmerz, Übelkeit u. Erbrechen (bei erhöhtem intrakraniellem Druck)
- Rasche **Diagn. + Ther.** (Lebensgefahr!): Antibiotika, CT, LP ▶ 15.4

Zerebrale Ischämien Im Vordergrund stehen neurol. Ausfälle (z. B. sensomotorische Hemiparese) ▶ 15.3.

Intrazerebrale Blutungen/Hirnmassenblutung

- Häufigkeit: ca. 20 % der zerebralen Insulte, v. a. bei art. Hypertonie
- **Klinik:** bei größeren Blutungen ausgeprägte Bewusstseinstrübung u. Herdblick; bei kleineren Blutungen oft schwierige klin. DD zu ischämischen Insulten. Häufiger vegetative Begleitsymptome (z. B. Erbrechen), Anisokorie
- **Diagn.:** cCT zur raschen DD Blutung/Ischämie
- **Ther.:**
  - Oberkörperhochlagerung um 30°, ggf. Atemwegssicherung
  - Senkung hypertensiver RR-Werte (Ziel-RR_{syst} 120–160 mmHg)
  - Urapidil (Ebrantil®) 10–50 mg fraktioniert i. v., Nepresol-Perfusor o. Clonidin 0,075 mg s. c.
- **Cave:** keine zu abrupte RR-Senkung (Gefahr der zerebralen Hypoperfusion)
- Nach Sicherung der Vitalfunktionen rasche RS/Verlegung in neurochir. Klinik

Subarachnoidalblutung Meist Aneurysmablutung, selten sek. o. traumatisch.

- **Klinik:** plötzliche, unbek. **„Vernichtungskopfschmerzen"** (oft z. B. bei Husten, Pressen, Geschlechtsverkehr), ggf. Meningismus, Bewusstseinsstörungen, Übelkeit
  Cave: Meningeale Reizzustände können bei leichteren Blutungen fehlen.
  Diagn.:
  - cCT (innerhalb der ersten 48 h ist in 95 % pos. Nachweis möglich), bei Nachweis im Nativ-CT, anschließende CT Angio (Aneurysmasuche)
  - LP, falls cCT neg. ist (kontinuierlich blutiger Liquor in 3-Gläser-Probe)
- **Ther.:** Nimodipin-Gabe (Nimotop®) 6 × 30 mg p. o., Ziel-RR_{syst} 120–160 mmHg
- Sofortige Verlegung in neurol./neurochir. Klinik

Sinusvenenthrombose

- Prim. Thrombose (z. B. Gerinnungsstörungen, Schwangerschaft/Wochenbett)
- Sek.: septische Thrombenbildung bei eitriger Inf. im Gesichtsbereich
- **Klinik:** Kopfschmerzen (evtl. einziges Frühsymptom), Bewusstseinsstörungen, Verwirrtheit, Stauungspapille (Frühzeichen). Evtl. Zeichen einer Sepsis
- **Diagn.:** Hinweise im cCT mit venöser Angio; Sicherung durch MRT
- **Ther.:** Vollheparinisierung (auch bei Stauungsblutungen!), Hirndruckther., ggf. Antibiotika bei septischem Fokus
- Sofortige Verlegung in neurol. Klinik

Arterielle Dissektion Lumeneinengung durch Blutung in die Gefäßwand der A. carotis o. A. vertebralis, z. B. nach Schleudertrauma o. chiropraktischen Manövern.

- **Klinik:** bei Karotisdissektion halbseitige Nacken-/Kopf- u. Gesichtsschmerzen, evtl. Horner-Sy. des Auges auf der ipsilateralen Seite (Miosis, Ptosis, Enophthalmus). Bei starker Lumeneinengung zerebrale Ischämie mit neurol. Ausfällen. Bei **Vertebralisdissektion** kann die Klinik allein Nackenschmerz u. Schwindel sein!
- **Diagn.:** evtl. Strömungsgeräusch über betroffenem Gefäß, Doppler-Sono, MR- o. CT-Angio
- **Ther.:**
  - ASS bei stabiler Situation bzw. bereits großem Infarkt
  - Antikoagulation bei rezid. Ischämien o. großem intraluminalem Thrombus
  - Ggf. Angio zum Stenting

Ursachen rezidivierender Kopfschmerzen

Migräne

- **Klinik:**
  - Oft morgens beginnender, pochender Halbseitenkopfschmerz (Seitenwechsel möglich) mit Übelkeit, Erbrechen, Phono-/Photophobie
  - 10–15 % mit Aura (meist vor dem Schmerz), Symptomdauer ≤ 60 min
  - Visuell (Hemianopsie, Lichtblitze, Flimmersehen)
  - Vorübergehende Halbseitensymptomatik (Paresen o. Kribbelparästhesien)
  - Sprachstörungen
  - Auch Aura ohne Kopfschmerz möglich („migraine sans migraine")
- **Auslöser:** Nahrungsmittel (Käse, Rotwein, Schokolade), Nikotin, Be- o. Entlastungssituationen (Wochenendmigräne), körperl. Anstrengungen
- **Ther.:**
  - Reizabschirmung in abgedunkelten Räumen
  - ASS o. Paracetamol 1.000 mg p. o./i. v./Supp., ggf. Vomex®
  - Bei schweren Anfällen Sumatriptan 100 mg p. o.
    Cave: bei Anwendung bei Hypertonus o. KHK

Cluster-Kopfschmerz

- **Klinik:** v. a. bei Männern auftretende einseitige Schmerzattacken in der Orbitaregion für 20–30 min, begleitend Tränenfluss, Augenrötung, Miosis u. Ptosis des ipsilateralen Auges (Horner-Sy.). Phasenweise gehäuft (3–4 Anfälle/Wo.), dann wieder lange anfallsfreie Intervalle
- **Ther.:**
  - O_2-Inhalation 8 l/min über 15 min
  - Sumatriptan 6 mg s. c.
  - Ipsilaterale nasale Applikation von Sumatriptan/Zolmitriptan o. 1 ml Lidocain-Lsg. 4 %
  - Evtl. Steroidstoß (Prednisolon 1.000 mg/d über 3–5 d)

15

Trigeminusneuralgie Blitzartig einschießende, einseitige Schmerzattacken **(wenige Sekunden)** im Versorgungsbereich von Trigeminusästen (meist 2./3. Ast, DD Zahnschmerzen).

- **Klinik:**
  - Schmerzbedingte Verkrampfung der mimischen Muskulatur. Meist idiopathische Form, selten sympt. (z. B. bei MS, Entzündungen, Tumoren), in diesen Fällen auch bds. Neuralgien möglich. Auslösung der Schmerzattacken durch Reizung von Triggerpunkten (Kälte, Kauen)
  - ! Keine okuläre Beteiligung **(DD: Cluster-Kopfschmerz)**
- **Ther.:**
  - Unter EKG-Monitoring: Phenytoin i. v. 200–400 mg (Off-Label)
  - ASS 1.000 mg i. v., ggf. Opioide, z. B. Tramadol o. Dipidolor
  - Anfallsprophylaxe: Carbamazepin 3 × 200 mg/d (Spiegelkontrolle!)

Riesenzellarteriitis I. d. R. ältere Pat., Auftreten bei Polymyalgia rheumatica o. als isolierte **Arteriitis temporalis** (z. T. Beteiligung intrakranieller Gefäße + A. ophthalmica).

- **Klinik:** heftigste temporale Kopfschmerzen, gelegentlich druckschmerzhafte, verhärtete A. temporalis. Evtl. Amaurosis o. ischämische Insulte, bei Polymyalgia rheumatica Muskel- u. Gelenkschmerzen (v. a. morgens mit extremer Steifigkeit), **Kauschmerz!** (DD: Kiefergelenkarthrose), z. T. B-Symptomatik

- **Diagn.: 3 von 5 ACR-Kriterien** (s. u.), Duplexsono („Halozeichen"), cMRT
  - Klinik mit neuartigen Kopfschmerzen
  - Alter ≥ 50 J.
  - Labor: Sturzsenkung (BSG ↑), CRP ↑, ggf. Leukozytose
  - Histol. Sicherung (Biopsie aus A. temporalis, auch unter Kortison)
  - Abnorme Temporalarterien (Druckdolenz, Pulsationsschwäche)
- **Ther.:**
  - Bei Visusminderung/neurol. Symptomen: Prednisolon 500–1.000 mg i. v. über 3–5 d, zudem dann ASS 100 mg p. o.
  - (Danach) Prednisolon 60–80 mg/d p. o., sukzessive Reduktion auf 5–10 mg/d
  - Sympt. Schmerztherapie mittels Paracetamol

Ursachen chronischer Kopfschmerzen

HWS-Syndrom Mit Ausstrahlung okzipital u. frontal. Begleitend Brachialgien, evtl. radikuläre Ausfälle.

Kiefergelenkarthrose Ausstrahlung in Stirn u. Nacken möglich. Knacken u. Druckschmerzhaftigkeit des Kiefergelenks, Bruxismus (Zähneknirschen)?
Ther.:
- NSAR, z. B. Diclofenac 100 mg als Supp.
- Physiother. Maßnahmen, zahnärztl. Vorstellung (Fehlstellungen?)

Spannungskopfschmerz Konstanter, oft bds. o. ringförmiger Kopfschmerz temporookzipital, abends am stärksten. Verstärkung unter psychischen Belastungen.
Ther.:
- Analgetika/Tranquilizer nur kurzfristig einsetzen (Gefahr der Suchtentwicklung!)
- Stress vermindern, Schlafhygiene, ggf. Psychotherapie
- Ggf. medikamentöse Therapie: Amitriptylin 2 × 25–100 mg/d p. o. (auch bei Pat. ohne Depression)

Intrakranielle Raumforderungen Kopfschmerz morgens am stärksten, evtl. begleitet von Übelkeit, Abnahme der Schmerzen über den Tag. Häufig alleiniges Erstsymptom eines Hirntumors.
Einleitung von Diagn. bei allen chron. Kopfschmerzen (cMRT, EEG etc.)

Medikamenteninduzierter Kopfschmerz z. B. bei Schmerzmittelabusus.

15.4 Akute zerebrale Ischämie

15.4.1 Diagnostisches Vorgehen

Akute zerebrale Ischämien sind ein sehr häufiges Dienstproblem!
- Leitsymptom ist oft eine akute Halbseitensymptomatik.
- Diagnostik u. Therapiebeginn so früh wie möglich: **„Time is brain."**

Anamnese/Untersuchung
- **Dauer** der Symptomatik
- **Neurol. Status** mit genauer Dokumentation u. Verlaufskontrolle (NIHSS-Score)

- **Medikamentenanamnese: Antikoagulation?**
- **Notfalllabor** abnehmen (Gerinnung!)
- **EKG:** VHF als Genese? HRST o. stumme Herzinfarkte?
- **cCT:** mit CT-Angio bei potenzieller Lyse/Thrombektomie (Media- o. Basilarisverschluss?), bei relevantem Defizit (z. B. motorische Aphasie)
- **„Wake-up-Stroke“:** cMRT (Mismatch zwischen DWI u. FLAIR?)
- **Rö-Thorax:** bei V. a. Aspiration

Therapie

- **BZ** sollte < 200 mg/dl liegen
- **Atemwegssicherung:**
  - Oberkörperhochlagerung zur Aspirationsprophylaxe
  - O_2-Nasensonde falls $SpO_2 \leq 95$ %
  - Bei Vigilanzminderung regelmäßige BGA u. evtl. Intubation
- **RR-Einstellung:**
  - Medikamentöse Senkung bei $RR_{syst} > 220/RR_{diast.} > 110$ mmHg
  - Vor Thrombolyse auf Werte < 185/100 mmHg senken
  - Medikamentöse Gabe Urapidil (Ebrantil®) 10–50 mg i. v. fraktioniert
  - **Cave**: kein Bayotensin bis z. A. einer Karotisstenose!
- **Fieber** (≥ 38 °C) senken mittels Paracetamol
- Bei **Schluckstörungen** Magensonde, ggf. parenterale Ernährung

15.4.2 Differenzialdiagnose

TIA Rückbildung innerhalb von 24 h.

- Oft Embolien aus arteriosklerotischen Plaques hirnversorgender Gefäße
- Kann Vorbote eines Schlaganfalls mit bleibenden neurol. Ausfällen sein
- Ischämien im **Karotiskreislauf:**
  - Ipsilaterale Amaurosis fugax
  - Kontralaterale sensomotorische Hemiparese mit brachiofazialer Betonung
  - Aphasie (li-zerebral), Dysarthrie (re-zerebral)
- Ischämien im **vertebrobasilären** Kreislauf:
  - Doppelbilder, Dysarthrie u. Dysphagie
  - „Drop Attacks“ (blitzartiges Hinstürzen, z. T. mit kurzem Bewusstseinsverlust)
  - Parästhesien im Gesichtsbereich

Hirninfarkt „Stroke“ → persistierende neurol. Ausfälle.

- A. cerebri media o. A. carotis interna: kontralaterale Hemiparese, brachiofazial betont
- In der dominanten Hemisphäre: Broca-Aphasie
- A. cerebri anterior: Parese des kontralateralen Beins (DD Bandscheibenprolaps)
- A. cerebri posterior: kontralaterale homonyme Hemianopsie u. Hemihypästhesie
- A. vertebralis (laterale Medulla oblongata):
  - „Wallenberg-Sy.“
  - Kontralateral an Rumpf u. Extremitäten Thermhypästhesie
  - Ipsilateral Horner-Sy. Parese des Gaumensegels
  - Ipsilaterale Extremitätenataxie u. Hypästhesie
  - Ggf. Schluckstörungen

- Basilaristhrombose:
  - Tetraparese mit Pyramidenbahnzeichen, Strecksynergismen
  - Konjugierte Blickparese, komplexe Okulomotorikstörungen
  - Dysarthrie u. Dysphagie
  - Rasche Bewusstseinstrübung bis zum Koma

Systemische Thrombolysetherapie mittels rtPA

Anamneseerhebung

- Akut aufgetretene, seither konstante Symptomatik
- Möglichst genauer Zeitpunkt des Symptombeginns
- Beginn < **4,5 h** zurückliegend (neueste Studien empfehlen **bis zu 6 h)**
- Basilaristhrombose: bis zu **24 h** („Alles-o.-nichts-Prinzip")

Kontraindikationen

- Große OP o. Trauma in den letzten 4 Wo.
- ICB o. Ulkus in der jüngeren Anamnese
- Einnahme von Antikoagulanzien in den letzten **24 h** (NOAKs) (RS Hintergrund)
- Marcumarisierung mit **INR ≥ 1,7**
- Nicht kontrollierbarer RR_{syst} ≥ 185 mmHg

Klinische Untersuchung

- **Merksatz: Würde das aktuelle Defizit den Patienten im Alltag beeinträchtigen?**
- Auch „nur" eine motorische Aphasie kann lysiert werden.

Patientenaufklärung Wenn Pat. nicht aufklärungsfähig: Gespräch mit Angehörigen führen.

Labor

- Notfalllabor mit BB (Thrombos!), BZ, E'lyte, CK, Quick, PTT, Prothrombinzeit
- **Zwei** funktionstüchtige i. v. Zugänge!

Organisation

- Sofortige cCT-Untersuchung mit **i. v. KM-Angio**
- Bei Blutungsausschluss im cCT u. ohne schwerwiegende Infarktfrühzeichen:
  - Lyse einleiten (wenn im Hause möglich, sonst Verlegung)
  - **rtPA 0,9 mg/kg KG** (Höchstdosis 90 mg)
  - 10 % der Dosis als Bolus i. v., Rest im Perfusor über 1 h
  - Danach engmaschige RR-Kontrolle sowie klin. Beobachtung
  - Bei Media-, Karotis- o. Basilarisverschluss: **mechanische Thrombektomie!!!**
  - Sofortige Verlegung in neuroradiol. Zentrum zur Angio
  - *Überlappend* Lyse durchführen („Bridging"-Konzept)
  - Zeitfenster nach aktueller Studienlage für Thrombektomie: **6-7 h (Basilaris: 24 h)**
  - Deutliche Prognoseverbesserung
  - Bei klin. Verschlechterung o. unklarer Vigilanzminderung:
    - Lyseabbruch u. erneutes cCT zum Blutungsausschluss
    - Sonst **cCT-Kontrolle nach 24 h**
    - Bei Blutungsausschluss u. nichtkardialer Ursache (VHF): ASS 100 mg/d

15

- Durchführung i. d. R. nur in neurol. Abt. bzw. auf Stroke Unit
- Wenn Lyse nicht möglich: ASS 500 mg i. v., danach ASS 100 mg/d
- (Wieder-)Beginn einer **Antikoagulation bei VHF** in Abhängigkeit von Infarktgröße:
  - TIA: nach 1 d
  - Lakunärer Infarkt: 3 d
  - Kleine bis mittlere Infarktgröße: 6 d
  - Territorialer/großer Infarkt: 12 d

15.5 Meningismus

15.5.1 Einleitung

- Dem *„echten"* Meningismus liegt immer eine schwerwiegende zerebrale Schädigung (Meningoenzephalitis o. SAB) zugrunde.
- Wenn keine Hirndruckzeichen bestehen, wird die Diagn. sofort durch LP in Komb. mit zerebraler Bildgebung gestellt.
- Abzugrenzen ist die **Nackensteifigkeit** mit deutlichem Widerstand der Nackenmuskulatur sowie heftigen Schmerzen bei aktiver u. passiver Kopfbeugung (z. B. bei verschiedenen Erkr. der HWS). Hier fehlen klassische Meningismuszeichen, daher der Begriff *Pseudomeningismus.*

15.5.2 Diagnostisches Vorgehen

15

Anamnese/Klinik

- **Körperhaltung:** Schonhaltung (meningeale Entlastung)? Schmerzverstärkung bei bestimmten Bewegungen (zervikale Wurzelreizungen durch HWS-Schäden)?
- **Bewusstseinslage:** wach/orientiert *oder* somnolent/verlangsamt?
- **Kopf:** Klopfschmerz über den NNH (Sinusitis)? Rachenring gerötet (Pharyngitis)?
- **Lk:** v. a. aurikulär, submandibulär, nuchal u. zervikal?
- **Cor:** Strömungsgeräusch (Endokarditis mit hämatogen-metastatischer Meningitis)?
- **Lunge:** Hinweise auf Pneumonie (hämatogen-metastatische Meningitis)?
- **Abdomen:** Hepato- o. Splenomegalie bei Virusinf.?
- **Neurol. Untersuchung:** Hirnnervenstörung (Okulomotorik, Fazialis), Pupillenreaktionen, Hirndruckzeichen, MER
- **Begleitsymptome:** Kopfschmerzen, Übelkeit, Erbrechen, Schmerzausstrahlung? Subakutes Auftreten der Nackensteife (HWS-Sy.)?
- Zeckenstich in letzter Zeit (FSME in Gefährdungsgebieten)? Auslandsaufenthalte?
- Vorausgegangene Verletzungen des Kopfes o. HWS-Schleudertrauma?
- Vaskuläre Risikofaktoren, v. a. Hypertonus (intrazerebrale Blutung)?
- Vorangegangene LP (postpunktionelles Sy.)?
- HNO-Inf. (Otitis, Mastoiditis)? HIV-Inf.?

Untersuchung

- **LP:** bei klin. Meningismus ohne Hirndruckzeichen u. bei V. a. Enzephalitis
- **cCT:** bei V. a. SAB/ICB u. vor LP bei Hirndruckzeichen
- **Labor:** Infektparameter, bei Fieber Abnahme von Blutkulturen
  - Bei V. a. virale Enzephalitis Abnahme von Virusserologie
  - Bei tuberkulöser Meningitis können Fieber u. akute Entzündungszeichen fehlen!

15.5.3 Differenzialdiagnose

Meningitis

Akute eitrige, bakt. Meningitis

- **Häufigste Erreger:**
  - im Erw.-Alter: 1. Pneumokokken, 2. Listerien, 3. Meningokokken, 4. Staphylokokken
  - im Kindesalter: 1. Pneumokokken, 2. Meningokokken, 3. *Haemophilus*, 4. Streptokokken
- **Infektionswege:**
  - Hämatogen-metastatisch (Endokarditis, Pneumonie)
  - Dir. Inf. nach Traumen
  - Fortgeleitet bei Otitis media o. Sinusitis (Durchwanderungsmeningitis)
- **Klinik:**
  - Akute schwere Erkr. mit hohem Fieber, massivem Meningismus, Kopfschmerzen, Photophobie, Erbrechen
  - Begleitend Hirnnervenausfälle u. epileptische Anfälle, rasche Bewusstseinstrübung. Meningismus kann im Koma fehlen!
- **Diagn.:** ▶ Abb. 15.3
  - LP u. Blutkulturen, CT bei Hirndruckzeichen
  - Isolierung des Pat. bis Meningokokken-Schnelltest neg.
- **Ther.:**
  - Cephalosporin der 3. Generation, z. B. Ceftriaxon 4 g/d **plus** Ampicillin (3 × 5 g) **plus** Dexamethason 10 mg i. v. vor Gabe des Antibiotikums, 4 × 4 mg für 4 d
  - Kinder: Cephalosporin der 3. Generation (keine Listerien!)
  - Bei epileptischen Anfällen Lorazepam
  - Fiebersenkende Maßnahmen mit ASS o. Paracetamol i. v.
  - Nach Erregerbestimmung gezielte antibiotische Ther.
  - Bei **V. a. Meningokokkenmeningitis** (Petechien!):
    - Isolierung des Pat. für 24 h, sofortige Meldung an Gesundheitsbehörde
    - Enge Kontaktpersonen über mögliche Symptome aufklären
    - Chemoprophylaxe für alle Kontaktpersonen einleiten
    - Rifampicin 600 mg (alle 12 h für 2 d p. o.), *Kinder* bis 60 kg: 2 × 10 mg/kg KG/d; alternativ: Ciprofloxacin einmalig 500 mg p. o.

Tuberkulöse Meningitis

- Isolierung, falls offene pulmonale Tbc
- Tuberkulostatische Vierfachtherapie für zunächst 2 Mon.: Isoniazid, Rifampicin, Ethambutol u. Pyrazinamid

15

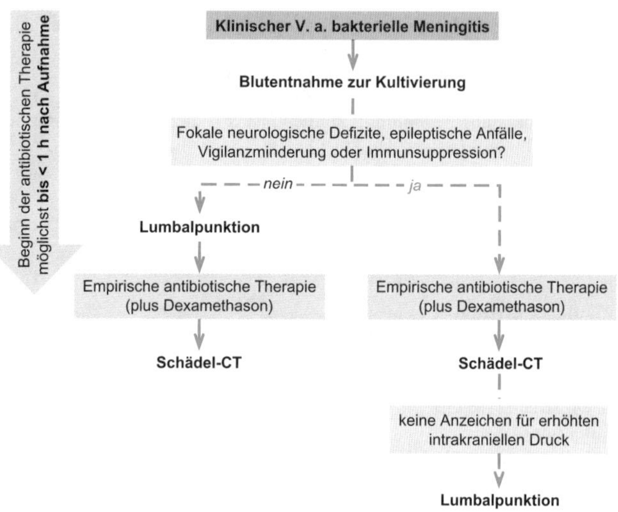

Abb. 15.3 Diagnostisches Schema bei V. a. bakterielle Meningitis [F740–003]

Virusmeningitis

- Häufig weniger ausgeprägte Symptomatik als bei der bakt. Meningitis
- Meist gute Prognose, Abklingen der Symptomatik nach einigen Tagen
- **Ther.:**
  - Bettruhe, Fiebersenkung, z. B. mit ASS, Analgesie
  - Optional Aciclovir 750 mg 3 ×/d i. v.
  - Überwachung auf neurol. Ausfälle (Enzephalitis)

15

Enzephalitis

- Meist ebenfalls durch Viren verursacht, aber auch autoimmune Genese möglich
  - *Herpes simplex* o. *Herpes zoster*, Entero-, ECHO-, Coxsackie-, Polio-, Mumps-, Adeno-, Zytomegalie-, HI-Viren
  - Auch durch Protozoen (Toxoplasmose, Malaria nach Tropenaufenthalt bedenken!)
  - Selten Pilze
  - Vorerkr. (Masern, Mumps, „Grippe“, HIV-Inf.)
- **Klinik:**
  - Wesensänderung, Desorientierung, Gedächtnisstörung, Delir, Psychose
  - Erbrechen, Kopfschmerzen, Gliederschmerzen, Fieber
  - Bewusstseinsstörungen bis hin zum Koma
  - Evtl. neurol. Herdsymptome (z. B. Krampfanfall), Hirndruckzeichen
- **Diagn.:**
  - Klinik u. LP
  - MRT u. EEG
  - AK-Bestimmung im Serum (NMDA, LGI1, AMPA, GABA, Hu/Yo/Ri)

- **Ther.:**
  - Aciclovir 10 mg/kg KG 3 ×/d i. v. für 10 d (Herpes-Enzephalitis)
  - Kortisonstoß: Prednisolon 500–1.000 mg i. v. über 3–5 d (autoimmune Genese). Kortisongabe sollte idealerweise erst *nach* der Bildgebung erfolgen
  - Ggf. Plasmapherese o. Immunadsorption
  - Ggf. Cyclophosphamid o. Azathioprin

- Der Liquorbefund kann bei Enzephalitis unauffällig sein.
- Eine Erregeranzüchtung aus dem Liquor ist i. d. R. nicht möglich, PCR erforderlich.

Weitere Ursachen

SAB Hirnhautreizung durch Blutung ▶ 15.2.2.

Intrazerebrale Blutung (Hirnmassenblutung): Bei Einbruch ins Ventrikelsystem Reizung der Meningen möglich. In diesen Fällen meist ausgeprägte Bewusstseinstrübung.

Schädel-Hirn-Verletzungen Durch ICB Hirnhautreizung mit „echtem" Meningismus möglich. Häufig Nackensteife als Hinweis auf HWS-Verletzung („Pseudomeningismus").

Postpunktionelles Syndrom Liquorunterdrucksy. durch Nachsickern von Liquor nach LP/Spinalanästhesie, bis zu 14 d nach der Punktion.

- **Klinik:** intensive Kopfschmerzen v. a. bei aufrechter Körperhaltung, Besserung im Liegen. Nackensteife (Pseudomeningitis), evtl. Übelkeit u. Erbrechen.
- **Diagn.:** Anamnese u. Klinik, Ausschluss Meningitis durch erneute LP. **Cave:** Durch postpunktionellen meningealen Reiz kann im Liquor evtl. leichte Pleozytose u. Eiweißvermehrung vorliegen (DD: entzündl. Prozess) → Verschlechterung der Beschwerden durch erneute Liquorentnahme möglich
- **Ther.:** Ruhe, Flüssigkeit, Koffein, Analgesie

Raumfordernde intrakranielle Prozesse der hinteren Schädelgrube Tumoren, Hämatome o. Hirnabszesse im Bereich der hinteren Schädelgrube können durch Drucksteigerung zu meningealen Reizerscheinungen führen.

Opisthotonus bei Tetanus Sehr seltenes, akut lebensbedrohliches Krankheitsbild durch Inf. mit *Clostridium tetani.* Hochgradige Nackensteifigkeit mit fixierter Reklination, generalisierte Muskelkrämpfe, Hypersalivation, Lebensgefahr durch Larynx-Pharynx-Spasmus.

Chronisches HWS-Syndrom ohne Begleiterscheinungen

- NSAR, z. B. Diclofenac 100 mg Supp. u./o.
- Zentral wirkendes Muskelrelaxans (z. B. Tetrazepam)
- Zudem Wärmeapplikation u. Physiotherapie

Nach Einnahme eines zentralen Muskelrelaxans kein Auto mehr fahren (sedierender Effekt).

15

15.6 Krampfanfall

15.6.1 Diagnostisches Vorgehen

- Initial steht der **Schutz des Pat.** vor Verletzungen im Vordergrund.
- Jeder Pat. mit akutem Krampfanfall muss umgehend ärztlich gesehen werden.

Allgemeinmaßnahmen bei akutem Krampfanfall

- Patienten sicher lagern, **nicht** festhalten.
- Nicht mit Gewalt einen Zungenkeil o. Hand einführen: **Verletzungsgefahr**!
- Danach stabile Seitenlagerung o. **Oberkörperhochlagerung** (Aspirationsgefahr).

Medikamentöse Akuttherapie mit Benzodiazepinen (z. B. Clonazepam 1 mg i. v.):
- Meist nicht notwendig, weil der einzelne Anfall meist spontan endet
- Sedierende NW erschwert Beurteilung der Reorientierungsphase
- Nur bei kompliziertem Grand-Mal-Anfall (Anfallsdauer > 5 min) erforderlich
- Senkt Wahrscheinlichkeit eines weiteren Anfalls/Status epilepticus

Sofortige Diagnostik

15

Anamnese/Untersuchung

- Bewusstsein: Wach u. orientiert? Noch postiktal verwirrt u. unruhig (wenige Minuten bis 24 h möglich)?
- Fremdanamnese: Wurde der Anfall beobachtet? Anfallsverlauf u. Dauer? Sturz während des Anfalls? Einnässen, Zungenbiss?
- Bek. Anfallsleiden? Wie oft u. wann zuletzt? Familienanamnese?
- Sensomotorische Parese als Hinweis auf zerebrale Ischämie mit Frühanfall (DD: Todd-Parese bei sympt. Epilepsie bei Z. n. Hirninfarkt)?
- Vaskuläre Risikofaktoren (Gefäßstenosen, Hypertonie, Hypercholesterinämie)?
- Medikamente?
- Suchtanamnese mit Alkohol-, Drogen- o. Medikamentenentzug
- Fötor: Alkohol-, urämischer, hepatischer Fötor?
- Haut: Einstichstellen bei Drogenabusus, Prellmarken, Hämatome
- Abnorme Beweglichkeit der Extremitäten (Frakturen möglich!)

Diagnostik

- **CT:** immer bei erstmaligem Anfall, C2-Entzug u. Trauma sowie Vigilanzminderung
- **Labor:** E'lyte (Na^+!), Niere, Leber, Entzündungsparameter, Medikamentenspiegel?
- **EKG:** bei kardialen Vorerkr./unklarem Ablauf (DD: konvulsive Synkope)
- **Urinstatus:** HWI häufiger Triggerfaktor für Krampfanfälle im höheren Alter
- **LP:** bei Meningismus

Nichtsofortige Diagnostik

- **Neurol. Konsil**
- **EEG:** nach einem Anfall meist normal, daher keine Notfallindikation, außer bei Status epilepticus
- **MRT:** bei erstmaligem Anfall, intrakranielle Raumforderung o. sonstiger Fokus?

15.6.2 Differenzialdiagnose

Einteilung

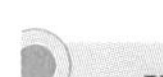

- **Klonische Krämpfe** (rasch aufeinanderfolgende Zuckungen antagonistischer Muskeln)
- **Tonische Krämpfe** (lang anhaltende Kontraktionen starker Intensität)
- **Tonisch-klonische Krämpfe** (meist bei idiopathischer Epilepsie o. sympt. Epilepsie = Erkr. des ZNS o. internistische Grunderkr.)
- **Fokale Anfälle** (meist rhythmische Myoklonien einer Körperseite)
  - *Einfach:* erhaltenes Bewusstsein
  - *Komplex:* quantitative/qualitative Bewusstseinsminderung

Grand-Mal-Epilepsie

- Evtl. **Prodromalerscheinungen** (Minuten bis Stunden vorher): z. B. Verstimmung o. vegetative Erscheinungen
- **Aura** (Sekunden vorher): z. B. Sinneswahrnehmungen, Schwindel o. „komisches" Gefühl
- **Anfall (tonisch-klonisch):**
  - Evtl. Initialschrei, Hinstürzen (oft nach hinten)
  - Augen meist offen, fehlende Lichtreaktion der weiten Pupillen
  - Tonische Phase (Dauer ca. 30 s): Beine gestreckt, Arme gebeugt o. gestreckt, Apnoe mit Zyanose
  - Klonische Phase (Dauer ca. 1–5 min): rhythmische Zuckungen von Armen u. Beinen, Zungenbiss, Schaum vor dem Mund, Urin-, evtl. auch Stuhlabgang
  - Terminalschlaf: anfangs nicht erweckbar, danach oft Unruhe u. Verwirrtheit (wichtigste DD zur konvulsiven Synkope: hier unmittelbar wieder adäquat)
- **Ther.:** Clonazepam (Rivotril®) 1 mg i. v. oder Lorazepam (Tavor expidet®) 1 mg p. o.

Symptomatischer Anfall

- Jede Schädigung des Gehirns kann zu generalisierten zerebralen Anfällen führen, z. B. intrakranieller Tumor, Trauma, Meningoenzephalitiden, Ischämien o. Blutungen, hypertensive/septische Enzephalopathie
- Anfallsfördernde Medikamente: Penicillin u. Ciprofloxacin, Neuroleptika/trizyklische Antidepressiva; KM-Gabe, Intoxikationen mit Anticholinergika/Diphenhydramin
- Häufige Auslöser: Alkohol-/Medikamentenentzug, BZ- u. Elektrolytentgleisungen, Schlafmangel, Fieber
- DD: psychogener/dissoziativer Anfall
- **Ther.:**
  - **Hypoglykämie**: mit BZ < 40 mg/dl sofort Glukose 20–40 % i. v.

- **Alkoholentzug:** Clonazepam (4 × 1 mg/d) u. Vit. B_1 100 mg/d i. v. über 7 d
- **Prinzipiell immer vorübergehend möglich:** Clobazam 5 mg 2 ×/d

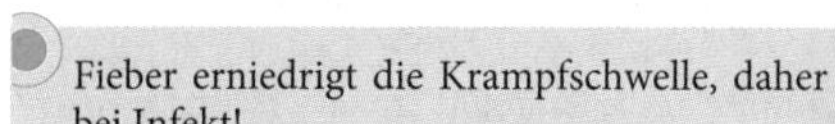

Fieber erniedrigt die Krampfschwelle, daher immer rasche Fiebersenkung bei Infekt!

Status epilepticus

- **Anfallsdauer ≥ 5 min** bei **generalisierten tonisch-klonischen Anfällen** (bei fokalen Anfällen 20–30 min.) oder
- Kein Wiedererlangen des Bewusstseins mit Anfallsserie
- Verlegung auf die ITS, Atemwegssicherung (Guedel-Tubus bzw. Intubation)
- **Ther.:**
  - **≥ 10 min:** Benzodiazepine: Lorazepam (Tavor®) i. v. 2 mg/min (max. 10 mg) o. Clonazepam (Rivotril®) 1–2 mg i. v. (max. 6 mg)
  - **≥ 30 min:** klassische Antikonvulsiva
    - Levetiracetam 2.000-4.000 mg i. v. als Kurzinfusion (250 ml NaCl 0,9 %)
    - Phenytoin 20 mg/kg KG i. v. (50 mg/min über 5 min, Rest über 1 h. **Cave**: immer unter EKG- u. RR-Monitoring (QT-Zeit-Verlängerung)
    - Valproat 20 mg/kg KG i. v., anschließend 3–6 mg/kg/h über Perfusor
  - **≥ 60 min:** Intubationsnarkose
    - Propofol 2 mg/kg i. v. als Bolus (4–10 mg/kg/h i. v. als Perfusor)
    - Midazolam-Perfusor 0,2 mg/kg i. v. als Bolus (0,1–0,5 mg/kg/h als Perfusor)
    - Thiopental 5 mg/kg als Bolus (3–7 mg/kg/h als Perfusor)
  - **≥ 1-2 d:** individueller Heilversuch bei refraktärem Status u. Alter ≤ 65 J.: Ultima Ratio permissive **Hypothermie** (34–35 °C)

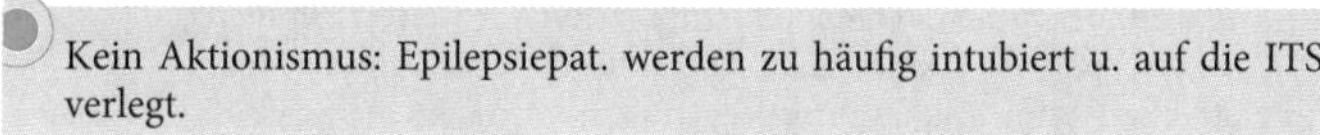

Kein Aktionismus: Epilepsiepat. werden zu häufig intubiert u. auf die ITS verlegt.

Generelles Management

- Nachbeobachten, bis Pat. wieder völlig aufgeklart ist.
- Schwerwiegende internistische o. zerebrale Erkr. ausschließen.
- Akute Verletzungen ausschließen.
- Jeder Pat. mit *bekannter* Epilepsie kann danach *ambulant* verbleiben.
- Jeder *erstmalige* Krampfanfall sollte *stationär* abgeklärt werden.
- Verbleib generell auf Normalstation mit regelmäßigen RR-, Puls- u. Pupillenkontrollen.
- Nach generalisiertem Krampfanfall Bettgitter hochstellen u. abpolstern.

15.7 Schwindel

15.7.1 Diagnostisches Vorgehen

Anamnese

- **Dauer** des Schwindels: akut o. chron. rezid. Auftreten?
- **Art** des Schwindels: Drehschwindel (eher vestibulär), Schwankschwindel (eher zentral)

- **Trauma** im Zusammenhang mit dem Schwindel?
- **Abhängigkeit von Lagewechsel**
  - Schwindel beim Aufstehen (orthostatische Dysregulation, Anämie?)
  - Beim Kopfdrehen, v. a. im Liegen (paroxysmaler Lagerungsschwindel)
- **Ohren:** Entzündungen (z. B. Rötung u. Bläschen bei Zoster), Otitis media?
- **Neurol. Untersuchung:**
  - Nystagmus, evtl. durch Lagewechsel provozierbar (Semont-Manöver)?
  - Koordination (Finger-Nase-Versuch)
  - Tremor der Hände (Alkohol, Hyperthyreose, Leberausfallkoma)?
  - Begleitend Kopfschmerzen (→ Migräne)?
  - Ohrgeräusche o. Schwerhörigkeit (→ M. Menière)?
  - Schwindel durch körperl. Belastung ausgelöst (→ kardiale Genese)?
  - Verschwindet Schwindel beim Augenschließen (→ okuläre Genese)?
  - Bestehen Motorik- o. Sensibilitätsstörungen (→ zerebrale Durchblutungsstörung)?
- Akute thorakale Schmerzen o. Atemnot (→ kardiale Ischämie o. Lungenembolie)?
- Kardiale Erkr.: Herzinsuff., Klappenfehler, absolute Arrhythmie (BAA)?
- Zerebrale Erkr., z. B. Tumoren. Z. n. Insult? Extrakranielle Gefäßstenosen (Strömungsgeräusch über Karotiden)?
- Medikamente?
- Psychische Belastungen, Verluste o. Stresssituationen (psychogener Schwindel)?

Untersuchung

- **BZ**-Messung (Hypoglykämie? Verdacht bei Diabetikern u. Alkoholikern)
- **EKG** mit langem Rhythmusstreifen (25 mm/s)
- **cCT:** immer bei kardiovaskulären Risikofaktoren o. VHF, Trauma
- **Labor:** Leber- o. Niereninsuff. Bei KHK/thorakalen Schmerzen: Troponin-I

Der Nystagmus mit rotatorischer Komponente ist kein verbindlicher Hinweis auf „zentralen" Schwindel.

15

Nichtsofortige Diagnostik

- cMRT
- Doppler-Sono der Hirngefäße (Stenosen?)
- Echo (Vitien, Kardiomyopathie, Emboliequelle?)
- Wiederholtes Langzeit-EKG
- Schellong-Test (orthostatische Dysregulation?)
- Neurol./HNO-ärztl. Konsil (Vestibularisschädigung?)

15.7.2 Differenzialdiagnose

- **Schwindel im med. Sinne:** Drehschwindel, Schwankschwindel o. Liftgefühl
- **Patientenverständnis:** allg. Unsicherheit, Krankheitsgefühl, Unwohlsein/Übelkeit
- Genaue **Anamneseerhebung** vor Einleitung überflüssiger Diagnostik

- Bei *älteren* Pat. sind Schwindelattacken häufig (chron.) zerebrale Minderdurchblutung
- Bei *jüngeren* Pat. unbedingt an internistische Krankheitsbilder denken!
  - z. B. Herzinfarkt o. LE mit Erniedrigung des HZV
  - Metab. Entgleisungen (BZ)

Otologische Ursachen

- **Neuritis vestibularis:** akuter Drehschwindel begleitet von Erbrechen, Fallneigung ipsilateral, Spontannystagmus zur Gegenseite, keine Hörstörungen. Über Stunden bis Tage anhaltend, dann allmählich abklingend.
  Ther.: Prednisolon 80–100 mg i. v., HNO-Konsil
- **Benigner paroxysmaler Lagerungsschwindel (BPLS):** durch Kopfbewegungen o. Lagewechsel ausgelöste Drehschwindelattacken mit Nystagmus, einige Sekunden andauernd.
  Ther.: „Befreiungsmanöver" nach Sèmont (insg. drei Mal u. 3 ×/d)
  - Sitzender Pat., Kopf um 45° zum *nicht* betroffenen Ohr drehen
  - Pat. zum *betroffenen* Ohr lagern (1 min), Beibehaltung der Kopfposition
  - Kippung des Pat. zum *nicht* betroffenen Ohr, Nase zeigt nach unten (1 min)
- **Morbus Menière:** akut einsetzende Symptomtrias von Schwindel, Schwerhörigkeit u. Tinnitus. Meist Erbrechen, Spontannystagmus u. Fallneigung ipsilateral.
  DD Hörsturz: kein Schwindel.
- **Kinetosen (Reisekrankheit):** Vegetative Begleitsymptome: Übelkeit, Erbrechen, Hypotonie, Kopfschmerzen. **Ther.:** Ruhigstellung, Dimenhydrinat (Vomex A®) Supp.

Neurologische Ursachen

15

- **Zerebrale Ischämien:** V. a. Perfusionsminderung der A. basilaris. Hierbei evtl. Drop Attacks (Versagen der Beine meist ohne Bewusstseinsverlust), meist Hirnnervenstörungen u. Paresen o. Ataxie
- **Posttraumatisch:** in der Erholungsphase nach Commotio cerebri. Bei Zunahme neurol. Symptome: intrakranielles Hämatom?
- **Schwindelaura bei Epilepsie**
- **Entzündl. zerebrale Erkr.:** z. B. Meningoenzephalitis, Zoster oticus

Internistische Ursachen

- **Vermindertes HZV:**
  - Zerebrale Minderperfusion, z. B. durch akute HRST, Herzinfarkt, LE
  - Unter Belastung bei Herzinsuff. (z. B. Kardiomyopathie, KHK)
  - Mechanische Hindernisse (Aortenklappenstenose)
- **RR-Regulationsstörungen:**
  - Bei stark erhöhtem RR (hypertensive Krise)
  - Bei erniedrigtem RR (Hypotonie, orthostatische Dysregulation)
- **Medikamenten-NW:**
  - Antihypertensiva, Aminoglykoside, v. a. Gentamicin (vestibulotoxisch)
  - Antiepileptika (z. B. Carbamazepin), Antiparkinsonmittel (z. B. L-Dopa), Psychopharmaka (z. B. Antidepressiva o. Benzodiazepine)
- **Metabolische Störungen:**
  - Hypo- o. hyperglykämisches Koma
  - Thyreotoxische Krise
  - Urämie u. Leberkoma

- **Vergiftungen:** Alkohol, Koffein, Arsen, Blei, Quecksilber, Jod, Benzol
- **Hyperventilation:** Schwindel, Kopfschmerzen, periorales Kribbeln, Hyperventilationstetanie („Pfötchenstellung"), Parästhesien
- **Entzugssymptomatik:**
- Alkohol-, Tabletten- o. Nikotinentzug
- **Psychische Ursachen:** psychosomatisches Korrelat bes. Belastungen o. Verluste

Ophthalmologische Ursachen

- **Glaukomanfall:** Kopfschmerzen, harter Bulbus, rotes Auge u. Visusverlust
- **Fehlende Fusion:** Alkoholabusus, SHT, Müdigkeit, latentes Schielen

15.8 Paresen

15.8.1 Diagnostisches Vorgehen

Anamnese/Untersuchung

- **Lokalisation** u. Ausmaß der Paresen?
- **Vigilanzminderung** o. **Begleitsymptome** (z. B. Kopfschmerzen, Übelkeit)?
- **Karotiden:** Strömungsgeräusche?
- **Cor:** Strömungsgeräusche als Hinweis auf Endokarditis?
- **Abdomen:** Harnretention, Inkontinenz (distale Rückenmarksläsion)?
- Begleitbeschwerden: ausstrahlende Schmerzen ins Bein (Prolaps)?
- Besserung der Symptomatik (TIA)?
- Bek. zerebrale Grunderkr. (z. B. Hirntumor, Z. n. Insult)?
- Vaskuläre Risikofaktoren (Stenose extrakranieller Gefäße als Emboliequelle)?
- Kardiale Grunderkr. (absolute Arrhythmie, Herzinfarkt, Klappenvitium)?
- Bek. degenerative WS-Veränderungen („Ischiasanamnese")?
- Bek. Tumorleiden (WK-Metastasen mit Kompressionserscheinungen)?
- Fieber o. Entzündungszeichen (Infektionskrankheit als Auslöser einer Meningitis)?

15

Untersuchung

- **EKG:** bei kardialen Vorerkr. HRST? Ischämiezeichen?
- **Labor:** BSG, BB, Krea, E'lyte, PTT u. Quick
- **LP:** bei V. a. Meningitis o. Guillain-Barré-Sy.
- **cCT:** DD Hirninfarkt/Blutung bei Hemiparese o. bei Hirndruckzeichen vor LP
- **CT Wirbelsäule:** bei akuter Para- o. Tetraparese

Nicht sofortige Diagnostik

- Duplexsono der extrakraniellen Gefäße zur Erfassung von Stenosen, evtl. Angiografie
- Radiol. Darstellung der intrakraniellen Hirngefäße (MR-Angio)

15.8.2 Differenzialdiagnose

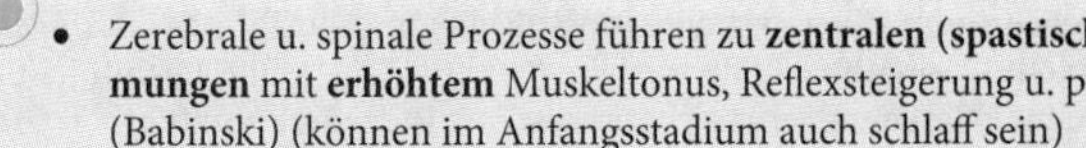

- Zerebrale u. spinale Prozesse führen zu **zentralen (spastischen) Lähmungen** mit **erhöhtem** Muskeltonus, Reflexsteigerung u. path. Reflexen (Babinski) (können im Anfangsstadium auch schlaff sein)

- Störungen des zweiten Motoneurons, des neuromuskulären Übergangs (ACH-Metabolismus) o. der Muskeln äußern sich als **periphere (schlaffe) Lähmungen** mit **herabgesetztem** Muskeltonus u. Reflexen, fehlenden Pyramidenbahnzeichen

Halbseitenlähmung

- **Akute zerebrale Ischämie o. intrazerebrale Blutung (Hirnmassenblutung):** kontralaterale schlaffe Hemiplegie, Aphasie o. Hemianopsie ▶ 15.4
- **Intrakranielle Hämatome:** posttraumatisch
- **Hirntumoren:** i. d. R. allmählich zunehmende Lähmungserscheinungen. Bei Tumorblutung auch akut auftretende Symptomatik möglich. Klinik dann wie bei ICB

Aufsteigende Lähmungen

Guillain-Barré-Syndrom Akute, meist postinfektiöse Polyneuritis, 2–4 Wo. nach Infekt.

- **Klinik:**
  - Zuerst Parästhesien der Extremitäten, Rückenschmerzen, Krankheitsgefühl
  - Progrediente motorische Schwäche (schlaffe proximal betonte Paraparese der Beine)
  - Areflexie, Schluckstörungen, bilaterale Fazialisparese
  - In schweren Fällen Lebensgefahr durch Atemlähmung u. Asystolie
- **Diagn.:** LP → Pleozytose u. deutliche Eiweißerhöhung: „zytoalbuminäre Dissoziation"
- **Ther.:**
  - IVIG 0,4 g/kg KG über 5 d
  - Bei Ateminsuff. u. aufsteigenden Lähmungen Überwachung auf der ITS

15

Bannwarth-Meningopolyneuritis („Neuroborreliose") Lymphozytäre Meningoradikulitis bei Inf. mit *Borrelia burgdorferi.*

- **Klinik:**
  - Manifestation Wochen bis Monate nach Zeckenstich
  - Initial lokale Inf. an der Einstichstelle (Erythema migrans)
  - Parese der Extremitäten, bds. Fazialisparese, radikuläre Schmerzen
  - Begleitend evtl. auch Gelenkbeschwerden (Lyme-Arthritis)
- **Diagn.:** Serologie, LP. **Cave:** Nachweis von AK im Serum reicht nicht, Liquor-/Serum-Quotient (AKI > 1,5) muss errechnet werden!
- **Ther.:** Cefotaxim 3 × 2 g/d i. v. *oder* Ceftriaxon 1 × 2 g/d i. v., jeweils über 21 d

Tetraparese

- Erhöhter intrakranieller Druck: Frühzeichen mit Schwindel, Übelkeit, Erbrechen
- Hochsitzende Querschnittslähmung

Periphere Lähmungen

Bandscheibenprotrusion/-prolaps Einseitige schlaffe Lähmung der Fuß- u. Zehenbeuger o. -heber durch Wurzelkompression. Begleitend Sensibilitätsstörungen im entsprechendem Dermatom, Reflexausfälle (▶ Abb. 15.2). Ohne Beeinträchtigung von Darm- u. Blasenentleerung: konservatives Prozedere mit Verbot von längerem Sitzen, Physiotherapie, Analgetika.

Myasthenia gravis Muskelschwäche durch AK gegen Acetylcholinrezeptoren.
- **Klinik:** früh Befall der äußeren Augenmuskeln (Doppelbilder), Schluckstörungen, Muskelschwäche bei wiederholten Bewegungen, Ptose bds.
- **Diagn.:** Tensilon-Test → Verbesserung der Muskelschwäche durch 1 mg i. v.
- **Ther.:** Pyridostigmin (Mestinon®) 24 mg im Perfusor/24 h i. v.

Querschnittlähmung

Spinaler Tumor/Wirbelmetastase Bei langsamem Wachstum allmählich zunehmende sensomotorische Störungen in einer Extremität. Selten akute Lähmung einer Extremität durch Wurzelkompression.

Spinales Querschnittsyndrom (z. B. durch Wirbelfraktur infolge von Metastasen, selten auch durch Durchblutungsstörung der A. spinalis ant.).
- Zunächst schlaffe, später spastische beinbetonte Tetra- o. Paraplegie
- Dissoziierte Sensibilitätsstörungen (Berührungsempfinden erhalten, Schmerz- u. Temperaturempfinden gestört)
- Blasen-, Darm- u. Potenzstörungen
- Bei hohem Sitz (C4) Lebensgefahr durch Atemlähmung ohne Bewusstseinsstörung
- Bei stabilen Vitalfunktionen sofortige Verlegung in Neurologie/Neurochirurgie

Das Konus-Kauda-Sy. (mit Blasen- u. Darmentleerungsstörungen) ist ein Notfall.
- Ursache kann ein großer Bandscheibenvorfall sein.
- Sofortige OP-Ind. („darüber darf die Sonne nicht aufgegangen sein") u. Verlegung

Hirnnervenparesen

Fazialisparese
- **Zentrale Parese:** Stirnast nicht betroffen, Augenschluss allenfalls leicht betroffen. Ursache: Schlaganfall, zerebrale Entzündungen, Tumoren
- **Periphere Parese:**
  - Stirnast mitbetroffen
  - Evtl. zusätzlich Hyperakusis, gestörte Geschmacksempfindung, vollständiger Augenschluss nicht mehr möglich (Bell-Phänomen)
  - Ursache: ¾ aller Fälle idiopathisch; plötzliches Einsetzen innerhalb von Stunden, vorher typischer retroaurikulärer Schmerz, Rückbildung innerhalb von Wochen
  - Seltenere Ursachen: Zoster oticus (Zosterbläschen im Gehörgang), Bannwarth-Meningopolyneuritis, Mittelohrprozesse, Guillain-Barré-Sy. → In diesen Fällen Ther. der Grunderkr.
- **Ther.:** bei idiopathischer Fazialisparese u. wenn keine KI (Inf.) vorliegen:
  - Prednisolon 100 mg p. o. über 5 d *oder* 2 × 25 mg über 10 d
  - Bei inkomplettem Lidschluss Uhrglasverband u. Augensalbe

Schräges Zungenherausstrecken ist keine zusätzliche Hypoglossusparese!

15

Horner-Syndrom Störung der sympathischen Innervation des Auges. Miosis, Ptosis u. Enophthalmus (meist nicht zu beurteilen). Ursachen:
- Zerebrale Ischämie (Wallenberg-Sy. ▶ 15.4.2)
- Schädigung des Plexus brachialis durch Tumor o. Entzündung
- Läsion des zentralen Sympathikus

Scheinbare Lähmungen
- Akuter psychogener Schock: abnorme Erlebnisreaktion (z. B. Autounfall, Tod eines Angehörigen), dissoziativer/psychogener Stupor
- Plötzliche Schwäche einzelner o. aller Extremitäten, scheinbarer Sprachverlust sowie Bewusstseinsveränderung, auch Erregungszustände möglich
- **Diagn.:** Anamnese (auslösende Situation), sorgfältige Untersuchung
- **Ther.:** bei psychogenem Stupor Versuch mit trigeminalem Schmerzreiz (Abstrichröhrchen in Nasenwurzel)

> Bei unklaren Lähmungserscheinungen u. Bewusstseinsstörung immer an Intoxikationen (Drogen, Medikamente) denken (▶ 3.8).

15.9 Hirnödem

Klinik
- Bewusstseinsstörung, Übelkeit u. Erbrechen
- Okulomotorikstörung, Dysphagie/Dysarthrie, Tetraparese/Pyramidenbahnzeichen.
- Sensibilitätsstörungen, Ataxie, Gesichtsfelddefekte

Diagnostisches Vorgehen
- Labordiagn. (Hypoglykämie, Hyperkapnie, Nieren- u. Leberwerte)
- cCT mit CT-Angio
- Falls sich Ind. zur Hemikraniektomie (raumfordernder „maligner" Mediainfarkt) ergibt, sofortige Information eines neurochir. Zentrums.

! Keine LP, da Einklemmungsgefahr (Herniation)

Therapeutisches Vorgehen
- Oberkörperhochlagerung (15–30°), normotoner RR, Normovolämie, Normoglykämie, Körpertemperatur auf Normalwerte senken
- Bei **raumforderndem Hirninfarkt o. Einklemmungszeichen** (fehlende Hirnstammreflexe bei intubierten Pat.!): Osmotherapie: Mannitol 20 % i. v. 200 ml als Bolus (bis zu 3 ×/d)
- Bei **Grand-Mal-Anfall:** Lorazepam o. Clonazepam 1-2 mg i. v.
- Bei **Basilaristhrombose:** sofortige Verlegung in eine neuroradiol. Klinik zur Thrombektomie. Überlappend „Bridging"-Lyse initiieren (▶ 15.4.2)
- Bei **Hirntumoren u. -metastasen** sowie bei **bakt. Meningitis:** Gabe von Glukokortikoiden (Dexamethason 8–32 mg i. v.) indiziert

15

15.10 DRG-Codes

Die wichtigsten DRG-Codierungen der Neurologie sind ▶ Tab. 15.3 zu entnehmen.

Tab. 15.3 DRG-Codes: neurologische Erkrankungen

Krankheitsbild	DRG-Code
Zerebrale Blutungen	I60.0 – I62.9
Subarachnoidalblutung	I60.0
Intrazerebrale Blutung in die Großhirnhemisphäre, subkortikal	I61.0
Folgen einer intrazerebralen Blutung	I61.6
Zerebrale Ischämie	I63.0 – I63.9
Hirninfarkt durch Thrombose präzerebraler Arterien	I63.0
Hirninfarkt durch Thrombose zerebraler Arterien	I63.3
Hirninfarkt durch Embolie zerebraler Arterien	I63.4
Folgen eines Hirninfarkts	I69.3
Zerebrale Atherosklerose	I67.2
Erstmanifestation einer MS	G35.0
Schubförmige MS	G35.1
MS mit primär chron. Verlauf	G35.2
Prim. Parkinson-Sy. mit fehlender oder geringer Beeinträchtigung	G20.0
Bakterielle (eitrige) Meningitis	G00.9
Virusmeningitis	A87.9
Gelegenheitsanfall (Alkoholentzug, Schlafentzug)	G40.5
Erstmaliger unprovozierter Grand-Mal-Anfall	G40.6
Generalisierter Status epilepticus	G41.0
Dissoziative Krampfanfälle	F44.5
Migräne ohne Aura	G43.0
Migräne mit Aura, auch Aura ohne Kopfschmerz	G43.1
Kopfschmerzen	R51
Periphere Fazialisparese	G51.0
Demenz bei Alzheimer-Krankheit mit frühem Beginn	G30.0
Diabetische PNP	G63.2
Myasthenia gravis	G70.0
Maligne hirneigene Tumoren	C71.0
Schwindel u. Taumel	R42
Desorientiertheit	R41.0

16 Psychiatrie

René Hurlemann und Hanna Högenauer

16.1 Notfalltabelle und Checkliste

Psychiatrische Notfälle: ▶ Tab. 16.1

Tab. 16.1 Psychiatrische Notfälle

Diagnose	Maßnahmen	Medikament/Therapie
Erregungszustand	Fremdanamnese? Gründe für Erregung? Beruhigen: Medikation anbieten. Pat lehnt ab **und** Gefährdungsaspekte: Zwangsmaßnahmen erwägen	Tavor® Expidet 1–2,5 mg (max. 7,5 mg/d) Psychotisch/Benzodiazepine erfolglos: Zyprexa® Velotab 5–10 mg (max. 30 mg), Haldol® p. o. /i. m. 5–10 mg (max. 40 mg). **Cave:** Haldol i. v. nur „am Monitor!"
Trauma	Vorsichtige Anamnese. Psychoedukation, Kriseninterventionsteam? Kontaktadressen (Psychologen, Seelsorge Trauergruppen ...)	Keine Benzodiazepine: PTBS wird begünstigt! Langfristig SSRI! Anxiolyse: Melperon 50 mg o. Opipramol 50 mg Albträume: Amitriptylin 25–50 mg
Delir	Fremdanamnese. Fluktuation? Ursachenermittlung u. -beseitigung: Exsikkose? E'lyte? Infekt? Medikamente? Entzug?	Haldol® (kardiovaskuläre NW!) Beginn 2–10 mg (p. o./i. m.), max. 40 mg/d (20 mg/d Senioren). Senioren/hirnorganische Fälle ggf. Risperdal® bis 2 mg
Alkoholentzugsdelir	Untersuchung, Labor (Leberwerte, Atem-/Blutalkohol?) Vitalparameter (Ü-Bogen) Wie viel C2/Wo.? Wann u. wie viel zuletzt?	Vit. B_1 (Beginn mit 300 mg/d bevorzugt i. m.) Diazepam in 10-mg-Schritten (max. 100 mg/d) Halluzinationen: 5 mg Haldol®
Suizidalität	Frage nach Suizidalität entlastet. **Cave:** Vollendete Suizide im Umfeld? Schwere eigene Suizidversuche? Konkrete Pläne? „Nicht absprachefähig"? Psychose? Amb. Psychiater/Verlegung Psychiatrie?	Depressiv: Mirtazapin 15 mg + Tavor® max. 4 mg/d Psychotisch: Seroquel prolong® 300 mg + Tavor® max. 4 mg/d „Borderline"? Tavor nur Notfallmedikation! Mirtazapin 15 mg/d u. Seroquel® bis 3 × 25 mg/d
Psychose	Mit akutem Erregungszustand s. o. Pat. ruhig: Medikation anbieten u. frühere NW berücksichtigen! Ggf. vorläufig sympt. behandeln. Aufnahme anbieten	Rezidiv: letzte wirksame Medikation Ersterkr.: Behandlung mit Risperdal 2 mg beginnen Sympt.: Tavor® 4 × 1 mg/d, Melperon 25–75 mg/d p. o.
Pharmakologischer Notfall	Trinkmenge! Vitalparameter!	
	Anticholinerges Sy.	Absetzen der Anticholinergika, Lorazepam bis 2 mg/d, ggf. Physostigmin
	Serotonin-Sy.	Absetzen serotonerge Medikation, ggf. Antipyretika
	Malignes neuroleptisches Syndrom (MNS)	Absetzen Neuroleptika, Tavor® bis 5 mg/d, ggf. Bromocriptin, Amantadin, Notfall-EKT

16

Tab. 16.1 Psychiatrische Notfälle *(Forts.)*

Diagnose	Maßnahmen	Medikament/Therapie
Katatoner Stupor	Kühlung, Flüssigkeitssubstitution, E'lyte, CRP, CK?	Lorazepam (2–6 mg). Nichtansprechen: 5–10 mg Haloperidol. Erfolglos? Perniziöse Katatonie? EKT
Manie	Stat. Behandlung, Reizabschirmung, Sedierung. Auf guten Schlaf achten! Stimmungsstabilisierung	Zyprexa® Velotab 5–10 mg (max. 30 mg/d)
Depression u. Angst	Suizidalität erfragen (s. o.) Psychotische Symptome? Panikattacke?	Beginn mit 15 mg Mirtazapin/d Schlafstörung Zopiclon initial möglich Angst: Opipramol bis 100 mg/d o. Tavor® 1–2 mg/d
Alkoholentzug	Entzug elektiv. Kontrolle Vitalparameter!	Vit.-B_1-Substitution. Atemalkohol < 1 ‰ u. Entzugserscheinungen: Diazepam 10 mg (bis max. 80 mg/d)
Drogenentzug	Suchtmittelanamnese? Vitalparameter? Keine amb. Gabe von Substitutionsmitteln!	Substitutionsarzt vorhanden? → Substitution fortsetzen Amb. nur Amitriptylin 25–50 mg o. Doxepin 50 mg
(Suchtmittel-)Intoxikation	Überwachung u. Sicherung Vitalfunktionen Giftnotruf?	**Cave:** Alkohol u. Benzodiazepine: Atemdepression! Sedierende Neuroleptika bevorzugen!

Checkliste

Zur schnellen Einschätzung von psychiatrischen Notfällen:

- Problem erfassen.
- Verhalten des Pat. beobachten. Orientierung prüfen.
- Identität, Wohnort, Angehörige/Bezugspersonen, Fremdanamnese feststellen.
- Vitale Funktionen überprüfen.
- Psychische u. somatische Krankenvorgeschichte, Medikamenteneinnahme erfragen.
- Ist der Pat. eine Gefahr für sich o. andere? Besteht Weglaufrisiko?
- Somatische Differenzialdiagnosen? Psychische Komorbiditäten?
- Sind Sofortmaßnahmen notwendig?
- Umgebung der Situation/möglicher Gefahr anpassen (Scharfe Gegenstände? Offene Fenster? Bei desorientierten Pat. für eine anwesende Person sorgen).
- Welche Schritte müssen prioritär unternommen werden, um eine Verschlechterung zu verhindern?

16.2 Umgang mit akut psychisch erkrankten Patienten

16.2.1 Kontaktaufnahme

Situation des Patienten Häufig stellen sich Pat. z. B. auf Drängen von besorgten Angehörigen vor. Akute Erkr. können zudem einen Verlust der Realitätskontrolle u. Misstrauen hervorrufen. Zu einer vertrauensbildenden Kommunikation gehört daher ein ruhiger, professioneller Auftritt. Das Erleben des Pat. steht im Mittelpunkt der Exploration.

Aufbau einer Arzt-Patient-Beziehung In Notfallsituationen kann es schwierig sein, Schwellenängste zu reduzieren u. das richtige Maß an empathischer Nähe u. professioneller Distanz zum Pat. zu finden.
Empathie u. Authentizität sind Kernaspekte der Arzt-Pat.-Beziehung. Allerdings kann Nähe vom Pat. auch als bedrohlich erlebt werden.

Eine gelungene Beziehungsaufnahme zum Pat. bildet die Grundlage jeder informativen Anamnese, auf die sich die weitere Diagnostik u. Therapieempfehlung stützen.

16.2.2 Verhalten in Notfallsituationen

Tipps zu Aufnahme und Erstmaßnahmen

- Sich Zeit nehmen, Ruhe u. Übersicht bewahren.
- Gespräch möglichst sitzend u. mit Augenkontakt führen.
- Schutzbedürfnis des Pat. respektieren: Situation, Ort u. Personen sind dem Pat. meist unbekannt. **Cave:** Bedrohungserleben (z. B. posttraumatisch, paranoid).
- Aufklärung über jeden Untersuchungsschritt, z. B.: „Ich möchte Ihnen gern Blut abnehmen, um festzustellen, ob ich Gründe für Ihre Unruhe finden kann."
- Untersuchungsbefund mitteilen.
- Ther. Schritte erläutern, z. B. „Um Ihre Angst etwas zu lindern, würde ich Ihnen dringend die Einnahme eines nebenwirkungsarmen Medikaments empfehlen ..."
- Der Pat. kann Vertrauenspersonen zum Gespräch hinzuzuziehen, Angehörige aber auch ablehnen (z. B. posttraumatisch, paranoid).
- Fremdanamnese notfalls ohne Pat. erheben (z. B. bei Vergiftungswahn). Dann **keine Informationsweitergabe an Angehörige**!
- Nach Diagn. zügige Durchführung spez. Notfallinterventionen (z. B. Behandlung eines organischen Auslösers, Medikation, Einweisung).

Hinzuziehen einer dritten Person Pflegekraft hinzuziehen, wenn Pat. nicht allein gelassen werden kann, z. B. in folgenden Situationen:

- Suizidaler Pat.
- Aggressiv-gespannter Pat.
- Drohende Fehlhandlungen, etwa i. R. akuter Verwirrtheit
- Delirantes Sy. unklarer Genese o. Intoxikationen mit zu erwartenden somatischen KO

- Pat. mit sexueller Enthemmung, etwa i. R. einer Manie
- Untersuchungen nach Vergewaltigung o. a. somatopsychischen Traumen

16.3 Der traumatisierte Patient

16.3.1 Definition

Trauma: sowohl „traumatisierendes Erlebnis" als auch der Zustand, der nach einer Überforderung der psychischen Schutzmechanismen auftreten kann

Pat. sind oft Unfallopfer o. Opfer starker psychischer, körperl. u. sexueller Gewalt, leiden unter plötzlichen schweren Erkr., waren Zeuge schwerer Gewalt o. haben unerwartet einen geliebten Menschen verloren.
Als traumatisch erlebte Ereignisse können eine Überforderung des angeborenen biol. Stresssystems bzw. der Resilienz verursachen.
Die akute Überflutung des Gehirns mit Stresshormonen im Trauma hat vermutlich eine Schutzfunktion (peritraumatische Amnesie, Dissoziation). Eine akute Belastungsreaktion u. posttraumatische Belastungsstörung (PTBS) können die Folge sein.

16.3.2 Umgang mit traumatisierten Patienten

- Aufgabe des DA ist es, potenziell traumatisierte Pat. zu erkennen u. präventive Maßnahmen zu ergreifen, um psychische Langzeitfolgen zu verhindern.
- Bei V. a. eine seit Längerem vorliegende PTBS (z. B. Asylbewerber aus Kriegsgebiet) → sedierende Anxiolytika/Antidepressiva o. niederpotente Neuroleptika (z. B. Opipramol bis 2 × 50 mg, Atosil® bis 4 × 25 mg) → psychiatrisches Konsil anbieten.
- Benzodiazepine sowie Zopiclon u. Zolpidem möglichst vermeiden; sie können das PTBS-Risiko erhöhen!
- Bei hohem RR/Puls Propranolol-Gabe erwägen. **Cave:** Off-Label-Use, wenn keine art. Hypertonie besteht.
- **Akut** traumatisierte Pat.: sichere Umgebung bieten u. Vertrauenspersonen verständigen!
- Pat. nicht allein lassen, ggf. Kriseninterventionsteam o. Seelsorge dazuholen, Personal in Sichtweite belassen.

Viele Kliniken verfügen über Kriseninterventionsteams o. Notfallseelsorger. Kontaktnummern am besten ins Dienstarztbuch eintragen!

- Im Fall von Vergewaltigungsopfern Gynäkologie u. Polizei einbinden. Weibliche Teammitglieder in die Untersuchung mitnehmen/in der Nähe belassen.
- Bei Entlasswunsch über mögliche Nachwirkungen/Folgen aufklären. Kontaktnummern von Kriseninterventionsteam, Beratungsstelle o. Kliniken in Heimatnähe für den Notfall aushändigen.

16

16.4 Akute organische Störungen (Delir)

16.4.1 Definition

Akutes hirnorganisches Sy. mit kognitiven Störungen, schließt folgende Begriffe ein (veraltet):

- Durchgangssy. o. postop. Psychose
- Akutes organisches Psychosy. o. psychoorganisches Sy. „HOPS"
- Akuter exogener Reaktionstyp
- Akuter Verwirrtheitszustand

16.4.2 Klinik

Problematik Bis zu 25 % der Krankenhauspat. mit somatischen Erkr. erleiden eine Form des Delirs. Die neg. Auswirkung auf Aufenthaltsdauer u. Prognose ist gut belegt.

Das Delir ist **die** Herausforderung für **jeden** Kliniker, da es interdisziplinär an der Schnittstelle zwischen psychischen u. somatischen Störungen angesiedelt ist.

Oft fühlt sich keine Fachrichtung zuständig → Die Delirbehandlung ist Aufgabe jedes Klinikers!! Die kollegiale Unterstützung sollte unerfahrenen Diensthabenden aller Fachbereiche immer gewährt werden!

Symptomatik

Pflegepersonal o. Angehörige berichten oft über im Verlauf fluktuierende, nächtlich akzentuierte Verhaltensstörungen. Untersuchung u. Therapieeinleitung sollten zeitnah erfolgen, da Eigen- (z. B. Ziehen der Zugänge) u. Fremdgefährdung (z. B. Schlagen des Pflegeteams, Weglauftendenz) auftreten können!

16

- Akuter Verlauf: Entwicklung innerhalb von Stunden bis Tagen
- Fluktuierender Verlauf: wechselnde Orientierung, oft nachts schlechter
- Hyperaktives Delir: psychomotorische Erregung, Hyperaktivität, Umherwandern, stereotype Aktivitäten/Nesteln, erhöhte Wachsamkeit, Ungeduld, fehlende Kooperativität, Streitsucht, Euphorie, leichte Ablenkbarkeit, Albträume u. fixe Ideen, erhöhte Suggestibilität (Fadentest)
- Hypoaktives Delir (seltener): Schwerfälligkeit, Lethargie, Verwirrtheit, reduziertes Bewusstsein, verminderte Aufmerksamkeit, Apathie, reduzierte u. verlangsamte Sprache, Desorientiertheit

! Das hypoaktive Delir wird oft übersehen, da es die Stationsabläufe nicht „stört".

- **Charakteristisch** sind eingeschränkte kognitive Funktionen:
  - Orientierungsstörung: Alle Qualitäten (Ort, Zeit, andere Personen) können betroffen sein.
  - Gedächtnisstörungen
  - Aufmerksamkeitsstörungen (qualitative Bewusstseinsstörung)
  - Störung der Fähigkeit zum geplanten u. gerichteten Handeln

- Störung der Wachheit (quantitative Bewusstseinsstörung)
- Störung des formalen Denkens: oft zusammenhangslose Sprache
- Wahrnehmungsstörungen: illusionäre Verkennungen (z. B. Schatten als Person) u. Halluzinationen
- Wahnerleben möglich, dann oft im Zusammenhang mit Erinnerungs- u. Wahrnehmungsstörungen
- Störungen des Affekts. **Cave:** Symptome könnten als Angststörung o. Depression fehldiagnostiziert werden!
- Gestörter Schlaf-Wach-Rhythmus

!

- Oft wird ein Delir nicht diagnostiziert, weil Pat. wach ist u. die Diagnose eines Delirs eine „Bewusstseinsstörung" voraussetzt.
- Man unterscheidet zwei Formen der Bewusstseinsstörung, die **quantitative** (somnolent bis komatös) u. die **qualitative** Bewusstseinsstörung (verminderte Aufmerksamkeit/Fähigkeit zum gerichteten Handeln).

16.4.3 Ursachen

- **Medikamente:**
  - Häufigste Delirursache
  - Oft Antikonvulsiva, Antiparkinson-Medikamente, Lithium, Kortikoide, Cimetidin, Opiate, Sedativa, Digitalis, alle Anticholinergika
  - Wichtig → sorgfältige Medikamentenanamnese! **Cave:** Häufig mangelnde Compliance zu Hause u. dann rel. Überdosierung bei Neuaufnahme in die Klinik!
- **Intoxikationen mit Alkohol o. Drogen**
- **Entzugssymptomatik** (▶ 16.8.2):
  - Insb. Alkohol u. Benzodiazepine
  - RR- u. Pulserhöhungen, die gut auf Sedierung ansprechen, sind neben weiteren vegetativen Entzugssymptomen (Schwitzen u. Tremor) wegweisend
- **Infektionen,** insb. von Harnwegen (▶ 14.2) u. Lunge (▶ 5.5)
- **Metab. Störungen:** Hypoxie, Hypoglykämie (▶ 8.2.2), Hypo- u. Hyperthyreose (▶ 8.3), Flüssigkeits- u. E'lytstörungen (Hyperkalzämie ▶ 7.6.2), Leber-, Niereninsuff. (▶ 7.2), Fieber (▶ 1.3.4)
- **Epilepsie:** peri- u. postiktal
- **Kardiovaskulär:** Myokardinfarkt (▶ 4.2.2), Herzinsuff. mit Low-Output (▶ 4.7)
- **Zerebrovaskulär:** Apoplex (▶ 15.4), TIA (▶ 15.4), Migräne (▶ 15.3)
- **Demenz:** Diese hirnorganische Vorschädigung ist ein Risikofaktor, aber für sich keine ausreichende Ursache. Wenn demente Pat. akut verwirrt o. aggressiv sind, ist eine Ursachenermittlung notwendig! (z. B. Exsikkose o. Inf.)

16

16.4.4 Differenzialdiagnose

DD Delir, Demenz, Schizophrenie ▶ Tab. 16.2.

Tab. 16.2 Differenzialdiagnose Delir, Demenz, Depression, Schizophrenie				
	Delir	**Demenz**	**Depression**	**Schizophrenie**
Beginn	akut (Stunden)	schleichend (Mon.)	schleichend	Langsame Veränderungen, münden oft in hochakuter Episode
Verlauf	fluktuierend	progressiv fortschreitend	Lang anhaltend, nur langsame Veränderung	oft schubweise mit symptomarmen Intervallen, z.T. progredienter Abbau
Aufmerksamkeit u. Gedächtnis	oft klar, wach, gelegentlich Aufmerksamkeitsstörung. Kurzzeitgedächtnis betroffen	Kurzzeitgedächtnis u. Aufmerksamkeit erst in späteren Stadien gestört	Aufmerksamkeit oft beeinträchtigt→ Gedächtnislücken, ggf. Pseudodemenz	Aufmerksamkeit oft beeinträchtigt → Gedächtnislücken. Inhaltliche u. formale Denkstörungen im Schub
Halluzinationen	häufig, meist optisch	selten	keine	meist akustisch (Stimmen)
Wahn	selten, flüchtig	selten	selten synthymer Wahn (Schuld, Krankheit, Verarmung etc.)	meist paranoid, systematisch, komplex u. oft persistierend
Psychomotorische Aktivität	erhöht o. erniedrigt, fluktuierend	oft normal	keine Fluktuation von Retardierung bis Hyperaktivität	von Retardierung bis Hyperaktivität

16.4.5 Diagnostisches Vorgehen

16

Allgemeines Folgendes Vorgehen hat sich bewährt:

- Liste der möglichen Ursachen (▶ 16.4.3) abarbeiten
- Zugrunde liegende Diagnose klären u. entsprechend behandeln! → Keine Verlegung eines verwirrten Pat. in psychiatrische Klinik ohne gründliche diagn. Ursachenabklärung!
- Schaffung einer angemessenen, möglichst ruhigen Umgebung (Orientierungspunkte: Nachtlampe, Uhr)
- Medikamentöse Behandlung
- Beobachtung, regelmäßige Kontrollen

Hilfreiche Untersuchungsfragen bei Delir

- Können Sie mir sagen, welche/r/s Tag der Woche/Datum/Jahr/Jahreszeit ist? Wo befinden Sie sich? Wo arbeiten Sie?
- Ist es schwer für Sie, sich Dinge zu merken?
- Fällt es Ihnen schwer, einem Gespräch zu folgen?
- Können Sie die Tage der Woche in umgekehrter Reihenfolge aufsagen?
- Was bedeutet die Redewendung: „Der Apfel fällt nicht weit vom Stamm“?

- Haben Sie selbst manchmal das Gefühl, nicht klar denken zu können o. verwirrt zu sein?
- Haben Sie Vertrauen in die Menschen, die um Sie herum leben?
- Sehen Sie Dinge, die andere Menschen nicht sehen? Hören Sie Geräusche o. Stimmen, die andere nicht hören?
- Sind Sie furchtsam, haben Sie Angst?
- Ein strukturiertes Assessment (z. B. CAM) ist hilfreich!

Delirprävention bei Risikopatienten

- Bereits bei Aufnahme Pat. mit bes. Risiko, ein Delir zu entwickeln, identifizieren u. aufmerksam beobachten!
- Bereits kleine Auffälligkeiten, Verhaltensstörungen, kurze Episoden von Verwirrtheit u. Desorientierung ernst nehmen u. nicht unbedacht (Alter, ungewohnte Umgebung) abtun!

Die rasche Identifizierung u. rechtzeitige Behandlung von Pat. mit erhöhtem Risiko hilft, Delirhäufigkeit u. -schwere zu reduzieren.

Risikopat. sind:

- Suchtpat. (▶ 16.8)
- Pat. mit vorbestehenden kognitiven Defiziten
- Ältere Pat.
- Postop. Pat.
- Schwerkranke Pat.
- Pat. mit Blasenkatheter
- Pat. mit Polypharmazie
- Immobile Pat., Fixierung
- Pat. mit Mangelernährung

Anamnese Anamnese u. Untersuchung sind erschwert durch: psychomotorische Unruhe, Denkstörungen, Störung des Gedächtnisses. Ggf. Sedierung vor Exploration unumgänglich. Fremdanamnese meist nötig u. hilfreich (z. B. Hinweis für Sturz, Medikamentenanamnese).

Untersuchung

- Vitalparameter, Exsikkosezeichen, Inf. (Fieber), Lunge, Herz, Verletzungszeichen?
- Neurol. Untersuchung (Meningismuszeichen, Tremor)
- Psychopath. Befund inkl. orientierender kognitiver Testung

Weitere sofortige Diagnostik

- Notfalllabor: BZ, BB, CRP, E'lyte, Leberenzyme, Gerinnung, Krea
- Infektionssuche, insb. Urin (Status u. Sediment) u. Lunge (Rö-Thorax)

Elektive Diagnostik Wenn durch o. g. Maßnahmen keine befriedigende Erklärung des Delirs gefunden wurde, je nach Anamnese, Befund u. Klinik:

- Erweitertes Labor: Ammoniak, Kalzium, Mg^{2+}, Schilddrüsenfunktion, Vit. B_{12} u. B_1 (Thiamin), Albumin, Harnstoff
- BGA (Hypoxie? Azidose?), bei V. a. Inf. ggf. Blutkulturen
- Toxikologie: Serumspiegel von Alkohol, Digitalis, Lithium
- EKG
- cCT o. cMRT
- EEG
- Liquorpunktion

16.4.6 Therapeutisches Vorgehen

Reizarme, schützende Umgebung

- Reizabschirmung, z. B. durch Einzel-/Überwachungszimmer. Nur dem Pat. vertraute Besucher zulassen, Bezugspflege einrichten
- Bei starker Unruhe u. selbstgefährdendem Verhalten kann Behandlung auf ITS nötig sein. Dort ist Reizabschirmung eher problematisch
- Klare u. deutliche Ansprache. Wichtige Inhalte wiederholen!
- Ggf. Brille u. Hörgerät anbieten sowie auf Beleuchtung achten, um Fehlwahrnehmungen zu verhindern u. Orientierungsstörungen nicht zu verstärken
- Eine gut sichtbare Uhr sowie persönliche, dem Pat. vertraute Gegenstände können hilfreich sein
- Potenziell gefährliche Gegenstände entfernen
- Tag-Nacht-Rhythmus erhalten
- Bei stat. o. Intensiv-/IMC-Pat. Mobilisation

Behandlung Immer prim. Ursache (z. B. Inf.) behandeln!
Sympt. Behandlung nicht ohne Risiken, denn sedierende Medikamente können z. B.:

- eine Intoxikation (z. B. durch Alkohol o. Benzodiazepine) maskieren,
- eine respir. Insuff. verschlechtern.

Medikamentöse Therapie

- **Hochpotente Neuroleptika:** Haloperidol (Haldol®)
  - Schnelle Wirkung auf Halluzinationen, Wahnerleben, z. T. auch auf Agitation u. Aufmerksamkeitsstörungen
  - ! Haloperidol ist kein prim. Beruhigungsmittel!
  - Keine Wirkung auf Orientierungs- u. Gedächtnisstörungen
  - Dosierung: Gabe p. o., intranasal, i. m. möglich, Beginn mit 2 mg bis max. 10 mg/d (Senioren 1,5–3 mg); i. v. Gaben nur mit kontinuierlicher EKG-Überwachung (z. B. ITS)
  - NW: extrapyramidale Bewegungsstörungen (EPMS, z. B. Frühdyskinesien, Parkinsonoid) mit Blickkrämpfen, Zungen-Schlund-Krämpfen, Torticollis spasticus. Diese unbedingt therapieren: Biperiden (Akineton®) 5 mg i. v., danach p. o. 4 mg/d. RR-Abfall
  - ! Relative KI: vorbestehend M. Parkinson, QTc-Zeit-Verlängerung, orthostatische Dysregulation, kardio- o. zerebrovaskuläre Vorschädigung!
- Bei älteren bzw. somatisch instabilen Pat. alternativ Risperdal in 0,5-mg-Schritten bis max. 2 mg/d erwägen: NW wie unter Haldol® möglich, aber weniger häufig

16

> **!** Neuroleptikagabe: QTc-Zeit-Verlängerung im EKG überprüfen.

- **Benzodiazepine:**
  - Bes. bei Alkohol- o. Sedativaentzug, Delirium tremens, postop. Delir („Durchgangssy.")
  - Mit Antipsychotika kombinierbar
  - Gabe p. o., intranasal oder i. m., z. B. Diazepam 2–10 mg. Vorsicht mit i. v. Gaben (Monitor). Bei älteren Pat. max. 4 mg Diazepam; alternativ das besser steuerbare Lorazepam erwägen (4,5 mg/d, kurze HWZ)
  - ! NW: Atemdepression, insb. bei intoxizierten Pat. Antidot: Flumazenil (Anexate®)

- **Clomethiazol (Distraneurin®)** wird gern zum stat. Alkoholentzug verwendet. Hausstandard erfragen, nicht an amb. Pat. aushändigen. NW u. KI s. u. (▶ 16.4.7)
- Bei art. Hypertonie: Clonidin (Catapresan®) 0,075 mg, ggf. unter intensivmed. Überwachung

Tagdienst gewissenhaft informieren, damit Zustand weiter beobachtet wird.

Behandlung schwerer Verhaltensstörungen im Delir

- 5–10 mg Haloperidol i. m. o. intranasal, je nach Schwere u. erwarteter Toleranz.
- 20–30 min beobachten. Wenn Management des Pat. weiterhin nicht möglich u. keine NW aufgetreten sind, Dosis verdoppeln u. weiter beobachten.
- Gabe kann i. R. der max. Tagesdosis wiederholt werden, bis sich Wirkung o. NW eingestellt haben.
- Zusätzliche Gabe von 2 mg Lorazepam (Tavor®) o. 5–10 mg Diazepam (Valium®) alle 4 h, insb. wenn sich extrapyramidale NW eingestellt haben. Atmung beobachten! Überwachung Vitalparameter!

16.4.7 Alkoholentzugsdelir (Delirium tremens)

Wegen der Häufigkeit des Alkoholentzugs wird das Delirium tremens hier gesondert behandelt. Es unterscheidet sich durch erhebliche vegetative Begleiterscheinungen wie RR-Entgleisungen, tachykarde HRST, Schwitzen u. Tremor („tremens“).

Klinik

Prädelir Dauer: Tage bis Wochen. Pat. zeitlich u. örtlich meist orientiert, quälende Unruhe, zunehmende Reizbarkeit, Tremor der Hände (v. a. morgens), Schweißausbrüche, evtl. Erbrechen. Bei schwerem Entzug Tremor, Schwitzen u. RR sehr engmaschig registrieren: Vegetative Zeichen sind gute klin. Parameter für Entzugsschwere.

- Immer potenziell bedrohlicher Zustand.
- Angst u. Hyperaktivität dominieren das klin. Bild.
- Schwere metab. Störungen möglich (Laborkontrolle!).
- Zerebrale Krampfanfälle möglich, oft ein Delir einleitend.
- Optische u. taktile Halluzinationen möglich; sie können Angstsymptome verstärken.

! Die größte Gefahr für die Delirentwicklung besteht 3–6 d nach Abstinenzbeginn!

Delirium tremens Beginn meist akut, Dauer: Tage (DD Delir/Unruhe ▶ 16.4.4).

- **Psychiatrische Symptome:** örtliche u. zeitliche Desorientierung, szenenhafte visuelle Halluzinationen („weiße Mäuse“), hochgradige psychomotorische Unruhe, nestelnde, fahrige Bewegungen, grobschlägiger Tremor, Schlaflosigkeit, Mischung aus Angst u. Euphorie

16

- **Körperl. Symptome:** Körpertemperatur ↑, Schweißausbrüche, Exsikkose, Erbrechen, Diarrhö, Tachypnoe, Tachykardie, Hypotonie, generalisierte Krampfanfälle mit Zungenbiss, Ataxie, Gleichgewichtsstörungen
- **Cave:** Übergang in die Wernicke-Enzephalopathie gefürchtet!

Wernicke-Enzephalopathie = Notfall!

- Komplikation bei Delirium tremens mit Ataxie u. Augenmuskellähmungen (aufhorchen bei berichteten Doppelbildern!), die zu schweren irreversiblen Gedächtnisstörungen führt
- Ther.: sofort Thiamin (Vit. B_1), initial 300 mg i. v., dann für 3 d 100 mg i. v./d

Therapeutisches Vorgehen

- Verlegung auf ITS, Monitoring, i. v. Zugang
- Sedierende Medikation außerhalb Intensivüberwachung nicht, bevor Alkoholspiegel auf Werte < 1 ‰ gesunken ist
- Behandlung wie bei Delir mit Diazepam in 10-mg-Schritten bis max. 30 mg/d (höhere Dosis u. U. auf ITS unter kontinuierlicher Überwachung)
- Alternative (Hausstandard erfragen): Clomethiazol (z. B. Distraneurin®). Wirkungen: antikonvulsiv, hypnotisch, sedierend
  - Dosierung: p. o. 4–8 (max. 10) × 2 Kps. = 4–8 × 10 ml Mixtur tgl. nach Plan
  - **Cave:** Schlechte Leberfunktion führt zur Akkumulation!
  - NW: Tachykardie, RR-Abfall, starke Bronchialverschleimung u. Bronchospasmus, Atemlähmung. Gefahr der Abhängigkeit mit Entzugssymptomatik, max. Behandlungsdauer 2 Wo., schrittweise Dosisreduktion über 4–7 d. Nur unter stat. Bedingungen geben!
  - KI: Pneumonie, obstruktive Lungenerkr., Thoraxverletzungen, respir. Insuff. Keine Komb. mit Benzodiazepinen (Atemdepression)
  - Medikament zum stat. Gebrauch, nicht an amb. Pat. aushändigen!
- Bei V. a. hepatische Enzephalopathie Eiweißrestriktion u. Laktulosegabe zur Darmentleerung (Maßnahmen verhindern Anhäufung von Ammoniak)
- Ernährungs- u. E'lytsubstitution 2.500–4.500 ml/d. Häufig **Hypokaliämie** (▶ 7.5.1)
- Vit. B_1 (vor Glukosegabe → sonst drohende Laktatazidose!!) 300 mg/d i. v., dann 100 mg i. v., bis Delir abklingt

16

16.5 Akute psychische Störungen

16.5.1 Allgemeines

Ist eine organische Störung ausgeschlossen (▶ 16.4), kann in der psychiatrischen Notfallsituation primär sympt. vorgegangen werden. Man kann sich in der Notfallsituation an wenigen psychiatrischen Symptomen orientieren, auch weil eine genaue psychiatrische Diagn. akut u. noch in der Nacht nicht möglich ist.

16.5.2 Der depressive und ängstliche Patient

Klinik In der allg. Notaufnahme erscheinen die Pat. häufig mit vordergründig körperl. Beschwerden (Magenbeschwerden, Gewichtsverlust, Obstipation, Kopfschmerz, Druckgefühl in Hals u. Brust, Globusgefühl). Hier gibt es Überschneidungen mit somatoformen Störungen (▶ 16.7).

Diagnostik Viele Pat. berichten nicht spontan über ihre psychischen Symptome. Klärung der Symptome einer Depression (Trias: gedrückte Stimmung, Anhedonie, Antriebsmangel). Oft bestehen zusätzlich körperl. u. kognitive Merkmale. Auf psychotische Symptome u. vorangegangene Suizidversuche achten, da wichtige Prädiktoren für Suizidversuch!

2-Fragen-Depressionsscreening
- Haben Sie sich während des letzten Monats oft niedergeschlagen, deprimiert o. hoffnungslos gefühlt?
- Haben Sie im vergangenen Monat darunter gelitten, dass Sie zu wenig Interesse o. Spaß an Dingen hatten?

Wenn beides bejaht wird, genauer explorieren!

Tipps zum Umgang mit dem Patienten
- Bei ängstlich-agitierten o. gehemmt-depressiven Pat. kann Einbeziehung von Vertrauenspersonen hilfreich sein.
- Somatische Beschwerden verdecken oft die eigentliche psychische Symptomatik.
- Beschwerden ernst nehmen.
- Fragen nach Antrieb, Stimmung u. – möglicherweise wahnhaften – Ängsten (insb. bei vordergründig körperl. Symptomatik).
- ! **Immer nach Suizidalität fragen!** Dies wird von den Pat. nicht als unangemessen angesehen u. meist ehrlich beantwortet. Oft wird das Ansprechen dieses Themas als Entlastung empfunden! **Cave:** Viele Pat. stellen sich in den Tagen vor Suizidversuch nochmals ärztlich vor!

Therapeutisches Vorgehen Medikamentöse Akutbehandlung nur bei drängenden, impulshaften Suizidideen, drohendem Kontrollverlust, Panik, Verzweiflung, fehlender Offenheit o. „Undurchsichtigkeit": Mirtazapin 15 mg z. N., Opipramol bis 2 × 50 mg/d o. sedierendes Neuroleptikum, z. B. Promethazin (Atosil®) bis 2 × 50 mg p. o. (QTc-Zeit überprüfen). Diese Pharmaka können zusätzlich mit Lorazepam (Tavor®) 1–2,5 mg kombiniert werden.
Bei Suizidalität: ▶ 16.6.1, bei Wahnideen: ▶ 16.5.4.

16.5.3 Der maniforme oder angespannte Patient

Klinik Im Umgang mit psychomotorisch erregten Pat. sind professioneller Umgang u. nötige Distanz unverzichtbar, damit der Pat. sich nicht bedroht fühlt u. sich beruhigt.

Tipps zum Umgang mit dem Patienten
- Bei motorisch-unruhigen, ideenflüchtigen, maniformen o. dysphorisch-gespannten Pat. Erstgespräch in der Notfallsituation zeitlich kurz halten, um Reizüberflutung zu verhindern!

16

- Vorsichtige Wahl der wichtigsten Fragen. Deeskalierendes, ruhiges Vorgehen sollte im Vordergrund stehen.
- Bei allen Erregungszuständen sicheres u. ruhiges Auftreten. Sich als Arzt zu erkennen geben (Vorstellung, Berufsbekleidung.)
- Notwendige Maßnahmen, wann immer möglich, erklärend ankündigen, damit sich Pat. nicht bedroht o. überwältigt fühlt.

! Bei der Untersuchung aggressiver Pat. auf freien Rückzugsweg achten. Nicht allein mit dem Pat. bleiben, sondern rechtzeitig Hilfe (Alarm) hinzuholen!

Therapeutisches Vorgehen
- Sedierung mit Benzodiazepin, z. B. Diazepam 5–10 mg
- Bei wahnhaften o. halluzinatorischen Symptomen zusätzlich mit hochpotentem Neuroleptikum behandeln, z. B. Risperdal bis 2 mg/d (Senioren bis 1 mg/d), Zyprexa® Velotab 10 mg (5 mg bei Senioren), als zweite Wahl Haloperidol 2–10 mg (Senioren bis 4 mg/d)

16.5.4 Der wahnhafte Patient

Tipps zum Umgang mit dem Patienten Der Umgang mit wahnhaften Pat. verlangt ein bes. klares u. authentisches Handeln.
- Wahninhalte nicht diskutieren. Wahn ist nicht sofort korrigierbar!
- Pat. nicht im Wahn bestärken, andererseits Konfrontation vermeiden.
- Bisweilen ist Unterscheidung zwischen Wahninhalten u. realitätsadäquatem Erleben auch für den Arzt nicht einfach. Inadäquate emotionale Reaktionen des Pat. können hier hilfreich sein!
- Jeden wahnhaften Pat. auch hinsichtlich Intoxikation, Demenz o. Delir (▶ 16.4) explorieren!

Therapeutisches Vorgehen (Bei Senioren mit halber Dosierung arbeiten!) Beginn mit Risperdal 2 mg, Zyprexa® Velotab 10 mg (2. Wahl Haloperidol 5–10 mg p. o.), in Komb. mit einem Benzodiazepin, z. B. Diazepam 5–10 mg o. Lorazepam 1–2,5 mg p. o. (max. 7 mg in 24 h). Ausführliche Übergabe an den Tagdienst, ggf. psychiatrisches Konsil zur weiteren Einstellung der Medikation.

16.5.5 Der halluzinierende Patient

Klinik Halluzinationen können akustisch, optisch, olfaktorisch o. taktil sein. Sie können auch kombiniert u. häufig zusammen mit wahnhaftem Erleben auftreten.

Tipps zum Umgang mit dem Patienten
- Sollte Pat. nicht spontan von Halluzinationen berichten, konkret nachfragen (z. B. Pat. lauscht vor jeder Antwort in sich hinein).
- Dir. Fragen wird meist nicht als unangenehm empfunden!
- Charakter der Halluzination erfragen (bedrohlich, beschimpfend, imperativ, quälend o. freundlich, begleitend, bestärkend).
- Insb. bei imperativen akustischen o. bedrohlichen, quälenden Halluzinationen stat. Einweisung. Imperative Stimmen sind z. B. gefährliche Stimmen mit Aufforderungscharakter, z. B. „Spring aus dem Fenster, du Null").
- Jeden halluzinierenden Pat. auch hinsichtlich Intoxikation, Demenz o. Delir (▶ 16.4) explorieren!

Therapeutisches Vorgehen ▶ 16.5.4.

16.6 Besondere Behandlungssituationen

16.6.1 Der suizidale Patient

Psychiatrische Pat. immer auf mögliche Suizidalität hin untersuchen.

Diagnostisches Vorgehen

Viele psychiatrische Sy. können mit Suizidideen einhergehen. Daher immer dir. nach Suizidideen fragen u. indir. o. fremdanamnestische Hinweise beachten.

- Pat. mit Risikofaktoren (s. Kasten) genau befragen.
- Dir. Nachfragen wird nicht neg., sondern meist dankbar aufgenommen.
- Je nach Antwort Fragen präzisieren:
  - „Haben Sie auch daran denken müssen, ohne es zu wollen?"
  - „Haben Sie konkrete Ideen, wie Sie es machen würden?"
  - „Haben Sie bereits Vorbereitungen getroffen?"
  - „Haben Sie schon einmal einen Selbstmordversuch unternommen?"
  - „Wie nahe sind Sie an einem Selbstmordversuch?" (Handlungsdruck)
- Einige Pat. können nachvollziehbar versichern, dass sie zwar diese Gedanken, aber **keine konkreten** Pläne haben.

! Bei Pat. mit Suizidplanung o. Handlungsdruck liegt deutlich erhöhtes Suizidrisiko vor → umgehend psychiatrisch behandeln!

Risikofaktoren für Suizidalität

Erhöhtes Risiko besteht in folgenden Situationen:

- Vorangegangener Selbstmordversuch (14-fach)
- Klare Vorstellung, wie man sich umbringen möchte (5-fach)
- Familienanamnese: erstgradig Verwandter mit Selbstmord (4-fach)
- Hoffnungslosigkeit, andere schwere depressive Symptome (3-fach)
- Während der Trauerzeit (3-fach)
- Psychotische Symptome (Wahn o. Halluzination) (3-fach)
- Alkohol- o. Drogenmissbrauch (2-fach)
- Männliches Geschlecht (1,5-fach)
- Allein lebend (1,5-fach)
- Hohe Impulsivität, oft gepaart mit narzisstischem Kränkungs- u. Insuffizienzerleben

! Eindeutige Suizidalität liegt dann vor, wenn bereits klare Planungen für einen Suizid vorliegen, z. B. Arrangements für die Nachwelt getroffen wurden (Abschiedsbriefe, Pat. kann Ort o. Zeit seines geplanten Selbstmords benennen). Diese Pat. müssen i. d. R. stat. behandelt u. ggf. gerichtlich untergebracht werden (▶ 16.6.4). Sie dürfen nicht mehr unbeobachtet bleiben.

Therapeutisches Vorgehen

- Suizidale Pat. nie allein lassen (auch nicht kurz im Wartezimmer).
- Bei hohem Handlungsdruck auch mit raptusartigen Suizidimpulsen rechnen (Fenster geschlossen halten, wenn möglich Zimmer im Erdgeschoss wählen, keine scharfen Gegenstände in Griffnähe haben etc.).

- Sofern aus somatischen Gründen möglich (Beobachtungszeiten nach Überdosen einhalten!), Verlegung/Einweisung in psychiatrische Klinik.
- Sicherstellung des Transports veranlassen u. je nach lokalen Gegebenheiten Ordnungsamt, Polizei, Gesundheitsamt etc. hinzuziehen (▶ 16.6.4).
- Sedierung (z. B. Lorazepam 1–2,5 mg).
- Bei psychotischer Symptomatik besteht aufgrund des Realitätsverlustes hohes u. schwer einschätzbares Risiko → antipsychotisch behandeln (z. B. Olanzapin 5–10 mg).

16.6.2 Psychopharmakainduzierte Notfälle

Anticholinerges Syndrom

KO u. a. bei geriatrischen Pat. Die Ursache kann in der somatischen Medikation liegen.

Klinik

- Symptomtrias aus gerötet-trockener Haut, trockenen Schleimhäuten u. Agitation bis hin zum Delir
- Mydriasis
- **Cave:** Herzrhythmusstörungen, daher EKG-Kontrolle!

Therapie Absetzen aller anticholinergen Medikamente, auf ausreichende Trinkmenge achten, ggf. Sedierung (Lorazepam bis 4 × 0,5 mg/d). In schweren Fällen Physostigmin-Gabe. Verlegung auf die ITS erwägen.

Zentrales Serotonin-Syndrom

Ursache ist häufig eine Dosiserhöhung o. Komb. von serotonerg wirksamen Medikamenten.

Klinik

- **Fieber, Myoklonie, Hyperreflexie, psychopath. Auffälligkeiten von leichtgradiger Verwirrung bis zum Delir**
- **Cave:** Herzrhythmusstörungen (EKG!), epileptische Anfälle, Koma

Therapie Absetzen serotonerger Medikation, Kühlung, Flüssigkeitssubstitution, Antipyretika. Verlegung auf die ITS erwägen

16

Malignes neuroleptisches Syndrom (MNS)

Das MNS kann mit katatoner Schizophrenie o. katatonem Stupor verwechselt werden.

Klinik

- **Hyperthermie u. Muskelrigidität**
- **Mind. 2 der folgenden Symptome:**
  Schwitzen, Dysphorie, Tremor, Inkontinenz, Mutismus, Tachykardie, Leukozytose, CK-Erhöhung, RR-Veränderung, Veränderung des psychopath. Befundes (Letzteres ist bes. zur Abgrenzung der Katatonie wichtig!)

Therapie

- Sofortiges Absetzen der Neuroleptika. Vitalparameter überwachen. In leichten Fällen → Benzodiazepine (z. B. Lorazepam bis 4,5 mg/d, auf ITS ggf. höher dosiert). Zusätzlich auf Trinkmenge achten, ggf. i. v. Flüssigkeitsgabe u. Kühlung.
- Verlegung auf die ITS erwägen. Bromocriptin- o. Amantadin-Gabe sowie Notfall-EKT erwägen.

MNS u. katatoner Stupor sind leicht zu verwechseln! Neuroleptika verursachen ein MNS, andererseits werden sie zur Behandlung der katatonen Schizophrenie benötigt.
Beide Krankheitsbilder können mit EKT u. Benzodiazepinen behandelt werden!

16.6.3 Katatoner Stupor

Leitsymptom „Wächserne Biegsamkeit" (Flexibilitas cerea) der Extremitäten.

Klinik Pat. bewegungslos, verharrt in starrer, bisweilen verdrehter Haltung der Gliedmaßen (Katalepsie). Mutismus, Befehlsautomatismus o. Negativismus, evtl. stereotypes Nachsprechen von Wörtern (Echolalie).

Bei **perniziöser Katatonie** zusätzlich hohes Fieber, Exsikkose u. vegetative Entgleisungen → lebensbedrohlicher psychiatrischer Notfall!

Therapie Kühlung, Flüssigkeitssubstitution, Kontrolle der E'lyte. Behandlungsversuch mit Lorazepam (2–6 mg). Bei Nichtansprechen weiter mit 5–10 mg Haloperidol. Behandlungsversuch erfolglos? Progress zur perniziösen Katatonie? → EKT einzige verbleibende wirksame Therapie u. Verlegung auf ITS.

16.6.4 Zwangseinweisung

Bei Nachweis (o. dringendem Verdacht) einer psychischen Krankheit mit Selbst- o. Fremdgefährdung muss ggf. vom Instrument der Zwangseinweisung Gebrauch gemacht werden. Die öffentlich-rechtlichen Regelungen zur Unterbringung von psychisch Kranken (z. B. PsychKG in NRW) liegen in der Verantwortung der Bundesländer.

Voraussetzungen

- Es muss Fremd- o. Eigengefährdung festgestellt werden, wobei die Gefährdung **akut, konkret u. unmittelbar bevorstehend** sein muss → Eine abstrakte, nicht unmittelbare Gefährdung (z. B. möglicher Alkoholrückfall mit potenzieller Fremdbedrohung) reicht nicht aus.
- Die Gefährdung kann nicht anders als durch Unterbringung abgewandt werden.
- Es muss dem eigen- o. fremdgefährdenden Verhalten eine psychische Krankheit zugrunde liegen (z. B. würde Krawallmacherei ohne erkennbare psychische Erkr. keine Unterbringung nach PsychKG rechtfertigen).
- Obligat sind körperl. Untersuchung u. Befunddokumentation!
- Die Unterbringung dient der Weiterbehandlung des Pat. in der psychiatrischen Klinik! Ansonsten (z. B. schwer körperlich erkrankter Pat.) ist auf das Instrument der Eilbetreuung zurückzugreifen.

16

Praktisches Vorgehen

Das Verfahren ist in den Bundesländern unterschiedlich geregelt u. die praktische Durchführung oft regional verschieden→ vorab informieren!

- Eine öffentliche Verwaltungsbehörde (Polizei/Berufsfeuerwehr/Ordnungsamt) leitet das Verfahren ein u. beantragt die Unterbringung beim zuständigen Gericht (je nach Bundesland unterschiedlich).
- Das notwendige Attest ist ärztl. Aufgabe u. umgehend, meist handschriftlich auszustellen. Darin ist zu **allen** oben genannten Voraussetzungen Stellung zu nehmen. Meist existieren Vordrucke; diese im Dienstarztordner/Notfallzentrum vorhalten.
- **Im Notfall** ist jeder Arzt berechtigt, das Attest auszustellen.
- Eine ICD-Verdachtsdiagnose genügt; wichtiger als die korrekte Ziffer ist die nachvollziehbare rechtfertigende Begründung!
- Vor Verlegung Kontaktaufnahme mit zuständiger psychiatrischer Klinik!

In der Regel ist daraufhin die Verwaltungsbehörde berechtigt, eine Unterbringung aufgrund des Attests für 24 h einstweilig anzuordnen. Schließlich entscheidet ein Richter über die Unterbringung (Anhörung des Pat. durch das Gericht).

> Nicht der Arzt bringt den Pat. unter, sondern das zuständige Gericht. Der Arzt attestiert lediglich die zugrunde liegende Störung u. die daraus resultierende Gefährdung.

16.6.5 Andere Zwangsmaßnahmen

> Zwangsmaßnahmen vermeiden! Pat. zuerst fragen, was unterstützend helfen würde, um zur Ruhe zu kommen.

Fixierung

16

Eine Fixierung ist **nur** zulässig i. R. akuter u. konkreter Eigen- u. Fremdgefährdung. Sturzgefahr, oberflächliches Ritzen o. herausforderndes Verhalten (z. B. Gebrauch von Schimpfwörtern) sind **keine** ausreichenden Gründe. Eine sich abzeichnende Eskalation (z. B. bei akuter Suizidalität, Selbstverletzung, Androhung von körperl. Gewalt o. Werfen mit Gegenständen) kann in der Gesamtschau eine Fixierung erforderlich machen.

- Eine Fixierung muss immer korrekt u. ausführlich dokumentiert sein!
- Die Art der Fixierung (3-Punkt o. 5-Punkt) muss festgelegt werden.
- Zur Durchführung einer Fixierung sollten mind. 3, besser 6 erfahrene Mitarbeiter anwesend sein. Bei Gewalttätigkeit ggf. Polizei hinzuholen!
- Nur zulässige Fixiermittel in der vorgeschriebenen Weise verwenden.

! Ein fixierter Pat. ist eine hilflose Person. Eine Sitzwache mit Sichtkontakt ist notwendig u. anzuordnen.

- Eine Fixierung ist für den Pat. verstörend u. erfordert ggf. Sedierung.
- Eine Fixierung ist auf wenige klin. Ausnahmesituationen beschränkt. Sobald diese Situation vorbei ist, ist die Fixierung aufzuheben. Ein Fortsetzen der Fixierung erfordert klar dokumentierte Gründe!

Zwangsbehandlung

Im klin. Alltag kommen zwei Möglichkeiten der Zwangsbehandlung vor:

1. Eine ursächliche, i. d. R. komplexe Behandlungsmaßnahme, die bei betreuten Pat. vom Betreuer angeregt u. durch ein Gericht bestätigt werden muss.
2. Grundsätzlich besteht ein **Recht auf Krankheit u. Nichtbehandlung**. Bei rechtfertigendem Notstand (unmittelbare Gefahr für Leib u. Leben des Pat.) kann der Arzt zwangsbehandeln, wenn der Patient die potenziell lebensgefährlichen Risiken nicht einschätzen kann bzw. krankheitsbedingt die Realität verkennt, Überredung nicht möglich ist u. keine andere Maßnahme zur Gefahrenabwehr geeignet ist. Klassische Beispiele sind art. Blutungen, Suizidversuch, Pneumonien, E'lytentgleisungen, schwerster Erregungszustand mit Eigen- o. Fremdgefährdung, sofern nicht durch Isolierung/Fixierung abwendbar. Im Rahmen des rechtfertigenden Notstands darf keine Depotmedikation verabreicht werden.

16.6.6 Einwilligungsfähigkeit

Im klin. Alltag ist die Einwilligungsfähigkeit entscheidend, NICHT die Geschäftsfähigkeit. (Ausnahme: Pat. nimmt Wahlleistungen [Chefarztbehandlung, Einzelzimmer] in Anspruch.) Die Einwilligungsfähigkeit wird von jedem Arzt für die durch seinen Fachbereich durchzuführende Tätigkeit überprüft:

- Verständnis für Eingriff
- Verständnis für Risiken
- Risiken durch Ablehnen des Eingriffs
- Bewertung der Information
- Fähigkeit; Entscheidung zu treffen

Die Einwilligungsfähigkeit hängt somit nicht nur vom Pat.; sondern von der jeweiligen Komplexität, Tragweite u. Risiken des Eingriffs ab. (Bsp.: Fast jeder kann der Aufnahme ins KH, einer Blutabnahme zustimmen, die meisten auch der dringenden Blinddarm-OP, höhere Hürde: Depotmedikation (Tragweite!), extrem hohe Hürden bei Chemother., Leberresektion etc.).

Eine Betreuung, Minderjährigkeit u. leichte geistige Behinderung schließen die Einwilligungsfähigkeit nicht zwangsweise aus. Bitte im Einzelfall prüfen!

16.7 Somatisierungsstörungen

Andere Bezeichnungen: psychogene Störungen, funktionelle Störungen, vegetative Dystonie, pseudoneurol. Sy., Konversionshysterie o. allg. psychische Überlagerung.

Klinische Beispiele

- Funktionelle Herzbeschwerden, Herzneurose
- Reizdarmsy.
- Funktionelle Dysphagie
- Hyperventilationsattacken

Diagnostisches und therapeutisches Vorgehen

Die Diagn. somatoformer Störungen umfasst die organische u. die psychische Dimension (Simultandiagnostik).

- **Organische (Ausschluss-)Diagnostik:**
  - Ausreichende Diagn. der Beschwerden notwendig (körperl. Untersuchung, EKG, kleines Labor etc.)
  - Unnötige organische Ausschlussdiagnostik birgt die Gefahr einer weiteren Fixierung des Pat. auf ausschließlich körperl. Krankheitsverständnis („somatische Fixierung"). Organische Ausschlussdiagn. ist als alleinige Basis der endgültigen Diagnosestellung ungeeignet!
- **Psychische Diagn.:** gegenwärtige Affekte, psychische Konflikte, Persönlichkeitsstruktur, biografische Belastungen, soziale u. kulturelle Faktoren

Tipps zum Umgang mit dem Patienten Für den Nachtdienst stellt der Pat. mit Somatisierungsstörungen eine bes. Herausforderung dar:
- Pat. werden oft als fordernd, uneinsichtig u. schwierig empfunden.
- Dilemma: Welche Diagnostik ist minimal notwendig?
- Kommunikation schwierig: „Sie haben nichts" stößt Pat. vor den Kopf u. ist auch inhaltlich falsch.

Beispiele für Gesprächsführung „Manchmal gehen solchen Schmerzen, wie Sie sie beklagen, schwere psychische Belastungen voraus. Können Sie sich vorstellen, dass dies bei Ihnen der Fall ist?" Wenn Pat. der Frage nach psychischer Belastung zustimmt, empathisch u. offen nachfragen. Oft finden sich komorbide psychische Störungen, insb. depressive u. Angststörungen (▶ 16.5.2).

Häufige Fehler
- Verwechslung von somatoformer Störung mit Simulation u. Aggravation
- Übersehen einer Depression o. anderer relevanter psychischer Störungen
- Fortsetzung o. Intensivierung der organmed. Diagn. zur Beruhigung des Pat.
- Verleugnung der Chronifizierungsneigung u. der z. T. schlechten Prognose

16.8 Suchterkrankungen

16.8.1 Der drogenabhängige Patient

16

Aufgaben des Diensthabenden

Bei Bewusstseinsverlusten unklarer Genese immer auch an Intoxikation (▶ 3.8) denken. Anamnestische Hinweise auf Drogenintoxikation: Ort u. Art des Auffindens, Einstichstellen.
Primär Sicherung der Vitalfunktionen (Atmung; ▶ 3.2.1). Auch andere Ursachen können vorliegen, z. B. ICB nach Sturz. Besondere Gefährdung durch Mischintoxikationen!

Bei Untersuchung u. Aufnahme eines Pat. mit V. a. i. v. Drogenmissbrauch an Infektionsrisiko mit Hepatitis C u. HIV denken!

Allgemeines diagnostisches Vorgehen

Körperliche Untersuchung
- Vitalparameter (RR, Puls, O_2-Sättigung)
- Vigilanz
- Hypoventilation durch zentral-dämpfende Pharmaka, z. B. Benzodiazepine
- Blutabnahme: Test auf Suchtmittel, E'lyte, CK. Wenn möglich, Schnelltest Urin

- Neurol. Untersuchung. Pupillen: Miosis (Opiate), Mydriasis (Alkohol- o. Kokainintoxikation, Stimulanzien), Erschlaffung der Muskulatur (Benzodiazepin-, Barbiturat-, Alkoholintoxikation)
- Fötor: „Alkoholfahne“, aromatischer Geruch (Drogen)
- Haut: Untersuchung auf Injektionsstellen (nicht nur Ellenbeuge, sondern auch Leiste, Fußrücken etc.), Abszess?

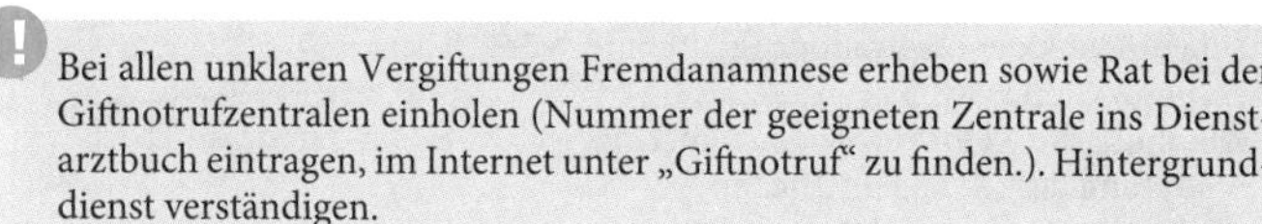
Bei allen unklaren Vergiftungen Fremdanamnese erheben sowie Rat bei der Giftnotrufzentralen einholen (Nummer der geeigneten Zentrale ins Dienstarztbuch eintragen, im Internet unter „Giftnotruf“ zu finden.). Hintergrunddienst verständigen.

16.8.2 Drogenentzug

Typische Entzugssymptome (v. a. bei Heroin)

- Stärkste Kopf- u. Gliederschmerzen
- Schweißausbrüche/Wechsel von Kälte- u. Hitzeempfindungen
- Starke innere Unruhe
- Erbrechen/Durchfälle, RR-Schwankungen, Temperaturanstieg, Tremor
- Im Stadium vitaler Bedrohung: generalisierte Krämpfe, delirante Zustände, Kreislaufinsuff.
- Bei Amphetaminentzug: Erschöpfung, Depression, Suizidneigung

Management

- **Bei Suizidneigung, starker Verwirrung o. Unruhe:** Pat. engmaschig überwachen, ggf. auf ITS. Überwachung der Vitalparameter, ausreichende Flüssigkeits- u. E'lyttherapie
- **Bei deutlich ausgeprägter körperl. Entzugssymptomatik:** Benzodiazepine, z. B. 5–10 mg Diazepam u./o. Haloperidol 5 mg. p. o. oder i. m. Beim Auftreten akuter Dyskinesien (z. B. Torticollis spasticus) Gabe von Biperiden 1 Amp. i. v.
- **Barbiturate u. Benzodiazepine** nicht sofort absetzen. Gefahr epileptischer Anfälle! Entzugsdelir! Ausschleichen der gewohnten Tagesmenge um tgl. 10 %
- Bei entzugswilligen Pat. Vermittlung in Fachklinik

16.8.3 Der alkoholabhängige Patient

Viele Pat. trinken regelmäßig Alkohol. Daher Alkoholkonsum erfragen u. auf entsprechende Hinweise bei körperl. Untersuchung (z. B. Leberhautzeichen) achten.

Alkoholentzugssy. ▶ 16.8.3.

Häufige akute Komplikationen und Erkrankungen

- **Alkoholintoxikation:** z. B. Bewusstseinsstörung bis Koma, vegetative Störungen (z. B. Tachykardie, Unterkühlung) u. Atemdepression
- **Alkoholentzugsdelir:** Desorientiertheit, Halluzinationen, Unruhe (▶ 16.4.7)

- **Obere GIT-Blutung:** (▶ 6.2). Akuter Schub einer chron.-rezid. Pankreatitis (▶ 6.8). Leberschädigung bis Leberausfallkoma (▶ 6.6)
- **ZNS:** ICB nach Sturz in alkoholisiertem Zustand (▶ 1.3.3), zerebrale Krämpfe, v. a. im Alkoholentzug (▶ 15.6)
- **Frakturen** v. a. der Rippen nach Sturz. SHT
- **Herz:** Vorhofflimmern/-flattern (▶ 4.3), toxische Kardiomyopathie
- **Infektionskrankheiten** infolge von Abwehrschwäche, z. B. Pneumonien (Pneumokokken, Aspirationspneumonie, ▶ 5.5), Tbc
- **Hypoglykämie** (▶ 8.2.2)
- **Alkoholische Ketoazidose:** nach mehrtägiger Nahrungskarenz durch Erschöpfung der Glykogenspeicher
  - Klinik: Übelkeit, Erbrechen, Bewusstseinsstörungen
  - Diagn.: Alkoholanamnese mit aktuell niedriger o. fehlender Blutalkoholkonz., Ketonkörper i. U. Labor: venöse BGA, Na^+, K^+, Krea, BB, BZ, Leberwerte
  - Ther.: Rehydratation mit G5 % 100–200 ml/h (zuvor immer Thiamingabe → Gefahr der massiven Laktatazidose). K^+-Ausgleich (▶ 7.5.1), Azidoseausgleich (nur bei pH < 7,1), Vit. B_1 100 mg/d langsam i. v.
- **Alkoholische Fettleberhepatitis:** Übelkeit, Erbrechen, meist Ikterus

Alkoholvergiftung

Klinik

- **Vergiftungsstadien** in Abhängigkeit von der Alkoholkonz.:
  - Exzitationsstadium
  - Hypnotisches Stadium
  - Narkotisches Stadium
  - Asphyktisches Stadium (Tod durch Atemlähmung u. Kreislaufversagen)
- **ZNS:** Fehleinschätzungen, Konzentrations- u. Koordinationsstörungen, Verlangsamung, Bewusstlosigkeit, Atemdepression, gestörte Thermoregulation
- **Gefäße:** Vasodilatation mit Hautrötung u. Hypothermie
- **Nieren:** Polyurie durch gehemmte ADH-Sekretion
- **Stoffwechsel:** Hypoglykämie, Azidose (prim. metab. Azidose, bei Ateminsuff. zusätzlich respir. Azidose)

Diagnostische Maßnahmen

- Kontrolle der Vitalparameter, EKG, Urinstatus
- Labor: Alkoholbestimmung im Blut, BZ, BGA, BB, E'lyte, Krea, Leberwerte, Gerinnung, Amylase u. Lipase

Therapeutisches Vorgehen

Bei bewusstlosem alkoholisiertem Pat. primär BZ-Stix → Hypoglykämie?

- Bei Hypoglykämie: sofort 50 ml Glukose 20 % i. v. (Thiamin!)
- i. v. Zugang, Monitoring der Vitalparameter
- Kein induziertes Erbrechen/Magenspülung: Aspirationsgefahr!
- Bei Hypotension/Volumenmangel: Infusionslsg. mit Ringer-Lsg., ggf. K^+-Substitution
- Exzitation: Haloperidol 5 mg i. m.
- Bei schwerer Atem- u. Kreislaufdepression evtl. Hämodialyse (RS mit Hintergrund). Dann auch Intubation u. Beatmung

Bewusstloser, alkoholisierter Patient

Die „hilflose Person“, die vom Notarzt angetroffen wird, ist häufig ein alkoholisierter, bewusstloser Pat. Primär müssen die Vitalfunktionen kontrolliert und gesichert u. durch BZ-Stix muss eine Hypoglykämie ausgeschlossen werden.

Bei bewusstlosem alkoholisiertem Pat. andere o. begleitende Komaursachen nicht übersehen, z. B. ICB, Mischintoxikationen, Meningitis. Einstichstellen (Heroin!) suchen!

Häufige Ursachen von Bewusstlosigkeit bei alkoholisierten Patienten

- Alkoholintoxikation
- Hypoglykämie o. Ketoazidose
- ICB (Prellmarken, Pupillenanisokorie, erhöhter Hirndruck?)
- Meningitis (▶ 15.5)
- Leberausfallkoma

Diagnostisches Vorgehen

! BZ-Stix
- Körperl. Untersuchung
- cCT (LP bei V. a. Meningitis/Enzephalitis)
- EKG
- Labor: BB, Transaminasen, Lipase, Gerinnung; Krea, Na^+, K^+

Therapeutisches Vorgehen

- Alkoholintoxikation s. o.
- Chir. Versorgung von Verletzungen (▶ 10.1). Nach Sturz SHT u. Rippenserienfrakturen ausschließen.
- Falls keine schwerwiegende Verletzung o. massive Alkoholintoxikation vorliegt, ist eine Entlassung nach Hause in Begleitung möglich. **Cave:** Subduralhämatom → Bewusstlosigkeit nach freiem Intervall. (Pat. u. Angehörige darauf hinweisen!)

Polizeilich angeordneter Alkoholtest

Die Polizei stellt das Blutabnahmeset zur Bestimmung des Alkoholspiegels zur Verfügung. Die Anleitung genau lesen!
Es ist Aufgabe der Polizei (nicht des Arztes), den Betroffenen von der Notwendigkeit der Testdurchführung zu überzeugen. Keine Blutabnahme gegen Widerstand. Denn:

„Der Zwang zur Duldung der Blutentnahme betrifft den Beschuldigten u. evtl. Zeugen. Es verträgt sich indessen nicht mit der Würde des Arztes, eine Blutentnahme unter Gewaltanwendung o. durch Überlistung durchzuführen.“

„Der Arzt kann zur Durchführung der Entnahme nicht gezwungen werden, es sei denn, dass solche Leistungen zu seinen Dienstpflichten gehören, wie z. B. durch Vertrag mit dem Krankenhaus, bei Polizeiärzten, evtl. auch dadurch, dass ad hoc eine richterliche Weisung durch Ernennung zum Sachverständigen erfolgt.“

§ 75 StPO

Bei Unsicherheiten RS mit dem Hintergrund!

16

16.9 DRG-Codes

Die wichtigsten DRG-Codierungen bzgl. akuter psychischer Störungen: ▶Tab. 16.3.

Tab. 16.3 DRG-Codes: akute psychische Störungen

Störungsbild	DRG-Code
Posttraumatische Belastungsstörung	F43.1
Delir	F05.-
Delir ohne Demenz	F05.0
Delir bei Demenz	F05.1
Psychische u. Verhaltensstörungen durch Alkohol	F10.-
Psychische u. Verhaltensstörungen durch Alkohol: akute Intoxikation (akuter Rausch)	F10.0
Psychische u. Verhaltensstörungen durch Alkohol: Entzugssyndrom	F10. 3
Psychische u. Verhaltensstörungen durch Alkohol: Entzugssyndrom mit Delir	F10.4
Wernicke-Enzephalopathie	E51.2
Schizophrenie	F20.0
Akute schizophreniforme psychotische Störung (inkl.: akute [undifferenzierte] Schizophrenie, kurze schizophreniforme Psychose, kurze schizophreniforme Störung, Oneirophrenie, schizophrene Reaktion)	F23.2
Manie mit psychotischen Symptomen	F30.2
Depressive Episode	F32.-
Leichte depressive Episode	F32.0
Mittelgradige Episode	F32.1
Schwere depressive Episode ohne psychotische Symptome	F32.2
Depressive Episode, nicht näher bezeichnet	F32.9
Anhaltende wahnhafte Störungen	F22.-
Wahnhafte Störung	F22.0
Sonstige anhaltende wahnhafte Störungen	F22.8
Halluzinationen, nicht näher bezeichnet	R44.3
Panikstörung [episodisch paroxysmale Angst]	F41.0
Sonstige Symptome, die die Stimmung betreffen (inkl. Suizidalität, Suizidgedanken)	R45.8
Malignes neuroleptisches Syndrom	G21.0
Organische katatone Störung	F06.1
Somatisierungsstörung	F45.0

17 HNO

Nermin Rüdiger

17.1 Notfalltabelle und Checkliste

HNO-Notfälle: ▶ Tab. 17.1.

Tab. 17.1 HNO-Notfälle

Diagnose	Maßnahmen	Medikament/Therapie
Fremdkörper Trachea	• O_2-Gabe • i. v. Zugang	Operative Fremdkörperentfernung unter Benutzung von Notfallrohr, starrem /flexiblem Bronchoskop o. Mikrolaryngoskopiespatel Kommunikation u. Koordination der Notfallbehandlung mit der anästhesiol. Abt. Gabe von Glukokortikoiden (z. B. Soludecortin H® je nach Schwellungszustand 500–1.000 mg i. v.)
Fremdkörper Ösophagus	Bei Bedarf Schmerztherapie	Operative endoskopische Entfernung Bei Verdacht auf Ösophagusperforation ggf. stat. Überwachung u. Ausschluss einer Mediastinitis
Epistaxis	• i. v. Zugang • Aufrecht sitzen • Blut nicht schlucken, sondern ausspucken • Kalte Nackenumschläge („Eiskrawatte") • Ggf. blutdrucksenkende Maßnahmen • Ggf. Flüssigkeitssubstitution • Ggf. Gabe von EK • Bei relevantem Mangel ggf. Ersatz von Gerinnungsfaktoren	Versuch der lokalen Blutstillung in Lokalanästhesie durch: • Kompression mittels Tamponade (Rapidrhino-Tamponade) • Bipolare Koagulation • Verätzung Falls diese Maßnahmen nicht zielführend sind, Blutstillung durch Unterbrechung zuführender Gefäße herbeiführen: • Interventionell-radiol. • Chir. durch Verödung der A. sphenopalatina/A. maxillaris/ A. ethmoidales von endonasal • Chir. durch Unterbindung der A. carotis externa von außen
Nachblutung nach Tonsillektomie	• i. v. Zugang • Aufrecht sitzen, kalte Nackenumschläge („Eiskrawatte") • Blut nicht schlucken, sondern ausspucken • Ggf. Flüssigkeitssubstitution, ggf. Gabe von EKs • Bei relativem Mangel ggf. Ersatz von Gerinnungsfaktoren	Versuch der Blutstillung durch Spülung mit Vasokonstriktoren (Eiswasser mit z. B. Otriven®) Versuch der Blutstillung durch bipolare Koagulation in Lokalanästhesie bei Erw. Bei Hb-relevanter Blutung o. Misserfolg der o. g. Maßnahmen Blutstillung in Narkose durch bipolare Koagulation, ggf. Umstechung
Hereditäres Angioödem mit Schwellung der Atemwege	• O_2-Gabe, Pulsoxymetrie • i. v. Zugang, Flüssigkeitsgabe • Stat. Aufnahme	Kommunikation u. Koordination der Notfallbehandlung mit der anästhesiol. Abt. Absetzen auslösender Medikamente, z. B. ACE-Hemmer C1-INH-Konzentrat (Berinert®) o. Icatibant (Firazyr®) Bei drohender Erstickung Intubation o. Koniotomie

Tab. 17.1 HNO-Notfälle *(Forts.)*

Diagnose	Maßnahmen	Medikament/Therapie
Allergisches Ödem der Atemwege	• O_2-Gabe, Pulsoxymetrie • i. v. Zugang, Flüssigkeitsgabe • Stat. Aufnahme	Kommunikation u. Koordination der Notfallbehandlung mit der anästhesiol., ggf. mit der internistischen Abt. Absetzen des Allergens, wenn möglich H_1-Antihistaminika (z. B. Fenistil®) Glukokortikoide (z. B. Soludecortin H®, je nach Schwellungszustand 500–1.000 mg i. v.) Bei drohender Erstickung Intubation o. Koniotomie

Checkliste

First Impression AZ des Pat.? Pat. wach u. ansprechbar? Hautkolorit? Kaltschweißig? Vitalparameter?

Anamnese Dauer der Beschwerden, Beginn akut o. schleichend. Unfallhergang?

Medikamentenanamnese Gerinnungshemmende Medikation?

Klinische Untersuchung

- **Inspektion von Mund u. Rachen:** Lippen, Mund, Zunge, Wangenschleimhaut u. Zähne, Rachen, Gaumen, hintere Rachenwand (Pat. „Ah" sagen lassen, da Zunge dann tiefer tritt). Tonsillen: Farbe (normalerweise wie Mundschleimhaut), Vergrößerung, Exsudate o. Auflagerungen, Vorwölbung des Gaumensegels?
- **Untersuchung der Ohren:**
  - Äußere Inspektion: Tragus- o. Mastoiddruckschmerz?
  - Ohrenspiegelung: Inspektion des äußeren Gehörgangs (ca. 2,5 cm lang), Trommelfell: Farbe (normal: durchscheinend perlgrau), Form (leicht konkav, Mitte durch Gehörknöchelchen etwas nach innen gezogen)
- **Untersuchung der Nase:** Inspektion von äußerer Nase, Septum, unteren u. mittleren Nasenmuscheln (obere nicht sichtbar).

Technisches Vorgehen

- **Ohrenspiegelung:**
  Durchführung: Kopf des Pat. leicht zur Gegenseite neigen, Ohrmuschel sanft nach hinten oben ziehen (Begradigung des Gehörgangs, bei manchen Pat. ist das Trommelfell mit Stirnlampe so schon einsehbar!). Einführung des Ohrtrichters o. des Otoskops unter Sichtkontrolle. Inspektion des äußeren Gehörgangs (ca. 2,5 cm lang), anschließend Einstellung des Trommelfells: Farbe (normalerweise durchscheinend perlgrau) u. Form (leicht konkav, Mitte durch Gehörknöchelchen etwas nach innen gezogen).
- **Kehlkopfspiegelung (für Geübte):**
  - *Vorbereitung:* Kehlkopfspiegel, Zellstoff o. kleine Mulltupfer zum Halten der Zunge, Lokalanästhetikum (z. B. Xylocain® Pumpspray) griffbereit haben. Kehlkopfspiegel mit Antibeschlaglsg. beträufeln o. anwärmen. Alternativ: Etwas Flüssigseife auf Kehlkopfspiegel verreiben, abwischen, Spiegel beschlägt nicht!

- *Durchführung:* Zunge nach Umwicklung mit Mulltupfer o. Zellstoff mit li. Hand vorsichtig aus dem Mund ziehen. Mit Spiegel Uvula u. Gaumensegel nach hinten oben drücken → Einstellung der laryngealen Strukturen. Pat. „h" sagen lassen → Epiglottis stellt sich steiler u. Larynx ist einsehbar. **Cave:** Eine Berührung der Uvula ist unumgänglich, da sonst der Larynx nicht eingesehen werden kann. Dabei lädt die Rückfläche des Spiegels die Uvula auf u. schiebt sie leicht nach hinten oben. Bei starkem Würgereiz: Lokalanästhetikum (z. B. Xylocain® Pumpspray), ca. 3 Sprühstöße. Eine ideale Übersicht über die Strukturen in Oro-/Hypopharynx u. Larynx erhält man bei der transnasalen flexibel-endoskopischen Untersuchung mit einem Rhino-Laryngoskop, alternativ in Einzelfällen auch mit dem Bronchoskop.

- **Nasenspiegelung:**
  Durchführung: Kopf des Pat. leicht nach hinten beugen, Einführung des Nasenspekulums mit den Branchen nach oben u. unten o. des Otoskops mit Nasenspiegelvorsatz. Spekulum nach hinten kippen zur Einstellung der unteren u. mittleren Nasenmuscheln (obere nicht sichtbar).

Sinnvolle Instrumente

- **Stirnlampe:** Inspektion im HNO-Bereich erfordert v. a. gute Lichtverhältnisse. Vorteile einer Stirnlampe: Licht in Augenachse ohne störende Schatten. Beidhändiges Arbeiten möglich. Völlig ausreichend sind preiswerte Stirnlampen z. B. aus Outdoor-Läden.
- **Bajonettpinzette:** zum Einlegen von Tamponaden u. Wattestreifen in die Nase.
- **Ohrhäkchen:** zum Entfernen von Fremdkörpern aus Gehörgang u. Nase. Nasenspekulum, Otoskop, Ohrtrichter aus Metall o. Kunststoff in verschiedenen Größen.

17.2 Ohrenschmerzen

17.2.1 Differenzialdiagnose

Otitis externa Ohrenschmerz, häufig „Badeotitis". Typisch: Tragusdruckschmerz! Bei zugeschwollenem Gehörgang auch Hörminderung.

Otitis media Pochender, pulsierender Ohrenschmerz u. Hörminderung. Kein Tragusdruckschmerz! Bei spontan perforiertem Trommelfell auch Otorrhö.

17

Mastoiditis

- Typischerweise erneute Verschlechterung bzw. Wiederauftreten der Symptome einer bereits in Abheilung begriffenen Otitis media
- Pochender, pulsierender Ohrschmerz u. Hörminderung. Meist Fieber u. ausgeprägtes Krankheitsgefühl
- Retroaurikuläre Rötung, Druckschmerz u. Schwellung mit abstehendem Ohr. Bei spontan perforiertem Trommelfell auch Otorrhö

Ohrmuschel-Perichondritis Schmerzhafte Schwellung u. Rötung der knorpeligen Ohrmuschel.

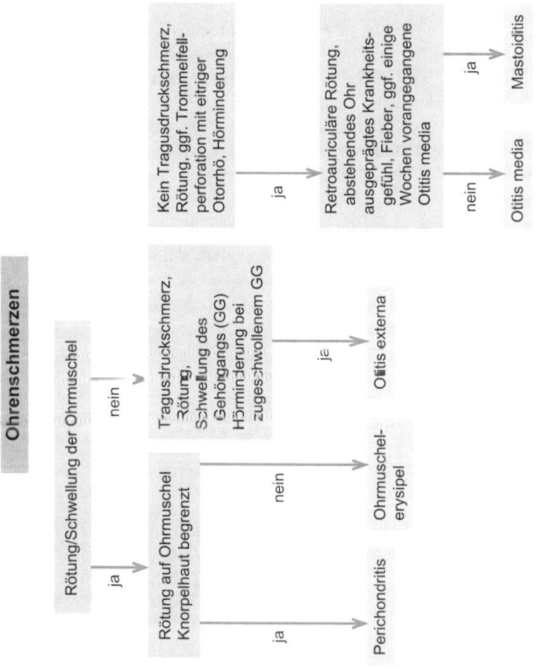

Abb. 17.1 Diagnostischer Algorithmus: Ohrenschmerzen [V492]

17.2.2 Diagnostisches und therapeutisches Vorgehen

Otitis externa

- **Otoskopie:** Gehörgang gerötet u. geschwollen, oft schmierig belegt. Trommelfell meist nicht o. nur eingeschränkt beurteilbar
- **Ther.:**
  - Wenn möglich, Gehörgang reinigen/absaugen, ggf. mit weichem Absaugkatheter
  - Antibiotikahaltige Ohrentropfen 3–5 ×/d, z. B. Panotile®, Ciloxan®
  - Analgetika aus der NSAR-Gruppe ▶ 1.3.2
  - Bei schweren Verläufen systemische Ther. mit oralen Antibiotika, initial z. B. Amoxicillin (Amoxypen®) 3 × 750 mg, Clindamycin (Sobelin®) 3 × 300 mg. Bei therapieresistenten Verläufen Abstrich (*Pseudomonas?*), ggf. Anpassung der Antibiotikather.

Otitis media

- **Otoskopie:** Gehörgang bei nicht perforiertem Trommelfell reizlos, Trommelfell gerötet, ggf. vorgewölbt u. entdifferenziert. Bei Otorrhö ist der Gehörgang mit eitrigem Sekret ausgefüllt.

17

- **Ther.:**
  - Analgetika aus der NSAR-Gruppe, bei Kindern Paracetamol.
  - Orale Antibiotika sind bei leichten Verläufen nicht zwingend erforderlich, bei ausgeprägter Klinik z. B. Amoxicillin (Amoxypen®). Nasentropfen bringen nach aktueller Studienlage keinen Vorteil.
  - Bei stark vorgewölbtem u. pulsierendem Trommelfell kann eine Parazentese durch den HNO-Arzt Erleichterung verschaffen u. die Heilung beschleunigen.

Mastoiditis

- **Otoskopie:** Gehörgang bei nichtperforiertem Trommelfell reizlos, Trommelfell gerötet, ggf. vorgewölbt u. entdifferenziert. Bei Otorrhö ist der Gehörgang mit eitrigem Sekret ausgefüllt.
- **Rö** nach Schüller, alternativ Felsenbein-CT: Verschattung der Mastoidzellen, bei ausgeprägter Abszedierung mit Einschmelzung der Zellsepten → OP-Ind.!
- **Labor:** BB, CRP (ausgeprägte Entzündungszeichen).
- **Ther.:** stat. Aufnahme u. hoch dosiert Antibiotika i. v., z. B. Cephalosporin (Spizef®) 3 × 2 g oder Ampicillin plus Sulbactam (Unacid® 3–4 × 1,5 g). Zusätzlich Analgetika u. fiebersenkende Maßnahmen: Paracetamol, Metamizol (▶ 1.3.4).
- Eine **HNO-Kontrolle** sollte kurzfristig, spätestens am Folgetag stattfinden!

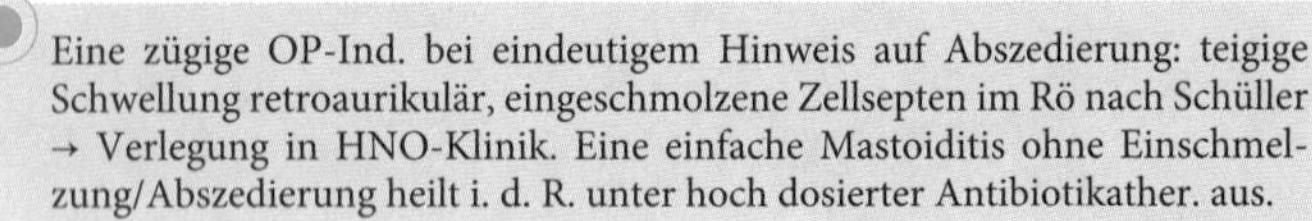

Eine zügige OP-Ind. bei eindeutigem Hinweis auf Abszedierung: teigige Schwellung retroaurikulär, eingeschmolzene Zellsepten im Rö nach Schüller → Verlegung in HNO-Klinik. Eine einfache Mastoiditis ohne Einschmelzung/Abszedierung heilt i. d. R. unter hoch dosierter Antibiotikather. aus.

Ohrmuschel-Perichondritis **Ther.:** orale Antibiotika, z. B. Clindamycin (Sobelin®) 3 × 300 mg o. bei ausgeprägtem Befund Ciprofloxacin (Ciprobay®) 2 × 500 mg u. Lokalbehandlung mit z. B. Chinosolumschlägen, alternativ antibiotikahaltige Salbe auftragen, z. B. Aureomycin®, Jellin®. Bei schwerer Verlaufsform stat. Aufnahme u. Antibiotika i. v.

17.3 Hals-/Schluckschmerzen

17.3.1 Differenzialdiagnose

Diagnostischer Algorithmus ▶ Abb. 17.2.

Differenzialdiagnose ▶ Tab. 17.2.

Tab. 17.2 Differenzialdiagnose Halsschmerzen/Schluckbeschwerden

Differenzialdiagnose	Klinik	Lokalbefund
Tonsillitis	Starke Halsschmerzen ggf. bis ins Ohr ausstrahlend, Schluckbeschwerden, ggf. kloßige Sprache, eingeschränkte Mundöffnung. Evtl. Fieber u. ausgeprägtes Krankheitsgefühl	Entzündlich geschwollene, hochrote Tonsillen bds., ggf. mit Stippchen

Tab. 17.2 Differenzialdiagnose Halsschmerzen/Schluckbeschwerde *(Forts.)*

Differenzialdiagnose	Klinik	Lokalbefund
Peritonsillarabszess	Im Wesentlichen wie bei Tonsillitis, nur deutlich ausgeprägter. Teils deutliche Kieferklemme u. Schluckunfähigkeit	Einseitige, deutliche peritonsilläre Vorwölbung, Rötung des weichen Gaumens, meist im Bereich des oberen Tonsillenpols
Mononukleose-Tonsillitis	Betroffen sind v. a. Jgl. u. junge Erw.; Symptome im Wesentl. wie bei Tonsillitis, nur deutlich ausgeprägter mit kloßiger Sprache u. Schluckbeschwerden, schweres allg. Krankheitsgefühl u. Fieber. Manchmal Mundatmung, wenn auch die Adenoide betroffen sind	Typisch: ausgedehnt hyperplastische Tonsillen, evtl. mit Mittelkontakt u. schmierigen weißgräulichen Belägen sowie eine ausgeprägte Lymphadenitis colli
Pharyngealabzess	Schweres Krankheitsgefühl, Dysphagie bis Schluckunfähigkeit, ggf. Dyspnoe bis zum Stridor	Deutliche Vorwölbung u. Rötung der Oro- u. Hypopharynxseiten- oder –hinterwand, meist vom unteren Tonsillenpol ausgehend
Pharyngitis	Halsschmerzen u. Schluckstörung. Meist viral bedingt und i. R. eines katarrhalischen Inf. der oberen Atemwege	Ausgeprägte Rötung der Pharynxschleimhaut ohne Rötung der Tonsillen
Laryngitis	Heiserkeit bis Aphonie, leichte Halsschmerzen. Meist viral bedingt, i. R. eines katarrhalischen Inf. der oberen Atemwege	Gerötete Schleimhäute endolaryngeal, ödematöse Stimmlippen
Epiglottitis	Ausgeprägte Halsschmerzen, Schluckstörung bis Schluckunfähigkeit, Kloßgefühl u. kloßige Sprache. Oft schweres Krankheitsgefühl, Fieber, hohe CRP. Bei massiver Schwellung inspir. Stridor, Dyspnoe; i. d. R. bakt. Genese: Streptokokken, *Haemophilus.* Bei Kleinkindern potenziell lebensbedrohlicher Zustand	Bei Kindern ist die Epiglottis oft schon beim Herunterdrücken der Zunge zu sehen. Eine indir. Spiegeluntersuchung des Larynx wird oft nicht toleriert. Methode der Wahl ist dann die transnasale flexible Endoskopie des Larynx

17.3.2 Diagnostisches und therapeutisches Vorgehen

Tonsillitis

Ther.:

- Penicillin oral (Megacillin®) 3–4 × 1 Mio. IE, ggf. Analgetika. Auf ausreichende Flüssigkeitszufuhr hinweisen.
- Bei ausgeprägter Klinik u. Peritonsillitis ggf. stat. Aufnahme, Antibiotika i. v. mit Penicillin, Flüssigkeitssubstitution.

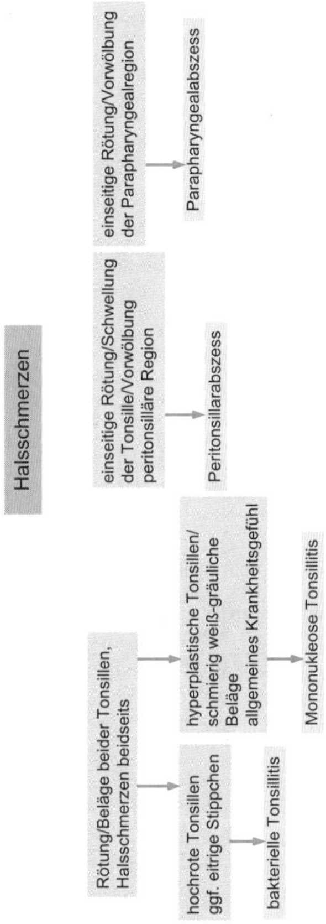

- Halsschmerzen
  - Rötung/Beläge beider Tonsillen, Halsschmerzen beidseits
    - hochrote Tonsillen ggf. eitrige Stippchen → bakterielle Tonsillitis
    - hyperplastische Tonsillen/ schmierig weiß-gräuliche Beläge allgemeines Krankheitsgefühl → Mononukleose Tonsillitis
  - einseitige Rötung/Schwellung der Tonsille/Vorwölbung peritonsilläre Region → Peritonsillarabszess
  - einseitige Rötung/Vorwölbung der Parapharyngealregion → Parapharyngealabszess

Abb. 17.2 Diagnostischer Algorithmus: Halsschmerzen [V492]

17

Peritonsillarabszess

- **Labor:** BB, CRP, Gerinnung
- **Ther.:**
  - Abszessspaltung (▶ Abb. 17.3) in Lokalanästhesie, alternativ Abszesspunktion.
  - Stat. Aufnahme, Antibiotika i. v. mit Penicillin 3–4 × 0,5–1 Mio. IE sowie Flüssigkeitssubstitution u. ggf. Analgetika.
  - Bei blander Klinik u. eindeutiger Abszessentlastung kann die Behandlung in Einzelfällen auch amb. mit oralem Antibiotikum erfolgen.

Spaltung/Punktion eines Peritonsillarabszesses (für Geübte)

- **Material:** Stirnlampe zum beidhändigen Arbeiten, Absauger möglichst mit starrem Saugeraufsatz, Schleimhautanästhetikum, Zungenspatel

(ansonsten Kaffeelöffel), 11er-Skalpell zum Spalten bzw. großlumige Nadel auf 2- o. 5-ml-Spritze zum Punktieren, Pinzette. Falls ein Feinnadelpunktionsset vorliegt, kann dieses auch zur Punktion verwendet werden. Für Ungeübte ist die Punktion damit leichter.
- **Lokalanästhesie:** Einsprühen des Bereichs mit Schleimhautanästhetikum, z. B. Xylocain-Spray. Pat. Nierenschale in die Hand geben.
- **Inzision:** Zunge mit Spatel herunterdrücken u. ausreichend tiefe Inzision (ca. 1 cm) mit Skalpell im Bereich des Punctum maximum der Gaumenschwellung, meist ca. 2 cm lateral des Uvulaansatzes. Pinzette einführen u. nachspreizen. Hilfsperson sollte mit Sauger in der Hand danebenstehen, um Eiter u. Blut abzusaugen.
- **Punktion:** Zunge mit Spatel herunterdrücken, im Bereich des Punctum maximum der Gaumenschwellung Nadel 1–2 cm tief einstechen u. Sog ausüben. Falls kein Eiter kommt, evtl. lateral der Tonsille erneut versuchen.

Mononukleose-Tonsillitis

- **Labor:** Diff.-BB: reaktive Lymphozytose. Mononukleose-Schnelltest. **Cave:** falsch neg. Ergebnisse sind nicht selten. Abdomen-Sono wegen Hepatosplenomegalie. Am nächsten Tag ggf. EBV-Serologie, Transaminasen.
- **Ther.:** kausale Ther. nicht möglich. Allg.: Schonung, kein Sport → Gefahr der Milzruptur bei Splenomegalie. Sympt. Antipyretika: Paracetamol, Metamizol. Bei bakt. Superinfektion Antibiotika mit Penicillin o. Cephalosporin der 2. Generation (z. B. Cefuroxim 2 × 250 mg) sowie Flüssigkeitssubstitution, ggf. Analgetika.
- Bei schweren Verläufen mit obstruktiver Symptomatik wie Stridor u. Dyspnoe kann eine Tonsillektomie ggf. mit Adenotomie hilfreich sein.

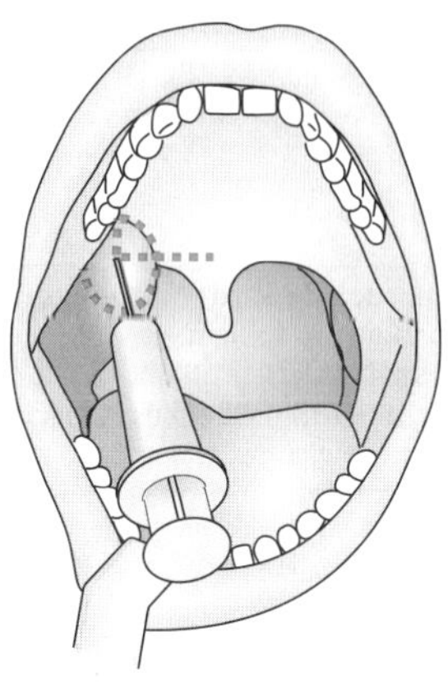

Abb. 17.3 Spaltung eines Peritonsillarabszesses [L139]

Wegen der Gefahr der Exanthembildung (▶ 19.4) sind bei Mononukleose Ampicillin u. Amoxicillin kontraindiziert!

Parapharyngealabszess

- **Diagn.:**
  - Hals-Sono, ggf. Hals-CT
  - Labor: BB, CRP massiv ↑
- **Ther.:**
  - In jedem Fall stat. Aufnahme
  - Hoch dosierte i. v. Antibiotikather., z. B. Unacid® o. Spizef®, bei Kleinkindern gewichtsadaptiert

   - Bei Stridor: Kortison hoch dosiert i. v., bei Erw. 500–1.000 mg, bei Kindern z. B. 6 mg/kg KG
   - Schnelle HNO-ärztl. Abklärung der OP-Ind. anstreben!

Pharyngitis

Ther.: sympt. mit Antipyretika, Salzinhalationen, viel trinken. Bei V. a. bakt. Beteiligung/Genese ggf. oral Antibiotika (Clindamycin).

Laryngitis

Ther.:

- Stimmruhe, Arbeitsunfähigkeit bei Sprechberufen. Rauchverbot, trockene Luft vermeiden
- Inhalation mit Salzlsg. o. Salbeitee. Viel trinken u. Hals warm halten
- Ggf. Antitussiva, z. B. Sedotussin®, Codipront®
- Bei V. a. bakt. Genese o. Superinfektion: z. B. Locabiosol®-Spray (enthält das oberflächenwirksame Antimykotikum Fusafungin). Bei schweren u. eitrigen Verläufen oral Antibiotika, z. B. Amoxicillin, Doxycyclin

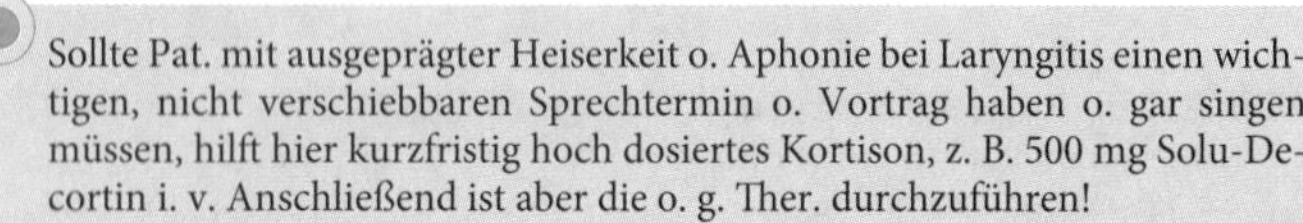

Sollte Pat. mit ausgeprägter Heiserkeit o. Aphonie bei Laryngitis einen wichtigen, nicht verschiebbaren Sprechtermin o. Vortrag haben o. gar singen müssen, hilft hier kurzfristig hoch dosiertes Kortison, z. B. 500 mg Solu-Decortin i. v. Anschließend ist aber die o. g. Ther. durchzuführen!

Epiglottitis

Ther.:

- In jedem Fall stat. Aufnahme, bei schweren Verläufen Überwachung in Intubationsbereitschaft.
- Hoch dosierte Antibiotika i. v., z. B. mit Cephalosporin (Cefotiam 3 × 2 g i. v.) o. Ampicillin plus Sulbactam (Unacid®) 3–4 × 1,5 g i. v., bei Kleinkindern gewichtsadaptiert
- Bei Stridor: Kortison hoch dosiert i. v., bei Erw. 500–1.000 mg, bei Kindern z. B. 6 mg/kg KG. Bei Erw. ist damit eine notfallmäßige Intubation fast immer vermeidbar.
- Feuchtvernebler, ggf. mit Epinephrinzusatz.
- I. v. Flüssigkeitssubstitution.
- Bei Abszedierung (meist nur bei Erw.): Verlegung in HNO-Klinik, Abszessspaltung über Stützlaryngoskop.

17

17.4 Gesichtsschmerzen

17.4.1 Differenzialdiagnose

- **Sinusitis:**
   - Pochende Schmerzen u. Druckgefühl über einer o. mehreren NNH
   - Typische Schmerzverstärkung beim Bücken
   - Klopfschmerz über Austrittsstelle N. infra- u./o. supraorbitalis
- **Akute Entzündung der Speicheldrüsen:**
   - Schmerzhafte, palpatorisch derbe Schwellung u. Rötung der Haut über der Speicheldrüse. Parotitis: meist Folge von Keimaszension bei vermindertem Speichelfluss, z. B. Dehydratation, reduzierter AZ, Diab. mell. Glandula submandibularis: meist eine Sialolithiasis als Ursache

  - Lokalbefund: Schwellung u. Rötung des Ausführungsgangs, ggf. Eiter exprimierbar
- **Traumata** ▶ 17.9
- **Neurol. Erkr.** (Trigeminusneuralgie) ▶ 15.3.2
- **Gesichtserysipel** ▶ 19.4.2
- **Herpes zoster** ▶ 19.6
- **Zahn-Kiefer-Erkr.**

17.4.2 Diagnostisches und therapeutisches Vorgehen

Sinusitis

- **Rhinoskopie:** ggf. eitriges Sekret endonasal, oft jedoch relativ unauffälliger endonasaler Befund
- **Rö NNH:** Sekretspiegel, Verschattung der betroffenen Nebenhöhlen. Bei eindeutiger Klinik keine Rö-Aufnahme erforderlich
- **Therapie:**
  - Abschwellende Nasentr., Analgetika aus der NSAR-Gruppe, bei Kindern Paracetamol
  - Anwendung einer Nasendusche (in jedem Drogeriemarkt erhältlich) mit körperwarmer Salzlsg. (Leitungswasser + ca. 1 gestrichener TL Speisesalz), alternativ Inhalation mit Salzlsg.
  - Orale Antibiotikather. erst bei ausgeprägter Klinik sinnvoll, z. B. Amoxicillin (Amoxypen® 3–4 × 750 mg p. o.), Clindamycin 3 × 300 mg p. o.
  - Ggf. Sekretolytika: Sinupret®, Gelomyrtol®, ACC®. Umstrittener Effekt

> Bei ausgeprägter periorbitaler Schwellung u./o. Protrusio bulbi schnelle Vorstellung in HNO-Klinik erforderlich.

Akute Entzündungen der Speicheldrüsen

- **Sono:** Ausschluss o. Nachweis von Steinen, Abszedierung
- **Ther.:**
  - Je nach Ausprägung oral oder i. v. Antibiotika, z. B. Ampicillin/Sulbactam (Unacid®)
  - Ausreichend Flüssigkeitszufuhr u. Anregung des Speichelflusses mit z. B. sauren Bonbons, Zitronenscheiben o. Ä.
  - Bei V. a. Sialolithiasis HNO-Konsil u. ggf. Gangschlitzung

17.5 Nasenbluten

17.5.1 Aufgaben im Nachtdienst

> Im Dienst steht primär die Blutstillung im Vordergrund. Bei schweren, nicht beherrschbaren Fällen ist auch eine nächtl. Überweisung in eine HNO-Klinik notwendig.

17.5.2 Differenzialdiagnose

- Lokale Veränderungen der Nasenschleimhaut, oberflächliche Gefäße, z. B. am Locus Kiesselbachi
- Posttraumatisch
- Hypertensiver Notfall ▶ 4.6
- Infektionskrankheiten mit entzündl. Veränderung der Nasenschleimhaut (häufig bei banalen Erkältungskrankheiten)
- Gerinnungsstörungen, z. B. bei Antikoagulation
- Selten Tumoren
- „Pseudonasenbluten“: Blutungsquelle nicht in der Nase, sondern z. B. im Ösophagus o. Rachenraum → Mund- u. Rachenraum genau inspizieren

17.5.3 Diagnostisches Vorgehen

- **Anamnese/Krankenakte:**
  - Vorerkr.: Hypertonus, erhöhte Blutungsneigung?
  - Medikamente: Antikoagulanzien o. Thrombozytenaggregationshemmer?
  - Bei stat. Pat.: Aktuelle Gerinnungswerte u. Thrombos?
- **Körperl. Untersuchung:**
  - Inspektion des Rachenraums, um evtl. außerhalb der Nase liegende Blutungsquelle zu erfassen
  - Bei posttraumatischer Epistaxis: Untersuchung der Nase auf Frakturhinweise (▶ 17.1)
- **Sofortige diagn. Maßnahmen:**
  - Puls- u. RR-Kontrolle
  - Bei starker Blutung o. Antikoagulanzieneinnahme: BB u. Gerinnung

17.5.4 Therapeutisches Vorgehen

Initiale allgemeine Maßnahmen

- Pat. aufrecht hinsetzen. Kopf nach vorn beugen u. Nasenflügel selbst zusammendrücken lassen
- Blut nicht herunterschlucken, sondern ausspucken: Nierenschale geben. Eiskrawatte in den Nacken
- Bei RR-Werten > 160/90 mmHg RR-Senkung, z. B. Bayotensin akut® (▶ 4.6.4)
- Bei laborchem. Hinweisen auf hämorrhagische Diathese evtl. Behandlung der erhöhten Blutungsneigung (▶ 9.3.4)

17

Therapie bei Blutung aus Locus Kiesselbachi (vorderes Septum)

- Zunächst Watte- o. Mullstreifen mit Nasentr. (z. B. Otriven®) u. Schleimhautanästhetikum (z. B. Pantocain 1–2 %) tränken, mit Pinzette einlegen. Pat. Nasenflügel zudrücken lassen
- Nach ca. 10–15 min Watte entfernen
- Blutungsquelle unter Sicht (Stirnlampe!) mit Bipolarpinzette koagulieren (sofern vorhanden u. Übung besteht). Alternativ: Ätzung der Blutungsstelle mit Höllensteinstift (enthält Silbernitrat)

Therapie bei Blutung aus hinteren Nasenabschnitten

- Watte- o. Mullstreifen mit Nasentr. (z. B. Otriven®) u. Schleimhautanästhetikum (z. B. Pantocain 1–2 %) tränken, mit Pinzette einlegen
- Nach ca. 10–15 min Watte entfernen

- Einlage einer Nasentamponade:
  - Am einfachsten anwendbar sind aufquellende Schaumstoff-Nasentamponaden, die mit Xylocain-Gel bedeckt u. dann in den unteren Nasengang eingeführt werden, z. B. Raucocel® Epistaxistamponade.
  - Bei stärkeren Blutungen bewähren sich blockbare Ballontamponaden, mit denen ein höherer intranasaler Druck aufgebaut werden kann. Diese gibt es mit einfachem u. doppellumigem Block (ant./post.). Letztere sind v. a. für Blutungen aus den hinteren Nasenabschnitten u. dem Nasenrachen geeignet, z. B. Rapidrhino EpistaxisDevice®, Ultra-Stat™-Epistaxiskatheter. Blockung erfolgt mit Luft, nicht mit Flüssigkeit.
  - Alternativ, aber schwieriger u. für Pat. deutlich unangenehmer: fortlaufende Salbenstreifentamponade, z. B. Tampograss®. Diese unter Sicht mit Nasenspekulum u. Bajonettpinzette schichtweise in die Nase von unten nach oben einführen. Wichtig: weit genug nach hinten tamponieren.
- Inspektion des Mund-Rachen-Raums → auf evtl. Blutung aus dem Nasen-Rachen-Raum achten! Falls ja, z. B. Einlage einer doppellumigen blockbaren Ballontamponade.

Stationäre Aufnahme Stat. Aufnahme bei sehr starker Blutung, erhöhtem RR als Auslöser sowie ggf. zur Klärung der Ursache bei rezid. Blutungen. Ansonsten immer amb. Behandlung, wenn Blutung sicher zum Stillstand gekommen ist.

Vorstellung in HNO-Klinik Wenn Blutung mit den genannten Maßnahmen innerhalb von 30 min nicht zum Stillstand gebracht werden kann bzw. bei massiver Blutung.

17.6 Stridor, Dyspnoe

17.6.1 Definition

Ziehendes, inspiratorisch verlängertes Atemgeräusch als Hinweis auf Obstruktion der oberen Luftwege auf Distanz hörbar (selten auch exspiratorisch, dann eher Obstruktion der tieferen Atemwege).

17.6.2 Differenzialdiagnose

- **Entzündl. Ursachen:** Laryngitis, Epiglottitis, Parapharyngealabszess
- **Nichtentzündl. Ursachen:**
  - Angioneurotisches Ödem: akute, massive reizlose Schwellung im Mundraum (Zunge!) u. Oropharynx, Larynx. Hereditär als Quincke-Ödem. Gelegentlich als NW bei Einnahme von ACE-Hemmern
  - Fremdkörper in Larynx u. Trachea ▶ 17.8
  - Ein- o. bds. Recurrensparese: postop. nach Struma-OP, Malignome im Recurrensverlauf
  - Verlegende Tumoren in Oro-, Hypopharynx u. Larynx
  - Trauma: Verletzungen von Larynx u. Trachea, sehr selten

17

17.6.3 Diagnostisches Vorgehen

> Meist bleibt in dieser Situation keine Zeit für eine ausführliche Diagn.: rasch handeln!

- Kurzanamnese u. Klinik führen meist schnell auf die Ursache.
- Kontrolle der Vitalparameter.
- Nach Stabilisierung idealerweise transnasale flexible Endoskopie zur Diagn. u. Bestimmung des respir. Lumens: Bronchoskop o., falls vorhanden, flexibles Rhino-Laryngoskop.

17.6.4 Therapeutisches Vorgehen

Erste Maßnahmen

! i. v. Zugang

! Pulsoxymetrie u. O_2-Gabe

- Bei allen Formen von entzündl. u. nichtentzündl. Schwellungszuständen ist die Gabe von hoch dosiertem Kortison sinnvoll: bei Erw. 500–1.000 mg i. v.
- Bei allen entzündl. Formen zusätzlich i. v. Antibiotika (▸ 20.1)
- Bei Quincke-Ödem, angioneurotischem Ödem u. allergischen Ursachen zusätzlich H_1-Antihistaminika (z. B. Fenistil®)
- Entscheiden, ob stat. Aufnahme o. Verlegung in HNO-Klinik. Unter Gabe von Kortison u. O_2 ist eine Verlegung auch bei schwerem Stridor i. d. R. möglich.

Intubation

- Falls zunehmende respir. Insuff. → Intubation
- Diese kann aufgrund des Lokalbefunds (Tumor, Abszess) sehr erschwert sein: gut vorbereiten u. von erfahrenem Arzt (Anästhesist) in Notfallkoniotomiebereitschaft durchführen lassen
- Im Einzelfall entscheiden, ob konventionelle o. besser flexibel-bronchoskopische Intubation
- Falls in der Anästhesieabteilung vorhanden, kann auch gut mit einem starren Intubationsendoskop intubiert werden
- Alternativ: schnelle Tracheotomie in Lokalanästhesie

17.7 Akute Hörminderung, Tinnitus, vestibulärer Schwindel

17.7.1 Grundsätzliches

> Bei Hörminderung, Tinnitus u. vestibulärem Schwindel reicht bei Vorliegen der klassischen Symptome eine HNO-ärztl. Vorstellung am Folgetag.

17.7.2 Differenzialdiagnose

- **Entzündl. Ursachen** ▶ 17.2
- **Cerumen obturans:** plötzliche Hörminderung, Druckgefühl u. Taubheitsgefühl im Ohr, oft nach Baden o. Duschen
- **Hörsturz:** plötzliche Hörminderung, Druckgefühl u. Taubheitsgefühl im Ohr. Oft mit Tinnitus assoziiert
- **Knalltrauma, akustischer Unfall:** plötzliche Hörminderung, Druckgefühl u. Taubheitsgefühl im Ohr nach Knall o. lautem Dauerschall (Disco)
- **Akuter Tinnitus:** plötzlich aufgetretenes Ohrgeräusch. Ursache: meist idiopathisch, nach lautem Dauerschall (Disco) oder i. R. eines Hörsturzes. Ggf. auch stressbedingt
- **Akuter vestibulärer Schwindel** (DD Schwindel ▶ 15.7): plötzlich einsetzender Drehschwindel, bei starker Ausprägung mit Fallneigung, Übelkeit u. Erbrechen

17.7.3 Diagnostisches und therapeutisches Vorgehen

Stimmgabel-Versuch nach Weber Zur einfachen Unterscheidung zwischen Innenohr u. Mittelohrschwerhörigkeit kann, wenn eine Stimmgabel vorhanden ist, der Weber-Versuch durchgeführt werden: Stimmgabel anschlagen u. mittig auf Schädel aufstellen.

- Lateralisation des Tons ins nicht betroffene Ohr → Hinweis auf einseitige Innenohrschwerhörigkeit (Hörsturz, Knalltrauma).
- Lateralisation des Tons ins betroffene Ohr → Hinweis auf einseitige Mittelohrschwerhörigkeit (Cerumen, Otitis etc.).
- Wird der Ton mittig angegeben u. nicht lateralisiert, liegt i. d. R. keine relevante einseitige Hörminderung vor.

Cerumen

- Stimmgabellateralisation ins betroffene Ohr
- **Otoskopie:** typischer Befund mit Verlegung des Gehörgangs durch Cerumen. Konsistenz von schmierig bis sehr hart
- **Ther.:** Ohrspülung mit körperwarmem Wasser, wenn anamnestisch kein Hinweis auf Trommelfellperforation:
  - Pat. Ohrmuschel nach hinten oben ziehen lassen, Nierenschale unter das Ohr halten. Mit Blasenspritze mehrfach kräftig in den Gehörgang spülen, bis Cerumen herausgespült wird.
  - Bei sehr hartem Cerumen: Aufweichen mit H_2O_2 3 % u. nach 20–30 min Spülung wdh. Alternativ Cerumenex®- o. Otowaxol®-Tr. verschreiben. Nach ggf. mehrfacher Anwendung kann Pat. sich evtl. das Cerumen unter der Dusche selbst herausspülen: Mit einer Hand über Kopf Ohrmuschel nach hinten oben ziehen, mit der anderen Hand den aufgedrehten Duschstrahl in den Gehörgang richten! Ansonsten Vorstellung beim HNO-Arzt.

17

Eine instrumentelle Entfernung mit Kürette o. Sauger sollte nur durch den HNO-Arzt erfolgen.

Hörsturz

- Stimmgabellateralisation ins nicht betroffene Ohr.
- **Otoskopie:** Trommelfell u. Gehörgang zeigen einen unauffälligen Befund.

- **Ther.:** Kein ther. Notfall! Zudem ist der Effekt der üblicherweise durchgeführten rheol. Ther. umstritten.
  - Bei klin. V. a. Hörsturz HNO-ärztl. Vorstellung mit zunächst audiol. Diagn. Wenn Pat. nachts kommt, reicht es völlig aus, wenn er sich am nächsten Morgen beim HNO-Arzt vorstellt. Je nach Ausmaß des Befunds wird dieser über die weitere (i. d. R. amb.) Ther. entscheiden.
  - Pat. dahingehend beruhigen, dass ein Hörsturz nicht gefährlich ist u. eine hohe Spontanheilungsquote hat.
  - Bei klin. eindeutigem Befund kann bis zur HNO-ärztl. Vorstellung folgendes Ther.-Schema begonnen werden: Decortin H 50 mg Tbl. 2 × 1 über 3 d, dann absetzen o. ausschleichen. Alternativ Gabe von Rheologika, z. B. Pentoxyfyllin 600 mg Tbl., o. auch Ginkgo-Tbl.

Knalltrauma, akustischer Unfall

- Stimmgabellateralisation ins nicht betroffene Ohr.
- **Otoskopie:** Trommelfell u. Gehörgang zeigen unauffälligen Befund.
- **Ther.:** wie bei Hörsturz.

Akuter Tinnitus

- **Otoskopie:** Trommelfell u. Gehörgang zeigen unauffälligen Befund.
- **Ther.:** Ein neu aufgetretener Tinnitus ohne Hörminderung verschwindet meist spontan. Falls nach 1–2 d noch persistierend: Vorstellung beim HNO-Arzt.

Akuter vestibulärer Schwindel

- **Otoskopie:** Trommelfell u. Gehörgang zeigen unauffälligen Befund.
- **Vestibularisbefund:** typischerweise Spontannystagmus, im Akutstadium mit bloßem Auge erkennbar, ansonsten mit Frenzel-Brille.
- **Ther.:**
  - Sympt.: Antiemetika, z. B. Vomex A® i. v., Flüssigkeitssubstitution. Meist stat. Aufnahme erforderlich
  - Möglichst am Folgetag HNO-ärztl. Vorstellung zur genaueren Diagn. u. Festlegung der weiteren Ther.: evtl. rheol. Infusionen o. Pentoxyfyllin Tbl. 600 mg/Ginkgo Tbl.
  - I. d. R. rasche Besserung in den ersten Tagen auch im Spontanverlauf. Sobald Pat. ausreichend mobil ist: Schwindeltraining (z. B. mit Krankengymnasten)

17.8 Vorgehen bei Fremdkörpern im Kopf-Hals-Bereich

Fremdkörper im Gehörgang Bei Kindern meist Spielzeug, Murmeln etc.

Ther.:

- Entfernung mit Ohrhäkchen, indem das Ohrhäkchen hinter den Fremdkörper geführt u. dieser dann nach vorn herausgezogen wird
- Bei weit hinten sitzenden Fremdkörpern wegen Gefahr der Trommelfellverletzung unter mikroskopischer Sicht
- Alternativ: Versuch, den Fremdkörper herauszuspülen (▶ 17.7.3)
- Bei Insekten, Käfern etc. z. B. Öl o. Alkohol in den Gehörgang eintröpfeln, anschließend mit warmen Wasser ausspülen

In keinem Fall versuchen, den Fremdkörper mit Pinzette zu entfernen, da dieser dabei meist noch tiefer in den Gehörgang rutscht.

Fremdkörper in der Nase

Ther.:

- Zunächst Abschwellen der Nase mit Nasentr. u. ggf. Einsprühen mit Xylocain-Spray
- Entfernung mit Ohrhäkchen, indem das Ohrhäkchen hinter den Fremdkörper geführt u. dieser dann nach vorn herausgezogen wird. In keinem Fall versuchen, Fremdkörper mit Pinzette zu entfernen, da dieser dabei meist tiefer hineinrutscht

Fischgräten

- **Hauptlokalisation:** Tonsillen u. Zungengrund: sorgfältige Inspektion u. dabei Zunge möglichst tief herunterdrücken. In den meisten Fällen ist die Gräte jedoch schon abgegangen u. Pat. spürt lediglich die Einstichstelle. Im Zweifelsfall Vorstellung beim HNO-Arzt am nächsten Tag.
- **Ther.:** Im Bereich der Tonsille Gräte mit einer Pinzette o. einem Zängelchen entfernen. Im Bereich des Zungengrunds kann die Entfernung transnasal mit einem Bronchoskop erfolgen.

Fremdkörper in Hypopharynx und Ösophagus

- Die **Ursache** ergibt sich meist aus der Anamnese. Meist handelt es sich um Fleischbrocken, bei zahnlosen Pat. um Gebissteile u. Knochenstücke, bei Kindern um Münzen u. Spielzeugteile.
- **Klinik:** Schluckschmerz bis Schluckunfähigkeit, Ausspucken des Speichels.
- **Diagn.:** Speichelsee im Hypopharynx. Ggf. Rö Halsweichteile seitlich bei röntgendichtem Fremdkörper o. KM-Schluck.
- **Ther.:** Entfernung mittels flexibler o. starrer Ösophagoskopie, Letztere v. a. bei scharfkantigen Fremdkörpern.

Fremdkörper in Trachea und Bronchien Am häufigsten bei Kleinkindern. Gefährlich sind v. a. aufquellende Fremdkörper wie Erdnüsse.

- **Klinik:** Anamnese meist eindeutig. Beginn mit Husten-/Erstickungsanfall, Dyspnoe, Druckgefühl retrosternal
- **Diagn.:** Auskultation mit abgeschwächtem Atemgeräusch. Rö-Thorax: Darstellung röntgendichter Fremdkörper, ggf. Atelektase
- **Ther.** der Wahl ist die sofortige starre Tracheobronchoskopie. Bei Anzeichen einer Pneumonie oder V. a. Perforation: Antibiotikagabe. Hintergrund!

17.9 Verletzungen im Gesicht

17

Riss- und Platzwunden im Gesichtsbereich

- Riss- u. Platzwunden im Gesicht verheilen i. d. R. komplikationslos. Kleine Wunden können nach Wundreinigung z. B. mit Betaisodona o. H_2O_2 mit Steri-Strips adaptiert werden.
- Größere, klaffende Wunden mit Hautnaht versorgen. Wegen kosmetischen Ergebnisses dünnen Faden verwenden: Prolene 5–0.
- Eine Subkutannaht ist im Gesicht fast nie erforderlich. Falls doch: Vicryl 4–0.
- Bei tiefen Wunden im Bereich der Ohrmuschel o. Nase mit eingerissenen Knorpelstrukturen → mit Vicryl 4–0 adaptieren.

- Eine prophylaktische Antibiotikagabe ist nach sorgfältiger Wundreinigung nicht erforderlich. (Tetanusschutz beachten!)

Nasenbeinfraktur

- Praktisch immer mit Nasenbluten assoziiert, im Umkehrschluss gilt: Ein Nasentrauma ohne Nasenbluten ist praktisch immer nur eine Nasenbeinprellung.
- Traumatische Nasenblutungen sistieren i. d. R. spontan.
- Im Akutstadium ist eine evtl. Deviation der Nase schwellungsbedingt oft schwierig zu beurteilen → Rö Nase seitlich.
- Bei V. a. isolierte Nasenbeinfraktur ist keine unmittelbare HNO-ärztl. Vorstellung o. radiol. Diagn. erforderlich. Dies reicht auch am Folgetag, da die Reposition der Fraktur innerhalb von 8–10 d erfolgen kann.

Mittelgesichtsfraktur

- **Klinik:** typischerweise deutliche Schwellung im Mittelgesicht, v. a. periorbital ein- o. bds. Ggf. Doppelbilder: überprüfen!
- **Untersuchung:** Orbitarand, Jochbogen, Jochbein auf knöcherne Stufe als Frakturzeichen abtasten. Augenbeweglichkeit auf Doppelbilder prüfen. Sensibilität des 2. Trigeminusastes prüfen. Mund öffnen u. schließen lassen: Aufbiss okay?
- **Diagn.:** CT NNH zur exakten Bestimmung der Ausdehnung u. OP-Planung. Zur ersten Orientierung kann auch eine Rö-NNH-Aufnahme ausreichen.
- **Ther.:** Vorstellung in HNO-ärztl. o. kieferchir. Klinik. Eine dislozierte Fraktur wird im Verlauf operativ reponiert mit Osteosynthese. Die Versorgung kann nach Abschwellen (ca. 5. Tag nach Trauma) erfolgen.

Trommelfellperforation Typische Ursachen: Ohrfeigen, Gehörgangsreinigung mit Wattestäbchen, Kopfsprung im Schwimmbad.

- **Klinik:** Ohrschmerz, Hörminderung.
- **Diagn.:** Otoskopisch zeigt sich die Perforation meist im vorderen unteren Quadranten.
- **Ther.:** Kleine Perforationen verschließen sich häufig spontan, ohne weitere Maßnahmen. Ansonsten erfolgen HNO-ärztlich eine Trommelfellschienung (z. B. mit Silikonfolie) u. ein Auskrempeln der Perforationsränder innerhalb von 12–24 h.

Felsenbeinfraktur Meist i. R. eines schweren SHT o. Polytraumas. Pat. sind initial oft bewusstlos o. kaum ansprechbar.

- **Klinik:** Mögliche Symptome:
  - Blutung aus Gehörgang, Liquorrhö.
  - Ohrschmerz, Hörminderung, Schwindel, periphere Fazialisparese.
- **Diagn.:** Otoskopie durch Blut im Gehörgang initial oft schwierig: ggf. Gehörgangsstufe, Hämatotympanon, Trommelfelleinriss. CT Schädel, besser CT Felsenbein.
- **Ther.:** Gehörgangsblutungen sistieren meist spontan.
  - Ohr mit Verbandsmaterial abdecken.
  - Liquorrhö sistiert meist spontan. Eine antibiotische Meningitisprophylaxe ist nicht erforderlich.
  - I. d. R. steht zunächst die neuro- u. unfallchir. Versorgung u. Überwachung des Pat. im Vordergrund. Sobald es der Zustand des Pat. zulässt, sollte eine ausführliche HNO-ärztl. Diagn. erfolgen: Beurteilung von Trommelfell u. Gehörknöchelchenkette, Audiogramm, Vestibularisprüfung, Fazialisdiagn.

Bei prim. Fazialisparese (selten): sofortiges HNO-Konsil mit Fragestellung operative Revision des Nervs.

17.10 Der tracheotomierte Patient

17.10.1 Allgemeines

- Das Kanülenband darf nicht zu stramm (Druckstellen am Stoma durch die Kanüle), aber auch nicht zu locker sitzen (Dislokationsgefahr).
- Bei geblockten Trachealkanülen: Auf korrekten Cuffdruck achten → Cuffdruckmesser!
- Der nichtbeatmete tracheotomierte Pat. sollte zum Anwärmen u. Anfeuchten der Luft eine künstliche Nase auf der Trachealkanüle haben. Dies vermeidet auch Verborkungen. Alternativ Feuchtvernebler ans Bett stellen.
- Bei absehbar langer Beatmungsdauer ist der Wechsel auf eine blockbare Kunststoffkanüle mit Innenkanüle sinnvoll. Die Innenkanüle kann bei liegender Außenkanüle problemlos gewechselt u. gereinigt werden.

17.10.2 Schwieriger Trachealkanülenwechsel

Vorgehen

Material vorbereiten: neue o. gesäuberte Trachealkanüle, Schlitzkompresse, Cuffdruckmesser o. alternativ Spritze zum Entblocken/Blocken, Xylocain-Gel, Absauggerät, -katheter, gutes Licht, ggf. Nasenspekulum zum Aufdehnen, ggf. flexibles Tracheobronchoskop. Bei engem Stomakanal kann es erforderlich sein, die Trachealkanüle mit Druck u. drehenden Bewegungen einzuführen. Kanüle zuvor immer gut einschmieren, z. B. mit Xylocain-Gel. Im Zweifelsfall zunächst kleinere Kanülengröße wählen, einige Minuten warten, bis ein Dehnungseffekt eintritt, dann die nächstgrößere Kanüle einsetzen.

Durchführung bei liegender Trachealkanüle in Seldinger-Technik

- Kanülenbändchen lösen.
- Absaugkatheter (Ansatzstück abschneiden) durch die Trachealkanüle bis ca. zur Karina vorlegen.
- Trachealkanüle entblocken, über dem liegenden Absaugkatheter entfernen u. darauf achten, dass dieser nicht disloziert!
- Neue Trachealkanüle mit Xylocain®-Gel einschmieren u. über den liegenden Absaugkatheter als Führung in die Trachea einsetzen, ggf. mit etwas Druck u. drehenden Bewegungen. Blocken u. mit Kanülenband sichern.

Durchführung bei entfernter oder dislozierter Trachealkanüle

- Inspektion u. ggf. Säuberung des Tracheostomakanals. Stomakanal ggf. vorsichtig mit Nasenspekulum aufdehnen.
- Ist der Stomakanal gut einsehbar: Absaugkatheter vorlegen u. Trachealkanüle über den Absaugkatheter einführen.
- Bei schlecht einsehbarem o. sehr engem Stomakanal Trachealkanüle auf ein Tracheobronchoskop aufziehen.
- Mit dem Bronchoskop unter Sicht bis zur Karina vorgehen u. dann die mit Xylocain-Gel eingeschmierte Trachealkanüle über dem liegenden Bronchoskop mit drehenden Bewegungen einführen. Hier kann es hilfreich sein,

wenn eine Hilfsperson den Stomakanal beim Einführen des Bronchoskops mit einem Spekulum offen hält.

17.11 DRG-Codes

Die wichtigsten DRG-Codierungen für HNO-Erkr. sind ▶Tab. 17.3 zu entnehmen.

Tab. 17.3 DRG-Codes für Erkrankungen im HNO-Bereich

Krankheitsbild	DRG-Code
Akute Hörminderung	H91.9
Cerumen	H61.2
Epiglottitis	J05.1
Epistaxis	R04.0
Fraktur des Jochbeins u. des Oberkiefers	S02.4
Fremdkörper	T17.-
Hörsturz	H91.2
Mastoiditis	H70.0
Mononukleose-Tonsillitis	B27.9
Nasenbeinfraktur	S02.2
Otitis externa	H60.3
Otitis media (nichteitrig)	H65.1
Perichondritis	H61.0
Pharyngealabzess	J39.0
Pharyngitis	J02.9
Presbyakusis	H91.9
Schädelbasisfraktur	S02.1
Sinusitis	J01.8
Speicheldrüsenentzündung	K11.9
Stridor	R06.1
Tinnitus	H93.1
Tonsillitis	J03.9
Tracheostoma	Z93.0
Trommelfellperforation	H72.9
Vestibulärer Schwindel	H81.3

18 Augen

Norbert Neißkenwirth gen. Schroeder

18.1 Notfalltabelle und Checkliste

Ophthalmol. Notfälle: ▶ Tab. 18.1.

Tab. 18.1 Ophthalmologische Notfälle

Diagnose	Medikament/Therapie
Verätzung mit Säuren o. Laugen Verbrennungen	Oberflächenanästhesie, falls sich das Auge nicht öffnen lässt Alle 15 min Spülen mit Ringerlaktat-Lsg., Balanced-Salt-Solution (BSS) o., falls keine Spüllösung vorhanden, mit Wasser! → Verlegung in Augenabteilung
Perforierende Verletzung	Lokale Antibiose mit Ofloxacin EDO Augentropfen i. v. Antibiose mit Penicillin o. Aminoglykosid, möglichst Höchstdosis → Verlegung in Augenabteilung
Glaukomanfall	Acetazolamid 10 mg/kg i. v. lokal: Pilocarpin 2–3 ×/h 1 Tr. Betablocker-Augentropfen 1 Tr. → Sofortige Verlegung in Augenabteilung
Zoster ophthalmicus	Bei V. a. intraokulare Beteiligung → sofortige Verlegung in Augenabteilung
Zentralarterienverschluss	→ Sofortige Verlegung in Augenabteilung (bei Symptomen < 4,5 h Lyse-Ind.)
Orbitaphlegmone	Lokale Antibiose, systemische Antibiose mit Cephalosporin → Sofortige Verlegung in Augenklink (Lebensgefahr!)
Netzhautablösung	→ Sofortige Verlegung in Augenklinik

Checkliste

First Impression AZ des Pat.? Augen o. periorbitale Schmerzen, Exophthalmus, gerötetes Auge? Kann Pat. das Auge selbstständig öffnen?

Anamnese Berufsanamnese, Kontakt mit Säuren o. Laugen, Allergien, sonstige Vorerkrankungen?

Vorangegangene Augenoperationen Chirurgische o. Laseriridektomie

Medikamentenanamnese Glaukomauslösende Medikation, Antikoagulation?

Klinische Untersuchung

- Inspektion des Auges: Rötung? Fremdkörper? Blepharospasmus? Visus? Gesichtsfeld? Pupillenreaktion? Palpation des Auges, Ektropionieren?
- Motilitätsprüfung

18.2 Untersuchungsmethoden

Anatomie des Auges: ▶ Abb. 18.1.

18

Hilfsmittel

- **Augentropfen/-gel/-salben:** möglichst Augentr./Gel in Einmalpipetten (EDO = Ein-Dosis-Ophtiole o. UD = Unit Dose) verwenden (▶ Tab. 18.2) → meist konservierungsmittelfrei, verursachen entsprechend weniger allergische KO u. sind auch bei perforierenden Augenverletzungen einsetzbar. Nach Primärversorgung (Rezept für die weitere Ther. nicht vergessen!) können i. d. R. auch konservierte Tr. verschrieben werden: kostengünstiger.

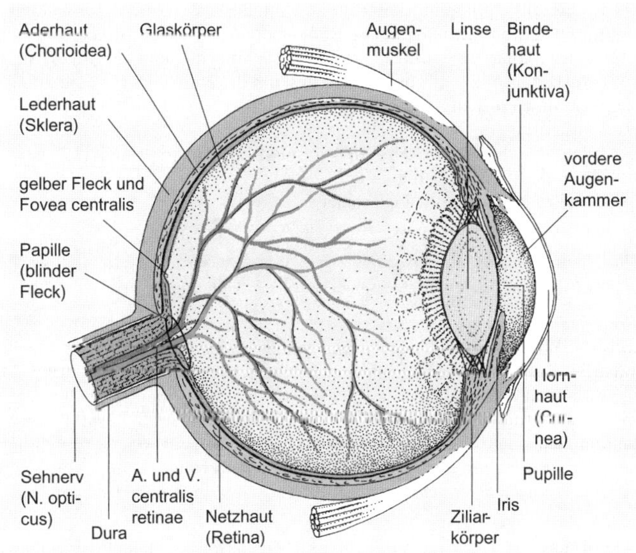

Abb. 18.1 Anatomie des Auges [L157]

Tab. 18.2 Gängigste Medikamente in der Augenheilkunde	
Indikation (Hauptgebiet)	**Wirkstoff**
Oberflächenanästhesie	Oxybuprocain
Oberflächenanästhesie + Anfärben von Bindehaut u. Hornhaut	Oxybuprocain
Bakt. Infektionen u. Prophylaxe	Ofloxacin
Allergische Konjunktivitis	Ketotifenfumerat
Virale Keratitis	Aciclovir
Entzündungshemmend (Steroid)	Dexamethason
Entzündungshemmend (nichtsteroidal)	Diclofenac
Pupillenerweiterung	Tropicamid
Pupillenverengung	Pilocarpin
Augendrucksenkung	Dorzolamid
Augendrucksenkung (**cave:** KI gegen Betablocker!)	Metipranolol
Hornhautepithelregeneration	Dexpanthenol
Spülen bei Verätzungen	Ringerlaktat-Lsg., BSS o. Wasser

18

- **Licht:** Ein dir. Ophthalmoskop hat den Vorteil eines Multifunktionsgerätes (Prüfung der Pupillenreaktion, Spiegelung des Augenhintergrunds, unter Zuhilfenahme einer Lupe [ca. 20 Dpt.] Untersuchung des äußeren Auges). Eine „Visitenlampe" reicht für den Notfall aus, um das äußere Auge u. die Pupillenreaktion zu prüfen.
- **Instrumente:**
  - Wattestäbchen („Ohrstäbchen") zum Ektropionieren (▶ Abb. 18.2) u. zur Fremdkörperentfernung
  - Stift in heller Farbe als Fixierobjekt

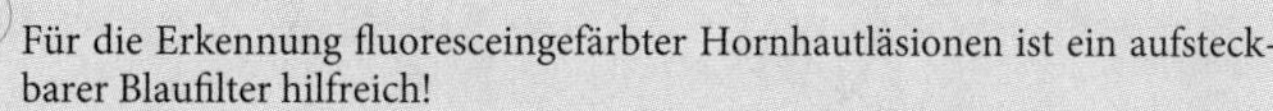

Für die Erkennung fluoresceingefärbter Hornhautläsionen ist ein aufsteckbarer Blaufilter hilfreich!

Sehschärfe (Visus) Grobe Visusprüfung mithilfe einer Zeitung o. eines Medikamenten-Beipackzettels im Abstand von ca. 30 cm, bei Pat. > 50 J. mit Lesebrille. Große Überschriften entsprechen ca. 0,1 (≅ 10 % der Norm), Beipackzettel Produktname entspricht Visusstufe von ca. 0,2 (20 %), normaler Text ca. 0,5 (50 %). Wenn Pat. keine Buchstaben entziffern kann: Prüfung, ob er im Abstand von 30 cm die Finger zählen kann (FZ). Wenn nicht, prüfen, ob er Handbewegungen wahrnehmen kann. Wenn nicht, fragen, ob er hell/dunkel (Lichtschein: LS) unterscheiden kann.

Inspektion des Auges

- **Exophthalmus:** Der Untersucher steht hinter dem Pat. u. blickt von oben über Stirn u. Oberlider/Augen. Eine starke Protrusio ist an der Seitendifferenz erkennbar.
- **Augeninnendruck:** Bei geschlossenen Augen mit den Spitzen beider Zeigefinger den Bulbus zwischen den Fingern fluktuieren lassen (Vgl. mit eigenem Auge ist hilfreich).
- **Lider:** Stellung (z. B. Ptosis), Infektionszeichen (Rötung, Schwellung, Druckempfindlichkeit). Ektropionieren ▶ Abb. 18.2.
- **Bindehaut:** Rötung zirkulär o. sektorförmig, Chemosis (Bindehautschwellung durch Ödem), Unterblutungen (Hyposphagma).
- **Hornhaut:** Erosio („streifig feine Schleifspuren", z. B. durch Fremdkörper unter dem Oberlid, „bäumchenartig", z. B. bei Viruskeratitis).
- **Vordere Augenkammer:** sollte klar u. durchsichtig sein. Sichtbarer Abstand zwischen Hornhaut u. Iris muss erkennbar sein.
- **Pupille:**
  - Dir. Lichtreaktion: Pupillenverengung am stimulierten Auge
  - Konsensuelle Lichtreaktion: Pupillenverengung am nichtstimulierten Auge

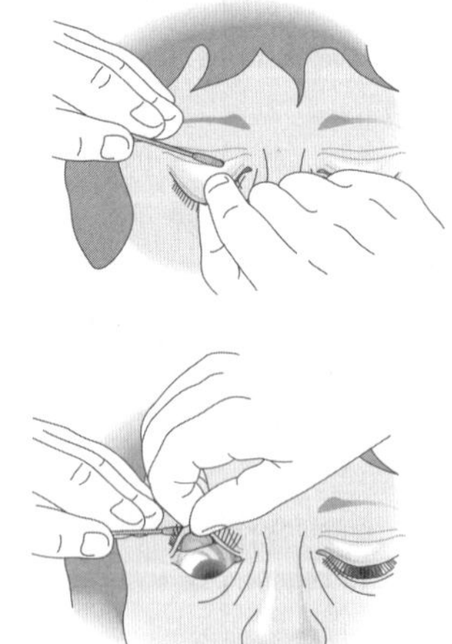

Abb. 18.2 Ektropionieren des Oberlids [L106]

- **Funduskopie** (bei ausreichender Erfahrung):
  - Papille (z. B. Schwellung bei Stauungspapille o. Hypertonusentgleisung)
  - Makula (z. B. kirschroter Fleck bei Zentralarterienverschluss)
  - Gefäße (z. B. Venendilatation bei Venenverschluss o. hauchdünne Gefäße bei Arterienverschluss).

Ektropionieren Pat. blickt nach unten. Oberlidwimpern fassen, mit einem Wattestäbchen in der anderen Hand am Tarsusoberrand (in der Deckfalte ca. 1 cm oberhalb der Lidkante) vorsichtig nach unten eindrücken u. Lidkante über das Stäbchen nach oben ziehen (▶ Abb. 18.2). Pat. wieder nach oben schauen lassen, um Lidkante zurückzuklappen.

Wer noch nicht ektropioniert hat, sollte vor dem Ernstfall an gesunden Mitmenschen üben.

Motilitätsprüfung Pat. soll einen vorgehaltenen Stift fixieren, dann mit dem Auge ohne Drehung des Kopfes dem Fixierobjekt nachschauen, das vom Untersucher nach oben, unten, re u. li geführt wird.
Seitendifferenzen beobachten u. prüfen, ob z. B. ein Nystagmus in Ruhe o. bei Blickbewegung auftritt (Blickrichtungsnystagmus bei Blick in bestimmte Richtung, Lagenystagmus bei bestimmter Kopfhaltung, Spontannystagmus bei Hirnstammsy., bei extremem Seitblick häufig physiol. Endstellnystagmus).

Fingerperimetrie

- Pat. u. Untersucher sitzen sich in einem Abstand von ca. 1 m gegenüber.
- Pat. hält sich ein Auge zu. Untersucher hält sich das gegenüberliegende eigene Auge zu.
- Pat. u. Untersucher schauen sich gegenseitig in das frei bleibende Auge.
- Untersucher führt seine „freie" Hand mit sich bewegenden Fingern von oben, unten, re u. li von der Peripherie zum Zentrum u. fragt den Pat., wann er die sich bewegenden Finger bemerkt.
- Pat. u. Untersucher müssten die Finger zum gleichen Zeitpunkt wahrnehmen. Eine Hemianopsie ist so auch für den Ungeübten leicht zu erkennen.

18.3 Hornhauterkrankungen

Subtarsaler Fremdkörper/Hornhauterosion

- **Ätiol.:** häufig Arbeitsunfall beim Flexen (Arbeiten mit Winkelschleifer), Bohren, Schleifen, Schweißen o. Arbeiten mit Pflanzen u. Sträuchern.
- **Klinik:** Fremdkörpergefühl bis hin zu starken Schmerzen, Blepharospasmus, Tränenfluss.
- **Diagn.:** Nach Lokalanästhesie der Hornhaut (▶ Tab. 18.2) Inspektion der Hornhaut erst ohne u. anschließend mit Fluorescein. Defekte von Horn- u. Bindehaut färben sich grüngelblich an (bes. gut in blauem Licht zu erkennen!). In jedem Fall z. A. eines subtarsalen Fremdkörpers ektropionieren (▶ Abb. 18.2).
- **Ther.:** Nach Ektropionieren Fremdkörper (falls noch vorhanden) von der Hornhaut o. aus dem subtarsalen Sulkus entfernen. Bei rostigen eingebrannten Fremdkörpern der Hornhaut: Weiterleiten an Augenarzt am nächsten Morgen zum Ausfräsen des Rosts. Bei starken Schmerzen orale Analgesie mit Ibuprofen oder, falls nicht ausreichend, Tramadol.

- **Nachbehandlung:** Infektionsprophylaxe mit lokaler antibiotischer Augensalbe.
- **Progn.:** Hornhauterosionen heilen meist innerhalb von 24 h.

- Lokale Analgetika niemals mitgeben (Kunstfehler!)
- Pat. darauf hinweisen, dass Beschwerden meist noch die ganze Nacht andauern

18.4 Rotes Auge/Augenlid

Fremdkörper/Hornhauterosion: ▶ 18.3.

Regenbogenhautentzündung (Iritis)

- **Klinik:** Lichtempfindlichkeit, Schmerzen, rotes Auge, Visusminderung
- **Ther.:** Pupillenerweiterung, lokale Steroide (Dexamethason, z. B. Dexa EDO®). Am Folgetag Vorstellung beim Augenarzt

Bindehautentzündung (Konjunktivitis)

- Bakt., allergisch, viral, mykotisch
- **Klinik:**
  - Bakt. Konjunktivitis: starke Sekretion, Lidschwellung, Bindehautrötung
  - Allergische Konjunktivitis: Jucken, Brennen, Bindehautchemosis, Lidschwellung
- **Ther.:** lokal Antibiotika bzw. Antiallergika (▶ Tab. 18.2)

Eine virale o. mykotische Konjunktivitis ist selten u. ohne Spaltlampe kaum diagnostizierbar. Daher im Zweifelsfall mit antibiotischer Ther. beginnen, Kontrolle durch den Augenarzt! In diesem Fall auch keine Komb. aus Antibiotikum u. Kortison verwenden, da bei viralen u. mykotischen Inf. (zunächst) kontraindiziert!

Glaukomanfall

- **Klinik:** starke Schmerzen, die vom Auge in den gesamten Kopf der betroffenen Seite ziehen. Erbrechen (teils therapierefraktär) Lichtempfindlichkeit u. Sehverschlechterung, reaktionslose Pupille

Ein Glaukomanfall (sehr schmerzhaft, sehr selten) ist nicht zu verwechseln mit einem prim. chron. Offenwinkelglaukom (keine Beschwerden, sehr häufig, an dem ca. 7,6 % der > 75-Jährigen leiden)!

- **Diagn.:** Visus meist herabgesetzt, Bulbus bei Palpation steinhart (ggf. mit anderer Seite des Pat. o. eigenem Auge vergleichen)!
  Inspektion: Bindehaut zirkulär injiziert, Hornhaut milchig trüb, sodass die Irisstruktur nur verwaschen erkennbar ist. Pupille meist mittelweit u. lichtstarr
- **Ther.:** Acetazolamid 10 mg/kg i. v.; lokal: Pilocarpin 2–3 ×/h, Betablocker, Alpha-2-Agonisten
- Bei sehr hohem Augendruck wirken lokale Medikamente schlecht o. gar nicht. Sofortige Überweisung in augenfachärztl. Behandlung!

Der Glaukomanfall ist sehr selten u. wird daher schon einmal übersehen. Den steinharten Bulbus kann aber jeder tasten!

Verblitzung (Keratitis photoelectrica)

- **Ätiol.:** Schweißen ohne UV-Schutz, seltener Solarium
- **Klinik:** massive Schmerzen, Blepharospasmus, rotes Auge
- **Diagn.:** Anfärben mit Lokalanästhetikum-Fluorescein-Gemisch (z. B. Thilorbin, ▶ Tab. 18.2) → Hunderte kleiner Hornhautepitheldefekte
- **Ther.:** Augensalbe o. Gel mit Dexpanthenol (▶ Tab. 18.2), orale Schmerzmittel (▶ 1.3.2). Kontrolle am Folgetag

Bei der Keratitis photoelectrica treten die Schmerzen mit einer gewissen Latenz erst beim Versuch des Einschlafens o. während der Nacht auf.

Hornhautgeschwür (Ulcus corneae)

- **Ätiol.:** Hornhautfremdkörper, „verschleppte" Erosio, Kontaktlinsenträger mit „All in one"-Reinigungsmitteln für weiche Kontaktlinsen, Pat. mit Hornhautvorerkr., seltener Viren
- **Klinik:** Schmerzen, rotes Auge, Tränenfluss, Blepharospasmus
- **Diagn.:** weißliche Veränderung in der Hornhaut, Anfärben des Hornhautepitheldefekts mit Fluorescein. Falls „Bäumchenstruktur": Viruskeratitis!
- **Ther.:** lokal Antibiotika/antivirale Ther. (▶ Tab. 18.2), Hornhautpflege (▶ Tab. 18.2). Vorstellung beim Augenarzt am Folgetag

Hagelkorn (Hordeolum), Gerstenkorn (Chalazion)

- **Klinik:** kleine, umschriebene Rötung, im akuten Stadium häufig schmerzhafte Schwellung der Lidränder
- **Ther.:** lokal Antibiotika (▶ Tab. 18.2), lokale Wärme (Rotlicht, warmer Teelöffel o. Ä.)

Lidabszess/Augenhöhlenentzündung (Orbitaphlegmone)

- **Klinik:** massive Schwellung u. Rötung mit Schmerzen des Lids bzw. der gesamten periorbitalen Region

Bei Orbitaphlegmone, ggf. mit Exophthalmus, besteht allg. Krankheitsgefühl. Lebensgefahr! Notfall: ▶ Tab. 18.1.

- **Ther.:** lokal Antibiotika (▶ Tab. 18.2), systemische Antibiotikather. mit Cephalosporin (z. B. Rocephin®). Bei Orbitaphlegmone (Übergreifen auf benachbarte Strukturen möglich) notfallmäßige Verlegung in eine Klinik mit Augenabt. (KO: Sinus-cavernosus-Thrombose, Meningitis)

Entzündung der ableitenden Tränenwege (Dakryoadenitis)/Entzündung der Tränendrüse (Dakryozystitis)

- **Klinik:** Schwellung, Rötung, Schmerzen des nasalen Lidwinkels (Dakryozystitis) o. des temporalen Oberlids: „Paragrafenform" (Dakryoadenitis)
- **Ther.:** lokal Antibiotika mit Ofloxacin AS (z. B. Floxal®), lokale Wärme, Umschläge (z. B. mit Rivanol® 1 %). Bei ausgeprägten Befunden systemisch Antibiotika (z. B. Erythromycin). Im Zweifelsfall Verlegung in eine Klinik mit Augenabt.

Gesichtsrose (Zoster ophthalmicus)

- **Klinik:** einseitige Hauteffloreszenzen mit Rötung, multiple kleine flüssigkeitsgefüllte Bläschen, die im weiteren Verlauf durch Superinf. zu Pusteln werden
- **Ther.:** bei Befall des Augenlids lokale antivirale Ther. (▶ Tab. 18.2). Bei stark ausgeprägten Fällen auch orale virustatische Ther. mit Aciclovir (z. B. Zovirax®)

Bei Beteiligung der Nasenspitze (Hutchinson-Zeichen) ist eine intraokulare Beteiligung sehr wahrscheinlich. Sofortige Vorstellung bei einem Augenarzt!

18.5 Akuter Sehverlust, Gesichtsfeldausfall, Sehstörungen

Einem schlagartigen massiven Visusverlust (Zentralarterienverschluss binnen Sekunden, Zentralvenenverschluss Minuten bis Stunden) liegen meist Durchblutungsstörungen der Netzhaut zugrunde.

Arteriitis temporalis ▶ 15.3.2, hypertensive Krise ▶ 4.6, Hyperglykämie ▶ 8.2.2.

Zentral-/Astvenenverschluss

- **Klinik:** Visusverlust je nach Ausdehnung u. Restdurchblutung des Verschlussgebiets
- **Diagn.:** ophthalmoskopisch → streifige Blutung u. Ödem im betroffenen Gebiet mit Dilatation der Venen
- **Ther.:** Vorstellung in einer Augenklinik am Folgetag, Abklärung kardiovaskulärer Risikofaktoren

Amaurosis fugax

- **Klinik:** vollständiger plötzlicher Visusverlust eines Auges für Sekunden bis Minuten
- **Diagn.:** dir./indir. Lichtreaktion, Ophthalmoskopie. **Differenzialdiagnostisch an A. temporalis denken:** BSG, CRP
- **Ther.:** augenärztl. Vorstellung, Abklärung kardiovaskulärer Risikofaktoren insb. durch Karotis-Doppler
  In 15 % Vorbote eines retinal-art. Verschlusses!

Retrobulbärneuritis (Neuritis nervi optici)

- **Klinik:** Visusverlust, Farbsinnstörungen (Farbentsättigung)
- **Diagn.:** ophthalmoskopisch: Fundus u. Papille völlig unauffällig („Pat. sieht nichts u. Arzt sieht auch nichts!")
- **Ther.:** hoch dosiert Kortison (1.000 mg i. v.) für 3 d am besten in einer Klinik, in der für weitere Diagn. Augen- u. neurol. Abt. zur Verfügung stehen

Anteriore ischämische Optikusneuropathie (AION)

- **Klinik:** Visusverlust an einem Auge
- **Diagn.:** Papillenschwellung mit streifigen Randblutungen
- **Ther.:** Abklärung kardiovaskulärer Risikofaktoren am Folgetag

Netzhautablösung (Ablatio retinae)

- **Klinik:** Blitze, Rußregen- u./o. Schattensehen, Visusverlust
- **Diagn.:** Ophthalmoskopie in Mydriasis! Netzhaut weißlich in den Glaskörper hineinragend

- **Ther.:** Weiterleiten an Augenzentrum/Klinik mit der Möglichkeit zur Netzhaut- u. Glaskörperchirurgie (am nächsten Morgen, Pat. vorsichtshalber nüchtern lassen!)

Zentral-/Astarterienverschluss

- **Klinik:** Visusverlust je nach Ausdehnung u. Restdurchblutung des Verschlussgebiets
- Anamnese: vaskuläre Risikofaktoren, HRST? Anzeichen einer Arteriitis temporalis? (▶ 15.3.2)
- **Diagn.:** ophthalmoskopisch → kirschroter Fleck der Fovea bei Zentralarterienverschluss, fadendünne Arterien
- **Ther.:** sofortige Vorstellung in Augenklinik, dort ggf. zusammen mit der Neurologie Lyse-Ther. (Zeitfenster 4,5 h)

18.6 Augenverletzungen

Verätzungen (Säure oder Lauge)/Verbrennungen

- Die Progn. der Verätzung hängt von der frühzeitigen Erstversorgung (Augenspülung) ab!
- Bei perforierenden Augenverletzungen u. Verätzungen keine Augensalben u. möglichst Tropfen ohne Konservierungsstoffe verwenden!

- **Ätiol.:** häufig Arbeitsunfälle mit Kalk o. Reinigungsmittel
- **Klinik:** Schmerzen, Rötung der Bindehaut, Blepharospasmus
- **Diagn.:** Inspektion von Lidern, Bindehaut u. Hornhaut auf Rötung, Chemosis, Nekrosen, Hornhauterosio bzw. Trübung
- **Ther.:**
  - Oberflächenanästhesie, falls Auge sich nur schwer öffnen lässt
  - Entfernen noch verbliebener Fremdkörper (z. B. bei Kalkverätzungen)
  - Spülen z. B. mit Ringerlaktat-Lsg. o. BSS alle 15 min, Pat. dabei nach oben, unten, re u. li blicken lassen. Falls keine Spüllsg. vorhanden, mit Wasser spülen.
  - Prophylaktische Gabe eines Lokalantibiotikums, falls ein Epitheldefekt der Hornhaut sichtbar ist (ggf. mit Fluorescein anfärben)
- **Nachbehandlung:** Bei V. a. Bindehaut- o. Hornhautverletzung unbedingt Kontrolle durch Augenarzt. Bei schweren Verätzungen auch während des Transports Spülen fortführen!
- **Progn.:** stark abhängig vom Ausprägungsgrad. Kann bis zum Verlust des Auges führen

Augenprellung (Contusio bulbi)

- **Ätiol.:** häufig durch Unfall o. Faustschlag
- **Klinik:** Schwellung des Lids, Bindehautchemosis, selten Doppelbilder
- **Diagn.:**
  - Sehschärfenkontrolle
  - Inspektion von Lidern, Bindehaut, Hornhaut u. vorderer Augenkammer (z. B. Blut durch Irisverletzung), Motilitätsprüfung (Ausschluss einer Blowout-Fraktur mit Bewegungseinschränkung)

- **Ther.:**
  - Behandlung der Erosio ▶ Tab. 18.1
  - Senkung des Augeninnendrucks bei V. a. Sekundärglaukom. Danach sofortige Vorstellung bei einem Augenarzt
  - Bei V. a. Blowout-Fraktur am besten Vorstellung in einer Klinik mit Augen- u. HNO-Abt.
  - Sonst Vorstellung beim Augenarzt am nächsten Morgen
- **Nachbehandlung:**
  - Lokale Steroide je nach Vorderkammerreizzustand
  - Bei Motilitätsstörung ggf. OP
  - Kontrolle des Augenhintergrunds in Mydriasis durch Augenarzt
- **Progn.:** je nach Schweregrad. Gelegentlich Pupillenstarre, bleibende Bewegungseinschränkungen, traumatisches Makulaforamen, Ablatio retinae (▶ 18.5), Optikusatrophie, Sekundärglaukom.

Perforierende Augenverletzung

- **Ätiol.:** häufig Metall- (Hammer-, Meißelverletzungen) o. Glassplitter bei Unfällen
- **Klinik:** sehr stark variierend von Beschwerdefreiheit bis zu starken Schmerzen u. totalem Visusverlust je nach Lage u. Größe der Perforation
- **Diagn.:** Sehschärfe vermindert, vordere Augenkammer abgeflacht, Augeninnendruck niedrig
- **Ther.:**
  - Lokal Antibiotika, z. B. Ofloxacin (Floxal EDO®), am besten unkonserviert!
  - i. v. Antibiotika, z. B. Penicillin o. Aminoglykosid, möglichst Höchstdosis
  - Sofortige Verlegung in Klinik mit entsprechend ausgestatteter Augenabt. (vorher telefonisch ankündigen!)
- **Progn.:** stark variierend bis zum Verlust des Auges

18.7 DRG-Codes

Die wichtigsten DRG-Codierungen der Augenheilkunde sind ▶ Tab. 18.3 zu entnehmen.

Tab. 18.3 DRG-Codes: Augenerkrankungen/-verletzungen

Krankheitsbild	DRG-Code
Ablatio retinae	H35.7
Amaurosis fugax	G45.3-
Anteriore ischämische Optikusneuropathie	H47.0
Chalazion	H00.1
Contusio bulbi	S05.1
Dakryozystitis	H04.3
Exophthalmus	H05.2
Glaukom (primäres)	H40.2
Glaukom (sekundäres)	H40.3

Tab. 18.3 DRG-Codes: Augenerkrankungen/-verletzungen *(Forts.)*

Krankheitsbild	DRG-Code
Hordeolum	H00.0
Hornhauterosion	H18.8
Iridozyklitis (inkl. akute Iritis)	H20.0
Keratitis (inkl. Keratitis photoelectrica)	H16.1
Keratokonjunktivitis	H16.2
Keratokonus	H18.6
Konjunktivitis, allergisch	H10.1
Konjunktivitis, nicht näher bezeichnet	H10.9
Orbitalphlegmone	H05.0
Perforierende Augenverletzung	S05.5
Retrobulbärneuritis (Neuritis nervi optici)	H46
Ulcus cornea	H16.0
Zentralarterienverschluss	H34.2
Zentralvenenverschluss	H34.8
Zoster ophthalmicus	B02.3

19 Haut

Wolfgang Beyer

19.1 Notfalltabelle und Checkliste

Dermatol. Notfälle: ▶ Tab. 19.1.

Tab. 19.1 Dermatologische Notfälle

Diagnose	Maßnahmen	Medikament/Therapie
Atopische Dermatitis	Durchbrechen eines akuten Schubes, Stillen des Juckreizes, Vermeidung von Superinf.	• **Externe Glukokortikoide** (z. B. Mometason (Momegalen®-Creme o. Salbe) • **Evtl. systemisch Antihistaminika:** z. B. Cetirizin/Levocetirizin o. Loratadin/Desloratadin (Xusal® Desloraderm®) Tbl., Drg., Tr., Sirup • Bei ausgeprägtem Schub in RS evtl. auch systemisch Glukokortikoide, z. B. Prednisolon initial 30 mg/d p. o. Dann ausschleichen
Psoriasis	Durchbrechen des akuten Schubes, ggf. antipruriginös, **Cave:** schwere, pustulierende Verläufe können lebensbedrohlich sein	Kurzfristige Lokalbehandlung mit Glukokortikoiden, z. B. Prednitop®-Creme Bei Psoriasis pustulosa rasche Verlegung in Hautklinik anstreben
Epizoonosen	Abtöten/Entfernen der Parasiten Infektionsprophylaxe	• Allg. Maßnahmen: Kleider entwesen lassen (Verwahrung in fest verschlossenen Plastiksäcken, weiteres Prozedere in RS mit Klinikwäscherei). **Vollbad** mit antiseptischem Zusatz (z. B. Octinesan® Waschlotion), Isolationsmaßnahmen nach klinikinterner Richtlinie Bei starkem Juckreiz ggf. Antihistaminika intern • **Bei V. a. Skabies:** Erw.: Permethrin 5 %. (Permethrin Biomo® einmalig über 1 Nacht unter Aussparung des Kopfes, Therapie 2. Wahl Ivermectin (Scabioral®) p. o. gewichtsadaptiert Schwangerschaft, Stillzeit u. Kleinkinder: auch hier Permethrin 5 % Mittel der Wahl, Säuglinge 2,5 %, hier Kopf unter Aussparung der Mund- u. Nasenpartie mitbehandeln. Nahe Kontaktpersonen müssen möglichst zeitgleich mitbehandelt werden • **Bei V. a. Pedikulose:** 0,5 % Permethrin-Spiritus (Infectopedicul®).Einmalige Einreibung des Haares/der betroffenen Körperstellen über 30–45 min, anschließend Auskämmen der Nissen mit feinem Kamm Alternativ Etopril®-Lsg. Kontaktpersonen mitbehandeln!! • **Zeckenstich:** Entfernung der Zecke mit auf der Haut anliegender Pinzette, Zeckenkarte etc. Der Verbleib von Zeckenresten wird nicht mehr als gravierend angesehen

Tab. 19.1 Dermatologische Notfälle *(Forts.)*

Diagnose	Maßnahmen	Medikament/Therapie
Schwangerschaftsdermatosen	Sympt., antipruriginös	In Absprache mit Dermatologen u. Gynäkologen Zinkschüttelmixtur o. Anaesthesulf P-Lotio® u. lokal schwach wirksame Kortikoidcreme (Prednitop®), ggf. Antihistaminika intern
Urtikaria	Sympt., antipruriginös Anaphylaxieprophylaxe	• **Leichtere Fälle:** lokal kühlende Umschläge, Antihistaminika, z. B. Cetirizin (Zyrtec®) 1 × 10 mg p. o. oder Levocetirizin (Xusal®) 1 o. Fexofenadin (Telfast®) 1 × 1. Bei V. a. auslösendes Agens dieses meiden, z. B. Absetzen von Medikamenten, soweit möglich • **Ausgeprägtere Urtikaria:** wie Quincke-Ödem

Checkliste

First Impression AZ des Pat.? Vitalparameter? Atemnot? Behinderung der Atmung? Kloßgefühl (z. B. nach Insektenstichen)?

Anamnese Erstmanifestation von Hautveränderungen? Bek. Hauterkr.: Atopie, Psoriasis, hereditäres Angioödem? Allergien? Insektengift, Nahrungsergänzungsstoffe Allergie auslösende Nahrungsmittel (z. B. Milcheiweiß, Ei, Nüsse, Erdnüsse, Fisch)? Andere auslösende Faktoren (z. B. Kontakt mit Metallen o. Kosmetika an betroffenen Stellen? Sonneneinwirkung?) Bek. Allgemeinerkrankung? Grunderkr., die zum Auftreten einer sympt. Urtikaria prädisponiert?

Medikamentenanamnese Neu angesetzte Medikamente (z. B. ACE-Hemmer; Analgetika, Antibiotika)

Klinische Untersuchung Genaue Lokalisation/Ausdehnung der Effloreszenzen, Inspektion von Mund u. Schleimhäuten: Enanthem, Bläschen, Begleitsymptome? Fieber? Auskultation der Lunge (z. A. Bronchospasmus) bei V. a. allergisches Geschehen, Lk-Vergrößerungen?

Weiterführende sofortige Diagnostik Bei V. a. Erysipel: BB (Leukos ↑, CRP ↑). Anti-Streptodornase-B-(ADB-)Titer (Verlauf)

19.2 Lokalisation von Hauterkrankungen

▶ Abb. 19.1.

19.3 Pruritus

19.3.1 Bedeutung für den Nachtdienst

Juckreiz (Pruritus) ist ein an der Haut auftretendes Missempfinden, das zum Kratzen o. Reiben veranlasst.

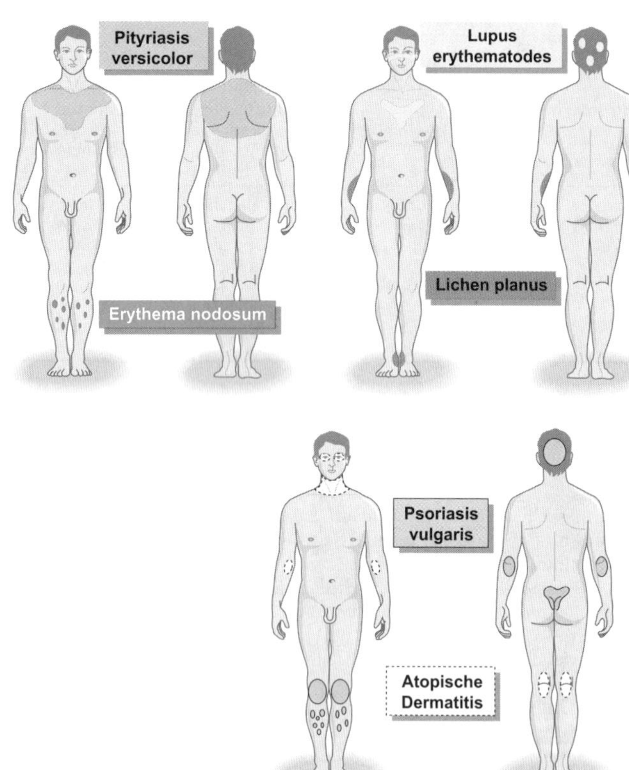

Abb. 19.1 Typische Lokalisationen von Hauterkrankungen [L157]

Im Nachtdienst steht die sympt. Behandlung des Juckreizes im Vordergrund, während die differenzialdiagn. Klärung u. gezielte Ther. i. d. R. warten können.

19.3.2 Differenzialdiagnose

Häufige Hauterkrankungen mit starkem Juckreiz

Urtikaria u. allergisches Kontaktekzem ▶ 19.4.2.

Atopische Dermatitis (Neurodermitis) Konstitutionelles chron. Krankheitsbild mit trockener ekzematöser Haut:

- **Klinik:** starker Juckreiz, trockene Haut (Xerosis cutis), Beugenekzeme, Lichenifikation (flächenhafte Verdickung, vergröberte Felderzeichnung), juckende Papeln, Krusten, variierende Hautveränderungen (z. B. doppelte Lidfalte, Keratosis pilaris, Hand-, Fußekzeme, Milchschorf beim Kleinkind)
- **Diagn.:** klin. Familienanamnese, häufig Komb. mit Heuschnupfen u./o. Asthma

Psoriasis vulgaris

- Gen. disponierte systemische Erkr., die Hautsymptome (chron.-entzündliche schubweise verlaufende Verhornungsstörung), eine mögliche Gelenkbeteiligung sowie charakteristische Komorbiditäten (Adipositas, Fettstoffwechselstörungen, Hypertonie) umfasst.
- **Auslöser:** exogen, z. B. mechanisch (isomorpher Reizeffekt o. Köbner-Phänomen), endogen z. B. Infektionskrankheiten (z. B. akute Streptokokkeninf., Angina tonsillaris), Medikamente (z. B. Betablocker, ACE-Hemmer, Chloroquin, Lithium), Alkoholabusus, psychische Faktoren
- **Klinik:** meist chron. stat. Typ, bevorzugter Befall der Streckseiten der Extremitäten, Sakralregion, Kopfhaut, Gehörgang. Scharf begrenzte, unregelmäßig konfigurierte erythematosquamöse Plaques mit grob-lamellärer, silbrig glänzender Schuppung, evtl. Nagelveränderungen (Ölfleck-, Krümel-, Tüpfelnägel) u. Arthropathie
- **Diagn.:** klin., Familienanamnese. Auslösung typischer Psoriasisphänomene („Kerzenfleck": weißliche Verfärbung der Schuppen nach Kratzen; anschließend „letztes Häutchen", dann punktförmige Blutungen = Phänomen des blutigen Taus). Im Tagdienst dermatol. Konsil
- **Besondere Verlaufsformen:**
  - Psoriasis guttata (akut exanthematischer Typ): rasches Auftreten kleinfleckiger Veränderungen, oft nach Infektionen.
  - Psoriasis inversa (intertriginöser Typ): scharf begrenzte Plaques mit Rötung u. mittelständige Rhagaden ohne Schuppung, intertriginös, genital, Rima ani.
  - Psoriasis pustulosa: sterile Pusteln an Hand- u. Fußflächen (palmoplantaris) o. konfluierend am gesamten Integument (generalisata).
  - Psoriasis erythrodermatica: schwere Form mit generalisiertem Befall des gesamten Integuments

Schwangerschaftsdermatosen In der Schwangerschaft können sich bek. Hauterkr. (z. B. atopisches Ekzem) akut verschlechtern.

- **PUPPP-Dermatose** („pruriginöse urtikarielle Papeln u. Plaques in der Schwangerschaft"): häufig. 3. Trimenon. Starker Juckreiz, urtikarielle Papeln, Plaques mit Schwerpunkt an Abdomen u. Oberschenkeln
- **Pruritus gravidarum:** häufig. 3. Trimenon, starker generalisierter Juckreiz, Pruritus sine materia, gelegentlich Ikterus, Kratzeffekte
- **Herpes gestationis:** selten. Im 2. u. 3. Trimenon. Starker Juckreiz, periumbilikale, urtikarielle Erytheme u. ödematöse Plaques mit später gruppiert angeordneten prallen Blasen, ggf. Ausbreitung auf den ges. Stamm u. Extremitäten. Reduzierter AZ
- **Schwangerschaftscholestase:** meist 3. Trimenon. Starker Juckreiz ausgelöst durch eine Cholestase

Epizoonosen

- **Skabies (Milben, Krätze):** Juckreiz nachts in Bettwärme, rote Papeln, gangartige Effloreszenzen an den Prädilektionsstellen (Interdigitalfalten, Hand- u. Fußgelenke, Axillen, Mamillen, Genitale). Juckreiz ohne Hautveränderungen möglich („gepflegte" Skabies). Veränderungen durch Kratzen u. Sekundärinf. (postskabiöses Ekzem). **Skabies ist auf dem Vormarsch und kommt in allen Altersgruppen und Bevölkerungsschichten vor. Verdacht rechtfertigt immer antiskabiöse Ther.**
- **Läuse:** beim Menschen Pediculosis capitis (Kopflaus), Pediculosis pubis (Filzlaus), Pediculosis corporis sive vestimentorum (Kleiderlaus). Starker Juckreiz,

19

Einstiche, im Verlauf oft ekzematös mit Zeichen der Sekundärinf. Nachweis von Nissen/lebenden Tieren bei Kopf- u. Filzlausverdacht
- **Flöhe:** asymmetrische, multiple Quaddeln mit zentraler Bissstelle an bedeckten Körperstellen. Typischerweise straßenartige Anordnung
- **Zeckenstich:** Juckreiz u. Rötung im Bereich der Bissstelle, Verbleiben der Zecke o. ggf. von Resten der Zecke
- **Insektenstich (Iktusreaktion):** erythematöse stark juckende Knötchen, Papeln, Urtikae

Bei ausgeprägter Reaktion auf Insektenstiche (v. a. bei Bienen- o. Wespenstich) an allergische Reaktionen denken u. auf systemische Allergiesymptome achten (Kribbeln im Mund o. Handinnenflächen, Bronchospastik. Regelmäßige Kontrolle von RR u. HF, i. v. Zugang.

Weitere Hauterkrankungen mit Juckreiz

- Allergien (Insektengift-, Nahrungsmittelallergien)
- Mykosen
- Lichen ruber planus
- Dermatitis herpetiformis Duhring
- Bullöses Pemphigoid u. a. blasenbildende Erkr.
- Allergische Kontaktdermatitis
- Pruritus senilis

Allgemeinerkrankungen mit Juckreiz

- Arzneimittelreaktionen (▶ 19.5)
- Opiatnebenwirkung, bes. perinasal
- Diab. mell.: Pruritus sine materia (ohne Hautveränderungen) häufiges Symptom. **Cave:** Ausschluss infektiöser Hauterkr. (z. B. Pilzinf.)
- Nierenerkr.
- Lebererkr., z. B. Leberzirrhose, Cholestase, Hepatitis (Ikterus)
- Hämatol. Erkr., z. B. Eisenmangelanämie, Polycythaemia vera, M. Hodgkin, NHL
- Paraneoplastisch bei Malignomen
- Psychische Erkr.: Dermatozoenwahn (Wahnvorstellung eines parasitären Hautbefalls)
- Neuropathien, z. B. alkoholische o. diab. Neuropathie

19.3.3 Diagnostisches Vorgehen

→ Checkliste ▶ 19.1.

19.3.4 Therapeutisches Vorgehen

Initiales Management

Akuter Schub einer atopischen Dermatitis (Neurodermitis)

- **Externe Glukokortikoide** (bei trockener Haut in fetten Salbengrundlagen), z. B. Momethason (Momegalen®-Creme o. Salbe)
- **Evtl. systemisch Antihistaminika:** z. B. Cetirizin/Levocetirizin o. Loratadin/Desloratadin (Xusal®, Desloraderm®) Tbl., Drg., Tr., Sirup

- Bei ausgeprägtem Schub in RS mit Dermatologen evtl. auch systemisch Glukokortikoide, z. B. Prednisolon initial 30 mg p. o./d. Dann ausschleichend

Akuter Schub einer Psoriasis Kurzfristige Lokalbehandlung mit Glukokortikoiden, z. B. Prednitop®-Creme.

> Psoriasis pustulosa generalisata kann aufgrund begleitender Stoffwechselentgleisungen lebensbedrohlich werden → rasche Verlegung in Hautklinik.

V. a. Epizoonose

- **Allg. Maßnahmen:** Kleider entwesen lassen (Verwahrung in fest verschlossenen Plastiksäcken, weiteres Prozedere in RS mit Klinikwäscherei). **Vollbad** mit antiseptischem Zusatz (z. B. Octinesan® Waschlotion), Isolationsmaßnahmen nach klinikinterner Richtlinie. Bei starkem Juckreiz ggf. Antihistaminika systemisch.
- **V. a. Skabies:** Erw.: Permethrin 5 %. (Permethrin Biomo® 1 × über 1 Nacht unter Aussparung des Kopfes, ggf. nach 14 d wiederholen. Therapie 2. Wahl Ivermectin (Scabioral®) p. o. gewichtsadaptiert.
  Schwangerschaft, Stillzeit u. Kleinkinder: auch hier Permethrin 5 % Mittel der Wahl, Säuglinge 2,5 %, hier Kopf unter Aussparung der Mund- u. Nasenpartie mitbehandeln. Nahe Kontaktpersonen müssen zeitgleich mitbehandelt werden.
- **V. a. Pedikulose:** 0,5 % Permethrin-Spiritus mit guter antiparasitärer, aber auch relativ guter ovozider Wirkung. Einmalige Einreibung des Haares/der betroffenen Körperstellen über 30–45 min, anschließend Auskämmen der Nissen (feiner Kamm). Alternativ Etopril®- Lsg. Kontaktpersonen mitbehandeln!!
- **Zeckenstich:** Entfernung der Zecke mit auf der Haut anliegender Pinzette, Zeckenkarte etc. Der Verbleib von Zeckenresten wird nicht mehr als gravierend angesehen, im Zweifel zeitnahe Vorstellung beim Dermatologen. Borrelienserologie wird frühestens 4 Wo. nach dem Stich empfohlen.

Schwangerschaftsdermatosen, Verdacht auf PUPPP-Dermatose Nach RS mit Dermatologen u. Gynäkologen Zinkschüttelmixtur o. Anaesthesulf P-Lotio® u. lokal schwach wirksame Kortikoidcreme, ggf. Antihistaminika intern.

Symptomatische Therapie

Bei ungeklärter Ursache:

- **Lokale juckreizstillende Ther.:** Polidocanol in Creme- o. Salbengrundlage (z. B. Optidermcreme®), alternativ Anästhesulf P®-Lotio, Zinkschüttelmixtur, systemisch Antihistaminika (z. B. Cetirizin, 1 × 5 mg z. N.). Ggf. Antihistaminika mit sedierendem Effekt (erleichtern das Einschlafen!), z. B. Dimetinden (Fenistil® Drg. 3 × 1 mg)
- Pat. sobald wie möglich beim Dermatologen vorstellen

> Bei fehlenden Hautveränderungen u. persistierendem Pruritus internistische Diagn. (z. A. von Leber- o. Nierenerkr., Diab. mell., Malignom, Bluterkr.) für den Tagdienst einleiten.

19

19.4 Akute erythematöse Hauterkrankungen

19.4.1 Bedeutung für den Nachtdienst

Ausschlaggebend sind Lokalisation, Form der Effloreszenzen sowie Anamnese (z. B. bei Kontaktdermatitis lokale Einwirkung von Stoffen, Medikamentenanamnese). Bei allen leichteren Fällen einer Urtikaria o. Kontaktdermatitis ist im Nachtdienst die Beschränkung auf eine sympt. Ther. ausreichend.

19.4.2 Differenzialdiagnose

Urtikaria

- **Def.:** blassrote bis rote Erhebungen der Haut, die flüchtig sind. Quaddeln verschwinden oft nach wenigen Stunden, ein Wandern der Effloreszenzen ist typisch
- **Klinik:** initial Erythem, Entstehung juckender Quaddeln, oft zentral abgeblasst
- **Verlaufsformen:**
  - Allergische Urtikaria (Typ-I-Reaktion): auslösend z. B. Nahrungsmittel, Lebensmittelzusatzstoffe, Medikamente (▶ 19.5), Inhalationsallergene, Insektengift
  - Urtikaria als Intoleranzreaktionen: (nicht IgE-vermittelte Histaminausschüttung) nach Einnahme von Medikamenten (z. B. Cyclooxygenasehemmer) o. Nahrungsmitteln (z. B. Erdbeeren, Käse, Wurst)
  - Sympt. Urtikaria: z. B. bei Stress, Virusinf. (z. B. Virushepatitis, Mononukleose), Kollagenosen, M. Hodgkin
  - Physikalische Urtikaria: durch Reibung, Druck, Kälte, Wärme, Licht, Wasser
  - Kontakturtikaria: transdermale Aufnahme einer Substanz mit lokaler Sofortreaktion, anschließend ggf. generalisiert Urtikaria; Medikamente (z. B. Salben) o. Nahrungsmittel (z. B. Fleisch)
- **Sonderformen:**
  - **Angioödem (Quincke-Ödem):** durch Allergie o. Intoleranzreaktionen (häufig Medikamente wie ASS, ACE-Hemmer) ausgelöstes Ödem der Subkutis, bevorzugt im Gesicht, oft ohne Begleiterythem
  - **Hereditäres Quincke-Ödem:** familiärer Mangel des C1-Esterase-Inhibitors. Schon in der Kindheit Auftreten von Ödemattacken spontan o. nach Bagatelltraumen.

Bei Befall der oberen Luftwege Erstickungsgefahr! Bei V. a. Typ-I-Allergie (Medikamenten-, Insektengiftallergie), Intoleranzreaktionen o. Quincke-Ödem an evtl. begleitenden Bronchospasmus denken (Lungenauskultation).

Kontaktekzem

- **Klinik:** initial Erythem, Ödem, dann rasch erodierende Papulovesikel. Begleitender starker Juckreiz

- **Formen:**
  - Allergisches Kontaktekzem (Typ-IV-Reaktion): Hautveränderungen im Einwirkungsbereich des Allergens. Auslösend z. B. Metalle (Nickel, Chrom), Desinfizienzien, Kosmetika, Medikamente, Konservierungsstoffe. Bei längerem Bestehen sind Streuphänomene möglich.
  - Toxisches Kontaktekzem: dir. Hautschädigung durch chem. o. physikalische Noxen, z. B. Säuren, Laugen, Lösungsmittel o. UV-Strahlen (Sonnenbrand).
  - Fotoallergische u. fototoxische Kontaktdermatitis: Kontakt mit fotoallergischen bzw. fototoxischen Substanzen, die erst nach UV-Bestrahlung zu einer Entzündungsreaktion führen (extern z. B. cumarinhaltige Pflanzen, Farb-, Duftstoffe, systemisch z. B. Furosemid, Tetrazykline, Antihistaminika, NSAR).

„Röschenflechte" (Pityriasis rosea)

- **Def.:** exanthematische Hauterkr. unklarer Genese. Fraglich nach Infekt (HHV?) bei Jugendlichen o. jungen Erw.
- **Klinik:** initial scharf begrenzte Primärplaque („Primärmedaillon") am Stamm, anschließend gelegentlich über Wochen Aufschießen multipler ovalärer schuppender Herde an Rumpf u. oberem Drittel der Extremitäten.
- Verlauf ist selbstlimitierend u. nicht beeinflussbar. Therapierbar ist lediglich das Symptom Juckreiz.
- Die Erkr. ist harmlos, nicht ansteckend u. heilt folgenlos ab.

„Sonnenallergie" (polymorphe Lichtdermatose)

- **Def.:** Hauterscheinungen wenige Stunden, selten Tage nach Sonnenexposition, kein einheitliches klin. Bild
- **Klinik:** am häufigsten sog. papulöser Typ mit kleinen Papeln auf eleviertem Erythem, seltener urtikarielle Plaques (v. a. im Gesicht) o. hämorrhagische Bläschen
- **Diagnose:** Anamnese (verzögertes Auftreten nach Sonneneinwirkung)

Impetigo contagiosa

- **Definition:** bakt. Hauterkr. durch *Strept. pyogenes*, *Staph. aureus* o. Mischinf., meist bei Kindern. Unterscheidung zwischen kleinblasiger u. großblasiger Form.
- **Klinik:** rötliche Flecken meist im Gesicht, die von einem schmalen Entzündungshof umgeben sind. Durch Aufkratzen entstehen honiggelbe Krusten (kleinblasige Form) u. erodierte glänzende Flächen (großblasige Form).

Erysipel

- **Def.:** akute bakt., lokale Inf. der Lymphspalten u. Lymphgefäße der Dermis, lokalisierte schmerzhafte Rötung u. Schwellung, Allgemeinsymptome (Unwohlsein, Fieber, Schüttelfrost) sowie schmerzhafte Lymphadenitis
- **Klinik:** Schwellung, Schmerzen, Überwärmung, scharf u. unscharf begrenzte, flammende Rötung mit zungenförmigen Ausläufern, oft am Unterschenkel o. im Gesicht. Fieber, Krankheitsgefühl, Lk-Schwellung
- Eintrittspforte oft kleinere Hautverletzungen, z. B. Mazeration im Zehenzwischenraum, Nagelpilzinf. mit Onyxdystrophien etc.

Erythrodermie

- Generalisierte Rötung der Haut, evtl. begleitende Schuppung u. Juckreiz
- Prim. ohne vorausgehende Hauterkr., z. B. durch Allergie (Arzneimittelreaktion) o. Bluterkr. (Leukämie)
- Sek. als Maximalexazerbation einer zunächst umschriebenen Dermatose, z. B. Psoriasis, Neurodermitis, Ekzem

19

19.4.3 Diagnostisches Vorgehen

→ Checkliste ▸ 19.1.

19.4.4 Therapeutisches Vorgehen

Initiales Management

Psoriasis ▸ 19.3.4.

Urtikaria

- **Leichtere Fälle:** lokal kühlende Umschläge, Antihistaminika, z. B. Cetirizin (Zyrtec®) 1 × 10 mg p. o. oder Levocetirizin (Xusal®) 1 × 5 mg p. o. oder Fexofenadin (Telfast®) 1 × 1. Bei V. a. auslösendes Agens dieses meiden, z. B. Absetzen von Medikamenten, wenn möglich
- **Ausgeprägtere Urtikaria:** wie Quincke-Ödem

Quincke-Ödem

- **Antihistaminika:** z. B. Clemastin (z. B. Tavegil®) 1–2 Amp. i. v. oder Dimetinden (z. B. Fenistil®) 1 Amp. i. v.
- **Systemisch Kortikosteroide:** z. B. Prednisolon (z. B. Solu-Decortin®) 250–500 mg i. v.
- **Inhalativ Kortikosteroide:** bei beginnendem Larynxödem, z. B. Budesonid (Pulmicort®) initial 10 Sprühstöße, dann 2 Sprühstöße alle 5 min

! Vorgehen bei anaphylaktischem Schock ▸ 3.3.6

! Bei starker Atemnot rechtzeitig intubieren!

Hereditäres Quincke-Ödem

- Antihistaminika u. Glukokortikoide sind unwirksam!
- **C1-Esterase-Inhibitor Berinert® P** gewichtsadaptiert langsam i. v. Falls kein Inhibitor zur Verfügung steht, 2 FFP (enthält Faktoren des Komplementsystems; ▸ 2.4.2). Verlegung auf ITS bei Larynxödem

Kontaktekzem im Akutstadium Extern Fett-/Feuchtbehandlung (Steroidcreme, z. B. Momecutan®-Creme), darüber feuchter Umschlag.

Pityriasis rosea Keine Akutther. erforderlich, Pat. über Harmlosigkeit der Veränderungen aufklären. Flecken verschwinden nach einigen Wochen spontan. Bei Juckreiz ggf. externe Ther. mit schwacher bzw. mittelstarker Kortikoidcreme, z. B. Prednicarbat (Dermatop® Creme), alternativ steroidfrei, z. B. Optiderm®-Creme.

Sonnenallergie

- **Lokalbehandlung:** mit kortikoidhaltigen Cremes (z. B. Dermatop® Creme) o. Lotionen
- **In ausgeprägten Fällen:** evtl. systemisch Antihistaminika, z. B. Cetirizin® 1 × 1/d. Evtl. auch Kortikoide systemisch (z. B. initial 30 mg Prednisolon)
- Vorstellung beim Dermatologen zur weiteren Diagn.

Erythrodermie Im Nachtdienst ist die Erkennung auslösender Ursachen meist nicht möglich.

- **Einleitung einer systemischen Kortikoidmedikation:** z. B. Prednisolon (Solu-Decortin®) 100–200 mg i. v., ab Folgetag oral (z. B. Decortin H®) 50 mg/d in ausschleichender Dosierung.
- **Bei ausgeprägtem Ödem:** Kontrollen, ggf. i. v. Flüssigkeitssubstitution.
- Engmaschige Beobachtung bei V. a. beginnende toxische epidermale Nekrolyse, z. B. bei medikamenteninduzierter Erythrodermie.

! Amb. Pat. auf jeden Fall stat. aufnehmen.

Erysipel

- Bettruhe (stat. Aufnahme!), Hochlagerung, kalte Umschläge
- **Antibiotikather.:**
  - Penicillin G (z. B. Penicillin G Grünenthal®) 3 × 5 Mio. IE i. v.
  - Falls Pat. stat. Behandlung ablehnt, evtl. auch Penicillin V (z. B. Isocillin®) 3 × 1,2 Mega IE/d p. o. für 14 d
  - Bei Penicillinallergie alternativ Erythromycin 4 × 500 mg i. v. oder 3–4 × 500 mg p. o.

Impetigo contagiosa In der Regel Lokalther. mit antibiotikahaltigen Salben (z. B. Fusidinsäure o. Mupirocin), ggf. systemische Antibiotikather.

Vor Beginn einer Penicillinther. bei Erysipel nach Vorliegen einer Penicillinallergie fragen.

19.5 Hauterkrankungen als Arzneimittelnebenwirkung

19.5.1 Differenzialdiagnose

Die kutanen Arzneimittelreaktionen zeigen morphol. Vielfalt (Exanthem, Urtikaria, Angioödem, fixes Arzneiexanthem). Potenziell können alle Medikamente kutane Arzneimittelreaktionen auslösen. Auch nach einer länger bestehenden bisher tolerierten Medikamenteneinnahme sind Arzneimittelreaktionen möglich. Bedenke Lawineneffekt (= Progredienz der Reaktion auch nach Absetzen des Auslösers).

Medikamente, die häufig Arzneimittelexantheme auslösen:

- Antibiotika wie Penicilline, Tetrazykline, Cotrimoxazol, Cephalosporine, Sulfonamide
- NSAR, Salicylate
- Barbiturate, Antiepileptika
- Betablocker

Generalisiertes Arzneimittelexanthem Leiteffloreszenz makulopapulöses Exanthem: mögliche medikamentöse Auslöser z. B. Penicilline, Sulfonamide, Cephalosporine, NSAR, Pyrazolone, Salizylate, Antiepileptika, Allopurinol, ACE-Hemmer.

Fixes Arzneiexanthem

- **Auslöser:** z. B. Tetracycline, Pyrazolone, Salicylate, Penicilline, Sulfonamide
- **Klinik:** innerhalb von 24–48 h Entwicklung eines geröteten, scharf begrenzten, brennenden Solitärherds (selten mehrere Herde), oft am Genitale

Erythema nodosum

- **Häufige medikamentöse Auslöser:** z. B. Penicilline, Sulfonamide, Pyrazolone, Ovulationshemmer
- **Andere Ursachen:** Sarkoidose, Tbc, Yersiniose, Masern, Scharlach, Keuchhusten, M. Crohn, Colitis ulcerosa

19

- **Klinik:** symmetrisch im Bereich der Unterschenkelstreckseiten schmerzhafte, livid-eryth. subkutane Knoten, selten auch andere Lokalisationen. Evtl. Fieber, Arthralgien

Akute Urtikaria/Angioödeme Angioödeme können v. a. nach Einnahme von Antiphlogistika (z. B. ASS) sowie ACE-Hemmern auftreten. Klinik u. Ther. ▶ 19.4.

Ampicillinexanthem Vor allem bei Pat. mit infektiöser Mononukleose o. Salmonelleninf. 7–10 d nach Ersteinnahme stammbetontes kleinfleckiges Exanthem.

Erythema exsudativum multiforme

- **Auslöser:** häufig Infektionskrankheiten (z. B. *Herpes simplex,* Streptokokken), auch Medikamente z. B. Antibiotika, Sulfonamide, Pyrazolone
- **Klinik:** akut auftretendes Exanthem. Leiteffloreszenz: „Kokarde" (2–3 konzentrische Ringe um zentrale Blase). Prädilektionsstelle: distale Enden der Extremitäten
- Schwerste Verlaufsform **Stevens-Johnson-Sy.:** ausgeprägter Schleimhautbefall (v. a. erosive Stomatitis), Befall von Augen u. Genitalbereich

Toxische epidermale Nekrolyse (Lyell-Syndrom)

Schwerste Arzneimittelreaktion der Haut, Letalität 30 %.

- **Häufigste Auslöser:** Cotrimoxazol, Pyrazolone u. a.
- **Klinik:** rasch konfluierende Erytheme → blasige Umwandlung → großflächige Epidermisablösung u. Schleimhauterosionen. Gefährlich durch Flüssigkeitsverlust (Schock!) u. Superinf. Bild einer schweren großflächigen Verbrennung

Purpura pigmentosa progressiva

- **Auslöser:** meist Sedativa (bromhaltige Schlafmittel, Diazepame o. Barbiturate)
- **Klinik:** stecknadelkopfgroße Punktblutungen an Beinen, wegen chron. Verlaufs mit Akkumulation von Siderophagen bräunlich verfärbt

19.5.2 Therapeutisches Vorgehen

Bei Hinweisen auf auslösendes Medikament dieses möglichst absetzen.

Arzneimittelexantheme (z. B. makulopapulöses Exanthem):

- **Lokal Glukokortikoide:** z. B. Momethason (Momecutan®, Ecural®-Fettcreme)
- **Bei ausgeprägtem Befund:** evtl. systemisch Glukokortikoide wie Prednisolon p. o. (z. B. initial Decortin H® 50–100 mg)
- **Bei ausgeprägtem Pruritus:** evtl. systemisch Antihistaminika, z. B. Levocetirizin (Xusal®) 1 × 5 mg/d

Bei generalisierten Exanthemen mit Allgemeinsymptomen DD Virusexanthem (Röteln, Masern, Mononukleose, HIV). Scharlachexanthem bedenken.

Fixes Arzneiexanthem Lokal Glukokortikoide, z. B. Momethason (Momecutan®).

Erythema nodosum

- Schonung, feuchte Umschläge, NSAR, ggf. Kompressionsverbände
- Bei starken Beschwerden evtl. systemisch **Glukokortikoide** wie Prednisolon p. o. (z. B. initial Decortin H® 30–50 mg)
- Ursachensuche!!

Erythema exsudativum multiforme Lokalbehandlung sympt. antientzündlich u. austrocknend (z. B. Schüttelmixturen). Ggf. Prednisolon p. o. (z. B. initial Decortin H® 50 mg/d), ausschleichen. Mundspülungen z. B. mit Kamillosan®. Ggf. Behandlung einer auslösenden *Herpes-simplex*-Inf. mit Aciclovir.

Purpura pigmentosa progressiva Lokalbehandlung mit mittelstarken Glukokortikoiden, z. B. Prednicarbat (Dermatop® Creme).

Stevens-Johnson-Syndrom oder toxische epidermale Nekrolyse

- Engmaschige **Vitalparameterkontrolle,** ITS, Kontakt Hautklinik. Bei Verdacht Hintergrund informieren!
- **Systemische Ther.:** i. v. Zugang, evtl. ZVK.
- **Ausgleich von Flüssigkeits- u. Proteinverlusten:** wie bei Verbrennungen (▶ 3.9). Evtl. Infektionsprophylaxe mit Breitbandantibiotikum, z. B. Cephalosporine (▶ 20.1). Evtl. systemisch Glukokortikoide wie Prednisolon i. v. (z. B. 100–200 mg Solu-Decortin® H).

! **Cave:** Bei staphylogenem Lyell-Sy. sind Glukokortikoide kontraindiziert.

- **Äußerliche Ther.:** Lagerung des Pat. auf Metalline®-Folie.
- **Erosive Veränderungen:** Lokalbehandlung mit antibiotikahaltiger Gaze (z. B. Sofra-Tüll® o. Fucidine®-Gaze).
- **Augen:** lokale Antibiotikabehandlung (z. B. Refobacin®-Augensalbe).
- **Genitale:** wirkstofffreie gefettete Wundgaze (z. B. Oleo-Tüll®-Gaze).

19.6 Herpes zoster (Gürtelrose)

Klinik

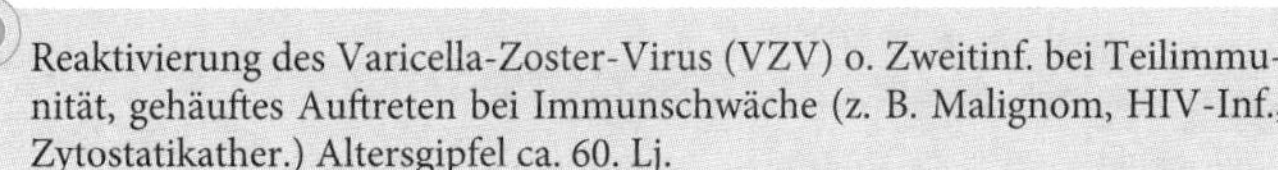

Reaktivierung des Varicella-Zoster-Virus (VZV) o. Zweitinf. bei Teilimmunität, gehäuftes Auftreten bei Immunschwäche (z. B. Malignom, HIV-Inf., Zytostatikather.) Altersgipfel ca. 60. Lj.

- Uncharakteristische Prodromi (Müdigkeit, allg. Krankheitsgefühl, evtl. schon brennende Schmerzen).
- I. d. R. halbseitiges Aufschießen der Leiteffloreszenzen: herpetiform angeordnete Bläschen auf gerötetem Grund in einem o. mehreren benachbarten Dermatomen, am häufigsten im Bereich von Thorakal- o. Lumbalnervensegmenten (Th3–L3). Über Monate bis Jahre persistierende postzosterische Neuralgien möglich. Daher rechtzeitige u. ausreichende Analgesie!!

Besondere Verlaufsformen

- **Zoster ophthalmicus:** Befall des ersten Trigeminusastes. Gefahr der Keratitis, reflektorische u. absolute Pupillenstarre, Augenmuskelparesen
- **Zoster oticus:** evtl. mit Fazialisparese ▶ 15.8.2
- **Zostermyelitis:** meist von kranial nach kaudal fortschreitende schlaffe Paresen. Selten auch Zosterenzephalitis mit zerebralen Störungen (▶ 15.5.3)
- **Generalisierter Zoster:** bei immunsupprimierten Pat., Beteiligung der inneren Organe

Differenzialdiagnose

- Vor Auftreten der Bläschen: Neuralgien unterschiedlicher Genese
- Ekzema herpeticatum durch *Herpes-simplex*-Virusinf. bei vorbestehendem atopischem Ekzem
- Varizellen (sind aber nicht an Nervensegmente gebunden)

19

Diagnostisches Vorgehen

- **Im Nachtdienst** klinisch
- Im Tagdienst evtl. Diagnosesicherung durch Virusnachweis (PCR) aus frischem Bläscheninhalt (sehr aufwendig, keine Regeldiagn.)

Indikationen zur systemischen antiviralen Therapie

- **Dringende Ind.:**
  - Zoster (jeder Lokalisation) bei Pat. ab 50. Lj.
  - Zoster (jeden Alters) im Kopf-Hals-Bereich
  - Schwerer Zoster am Stamm (hämorrhagische Läsionen, > 1 Segment befallen/an den Extremitäten)
  - Zoster bei immundefizienten Pat.
  - Zoster bei Pat. mit schwerer Dermatitis atopica u. ausgedehnten Ekzemen
- **Relative Ind.:** Zoster an Stamm/Extremitäten bei Pat. < 50 J.

Tipps zur medikamentösen Therapie

- Ther. innerhalb von 48 h, spätestens 72 h nach Ausbruch.
- **Intravenöse Ther.:** Aciclovir bei Pat. mit Immundefekt u. KO wie Meningitis.
- **Orale Ther.** Aciclovir ist Famciclovir, Valaciclovir u. Brivudin deutlich überlegen. Einmalgabe von Brivudin erhöht die Compliance u. wird deshalb derzeit bevorzugt (Ausnahme: Pat. mit Immundefekt, Schwangere, Kinder u. gleichzeitige Ther. mit 5-Fluorouracil). Auch hinsichtlich der Postzosterneuralgie zeigt Brivudin eine gute Wirkung. Antivirale Substanzen bei Herpes zoster ▶ Tab. 19.2.
- **Postzosterneuralgie:** Schmerzther. nach WHO-Stufenschema (▶ 1.3.2), ggf. zusätzlich Amitriptylin o. Gabapentin. Steroide sind dauerhaft nicht wirksam.
- Bei Zosterbefall des Auges u. des HNO-Bereichs am nächsten Tag konsiliarische Untersuchung durch Augen- o. HNO-Arzt.

Tab. 19.2 Antivirale Substanzen bei Herpes zoster

Wirkstoff/Präparat	Tagesdosis	Behandlungsdauer (Tage)	Anmerkungen
Brivudin oral (Zostex®)	1 ×/d	7	Kontraindiziert bei Pat., die mit 5-Fluorouracil o. a. 5-Fluoropyrimidinen behandelt werden
Aciclovir oral (Zovirax®)	5 ×/d	7	Dosisanpassung bei Niereninsuff.
Valaciclovir oral (Valtrex®)	3 ×/d	7	Dosisanpassung bei Niereninsuff.
Aciclovir i. v.	3 ×/d	7	Dosisanpassung bei Niereninsuff.
Aciclovir i. v. sehr schwere Verlaufsformen	3 ×/d	7–10	Dosisanpassung bei Niereninsuff.
Famciclovir oral (Famvir Zoster 250®)	3 ×/d	7	Dosisanpassung bei eingeschränkter Nierenfunktion

19.7 DRG-Codes

Die wichtigsten DRG-Codierungen der Dermatologie: ▶ Tab. 19.3.

Tab. 19.3 DRG-Codes: Hauterkrankungen

Krankheitsbild	DRG-Code
Allergie, nicht näher bezeichnet	T78.4
Angioödem (inkl. Quincke-Ödem, Urticaria gigantea)	T78.3
Arzneimittelexanthem Dermatitis durch sonstige oral, enteral o. parenteral aufgenommene Substanzen	L27.8
Bullöses Pemphigoid	L12.0
Dermatitis herpetiformis Duhring	L13.0
Erysipel	A46
Erythema exsudativum multiforme	L51.-
Erythema nodosum	L52
Erythematöse Krankheit, nicht näher bezeichnet (inkl. Erythem o. n. A., Erythrodermie o. n. A.)	L53.9
Hereditäres Quincke Ödem (Defekte im Komplementsystem; inkl. C1-Esterase-Inhibitor[C1-INH]-Mangel)	D84.1
Herpes gestationis	O26.4
Herpes zoster	B02.-
Impetigo contagiosa	L01.0
Lyell-Syndrom (toxische epidermale Nekrolyse)	L51.2-
Lichen ruber planus, nicht näher bezeichnet	L43.9
Lichtdermatose, polymorph	L56.4
Phototoxische Reaktion auf Arzneimittel	L56.0
Pityriasis rosea	L42
Pruritus	L29.-
Pruritus, nicht näher bezeichnet (inkl. Juckreiz o. n. A.)	L29.9
Psoariasis vulgaris	L40.0
Skabies	B86
Staphylococcal scaled skin syndrome	L00.-

20 Ausgewählte Arzneimitteltherapie

Cordula Franz, Marieke Pilars de Pilar und Christoph Schmitz-Rode

20.1 Antibiotikatherapie

Marieke Pilars de Pilar

20.1.1 Allgemeines

Im Nachtdienst sind das Erkennen u. das Behandeln lebensbedrohlicher Infektionen von großer Bedeutung.

Allgemeine Therapiegrundsätze

- Antibiotika sind keine Fiebermittel! Sie sollten nur bei begründetem Verdacht o. nachgewiesener Infektion (Inf.) gegeben werden.
- Gezielte Ther. anstreben, d. h. vor Erstgabe des Antibiotikums Erregerdiagn. durchführen (Blutkulturen, Uricult®, Wundabstriche) u. Antibiotikather. nach wahrscheinlichem Erregerspektrum auswählen:
  - Welcher Keim kommt infrage?
  - Wurde die Inf. innerhalb o. außerhalb des Krankenhauses erworben?
  - Hat Pat. bereits Antibiotika erhalten?
  - Welche Besonderheiten sind zu berücksichtigen (Bettlägerigkeit, Chemother., Leber- u. Niereninsuff.)?
- Falls Pat. nach 2–3 d nicht entfiebert u. man in der Nacht deshalb zu ihm gerufen wird, gilt es, Folgendes zu überlegen (▶ 1.3):
  - Überprüfung der initialen Diagnose: Andere Infektionsherde o. Ursachen? Sind auch die Entzündungsparameter weiter angestiegen?
  - Sind Problemkeime zu beachten? Liegt zusätzlich ein Immundefizit vor? Könnte eine Virus- o. Pilzinf. vorliegen?
  - Ist eine Eskalationsther. erforderlich, und welche käme infrage?

Sofern man in der Nacht zum Pat. gerufen wird, um einen neuen i. v. Zugang für Antibiotika zu legen: Ist eine weitere parenterale Ther. unumgänglich (z. B. Schluckstörungen, Vancomycin-Ther.)? Sonst ggf. Umsetzen der Ther. auf orale Sequenzther.

20.1.2 Kalkulierte Antibiotikatherapie bei schweren Infektionen mit unbekanntem Erreger

Detaillierte Empfehlungen: www.p-e-g.org.

Kalkulierte Antibiotikatherapie
Ther. in Unkenntnis des Erregers, jedoch in Kenntnis von Anamnese, Krankheitsbild u. zu erwartenden Erregern.

Im Nachtdienst relevante Inf. ▶ Tab. 20.1:

- Respirationstrakt ▶ 20.1.3, ▶ 5.5.4, Herz (Endokarditisprophylaxe) ▶ 20.1.4
- HWI/Pyelonephritis ▶ 14.2
- Gyn. Infektionen ▶ 12.2
- Pädiatrie ▶ 13.7, ▶ 13.8

Übliche Dosierungen: ▶ Tab. 20.2.

Tab. 20.1 Kalkulierte Antibiotikatherapie bei ausgewählten Krankheitsbildern (Abkürzungen ▸ Tab. 20.2)

Organinfektion, Diagnose	Häufigster Erreger	Initialtherapie 1. Wahl	Initialtherapie, Alternativen
Sepsis			
Vor Erregernachweis, amb. erworben	Grampos. Kokken, aerobe gramneg. Stäbchen, Anaerobier	Ceph II/IIIa ± FQ II/III	Amino-Pen bzw. Amp/Sul ± FQ II–III
Vor Erregernachweis, nosokomial		Tazo + FQ II/III o. Fosfo MRSA möglich? Ggf. Vanco Pilzinf. möglich? Ggf. systemische Antimykotika (Hintergrund)	IMP/MER ± FQ II/III o. Fosfo Ceph IIIb + FQ II/III o. Fosfo
Bei Neutropenie	*Staph. aureus*, Enterobakterien, *Pseud.*, KNS, Pilze	Tazo ± Vanco	Ceph IIIb ± Vanco IMP/MER ± Vanco
Abdominalorgane			
Cholangitis u. Cholezystitis	Enterobakterien, v. a. *E. coli*, Enterokokken, Anaerobier	Amino-Pen ± Metro	Tazo o. FQ II/III ± Metro
Antibiotika-assoziierte Gastroenteritis	*Clostridium difficile*	Metro p. o.	Vanco p. o.
Prim. Peritonitis (selten, v. a. Pat. mit Leberzirrhose)	Enterobakterien, v. a. *E. coli*, Pneumo-, Entero-, Streptokokken	Ceph IIIa	FQ II Amp/Sulb
Sek. Peritonitis (am häufigsten, z. B. nach Hohlraumperforation)	Enterobakterien, v. a. *E. coli*, Enterokokken, Anaerobier, *Pseud.*	Tazo	Ceph IIIa + Metro (wenn unkompliziert) FQ II + Metro IMP/MER
Infizierte Pankreatitis	Enterobakterien, Entero-, Streptokokken, *Staph. aureus*, KNS, Anaerobier	IMP/MER	FQ II/III + Metro Tazo
Harnwege			
Unkomplizierte Pyelonephritis	Enterobakterien, v. a. *E. coli*, Enterokokken, *Pseud.*, *Staph. aureus*, B-Streptokokken	Ceph IIIa FQ II	Amino-Pen Amp/Sulb FQ II
Urosepsis (▸ 14.2.4)	Enterobakterien, v. a. *E. coli*, Enterokokken, *Pseud.*, *Proteus*	Ceph IIIa–IIIb FQ II/III Bei schwerkrankem Pat.: IMP/MER Ceph IV Beachten: Ist Pat. antibiotisch vorbehandelt?	Tazo IMP/MER

Tab. 20.1 Kalkulierte Antibiotikatherapie bei ausgewählten Krankheitsbildern (Abkürzungen ▶ Tab. 20.2) *(Forts.)*

Organinfektion, Diagnose	Häufigster Erreger	Initialtherapie 1. Wahl	Initialtherapie, Alternativen
ZNS-Infektionen			
Akute eitrige Meningitis (▶ 15.5)	Meningo-, Pneumokokken, Enterobakterien, Listerien	Ceph III + Amino-Pen	
Eitrige Meningitis bei Shunt u. postop., offenes SHT	KNS, *Staph. aureus,* Streptokokken, *E. coli*	Vanc. + Ceph IIIb	Vanco + IMP/MER
Knochen und Gelenke			
Postop. Osteomyelitis	*Staph. aureus,* KNS, Enterobakterien, Anaerobier, *Pseud.*	Ceph II/III + Clinda	Amp/Sul o. Tazo + Clinda FQ II/III + Clinda FQ IV
Venenkatheter			
ZVK u. Viggo	KNS, *Staph. aureus*	Vanco/Teico i. v.	Katheter entfernen! Reserve Linezolid bei MRSA

Ther.-Vorschläge gelten nur für die Initialther. vor Erregernachweis bei Erw. Krankenhausspez. Resistenzen beachten, v. a. Inzidenz von methicillinresistenten Staphylokokken (MRSA) u. vancomycinresistenten Enterokokken (VRE)!
KNS: koagulasenegative Staphylokokken, Pseud.: *Pseudomonas*

Tab. 20.2 Antibiotika: Abkürzungen und Substanzen. Standarddosierungen für normalgewichtige Erwachsene, Anpassung bei Niereninsuffizienz s. Rote Liste

Abkürzung	Antibiotikum	Dosierung	Besonderheiten
AG	**Aminoglykoside**		
	Gentamicin (Refobacin®)	3–5 mg/kg KG in 1–3 Dosen, i. v. (als 30- bis 60-min. Kurzinfusion)	Drug Monitoring: Serumspiegel **vor** Gabe = Talspiegel, 30 min **nach** Gabe = Bergspiegel Oto- (häufig irreversibel) u. Nephrotoxizität (meist reversibel), bes. wenn Talspiegel > 2 mg/l (G, T) bzw. > 10 mg/l (A)
	Tobramycin (Gernebcin®)	3–5 mg/kg KG in 3 Dosen, i. v.	
	Amikacin (Biklin®)	15 mg/kg KG in 1–3 Dosen, i. v.	

Tab. 20.2 Antibiotika: Abkürzungen und Substanzen. Standarddosierungen für normalgewichtige Erwachsene, Anpassung bei Niereninsuffizienz s. Rote Liste *(Forts.)*

Abkürzung	Antibiotikum	Dosierung	Besonderheiten
Amino-Pen	**Amino(benzyl)penicillin**		
	Amoxicillin (z. B. Clamoxyl®, Amoxypen®)	3–4 × 750 mg p. o., 4 × 1(–2) g i. v.	2- bis 3-fach besser resorbiert als Ampicillin, deshalb weniger
	Amoxicillin/Clavulansäure (z. B. Augmentan®)	3 × 625–1.250 mg p. o. (= 3 × 1–2 Tbl.), 3–4 × 1,2–2,2 g i. v.	Intestinale Störungen, ebenso Wirkungsspektrum breiter, daher Amoxicillin bevorzugen
Amp/Sulb	**Ampicillin/Sulbactam** (z. B. Unacid®)	3–4 × 0,75–3,0 g i. v.	(0,75 g = 0,5 g Amp + 0,25 g Sulb)
Ceph I/II/III/IV	**Cephalosporine** der Generation 1, 2, 3a oder 3b		Alle Cephalosporine haben eine Enterokokkenlücke!
Ceph I	**Cefaclor** (z. B. Panoral®)	3 × 0,5–1 g p. o.	
Ceph II	**Cefuroxim** (z. B. Zinacef®)	3–4 × 0,75–1,5 g i. v.	
	Cefotiam (z. B. Spizef®)	2–3 × 1–2 g i. v.	
Ceph III	**Cephalosporine 3. Generation, 3a**		
	• **Cefotaxim** (z. B. Claforan®)	2 × 2 g i. v., bei schweren Inf. 3 × 2 g i. v.	
	• **Ceftriaxon** (z. B. Rocephin®)	1 × 2 g i. v. (bis 2 × 2 g)	Vorteil: i. d. R. Einmalgabe ausreichend! Keine Dosisanpassung bei Niereninsuff.
	• **Cefixim** (z. B. Cephoral®)	2 × 200 mg oral	
Ceph IV	Pseudomonas**wirksame Cephalosporine Gruppe 3b**		
	• **Ceftazidim** (z. B. Fortum®)	2–3 × 1–2 g i. v.	
	• **Cefepim** (z. B. Maxipime®)	2–3 × 2 g i. v.	
Clinda	**Clindamycin** (z. B. Sobelin®)	3–4 × 150–450 mg p. o., 3–4 × 300–600 mg i. v.	
FQ	**Fluorchinolone** (Gyrasehemmer, s. FQ II, FQ III)		

Tab. 20.2 Antibiotika: Abkürzungen und Substanzen. Standarddosierungen für normalgewichtige Erwachsene, Anpassung bei Niereninsuffizienz s. Rote Liste *(Forts.)*

Abkürzung	Antibiotikum	Dosierung	Besonderheiten
FQ II	• **Ciprofloxacin** (z. B. Ciprobay®)	2 × 250–750 mg p. o., 2 × 200–400 mg i. v. (max. 3 × 400 mg)	Sehr gute orale Resorption! i. v. Ther. deutlich teurer
FQ III	• **Levofloxacin** (Tavanic®)	1–2 × 250–500 mg p. o. oder i. v.	
FQ IV	• **Moxifloxacin** (Avalox®)	1 × 400 mg p. o. oder i. v.	
IMP/MER	**Carbapeneme**		
	• **Imipenem/Cilastatin** (z. B. Zienam®)	3–4 × 0,5–1,0 g i. v.	
	• **Meropenem** (Meronem®)	3 × 1 g i. v. (bei Meningitis 3 × 2 g i. v.)	Weniger neurotoxisch als Imipenem
	• **Ertapenem** (z. B. Invanz®)	1 × 1 g	Reserveantibiotikum
Metro	**Metronidazol** (z. B. Clont®, Flagyl®)	3 × 500 mg p. o., i. v. 3 × 250–750 mg p. o.	
Pen. G	**Penicillin G = Benzyl-Penicillin** (z. B. Penicillin G Hoechst®, Penicillin Grünenthal®)	*Niedrige Dosis:* 3–4 × 0,5–1,0 Mio. IE i. v. (z. B. Pneumonie) *Hohe Dosis:* 6 × 5 (3 × 10) Mio. IE i. v. (z. B. Meningitis). Noch höhere Dosen nicht sinnvoll	Anaphylaxie (1 : 10^4)
Staph-Pen	**Penicillinasefestes Penicillin: Flucloxacillin** (z. B. Staphylex®)	3–4 × 0,5–1,0 g p. o., 4 × 2 g i. m., i. v. max. 10 g/d	Nur Staphylokokken!
SXT	Sulfamethoxazol (SMZ)/Trimethoprim (TMP): **Cotrimoxazol** (z. B. Cotrim forte®)	2 × 960 mg p. o. (160 mg TMP, 800 mg SMZ), nach dem Essen	
Tazo	**Tazobactam: Piperacillin/Tazobactam** (z. B. Tazobactam®)	3 × 4,5 g i. v.	
Teico	**Teicoplanin** (Targocid®)	1(–2) × 400 mg für 3 d, dann 1 × 200–400 mg	• Lange HWZ von 50 h • Talspiegel 5–15 mg/l • Bergspiegel 30–60 mg/l
Vanco	**Vancomycin** (Vancomycin®)	4 × 0,5 g oder 2 × 1 g i. v. Bei pseudomembranöser Kolitis 4 × 125–250 mg oral für mind. 14 d **(einzige orale Ind.!)**	Bei i. v. Gabe Drug-Monitoring sinnvoll: • Talspiegel 5–10 mg/l • Bergspiegel 30–40 mg/l

20.1.3 Pneumonien

Therapieempfehlungen in Anlehnung an die S3-Leitlinien: ▶Tab. 20.3, ▶Tab. 20.4, ▶Tab. 20.5.

Ambulant erworbene Pneumonie

Tab. 20.3 Antibiotische Therapie bei nichthospitalisierten Patienten

Voraussetzung	Therapie
Stabiler klin. Zustand, keine ernsten Begleiterkr., keine Antibiotika in letzten 3 Mon.	**Mittel der Wahl:** Aminopenicillin (Amoxicillin) **Alternativ:** • Makrolid: Azithromycin, Clarithromyicn, Roxithromycin • Tetrazyklin: Doxycyclin
Pflegeheimbewohner u./o. chron. internistische/neurol. Vorerkr., Antibiotika in letzten 3 Mon.	**Mittel der Wahl:** Aminopenicillin: (Amoxicillin/Clavulansäure, Sultamicillin) **Alternativ:** • Cephalosporin Gruppe 3 (Cefpodoxim, Cefuroxim) • Fluorchinolon Gruppe III/IV (Levofloxacin, Moxifloxacin)

Nosokomiale Pneumonie

- Bei Hinweis auf Bakteriämie u./o. Sepsis (▶3.4) u. schwerkranken immungeschwächten Pat. vor Ther.-Beginn möglichst Bronchialsekret u. Blutkulturen zur bakteriol. Untersuchung abnehmen
- Frühzeitige kalkulierte Antibiotikather. (▶Tab. 20.4)
- An die Möglichkeit einer MRSA-Inf. denken: Vancomycin. Reservemittel: Linezolid (Zyvoxid®), Quinupristin/Dalfopristin (Synercid®). Vor Einsatz RS mit Hintergrund!

Tab. 20.4 Antibiotische Therapie der hospitalisierten Patienten. Zur Einschätzung der Risikokonstellation ▶Tab. 20.5

Risikokonstellation	Therapie
Ohne Risikofaktoren einer Inf. mit *Pseudomonas aeruginosa*	(Parenteral beginnen, rasch oralisieren) **Mittel der Wahl:** • Betalaktam (Amoxicillin/Clavulansäure, Ampicillin/Sulbactam) o. • Cephalosporin Gruppe II o. IIIa (Cefuroxim, Ceftriaxon, Cefotaxim) bei schwerer Pneumonie in Komb. mit • Makrolid (Azithromycin, Clarithromyicn, Roxithromycin), sofern prinzipiell V. a. Legionellen besteht als Komb. **Alternativ:** Fluorchinolon Gruppe III/IV (Levofloxacin, Moxifloxacin)
Mit Risikofaktoren einer *Pseudomonas-aeruginosa*-Inf. (strukturelle Lungenerkr., Vorbehandlung mit Antibiotika, Steroiden, Bronchiektasen, Mukoviszidose, kürzliche Krankenhausaufenthalte)	i. d. R. parenteral (Ausnahme Fluorchinolone)! • Piperacillin/Tazobactam o. • Pseudomonaswirksames Cephalosporin Gruppe 3b • Imipenem, Meropenem in Komb. mit: • Fluorchinolon Gruppe II o. III o. • Aminoglykosid u. Makrolid

Tab. 20.5 Punktescore zur antibiotischen Therapieentscheidung bei nosokomialer Pneumonie

Risikofaktoren			**Punkte**
Alter > 65 J.			1
Strukturelle Lungenerkr.			2
Antiinfektiöse Vorbehandlung			2
Late-Onset (ab Tag 5 Krankenhausaufenthalt)			3
Schwere respir. Insuff. mit o. ohne Beatmung			3
Extrapulmonales Organversagen (Schock, DIC, ANV)			4
I (≤ 2 Punkte)	**II (3–5 Punkte)**	**III (≥ 6 Punkte)**	
Aminopenicillin/BLI Cephalosporin 2/3a Fluorchinolon III/IV	Acylaminopenicillin/BLI Cephalosporin 3b Fluorchinolon II/III Carbapenem	Cephalosporin 3b Acylaminopenicillin/BLI Carbapenem	**plus** Fluorchinolon o. Aminoglykosid

BLI: Betalaktaminhibitor: Clavulansäure, Sulbactam u. Tazobactam als Zusatz

Spezielle Pneumonieerreger

- **Pneumokokken:** Aminopenicillin plus BLI (Amoxicillin/Clavulansäure)
- **Legionellen:** Makrolid (Azithromycin), Fluorchinolone Gruppe III/IV
- **Mykoplasmen, Chlamydien:** Makrolide, Fluorchinolone Gruppe III/IV
- **Lungenabszess:** Aminopenicillin plus BLI (Amoxicillin/Clavulansäure)
- *Coxiella burnetii* **(Q-Fieber):** Tetrazykline

20.1.4 Bakterielle Endokarditis und Endokarditisprophylaxe

Tipp für den Nachtdienst

Im Nachtdienst wird notfallmäßig keine Endokarditis diagnostiziert; auch dauert eine Erregerdiagn. i. d. R. einige Tage. Bei begründetem Verdacht (bek. Vitium, keine andere Infektionsquelle, schwerkranker Pat.) sollte allerdings auch bei unbek. Erreger in der Nacht eine entsprechende Ther. begonnen werden.

Vor Beginn der antimikrobiellen Ther. mind. 3 Paar venöse Blutkulturen abnehmen!

Kalkulierte Initialtherapie bei unbekanntem Erreger

Kalkulierte Initialther. der bakt. Endokarditis bei unbek. Erreger: ▶Tab. 20.6. Für den Beginn einer Ther. bei **bekanntem** Erreger s. Leitlinie 2015: http://leitlinien.dgk.org/files/2016_PLL_Infektioese_Endo.pdf.

20

Tab. 20.6 Kalkulierte Initialtherapie der bakteriellen Endokarditis bei unbekanntem Erreger

Klappentyp	Kalkulierte Therapie	Alternativ
Nativklappe u. Klappenprothese > 1 J. postop.	Amp/Sulb 12 g/d in 4 ED, evtl. + Gentamicin i. v. 3 mg/kg KG/d	Vancomycin 30 mg/kg KG/d i. v. (2–3 ED), evtl. + Gentamicin 3 mg/kg KG i. v. + Ciprofloxacin 2 × 400 mg i. v.
Klappenendoprothesen (< 1 J. postop.)	Vancomycin 30 mg/kg KG/d i. v. (2–3 ED) + Gentamicin 3 mg/kg KG i. v. + Rifampicin 1.200 mg/d i. v./oral (2 ED)	

Empfehlungen zur Endokarditisprophylaxe

Indikation Pat. mit der höchsten Wahrscheinlichkeit eines schweren o. letalen Verlaufs einer infektiösen Endokarditis:

- Pat. mit Klappenersatz (mechanische u. biol. Prothesen inkl. TAVI)
- Pat. mit rekonstruierten Klappen unter Verwendung von Fremdmaterial
- Pat., die eine Endokarditis durchgemacht haben
- Pat. mit angeborenen Herzfehlern: alle zyanotischen Herzfehler, die nicht o. palliativ mit systemisch-pulmonalem Shunt operiert sind
- Operierte Herzfehler, bei denen Conduits mit o. ohne Klappe eingesetzt wurden o. mit Restdefekten
- Alle operativ o. interventionell unter Verwendung von prothetischem Material behandelten Herzfehler in den ersten 6 Mon. nach OP
- Herztransplantierte Pat., die eine Valvulopathie entwickeln: lebenslang

Situation

- Herzchir. Eingriffe o. Implantation von Fremdmaterial wie SM-Kabel: Prophylaxe unmittelbar präop., ggf. Wdh. bei langer OP
- Vor zahnärztlichen Eingriffen, ▶ Tab. 20.7

Tab. 20.7 Endokarditisprophylaxe bei Eingriffen im Bereich der Zähne, Mundhöhle

Situation	Antibiotikum	Dosis/Applikation (Erwachsene)
Standard	Amoxicillin	2 g oral (< 70 kg KG), 3 g oral (> 70 kg KG) 1 h vor Eingriff. Falls orale Einnahme nicht möglich: Ampicillin 2 g i. v.
Penicillinallergie	Clindamycin	600 mg p. o., alternativ gleiche Dosis i. v.

20.1.5 Risikofaktoren und Umgang mit multiresistenten Erregern

Multiresistente Erreger (MRE) sind Bakterien, die ggü. der Wirkweise der meisten Antibiotika unempfindlich geworden sind. Ihre Behandlung erfordert neben dem richtigen Antibiotikum auch hygienische Vorsichtsmaßnahmen, um eine Verbreitung zu vermeiden.

Zu den **wichtigsten MRE** gehören:
- Methicillinresistente *Staphylococcus-aureus*-Stämme (MRSA)
- Vancomycinresistente Enterokokken (VRE)
- Extented-Spectrum-Beta-Lactamase (ESBL) bildende Enterobakterien
- Weitere sog. gramnegative Bakterien (MRGN)

Risikofaktoren für MRE
- Bek. Kolonisation mit MRE
- Krankenhausaufenthalt > 4 d
- Invasive Beatmung > 4 d
- Heimbewohner, chron. Dialyse, Tracheostoma, offene Hautwunden
- Vorherige antimikrobielle Therapie
- Malnutrition
- IST-Aufenthalt

Allgemeine Maßnahmen
- Information u. Schulung des Personals sowie der Angehörigen
- Frühzeitiges Erkennen von MRE-Kolonisation bzw. Infektion (Screening)
- Konsequente (Kohorten-)Isolierung MRE-kolonisierter/-infizierter Pat.
- Strikte Einhaltung der erforderlichen Hygienemaßnahmen
- Sanierungsversuch bek. MRSA-Träger; VRE u. MRGN zeigen keine Sanierungsmöglichkeit
- Kontrollierter Umgang mit Antibiotika

Zum genaueren Vorgehen bei den einzelnen Erregern: www.rki.de.

20.2 Antikoagulanzien, Thrombozyteninhibitoren und Fibrinolytika

Christoph Schmitz-Rode

20.2.1 Antikoagulanzien

Heparine und Heparinoide

Unfraktioniertes Heparin (UFH)

Wirkmechanismus
- Heparin bildet mit AT III einen Komplex, der verschiedene aktivierte Gerinnungsfaktoren, v. a. Faktor IIa (Thrombin) u. Faktor Xa hemmt. Bei hohen Dosen wird die Thrombinwirkung aufgehoben u. die Plättchenaktivierung gehemmt.
- Volle antikoagulatorische Wirkung nur bei normalen AT-III-Spiegeln.
- Applikation s. c. oder i. v.
- Antithrombinwirkung durch Bestimmung von aPTT, aktivierter Gerinnungszeit (ACT) u. TZ überprüfbar.
- HWZ 1–2 h.
- Durch Protamin antagonisierbar.

Indikation
- **Low-Dose-Heparinisierung als Thromboembolieprophylaxe:** prädisponierende Faktoren für ein thromboembolisches Ereignis ▶ Tab. 20.8.
- **High-Dose-Heparinisierung (ther. Heparinisierung):**

Tab. 20.8 Prädisponierende Faktoren für ein thrombembolisches Ereignis

Internistische Faktoren	Risiko perioperativ	
• TVT, LE in der Anamnese • Immobilisation • Essenzielle Thrombozytämie • Polycythaemia vera • Hyperviskositätssy. • Adipositas (BMI > 30 kg/m²) • Respir. Insuff./COPD • Systemische Infekte • Apoplex mit Paresen • Herzinfarkt • Herzinsuff. (NYHA III o. IV) • Chron. venöse Insuff. • Aktive Malignome • Forcierte Diurese mit Exsikkose • Ther. mit Östrogenen • Thrombophilie • HIT II • Ther. mit Neuroleptika • Schwangerschaft u. 6 Wo. postpartal • Alter > 60 J.	**hoch** **mittel** **niedrig**	Polytrauma, Becken-, Knie-, Hüft-OP Allg.-chir., gyn. u. urol. Eingriffe mit einer Dauer von > 30 min Alter < 40 J., OP-Dauer < 30 min, Arthroskopie, Gips
In der Schwangerschaft u. postpartal (≤ 6 Wo.) risikoadaptierte Prophylaxe. Jgl. werden wie Erw. behandelt, bei Kindern nur ausnahmsweise medikamentöse Prophylaxe		

   - Bei art. o. venösen Verschlüssen: z. B. Phlebothrombose (▶ 4.8), LE (▶ 5.2), akuter Verschluss bei pAVK (▶ 4.9)
   - Frischer Myokardinfarkt, ACS (▶ 4.2.3), wenn kein NMH möglich ist
   - Initiale Embolieprophylaxe bei Vorhofflimmern, -flattern (▶ 4.3), hochgradig reduzierter syst. Pumpfunktion, nach prothetischem Herzklappenersatz vor oraler Antikoagulation bzw. periop.
   - Extrakorporale Zirkulation: z. B. Dialyse, Hämofiltration, Herz-Lungen-Maschine
   - Begleittherapie i. R. einer Fibrinolyse (▶ 20.2.3)

Kontraindikationen

- Generell HIT Typ II, Heparinallergie
- **Low-Dose-Heparinisierung:**
   - Absolute KI: akute zerebrale Blutung, Abortus imminens
   - Relative KI: akut blutende Magen-Darm-Ulzera, Thrombopenie < 40.000/µl, subakute Endokarditis, OP am ZNS, SHT, Glaskörperblutung
- **High-Dose-Heparinisierung:**
   - **Absolute KI:** hämorrhagische Diathese, manifeste Blutung, floride Magen-Darm-Ulzera, Kolitis, Ösophagusvarizen, Lungenerkr. mit hohem Blutungsrisiko (kavernöse Tbc, Bronchiektasen), Hirnverletzungen, Hirnarterienaneurysmen, ZNS-OP < 10 d, frisches SHT, Spinal- u. Periduralanästhesie, LP, Abortus imminens, Glaskörperblutung
   - **Relative KI:** OP vor ≥ 10 d (je nach Schwere der OP u. Möglichkeit der lokalen Blutstillung; mit Operateur besprechen, wenn dringende Ind.), ZNS-OP < 3–6 Mon., floride bakt. Endokarditis, sympt. Nephrolithiasis, akute Pankreatitis, nichtembolischer zerebraler Insult (< 6 Mon.), therapierefraktärer art. Hypertonus (RR_{diast} > 105 mmHg), schwere Leber-, Niereninsuff., Uterus myomatosus

Vor art. o. Organpunktionen (auch Spinalanästhesie o. PDA, Angiografie) müssen Quick > 40 %, INR < 2, aPTT< 40 s u. Thrombos > 40.000/μl sein.

Dosierung

- **Low-Dose-Heparinisierung zur Thromboseprophylaxe:** Heparin 3 × 5.000 IE s. c./d oder 2 × 7.500 IE s. c./d
- **Periop. Thromboseprophylaxe:**
  - Beginn 2 h präop.
  - Dauer der periop. thrombembolischen Prophylaxe abhängig von Lokalisation u. Art des operativen Eingriffs; längerfristig bei Hüft-TEP u. nach OP maligner Tumoren (4–5 Wo.).
  - Bei Polytraumen Beginn erst nach Ausschluss einer Hirnblutung, bei größeren Insulten wegen Gefahr der Einblutung frühestens nach 48 h
  - Bei zu erwartender Resorptionsstörung, z. B. im Schock, bei Polytrauma, ausgedehnten Verbrennungen, 300–600 IE/h UFH i. v.
- **High-Dose-Heparinisierung:** Ther.-Ziel: aPTT 1,5- bis 2-fach o. TZ 2- bis 4-fach verlängert; ▶ Tab. 20.9. Dosisreduktion um 25 % bei terminaler Niereninsuff.

Nebenwirkungen Heparininduzierte Thrombozytopenie (HIT) Typ I u. II:

- **HIT Typ I:**
  - Dosisabhängige frühe Thrombozytopenie (bis 10 % bei UFH, 2 % bei NMH) in den ersten 5 d nach Ther.-Beginn (selten Abfall der Thrombos auf < 100.000/μl)
  - Ursache: proaggregatorische Wirkung des Heparins durch Hemmung der Adenylatcyclase
  - Ther.: keine. Oftmals spontane Normalisierung der Thrombozytenzahl. Heparinther. kann i. d. R. fortgesetzt werden → engmaschige Kontrollen der Thrombos (s. Kasten)
- **HIT Typ II:**
  - Dosisunabhängige Thrombozytopenie durch AK-Bildung gegen Plättchenfaktor 4/Heparin-Komplex (bis 3 % bei UFH, < 1 % bei NMH). Abfall der Thrombos um mehr als 50 % 6–14 d nach Ther.-Beginn (bei Reexposition innerhalb von 3 Mon. bereits nach Stunden). In ca. 20 % venöse o. art. Gefäßverschlüsse, in < 5 % Blutungen

Tab. 20.9 Therapeutische Heparinisierung mit UFH nach aPTT

	aPTT	UFH	Kontrolle der aPTT
Beginn	normal	Bolus von 5.000 IE, dann 1.000 IE/h über Perfusor (25.000 IE/50 ml NaCl 0,9 % auf 2 ml/h)	nach 6 h
Dann nach aPTT	< 35 s	Bolus von 5.000 IE, dann Perfusor um 0,4 ml/h erhöhen	nach 6 h
	35–45 s	Bolus von 2.500 IE, dann Perfusor um 0,2 ml/h erhöhen	nach 6 h
	46–70 s	unverändert	am nächsten Tag
	71–90 s	Perfusor um 0,2 ml/h vermindern	am nächsten Tag
	> 90 s	Perfusor 1 h pausieren, dann um 0,4 ml/h vermindern	nach 6 h

- Ther.: sofortiges Absetzen des Heparins u. Umstellung auf Danaparoid (Orgaran®), Argatroban (Argatra®) o. evtl. Fondaparinux (Arixtra®). Diagnosesicherung durch HIPA-Test (in vielen Kliniken Schnelltest verfügbar; nach dem Schnelltest Testung auf AK, da der Schnelltest teils falsch pos. ausfällt).Bei gesicherter HIT Typ II: Allergiepass aushändigen

> Unter Heparinther. regelmäßig Thrombos kontrollieren: Vor Ther.-Beginn, dann alle 3 d über 3 Wo. Bei Auftreten einer Thrombose unter Heparin immer HIT II ausschließen u. Ther. bis z. A. auf Danaparoid (Orgaran®), Argatroban (Argatra®) o. Fondaparinux (Arixtra®) umstellen.

Weitere Nebenwirkungen
- Blutungsgefahr bei Überdosierung o. Gerinnungsstörungen
- Selten allergische Reaktionen
- Anstieg von Triglyzeriden, Cholesterin, Transaminasen u. GGT
- Osteoporose (bei Langzeitther.), selten Haarausfall (reversibel)
- Hautnekrosen
- Hypoaldosteronismus

Wechselwirkungen
- Verstärkte Wirkung durch Thrombozytenaggregationshemmer, Cumarine, Dextrane
- Verminderte Wirkung durch Antihistaminika, Digitalis, Tetrazykline

Vorgehen bei Blutungskomplikationen

> **Antidot** ist Protaminchlorid (Protamin ICN®): 1.000 IE Protamin neutralisieren 1.000 IE Heparin.

Ist die Antagonisierung innerhalb weniger Minuten nach i. v. Injektion notwendig: 100%-Dosis geben, 60 min nach i. v. Injektion 50%-Dosis, 120 min nach i. v. Injektion 25%-Dosis. Bei s. c. Heparininjektion Protaminsulfat (Protaminsulfat Leo®) in einer Dosis geben, die 50 % der letzten Heparindosis antagonisiert.

Niedermolekulare Heparine (NMH)

Wirkmechanismus
- Überwiegend Hemmung von Faktor Xa
- Clearance überwiegend renal
- Applikation i. d. R. subkutan (selten i. v.)
- Ther.-Überwachung nur durch Bestimmung von Anti-Faktor-Xa möglich, nur selten indiziert
- HWZ nach i. v. Gabe 2–3 h, nach s. c. Gabe > 18 h

Indikation
- Prophylaxe der venösen Thrombembolie
- Ther. Heparinisierung:
  - Ther. der venösen Thrombose
  - Ther. der LE (zugelassen hierfür sind Enoxaparin, Dalteparin u. Tinzaparin)
  - Ther. des Myokardinfarkts (zugelassen nur Enoxaparin)

Der Einsatz der NMH beim VHF u. insb. beim periop. Bridging bei bestehender oraler Antikoagulation (s. unter VKA) erfolgt meist ohne explizite Zulassung, ist aber anerkannte Praxis.

Kontraindikationen
- Wie für UFH
- Vor Periduralu. Spinalanästhesie mind. 12 h pausieren (bei Low-Dose-Heparinisierung) bzw. 24–48 h (High-Dose-Heparinisierung)

Dosierung
- **Low-Dose-Heparinisierung:** ▶ Tab. 20.10
  - Beginn 2 h präop., bei hohem thrombembolischem Risiko 12 h präop. u. dann nach 12 h postop. fortsetzen
  - Dauer (s. UFH)
- **High-Dose-Heparinisierung:**
  - Körpergewichtsadaptiert (bei adipösen Pat. Normalgewicht zugrunde legen; ▶ Tab. 20.10).
  - Reduzierte Dosis bei **Niereninsuff.**, z. B. Enoxaparin-Dosis bei Krea-Clearance < 30 ml/min **auf 1 ×/d reduzieren** (s. Fachinfo). Monitoring durch **Bestimmung des Anti-Faktor-Xa-Spiegels**

Neben- und Wechselwirkungen Wie UFH. HIT II seltener.

Vorgehen bei Blutungskomplikationen
- Faktor-Xa-Substitution

! Antidot Protaminchlorid (Protamin ICN®) antagonisiert NMH nur zu ca. 50 %

Danaparoid (Orgaran®)

Wirkmechanismus
- **Heparinoid,** Faktor-Xa-Inhibitor
- Applikation s. c. und i. v.
- Kein Antidot bekannt, bei Intoxikation ggf. Dialyse

In 12 % Kreuzreaktion gegen HIT-II-AK!

Indikation Bei HIT Typ II über max. 14 d.

Kontraindikationen In der Schwangerschaft nicht empfohlen.

Dosierung
- **Akute HIT Typ II ohne thrombembolisches Ereignis:** 2.250–3.750 Anti-Faktor-Xa-Einheiten s. c., aufgeteilt auf 3 ED
- **Akute HIT Typ II mit thrombembolischem Ereignis:**
  - Bolus von1.500 IE (< 55 kg KG), 2.250 IE (55–90 kg KG), 3.750 IE (> 90 kg KG) i. v.
  - Anschließend 400 IE/h für 4 h, dann 300 IE/h für 4 h. Anschließend 150–200 IE/h (Perfusor mit 7.500 IE/50 ml NaCl 0,9 %)
  - Ziel: Anti-Faktor-Xa-Aktivität: 0,5–0,8 U/ml

Nebenwirkungen
- Wie NMH
- Kollaps, Tachykardie, Krämpfe, Kopfschmerzen

Tab. 20.10 Low-Dose- und High-Dose-Heparinisierung mit NMH				
Substanz	**Handelsname**	**Low-Dose/d s. c.**	**High-Dose/d s. c.**	
Certoparin	Mono-Embolex®	1 × 3.000 IE	2 × 8.000 IE	
Dalteparin	Fragmin®	1 × 2.500–5.000 IE	1 × 200 IE/kg KG	
Enoxaparin	Clexane®	1 × 20–40 mg	1 mg/kg KG:	
			45–54 kg KG	2 × 50 mg
			55–64 kg KG	2 × 60 mg
			65–74 kg KG	2 × 70 mg
			75–84 kg KG	2 × 80 mg
			85–94 kg KG	2 × 90 mg
Nadroparin	Fraxiparin®	1 × 2.850 IE	2 × 0,1 ml/10 kg KG:	
			< 50 kg KG	2 × 0,4 ml
			50–59 kg KG	2 × 0,5 ml
			60–69 kg KG	2 × 0,6 ml
			70–79 kg KG	2 × 0,7 ml
			80–89 kg KG	2 × 0,8 ml
			> 90 kg KG	2 × 0,9 ml
Tinzaparin	Innohep®	1 × 3.500 IE	1 × 175 IE/kg KG:	
			≤ 60 kg KG	1 × 0,5 ml
			≤ 80 kg KG	1 × 0,7 ml
			≤ 100 kg KG	1 × 0,9 ml

Argatroban (Argatra®)

Wirkmechanismus

- Hochselektiver dir. Thrombininhibitor, unabhängig von Antithrombin
- Monitoring mittels aPTT

Indikation Antithrombotische Ther. bei Pat. mit HIT Typ II.

Nebenwirkungen Erhöhte Blutungsneigung, GIT-Beschwerden, Anämie, Purpura. Dosisanpassung bei Leberfunktionsstörungen.

Wechselwirkungen Wirkungsverstärkung anderer Antikoagulanzien, Wirkungsveränderung von Metamizol u. Disulfiram.

Dosierung ▶ Tab. 20.11.

Fondaparinux (Arixtra®)

Wirkmechanismus

- Selektiver Inhibitor des aktivierten Faktors Xa, AT-vermittelt.
- Keine Kreuzreaktion mit HIT-pos. Seren.
- Messung der Konz. nur über spezielle Anti-Xa-Aktivität (eigener Standard).
- Keine Beeinflussung von Quick, TZ, aPTT u. ACT.

Tab. 20.11 Argatra®: Standarddosierung

Standarddosierung	Dosis
Erwachsene	2 µg/kg KG/min angepasst an Ziel-aPTT (das 1,5- bis 3,0-Fache des anfänglichen Basiswerts)
Leberfunktionsstörung	0,5 µg/kg KG × min
Nierenfunktionsstörung	Keine initiale Dosisanpassung erforderlich
Spezielle Pat.-Gruppen (Organversagen, nach Herz-OP, Hämodialyse, nach Koronarintervention, Kinder)	s. Herstellerangaben

- HWZ 13–21 h.
- Protamin ist unwirksam.

Indikation

- Prophylaxe venöser Thrombembolie
- Ther. von TVT u. LE
- Ther. des ACS/Myokardinfarkts

Nebenwirkungen Blutungen, Anämie, Veränderung der Thrombozytenfunktion, Gerinnungsstörungen, Leberwerterhöhung, Fieber, Ödeme.

Kontraindikationen

- Aktive klin. relevante Blutung
- Akute bakt. Endokarditis
- Schwere Niereninsuff. (Krea-Clearance < 30 ml/min)

In Schwangerschaft u. Stillperiode nicht zu empfehlen.

Dosierung

- Thromboseprophylaxe 1 × 2,5 mg/d s. c. ab 6–12 h postop.
- Ther. der TVT/LE:
  - KG 50–100 kg: 1 × 7,5 mg/d s. c.
  - KG < 50 kg: 1 × 5 mg/d s. c.
  - KG > 100 kg: 1 × 10 mg/d s. c.

Nebenwirkungen

- Erhöhte Blutungsneigung bei gleichzeitiger Gabe anderer gerinnungshemmender Medikamente
- Anämie, Blutungen im OP-Bereich u. GIT, Hämaturie, Hämoptoe, Thrombopenie, Leberwertveränderungen (< 10 %)
- Thrombopenie, RR-Abfall, Obstipation, Diarrhö, Übelkeit, Erbrechen, allergische Reaktionen (< 1 %)

Neue orale Antikoagulanzien (NOAKs)

Charakteristika

- Gruppe von Antikoagulanzien, die zur Embolieprophylaxe bei **nicht valvulär bedingtem VHF** u. zur Therapie von TVT u. LE eingesetzt werden (▶ Tab. 20.12)
- NOAKs dürfen nicht nach Herzklappenersatz gegeben werden!

Tab. 20.12 Charakteristika der NOAKs im Vergleich

	Dabigatran (Pradaxa®)	**Rivaroxaban (Xarelto®)**	**Apixaban (Eliquis®)**	**Edoxaban (Lixiana®)**
Wirkungsweise	dir. Thrombinhemmer	dir. Faktor-Xa-Hemmer	dir. Faktor-Xa-Hemmer	dir. Faktor-Xa-Hemmer
Indikation	VHF Ther. TVT, LE sowie Rezidivprophylaxe	VHF Ther. TVT u. LE sowie Rezidivprophylaxe	VHF Ther. TVT u. LE sowie Rezidivprophylaxe	VHF Ther. TVT u. LE sowie Rezidivprophylaxe
HWZ	12–14 h, bei Niereninsuff. verlängert	7–12 h	12 h	10–14 h
Renale Elimination	85 %	⅓ unverändert, ⅔ als inaktivierter Metabolit	27 %	50 %
Dosierung	2 × 150 mg/d Bei TVT/LE erst nach 5 d High-Dose-Heparinisierung beginnen	VHF: 1 × 20 mg/d Akute TVT/LE: • Tag 1–21: 2 × 15 mg/d • Ab Tag 22: 1 × 20 mg/d;	VHF: 2 × 5 mg/d Akute TVT/LE: • Tag 1–7: 2 × 10 mg/d • Ab Tag 8: 2 × 5 mg/d TVT/LE-Rezidivprophylaxe über 6 Mon. hinaus: 2 × 2,5 mg/d	1 × 60 mg/d Bei TVT/LE erst nach 5 d High-Dose-Heparinisierung beginnen
Dosierung bei Niereninsuff.	Krea-Clearance 30–50 mg/min: 2 × 110 o. 150 mg/d (nach individuellem Blutungsrisiko)	Krea-Clearance 15–49 ml/min: VHF: 1 × 15 mg/d Akute TVT/LE: • Tag 1–21: 2 × 15 mg/d • Ab Tag 22: 15–20 mg/d **Cave:** bereits bei Krea-Clearance < 30 ml/min signifikant erhöhte Plasmakonz.!	VHF: Krea-Clearance 15–29 ml/min: Dosisreduktion auf 2 × 2,5 mg/d TVT/LE: Krea-Clearance 15–29 ml/min: keine Dosisreduktion (aber Vorsicht!)	Krea-Clearance 15–50 ml/min: 1 × 30 mg/d
	KI: Krea-Clearance < 30 ml/min	KI: Krea-Clearance < 15 ml/min	KI: Krea-Clearance < 15 ml/min	KI: Krea-Clearance < 15 ml/min

Tab. 20.12 Charakteristika der NOAKs im Vergleich *(Forts.)*				
	Dabigatran (Pradaxa®)	**Rivaroxaban (Xarelto®)**	**Apixaban (Eliquis®)**	**Edoxaban (Lixiana®)**
Ältere Pat./ Sonstiges	• Pat. > 80 J. Dosisreduktion auf 2 × 110 mg/d • Pat. > 75–80 J.: 2 × 110 mg o. 150 mg/d (nach individuellem Blutungsrisiko) Bei erhöhtem Blutungsrisiko/ Ösophagitis auch bei jüngeren Pat. Dosisreduktion erwägen	Keine Dosisreduktion aufgrund des Alters	VHF: Dosisreduktion auf 2 × 2,5 mg/d bei Vorliegen von zwei der folgenden Kriterien: • Alter > 80 J. • KG < 60 kg • Krea > 1,5 mg/dl	Dosisreduktion auf 1 × 30 mg bei KG < 60 kg
WW	Bei gleichzeitiger Einnahme von Verapamil Dosisreduktion auf 2 × 110 mg/d KI: Dronedaron			Bei gleichzeitiger Einnahme von Ciclosporin, Dronedaron, Erythromycin u. Ketokonazol Dosisreduktion auf 1 × 30 mg/d
KI	Akute Blutung, hohes Blutungsrisiko, schwere Leberfunktionsstörung			

- Wirkung u. Sicherheit den VKA vergleichbar
- Einfache Handhabbarkeit: Monitoring der Gerinnung nicht erforderlich (aber routinemäßig auch nicht möglich, keine Kontrolle der Adhärenz)
- **Kontrollen der Nierenfunktion erforderlich!**
- **Pat.-Ausweis ausstellen!**

Perioperatives Management bei elektiven chirurgischen Eingriffen unter NOAKs Aufgrund der relativ kurzen HWZ (im Vergleich zu Phenprocoumon) ist i. d. R. **kein periop. Bridging erforderlich.**

Empfohlene Zeiträume zum präop. Pausieren beruhen lediglich auf einer Abschätzung aus der Pharmakokinetik:

- Dabigatran: Bei mittlerem/hohem Blutungsrisiko des Eingriffs/größerer OP:
  - bei normaler Nierenfunktion 2 d vorher absetzen (bei niedrigem Blutungsrisiko 1 d)
  - bei Krea-Clearance 50–80 ml/min 2–3 d vorher (bei niedrigem Blutungsrisiko 1–2 d)
  - bei Krea-Clearance < 50–30 ml/min 4 d vorher (bei niedrigem Blutungsrisiko 2–3 d)
- Rivaroxaban: vor invasiven Eingriffen mind. 24 h pausieren (36–48 h)
- Apixaban: bei mittlerem/hohem Blutungsrisiko mind. 48 h, bei niedrigem Blutungsrisiko mind. 24 h vorher absetzen
- Endoxaban: mind. 24 h vor einem Eingriff absetzen
- Wiederaufnahme der Ther. bei gesicherter Hämostase

Vorgehen bei Blutungskomplikationen unter NOAKs

- Die Routine-Gerinnungsparameter werden von NOAKs beeinflusst, ohne dass hieraus aber ein konkreter Rückschluss auf die Gerinnungssituation möglich ist (unter Dabigatran oft aPTT-Verlängerung, unter Rivaroxaban u. Apixaban eher INR-Anstieg). Ein aPTT-Anstieg auf mehr als das 2-Fache kann Hinweis auf eine Überdosierung sein.
- Im Notfall Wirkspiegelkontrolle möglich durch:
  - Bestimmung von Ecarin Clotting Time (ECT; dir. Messung der Wirkung von dir. Thrombinhemmern) u. TZ bei Dabigatran
  - Bestimmung der auf das jeweilige Medikament geeichten Anti-Faktor-Xa-Aktivität bei Rivaroxaban, Apixaban u. Edoxaban
- Bei nicht lebensbedrohlicher Blutung: Unterbrechung der Antikoagulanzienther. (kurze HWZ!), lokale chir. Blutstillung/endoskopische Blutstillung bei gastrointestinaler Blutung
- Bei lebensbedrohlicher Blutung (nur beschränkte Daten):
  - Für Dabigatran ist ein spez. Antidot verfügbar: Idarucizumab (Praxbind®), teuer, nur nach RS mit Hintergrund! Dosierung 5 g (2 × 2,5 g/50 ml)
  - Bei den übrigen NOAKs:
    - PPSB (Prothrombinkomplex) 50 IE/kg KG
    - Ggf. rekombinanter Faktor VIIa

Vitamin-K-Antagonisten (VKA; Phenprocoumon, Warfarin)

Wirkmechanismus

- Kompetitive Hemmer der Vit.-K-abhängigen Carboxylierung der Gerinnungsfaktoren II, VII, IX, X, Protein C u. S
- Orale Applikation
- HWZ von Phenprocoumon (Marcumar®) 5 d, von Warfarin (Coumadin®) 40 h

Indikation Langfristige bis lebenslange Antikoagulation ▶ Tab. 20.13.

Tab. 20.13 Indikation und Durchführung der oralen Antikoagulation mit VKA (Ind.-Stellung nach individuellem Embolierisiko)

Diagnose	Bemerkung	INR	Therapiedauer
Kardioversion	VHF < 48 h bestehend[1] (o. unauffälliges TEE), beginnend mit High-Dose-Heparinisierung (UFH o. NMH)	2,0–3,0	4 Wo. nach Kardioversion
	> 48 h ohne TEE	2,0–3,0	2–3 Wo. vor bis 4 Wo. nach Kardioversion
Nichtvalvuläres VHF	Nach CHA_2DS_2-VASc-Score	2,0–3,0	lebenslang
Biol. Klappenersatz	Nach OP/mit zusätzlichem VHF	2,0–3,0	bis zu 3 Mon./lebenslang
TAVI*	**Mit zusätzlichem VHF** (klinikinterne Regelungen beachten!)	2,0–3,0	lebenslang

Tab. 20.13 Indikation und Durchführung der oralen Antikoagulation mit VKA (Ind.-Stellung nach individuellem Embolierisiko) *(Forts.)*

Diagnose	Bemerkung	INR	Therapiedauer
Mechanische Kunstklappe	Ziel-INR abhängig von Bauart der Klappe (Thrombogenität) u. patientenassoziierten Risikofaktoren (VHF, vorangegangene Embolie, Mitralposition, Mitralstenose, EF ≤ 35 %)		lebenslang
	Thrombogenität niedrig (z. B. St.-Jude-Medical-Doppelflügelklappe, heute präferiert)		
	• kein Risikofaktor	2,5	
	• ≥ 1 Risikofaktor	3,0	
	Thrombogenität hoch (z. B. Starr-Edwards, Björk-Shiley)		
	• kein Risikofaktor	3,5	
	• ≥ 1 Risikofaktor	4,0	
Erste venöse Thrombembolie	Transienter Risikofaktor (TVT, LE nach OP, Trauma)	2,0–3,0	3–6 Mon.
	Idiopathisch, Thrombophilie/ Antiphospholipid-AK-Sy.	2,0–3,0	≥ 6 Mon. bis zeitlich unbegrenzt
Rezid. Embolien/venöse Thrombembolien o. aktive Krebserkr.		2,5–3 (4)	zeitlich unbegrenzt

[1] Die meisten Experten empfehlen generell ein TEE vor Kardioversion, da häufig asympt. Flimmerphasen nicht erkannt werden.
* TAVI = Transkatheter-Aortenklappenimplantation

Kontraindikationen

- Hämorrhagische Diathese
- GIT-Ulzera, offene Wunden
- Apoplex, ZNS-OP
- Schwere Lebererkr., nekrotisierende Pankreatitis, kavernöse Lungenerkr., Tbc, progressives Tumorleiden
- Schwangerschaft, Stillzeit

Dosierung

Immer überlappend zur Heparinther., da initial prokoagulatorischer Effekt.

- **Phenprocoumon (Marcumar®):**
  - Tag 1: 3 Tbl. (9 mg)
  - Tag 2: 2 Tbl. (6 mg)
  - Tag 3: 2 Tbl. (6 mg)
  - Ab Tag 4 nach INR-Wert

- **Warfarin (Coumadin®):** Tag 1–4: 3 Tbl. (10–15 mg), weiter nach INR
- Wenn INR ≥ 2 (Quick ≤ 35 %) über 2 d, Heparin absetzen
- Vor elektiven Eingriffen absetzen u. Heparinisierung überlappend beginnen, wenn INR ≤ 2 (Quick ≥ 35 %)
- Nach größerer OP Wiederaufnahme der Cumarinther. nach Abschluss der Wundheilung. Bis dahin Heparin (mögliche Dosis mit Operateur besprechen)
- Nach kleineren OP Cumarinther. ab 2.–4. postop. Tag wieder möglich

Nebenwirkungen

- Blutungen
- Übelkeit, Erbrechen, Diarrhö
- Haarausfall, Exantheme, hämorrhagische Hautnekrosen (selten)
- Selten Ikterus, Hepatitis

Wechselwirkungen

- Verstärkte Wirkung durch Phenylbutazon, Chloralhydrat, Vit.-K-Mangel (insb. durch antibiotikabedingte Zerstörung der Darmflora); Thrombozytenaggregationshemmer
- Verminderte Wirkung durch Phenobarbital, Phenytoin, Carbamazepin, Rifampicin, Cholestyramin, Kortikosteroide

Vorgehen bei Überdosierung u. Blutungs-KO ▶ Tab. 20.14.

Perioperatives/periinterventionelles Management bei VKA-Therapie Das Bridging verliert auch durch den zunehmenden Einsatz von NOAKs (mit kurzer HWZ!) bei den Ind. VHF u. TVT/LE an Bedeutung.

Bridging: periop. Umstellen der oralen Antikoagulation auf Heparin in ther. Dosis (i. d. R. NMH).

Abwägen des Blutungsrisikos des Eingriffs gegen das Thrombembolierisiko der Grunderkr.

Blutungsrisiko

- Blutungsrisiko des Eingriffs **gering** (z. B. die meisten amb. chir. Eingriffe, Zahnextraktion, Katarakt-OP, Herzkatheter, Endoskopie mit PE) → **Fortsetzung der oralen Antikoagulation möglich!**

Tab. 20.14 Management bei Überdosierung von Vitamin-K-Antagonisten

Situation	Vorgehen	Wirkungseintritt
INR ↑, aber < 5,0; keine Blutung	Nächste Gaben aussetzen, Dosis reduzieren	
INR 5,0 bis < 9,0; keine Blutung	Vit. K 1–2 mg p. o. (1–2 Tr. Konakion®) o. Vit. K 1–2 mg langsam (10–20 min) i. v. (Konakion® MM). Nächste Gaben aussetzen, Dosis reduzieren	Nach > 8–16 h, signifikanter Effekt auf INR nach 24 h
INR ≥ 9,0; keine Blutung	Vit. K 5–10 mg p. o. oder Vit. K 3 mg langsam i. v., Kontrolle der INR alle 6 h, ggf. erneut Vit. K. Nächste Gaben aussetzen, Dosis reduzieren	Nach > 8–12 h, signifikanter Effekt auf INR nach 24–48 h
Relevante Blutung o. Notfall-OP	Antagonisierung mit PPSB i. v.; Vit. K 10 mg i. v.	Sofort

- Blutungsrisiko des Eingriffs **hoch** (z. B. neurochir. o. größere abdom.-chir. OP, Polypektomie, Leberbiopsie) → erfordert präop. Absetzen der VKA (7 d bei Phenprocoumon, 5 d bei Warfarin)

Thrombembolierisiko

- **Geringes Thrombembolierisiko** (VHF: CHA_2DS_2-VASc ≤ 3; TVT/LE vor > 12 Mon.) → Absetzen der VKA kann bis zu 7 d toleriert werden. Solange **kein Bridging** erforderlich, ggf. NMH als **Thromboseprophylaxe**
- **Mittleres Thrombembolierisiko** (VHF: CHA_2DS_2-VASc 4–5; TVT/LE vor 3–12 Mon.; Doppelflügel-Aortenklappe ohne Risikofaktoren, Bioprothesen) → **Bridging**:
  → Sobald INR auf < 2(–2,5) gestiegen ist, NMH in halbther. (o. ther.) Dosierung), z. B. Enoxaparin 1 × 1 mg/kg KG/d. Letzte Gabe 24 h vor dem Eingriff
- **Hohes Thrombembolierisiko** (VHF: CHA_2DS_2-VASc ≥ 6; TVT/LE vor < 3 Mon.; andere mechanische Kunstklappen, insb. mit Risikofaktoren, VHF nach Embolie, VHF bei Mitralklappenstenose) → **Bridging:**
  → Sobald INR auf < 2–2,5 gestiegen ist, NMH in ther. Dosierung, z. B. Enoxaparin 2 × 1 mg/kg KG/d. Letzte Gabe 24 h vor dem Eingriff

Postoperative Antikoagulation

- Fortsetzung NMH ab 1. postop. Tag in halbther./ther. Dosierung bis INR > 2
- Bei hohem Thrombembolierisiko Enoxaparin 40 mg am OP-Tag abends:
  → Wiederbeginn der VKA in Absprache mit dem Operateur

PPSB (Prothrombinkomplex)

Wirkmechanismus Konzentrat mit den Gerinnungsfaktoren II, VII, IX, X, in einzelnen Präparaten zusätzlich AT III, Heparin, Protein C u. S enthalten.

Indikation

- Blutung unter Cumarinther.
- Akute Blutungen, OP bei Vit.-K-Mangelzuständen, wenn keine Zeit für Vit.-K-Gabe bleibt
- Angeborener Faktor-II- u. -X-Mangel bei fehlender Verfügbarkeit der Einzelfaktoren

Kontraindikationen ACS, frischer Myokardinfarkt, außer lebensbedrohliche Blutungen.

Dosierung

- Substitutionsdosis: 1 IE PPSB/kg KG hebt den Quick-Wert um ca. 1 % an.
- Bsp.: Bei einem Pat. mit 70 kg sind 1.400 IE notwendig, um den Quick-Wert um 20 % anzuheben.
- Langsam i. v. über 5 min o. mit Perfusor über 30 min.
- Bestehenden AT-III-Mangel zuvor ausgleichen.
- **Nicht mit Blut o. a. Gerinnungsfaktoren gemeinsam über gleichen Zugang infundieren!**
- Gleichzeitige Heparinisierung erforderlich.

Nebenwirkungen

- Allergie (Fremdeiweiß), Fieber, sehr selten Hämolyse
- Restrisiko für Übertragung von Viren, Prionen o. a. Erregern
- Bei Präparaten, die Heparin enthalten, HIT möglich

20.2.2 Thrombozyteninhibitoren

Substanzklassen
- Acetylsalicylsäure (ASS)
- ADP-Rezeptor(P2Y12)-Inhibitoren (Thienopyridine: Clopidogrel, Prasugrel; Triazolopyrimidin: Ticagrelor)
- Glykoprotein-IIb/IIIa-Rezeptor-Inhibitoren (Abciximab; Eptifibatid, Tirofiban)

Angriffspunkte der Thrombozyteninhibitoren
- Kollagen → Thromboxan A2 → Thrombozytenaggregation.
- Kollagen → ADP → Aktivierung Glykoprotein IIb/IIIa → Thrombozytenaggregation

Acetylsalicylsäure

Wirkmechanismus Irreversible Hemmung der Cyclooxygenase u. damit der Synthese von Thromboxan A2.

Indikation ACS, Sekundärprävention art. Thrombosen.

Dosierung 1 × 100 mg/d, bei ACS Initialdosis 250 mg i. v.

Nebenwirkungen Magenulzera, Überempfindlichkeitsreaktionen (v. a. bei Asthmatikern).

ADP-Rezeptor-Inhibitoren

Clopidogrel (Plavix®, Iscover®)

Wirkmechanismus Irreversible Hemmung des ADP-Rezeptors (P2Y12) auf den Thrombos u. damit der Thrombozytenaktivierung/-aggregation.

Indikation
- In Komb. mit ASS bei ACS (▶ 4.2.3; bei allen Pat., die kein Ticagrelor o. Prasugrel erhalten können)
- In Komb. mit ASS zur Prophylaxe von Stentthrombosen nach elektivem Stent
- Sekundärprophylaxe ischämischer Ereignisse (nachgewiesener Vorteil ggü. ASS nur bei generalisierter AVK u. gleichzeitigem Diab. mell.; bei rezid. zerebralem Insult) u. bei ASS-Unverträglichkeit

Kontraindikationen Blutbildungsstörungen, Blutungsneigung. Schwangerschaft, Stillzeit.

Dosierung 1 × 75 mg/d. Bei ACS (▶ 4.2.3): Loading-Dose 600 mg, dann 75 mg/d.

Nebenwirkungen Allergische Reaktionen, Blutungen (auch gastrointestinal).

Prasugrel (Efient®)

Wirkmechanismus Wie Clopidogrel.

Indikation In Komb. mit ASS bei ACS (Pat., die nicht mit einem P2Y12-Inhibitor vorbehandelt sind, kein zerebraler Insult in der Anamnese, Alter < 75 J., > 60 kg).

Kontraindikation Z. n. zerebralem Insult, schwere Leberfunktionsstörung.

Dosierung Aufsättigungsdosis 60 mg, Erhaltungsdosis 10 mg/d. (Pat. > 75 J. → Dosisreduktion).

Ticagrelor (Brilique®)

Wirkmechanismus Reversible Hemmung des ADP-Rezeptors.

Indikation In Komb. mit ASS bei ACS.

Kontraindikation Z. n. intrazerebraler Blutung, schwere Leberfunktionsstörung.

Dosierung Aufsättigungsdosis 180 mg, Erhaltungsdosis 2 × 90 mg/d.

Nebenwirkungen Dyspnoe, Epistaxis, GIT- u. dermale Blutungen.

Glykoprotein-IIb/IIIa-Rezeptor-Inhibitoren

Wirkmechanismus

- Abciximab (ReoPro®): monoklonaler AK gegen den GP-IIa/IIIb-Rezeptor auf Thrombos, verhindert Fibrinogenbindung
- Tirofiban (Aggrastat®): GP-IIa/IIIb-Rezeptor-Antagonist

Indikation In Komb. mit Heparin u. dualer Thrombozytenaggregationshemmung bei speziellen Ind.: ACS mit Hochrisiko-PCI, hoher Thrombuslast. Anwendung temporär als Dauerinfusion.

Perioperatives/periinterventionelles Management bei Therapie mit Thrombozyteninhibitoren

ASS-Monotherapie

- Bei OP unter ASS steigt das Risiko einer Blutungs-KO um den Faktor 1,5 (ohne Anstieg der Letalität!) → ASS zur Sekundärprävention periop. möglichst weitergeben.
- Bei bestimmten OP (ZNS, Spinalkanal, Augenhintergrund) ist ein präop. Pausieren der ASS-Ther. erforderlich, dann 5–7 d vorher absetzen (RS Kardiologe u. Chirurg- ggf. Bridging nötig).

Duale Thrombozytenaggregationshemmung

- Pat. mit Koronarstent/ACS
- Aktuelle Empfehlung: ASS lebenslang + P2Y12-Inhibitor **zeitlich begrenzt:**
  - Bare Metal Stent (BMS): 4 Wo.
  - Drug Eluting Stent (DES): 6–12 Mon.
  - ACS 12 Mon.
- Absetzen/Unterbrechung der dualen Thrombozytenaggregationshemmung innerhalb dieser Zeiträume beinhaltet ein sehr **hohes Risiko (5 %) einer tödlichen akuten Stentthrombose.**

Vorgehen bei OP:

- Elektive OP verschieben
- Nicht aufschiebbare OP: Fortführung der dualen Thrombozytenaggregationshemmung erwägen. Wenn aus chir. Sicht nicht möglich, Clopidogrel u. Ticagrelor 5 d, Prasugrel 7 d präop. pausieren (RS Kardiologie, ggf. Bridging nötig)
- Bei relevanter Blutung/Notfall-OP TK

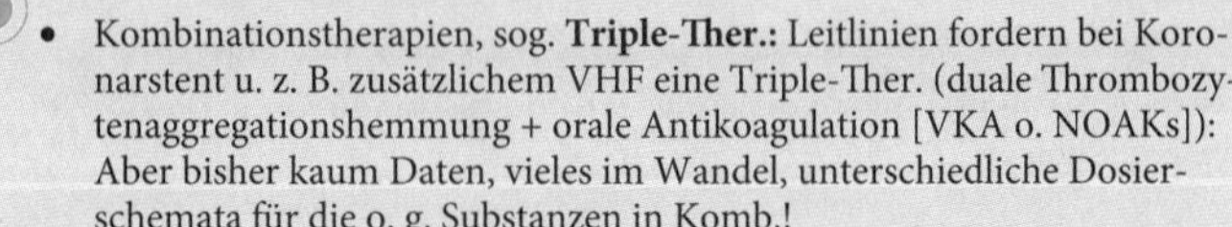

- Kombinationstherapien, sog. **Triple-Ther.:** Leitlinien fordern bei Koronarstent u. z. B. zusätzlichem VHF eine Triple-Ther. (duale Thrombozytenaggregationshemmung + orale Antikoagulation [VKA o. NOAKs]): Aber bisher kaum Daten, vieles im Wandel, unterschiedliche Dosierschemata für die o. g. Substanzen in Komb.!

- Für die Nacht wichtig: **deutlich erhöhtes Blutungsrisiko!** Bei Unsicherheit RS mit Hintergrund u. bei elektiver Antikoagulation Entscheidung im Tagdienst.

20.2.3 Fibrinolytika

Substanzen, die an verschiedenen Stellen die Fibrinolyse aktivieren u. dadurch intravasale Thromben auflösen können.

Immer erst nach RS mit Hintergrund!

Indikation

- **Myokardinfarkt** (▶ 4.2.3): Lysether. Indikationsprüfung! Wenn Ind. besteht, so früh wie möglich beginnen (therapierefraktäres Kammerflimmern o. wenn keine sofortige Koronarinterventionsmöglichkeit besteht (▶ 4.2.3).
- **LE** (▶ 5.2): bei fulminanter LE (hämodynamisch instabiler Pat.) binnen 48 h. Von einigen Experten wird die lokale Lyse (Pulmonaliskatheter) empfohlen.
- **TVT** (▶ 4.8): strenge Ind.-Stellung ggf. bei frischer massiver Thrombose (Symptome < 3 d). Keine Risikoreduktion für LE durch die Lyse.
- **Basilaristhrombose** (▶ 15.4.2, ▶ 15.9): innerhalb von 6 h. Meist systemisch beginnend, bis Pat. in die Neuroradiologie verlegt wird. Dort lokale Lyse über liegenden Angio-Katheter.
- **Supratentorieller Hirninfarkt** (▶ 15.4).
- **Peripherer art. Verschluss** (▶ 4.9): bevorzugt als lokale Lyse bei mit Katheter erreichbaren Verschlüssen, meist zusätzlich Angioplastie erforderlich.

Kontraindikationen

In akut lebensbedrohlichen Situationen (therapierefraktäres Kammerflimmern) relativieren sich die KI. Hier muss individuell entschieden werden, nach RS mit dem Hintergrund.

- **Absolute KI:**
  - Aortendissektion, progredientes Bauchaortenaneurysma
  - Akute Perikarditis, bakt. Endokarditis
  - SHT, ZNS-OP < 2 Mon., zerebrale Gefäßfehlbildungen, zerebrales Neoplasma
  - Frische Blutungen
  - 6 h post partum
  - Kavernöse Lungenerkr., frische offene Tbc
  - Gastrointestinale Blutungsgefahr: Ösophagus- u. Fundusvarizen, akute Kolitis, akute Pankreatitis; Ulcus ventriculi o. duodeni < 6 Mon.
  - Bei Streptokinaselyse: vorausgegangener Streptokokkeninfekt o. Streptokinaselyse > 4 d bis < 6–12 Mon. **Cave:** ASL-Titer > 200 IE/ml
- **Relative KI:**
  - Organ- o. Liquorpunktion < 6–10 d, i. m. Injektionen < 7 d, Punktion nicht komprimierbarer Gefäße vor < 10 d, Zahnextraktionen < 14 d
  - Kurz zurückliegende Reanimation

- Therapierefraktäre Hypertonie mit syst. Werten > 200 mmHg. Fundus hypertonicus IV
- Schwerer Diab. mell. mit Augenhintergrundveränderungen (proliferative Retinopathie)
- Schwangerschaft in den ersten 18 SSW, 14 d post partum
- Hämorrhagische Diathese, path. Gerinnungsstatus, Thrombos < 100.000/µl
- Jede Erkr. mit extrem schlechter Prognose
- Schwere Nieren- u. Leberinsuff., Nierensteine
- Mitralklappenerkr. mit VHF
- Alter > 75 J.

Nebenwirkungen

- Blutungen
- Embolien: Apoplex u. a. Organinfarkte, z. B. bei li-ventrikulären Thromben
- Anaphylaktische Reaktionen, bes. bei Streptokinase
- Passagerer Anstieg von Leukos, BSG, Leberwerten
- Rethrombosierung

Vorbereitung der Thrombolysetherapie Diagn. vor Lyse:

- Möglichst 2 venöse Zugänge legen, dabei Abnahme von: BB, Blutgruppe mit Kreuzprobe, Quick, PTT, AT III, Krea, GOT, GPT, GGT, Lipase
- EKG, evtl. Rö-Thorax
- Aufklärung, Pat.-Einverständnis
- Erhebung von KI

> Aufklärung: Bei der Thrombolyse handelt es sich um eine invasive Ther., bei der schwere KO bis hin zum Tod auftreten können. Deshalb müssen Pat. ausführlich aufgeklärt werden. Ausnahme: akut lebensbedrohliche Situation, in der der Pat. nicht in der Lage ist, selbst zu entscheiden.

Dosierung/Substanzwahl Die Wahl des Fibrinolytikums variiert von Klinik zu Klinik. Gängige Präparate u. Dosierungen ▶ Tab. 20.15.

Tab. 20.15 Dosierung und Anwendung von Fibrinolytika

Fibrinolytikum	Indikation	Dosierung	Besonderheiten
Alteplase (Actilyse®), fibrinspezifisch	Herzinfarkt	Bolus von 15 mg i. v. in 1–2 min, dann 50 mg über 30 min, dann 35 mg über 60 min i. v.	Begleittherapie mit Enoxaparin i. v./s. c./UFH (High Dose)
	Massive LE mit hämodynamischer Instabilität	Bolus von 10 mg über 1–2 min, dann 90 mg als Infusion über 2 h	Anschließend Heparin (High Dose)
	Akuter ischämischer Schlaganfall	0,9 mg/kg KG, max. 90 mg, als Infusion über 1 h; 10 % der Gesamtdosis als initialer Bolus	ASS u. Heparin (Low Dose) erst 24 h nach Lyseende

Tab. 20.15 Dosierung und Anwendung von Fibrinolytika *(Forts.)*

Fibrinolytikum	Indikation	Dosierung	Besonderheiten
Reteplase (Rapilysin®), fibrinspezifisch	Herzinfarkt	Bolus von 10 U, dann 2. Bolus von 10 U nach 30 min	**Derzeit nur für Myokardinfarkt zugelassen** Begleitther. mit Enoxaparin i. v./s. c./UFH (High Dose)
Tenecteplase (Metalyse®), fibrinspezifisch	Herzinfarkt	Einmalig nach kg KG: • < 60 kg: 6.000 U • 61–70 kg: 7.000 U • 71–80 kg: 8.000 U • 81–90 kg: 9.000 U • > 90 kg: 10.000 U	**Derzeit nur für Myokardinfarkt zugelassen** Begleitther. mit Enoxaparin i. v./s. c./UFH (High Dose)

Engmaschige Kontrolle von Kreislauf- u. Vitalparametern, insb. Vigilanz, Pupillenstatus unter u. nach Thrombolyse.

Vorgehen bei Blutungskomplikationen Fibrinolytikum u. Antikoagulation absetzen, evtl. Protamingabe.

- Lokale Blutstillung
- **Antifibrinolytikum:** Tranexamsäure (Cyklokapron®) 1 g i. v. alle 6–8 h
- **Blutprodukte:** EK u. TK, evtl. FFP (▶ 2.4.2)

20.3 Arzneimitteltherapie in der Schwangerschaft

Cordula Franz

20.3.1 Allgemeines

- Strenge Ind.-Stellung v. a. in den frühen SSW (Organogenese!): Wenn notwendig, so wenig wie möglich u. nur ausgewählte Medikamente verordnen. RS mit Gynäkologen.
- Fast alle Substanzen passieren die Plazenta bzw. gehen in die Muttermilch über.
- Eine Reihe von Substanzen ist embryo- o. fetotoxisch, jedoch gibt es auch für (fast) jede Ind. Medikamente, die angewendet werden können.
- Dosierung, sofern nicht anders angegeben, äquivalent der Dosierung bei nichtschwangeren Pat.

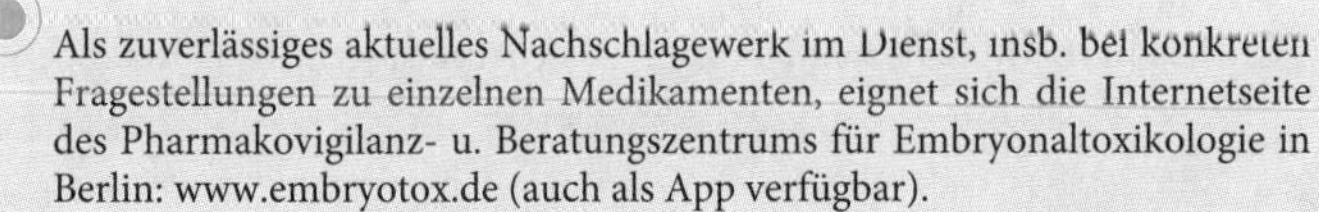

Als zuverlässiges aktuelles Nachschlagewerk im Dienst, insb. bei konkreten Fragestellungen zu einzelnen Medikamenten, eignet sich die Internetseite des Pharmakovigilanz- u. Beratungszentrums für Embryonaltoxikologie in Berlin: www.embryotox.de (auch als App verfügbar).

20

20.3.2 Ausgewählte Medikamente für häufige Indikationsgebiete

Analgetika, Antipyretika, Antirheumatika/Antiphlogistika

- **Paracetamol** ist in der Schwangerschaft Mittel der Wahl. Dosierung ▶ 20.3.1
- **ASS:** Mittel der 2. Wahl als Analgetikum im 1. u. 2. Trimenon. Hohe Dosen können ab der 28. SSW zu einem verfrühten Verschluss des Ductus arteriosus Botalli führen. Daher ASS nicht im letzten Schwangerschaftsdrittel u. nicht regelmäßig in höherer Dosierung anwenden.
- **NSAR:** Ibuprofen, Indometacin u. Diclofenac analog zu ASS bis zur 28. SSW möglich, danach kontraindiziert.

Keine Kombinationspräparate verordnen.

Antiallergika, Antihistaminika Bevorzugt werden H_1-Antihistaminika mit geringer sedativer Wirkung.

- Lokal wirksame Präparate einer systemischen Gabe vorziehen. Lokaltherapie: **Dimetinden** (z. B. Fenistil®)
- Systemisch: **Loratidin** (z. B. Lisino®), **Cetirizin** (z. B. Zyrtec®)

Antiasthmatika

- **Cromoglicinsäure**
- **Salbutamol** (z. B. Sultanol®), nebenbefundlich tokolytischer Effekt
- **Budesonid** (z. B. Pulmicort®)
- **Ipratropiumbromid**
- **Theophyllin** (z. B. Bronchoretard®), Anpassung der Dosierung nach Serumspiegel (10–20 μg/ml)

Mukolytika

- **N-Acetylcystein** (z. B. ACC®), auch als Antidot bei Paracetamol-Überdosierung
- **Ambroxol** (z. B. Mucosolvan®) als Alternative möglich, jedoch geringerer Erfahrungsumfang

Antitussiva

- **Codein** (z. B. Codicaps®) als kurzfristige Gabe, keine Dauertherapie!

Antibiotika

- Sämtliche **Penicillinderivate** können eingesetzt werden u. sind Antibiotika der Wahl in der Schwangerschaft. Auswahl u. Dosierung richten sich nach Erregerspektrum bzw. Krankheit. Im Zweifelsfall niedrigere Dosierung wählen.
- **Cephalosporine** sind ebenso möglich, Cephalosporine der 3. Generation (Cefotaxim, Ceftriaxon, Ceftazidim usw.) wegen mangelnder Erfahrung in der Schwangerschaft zurückhaltend einsetzen.
- **Erythromycin** (Makrolidantibiotikum) kann bei entsprechendem Keimspektrum o. Allergie gegen o. g. Antibiotika eingesetzt werden.

! Kontraindiziert sind Tetrazykline, Aminoglykosid-Antibiotika u. Chloramphenicol.

Antiemetika
- **Meclozin** (z. B. Postadoxin N®): unbedenklich in Schwangerschaft u. Stillzeit (Produktion wurde in Deutschland eingestellt, in einigen Nachbarländern wie z. B. Österreich, Niederlande etc. weiterhin erhältlich)
- **Dimenhydrinat** (z. B. Vomex A®): sollte bei vorzeitigen Wehen gemieden werden
- **Metoclopramid** (z. B. Paspertin®): als kurzfristige Gabe, keine Dauertherapie

Antazida
- **Magaldrat** (z. B. Riopan®)
- **Sucralfat** (z. B. Ulcogant®)
- **Hydrotalcid** (z. B. Talcid®)

H_2-Rezeptor-Antagonisten und Protonenpumpenhemmer Einsatz als 2. Wahl, sofern Antazida nicht ausreichend wirken:
- **Ranitidin** (z. B. Zantic®)
- **Omeprazol** (z. B. OMEP®): besser untersucht als Pantoprazol u. somit vorzuziehen, bei Unverträglichkeit jedoch auch Pantoprazol möglich
- **Cimetidin** (z. B. Tagamet®): oral 800 mg/d

Antihypertensiva

> ! ACE-Hemmer u. AT-II-Rezeptor-Antagonisten sind kontraindiziert.
> **Cave:** ausgeprägtere Blutdrucksenkungen, insb. bei gleichzeitiger Plazentainsuff., Gabe unter CTG-Kontrolle, Gefahr der fetalen Minderperfusion.

- **α-Methyldopa** (z. B. Presinol®) gilt als Mittel der Wahl in der Schwangerschaft. 2–3 × 125–500 mg/d. Tageshöchstdosis 2.000 mg/d
- **Metoprolol** (z. B. Beloc®): mit niedriger Dosierung beginnen, Retard-Präparate bevorzugen. KI: bek. intrauterine Wachstumsretardierung bzw. Plazentainsuff.
- **Nifedipin** (z. B. Adalat®): zusätzlich tokolytische Wirkung
- **Dihydralazin** (z. B. Nepresol®): Gabe möglich, aufgrund des maternalen Nebenwirkungsprofils teils nicht mehr empfohlen

Lokalanästhetika Dürfen ohne Adrenalinzusatz zur Infiltrations- o. Leitungsanästhesie in der Schwangerschaft eingesetzt werden.
- **Bupivacain** (z. B. Carbostesin®)
- **Ropivacain** (z. B. Naropin®)

20.4 DRG-Codes

Wichtige DRG-Codierungen zur Arzneimitteltherapie sind ▶ Tab. 20.16 zu entnehmen.

Tab. 20.16 DRG-Codes: Arzneimitteltherapie

Diagnose	ICD-Code
Marcumar-Dauertherapie	Z.92.1
Blutung durch Antikoagulanzien	D68.3-
Komplikation durch Arzneimittel	Y57.9!

21 Kleiner Atlas relevanter EKG- und Röntgen-Thorax-Befunde

Anja Kraemer und Kathrin Starke

21

21.1 EKG-Beispiele

Anja Kraemer

21.1.1 EKG-Interpretation

EKG-Kalibrierung ▶ Abb. 21.1

- Schreibgeschwindigkeit 50 mm/s:
  - 1 großes Kästchen ≙ einer $\frac{1}{10}$ Sekunde = 0,1 s
  - 1 kleines Kästchen ≙ einer $\frac{1}{50}$ Sekunde = 0,02 s
  - Ermittlung der HF bei Schreibgeschwindigkeit 50 mm/s: 600: (RR Abstand = Anzahl der großen Kästchen) = Herzfrequenz
- Schreibgeschwindigkeit 25 mm/s:
  - 1 großes Kästchen ≙ einer $\frac{1}{5}$ Sekunde = 0,2 s
  - 1 kleines Kästchen ≙ $\frac{1}{25}$ Sekunde = 0,04 s
  - Ermittlung der HF bei Schreibgeschwindigkeit 25 mm/s: 300: (RR Abstand = Anzahl der großen Kästchen) = Herzfrequenz

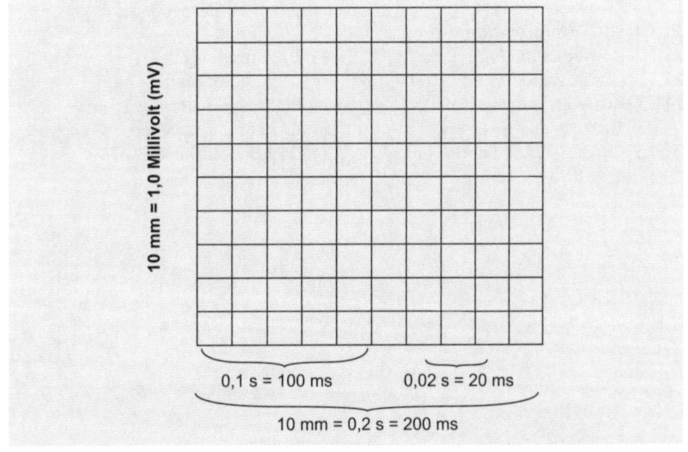

Abb. 21.1 Kalibrierung des EKG-Papiers bei 50 mm/s Papiervorschub (starke Vergrößerung) [V492]

21.1.2 Knifflige EKG-Bilder

Perimyokarditis ▶ Abb. 21.2, Ersatzrhythmus ▶ Abb. 21.3, AV-Knoten-Reentry-Tachykardie ▶ Abb. 21.4, FBI-Tachykardie ▶ Abb. 21.5, Torsade-de-pointes-Tachykardie ▶ Abb. 21.6, Kammerflimmern ▶ Abb. 21.7, STEMI ▶ Abb. 21.8

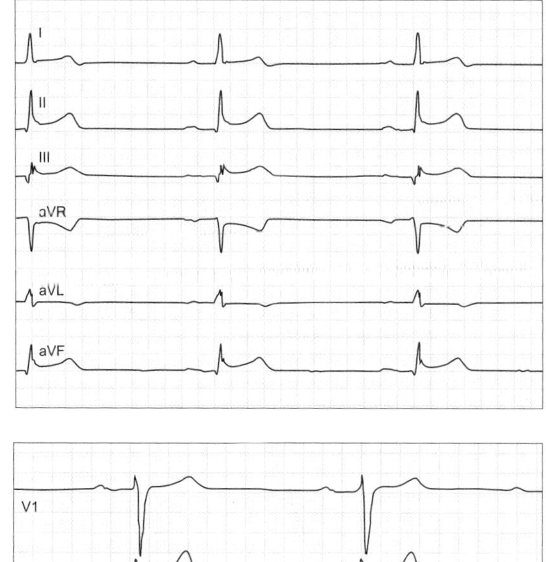

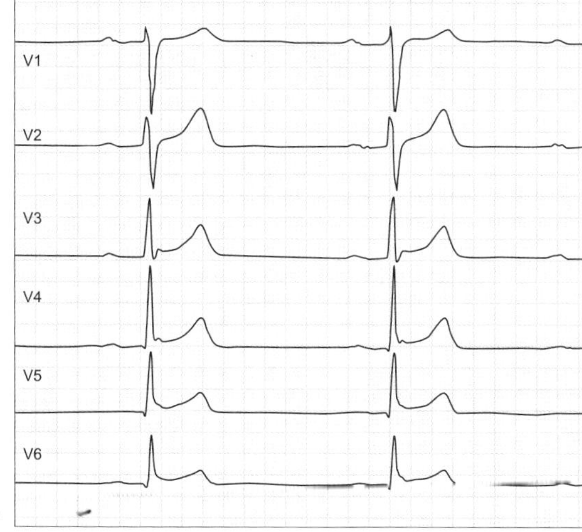

Abb. 21.2 Perimyokarditis (Extremitäten- und Brustwandableitung). Typische konkavbogige ST-Hebungen in allen Ableitungen. Keine reziproken ST-Senkungen, wie sie bei Infarkt häufig zu finden sind. 28-jähriger Pat. mit thorakalen Schmerzen [L139]

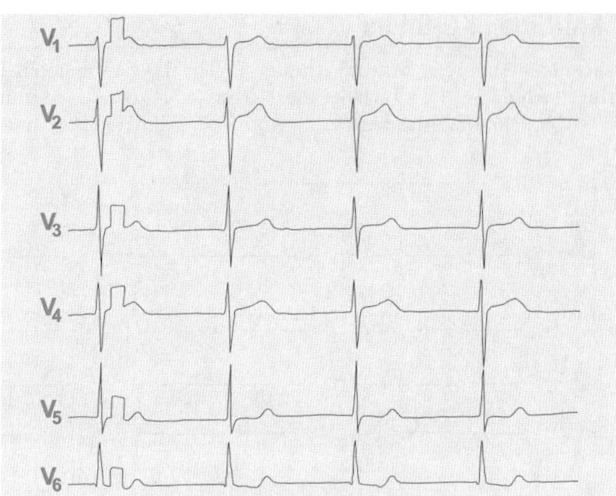

Abb. 21.3 Ersatzrhythmus aus dem AV-Knoten-Bereich. Regelmäßiger Rhythmus mit schlankem QRS u. nicht erkennbaren P-Wellen [L115]

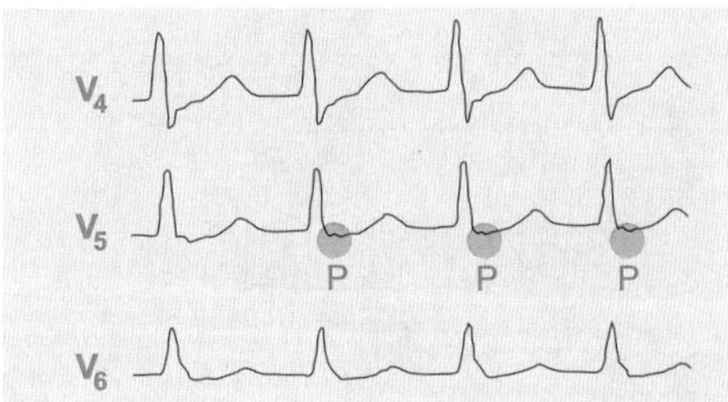

Abb. 21.4 AV-Knoten-Reentry-Tachykardie (typischer Fast-slow-Typ: schmaler QRS-Komplex, fehlende P-Wellen, Hf zwischen 150 und 220/min) [L115]

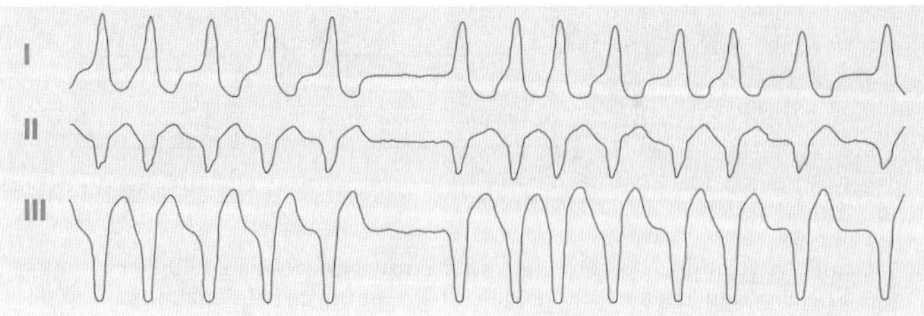

Abb. 21.5 Vorhofflimmern bei ventrikulärer Präexzitation, z. B. bei WPW-Syndrom (FBI-Tachykardie) [L115]

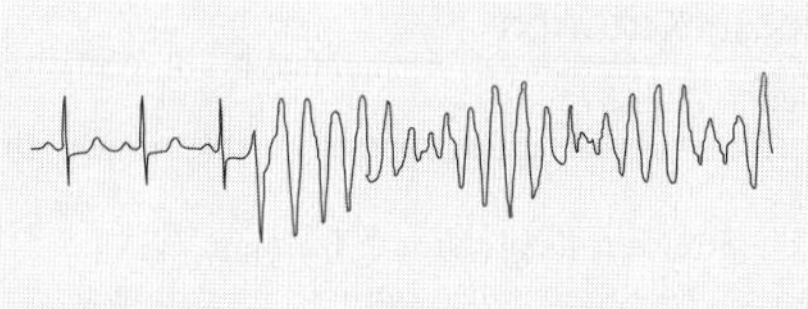

Abb. 21.6 Torsade-de-pointes-Tachykardie [L115]

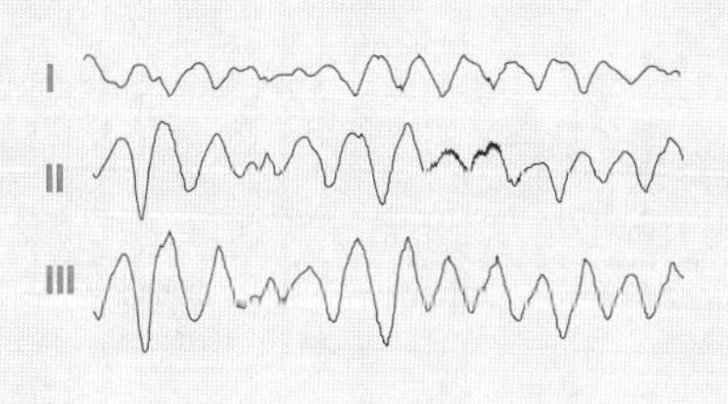

Abb. 21.7 Kammerflimmern. Torsade-de-pointes-Tachykardie bei angeborenem QT-Syndrom [L115]

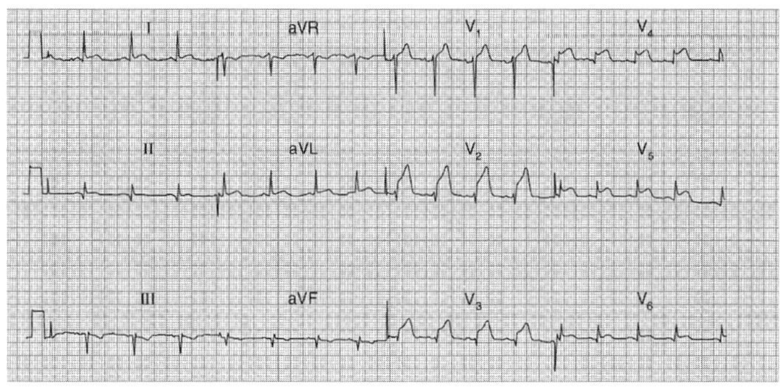

Abb. 21.8 STEMI: Vorderwandinfarkt (Brustwandableitungen). Klassische ST-Hebungen über V_1–V_5 [R381]

21.1.3 Sgarbossa-Kriterien

Sgarbossa-Kriterien (▶ Abb. 21.9):

- Konkordante ST-Strecken-Hebung ≥ 1mm in Ableitungen mit einem pos. QRS-Komplex
- Konkordante ST-Strecken-Depression ≥ 1 mm in V_1–V_3
- Diskordante ST-Strecken-Hebung ≥ 5mm in Ableitungen mit neg. QRS-Komplex

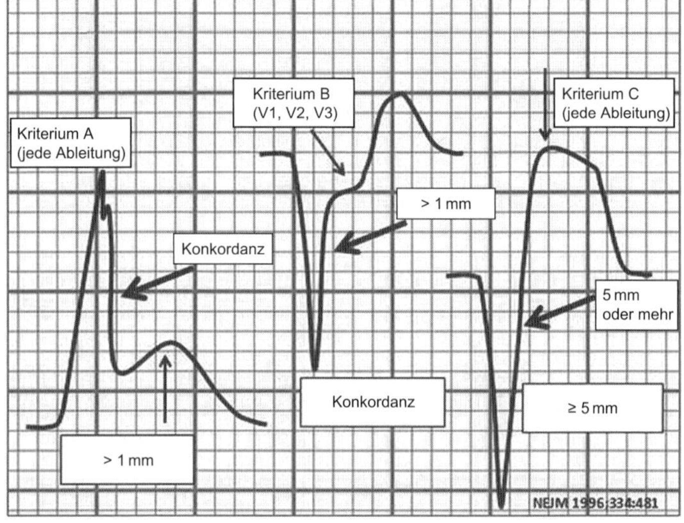

Abb. 21.9 Sgarbossa-Kriterien bei Verdacht auf STEMI mit LSB oder Schrittmacher-EKG [F988–002]

21.1.4 Kriterien ventrikulärer Tachykardien (VT)

VT-Kriterien:

- QRS-Breite > 140 ms bzw. RS-Intervall > 100 ms in mind. einer Brustwandableitung
- Pos. o. neg. Konkordanz der Brustwandableitung
- Lagetyp „Nordwest-Achse" (–90 bis –180°)

Klassische VT ▶ Abb. 21.10; AV-Dissoziation ▶ Abb. 21.11; Capture Beats ▶ Abb. 21.12; Fusionsschläge ▶ Abb. 21.13; Pos. Konkordanz ▶ Abb. 21.14; Neg. Konkordanz ▶ Abb. 21.15; Taller left rabbit ears ▶ Abb. 21.16.

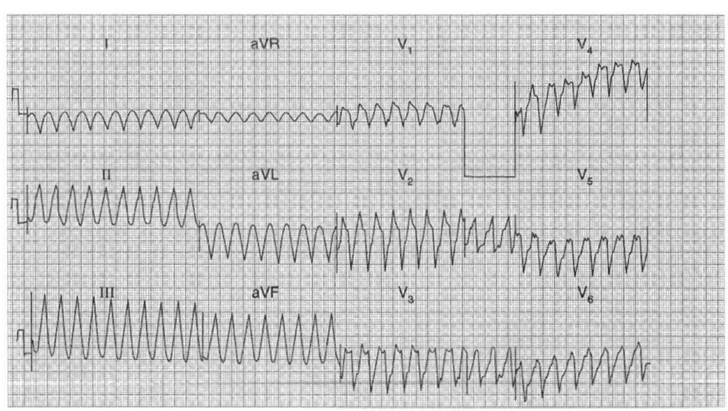

Abb. 21.10 Klassische VT im 12-Kanal-EKG [R381]

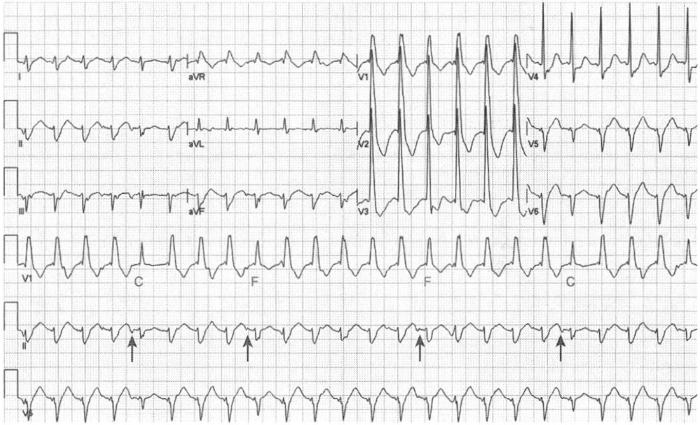

Abb. 21.11 AV-Dissoziation: unabhängige Erregung der Vorhöfe und des Ventrikels. P-Wellen und QRS-Komplexe arbeiten mit einer unterschiedlichen Frequenz. [G695]

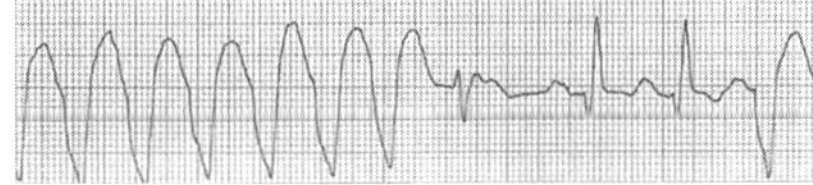

Abb. 21.12 Capture Beats: vorzeitig einfallender schmaler QRS-Komplex während einer Tachykardie mit breitem Kammerkomplex. Depolarisation des Ventrikels erfolgt bei ausreichend vorzeitig einfallender Sinusaktion vollständig über das Reizleitungssystem. Voraussetzung: VA-Dissoziation

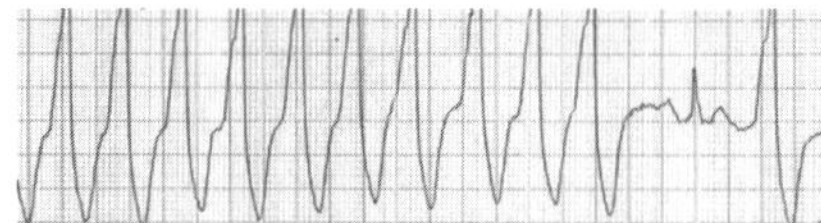

Abb. 21.13 Fusionsschläge („fusion beats", Komb.-Systole): besteht aus Teilen des QRS-Komplexes bei Sinusrhythmus u. Teilen des QRS-Komplexes der Extrasystole. Fusion einer supraventrikulären u. ventrikulären Erregungsfront, sodass der QRS-Komplex durch die supraventrikuläre Erregung „eingefangen" wird („ventricular capture"). Die Ventrikel werden teils vom extrasystolischen, teils vom normotopen Reiz depolarisiert

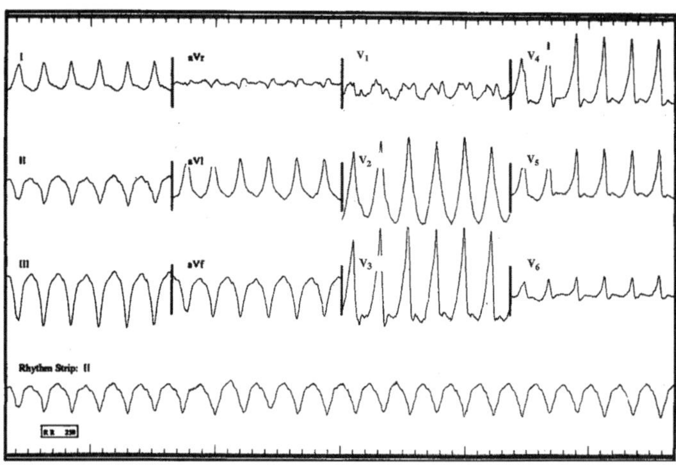

Abb. 21.14 Positive Konkordanz: Alle QRS-Komplexe über der Brustwand sind positiv. [F858–002]

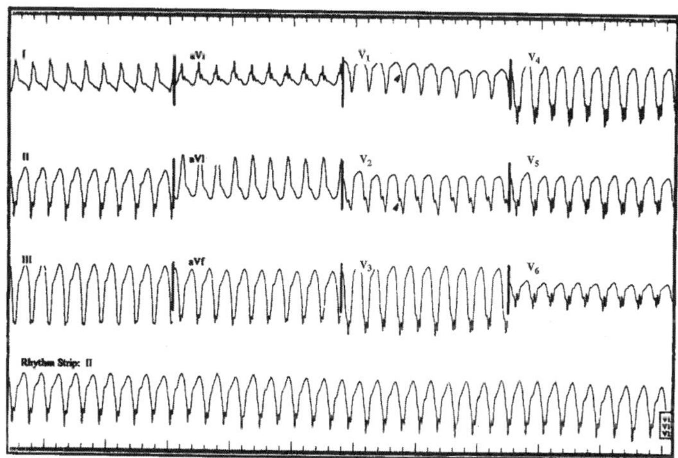

Abb. 21.15 Negative Konkordanz: Alle QRS-Komplexe über der Brustwand sind negativ. [F858–002]

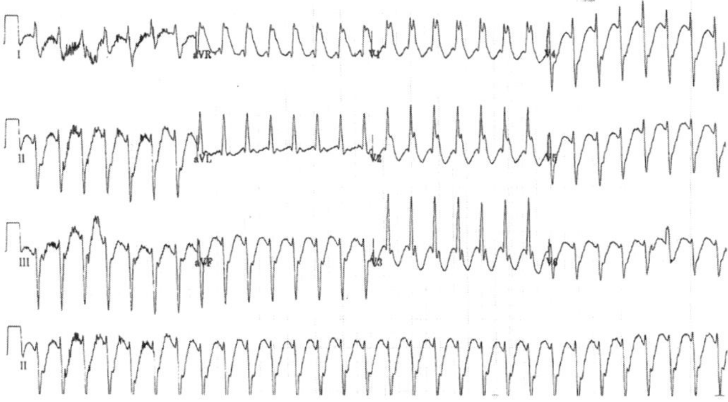

Abb. 21.16 Taller left rabbit ears: wichtiges Kriterium zur DD des RSB. Bei der VT ist die erste R-Zacke größer als die zweite. [F542–003]

21.1.5 CHA_2DS_2-VASC-Score

▶ Tab. 21.1

Ind. zur Antikoagulation bei einem Score von ≥ 1 (Ausnahme : weiblich als alleiniges Kriterium).

21

Tab. 21.1 CHA_2DS_2-VASC-Score

	Merkmal	Punkte
C	Herzinsuffizienz (engl. „congestive heart failure")	1
H	Hypertension	1
A2	Alter ≥ 75 J.	2
D	Diabetes mellitus	1
S2	Früherer Schlaganfall, TIA o. Thrombembolie	2
V	Vaskuläre Erkr. wie pAVK o. Herzinfarkt	1
A	Alter 65–74 J.	1
Sc	Weibliches Geschlecht (engl. „sex category")	1

21.2 Röntgen-Thorax-Beispiele

Anja Kraemer und Kathrin Starke

21.2.1 Einteilung der Pneumonien

Einteilung der Pneumonien ▶ Abb. 21.17.

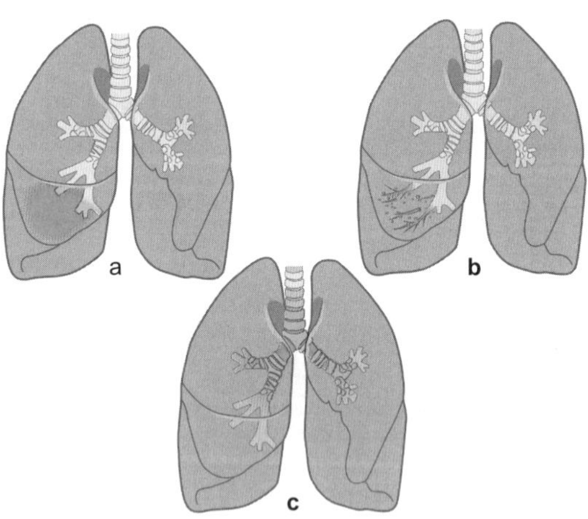

Abb. 21.17 Einteilung der Pneumonien:
a) Lobärpneumonie
b) Interstitielle Pneumonie
c) Bronchopneumonie
[G696; L256]

21.2.2 Differenzierung Ergüsse

Pleuraempyem ▶ Abb. 21.18; Pleuraerguss ▶ Abb. 21.19.

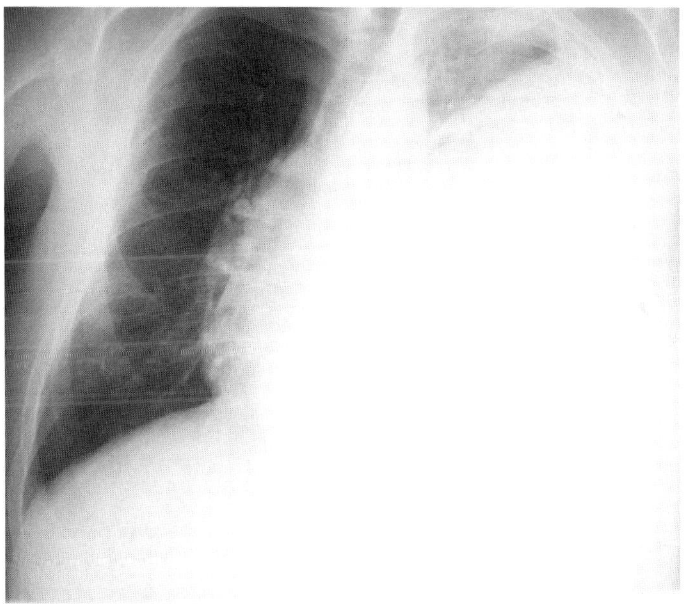

Abb. 21.18 Pleuraempyem li. Nahezu vollständige Verschattung der li Thoraxseite mit Verdrängung des Mediastinums nach re [M418]

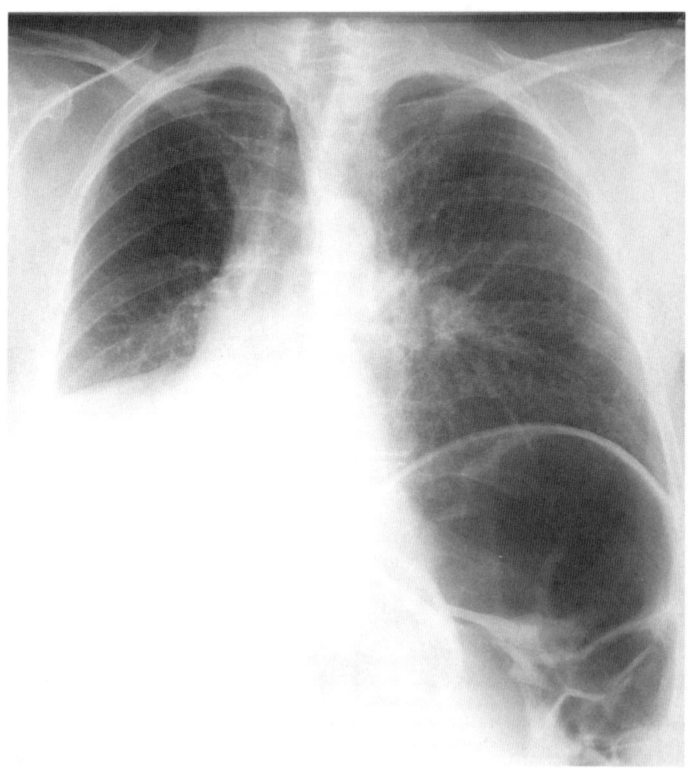

Abb. 21.19 Pleuraerguss. Verschattung des re Unterfelds mit horizontaler Begrenzung [M418]

21.2.3 Stauungszeichen

Linksherzinsuff. mit pulmonaler Stauung: ▶ Abb. 21.20.

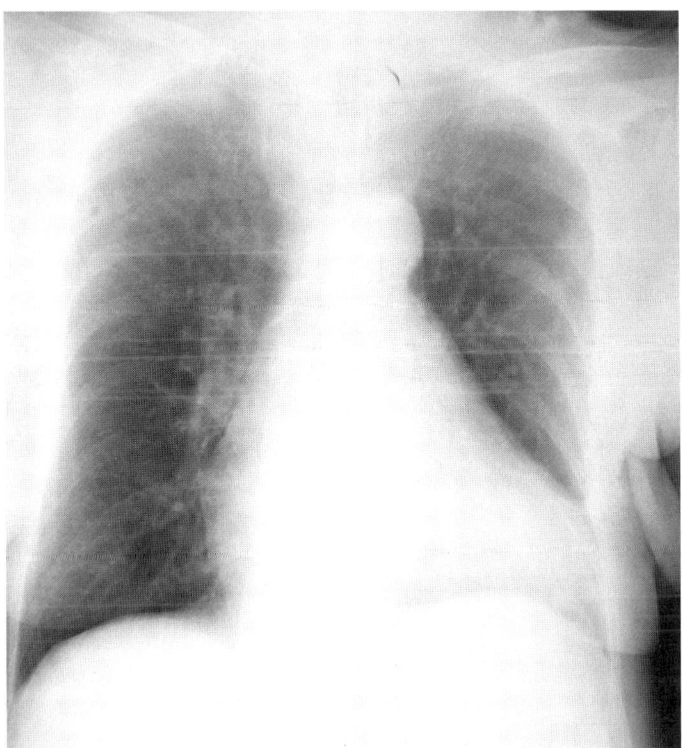

Abb. 21.20 Linksherzinsuffizienz mit pulmonaler Stauung. Deutlich verbreiterter Herzschatten mit verstrichener Taille. Verstärkte pulmonale Gefäßzeichnung [M418]

21.2.4 Pneumothorax

Pneumothorax konventionelles Rö-Bild ▶ Abb. 21.21; Pneumothorax sonografische Darstellung, Seashore-Sign ▶ Abb. 21.22

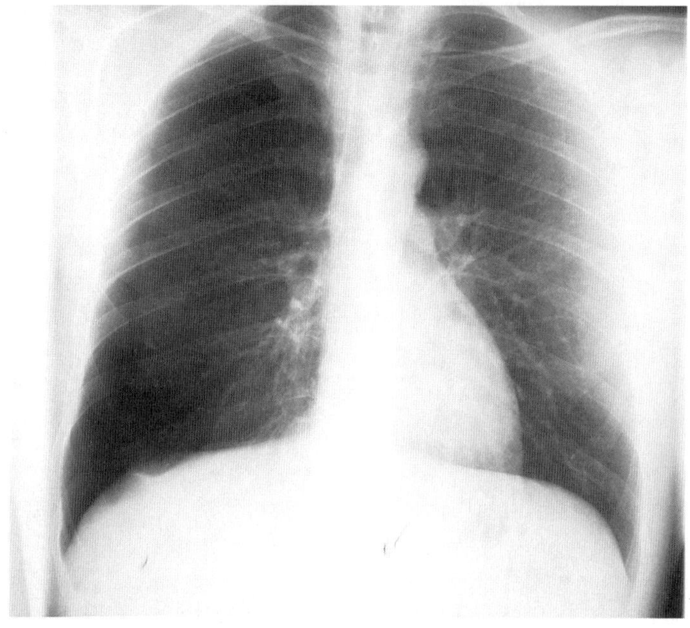

Abb. 21.21 Pneumothorax re. Freie Luft im Pleuraraum re. Die Pleura visceralis ist durch eine kräftige Linie erkennbar. Sie wird von dem strukturfreien Luftmantel umgeben [M418]

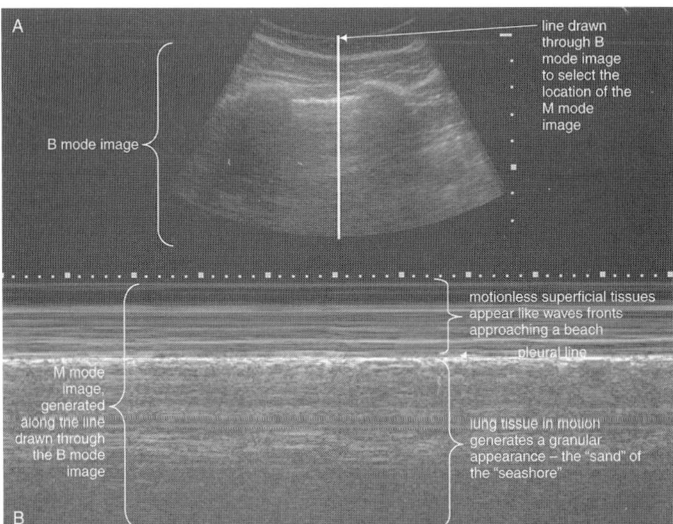

a

Abb. 21.22 a) Kein Pneumothorax – Seashore-Sign b) Pneumothorax – Barcode Sign [F989–001]

Index

A

B

C

O

Q

R

Weitere Titel der Klinikleitfaden-Reihe*

Titel	Auflage	ET	ISBN	€ (D)	€ (A)	sFr
Allgemeinmedizin	8.	2017	978-3-437-22447-8	74,99	77,10	101,-
Anästhesie	8.	2017	978-3-437-23893-2	49,99	51,40	67,-
Ärztl. Bereitschafts-dienst	4.	2017	978-3-437-22422-5	49,99	51,40	67,-
Chirurgie	6.	2015	978-3-437-22453-9	49,99	51,40	67,-
Chirurgische Ambulanz	4.	2015	978-3-437-22942-8	49,99	51,40	67,-
Dermatologie	3.	2011	978-3-437-22302-0	59,95	61,70	81,-
Gynäkologie Geburts-hilfe	10.	2018	978-3-437-22205-4	54,99	56,60	74,-
Innere Medizin	13.	2016	978-3-437-22191-0	49,99	51,40	67,-
Intensivmedizin	9.	2016	978-3-437-23763-8	49,99	51,40	67,-
Kardiologie	6.	2014	978-3-437-22284-9	49,99	51,40	67,-
Kinderkrankenpflege	4.	2009	978-3-437-26901-1	19,99	20,60	27,-
Labordiagnostik	6.	2018	978-3-437-22235-1	49,99	51,40	67,-
Leitsymptome Differenzialdiagnosen	1.	2017	978-3-437-24891-7	29,99	30,90	41,-
Med. Rehabilitation	1.	2011	978-3-437-22406-5	44,95	46,30	61,-
Neurologie	6.	2017	978-3-437-23144-5	49,99	51,40	67,-
Notarzt	8.	2017	978-3-437-22465-2	49,99	51,40	67,-
Orthopädie Unfall-chirurgie	8.	2017	978-3-437-22474-4	49,99	51,40	67,-
Pädiatrie	10.	2017	978-3-437-22255-9	49,99	51,40	67,-
Palliative Care	6.	2018	978-3-437-23315-9	49,99	51,40	67,-
Psychiatrie Psycho-therapie	6.	2017	978-3-437-23149-0	44,99	46,30	61,-
Schmerztherapie	1.	2005	978-3-437-23170-4	39,99	41,20	54,-
Sonographie Angiographie	1.	2014	978-3-437-24930-3	49,99	51,40	67,-
Sonographie Gastro-enterologie	1.	2012	978-3-437-24920-4	39,95	41,10	54,-

* Stand Mai 2018, Preisänderungen vorbehalten

Algorithmus der kardiopulmonalen Reanimation

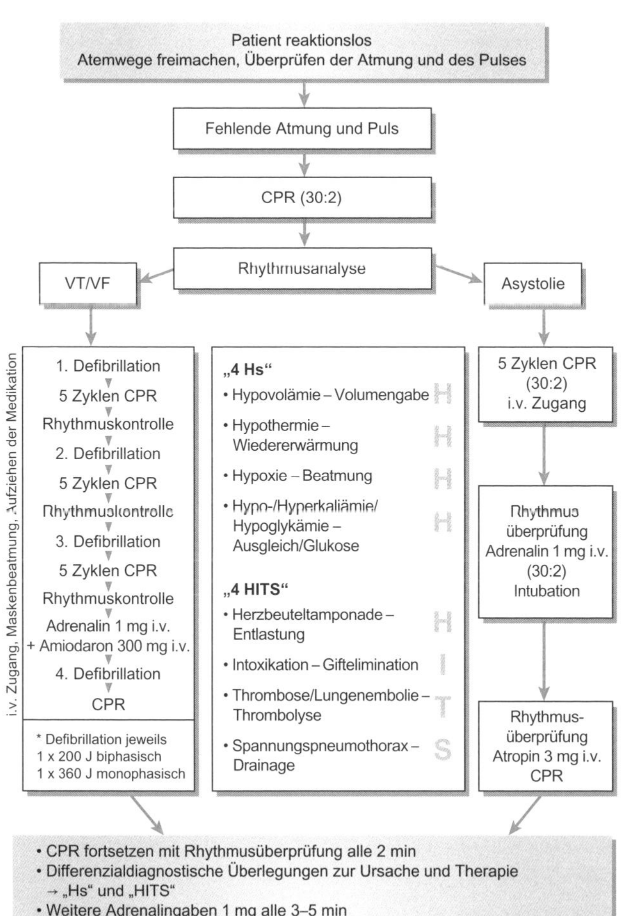

- CPR fortsetzen mit Rhythmusüberprüfung alle 2 min
- Differenzialdiagnostische Überlegungen zur Ursache und Therapie → „Hs" und „HITS"
- Weitere Adrenalingaben 1 mg alle 3–5 min
- Bei VT/VF: Amiodaron 150 mg i.v. als Wiederholungsdosis, Magnesium 5 mmol i.v.
- Bei EMD: Kalziumchlorid 10% 10 ml i.v. oder Theophyllin 200 mg i.v.
- Ggf. transkutanes Pacing

Perfusor-Dosierungen wichtiger Medikamente

Wirkstoff (Handelsname)	Dosis pro Ampulle Verdünnung Lichtschutz ja/nein	Perfusor-Dosierung	Perfusor-Einstellung	Hinweise
Adrenalin = Epinephrin (z. B. Suprarenin®)	1 mg/1 ml (kl. Amp.), 25 mg/25 ml (gr. Amp.); 1 kl. Amp. mit 45 ml NaCl 0,9 % auf 50 ml; Lichtschutz	5 mg/50 ml → 0,1 mg/ml	Dosierung nach Wirkung, Beginn 0,1 μg/kg/min	Mittel der Wahl bei Reanimation; möglichst separater Zugang
Amiodaron (Cordarex®)	1 Amp. = 150 mg (3 ml); 2 Amp. (= 6 ml) mit 44 ml G5 % auf 50 ml	300 mg/50 ml → 1 ml = 6 mg	Laufrate bei 1 g/d → 4,2 ml/h	Perfusor nach Möglichkeit nur über zentralen Zugang **Cave:** TSH
Clonidin (Catapresan®/ Paracefan®)	1 Amp. = 0,150 mg/1 ml (kl. Amp.); 1 Amp. = 0,750 mg/5 ml (gr. Amp.); 2 gr. Amp. (= 10 ml) mit 40 ml G5 % auf 50 ml	1,5 mg/50 ml → 0,03 mg/ml Laufrate Beginn mit 1–2 ml/h	Laufrate Beginn mit 1–2 ml/h	**Cave:** Bradykardien, Hypotonien
Dobutamin (z. B. Dobutrex®)	250 mg (Trockensubstanz); NaCl 0,9 %	250 mg/50 ml → 5 mg/ml	2,5–10 μg/kg KG/min Max. 40 μg/kg KG/min	Möglichst separater Zugang. KI: Aortenklappenstenose, HOCM
Fentanyl (z. B. Fentanyl®)	2,5 mg/10 ml mit 40 ml NaCl 0,9 % auf 50 ml	2,5 mg/50 ml → 0,05 mg/ml	2–10 μg/kg/h	
Furosemid (z. B. Lasix®)	20 mg/2 ml (kl. Amp.), 250 mg/25 ml (gr. Amp.); 1 gr. Amp. (= 25 ml) mit 25 ml NaCl 0,9 % o. G5 % auf 50 ml; Lichtschutz	250 mg/50 ml → 5 mg/ml	2–2 0ml/h (= 10–100 mg/h)	Separate Perfusorleitung – fällt bei vielen anderen Medikamenten aus
Heparin (z. B. Liquemin®)	5.000 IE/ml (kl. Amp.), 25.000 IE/5 ml (gr. Amp.); 1 gr. Amp. (= 5 ml) mit 45 ml NaCl 0,9 % o. G5 % auf 50 ml	25.000 IE/50 ml → 500 IE/ml	Ggf. initial Bolusgabe von 5.000 IE Nach kg KG und PTT	**Cave:** HIT PTT-Kontrolle erforderlich, bei Nichtansprechen ggf. AT III kontrollieren
Kaliumchlorid (z. B. Kaliumchlorid 7,45 % Braun®)	1 Amp. à 20 ml 7,45 % = 20 mmol; 2 Amp. pur = 40 ml	40 mmol/40 ml → 1 mmol/ml	5–10 ml/h (max. 20 ml/h) Max. 200 mmol/24 h	• Über ZVK, über Braunüle max. 40 mmol/l verdünnt • Sehr hohes Überdosierungsrisiko bei Niereninsuff. und unter ACE-Hemmer-Ther.
Midazolam (Dormicum®)	5 mg/5 ml (kl. Amp.), 15 mg/3 ml (gr. Amp.); 5 gr. Amp. (= 15 ml) mit 35 ml NaCl 0,9 % auf 50 ml	75 mg/50 ml → 1,5 mg/ml	0,03–0,2 mg/kg KG/h	**Cave:** Leberinsuff. u. hohe Gewebegängigkeit → hier verlängerte HWZ